鱼胶原肽营养学

Fish Collagen Peptides Nutrition

鱼胶原肽营养学

Fish Collagen Peptides Nutrition

主　编　李　勇

副主编　徐美虹　师晓辉　王海燕

编　委　（以姓名汉语拼音为序）

丁　婷（北京大学医学部）
樊　蕊（北京大学医学部）
胡佳妮（北京大学医学部）
姜　珺（北京大学医学部）
李　畅（北京青颜博识健康管理有限公司）
李　勇（北京大学医学部）
李　臻（北京大学医学部）
刘晶琦（北京盛美诺生物技术有限公司）
刘　睿（北京大学医学部）
刘欣然（北京大学医学部）
毛瑞雪（北京大学医学部）
任金威（北京大学医学部）
师晓辉［华肽肽生物技术（北京）有限责任公司］
王海燕（北京盛美诺生物技术有限公司）
王秀娟（北京大学医学部）
韦　婵（北京大学医学部）
武　欣（北京大学医学部）
徐美虹（北京大学医学部）
尤　美（北京大学医学部）
于晓晨（北京大学医学部）
张　亭（北京大学医学部）
张　颖（北京大学医学部）
珠　娜（北京大学医学部）

秘　书　徐美虹（兼）

北京大学医学出版社

YUJIAOYUANTAI YINGYANGXUE

图书在版编目（CIP）数据

鱼胶原肽营养学 / 李勇主编. —北京：北京大学医学出版社，2022.11

ISBN 978-7-5659-2689-1

Ⅰ. ①鱼… Ⅱ. ①李… Ⅲ. ①鱼类 - 胶原蛋白 - 营养学 Ⅳ. ① TS254.9

中国版本图书馆 CIP 数据核字（2022）第 130460 号

鱼胶原肽营养学

主　　编：李　勇
出版发行：北京大学医学出版社
地　　址：（100191）北京市海淀区学院路 38 号　北京大学医学部院内
电　　话：发行部 010-82802230；图书邮购 010-82802495
网　　址：http://www.pumpress.com.cn
E-mail：booksale@bjmu.edu.cn
印　　刷：北京信彩瑞禾印刷厂
经　　销：新华书店
责任编辑：陈　奋　何渼波　　责任校对：靳新强　　责任印制：李　啸
开　　本：787 mm×1092 mm　1/16　印张：36　字数：924 千字
版　　次：2022 年 11 月第 1 版　2022 年 11 月第 1 次印刷
书　　号：ISBN 978-7-5659-2689-1
定　　价：135.00 元

前 言

健康是全人类的共同追求，人民健康是民族昌盛和国家富强的重要标志。目前全球正在经历如出生率降低、老龄化加剧、疾病谱巨变等前所未有的健康挑战。而我国在历经快速工业化、城镇化后，生态环境、生活方式发生巨大变化，所面临的健康挑战更为复杂。当前我国经济保持持续增长，国民消费结构明显升级，新型冠状病毒肺炎疫情的常态化也使得公众对健康食品和健康生活方式的认知明显提升，人们对健康类产品的需求更加旺盛。立足“不生病、少生病、生小病、好得快”，围绕健康理念的高品质、个性化、便捷性、附加值高的营养功能食品将迎来新一轮消费增长机遇。因此，在“健康中国战略”的大背景下，以“需求侧”为切入点，优化“供给侧”，必将是营养健康领域变革的核心路径。

早在 2005 年，我就率先提出肽营养学将会是营养学科中最具活力和影响力的领域之一。18 年来，我团队在深耕“肽营养学”领域过程中，也同步见证了有关肽营养的研发应用如新浪潮般席卷全球。生物活性肽的研发应用早已突破内源肽结构功能解析与外源肽类可做氮源补充的既有认知范畴，新功能、新学说、新理论层出不穷。生物活性肽因其具有低过敏度、低渗透压，高效转运、直接吸收，功能多样、效能优越，广泛制备、多维应用等诸多特点，显示出其在促进人类健康方面具有得天独厚的优势，已成为营养食品行业中发展前景极为广阔的核心功能性配料。基于此，2017 年国家发展和改革委员会及工业和信息化部发布的《关于促进食品工业健康发展的指导意见》中也将生物活性肽作为国家食品优化“供给侧”结构、提升产品质量的重要着力点。

胶原蛋白是动物体内含量最丰富的结构蛋白质，广泛存在于人和动物的皮肤、骨、肌腱、软骨及其他结缔组织中。胶原蛋白在人体中约占总蛋白质质量的 30%，与人体健康密切相关；而胶原蛋白肽作为胶原蛋白的重要升级产品，因其独有的生理 / 营养功效，故发展更加迅猛，用途更为广泛。我国 2008 年正式发布胶原蛋白肽的国家标准《海洋鱼低聚肽粉》（GB/T 22729—2008）。此外，我国是水产资源大国，水产产量居世界首位，大量水产加工副产物（如鱼骨、鱼皮和鱼鳞等）含有丰富的蛋白质，尤其胶原蛋白含量极高，是开发鱼胶原蛋白肽十分有利的条件。因此，如何在保障生态可持续发展的同时，有针对性地利用我国的水产鱼类资源，就鱼胶原低聚肽（以下简称鱼胶原肽）进行“以健康为导向”的针对性研发、创制与应用，正是生物活性肽科研重大突破与科技迭代更新中的关键点，也是应对我国胶原蛋白肽行业起步晚、品种少、市场占有率低等问题，实现产业快速发展的有效方案。

18 年来，我团队“用力用心用情，为人类健康服务”，针对原产自中国的多种鱼胶原肽，投入大量人力，耗资数千万，开展了各种科学实验，合计近百项。从基因分子 - 细胞器 - 细胞 - 组织器官 - 动物 - 人体等多维层面进行了全面系统的安全性评价、基础生理 / 营养功能探索和人体试食实验研究，发表相关论文数十篇。先后原创性筛选、鉴别、评估和创制出系列可终生安全服用，并兼具针对性功效（如提高免疫应答、升白、缓解疲劳、抗炎、改善骨密度、抗氧化、改善学习记忆能力、改善糖尿病 / 高血压 / 高血脂和心血管等慢性病生存状态、耐缺氧、抗肿瘤、美容、调节肠道菌群、延长生存时间等）的各种鱼胶原肽和组件，并对鱼胶原肽与不同疾病状态、不同生命周期阶段的关系进行了系统性研究。现将我团队针对鱼胶原肽的研究成果进行总结和提炼，编写成《鱼胶原肽营养学》专著，旨在系统介绍全球鱼胶原肽营养学领域的理论进展与现状，以期为鱼胶原肽营养学研究的人才培养提供基础教材，为标准制定、全链条转化升级提供可靠的科学数据，为促进人类的健康奉献绵薄之力。

本书力图做到系统全面、学术实用兼备。主要包括以下几方面内容：鱼胶原肽的概念、分类，分离提取方法、安全性、主要生理功能、营养特点、量效关系，以及鱼胶原肽在精准营养膳食、预防保健、疾病防治等方面的实际应用和研究进展等。

由于本书涉及面广且具有多学科交叉和融合的特点，加之编者的水平有限，书中可能存在错误和片面性，衷心欢迎广大读者批评指正。同时，我也衷心希望本书能推动全球鱼胶原肽营养学研究的进程；还希望本书再版时会有更多的同行专家参与进来，进一步更新、完善和提高本书的质量，使之成为一部更为有效和完整的工具书 / 参考书，成为您科研和宣教工作的有力帮手。

最后，我要着重强调的是，本书的编者和实验者在鱼胶原肽的实验研究中和本书编写过程中均付出了大量心血和时间，没有他们就没有本书的面世。因此，我向我团队的百余名硕士、博士、博士后、教师、辅助人员表示最崇高的敬意和衷心的感谢！此外，北京大学医学出版社为本书的顺利出版起了很重要的作用，我也向相关工作人员表示衷心的感谢！

李　勇
北京大学公共卫生学院营养与食品卫生学系
2022 年　立春

目　录
Contents

第一章 绪论 Introduction

近年来，随着生理、生物化学和分子生物学技术的飞速发展，肽（peptide）的研究取得了惊人的进展。肽是分子结构介于氨基酸和蛋白质之间的一类化合物，由 2 个或 2 个以上氨基酸分子通过肽键相互连接而成，是蛋白质的结构与功能片段。肽作为重要的生命物质基础之一，其作用涉及生命过程的各个方面，例如调节血压和代谢危险因素（如凝血、肥胖、脂蛋白代谢、过氧化等）、肠道、神经和免疫功能，以及癌症和矿物质代谢等。现代研究将具有生物活性功能的肽类统称为生物活性肽（bioactive peptide，BAP），相对于游离氨基酸，生物活性肽的吸收机制更加优越，生物效价及营养价值也更高。因此，生物活性肽作为营养和功能性食品引起了人们的极大兴趣，其中从植物蛋白制备生物活性肽成为热点。

第一节 肽营养学 Peptide nutrition

基于肽的吸收机制，其强大的生物学功能也逐渐被揭示，科研工作者们更为系统地研究了肽类的营养保健作用，提出并建立了肽营养学。肽营养学（peptide nutrition）指研究来自食物中的肽类成分对人体健康状况影响的科学。具体来说，肽营养学的研究内容包括来自食物中的肽的种类，肽的消化、吸收、代谢和对食物本身及对人体健康状况的影响。主要研究生物活性肽的来源、种类及对人体健康的各种作用及作用机制，并以此指导优化活性肽的制备方法等内容。

Peptide nutrition is the science studying the effects of peptides in food on human health. It includes the category，digestion and absorption of the food original peptides，and the effects of these peptides on food characters and on human health. It especially focuses on the origin，category，effects on health，and preparation of biopeptides.

大量研究发现，蛋白质不仅以氨基酸的形式被吸收，同样也能以低聚肽的形式被完整吸收，并且低聚肽吸收特性明显优于游离氨基酸。相比氨基酸，肠道对肽的吸收效率更高、转运速度更快、能量消耗更低，并且低聚肽不与其他物质竞争载体，具有载体不易饱和等优点。同时肽作为蛋白质合成的中间产物，可以直接被利用合成蛋白质，并能够参与组织蛋白质的调节和合成。近年来，低聚肽的研究成果，将肽营养学推向了一个新的高度，使其突破原有蛋白质营养和氨基酸营养的狭窄界限，奠定了其作为交叉学科的研究发展空间。肽营养学作为一门学科不断地向前发展，将有助于指导人们进行更为科学合理的食物摄入，有利于食物资源的再生和利用，以及加强人们对各类疾病的防控。

一、肽营养学概述

在过去的几十年里，肽营养学不断发展、进步，虽然低聚肽的吸收机制早就被揭示，但是其发展并没有多肽迅速。直到近十年，随着学者们逐渐认识低聚肽独特的生理功能和更高的生物活性，低聚肽的研究才进入了高速发展期。至此，低聚肽的研究更充分地推动了肽营养学的发展，也将肽营养学带入了发展的新纪元。可以说，肽营养学既是基础学科，也是前沿学科；既属于营养学科，也属于交叉综合学科，因此，肽营养学的发展空间广阔，发展意义重大。

（一）肽吸收机制的发现与理论形成

以往观点认为，机体摄入蛋白质后，会在一系列消化酶的作用下将蛋白质依次分解为多肽、低聚肽，最终分解为游离氨基酸，并且机体对蛋白质的吸收以游离氨基酸的形式进行。现在的科学研究发现，在代谢方面，蛋白质在肽的形式下极具活性，小分子的二肽和三肽具有比单一氨基酸更易吸收的特点。它们可直接被人体吸收，吸收率能提高 2 ~ 2.5 倍。外源性肽在消化道内直接进入血液只需几分钟至十几分钟，吸收利用度几乎可达到 100%。肽在吸收后可直接进入血液循环而在体内产生生物学效应。这表明肽的生物效价和营养价值均比游离氨基酸要高。生物活性肽在微量的状态下，就能发挥强大的生理功能，其主要包括类吗啡样活性和调节激素的作用，对生物体内的酶具有调节和抑制功能，对身体还具有免疫调节，抗血栓，抗高血压，降胆固醇，抑制细菌、病毒，抗癌，抗氧化，改善元素吸收和矿物质运输，促进生长等多种作用。因此，生物活性肽是帮助筛选药物、制备疫苗和制作各种食品的天然资源宝库，在生物医药以及保健食品等领域具有广阔的应用前景。此外，其还可以通过调节食品风味、口味和质地，为食品提供抗氧化性、抗菌性、乳化稳定性等作用。

（二）内源性肽的揭示与总结

生物体无缝地将多种分子（包括生物活性肽）整合到生物化学通路中，从而实现生命所需的所有过程。例如，胰岛素和胰高血糖素是几种著名的胰腺肽激素中的两种，它们参与激素对生理葡萄糖代谢的调节。神经肽如 P 物质和中枢神经系统（central nervous system，CNS）中的脑啡肽信号，介导行为过程。还有 20 多种已知的抗菌肽（antimicrobial peptides，AMPs）在先天免疫系统中发挥重要作用。抗菌肠肽的防御素家族通过充当内源性抗生素来阻止感染。这些例子体现了生物活性肽的广泛影响，此外，这些肽的发现也深刻影响着医学的发展，并开拓了肽的应用前景。

早在 19 世纪，科学家就已发现内源性生物活性肽的存在，虽然生物活性肽的概念当时并未提出，但从那之后陆续发现了体内会产生一些具有生理作用的肽类。19 世纪末期人们首次提出缺氧的组织红细胞的生成会增加，两名法国学者将贫血的兔子的少量血浆注射到正常动物体内，在几个小时内就能增加红细胞的生成，最终把它称为促红细胞生成素（erythropoietin，EPO），它是由肾产生的糖蛋白激素。1905 年，英国医生 Edkins 首次发现了胃泌素，它是胃中产生的一种多肽激素，能刺激饭后胃酸的分泌[1]。在 20 世纪 60 年代，美国医生 Said 与多肽生物化学家 Mutt 证实了猪肺肽提取物具有强烈的血管舒张活性，其在猪十二指肠中具有同样的活性，故将该血管扩张剂命名为血管活性肠肽（vasoactive intestinal peptide，VIP）[2]。促胰液素在 1961 年被 Jorpes 和 Mutt 第一次纯化提取出。1921 年，加拿大医生 Banting 和医学生 Best 在狗的胰腺提取物中发现了胰岛素，第二年它被用来成功治疗患有严重糖尿病的患者，这是 20 世纪最有意义的医学发明之一[3]。P 物质是最早被发现的一种短链神经多肽，由 Gaddum 和 Von Euler 于 1931 年在马肠中提取乙酰胆碱时发现，其发挥着神经递质的作用[4]。抗菌肽（AMPs）的发现可以追溯到 1939 年，当时 Dubos 从一株土壤芽孢杆菌中提取了一种抗菌剂，该提取物被证明可以保护小鼠免受肺炎链球菌感染。在接下来的一年中，Hotchkiss 和 Dubos 分馏出这种提取物并鉴定出一种名为短杆菌肽的抗菌肽（AMPs）[5]，自 20 世纪 80 年代起，肽类抗生素开始兴起。

Mellander 在 1950 首次报道了生物活性肽的重要生理功效，他提出酪蛋白磷酸肽（酪蛋白衍生的磷酸化肽）可以增强佝偻病婴儿的维生素 D 非依赖性骨钙化作用[6]。人们在蛇毒中首次发现了在体内具有抗高血压作用的外源性血管紧张素转换酶（angiotensin converting enzyme，ACE）抑制剂[7]。ACE 抑制肽被从各种食物蛋白的酶中分离出来，已经研究了各种来源的天然 ACE 抑制肽，包括来源于动物和植物一系列不同食物蛋白质中的 ACE 抑制肽，已经在高血压动物模型和人类受试者中证明了其抗高血压作用。具有阿片类药物活性的食物衍生肽首次发现于 20 世纪 70 年代后期，基于它们与内源性配体（内啡肽和脑啡肽）的结构相似性而被称为“外啡肽”，其与 δ、μ 或 κ 型的阿片受体相互作用[8]。

不同肽的活性逐渐被发现，引起了研究人员对这类化合物分离、分析、纯化、鉴定和定量方法的极大兴趣。目前已经开发和改进了 3 种肽合成方法：①化学合成，使用化学试剂介导肽键形成；②酶促合成，其中肽键形成由酶催化；③ DNA 重组技术合成，基于利用生物系统中的克隆和核糖体技术进行肽合成。

（三）外源性肽的发现与拓展

随着医学研究领域的快速发展，生物活性肽被揭示会影响主要的身体系统并对身体功能产生积极影响，其生理活性一一被证实，如抗血栓、抗高血压、抗氧化、抗菌、免疫调节或相对于矿物利用和降低胆固醇的特性，基于此，其多种生物活性逐步应用于食品，甚至药品中。

生物活性肽易被吸收利用，摄取生物活性肽能迅速地使体内缺乏的活性物质和营养得以补充，从而改善细胞代谢，恢复失调的内环境，达到消除疲劳的目的。研究人员以蜜环菌子实体为原料，酶解法制备了蜜环菌多肽，在游泳实验中，建立小鼠疲劳模型，观察其对小鼠游泳时间、肝糖原、肌糖原、尿素氮（blood urea nitrogen，BUN）、乳酸（lactic acid，LA）的影响。结果表明，蜜环菌多肽具有提高小鼠抗疲劳能力的作用[9]。有学者采用中性蛋白酶和风味蛋白酶对罗非鱼加工副产物进行双酶解，运用超滤技术获得小分子多肽溶液，并复配为多肽饮料，将该多肽饮料连续灌胃小鼠 30 天后，进行负重游泳实验。实验结果显示，罗非鱼多肽饮料有较好的抗疲劳作用[10]。存在于动物肌肉中的抗氧化肽能抑制铁、血红蛋白、脂质氧化酶和玻璃中的单线态氧催化的脂质氧化，肽类和蛋白质类物质可作为金属的清除剂和过氧化氢分解的促进剂，从而降低氧化速率和脂肪中过氧化氢的含量。从蛋清中制取抗氧化活性肽一直是国内外研究的热点。Liu J 等[11]采用液相色谱串联质谱法和中红外光谱法，从蛋清水解蛋白（EWPH）中分离出了抗氧化肽，在茚三酮反应的基础上，对肽的氨基酸组成进行了分析。将3个分子量分别为628.64、630.71、684.1的新型多肽分别鉴定为Asp-His-Thr-Lys-Glu（DHTKE）、Phe-Phe-Gly-Phe-Asn和Met-Pro-Asp-Ala-His-Leu，这3种多肽都有很好的抗氧化活性，其中DHTKE的氧自由基吸收率最高。抗菌肽、干扰素、白介素及生物防御素等生物活性肽能够激活和调节免疫反应，显著提高人体外周血液淋巴细胞的增殖，从而起到抗微生物的作用。抗菌肽（antimicrobial peptides，AMPs）是生物体经诱导产生的一种具生物活性的小分子肽，大部分抗菌肽具有广谱抗菌的特点。国内外研究表明，抗菌肽对部分细菌、真菌、原虫、病毒及癌细胞等均具有强大的杀伤作用。最近，人们认识到抗生素耐药性的急剧增加，故AMPs越来越受到关注。AMPs可用于对抗由多重耐药细菌引起的严重感染，其中黏菌素作为抗生素的一种，已经作为治疗由多重耐药性微生物引起的严重感染的一线抗菌剂[12]。AMPs破坏细菌膜并因此改变其渗透性的能力使它们成为用于与其他抗微生物剂协同使用的重要物质。

由于生物活性肽具有免疫调节、抗氧化等多种生物学功能，其在临床肿瘤治疗中也显示了一定的前景。放线菌素D、博来霉素等生物发酵来源的抗肿瘤肽早已应用于临床多年，胸腺素、干扰素、白介素、抗菌肽等免疫活性肽也已用于人体实体瘤、淋巴瘤、前列腺癌、子宫癌、结肠癌等多种肿瘤治疗。另外，多种天然活性的抗肿瘤肽也陆续被发现。有研究采用实验室细菌酶协同作用和油菜粕固态发酵相结合的方法制备了油菜多肽，选择了一种活性高的菜子肽组分RSP-4-3-3（菜子抗肿瘤肽RSP-4-3-3）[13]。实验研究了菜子肽RSP-4-3-3对肿瘤细胞的抗肿瘤作用，结果表明菜子抗肿瘤肽RSP-4-3-3能显著改变HepG2细胞体外的形态学特征，引起细胞凋亡，从而抑制HepG2细胞的增殖。降血压肽，又称为血管紧张素转换酶抑制肽，是从食物蛋白中分离出来的一类具有显著降低血压功效的多肽物质。降血压肽的优点有：只对高血压患者起降压作用，对血压正常者则无降压作用，因而不会导致低血压副作用发生。长期饮用含有ACE抑制肽（IPP和VPP）的水解产物的商业发酵乳制品，在人类中已被证实了其具有最有效的抗高血压活性，如在日本出售的酸奶产品“Calpis”对人类具有降压作用，用Calpis乳酸饮料对30名轻度高血压患者进行单盲、安慰剂对照试验，口服95 ml/d实验组与对照组相比，血压平均下降8～14.1 mmHg[14]。另有国外研究采用鲣鱼水解物（含LLPNM降压肽）做临床交叉试验，在61位临界高血压和轻度高血压受试者中，30位服用鲣鱼水解物的受试者平均收缩压较31位服用安慰剂者下降了11.7 mmHg，平均舒张压下降了6.9 mmHg；随后交叉，服用安慰剂组再服用水解物，收缩压下降了9.4 mmHg，舒张压下降了4.6 mmHg，同时此降血压肽无明显副作用[15]。生物活性肽还具有降胆固醇的作用，但其只对胆固醇值高的人具有降低胆固醇的作用，对于胆固醇值正常的人不会起到降低胆固醇的作用。生物活性肽能及时补充体内合成蛋白质的营养元素，从而能够减轻分泌胰岛素的胰岛β细胞的负担，对β细胞起到很好的保护作用。特别是对胰岛素分泌不足的糖尿病患者尤为适宜。另外，生物活性肽能有效地提高机体免疫力，防止糖尿病等并发症的发生。近年来，研究人员陆续发现，一些天然动植物中提取的肽类物质在人体内能调节血糖水平。苦瓜中含有多肽-P等多种降糖功能成分，对1型糖尿病（diabetes mellitus，DM）动物和2型DM动物血糖代谢都具有改善作用。在国内，有研究分别采用四氧嘧啶致DM小鼠模型和2型DM大鼠模型探讨了降糖苦瓜多肽-P对DM的影响。该研究中，皮下注射多肽-P对DM小鼠具有持续、强烈的降血糖作用[16]。早在19世纪，学者们就提出了人参多肽有显著的降血糖功效。其降血糖作用除了促进糖原分解或抑制乳酸合成肝糖原外，主要是由于其刺激了琥珀酸脱氢酶（succinate dehydrogenase，SDH）和细胞色素氧化酶（cytochrome oxidase，CCO）的活性所产生的影响[17]。除了人参肽，灵芝肽也对糖尿病小鼠有明显的降血糖作用，且对于糖尿病引起的体重降低具有抑制作用[18]。

（四）生物活性肽的进一步发展

2017年，中华人民共和国发展和改革委员会及工业和信息化部发布的《关于促进食品工业健康发展的指导意见》（发改产业〔2017〕19号）提出了“十三五”期间要支持发展养生保健食品，研究开发生物活性肽等保健和健康食品，并开展应用示范。目前，人们已经能够利用酶解的手段，从动物、植物和微生物中分离出多种多样的生物活性肽，这些肽不仅具有营养功能，而且具有广泛的生理调节作用，许多研究表明，生物活性肽具有抗氧化、免疫调节、降血脂、降血压、降血糖、促进钙吸收、抗疲劳、抗衰老等多种生物学功能。这些活性多肽与低聚肽作为辅助治疗和预防疾病的功能保健食品与药品有着比蛋白质更广阔的应用前景。近年来，生物活性肽越来越受到制药业的重视，它们可以填补小分子药物和蛋白质药物之间的空白，结合两者的优势，例如激素胰岛素、人类免疫缺陷病毒（human immunodeficiency virus，HIV）融合抑制剂恩福韦肽和利拉格鲁肽，一种用于治疗2型糖尿病的胰高血糖素样肽-1受体激动剂。统计数据显示，2015年，生物活性肽疗法在全球市场中的份额为175亿美元，预计到2025年，这一份额将达到470亿美元。截至2016年2月，经美国食品药品监督管理局（food and drug administration，FDA）批准上市的肽类药物已达60多种，并有400多种肽类疗法正处于临床前期或者临床试验阶段。生物活性肽可有效地避免免疫排斥反应产生的困扰，从而能在不同生物体内使用。随着肽的吸收消化机制被揭示，以及相应的制备技术逐渐变得完善与成熟，并可应用于多种领域中，肽的应用前景将更加广阔，目前已经建立起了完整的肽营养学学科，肽营养学已经进入了黄金发展的时期。

二、低聚肽学说

低聚肽的研究开启了肽营养学的新时代。低聚肽在吸收和功能上具有其相应多肽不可比拟的优势，“低聚肽学说”应运而生，成为了肽营养学新的研究焦点。如今，低聚肽作为分子量更小的肽类物质，其生物学意义一方面在于它吸收的优越性，另一方面是它具有更高的生物活性。在许多领域，低聚肽以其无法超越的优越性，大大超出了其相应多肽的应用。活性多肽类主要集中在药物、检测以及食品领域的应用，而对于活性低聚肽则更多地应用在营养治疗、保健领域。

一般认为，以氨基酸数量来划分，肽链上氨基酸数目少于10个的为低聚肽，10～50个为多肽,50个以上的则为蛋白质。一般情况下，分子量分布在3000 Da以下的统称为多肽；分子量在3000以上的为大肽。大肽的活性、吸收性及功能多样性远不及低聚肽，低聚肽也称为寡肽，分子量较低，一般在1000以下。低聚肽与大肽相比，品质和价值相差极大。

It is generally believed that，based on the number of amino acids，oligopeptides are defined as those with less than 10 amino acids，poly peptides are defined as those with 10~50 amino acids，and proteins are defined as those with more than 50 amino acids. Generally，the peptides whose molecular weight is below 3000 are collectively referred to as polypeptides. Large peptides are those with molecular weight above 3000. The activity，absorbability and functional diversity of large peptides are far less than those of oligopeptides，which have lower molecular weight，generally less than 1000. The quality and value of oligopeptides differ greatly from those of large peptides.

（一）低聚肽的吸收转运机制

低聚肽的吸收机制与游离氨基酸完全不同，其吸收是逆浓度进行的，可能通过以下 3 种过程进入细胞。

1．主动转运

是指细胞通过本身的耗能过程使肽分子逆浓度梯度做跨膜运动，即由膜的低浓度一侧移向高浓度一侧的过程。钙泵是肽分子进入细胞常用的主动转运形式之一，其需要的能量直接或间接地来自三磷腺苷（adenosine triphosphate，ATP）的分解。这种转运方式在缺氧或添加代谢抑制剂的情况下可被抑制。

2．具有 pH 依赖性的非耗能性 Na^+/H^+ 交换转运系统

在转运过程中，刷状缘顶端细胞的互转通道的活动产生质子运动的驱动力，从而驱动两个质子和一个肽分子穿过刷状缘膜，H^+ 向细胞内的电化学质子梯度供能。低聚肽以易化扩散方式进入细胞，引起细胞内 pH 下降。随着细胞内 pH 的降低，Na^+/H^+ 交换转运系统被激活，在将细胞外的 Na^+ 转运到细胞内的同时将细胞内的 H^+ 转运到细胞外，使细胞内的 pH 和跨膜电位恢复到基础水平，缺少 H^+ 梯度时，该反应依靠膜外的底物浓度而进行；当存在细胞外高内低的 H^+ 浓度梯度时，则依靠逆底物浓度的生物电共转运。

3．依靠谷胱甘肽转运系统

谷胱甘肽（glutathione，GSH），即 γ-L-glutamyl-L-cysteinylycine，是由谷氨酸、半胱氨酸及甘氨酸所组成的三肽，其活性基团是其中半胱氨酸残基上的巯基。GSH 有还原型和氧化型两种形式，彼此可以相互转换。

有实验发现，Na^+、K^+、Li^+、Ca^{2+} 和 Mn^{2+} 均能加快 GSH 的转运速度，其中，二价离子的作用大于一价离子，以 Ca^{2+} 的作用最大，在体内生理 pH 条件下，GSH 是带负电荷的。当 Na^+ 和 K^+ 存在时，膜囊内的负电势不影响 GSH 的转运；而在无离子存在或在 Ca^{2+} 存在下，GSH 转运受到膜囊内负电势的抑制，该结果提示，Na^+ 和 K^+ 可能同谷胱甘肽协同转运，从而中和了 GSH 的负电荷，加快了 GSH 的转运速度。而 Ca^{2+} 则可能通过改变 GSH 载体脂蛋白微环境，也有可能与 GSH 共同转运，从而促进 GSH 的转运，GSH 转运的最合适 pH 为 7.5，pH 高于或低于此值，转运过程都会受到一定程度的抑制，GSH 的转运过程不依赖于内流 H^+ 浓度梯度，GSH 的转运可以被 GSH 的硫衍生物和 GSH 的酯类衍生物所抑制，而不被甘氨酸（glycine，Gly）、谷氨酸（glutamic acid，Glu）、半胱氨酸（L-cysteine，Cys）、双甘肽和三甘肽抑制，这显示 GSH 转运载体具有底物专一性。GSH 作为一种生物活性肽，其转运机制的专一性可能具有生物学上的意义，这一点还有待进一步研究。

低聚肽与氨基酸相互独立的吸收机制，有助于减轻由于游离氨基酸相互竞争共同吸收

位点而产生的吸收抑制，而且低聚肽的迅速吸收及其随后产生的机体内分泌变化可能对机体不同组织的蛋白质代谢产生影响。

（二）低聚肽的优越性

低聚肽较之于多肽的吸收，有几大优点：①不需消化，直接吸收，不消耗人体能量。②渗透压比氨基酸低，避免因高渗透压而引起的肠道不适，不会增加人体胃肠功能负担。③具有优先吸收特点，载体不易饱和。④以自身能量推动人体吸收。在人体吸收功能丧失时，迫使人体吸收。⑤ 100% 被人体吸收，能全部被人体利用。⑥吸收迅速，比人体吸收大分子蛋白质和氨基酸。⑦具有载体作用，可将其他营养载在其本体上，输送到人体细胞、组织。⑧在人体内变成运输工具，将各种微量元素运输到人体各部位。

基于以上特点，低聚肽的营养优势突出：①优于大分子蛋白质。②优于氨基酸，低聚肽在人体合成蛋白质率比氨基酸高 26%。③优于核酸，较核酸分子量小，吸收快，功效广泛，且核酸的合成离不开肽。④比蛋白质的抗原性低，不会引起过敏。在加工成小肽过程中，蛋白质过敏原已被脱除。⑤不会引起营养过剩。小肽是人体营养调节物，是活性蛋白、功能蛋白，不是高蛋白，食后不会引起营养过剩。⑥具有极强的活性和生理功能多样性。物质的结构决定其功能，低聚肽也不例外。低聚肽由于其水解程度高，分子量小，因此，其结构和氨基酸组成与其相应的多肽发生了变化，正是因为这些改变，造就了低聚肽的高活性和一些独特的生理功能，如降低血压、增强免疫力、抗氧化等。

（三）低聚肽的生理功能

低聚肽作为食品的前提就是安全保障性，而作为健康食品的前提则是其吸收优越性。与蛋白质和多肽吸收不同，低聚肽进入肠细胞后，经过二肽酶和三肽酶的水解，最终以游离氨基酸和部分小肽的形式进入血液循环[19]。低聚肽的吸收优势使其具有很大的潜在营养作用。目前临床上低聚肽被用做肠营养制剂[20]。研究表明，多种活性低聚肽均具有改善肠道屏障损伤的效果[21-22]，而补充大豆低聚肽可明显抑制肠道条件致病菌增殖、促进益生菌的生长，并对高强度运动后肠道微生态具有调节作用[23]。

低聚肽在高度安全、充分快速吸收的前提下，在人体中发挥着重要的生理功能，主要体现在以下两大方面。

1．活性低聚肽具有很强的生理活性

许多生物活性肽，如抗菌肽、干扰素和白细胞介素，可以激活和调节免疫反应，通过增加人外周淋巴细胞的增殖，从而发挥抗菌作用。免疫增强的表现主要包括细胞免疫、体液免疫、单核 - 巨噬细胞功能和 NK 细胞活性的增强。据报道，有几种生物活性肽能调节免疫功能并且也能作为抗菌剂起作用，它们的肽链通常很短（3 ～ 20 个氨基酸残基），具有疏水性和阳离子性。这些免疫调节肽的作用是相对非特异的，其作用的确切机制及其在体内的代谢机制尚不清楚。北京大学李勇教授课题组已证实人参低聚肽可显著增强 ConA 诱导的小鼠脾淋巴细胞增殖，延迟过敏反应，抗体产生细胞数、小鼠的碳清除指数、巨噬细胞吞噬率、NK 细胞活性增强效果等数据均优于空白对照组及乳清蛋白组；因此，人参低聚肽可以通过增强细胞免疫、体液免疫、单核 - 巨噬细胞吞噬能力和 NK 细胞活性来提高免疫功能[24]。北京大学李勇教授课题组对海洋低聚肽的研究发现，海洋低聚肽具有增强小鼠免疫功能的作用，其机制可能是通过增强 Th 细胞功能以及刺激细胞因子分泌而实现[25]。此外，该课题组评价了海参肽免疫调节作用，海参肽是用蛋白酶水解新鲜海参，分离纯化得到的蛋白质水解产物，通常它由 3 ~ 10 个氨基酸组成，90% 以上的分子量低于 2000；该课题组通过实验证实了海参肽具有提高免疫的作用，这些作用可能源于 Th 细胞、细胞因子的激活和抗体的产生[26]。除此之外，国内外研究发现，乳清蛋白的水解产物分子量主要分布在 300 ~ 1400，并且绝大部分集中在 1000 以下[27-28]。现有研究显示，乳清蛋白水解得到的小肽具有免疫调节作用[29]。

生物活性低聚肽的抗氧化活性同样得到了学术界的高度关注，例如肌肽、GSH、大豆蛋白酶解物等。肌肽是典型的抗氧化性低聚肽，可在多种体系中起抗氧化作用。GSH 因含有一个易被氧化脱氧的巯基，也具有较强的抗氧化性和清除自由基作用。如果肽段太长，则能够清除羟基自由基的肽序列不能完全断裂，功能性氨基酸侧链基团不能暴露，因此不能发挥清除羟基自由基的能力，因此短肽段具有更强的清除羟基自由基的能力。水解度与清除羟自由基能力之间存在一定的正相关性，在较低的水解度时，随着水解度的增加，其清除羟自由基能力不断增强[30]。北京大学李勇教授课题组[31]研究吉林人参低聚肽（ginsengoligopeptides，GOPs）对大鼠氧化损伤的保护作用，GOPs 剂量组大鼠血清 8- 表氢氧异前列腺素水平显著降低，血清和肝内丙二醛（malondialdehyde，MDA）水平显著降低，蛋白质羧基（protein carboxyls）水平显著降低，血清与肝超氧化物歧化酶（superoxide dismutase，SOD）水平明显升高，肝谷胱甘肽过氧化物酶（glutathione peroxidase，GSH-Px）水平有所上升，血清 GSH 水平显著增高，说明 GOPs 抑制 MDA 生成，减少细胞损伤，保护蛋白质免受氧化损伤，同时通过提高 SOD 和 GSH-Px 的水平来减少自由基的氧化，起到保护细胞膜的作用，而且 GOPs 可以通过提高 GSH 水平来保护抗氧化酶活性，降低体内氧化应激水平。简而言之，GOPs 可以增强身体的抗氧化能力，有潜力成为一种新的抗氧化剂制剂。此外，研究采用不同浓度海参低聚肽饲养家蚕至死亡，探讨其对家蚕的抗衰老功效，结果发现海参低聚肽在不影响家蚕的生长规律的前提下，可以延缓幼虫的生长，产生抗衰老作用，但只有更高浓度的海参低聚肽才能将这种作用从幼虫延伸到成虫[32]。

2．活性低聚肽与疾病治疗密切相关

研究显示，生物活性低聚肽具有护肝，调节血脂、血糖、血压以及抗疲劳等作用。北京大学李勇教授课题组研究玉米低聚肽（corn oligopeptides，COPs）对大鼠早期酒精性肝损伤的影响，发现 COPs 可以阻止血清转氨酶的升高，并减轻酒精诱导的肝组织损伤，COPs 还可以抵消血清中 SOD 活性和 MDA 含量的变化、改善脂质代谢异常，可得出 COPs 对大鼠早期酒精性肝损伤具有显著保护作用的结论[33]。有学者通过研究在离体细胞水平上，COPs 预防酒精性肝损伤的作用及机制，发现了 COPs 可以通过促进肝卵圆细胞增殖与对抗细胞损伤两方面保护肝干细胞，COPs 对小鼠酒精性肝损伤的保护作用研究表明，COPs 可以通过上调酒精诱导的抗凋亡蛋白 bcl-2 的低表达，下调促凋亡蛋白 Bax 的高表达，减轻肝细胞的氧化应激，降低 caspase3 的活性，还发现玉米低聚肽能减少 CCl_4 所致小鼠肝细胞的损伤，对 CCl_4 所致小鼠肝损伤有保护作用[34]。同样，李勇教授课题组对 GOPs 的降脂作用进行了研究，结果表明 GOPs 虽尚未显示出辅助降低高脂血症大鼠血脂的作用，但 GOP 可通过增加高脂模型大鼠血清中 NO 和 NOS 的含量来保护血管内皮细胞功能，降低大鼠血清和肝中 MDA 的含量，提高 SOD 和 GSH-Px 的活性，使其具有抗动脉粥样硬化的作用[35]。有许多研究表明生物活性低聚肽能降低血糖，对糖尿病具有改善作用。北京大学李勇教授课题组[36]等发现海洋胶原肽可通过抗氧化作用，改善高脂饲料喂养的大鼠体内脂质代谢紊乱，减轻胰岛细胞损伤，提高胰岛素的生物学活性以改善糖代谢异常，对空腹血糖和口服糖耐量有一定改善作用。大量研究表明，燕麦本身具有一定的降血糖作用[37]，北京大学李勇教授课题组则探究了燕麦低聚肽对于糖尿病大鼠降血糖效果，燕麦低聚肽（oat oligopeptides，OOPs）用于干预高热能饮食联合链脲佐菌素（streptozotocin，STZ）诱导糖尿病大鼠，结果表明，燕麦低聚肽可降低糖尿病大鼠的空腹血糖水平，提高糖耐量，并具有辅助降血糖作用。提示燕麦低聚肽可能是燕麦降血糖作用的主要有效成分之一[38]。有研究发现，海洋骨胶原肽能明显抑制去卵巢大鼠胰腺细胞凋亡，保护胰腺组织减轻炎症损伤变性坏死，这在一定程度上揭示了海洋骨胶原肽的降血糖机制[39]。生物活性低聚肽能调节血压。有研究表明，肽的血管紧张素转换酶（ACE）抑制活性与其肽链长度有关，ACE 抑制肽的分子量比较低，一般低于 1000[40]。有学者曾对海洋胶原低聚肽、乌鸡低聚肽、玉米低聚肽、小麦低聚肽、大豆低聚肽五种食源性低聚肽的 ACE 抑制作用进行了测定，结果显示这几种低聚肽皆有 ACE 抑制作用并呈现明显的剂量 - 效应关系，起到降血压的作用；该研究中的食源性低聚肽分子量大多在 1000 以下，这可能是其具有较高 ACE 抑制活性的原因之一[41]。

由于低聚肽容易被吸收和利用，当人体内因营养物质过度消耗导致内部环境失衡，各系统功能低下时，低聚肽可以迅速补充体内活性物质和营养物质，从而达到内部环境的平衡，改善新陈代谢，有效消除疲劳。北京大学李勇教授课题组研究发现，人参肽连续灌胃 30 天可以提高小鼠的运动耐力，延长负重游泳时间，降低运动后血乳酸和尿素氮含量，提高乳酸脱氢酶活性和肝糖原含量[42]。另有研究发现摄入中剂量与高剂量的海参多肽可以缓解小鼠疲劳，表明制备的海参多肽具有抗疲劳作用；但与摄入同等剂量的海参低聚肽相比，摄入低剂量的海参多肽无法发挥其抗疲劳功效，在一些生理、生化指标方面的测定结果显示，海参低聚肽的活性优于海参多肽，表明海参肽的抗疲劳作用与其分子量分布存在一定的相关性[43]。

正是由于低聚肽具有的多种调节生理、改善疾病状态的优良特性，其有望作为特殊医学用途配方食品广泛应用于特殊人群的辅助治疗中。

第二节 胶原肽与胶原蛋白
Collagen peptide and collagen protein

作为细胞外基质（extracellular matrix，ECM）的主要组分之一，胶原是动物结缔组织的主要成分，也是哺乳动物体内含量最多、分布最广泛的功能性蛋白质。胶原约占生物体蛋白质总量的 30%，在某些特殊生物体内含量甚至高达 80% 以上，水产动物体内胶原含量通常高于陆地动物。胶原具有抗原性低，生物降解性好，生物相容性高于白蛋白、明胶等天然生物高分子，与透明质酸、壳聚糖、海藻酸同为最常用的天然医用高分子材料，已被广泛应用于制药、生物医疗、健康保健、美容保健等领域。本节将主要就胶原类的生物原料——胶原蛋白和胶原肽的定义、分类、结构组织、分布部位和功能特性进行阐述，并将对两者之间的区别与联系进行介绍。

一、胶原蛋白

胶原蛋白（简称胶原）是细胞外基质的主要组成成分，是动物体内含量最多、分布最广的蛋白质。胶原的英文是 collagen，该词源自希腊文，最早约出现于 1865 年，在牛津词典中被定义为“构成动物结缔组织的、在蒸煮时能够成胶的物质”[44]。可见，最初人类对于胶原的认识是基于动物结缔组织（如皮肤）的宏观物理性质，正因为如此，现在人们通常会把胶原与组织纤维联系在一起，有时认为胶原与明胶是同一种物质。事实上，胶原不一定就是以纤维的状态存在，且胶原与明胶在结构与性能上有本质的区别。

胶原总体上是均一、未变性的蛋白质，具有三螺旋结构，分子量大且恒定，具有大分子的生物活性；而明胶是胶原酸、碱、酶或高温的作用下变性产物，分子量的分布宽，且不规则，失去大分子的生物活性。

（一）胶原蛋白的定义和分类

胶原蛋白的研究历史可追溯到 1940 年，文献报道称，采用柠檬酸缓冲液（pH = 3 ~ 4.5）可从大鼠皮肤中溶解出一种不溶于水的蛋白质[45]。早期研究认为胶原蛋白只不过是一个结构单一的，既缺少免疫原性又缺乏生物活性的普通结构蛋白。近几十年来，由于生物化学、分子生物学和细胞生物学技术的发展，人们对细胞外基质，特别是对胶原蛋白的兴趣日益浓厚，对其研究方法和结构的认识逐步提高，现已肯定胶原蛋白并不是具体某一种蛋白质的专有名词，而是既具有共同特征又存在结构差异性的一组蛋白质的统称。目前为止，在脊椎动物体内已发现 28 种不同类型的胶原蛋白，按照被发现的先后顺序用大写罗马数字来命名，分别称为 Ⅰ 型胶原、Ⅱ 型胶原、Ⅲ 型胶原……XXⅧ型胶原。目前对胶原蛋白没有权威的解释，一般认为，如果一种蛋白质能够称为胶原蛋白，那么它应同时具有以下三个特点[46]：①包含至少一个三股螺旋（triple helix）结构域；②能够形成超分子聚集体；③存在于细胞外基质中。综上，胶原蛋白的定义为：细胞外基质的一种结构蛋白质，含有一个或几个由 α 链组成的三螺旋结构的区域，即胶原域。尽管 28 种胶原蛋白的大多数都满足上述条件，但是也存在一些特殊情况，如 XⅢ、XⅦ、XXⅢ 和 XXV 型 4 种胶原蛋白不能形成超分子结构；XV 和 XⅧ型胶原蛋白的超分子结构仍不清楚。此外，一些蛋白质（如弹性蛋白微纤维界面蛋白）虽然同时具有上述三个特点，但目前仍未归类为胶原蛋白。

不同种属、不同组织中的胶原蛋白有着不同的化学组成或不同的构型。按构成组织来分，有纤维状胶原（在生皮及肌腱中）、玻璃状胶原（骨组织中的骨素）、软骨质胶原（在软骨中）、弹性胶原（如鲨鱼鳍）和鱼卵鳞胶原（如鱼鳞及鱼鳔）等[47]。按照胶原蛋白是否能成纤维进行分类，可将所有胶原蛋白分为成纤维胶原（fibril-forming collagen）和非成纤维胶原（non-fibril-forming collagen）两大类[48]，其中成纤维胶原包括 Ⅰ、Ⅱ、Ⅲ、Ⅴ、Ⅺ、XXⅣ 和 XXⅦ 型胶原，非成纤维胶原又分为：①纤维相关胶原，包括Ⅸ、Ⅻ、XⅣ、XⅥ、XⅨ、XX、XXⅠ 和 XXⅡ 型胶原；②网状结构胶原，包括Ⅳ、Ⅷ和Ⅹ型胶原；③珠状细丝胶原；④锚定胶原；⑤跨膜胶原，包括 XⅢ、XⅦ、XXⅢ 和 XXV 型胶原；⑥内皮抑素相关胶原，包括XV和XVIII型胶原；⑦XXVI型胶原；⑧XXVIII型胶原。

（二）胶原蛋白的结构和组成

胶原蛋白难溶于水、稀酸、稀碱及盐溶液，属硬蛋白类；因其含有少量糖，故也属糖蛋白类。胶原蛋白的空间分子结构是在20世纪30年代中期首次被提出，Wyckoff[49]等在肌腱X线图中展示出了胶原的长间距纤维轴的衍射结构。到20世纪50年代初期，Gross把构建胶原的蛋白质单体命名为“原胶原”，原胶原分子经过多级聚集形成了胶原[50]。直到1955年，Rich、Crick、North提出了目前公认的胶原结构，即为3条左手螺旋的α肽链以氢键结合形成牢固而稳定的右手超螺旋结构[51]。

胶原通常由3条肽链组成，这些肽链被称为α链，每条肽链有1000个左右氨基酸残基，分子量介于95 000 ~ 100 000，目前已发现至少46种胶原α链的编码基因。由胶原的定义可知，所有28种不同类型的胶原都具有一个共同的结构元素，即三股螺旋结构。胶原的三螺旋结构是其最显著的特征，也是成纤维胶原的最重要组成。胶原的三股螺旋是由3条α链相互缠绕成草绳状而形成的右手超螺旋结构，其螺距为2.86 nm，每圈含10个氨基酸残基；每条α链自身为较伸展的左手螺旋构象，螺距为0.858 nm（这明显大于α-螺旋的螺距0.54 nm），每圈含3.33个氨基酸，每一氨基酸在螺旋轴线上的投影为0.286 nm[52]。构成三股螺旋的三条α链可以完全相同，也可以两条相同而与另一条不同，甚至三条都彼此不同。有的胶原含有3条相同的α链，称为均相三聚体；有的胶原由2条相同、1条不同的α链组成，有的3条α链都不同，这两种胶原称为异相三聚体；有的胶原既可形成均相三聚体，又可形成异相三聚体，如V型胶原和VIII型胶原。

胶原一级结构的特点是肽链上有甘氨酸-脯氨酸-羟脯氨酸、甘氨酸-脯氨酸—Y和甘氨酸—X—Y（X、Y代表除甘氨酸和脯氨酸以外的其他任何氨基酸残基）这样一些三肽的重复顺序存在。一般情况下，随着胶原结构中羟脯氨酸含量的增加，胶原的三螺旋空间结构也更稳定[53]。胶原氨基酸组成的特点有以下几点[54]：①胶原中缺少胱氨酸和色氨酸。②甘氨酸含量几乎占了1/3，它的固定位置限制了三股螺旋结构。③胶原中存在羟赖氨酸和羟脯氨酸，其他蛋白质中不存在羟赖氨酸，也很少含有羟脯氨酸。羟赖氨酸与羟脯氨酸均无遗传密码，都是在胶原合成后由相应的赖氨酸和脯氨酸残基经羟基化反应生成的，糖基化也是胶原合成后加工修饰生成的。④绝大多数蛋白质中脯氨酸含量很少，而胶原中脯氨酸和羟脯氨酸的含量是各种蛋白质中最高的，这两种氨基酸都是环状氨基酸，锁住了整个胶原分子，使之很难拉开，故胶原具有微弹性和很强的拉伸强度。由于胶原中脯氨酸含量高，所以一般通过酸水解胶原来分离提取脯氨酸。⑤胶原α链N端氨基酸是焦谷氨酸，它是谷氨酰胺脱去一分子氨而闭环产生的吡咯烷酮羧酸，它在一般蛋白质中是少见的。

多肽主链骨架的一些肽段通过有规律的排列形成了胶原特有的、紧密的右手螺旋，即胶原的二级结构。胶原以共价交联的方式形成胶原微纤维。肽链上X残基的O—H基团与甘氨酸中的N—H基形成稳定的氢键，促进了胶原三级结构的稳定性[55]。胶原中具有三级空间结构的多肽按照一定的方式相互接触形成更高层次的立体蛋白质分子，这就是所谓的胶原四级结构。稳定胶原三股螺旋结构的力主要有3种：肽链间的范德华力、肽链间的氢键和肽链间的共价交联键。尽管每条胶原蛋白α链中的氨基酸残基是通过共价键连接的，然而在形成三股螺旋结构的α链之间却主要存在着氢键等非共价键作用。胶原蛋白α链间可能存在三种氢键：①一条 α 链中甘氨酸的 N—H 与另一条 α 链中甘氨酸—X—Y 的 X（常为脯氨酸）的 C＝O 之间形成氢键；②羟脯氨酸中的羟基参与形成氢键；③水分子以架桥的方式参与形成氢键。胶原之所以具有很强的抗张强度和韧性主要是由于胶原氨基酸组成的独特性以及肽键之间特殊的作用[56]，这些良好的性质使得胶原在多个领域具有举足轻重的作用。

（三）胶原存在的组织部位

胶原在动物细胞中扮演着黏结功能的角色，广泛存在于动物细胞外，是细胞外基质最重要的组成成分，也是动物结缔组织中最主要的一种结构性蛋白质。人体成分有 16% 左右是蛋白质，而蛋白质中又有 30% ~ 40% 属于胶原蛋白，所以，成年人身体中大约有 3 kg 胶原，主要存在的部位有结缔组织、皮肤、肌肉、骨髓、牙齿、内脏（如胃、肠、心肺、血管与食管）、韧带、眼等组织器官。角膜几乎完全由胶原组成。胶原是结缔组织及其重要的结构蛋白，起着支撑器官、保护机体的功能，是决定结缔组织韧性的主要因素。结缔组织将全身细胞黏合，连接成组织和器官，具有防御、支持、保护、营养等功能，由此可见胶原对机体的重要性。胶原与组织的形成、成熟、细胞间信息的传递，细胞的增殖、分化、免疫，运动、关节润滑、肿瘤转移、伤口愈合、血液凝固等关系密切，也与结缔组织胶原疾病的发生发展密切相关。

在显微镜下观察，胶原蛋白约占真皮结缔组织的 95%，由直径为 2 ~ 15 μm 的胶原纤维组成，多数成束状结构。胶原束在乳头层内较细，排列疏松；在网状层内较粗，排列致密。胶原束的排列似乎无一定方向，互相交织成网状（其实这种网状结构在不同生物、不同组织中是不同的，只是差异不易发现而已）。在电子显微镜下观察，胶原纤维由许多原纤维组成。原纤维直径为 100 nm 左右（70 ~ 140 nm），横切面呈圆形，纵切面呈带状，有明暗相间的周期性横纹。原纤维平行排列，组成粗细不等的胶原纤维。

骨骼中也有较多的胶原，称为骨胶原。人体正常骨骼蛋白质中含有约 80% 的胶原，其功能主要是以网状形式将钙、磷等物质（羟基磷酸钙）黏结起来，加以固定，形成骨质坚硬的性能。软骨中也含有丰富的胶原，肌腱中同样含有较多的胶原，含量都占全部蛋白质的 80% 以上。骨骼中的胶原赋予骨骼弹性和抗折性，胶原在骨骼中互相交织，形成一张网，将羟基磷酸钙等物质交织在一起，形成了坚硬的骨骼。研究发现，在遭受外力撞击时，骨骼发生断裂过程中首先是胶原之间的结合被破坏。同理，在骨骼愈合时，也首先是胶原结构的愈合。也就是说，胶原在正常生理条件下具有自我修复功能。

肌肉中大约含有 2% 的胶原，它沿着整个肌肉膜的长轴形成高度交联并具有拉伸强度的网状结构，将肌肉细胞和组织紧紧交织在一起。胶原的这一特性，对于肉类食品质地的形成具有重要意义。例如在 80℃烹制肉类，肉的硬度会明显增强，这是由于胶原纤维变性引起皱缩造成的。人或动物衰老时，可发现其胶原的交联度明显增加，溶解度显著降低，对细胞间液和肌肉蛋白产生较大的压力，使得肌肉的硬度增强，弹性变小，从而逐渐僵硬，导致皮肤出现皱纹，面部和手部尤为敏感。

（四）胶原蛋白的特性

1．低免疫原性

有学者认为胶原具有三种类型的抗原因子[57]：第一类是由胶原肽链非螺旋端的端肽引

起的；第二类是由胶原三螺旋的构象引起的；第三类是由 α 链螺旋区的氨基酸顺序引起的。第一类抗原因子在天然和变性胶原中均存在，第二类抗原因子仅存在于天然胶原分子中，第三类只出现在变性胶原中。

2．生物相容性

胶原的生物相容性是指胶原与宿主细胞及组织之间良好的相互作用。胶原本身是构成细胞外基质的骨架，其三股螺旋结构及交联所形成的纤维或网络构成了细胞重要组成成分，对细胞起到锚定和支持作用，并为细胞的增殖生长提供适当的微环境。因此，胶原无论是在被吸收前作为新组织的骨架还是被吸收同化进入宿主，成为宿主组织的一部分，都与细胞周围的基质有着良好的相互作用，表现出相互影响的协调性，并成为细胞与组织正常生理功能整体的一部分。

3．可生物降解性

胶原具有紧密牢固的螺旋结构，绝大多数蛋白酶只能切断胶原侧链，只有胶原酶、弹性蛋白酶等中性蛋白酶可以降解胶原蛋白，使胶原肽键断裂，致使其螺旋结构破坏，而彻底水解为小分子多肽或氨基酸，小分子物质可以进入血液循环系统，被机体重新利用或代谢排出。结缔组织细胞或炎症细胞能吞噬被胶原酶作用所得的大的片段，然后由溶酶体进一步降解为小分子多肽或氨基酸。胶原的可降解性是其作为器官移植材料的基础。

4．止血和修复功能

胶原具有止血性能，该性能的发挥通过促进血小板凝集和血浆结块来实现[58]。胶原蛋白可以与血小板通过黏合、聚集形成血栓起到止血作用。当血管壁的内皮细胞被剥离时，血管中的胶原纤维暴露于血液中，血液中的血小板立刻与胶原纤维吸附在一起，发生凝聚反应，生成纤维蛋白并形成血栓，进而血浆结块阻止血流。胶原的天然结构特别是其足够发达的四级结构，是胶原具有凝聚能力的基础。胶原是参与创伤愈合的主要结构蛋白[59]。胶原还可以促进肉芽组织生成，加速创面的愈合。胶原分子对成纤维细胞的趋化反应，使胶原在伤口愈合过程中起到重要作用。

二、胶原肽

胶原肽（collagen peptide）是胶原或者明胶经蛋白酶等降解处理后制得的低分子量、特别具有高消化吸收性、分子量为 500 ～ 20 000 的产物，不具有明胶的凝胶性能。通常将分子量为 2000 ～ 20 000 的胶原肽称为胶原多肽，而将分子量为 500 ～ 2000 的称为胶原低聚肽（也称胶原寡肽），这其中分子量 1000 以下的生物学效能更高。胶原肽的生产工艺大致相同，主要有如下几种：酸碱工艺、单一酶解工艺和复合酶解工艺（详见本书第二章）。但胶原肽具有胶原所不具有的特点，详见下述。

（一）吸收利用率高

人体吸收蛋白质的主要形式不是氨基酸，而是低聚肽。胶原低聚肽具有高度的可消化性，除了少量在口腔、胃受到蛋白酶的作用而进一步分解外，口服进入人体可以快速（较氨基酸快 70% 的速度）地穿过人的口腔、胃，直接进入小肠，被小肠吸收，最终进入人体血液循环系统、器官及细胞组织，迅速发挥其生理作用和生物学功能。Iwai 等[60]分析了摄入胶原肽后人体血液组分的变化，发现胶原肽的特征氨基酸羟脯氨酸及其肽链在含量上有明显的增加，并且发现脯氨酸-羟脯氨酸（Pro-Hyp）在血液里是主要的二肽。Watanabe-Kamiyama 等[61]在 2010 年的研究报告中证实，服用了胶原肽的威斯塔老鼠，在其血液、肾、皮肤及骨等部位中也发现了标记过的肽链。Oesser 等[62]对小鼠口服 ^{14}C 标记的胶原肽和 ^{14}C 标记的游离氨基酸进行比较，发现由于游离的氨基酸吸收后无法分布到相应的组织中，因此大部分游离氨基酸不能被机体有效地利用，而口服的胶原肽吸收效果良好，并且能够很好地分布到真皮和软骨等组织中。国际上对胶原肽的研究结论表明，胶原低聚肽的平均分子量在 1000 左右人体吸收率最高。由于胶原低聚肽分子量小，水溶性很好，具有低黏度、速溶等特点，且不同温度和 pH 条件下能保持稳定的结构和生物活性，具有良好的加工特性，是蛋白质和氨基酸无法比拟的加工特性，可广泛应用于各种食品加工工业中。胶原低聚肽含有的氨基酸和胶原基本一致，特别是特征氨基酸羟脯氨酸，使得其在人体的生理功能上更具开发的潜力。

（二）多种生物学功能

有国外研究表明，胶原水解所得的胶原低聚肽不仅具有很好的消化特性，还具有许多生理活性功能，如人体生理调节功能，它能够调节水分和电解质平衡，提高免疫功能，改善细胞代谢，促进蛋白质和酶的合成，是沟通细胞间、器官间信息的重要化学信使，具有抗病毒感染、抗衰老、消除体内自由基等生理功能。胶原有提高人体骨骼强度、保护胃黏膜、抑制血压上升、促进皮肤胶原代谢等作用，而胶原肽的生理功能与胶原相似[63]。

1．蛋白质营养效果

有学者将发酵胶原肽与其他蛋白质（如酪蛋白）组合在一起饲喂老鼠并观察老鼠的生长及血液性状，发现老鼠生长良好，而且添加发酵胶原肽后生长效果更加明显。另外，研究人员还测定了发酵胶原肽的消化吸收率，结果为 100%。

2．保护胃黏膜和抗消化性溃疡。

3．抑制血压上升

胶原肽中存在抑制 ACE 转换酶的多肽，而 ACE 是血管中引起血压升高的主要物质。

4．提高骨骼强度

动物蛋白质可促进人体钙的吸收，特别是含有较高的甘氨酸、精氨酸以及赖氨酸的蛋白质。胶原肽中含有较高的此类氨基酸，经常摄入胶原肽可以提高人体骨骼强度，预防骨质疏松。

5．促进皮肤胶原代谢

胶原肽具有明显改善胶原合成能力的效果，还具有促进皮肤角质层的代谢回转效果。近年来国内外对胶原肽在改善皮肤的功能上做了大量研究，主要集中在抗衰老、保湿、皮肤修复等方面。有资料表明，摄入胶原肽之后可以增加胶原纤维和成纤维细胞的密度，而真皮的成纤维细胞主要用于合成皮肤的胶原。

6．胶原肽对关节炎等胶原病具有很好的预防及治疗作用。

胶原肽具有如上诸多生物活性，已被视为是生物活性肽开发的重要品类。现在研制开发出多种生物活性胶原肽，如抑制血管紧张素转换酶（ACE）活性肽、抗氧化肽、抑制血小板凝集活性肽、抗肿瘤活性肽、抗菌肽等。更为重要的是，仍有更多的生物活性肽有待进一步开发与应用。

三、胶原肽与胶原蛋白的区别与联系

中文中称“collagen”为胶原或胶原蛋白，“collagen peptide”为胶原肽或者水解胶原蛋白产物。胶原蛋白和胶原肽是两个容易混淆的名词，二者均可从动物的皮肤、骨骼、筋腱等组织中提取制备。实际上含有胶原的原料根据提取、分离工艺的不同，可以产生胶原蛋白、明胶和胶原肽。由于它们在分子结构上的不同，使其性能及应用方面略有不同。

（一）组成与结构方面

胶原蛋白是存在于动物组织器官中的一类具有生物活性的三股螺旋结构的天然大分子蛋白。从结构上看，胶原蛋白是三条 α 肽链以共价键连接的大分子蛋白质，而胶原肽已经完全不被共价键和次级键束缚，是比较自由的 α 链或是明胶分子的片段。胶原蛋白是一个完整的四级结构，三螺旋的结构没有改变。胶原只能被胶原酶酶解，其他蛋白酶对胶原均无作用。胶原蛋白不溶于水，稳定性较差，极易受 pH、温度和一些变性剂的影响。

胶原肽是通过生物酶解等技术将胶原蛋白分解为不同分子量级别的肽类物质，其结构复杂，可从简单二肽到大分子多肽，其中由 2 ～ 10 个氨基酸组成的直链蛋白肽称为寡肽或低聚肽，因其富有多种生物活性，也称为小分子活性肽。氨基酸的序列决定着肽的生物功能。因此，胶原肽成分的复杂性导致了其生物功能的多样性。胶原肽是胶原蛋白水解过程中，三螺旋结构被彻底打开，形成 3 条独立的肽链，并降解成分子量从几千到几万成分复杂的多肽混合物。胶原肽分子量从几千到几万，分子量分布范围比明胶更广，可溶于冷水或热水，拥有良好的吸湿性和保水性，能被蛋白酶酶解，消化吸收性好[64-65]。

广泛意义上，明胶也属于胶原肽，但是胶原肽分子量低于明胶，肽链之间也缺少某些氢键。

（二）性能与功能方面

从性能上看，胶原蛋白能成膜，具有优良的柔韧性和机械强度，具有其他材料无法比拟的生物活性、生物相容性和可降解性。在模拟生理条件下（与动物体内相似的温度和中性盐含量），胶原蛋白溶液放置 25 min，从其吸光度的变化可以观察到胶原分子之间能再度相互连接形成纤维，导致吸光度上升，而胶原蛋白的降解产物胶原肽则不具有这样的性质。用扫描电子显微镜观察，可以进一步证明溶液中的胶原蛋白靠氢键或分子间作用力连接，再以 1/4 交错排列的方式形成纤维；而胶原肽的三螺旋结构被破坏，这种破坏是不可逆的，因而丧失了再纤维性，因此胶原肽不能成膜。

胶原肽和明胶的相对黏度相差很小，而胶原蛋白的相对黏度是明胶和胶原肽的 5 倍左右，这与胶原蛋白的高分子量及其三股螺旋结构是密切相关的。由于这些样品在溶液中的存在形态未知，而且分子量的分布较宽，因此特性黏数只能定性地反映出它们的黏均分子量大小。此外，胶原的特性黏数最大，明胶次之，胶原肽最小。因而，黏均分子量从大到小的顺序依次为胶原蛋白、明胶和胶原肽[54]。

张忠楷[65]在胶原蛋白和胶原肽的性能上进一步阐明了它们的不同。从两者的十二烷基硫酸钠 - 聚丙烯酰胺凝胶电泳（SDS-PAGE）图谱中可以看出，胶原蛋白的分子量约为 30 万，具有明显的3条肽链的谱带（或重叠或独立）；胶原水解物分子量从几千到5万，谱带是连续的，且分布很宽。两者的圆二色谱分析表明胶原在波长221 nm和192 nm处分别有一个特征性的正吸收峰和负吸收峰，即典型的胶原三股螺旋结构。而胶原水解物的正吸收峰消失，表现为典型的无规则卷曲构象。

生物功能方面，尽管胶原蛋白和胶原肽都具有一定的生物学功能，但是就人体对其二者的吸收利用效率，以及功能的多样性方面，胶原肽以其分子量小、过敏度低、功能多样等特点更具有开发潜力（详见本章第四节）。

第三节 鱼胶原肽的特性 Characteristics of fish collagen peptides

水生生物胶原蛋白是指来源于水生生物鱼类、棘皮动物、鱿鱼、水母等水生动物中的成分。在水生动物中存在与研究最多的是胶原蛋白Ⅰ型。鱼类是人们最早食用的海洋生物之一，其食用部分含有丰富的蛋白质成分，营养价值相当高，但从其中开发具有保健和药用价值的活性物质的研究却相对较少。在海水鱼（如大马哈鱼、狮子鱼等）、淡水鱼（罗非鱼、鲤鱼、鲢鱼、草鱼等）、棘皮动物（多棘海盘车、海星、海参、海胆等）、鱿鱼等的皮肤、鱼鳞、鱼鳔中胶原蛋白Ⅰ型含量多达蛋白质总量的90%以上。在水生脊索动物中还发现了Ⅱ、Ⅴ、Ⅺ型胶原蛋白，但含量很少。鱼类中含胶原蛋白最丰富，主要是分布在鱼类真皮、骨、鳞、鳔、肌肉等处。鱼皮、鱼鳞的胶原蛋白含量较鱼肌肉高很多，鱼皮中的胶原蛋白含量可占其蛋白质总量的80%之多。鱼类非食用部分包括低值小杂鱼及鱼类水产品加工废弃物，含量高达渔获物的28%。随着人们生活水平的提高，低值鱼直接食用的价值越来越低，加工废弃物（主要包括头、尾、骨、皮、鳞、内脏及其残留鱼肉，重量占原料鱼的40% ~ 50%）大多只能制成动物饲料，造成很大浪费。而绝大多数的真骨鱼类真皮和鱼骨的胶原含有其他陆生脊椎动物所没有的第三条α链，即其由3条异种α链所形成的单一型杂分子组成，即α_1（Ⅰ）α_2（Ⅰ）α_3（Ⅰ）。因此，从经济角度考虑，从鱼皮、鱼鳞和鱼骨等废弃物中提取胶原蛋白/胶原肽较其他部位更具有现实意义。

鱼胶原肽（fish collagen peptides，FCPs）是指以鱼肉或者鱼皮、鱼鳞、鱼骨等鱼类加工副产物及低值鱼类中的鱼胶原蛋白为原料，经过蛋白酶解等技术分解制备的小分子低聚肽。FCPs水溶性很好，并且在水溶液中的热稳定性也佳，易于消化吸收，具有多种生物活性，且效果明确。相对哺乳类动物皮胶原蛋白，鱼类的胶原纤维束更酥松，对酶、热等反应更敏感，易于提取，也便于制备胶原肽。这种胶原肽与人体皮肤有极好的亲和性，能够很好地发挥其渗透、保湿、修复功能。

一、鱼胶原肽的氨基酸组成特点

胶原蛋白/肽在氨基酸组成方面具有共同的特点：甘氨酸约占氨基酸总量的1/3，脯氨酸约占氨基酸总量的10%，并且胶原蛋白不含或仅含极少量的半胱氨酸和色氨酸，对于绝大多数的蛋白质而言脯氨酸的质量分数相对较少，目前只有胶原蛋白的脯氨酸质量分数超过 10%。

FCPs 来源于鱼胶原蛋白，因此其氨基酸组成与鱼胶原蛋白相似，但不同种属、不同部位的鱼胶原蛋白，其氨基酸组成不尽相同。有研究对鱼皮胶原蛋白进行测定，采用鳕鱼皮、鱿鱼皮和鲤鱼皮，得到结果显示，鱼皮中都含有大量水分，而干物质中大部分为蛋白质。仅从蛋白质含量来说，鱼皮是一种很好的蛋白质来源[66]，不同鱼皮中胶原蛋白含量不同。在 3 种不同来源的胶原蛋白中，甘氨酸、丙氨酸和脯氨酸所占质量分数较高，甘氨酸的质量分数最高，占总质量的 30% 左右，脯氨酸的质量分数占总质量的 10% 左右，但三种鱼皮胶原蛋白的氨基酸组成仍存在一些差异。鱿鱼皮胶原蛋白中天冬氨酸（Asp）含量较高，鳕鱼皮胶原蛋白中蛋氨酸（Met）、亮氨酸（Leu）含量较高，而鲤鱼皮胶原蛋白中赖氨酸（Lys）含量较高，3 种鱼皮胶原蛋白中谷氨酸（Glu）和丙氨酸（Ala）的含量都较高[66]。日本中央研究所测定了多种鱼皮可溶性胶原蛋白的氨基酸组成，并与牛皮的氨基酸组成进行了比较，发现鱼皮胶原蛋白的羟脯氨酸和脯氨酸等亚氨酸含量比牛皮的低[67]。

鱼鳞由少量的钙、羟基磷灰石［$Ca_{10}(PO_4)_6(OH)_2$］和细胞外基质组成，所含胶原主要为 I 型胶原蛋白。鱼鳞富含蛋白质，其中含有 10% ~ 40% 胶原蛋白、7% 的磷脂，灰分占 30%（主要成分是羟基磷灰石，绝大部分集中在骨质层）；脂质含量少，相对目前生产胶原蛋白的主要原料猪皮与牛皮而言，这更有利于胶原蛋白的提取与纯化。Ikoma 等[68]的研究结果表明，海水鱼鳞和淡水鱼鳞在个别氨基酸上有较大差别。前者的甲硫氨酸约为 15 个（每 1000 个氨基酸中所含残基数），后者约为 6 个，前者普遍大于后者，而后者与猪皮比较接近。另外，海水鱼鳞中均未测出胱氨酸，而淡水鱼中却有发现，这可能与动物生长的水域盐度有关，原因尚需进一步探究。但就总体而言，两类鱼的鳞所含氨基酸都是以甘氨酸、丙氨酸、脯氨酸、谷氨酸、精氨酸和天冬氨酸为主。羟脯氨酸和羟赖氨酸是鱼鳞胶原蛋白的特性氨基酸，其含量与胶原蛋白的热稳定性密切相关。

二、鱼胶原肽的物理和化学特性

鱼类等胶原蛋白的热稳定性比较低［用热收缩温度（T_s）或热变性温度（T_d）表示］，鱼皮明胶与牛皮明胶相比，其固有的黏度、热变性温度均比较低[67]，这和鱼类等胶原蛋白中羟脯氨酸含量较陆生哺乳类动物低有关。有学者认为水产生物胶原蛋白的热变性温度不受种属的影响，而与水产动物可能生息的最高环境温度大致相等。由于水产动物脯氨酸和羟脯氨酸的含量比陆生动物低，从而导致水产胶原蛋白的热变性温度比哺乳动物来源的胶原蛋白低[69]。通常水产动物通过脯氨酸酶控制脯氨酸的羟基化率，调节羟脯氨酸的含量以适应环境温度，起到保持胶原热稳定性的作用。另外，鱼类等胶原蛋白热稳定性呈现鱼种特异性，即暖水性鱼类的胶原蛋白较冷水性鱼类胶原蛋白的热稳定性高。

有研究者对鱼皮胶原蛋白进行测定，采用鳕鱼皮、鱿鱼皮和鲤鱼皮，用 0.5 mol/L 醋酸溶液溶解，在 190 ~ 400 nm 的近紫外光区进行全波长扫描，结果显示 3 种鱼皮胶原蛋白的紫外吸收光谱相似。一般具有共轭双键的物质都具有紫外吸收，在 20 种基本氨基酸中，有 4 种是具有共轭双键的，即 Trp、Tyr、Phe 和 His，而这其中 Trp 的紫外线吸收最强，在

280 nm 的紫外线吸收较强，所以大多数蛋白质在 280 nm 都有一个很强的紫外线吸收峰，并可通过对 280 nm 的紫外线吸光度的测量对蛋白质溶液进行定量分析，但胶原蛋白由于其中几乎不含 Trp，所以在 280 nm 没有强吸收峰的出现，这可以作为一个鉴定胶原蛋白的方法。胶原溶液在 220 ~ 230 nm 处有一个吸收峰，是胶原蛋白的特征紫外线吸收，这个吸收峰包括电子的 $n \rightarrow \pi^*$ 和 $n \rightarrow \sigma^*$ 跃迁产生的强吸收。

有研究对生鱼骨的性质进行检测，选用鲤鱼、鲫鱼、鲢鱼、草鱼等鱼骨，经 SDS-PAGE 试验分析，鱼骨经同一酶解条件酶解后，胶原蛋白的分子量主要分布在 80 000 以上，且电泳图谱很相似。鱼骨胶原蛋白黏度随溶液浓度增大而增大；添加甘油和乙醇都能使胶原蛋白溶液黏度增加；pH 对胶原蛋白的黏度影响很大；胶原蛋白黏度随 NaCl 和 $CaCl_2$ 的浓度增大而减小；4 种鱼骨胶原的变性温度都在 25℃左右[54]。

在鱼骨胶原蛋白中，至少含有两个不同的 α 链：α_1 链和 α_2 链，这说明鱼骨中的主要胶原蛋白类型是 I 型胶原蛋白，即使存在 α_3 链，但由于电泳条件的限制也没法使 α_3 与 α_1 分离开来。据报道，鱼皮和鱼骨所含的 I 型胶原蛋白是其主要胶原蛋白。鱼鳞与鱼骨同为钙化组织，许多学者从同一种鱼的鱼骨和鱼鳞中分别提取胶原蛋白，并将两者进行比较。Kimura[68] 等研究了鲤鱼的鱼鳞和鱼骨中的 I 型胶原蛋白，发现鱼骨胶原蛋白的提取得率比鱼鳞胶原蛋白要高，分别为 20% 和 7%；经凝胶电泳检测显示，鱼骨和鱼鳞胶原蛋白均由两种不同的 α 链——α_1 和 α_2 构成，同时还有少量与 α_1 迁移速率相同的 α_3。在交联度上，鱼骨和鱼鳞胶原蛋白则有显著不同。鱼鳞胶原蛋白主要由 α 链构成，而鱼骨胶原蛋白则包含相当一部分 β、γ 和由 α 链分子内和分子间交联衍生而来的高度交联链。与鱼皮和鱼肉胶原蛋白相比，鱼鳞和鱼骨胶原蛋白中含有较多的 α_3 链，而鱼鳔胶原蛋白中则没有 α_3 链，只存在（α_1）$_2\alpha_2$ 这种异三聚体。对可溶性胶原蛋白而言，α_3 链在鲤鱼 I 型胶原蛋白中存在组织专一性。对于（α_1）$_2\alpha_2$ 和 $\alpha_1\alpha_2\alpha_3$ 的共同存在及它们之间的功能差异还需进一步研究，目前还未分离出 $\alpha_1\alpha_2\alpha_3$ 异三聚体。

第四节 鱼胶原肽的营养特点与健康效应
Nutritional characteristics and health effects of fish collagen peptides

鱼类是典型的水生脊椎动物，运动灵活，能主动捕食。神经系、感受器和骨骼系的进一步发展，对于水中的生活更为适应。据近年报道，世界现存的鱼类就有 20 000 多种，分布很广，能够生活在各种不同的水生环境中，我国海洋鱼类已发现的有 1500 多种。

鱼类是人们最早食用的海洋生物之一，鱼类不仅美味可口，而且营养丰富，具有多种保健功能。其食用部分含有丰富的蛋白质成分，营养价值相当高，但从其中开发具有保健和药用价值的活性物质的研究却相对较少。研究发现，许多低值鱼和鱼类加工废弃物中含有丰富的可调节生理功能的活性物质，用现代科技将其中的活性物质提取出来，制成具有保健或治疗作用的功能食品，将会产生巨大的经济效益和社会效益。本节将对海洋鱼类中各种活性肽的功能及其研究开发状况进行阐述。

一、鱼胶原肽的营养特点

对鱼类营养成分的研究结果表明，鱼类总的营养价值很高，鱼肉中蛋白质含量丰富，所含必需氨基酸的量和比值最适合人体需要，是摄入蛋白质的良好来源。鱼的种类不同，营养价值也有所差别，但总体而言，鱼类营养价值丰富。

胶原肽是胶原蛋白的酶解产物，其富含除色氨酸、半胱氨酸、酪氨酸外的 18 种氨基酸，包含 7 种人体必需的氨基酸，甘氨酸约占 30%；还含有两种特有的氨基酸——脯氨酸和羟脯氨酸，含量约占 25%。此外，丙氨酸、谷氨酸的含量也比较多，同时还含有在一般蛋白质中少见的焦谷氨酸和在其他蛋白质几乎不存在的羟基赖氨酸。所以，胶原蛋白肽的营养是很丰富的。鱼胶原蛋白产品还具有很高的消化吸收性，其分子量为 1000 ~ 5000，可以在肠道中被直接吸收，吸收效率高。鱼胶原蛋白的营养价值也在于此。

二、鱼胶原肽的健康效应

鱼胶原肽（fish collagen peptides，FCPs）作为目前水生产物研究领域的热点，鱼胶原蛋白经酶解后制备的胶原蛋白肽，因其低聚性，易于被人体吸收利用，不仅为生长发育提供必要的营养、参与机体的物质与能量代谢，其所具有多种生物活性和对人体的健康效应主要表现在以下几个方面。

（一）抗氧化活性

生物体内天然存在的抗氧化肽类主要为肌肽和谷胱甘肽。研究人员从鱼类中分离得到多种可清除体内自由基、具有抗氧化作用的鱼活性肽。采用自溶法和蛋白酶水解鲭鱼鱼肉蛋白质，分析水解液中游离氨基酸和小肽的组成和含量对水解产物抗氧化活性的影响，发现鲭鱼水解产物具有显著的抗氧化活性，且其抗氧化性与肽的数量呈良好的相关关系。以毛鳞鱼蛋白为原料，水解制备多肽，得到的产物通过薄层层析的方法进行分离，分离得到的产物具有抗氧化性。北京大学李勇教授课题组发现海洋胶原肽（marine collagen peptides，MCPs）对 D- 半乳糖亚急性衰老模型大鼠有抗氧化保护作用，不同剂量的 MCPs 可以增强 SOD 活性、过氧化氢酶（catalase，CAT）活性，降低 MDA 含量，其抗氧化活性相当于维生素 E[70]。李勇团队对高脂大鼠进行了不同剂量的 MCPs 干预后，证实了 MCPs 能降低高脂大鼠的氧化应激反应[71]。已有研究发现，海洋生物蛋白经酶解处理后会产生具有抗氧化功能的活性肽。其他研究也表明取材于海洋生物的 MCPs 具有较强的抗氧化作用，MCPs 是一种小分子低聚肽混合物（分子量 200 ~ 1000），由深海鱼类的鱼皮制成。可以通过分离金枪鱼的水解产物得到多种抗氧化活性肽，且这些肽的功能特性与分子量大小密切相关，不同分子量的抗氧化肽，表现出不同程度的抗氧化性[72]。因此，鱼胶原肽有望用于降低氧化应激相关的慢性疾病风险，改善健康状态。

（二）抗高血压活性

抗高血压肽主要是通过抑制血管紧张素 -Ⅰ 转换酶（agiotensin Ⅰ-converting enzyme，ACE），进而影响肾素 - 血管紧张素 - 醛固酮系统来实现对血压影响的。一般认为抗高血压肽的C末端的Pro、Phe和Tyr或序列中含有的疏水氨基酸是维持高活性所必需的。对二肽来说，N末端的芳香氨基酸与血管紧张素的结合是最有效的。研究发现多种鱼胶原蛋白肽具有ACE抑制活性。在沙丁鱼、金枪鱼、鲣鱼的酶解物中均发现了具有新的氨基酸序列的降压肽。利用凝胶过滤色谱、离子交换色谱和反相高效液相色谱，可从水解物中分离得到两种具有抑制ACE活性的肽Gly-Pro-Leu和Gly-Pro-Met，它们的IC_{50}分别为2.6 μmol/L和17.13 μmol/L。Fahmi[73]等用一种碱性蛋白酶将海鲷鱼鳞胶原蛋白水解，所得肽的混合物具有ACE抑制活性，其IC_{50}为0.57 mg/ml，原发性高血压大鼠每天口服300 mg/kg体重这种混合肽后，血压显著降低（$P < 0.05$）。用色谱法从该混合肽中分离出4种ACE抑制活性较高的肽，其氨基酸序列分别为Gly-Tyr、Val-Tyr、Gly-Phe、Val-Ile-Tyr。国内对于酶解制备食品源的ACE抑制肽起步较晚。Lee[74]等发现狗鲑鱼（chum salmon，oncorhynchus keta）皮胶原蛋白肽具有ACE抑制活性，通过几种酶解产物比较证明胰蛋白酶水解肽活性最强。鱼源性ACE抑制活性肽虽然在疗效上弱于化学合成类降压药物，但因其有很好的安全性，可长期服用而无副作用产生，在医药领域具有十分广阔的应用前景。

（三）调节血糖和血脂

FCPs对糖代谢与脂代谢异常导致的高血糖和高血脂具有一定的调节作用。Zhu[75]等研究发现，FCPs可以在多方面改善糖尿病及其并发症，如降低血糖水平与改善胰岛素抵抗；降低血脂与脂肪细胞因子的释放，缓解肝脂肪变性；缓解高血糖水平下的氧化应激与炎症反应；促进骨骼肌中葡萄糖运载体4（glucose transporter 4，GLUT4）的表达来增强对葡萄糖的摄取利用；上调肝中过氧化物酶体增殖剂激活受体α（peroxisome proliferators-activated receptor-α，PPAR-α）的表达增强对胰岛素敏感性。

（四）免疫调节

从鲨鱼肝中提取了一组分子量约为10 000的多肽物质，能提高T淋巴细胞形成Ea花结的能力，诱导人PBMC细胞分泌IFN-γ，增强NK细胞活性及明显促进PBMC表面抗原的表达，提示鲨鱼肝提取液在体外能正向调节人体细胞免疫功能。从鳕鱼胃蛋白酶水解产物中得到的酸性肽，分子量为500～3000，具有免疫刺激的活性。从鲑鱼中提取的4种酸性肽有类似于刺激白细胞超氧阴离子产生的作用，它们通过增加活性氧代谢产物，如超氧阴离子的产生，或通过增加巨噬细胞的吞噬活性和胞饮作用，来提高非特异性免疫系统的防御功能[76]。

（五）抗菌活性

鱼类抗菌肽是一类小分子蛋白质，是鱼体固有免疫的重要组成部分，其结构与组成复杂多样。当鱼体受到损伤或病原微生物侵袭时，能迅速产生抗菌肽杀伤病原微生物。目前有关鱼类抗菌肽的活性和功能研究多数在体外进行，许多抗菌肽对鱼类特异的甚至其他动物的病原微生物都具有杀伤活性，其最小抑制浓度（minimal inhibitory concentration，MIC）多在毫摩尔水平。同时，随着鱼类转基因技术的发展，人们有可能通过转抗菌肽基因获得抗病新品种。可以相信，随着研究的不断深入，鱼类抗菌肽将对世界水产渔业的可持续发展起到重要的作用。

（六）美容护肤与延缓皮肤衰老

鱼胶原肽含有丰富的酪氨酸残基，可与酪氨酸竞争，抑制酪氨酸酶的活性与黑色素的形成，具有美白效果。体外酪氨酸酶活性实验证明，鱼胶原肽可以抑制酪氨酸酶的活性[77]。多项临床试验的结果显示，鱼胶原肽具有保持皮肤水分、延缓皮肤衰老、改善皮肤光损伤的作用。

（七）促进伤口愈合

胶原是构成皮肤和黏膜的重要组成部分，鱼胶原肽富含甘氨酸、脯氨酸及羟脯氨酸等氨基酸，具有改善皮肤细胞外基质环境，加速伤口愈合及促进组织修复的作用[78]。

（八）抗骨质疏松

研究表明鱼胶原肽具有良好的钙螯合活性，阻止饮食摄入的钙在消化道内形成不溶性钙盐，进而促进钙的吸收及利用[79]。一些体内实验也表明鱼胶原肽能够增加骨骼中的钙含量与骨密度，适当补充可以促进骨发育，预防骨质疏松。

（九）其他活性

1．护肝作用

郭昱等[80]从鲨鱼肝提取得到一种活性多肽，研究了其对 CCl_4 和半乳糖胺造成的小鼠肝损伤中对肝组织具有良好的保护作用，并在小鼠免疫性肝损伤模型中对肝损伤具有改善作用。

2．抗肿瘤作用

鲨鱼软骨中存在一类多肽，能通过阻止肿瘤周围毛细血管生长而达到抑制肿瘤的作用，对肺癌、肝癌、乳腺癌、消化道肿瘤、子宫颈癌、骨癌等均有抑制作用。酶处理青鱼胶原蛋白可以得到具有抗肿瘤、提高免疫活性等多种生物活性肽。鲭鱼的筋肉经酶处理，把未分解的蛋白和脂肪去除，用超滤法对肽进行分离和精制，鲭鱼肽具有免疫活性、血小板凝集抑制、抗肿瘤等作用，是一种具有重要生理价值的药用活性肽，除了在保健品中应用鲭鱼肽外，还可将其用作调味品基料。

综上所述，鱼类体内蕴藏丰富的活性肽，生物活性多样化，如抗氧化、抗高血压、调节血糖和提高免疫力等功能，其活性因鱼的品种及提取方法的不同而不同。近年来，从水产加工副产物及低值鱼中提取活性肽的研究逐渐增多，活性肽已被作为食品 / 保健食品、食品添加剂等广泛应用于食品医药、动物饲料等行业，研究人员对这方面的研究日渐重视，FCPs 的开发与利用将会有明朗的前景。

小结

天然生物活性肽是功能性食品的重要组成部分，它们对免疫、炎症、感染、高血压、高胆固醇血症、糖尿病、某些癌症和各种神经系统问题具有有益的影响。水生生物相关蛋白是天然生物活性肽的资源宝库，其中 FCPs 显示出其强大的生物活性。目前开发制备的 FCPs 既包括高分子量的多肽物质，也不乏低聚肽物质，这些 FCPs 类物质在抗氧化、抗疲劳、调节血压、提高学习记忆等方面表现出显著的功效。但由于影响生物活性肽生产的因素较多，仍亟须开发一种更具扩展性、更经济、更标准的生产技术。最后，我们还需要进一步的研究来评估这些鱼胶原低聚肽在人体中的生理功效。这些科学知识将有助于监管机构对相应产品进行分类，从而促进其商业用途，进一步发挥改善人类健康的作用。

Natural bioactive peptides is an important part of functional foods. They have beneficial effects on immunity，inflammation，infections，high blood pressure，hypercholesterolemia，diabetes，certain cancers and various neurological problems. Aquatic biorelated proteins are a treasure house of natural bioactive peptides，among which fish collagen peptides show their strong biological activity. The fish collagen peptides developed currently include both high molecular weight polypeptides and low molecular oligopeptides. These fish collagen peptides exhibit remarkable effects in anti-oxidation，anti-fatigue，blood pressure regulation，and learning and memory. However，due to many factors affecting the production of bioactive peptides，it is still urgent to develop a more scalable，economical and standard production technology. Finally，further studies are needed to assess the physiological efficacy of these oligopeptides in human. This kind of scientific knowledge will help regulators to categorise products to facilitate their commercial use and further improve human health.

参考文献

[1] Modlin I M，Kidd M，Marks I N，et al. The pivotal role of John S. Edkins in the discovery of gastrin.World Journal of Surgery，1997，21（2）：226-234.

[2] Said S I. The discovery of VIP：Initially looked for in the lung，isolated from intestine，and identified as a neuropeptide. Peptides，2007，28（9）：1620-1621.

[3] Rosenfeld L. Insulin：Discovery and controversy. Clinical Chemistry. 2002，48（12）：2270-2288.

[4] Harrison S，Geppetti P，Substance P. The International Journal of Biochemistry & Cell Biology，2001，33（6）：555-576

[5] Bahar A A，Ren D. Antimicrobial peptides. Pharmaceuticals（Basel，Switzerland），2013，6（12）：1543-1575.

[6] Mellander O. The physiological importance of the casein phosphopeptide calcium salts. II. Peroral calcium dosage of infants. Acta Soc Med Ups，1950，55（5-6）：247-255.

[7] Ondetti M A，Rubin B，Cushman D W. Design of specific inhibitors of angiotensin-converting enzyme：New class of orally active antihypertensive agents. Science，1977，196（4288）：441-444.

[8] Zioudrou C，Streaty R A，Klee W A. Opioid peptides derived from food proteins. The exorphins. Journal of Biological Chemistry，1979，254（7）：2446-2449.

[9] 于欢，李露，王思爽，等．响应面法优化酶法提取蜜环菌多肽及其抗疲劳活性．食品工业科技，2017，38（23）：85-91.

[10] 苏永昌，刘淑集，王茵，等．罗非鱼多肽饮料的制备及抗氧化抗疲劳作用．福建水产，2013，35（2）：112-117.

[11] Liu J，Jin Y，Lin S，et al. Purification and identification of novel antioxidant peptides from egg white protein and their antioxidant activities. Food Chemistry，2015，175：258-266.

[12] Sierra J M，Fusté E，Rabanal F，et al. An overview of antimicrobial peptides and the latest advances in their development.Expert Opinion on Biological Therapy，2017，17（6）：663-676.

[13] Wang L，Zhang J，Yuan Q，et al. Separation and purification of an anti-tumor peptide from rapeseed（Brassica campestris L.）and the effect on cell apoptosis. Food & Function，2016，7（5）：2239-2248.

[14] Nakajima K，Ohni M，Yamamoto M，et al. A placebo-controlled study of the effect of sour milk on blood pressure in hypertensive subjects. The American Journal of Clinical Nutrition，1996，64（5）：767-771.

[15] Fujita H，Yamagami T，Ohshima K. Effects of an ace-inhibitory agent，katsuobushi oligopeptide，in the spontaneously hypertensive rat and in borderline and mildly hypertensive subjects. Nutrition Research，2001，21（8）：1149-1158.

[16] 刘红雨，付中平，周吉燕，等．苦瓜降糖多肽 PA 对四氧嘧啶糖尿病小鼠的口服降血糖作用．中药药理与临床，2009（4）：32-35.

[17] 王本祥，杨明，金玉莲，等．人参多肽降血糖机制的研究．药学学报，1990（10）：727-731.

[18] 孙颉，何慧，谢笔钧．灵芝肽对实验性糖尿病小鼠的治疗作用．食品科学，2002，23（11）：133-135.

[19] Liu M Y，Tang H C，Hu S H，et al. Peptide-based enteral formula improves tolerance and clinical outcomes in abdominal surgery patients relative to a whole protein enteral formula. World Journal of Gastrointestinal Surgery，2016，8（10）：700-705.

[20] Chothe P，Singh N，Ganapathy V. Evidence for two different broad-specificity oligopeptide transporters in intestinal cell line Caco-2 and colonic cell line CCD841. AJP：Cell Physiology，2011，300（6）：C1260-C1269.

[21] Lakshmi D，Maria H，Leticia M，et al. Gastrointestinal endogenous protein-derived bioactive peptides：An in vitro study of their gut modulatory potential. International Journal of Molecular Sciences，2016，17（4）：482-502.

[22] Martínez-Augustin，Olga，Rivero-Gutiérrez，Belén，et al. Food derived bioactive peptides and intestinal barrier function. International Journal of Molecular Sciences，2014，15（12）：22857-22873

[23] Pihlanto A. Whey proteins and peptides. Nutrafoods，2011，10（2-3）：29-42.

[24] He L X，Ren J W，Liu R，et al. Ginseng（Panax ginseng Meyer）oligopeptides regulate innate and adaptive immune responses in mice via increased macrophage phagocytosis capacity，NK cell activity and Th cells secretion. Food Funct，2017，8（10）：3523-3532.

[25] 杨睿悦，张召锋，裴新荣，等．海洋蛋白肽对小鼠免疫调节作用的实验研究．中华预防医学杂志，2008，42（4）：221-225.

[26] He L X，Zhang Z F，Sun B，et al. Sea cucumber（Codonopsis pilosula）oligopeptides：Immunomodulatory effects based on stimulating Th cells，cytokine secretion and antibody production. Food Funct，2016，7（2）：1208-1216.

[27] 李晓东，牛治霞，高莉莉，等．乳清蛋白源生物活性肽段序列及其功能．中国乳品工业，2007，35（2）：36-42.

[28] Liu L J，Zhu C H，Zhao Z. Analyzing molecular weight distribution of whey protein hydrolysates. Food and Bioproducts Processing，2008，86（1）：1-6.

[29] Miyauchi H，Kaino A，Shinoda I，et al. Immunomodulatory effect of bovine lactoferrin pepsin hydrolysate on murine splenocytes and Peyer's patch cells. Journal of Dairy Science，1997，80（10）：2330-2339.

[30] 包怡红，李雪龙，徐思源，等．乳清蛋白肽的制备及羟自由基的清除作用．中国乳品工业，2006，34（8）：23-26.

[31] 任金威，李迪，陈启贺，等．吉林人参低聚肽的抗氧化作用．食品科学，2017，38（21）：195-200.

[32] 王军琦．海参低聚肽生物活性的初步研究．扬州：扬州大学，2018.

[33] Zhang F，Zhang J，Li Y. Corn oligopeptides protect against early alcoholic liver injury in rats. Food and Chemical Toxicology. 2012，50（6）：2149-2154.

[34] 刘雪姣．玉米低聚肽保肝作用的研究．镇江：江苏大学，2016.

[35] 李迪，刘睿，李慧，等．吉林人参低聚肽对高脂血症大鼠的影响．食品科学，2017，38（5）：227-232.

[36] 王军波，张召锋，裴新荣，等．海洋胶原肽对高胰岛素血症模型大鼠糖脂代谢的影响．卫生研究，2010，39（2）：143-146.

[37] Bao L，Cai X，Xu M，et al. Effect of oat intake on glycaemic control and insulin sensitivity：A meta-analysis of randomised controlled trials. British Journal of Nutrition. 2014，112（3）：457-466.

[38] Wang J，Liu X，Liu S，et al. Hypoglycemic effects of oat oligopeptides in high-calorie diet/stz-induced diabetic rats. Molecules（Basel，Switzerland），2019，24（3），558.

[39] 朱翠凤，韩晓龙，张帆，等．海洋骨胶原肽对去卵巢大鼠体重以及胰腺细胞凋亡和组织病变的影响．中国老年学，2007，27（11）：1046-1049.

[40] 张宇昊，马良，王强．花生短肽降血压活性研究．食品科学．2008，29（6）：399-403.

[41] 刘文颖，林峰，陈亮，等．食源性低聚肽的血管紧张素转化酶（ACE）抑制作用．食品科技，2016（2）：9-13.

[42] Bao L，Cai X，Wang J，et al. Anti-fatigue effects of small molecule oligopeptides isolated from Panax ginseng C. A. Meyer in Mice. Nutrients，2016，8（12）：807

[43] 申彩红．海参肽的酶法制备及其抗氧化、抗疲劳活性研究．福建：华侨大学，2015.

[44] Kielty C M，Grant E. The Collagen Family：Structure，Assembly，and Organization in the Extracellular Matrix//Royce P M，Steinmann B. Connective Tissue and Its Heritable Disorders：Molecular，Genetic，and Medical Aspects. 2nd Edi. John Wiley & Sons，Inc.，Hoboken，NJ，USA，2003.

[45] 永井裕，藤本大三郎．胶原蛋白实验方法．刘平译．上海：上海中医学院出版社，1992.

[46] Ricard-Blum S，Ruggiero F，van der Rest M. The collagen superfamily. Top Curr Chem，2005，247：35-84.

[47] Pace J M，Corrado M. Identification，characterization and expression analysis of a new fibrillar collagen gene，COL27A1. Matrix Biology，2003，22（1）：3-14.

[48] Shoulders M D，Raines R T. Collagen structure and stability. Annu Rev Biochem，2009，78：929-958.

[49] Wyckoff R，Corey R，Biscoe J. X-ray reflections of long spacing from tendon. Science，1935，82：175-176.

[50] 蒋挺大．胶原与胶原蛋白．北京：化学工业出版社，2006：1-2，29，92.

[51] Rudick J G. Nanomechanical function arising from the complex architecture of dendronized helical polymers.

Springer International Publishing：Hierarchical Macromolecular Structures：60 Years after the Staudinger Nobel Prize II，2013：345-362.

[52] Engel J，Bächinger H P. Structure，stability and folding of the collagen triple helix. Top Curr Chem，2005，247：7-33.

[53] Sitthipong N，Soottawat B，Hideki K，et al. Type I collagen from the skin of ornate threadfin bream（Nemipeterus hexodon）：Characteristics and effect of pepsin hydrolysis. Food Chemistry，2011，125（2）：500-507.

[54] 胡建平．鱼胶原蛋白的开发与应用．成都：四川大学出版社，2014.

[55] 宋瑞瑞，包斌，卜永士，等．Ⅱ型胶原蛋白的热稳定性、圆二色性和红外光谱研究．中国海洋药物，2013，32（1）：55-62.

[56] Osidak M S，Osidak E O，Akhmanova M A，et al. Fibrillar，fibril-associated and basement membrane collagens of the arterial wall：architecture，elasticity and remodeling under stress. Current Pharmaceutical Design，2015，21（9）：1124.

[57] 林炜，穆畅道，王坤余，等．皮革固体废弃物资源化Ⅱ型胶原的性质及其在医药和化妆品工业中的应用．中国皮革，2001，30（15）：8-11.

[58] Bailey A. Collagen nature's framework in the medical，food and leather industry. J Soc Leather Tech Chem，1992，76（4）：111-127.

[59] 郭爱华，柳大烈，赵婹．胚胎无痕愈合的调控机制研究：胎儿皮肤成纤维细胞体合成胶原的试验研究．中国临床康复，2002，6（2）：212-213.

[60] Iwai K，Hasegawa T，Taguchi Y，et al. Identification of food-derived collagen peptides in human blood after oral ingestion of gelatine hydrolysates. J Agric Food Chem，2005，53（16）：6531-6536.

[61] Watanabe-Kamiyama M，Shimizu M，Kamiyama S，et al. Absorption and effectiveness of orally administered low molecular weight collagen hydrolysate in rats. J Agric Food Chem，2010，58（2）：835-841.

[62] Oesser S，Adam M，Babel W，et al. Oral administration of ^{14}C labelled gelatine hydrolysate leads to an accumulation of radioactivity in cartilage of mice（C57/BL）. Journal of Nutrition，1999，129（10）：1891-1895.

[63] 唐传核，彭志英．一种新型功能性食品基料——胶原多肽．现代商贸工业，2001（5）：44-45.

[64] 梁飞，左红梅．胶原蛋白肽的性质、应用及发展前景的研究综述．明胶科学与技术，2014，34（3）：109-115.

[65] 张忠楷．胶原、明胶和胶原水解物的物理化学性能及护肤功能的研究．成都：四川大学，2010.

[66] Ikoma T，Izumi M，Ishi M. Fish scale collagen. Preparation and partial characterization. International Journal of Food Science and Technology，2004，39：239-244.

[67] 王杏珠．日本水产品综合利用研究的概况．现代渔业信息，1995，10（10）：13-15.

[68] Kimura S，Miyauchi Y，Uchida N. Scale and bone Type Ⅰ collagens of carp（Cyprinus carpio）. Comparative Biochemistry and Physiology，1991（99B）：473-476.

[69] Felician F F，Xia C L，Qi W Y，et al. Collagen from marine biological sources and medical applications. Chem Biodivers，2018，15（5）：e1700557.

[70] 裴新荣，杨睿悦，张召锋，等．海洋胶原肽安全性评价及抗氧化功能研究 // 中国食品科学技术学会．中国食品科学技术学会营养支持专业委员会成立大会暨营养支持论坛论文集．2007：98-104.

[71] 王军波，谢英，裴新荣，等．海洋胶原肽的分子组成及其降血脂和抗氧化作用研究．中华预防医学杂志，2008，42（4）：226-230.

[72] Jun S Y，Park P J，Jung W K，et al. Purification and characterization of an antioxidative peptide from enzymatic hydrolysate of yellowfin sole（Limanda aspera）frame protein. European Food Research and Technology. 2004，219（1）：20-26.

[73] Fahmi A，Morimura S，Guo H C，et al. Production of angiotensin Ⅰ converting enzyme inhibitory peptides from sea bream scales. Process Biochemistry，2004（39）：1195-1200.

[74] Lee J K，Jeon J K，Byun H G. Antihypertensive effect of novel angiotensin I converting enzyme inhibitory peptide from chum salmon（Oncorhynchus keta）skin in spontaneously hypertensive rats. J Funct Foods，2014，7：381-389.

[75] Zhu C F，Zhang W，Mu B，et al. Effects of marine collagen peptides on glucose metabolism and insulin resistance in type 2 diabetic rats. J Food Sci Technol，2017，54（8）：2260-2269.

[76] 林伟锋，赵谋明，程朝阳．海洋生物活性肽的制备及其研究状况．食品工业与科技，2003，24（9）：90-93.

[77] 陈龙，陈栋梁，杨国燕，等．鱼胶原肽抑制酪氨酸酶活性能力的比较研究．中国美容医学，2008，17（10）：1512-1514.

[78] 王海燕，刘爱青．水解胶原蛋白在皮肤中作用的研究进展．中国食品添加剂，2012（S1）：240-243.

[79] 彭喆，侯虎，张凯，等．鳕鱼骨胶原肽及其钙肽螯合物的营养吸收特性．中国食品学报，2018，18（3）：23-29.

[80] 郭昱，吴梧桐，巫冠中．鲨肝肽对小鼠免疫性肝损伤的保护作用及免疫调节作用．中国新药杂志，2001，10（1）：29-31.

第二章 鱼胶原肽的制备与生产

Preparation and production of fish collagen peptides

胶原蛋白是一种天然的高分子蛋白质，普遍存在于动物的皮肤、骨骼等结缔组织中，占机体蛋白总量的 25% ~ 30%，在水产动物体内的含量明显高于陆生生物，有些鱼皮中胶原蛋白含量甚至高达 80%。目前已经发现了 29 种胶原蛋白，在水产动物中，Ⅰ型、Ⅱ型和Ⅺ型胶原蛋白较为常见。其中Ⅰ型胶原蛋白分布在真皮、鱼骨、鱼鳞、鱼鳔、肌肉等处；Ⅱ型和Ⅺ型胶原蛋白主要分布在软骨和脊索处，Ⅴ型胶原蛋白主要分布在肌肉中。

Collagen，commonly found in connective tissues such as skin and bone，is a kind of natural high molecular protein，its content is about 25% ~ 30% of the total protein of the body，where in aquatic animals is obviously higher than that in land organisms，and the content of collagen in some fish skin is even as high as 80% of the total protein. Up to now，29 kinds of collagen have been found. In aquatic animals，type Ⅰ，type Ⅱ and Ⅺ collagen are more common. Type Ⅰ collagen is distributed in the dermis，fish bone，fish scale，fish swim bladder，muscle，etc. Type Ⅱ and Ⅺ collagen are mainly found in the cartilage and notochord，while type V collagen is mainly found in the muscle.

由于水生环境尤其是海洋生态环境的特殊性（如高压、低温等），水生动物胶原蛋白在氨基酸组成和序列上与陆生动物胶原蛋白均有较大差异，绝大多数真骨鱼类鱼皮的Ⅰ型胶原含有其他脊椎动物所没有的第三条 α 链，是由三条不同的 α 链所形成的单一型杂分子 $\alpha_1(\mathrm{I})\alpha_2(\mathrm{I})\alpha_3(\mathrm{I})$ 组成，而不是 $[\alpha_1(\mathrm{I})_2\alpha_2(\mathrm{I})]$。此外水生动物胶原蛋白中的羟脯氨酸和脯氨酸含量比陆生动物胶原蛋白低，而蛋氨酸含量却比陆生动物胶原蛋白高。羟脯氨酸和脯氨酸主要起到稳定胶原蛋白三螺旋结构的作用，两者含量越低，则胶原蛋白的螺旋结构越容易被破坏，因而水产动物胶原蛋白的变性温度要低于陆生动物。有研究发现鱼皮中Ⅰ型胶原蛋白的变性温度为 25 ~ 26.5℃，鱼骨中的胶原蛋白变性温度为 29.5 ~ 30℃，鱼鳍中的胶原蛋白变性温度为 28.0 ~ 29.1℃，比猪皮中的Ⅰ型胶原蛋白变性温度低 7 ~ 12℃ [1]。

鱼胶原肽（fish collagen peptides，FCPs）是指以鱼为来源的富含胶原蛋白的组织（如皮、鳞、骨为原料），经过提取、水解、精制、干燥等工艺生产的分子量低于 10 000 的产品。其水解方式主要有化学降解、微生物发酵和酶法降解，其中酶法降解后得到的胶原蛋白肽符合卫计委 2013 年第 3 号公告规定，可以作为普通食品原料进行生产经营。

Fish collagen peptide with a molecular weight of less than 10 000 is produced by extraction，hydrolysis，refining and drying of collagen-rich tissues（such as skin，scales and bone）from fish. The main hydrolysis methods include chemical degradation, microbial fermentation and enzymatic degradation. It was conformed from No.3 Announcement of the National Health and Family Planning Commission in 2013 that the collagen peptide obtained by enzymatic degradation can be used as ordinary food for production and operation.

第一节　鱼胶原肽制备技术的研究进展 Advances in preparation technology of fish collagen peptides

目前鱼胶原肽的生产多采用生物酶解法。我国对鱼胶原肽的研究起步较晚，到 21 世纪初国内才有企业开始研发生产鱼胶原肽，基本生产工艺见图 2-1。

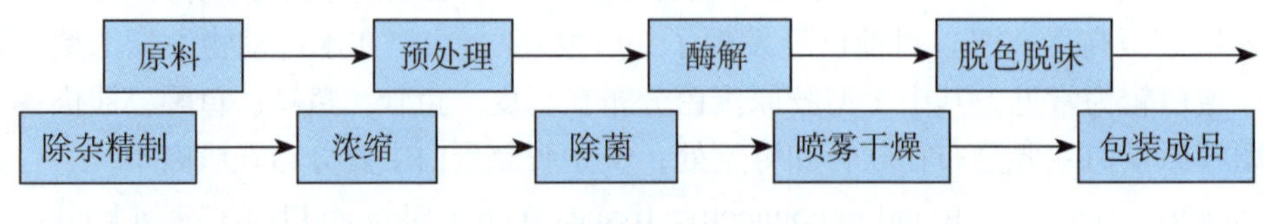

图 2-1　鱼胶原肽基本生产工艺

为了提高鱼胶原肽的生产效率和质量，经过学者的潜心研究和反复试验，优化并筛选得到了特定功能的鱼胶原肽的制备参数和方法。这一历程经历了三个阶段。

第一阶段：原料直接生物酶解，其最直接的缺陷就是生产效率低，纯度低，导致产品气味重、颜色深、口感杂、分子量范围广；在后期加热灭菌时，严重影响产品的口感、颜色、气味、活性等。目前国内多数厂家采用此技术。

第二阶段：原料提取胶原蛋白后酶解，产品的气味、颜色、口感好于第一阶段的产品，采用超高温瞬时灭菌，热处理影响小于第一阶段产品。目前日本和国内少数企业采用此技术。

第三阶段：采用特异酶经过特殊的酶解工艺，开发具有特定功能的胶原肽，如抗氧化肽、抗糖化肽、血管紧张素抑制肽等。目前该类产品的开发尚处于实验室阶段。

第二节　制备工艺现状 Status of preparation process

一、原料预处理

一般用于鱼胶原肽生产的原料有三种：鱼鳞、鱼皮和鱼骨。因原料不同，其预处理方式有所不同。

（一）鱼鳞

鱼鳞是鱼体与外界接触的边缘组织，是鱼类皮肤经长期进化而形成的衍生物，起到保护鱼体免受损害的作用。鱼鳞占鱼体重量的 1% ～ 5%。鱼鳞中含有丰富的蛋白质和多种矿物质。其中蛋白质占鱼鳞总重的 50% ～ 70%，主要为胶原蛋白和角蛋白，还有少量球蛋白。

矿物质中主要为羟基磷灰石，占 38% ~ 46%，还有少量碳酸钙、磷酸镁、磷酸钠等无机盐。鱼鳞主要由羟基磷灰石和胶原纤维组成，胶原蛋白主要为 I 型。硬骨鱼的鱼鳞可分为两层：上层为骨质层，主要成分是羟基磷灰石，并零散地分布着一些胶原纤维；下层为纤维质层，胶原纤维在同一薄层中紧密地平行排列，且与相邻薄层中的胶原纤维呈不同夹角的夹板结构。在鱼鳞的矿化过程中，羟基磷灰石晶体以板状或针状的形态填充到胶原纤维层的交叠区域并压缩纤维层，使得鱼鳞结构紧密，胶原不容易溶出。因此在以鱼鳞为原料制备鱼胶原肽的工业化生产中，需要进行脱钙（工业称之为脱灰）的预处理，使羟基磷灰石变成可溶性盐，就可以使胶原蛋白脱离磷灰石晶格的束缚溶出。目前有关鱼鳞脱钙工艺的研究方法主要为酸法，多采用柠檬酸[2-6]、盐酸[7-17]、乳酸[18]、EDTA[19-22]等。李文凤等采用柠檬酸为脱钙剂，分别对黄花鱼、草鱼进行脱钙处理，其脱钙率均达到 99% 以上[2-3]。Wang 以 EDTA-4Na 作为脱钙剂，对鱼鳞脱钙率达到 96% 以上，并且由于 EDTA-4Na 为属强碱弱酸盐，对胶原蛋白的溶出率很小，因此，EDTA 脱钙对胶原蛋白的损失最小，且 EDTA 对鱼鳞脱钙前处理得到的胶原蛋白凝胶强度最大[23]。

为了提高脱钙效率，往往辅以其他物理方法，如超声波[2,9,18,24]、微波[21-22]、磁力搅拌[5-6]等。

（二）鱼皮

鱼皮中含有蛋白质，脂肪、色素、黏液等物质。鱼皮中的蛋白质除了主要为纤维状的胶原外，还有少量弹性蛋白、白蛋白、球蛋白、黏蛋白。鱼皮胶原蛋白具有良好的理化性质，如低抗原性以及优良的生物相容性、可降解性和止血功能。此外由于鱼类属于变温动物，与哺乳类动物皮的胶原蛋白相比，在 I 型胶原性质上具有若干特异性：①鱼皮中的胶原纤维即使在低温下，也易溶于中性盐溶液或稀酸，比较易于调制可溶性胶原溶液。②相对于哺乳类动物的皮胶原蛋白，鱼皮胶原纤维束更粗，鱼类胶原的热稳定性比较低，并呈现鱼种特异性，即暖水性鱼类的鱼皮胶原蛋白较冷水性鱼类鱼皮的胶原蛋白热稳定性高。因为胶原的热稳定性与全部亚氨基酸（脯氨酸 + 羟脯氨酸），尤其是羟脯氨酸含量之间存在正相关性。③绝大多数真骨鱼类鱼皮的 I 型胶原含有其他脊椎动物没有的第三条 α 链，是由三条不同的 α 链所形成的单一型杂分子 $\alpha_1(\mathrm{I})\alpha_2(\mathrm{I})\alpha_3(\mathrm{I})$ 组成，而不是 $[\alpha_1(\mathrm{I})_2\alpha_2(\mathrm{I})]$。

鱼皮中含有一定量的脂肪，其组成多数为容易氧化酸败、产生异味的不饱和脂肪酸，因此在预处理阶段要将其除去。脱脂方法主要有蒸煮法、溶剂萃取法、乳化法、碱皂化法和酶法。蒸煮法利用底物受热变性特点，高温使部分脂肪溶出来降低脂肪含量，这种方法使得部分脂肪溶解，但仍然有部分留存，脱脂率较低。溶剂萃取法是根据相似相溶原理，以有机溶剂来溶解鱼皮中的脂类物质。常用的溶剂有甲醇、乙醇、乙醚、异丙醇、丙酮、三氯甲烷（氯仿）、乙酸乙酯、正己烷、石油醚等[25-27]。此法有机溶剂价格昂贵、成本较高、有毒且易燃、设备投资高、操作工艺繁琐，还会污染环境。碱皂化法是在碱性条件下，使脂肪发生水解反应。常用的试剂有碳酸钠、碳酸氢钠和氢氧化钠[28]。脱脂的过程中可以使用单盐，也可用复合盐，成本低，但只能脱去表层的脂肪，很难除净鱼皮内部的脂类物质，且会造成胶原蛋白的大量损失。酶法脱脂是依据脂肪酶特异性作用于脂类物质的酯键，生成脂肪酸和甘油，脂肪酸在碱性环境下与碱性物质发生皂化反应生成皂盐类物质，漂洗去除，进而达到脱脂的目的。酶法具有专一性，不会影响产品的主要物性，且条件温和，易于控制，具有安全性和特异性等特点，但此法同样也存在费用高、操作麻烦等问题。相比于有机试剂去除鱼皮脂肪的脱除率，酶法脱除率较低[29-31]。近年来，出现了用大孔吸附树脂进行脱脂的处理，其脱脂率能达到70%以上[32]，其工艺温和，无溶剂污染，可推广至实际生产。

（三）鱼骨

鱼骨中含有丰富的蛋白质、脂肪、钙、磷等营养物质。蛋白质含量占干物质总量的26%～41%，灰分占干物质总量的20%～60%。鱼骨是由骨基质和骨矿物质构成的复杂有机体，骨基质中胶原蛋白成分约占90%，并以Ⅰ型胶原蛋白为主。鱼骨中钙含量也较为丰富，大多数以羟基磷灰石结晶形式存在。胶原纤维与羟基磷灰石有机结合，结构非常稳定。要进行鱼骨肽的制备，首先要进行脱灰和脱脂，去除钙和脂肪。脱灰和脱脂的常见方法参见以鱼鳞和鱼皮为原料的预处理技术中的相关内容。陈申如等研究了提取鲨鱼、鲢鱼、草鱼和罗非鱼鱼骨胶原蛋白的前处理方法，步骤如下：首先，除杂处理，其方法为用原料质量20倍体积的0.1 mol/L NaOH溶液于4℃下浸泡4 h，此处理还可以防止内源性蛋白酶对胶原蛋白的影响。其次，脱灰处理，具体方法为用原料质量5倍体积的0.5 mol/L EDTA溶液（pH 7.4）于4℃下浸泡5天，每天更换1次EDTA溶液。最后，脱脂处理，采用的是10%异丙醇溶液于4℃下浸泡1天[33]。

二、酶解工艺

胶原蛋白独特的三股超螺旋结构使其具有十分稳定的化学性质，因此大分子胶原蛋白很难被人体直接消化吸收。但是将其水解后，形成小分子量的胶原肽后，可显著提高其生物利用度，有利于人体吸收和利用。目前，制备胶原肽的常用方法是通过蛋白酶将胶原蛋白进行酶解制得[34]。

酶的选择对于胶原蛋白肽的制备至关重要，目前工业化的酶根据来源主要是微生物酶（酸性蛋白酶、中性蛋白酶、碱性蛋白酶及复合酶）、植物蛋白酶（木瓜蛋白酶、菠萝蛋白酶、无花果蛋白酶）、动物蛋白酶（胃蛋白酶、胰蛋白酶、动物蛋白水解酶）等。蛋白酶按作用位点可分为内切酶和外切酶。内切酶的种类主要有胃蛋白酶、碱性蛋白酶、木瓜蛋白酶；外切酶主要有菠萝蛋白酶、风味蛋白酶、动物蛋白水解酶。根据作用原理，内切酶从肽链内部将多肽水解成小片段，外切酶作用于肽链末端的肽键，逐个将氨基酸水解下来。

影响酶解效果的因素除了酶的种类以外，酶解条件也很重要，主要包括酶添加量、酶解温度、酶解时间、pH和物料比等。因此，在实际生产中，根据产品的质量要求，选择相应的酶制剂和酶解条件。Mendis比较了3种常见的蛋白酶（胰蛋白酶、α-胰凝乳蛋白酶和胃蛋白酶）水解鱼皮制备胶原蛋白肽的效果，研究表明，胰蛋白酶水解得到的胶原肽自由基清除率最高，胃蛋白酶次之，α-胰凝乳蛋白酶制备的胶原肽自由基清除率最低。并且发现抗氧化最强的胶原肽是分子量为797，氨基酸排列为His-Gly-Pro-Leu-Gly-Pro-Leu的胶原低聚肽[35]。

在实际生产中，为了进一步提高胶原蛋白肽的产率，往往对酶解前给予适当的前处理，比如酸解、碱解等[36]。酸提后，胶原蛋白发生溶胀，部分胶原交联键被打开，有利于酶解过程中酶分子与底物接触概率的提高，从而大幅度提高胶原蛋白的提取率。黄宇玫采用柠檬酸水解联合木瓜蛋白酶解法提取鳙鱼鱼鳞中的胶原蛋白，实验表明，此两步法总提取率为 65.48%，分别是单一酸提和酶解提取率的 7.1 倍和 2.1 倍[37]。王传幸对黑鱼鱼鳞进行了碱解和酶解的复合处理，胶原蛋白提取率为 96.45%，其进一步水解度为 22.87%，从而达到了具有较强抗氧化活性的胶原蛋白肽[38]。除了在提取前进行前处理提高产率的方法，常见的提高产率的方法为在提取过程中予以物理场（超声等）强化辅助提取[39]。

为了进一步提高胶原肽的得率以及优化其性能，实际生产中往往采用多种酶进行水解。多酶法又分为混合酶解法和分步酶解法[40-41]。在混合酶水解胶原蛋白的基础上，应用复合酶分步水解，在酶解第一阶段先使用内切酶，使蛋白质水解成肽片段，第二阶段再使用肽链外切酶进一步水解，缩短肽链的长度。分步复合酶水解胶原蛋白，能克服单一酶解反应中酶解程度受限，混合酶水解时可能会出现酶相互抑制的问题。陈露采用胃蛋白酶、木瓜蛋白酶和中性蛋白酶对鲤鱼鱼鳞进行酶解，胶原蛋白的水解度为 55.74%，制备的多肽含量为 164.67 mg/g[42]。史刘辉比较单一酶和混合酶，发现碱性蛋白酶和胰蛋白酶混合水解鳕鱼鱼皮，制备的胶原肽分子量分布集中 1000 以内[43]。

三、脱色脱味工艺

（一）脱苦工艺

早在 1952 年就有研究者首次提出蛋白酶解物具有苦味，这种苦味是由肽引起的，而非氨基酸。苦味的形成是因为在蛋白质分子结构中，大部分疏水性氨基酸侧链藏在内部，和味蕾不接触，因此感觉不到苦味。而当蛋白质水解成小分子肽时，肽链中疏水性氨基酸残基就暴露出来，和味蕾接触，使人能够感知到苦味。随着水解进程继续，疏水氨基酸残基暴露增多，苦味强度增大。当水解到一定程度时，苦味肽被水解成分子质量更小的肽或者游离氨基酸，其结构无法满足形成苦味的条件，苦味会开始下降。目前对苦味脱除的方法主要有吸附法、掩盖法、酶法和微生物法，其特点如表 2-1 所示。

表 2-1 常用的脱苦工艺

方法	原理	常用物质	特点
吸附法	利用各种吸附剂吸附苦味物质	活性炭、硅藻土、树脂	处理工艺简单、时间短，设备要求不高；常温下即可进行；带入性的杂质较少
掩盖法	将样品中加入具有苦味掩盖作用的物质，使苦味不能与受体接触或者利用风味物质之间的相互作用来抵消苦味	有机酸、β- 环糊精	不会造成营养功能性成分的损失，对后续风味可能造成影响
酶法	利用酶的降解作用将苦味化的端化氨基酸进行切除，改变苦味化的氨基酸结构达到脱除苦味	外切酶、内切酶	酶制剂特异性强，反应条件较为温和，脱苦过程易于控制，效率较高，且脱苦过程对营养、风味口感等几乎无破坏，效果好，成本比较低
微生物法	利用微生物对蛋白质酶解液进行发酵处理，随着发酵过程中苦味化物质的减少，苦味强度降低	酵母、细菌、真菌	反应条件较为温和，由于微生物易于培养，脱苦过程易于控制，效率较高，保留了蛋白酶解产物的营养性等优点

乐彩虹等[44]以暗纹东方鲀鱼皮为原料进行了实验。脱苦条件：活性炭与硅藻土添加量为6%，活性炭与硅藻土添加比例为1∶5（质量比），温度65 ℃，时间20 min；以感官、电子舌、氨基酸组成和气相色谱-质谱分析评价脱苦效果。结果发现，胶原蛋白肽酶解液经活性炭和硅藻土脱苦后苦味感官评分为3.3，显著低于脱苦前评分4.8（$P < 0.05$）；经电子舌分析脱苦后苦味响应值为5.2，显著低于脱苦前响应值6.8（$P < 0.05$）；脱苦后疏水性氨基酸含量为29.75%，显著低于脱苦前含量33.63%（$P < 0.05$）；脱苦后呈苦味的物质对乙酰氨基酚相对含量为4.36%，低于脱苦前相对含量26.58%（$P < 0.05$）。这说明活性炭和硅藻土对暗纹东方鲀鱼皮胶原蛋白肽酶解液苦味物质的脱除效果良好[44]。

近年来，包埋法已经成为一种改善食品风味的新方法。包埋法是利用一些笼型分子对分子量较低的挥发性物质的包埋作用而掩盖异味。β-环糊精是环状低聚葡萄糖，存在一个立体疏水空腔，可依据主、客间分子大小的匹配，以及范德华力、疏水作用力与客体分子形成包合物，从而达到包埋异味的目的。

（二）脱腥工艺

水产品包括其提取产物都存在着不同程度的腥味，使其作为食品和药物的原料受到很大限制，影响消费者的接受，因此水产品加工利用过程中的一个重要环节就是脱腥处理。

外界养殖环境和鱼体内的代谢反应等均可能导致鱼腥味的生成。鱼腥味可能起因于：①由于新鲜的鱼不适当的处理和储藏，微生物、酶的作用或自动氧化造成新鲜物质的腐败；②鱼对来自外部的挥发性有机化合物的吸收；③来自鱼的饮食或它所在环境中的物质在生物体内的蓄积；④鱼体内特有成分在外界环境的作用下，产生腥味物质。

鱼类由于其遗传因素的差别会导致脂肪酸含量和脂肪氧合酶活性的不同，从而会使鱼肉中挥发性成分产生差别。鱼肉中特征风味物质多由醇类、醛类和酮类等化合物构成。C6、C8、C9的羰基化合物和醇主要是脂肪酸在脂肪氧合酶的作用下降解而成，挥发性羰基化合物因其阈值低多呈现出较强烈的气味，而挥发性醇则相对柔和，因此，挥发性羰基化合物对鱼的整体腥味贡献更大[45]。

氧化三甲胺是一种无味物质，广泛存在于水产品中，对鱼肉的鲜味有一定贡献。新鲜鱼风味良好，并没有强烈的腥臭味，但在捕杀贮存过程中，鱼体内物质组成因生化降解而发生改变，为微生物生长繁殖提供了有利环境。微生物的大量繁殖及其代谢产物，又会作用于鱼肉，改变基质组成，使鱼肉整体风味品质下降。厌氧菌将无味的氧化三甲胺降解成三甲胺等腥臭物质，并且当其与六氢吡啶等其他异味成分共存时，会导致鱼体内的腥味强度增加[46]。

在贮存加工过程中，鱼腥味物质主要通过生物酶降解作用、脂肪氧化、微生物繁殖、高温降解等途径产生[46]，在与腥味生成相关的反应途径中，同鱼体内气味和风味特征变化相关度最高的是脂肪氧化[47-48]，在脂肪氧合酶、血红素及光照等催化因子作用下，酶促氧化或自动氧化等反应将不饱和脂肪酸降解，生成呈腥物质的潜在前体物质——氢过氧化物。醛、酮等二级脂肪氧化产物的形成，是鱼肉中不愉快气味的主要成因，尤其是鱼腥味[49]。王小康等研究发现，罗非鱼皮胶原蛋白中的气味物质主要是醛类物质（正庚醛、正辛醛、壬醛、癸醛）、醇类物质（正辛醇、苯甲醇）、酮类物质（香叶基丙酮）、烷烃类物质（苯甲烷、十四烷、四甲基十五烷）和酯类物质（邻苯二甲酸二乙酯、丁酸烯丙酯）[50]。目前，腥味去除的常见方法如图 2-2 所示。

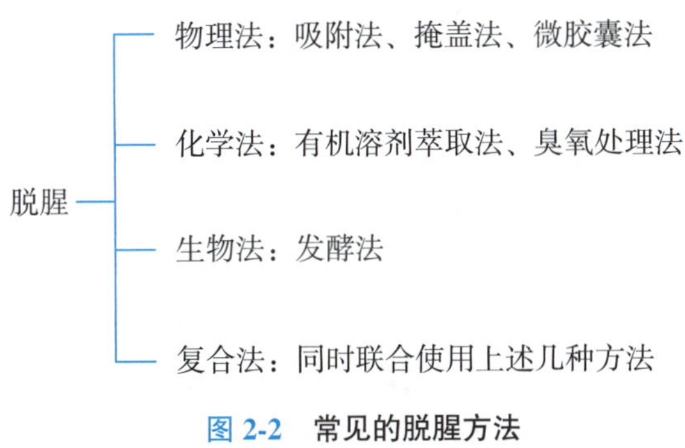

图 2-2　常见的脱腥方法

对于吸附法，目前常用的是树脂吸附法，从瑶等研究了 D4006、D3520、X-5、AB-8 四种吸附树脂对鲤鱼皮明胶水解液脱腥、脱色的效果。结果发现，D4006 树脂对中性蛋白酶的鲤鱼水解液脱腥、脱色的效果最佳，此时条件为树脂与酶解液之比为 5 g : 100 ml，脱腥、脱色时间为 3 h，温度为 25℃ [51]。

微胶囊法是利用高分子物质作为壁材将腥味物质包在一微小封闭的胶囊内，达到掩盖腥味的效果。鉏晓艳等以草鱼鱼鳞提取的酶溶性胶原蛋白肽（PSCP）为研究对象，研究了不同 β- 环糊精（β-CD）添加量、水浴时间、水浴温度对 PSCP 腥苦味及回收率的影响。结果显示 β- 环糊精最佳包埋条件为：添加量 4%、水浴温度 70℃、水浴时间 40 min，在此条件下鱼鳞胶原蛋白肽的回收率为 92.21%，感官评分为 9.30，脱腥脱苦效果最好 [52]。随后，采用红外扫描、扫描电镜、透射电镜和气质联用仪研究 β-CD 对 PSCP 的包合作用和腥苦味的遮掩效果。红外扫描结果显示，PSCP-β-CD 包合物在 3347 cm^{-1} 处产生一个强而宽的吸收峰，说明主客体分子之间形成大量的氢键，PSCP 进入 β-CD 的空腔。电镜结果显示，PSCP 及 PSCP-β-CD 包合物分子分别为直径 100 ～ 200 nm 和 400 ～ 600 nm 的纳米球，后者聚合冻干后表面呈网状结构。与 PSCP 相比，PSCP-β-CD 包合物不仅胺类，醛类等腥味成分下降，其挥发性抗氧化成分——2,4- 二叔丁基苯酚也显著降低 [53]。

随着生物技术研究得越来越深入和应用得越来越普遍，生物脱腥技术已经成为鱼制品脱腥的研究热点。通过发酵技术可以去除水产品的腥味和异味，在发酵过程中有一些香味物质的含量会有所增加，发酵过程中微生物的代谢产物与香味物质也有一定的关系。另外，在水产品中含有的氨基酸、二肽、多肽等在发酵后都会产生特殊的香味，并且发酵后含氨物质对产物的香味有增强作用。杨叶辉用酵母处理鱼鳞酶解液。发现鱼鳞酶解液冷却至 37 ～ 40℃，加入 0.2% 酵母发酵 0.5 ～ 1.0 h，能够去除腥味 [54]。沈瑞敏以主要腥味物质氧化三甲胺（TMAO）的去除率和蛋白损失率为检测指标，探讨了甜酒曲、乳酸菌及酿酒酵母 3 种微生物制剂对白鲢鱼鱼鳞胶原蛋白肽的去腥工艺。脱腥效果最好的甜酒曲，其最佳工艺条件为：甜酒曲接种量为 0.06%、去腥时间 40 min，去腥初始 pH 为 4.0、去腥温度为 28℃。在此条件下，氧化三甲胺去除率可达（95.85 ± 0.26）%，蛋白质损失率为（5.95 ± 2.86）%；优于传统的活性炭吸附法对鱼鳞胶原蛋白肽的去腥结果 [55]。其他一些微生物菌种在脱腥方面也均有所应用，如乳酸菌、乳杆菌等。曾少葵等以嗜热链球菌、保加利亚乳杆菌和瑞士乳杆菌及 2 种酿酒酵母菌为菌种，对罗非鱼下脚料蛋白酶解液进行发酵脱腥实验，结果表明乳酸菌脱腥效果优于酵母菌，其中以嗜热链球菌脱腥效果最好，其适宜的发酵条件为接种量 10%，发酵温度 42℃，发酵时 9 h，酶解液感官品质明显改善 [56]。

当然，针对不同种类和来源的鱼胶原肽的脱腥，需要选择相应的微生物进行发酵。据报道，酵母的疏松结构对腥臭物质有吸附作用，酵母发酵过程中利用腥臭物质如醛、酮等大分子物质，并且其中含有的多种酶可能以腥臭物质为底物转化为无腥臭味的物质。可见，对于脱腥方法的选择，最根本的是需要从产生腥味的物质着手。王小康研究发现，活性炭吸附法主要去除正庚醛、反 -2- 辛烯醛、反 -2，6- 壬二醛、反 -2- 壬烯醛、反 -2- 十二烯醛、紫苏醛、2- 十一烯醛、肉豆蔻醛、甲基壬基甲酮、2- 壬烯 -1- 醇、反 -2- 癸烯醇、苯甲醇、十四烷、十五烷、十六烷。减压蒸馏法主要去除十二醛、正辛醇、新薄荷醇、反 -2- 癸烯醇、环十二烷、2- 甲基十九烷、4-（乙酰苯基）苯甲烷、丁酸丁酯、丁酸烯丙酯 [50]。

另外，学者们通过比较不同的脱腥方法，选择脱腥效果好，同时蛋白质损失率低，对风味、色泽不产生影响的方法。李斌比较了活性炭吸附法、酵母菌发酵法和超临界 CO_2 萃取法 3 种方法对罗非鱼鱼皮水解液脱腥的效果，并通过正交实验得出各自最佳的脱腥条件。结果表明，超临界 CO_2 萃取法效果不仅最佳，还能回收脂类成分，其最佳工艺参数为：萃取温度 50℃，萃取压力 30 MPa，萃取时间 1.5 h[57]。黄薇以鳕鱼皮复合酶解液为原料，感官评分和蛋白质回收率为考察指标，研究了粉末状活性炭、酵母粉和 β- 环糊精脱腥脱苦的工艺技术条件。结果表明粉末状活性炭吸附法与酵母粉发酵法联合使用的效果最佳。即先添加 1.5% 的酵母粉，在 pH 5.0，温度 35℃的条件下，发酵 90 min，然后添加 2.0% 的粉末状活性炭，在 pH 5.0，温度 40℃的条件下作用 70 min，在该条件下得到的水解液感官评分可达 9.0，蛋白质回收率为 91.5%[58]。李春美分别采用活性炭吸附法、β- 环糊精包埋法、乙醚萃取法、酵母发酵法对鱼鳞酶解液进行处理。经比较发现，酵母发酵法效果最佳，水解液中加入 2% 酵母在 35℃发酵 1 h 后，腥味基本脱除，并且带来较好的清香味 [36]。

在此基础上，学者们研究发现复合法脱腥，一方面可以提高其脱腥效率，另一方面，效果往往优于只用一种方法。李次力分别采用活性炭吸附法和酵母发酵法对鲤鱼蛋白水解液进行处理，经比较发现，采用两种方法联合脱腥效果最佳。即先用酵母粉脱腥苦，条件为温度 35℃、添加量 1%、时间 0.5 h，然后添加 1.5% 活性炭，在 pH 4.5 的条件下作用 0.5 h，最后得到蛋白质回收率 84.5%[59]。邵伟在草鱼鱼露中先添加 1% β- 环糊精，在 40℃处理 60 min，再以 1% 乳酸菌在 40℃处理 60 min，有较好的脱腥效果 [60]。草鱼鱼糜在化学掩盖法和发酵法复合使用的脱腥效果最好，其最优脱腥条件为，酵母接种量 2.00%，时间 30 min，温度 35℃，pH 6.65，并同时加入 1% 柠檬酸和 0.2% $CaCl_2$。由此加工制成的鱼糜制品经鉴定品质良好 [61]。

（三）脱色工艺

胶原蛋白在经蛋白酶水解的过程中，常伴随大量色素物质的形成，使提取液呈褐色乃至黑色。这些色素的存在，不仅使其在食品、药品工业中的应用受到限制，而且不利于有效成分的进一步分离纯化和结果分析。因此，必须将色素除去。

邓晓龙研究采用大孔树脂对罗非鱼鱼鳞胶原蛋白肽进行脱色，结果表明较适合用于脱色的树脂种类为 D4006，其最佳工艺脱色为树脂用量 2 g/g（树脂 / 肽粉），处理时间 80 min，处理温度 25℃ ；在此条件下多肽损失率为 6.71%，终产物白度 62.48，能够达到脱色和改善胶原蛋白肽品质的目的[62]。宋永相以富含胶原的海产品下脚料为原料，研究了活性炭，β-环糊精，酵母三者用量及温度，pH 和作用时间等因子及其可能存在交互作用的变化关系对该酶解液综合脱色脱腥效果的影响。结果表明，pH 对综合脱色脱腥效果影响高度显著，酵母添加量、pH 与酵母添加量的交互作用影响显著，其他因子及其可能的交互作用影响不显著。最佳工艺为：温度 37℃，pH 4.0，活性炭 0.8%，β- 环糊精和酵母分别为 0.1%，作用时间 30 min。此时综合脱色脱腥效果值为 90.90，蛋白回收率为 98.02%[63]。涂宗财用活性炭（10 g/L）和复配脱色剂（3 g/L）（由活性炭、酵母和环糊精等混合而成）对鱼鳞酶解液进行脱苦脱腥和脱色处理，发现复配脱色剂来对水解液进行脱苦、脱腥、脱色处理效果好于单独用活性炭[64]。

四、除杂精制

在鱼胶原肽生产过程中往往会采用膜分离技术截留不同分子量的产品，进行除杂精制，工业化生产中最常见的是利用超滤和纳滤对鱼胶原肽进行脱盐处理。超滤选用不同孔径的不对称性微孔膜，按照截留分子量的大小，可分离 30 000 ~ 1 000 000 的大分子物质。其分离具有操作简单、能耗低、处理量大、处理时间短、产品回收率高、滤膜可反复多次使用等优点。目前，超滤方法已被广泛应用于蛋白或多肽的分离纯化过程。王彦蓉等研究了超滤工艺制备罗非鱼鱼皮鱼鳞胶原蛋白肽技术，结果发现经超滤处理后，3000 以下分子量的肽段达到 97.73%，比超滤前增加了 5.37%，总氨基酸含量由 84.1 g/100 g 增加到 97.2 g/100 g[65]。

纳滤膜是 20 世纪 80 年代问世的新型分离膜。其特点是截留分子量介于反渗透膜和超滤膜之间，为 200 ~ 2000；此外还可以截留一定的无机盐。纳滤膜分离过程无任何化学反应，无须加热，无相转变，不会破坏生物活性，不改变风味香味，被广泛用于食品、医药工业中的分离、精制和浓缩过程。一般影响纳滤效果的较重要的因素为膜通量。林谢凤分别使用截留分子量为 1000、700、450 的纳滤膜对罗非鱼鱼鳞胶原肽提取液进行脱盐除杂，通过测定膜通量、透过液盐浓度和电导率的变化，确定最适宜的纳滤膜和加水倍数。实验结果表明，截留分子量 700 的卷式纳滤膜能够有效地除去鱼鳞胶原肽提取液中的无机盐类。脱盐后，鱼鳞胶原肽提取液的电导率从 26.9 ms/cm 下降到 80.3 μs/cm，无机盐浓度从 13.9 g/L 下降到 0.04 g/L，胶原肽的回收率为 72.7%，最终产品的灰分为 0.79%[66]。钮晓艳采用纳滤技术对草鱼鱼鳞酶解后的产品进行了脱盐除杂。发现酶解后胶原蛋白肽分子量主要介于 300 ~ 600，用截留分子量 200 ~ 300 纳滤膜除盐，800 ~ 1000 纳滤膜除杂，可以将大部分杂质及苦味去除[52]。

在实际生产中，往往采用的是不同膜的分离技术，通过多级分离，达到除杂的效果。刘亮利用聚砜卷式超滤、纳滤膜对鮰鱼鱼皮胶原蛋白肽酶解液精制。结果表明，利用截留分子量 3000 超滤膜对鮰鱼胶原蛋白肽精制最优工艺条件为：底物浓度为 20 g/L，pH 为 7，压力为 0.2 MPa，温度为 20℃ ；纳滤膜对鮰鱼胶原蛋白肽脱盐的最优工艺条件为：底物浓度 25 g/L，pH 为 7，压力为 0.5 MPa，温度为 20℃。在此条件下，超滤蛋白得率达到 80%，纳滤脱盐率达到 95.9% 以上，短肽回收率高达 96.2%，冻干后，蛋白质含量为 91%，通过 HPLC 检测，分子量 1000 以下的含量高达 97.89%[67]。廉志清采用三级膜处理制备罗非鱼鱼鳞胶原蛋白肽。发现酶解后的酶解液依次经微滤、纳滤和超滤三级膜处理，得到的鱼鳞胶原低聚肽总收率高达 89.6%，其中分子量为 500 ~ 800 的活性短肽含量超过 80%[41]。

五、浓缩喷雾工艺

经过除杂后的鱼胶原肽已经称得上是产品了，为了进一步提高其应用性、储藏运输性，需要对鱼胶原肽进一步浓缩、杀菌、干燥。一般浓缩后的浓度为 20% ~ 60%。为了保证鱼胶原肽产品的安全性，在浓缩后会进行杀菌。一般采用加热方式灭菌，国内也有极少数公司采用膜过滤除菌。膜过滤除菌在低温下进行，能够降低温度对鱼胶原肽在颜色、口感、气味等感官方面的影响，也保证了活性成分免受高温破坏，因此产品品质更佳。灭菌或者除菌后的浓缩液通过喷雾干燥等干燥工艺，将液体最终干燥成鱼胶原肽粉，并包装成成品。

小结

鱼类，蕴含着生命的起源。探索来自生命之源的营养价值，以服务于人类，是传承生命价值，延续生命希望的伟大创举。我国的渔业资源丰富且优质，科学家们早就把目光聚焦在鱼的开发利用中，取其精华。经过潜心研究和探索，目前鱼胶原肽的生产制备已经从粗犷型的直接酶解技术发展到精细的特异性酶切技术、功能性肽段生产。相信随着科学技术的进步，肽营养学的进一步深入研究，以精准营养为目的的高活性特征肽段的制备，以大营养大健康为导向的普适性健康效应的广活性基本营养物质的生产时代指日可待。

Fish is the origin of life. In order to serve human beings，exploring the nutritional value from the source of life is a great initiative to inherit the value of life and extend the hope of life. Based on Chinese fishery resources and superior quality，scientists had focused on the development and utilization of fish. After a longtime research and exploration，the current fish collagen peptide production changed from directly rough enzymolysis technology to the specificity enzyme technology and specific functional peptides production. With the further in-depth research of peptide nutrition and the rapid development of science and technology，it is believed that the era of the preparation of high-activity characteristic peptides for the purpose of precision nutrition and the production of broad activity basic nutrients for the aim of general health effect under the guidance of big nutrition and big health will come soon.

参考文献

[1] Nagai T，Suzuki N. Isolation of collagen from fish waste material-skin，bone and fins. Food Chemistry，2000，68（3）：277-281.

[2] 李文凤，王标诗，余石坚，等．响应面法优化黄花鱼鱼鳞脱钙工艺．食品工业科技，2021，42（2）：155-160.

[3] 李秋雨，刘红梅，李彦，等．草鱼鱼鳞柠檬法脱灰工艺的优化．农产品加工，2020，513（19）：53-56.

[4] 肖莉，郭玉华，李敬芬，等．青鱼鱼鳞柠檬酸法脱钙工艺的优化．湖州师范学院学报，2017，4（4）：25-29.

[5] 胡爱军，宋飞莹，郑捷，等．利用柠檬酸脱除鲢鱼鱼鳞中钙的工艺条件优化．食品研究与开发，2017，38（16）：77-81.

[6] 陈正平，万丽娟，魏林生，等．柠檬酸浸取脱除鳙鱼鱼鳞钙的研究．食品与机械，2014，30（4）：151-154.

[7] 周如意，刘明华．草鱼鳞盐酸脱钙工艺研究．农产品加工，2017，7（429）：28-31.

[8] 蒋柏泉．鳙鱼鱼鳞盐酸脱钙工艺及动力学研究．南昌大学学报，2014（36）：108-112.

[9] 王梅英，陈慧斌，吴云辉．超声波辅助酸法脱除鱼鳞钙工艺研究．宁德师范学院学报，2013，25（4）：383-385.

[10] 慕现敏，黄海，刘润阳，等．脱钙处理对鱼鳞蛋白酶解效果及其持钙能力的影响．农产品加工，2012（8）：5-8.

[11] 唐旭，何建林，徐长安，等．鱼鳞胶原蛋白提取过程中的脱钙工艺条件优化．食品工业科技，2011，32（6）：326-328.

[12] 刘海梅，李敏，杨丽，等．罗非鱼鳞盐酸脱钙工艺研究．鲁东大学学报，2011，27（4）：339-341.

[13] 周光朝，刘良忠，万菡，等．鱼鳞酶解前处理工艺优化研究．食品工业科技，2011，32（5）：231-233.

[14] 张丰香，许时婴，王璋．鱼鳞明胶生产的浸酸脱钙工艺研究．食品工业科技，2008，29（3）：199-199.

[15] 吴波，陈运中，律佳雪，等．响应面分析法优化鱼鳞脱钙条件的研究．食品科学，2008（4）：181-184.

[16] 王信苏，汪之和．草鱼鱼鳞胶原蛋白的提取．现代食品科技，2006（4）：148-150.

[17] 张俊杰，曾庆孝．鱼鳞盐酸脱钙过程中胶原蛋白含量的变化．食品与发酵工业，2004，30（4）：20.

[18] 曾晓丹，曹阳，夏陈，等．超声波 - 乳酸法脱除鱼鳞钙的工艺优化研究．西南农业学报，2013，26（2）：814-819.

[19] 刘冬姣，李应彪，刘宗昭．响应面法对鱼鳞脱钙条件的优化研究．农产品加工，2015（2）：11-15.

[20] 曾少葵，刘坤，吴艺堂，等．脱钙罗非鱼鱼鳞明胶提取工艺优化及其理化性质．南方水产科学，2013，9（2）：38-44.

[21] 刘亚，陈孔才．微波辅助 EDTA 法对鱼鳞胶原多肽脱钙的影响．现代食品科技，2010，26（5）：512-

514.

[22] 张颖洁，曾庆孝，叶凤鳞，等．EDTA 微波快速脱钙法在鱼鳞脱钙中的应用．食品工业，2007（1）：43-45.

[23] Wang Y，Regenstein J M. Effect of EDTA，HCl，and citric acid on Ca salt removal from a sian（silver）carp scales prior to gelatin extraction. Food Chemistry，2009，74（6）：426-431

[24] 胡杨，王希搏，熊善柏，等．一种以鱼鳞为原料的多产物联产工艺的建立与优化．食品工业科技，2016（24）：197-202.

[25] 公维洁，卓先勤，杭瑜瑜，等．响应面优化制备马面鱼皮胶原蛋白的预处理工艺研究．食品研究与开发，2019，352（3）：106-113.

[26] 冷云．黄鳍金枪鱼皮制备胶原蛋白和胶原肽的研究．青岛，青岛农业大学，2014

[27] 李佳，许永安．罗非鱼鱼皮提取明胶的酶法脱脂工艺研究．福建水产，2010（3）：30-34.

[28] 郑海旭，李八方，侯虎，等．白鲢鱼皮明胶提取过程中脱脂工艺的优化．食品科技，2016，41（1）：229-233.

[29] 李婷，全沁果，苏添添，等．草鱼皮酶法脱脂工艺优化．中国食品添加剂，2017，16（7）：103-107.

[30] 刘洪霞，夏光华，李川，等．金鲳鱼内脏脂肪酶的初步纯化及鱼皮酶法脱脂的工艺优化．食品工业科技，2017，38（20）：98-104.

[31] 梁鹏，赵卉双，安然，等．碱性蛋白酶对鲶鱼鱼皮脱脂效果的影响．食品科技，2015（6）：147-150.

[32] 郑海旭，侯虎，牛慧娜，等．白鲢鱼皮明胶的脱脂方法及其脱脂前后理化特性的研究．食品工业科技，2016，37（12）：278-282.

[33] 陈申如，蔡扬鹏，周琼，等．鱼骨胶原蛋白的纯化及其特性的初步研究．食品科学，2006（11）：177-181.

[34] 于志鹏，张霜，赵文竹，等．基于旋转设计优化胶原蛋白 ACE 抑制肽制备工艺．食品研究与开发，2017（7）：59-63.

[35] Mendis E，Rajapakse N，Kim S K. Antioxidant properties of a radical-scavenging peptide purified from enzymatically prepared fish skin gelatin hydrolysate. Journal of Agricultural & Food Chemistry，2005，53(3)：581-587.

[36] 李春美，彭光华，胡元华，等．鱼鳞酶解及酶解液脱腥工艺研究．食品工业科技，2005，26（3）：136-138.

[37] 黄宇玫，李敏，曾芳，等．酸提和酶解两步法连续提取鳙鱼鱼鳞胶原蛋白工艺研究．食品科技，2019，44（2）：152-158.

[38] 王传幸，李国英．小分子鱼鳞胶原蛋白肽的制备及其抗氧化性测定．食品科技，2019，44（4）：141-145.

[39] 周亮，程威，胡文翠，等．鱼鳞胶原多肽的制备研究．食品工业科技，2014，35（20）：327-331.

[40] 庄永亮，赵雪，林琳，等．复合酶制备鳕鱼皮梯级胶原肽的初步研究．食品研究与开发，2009，30（10）：15-18.

[41] 廉志清，王金，任涛，等．酶法耦合膜技术制备鱼鳞胶原蛋白低聚肽的研究．化学与生物工程，2009（8）：69-71.

[42] 陈露．鲤鱼鱼鳞胶原蛋白肽的制备工艺和分析．呼和浩特：内蒙古农业大学，2013.
[43] 史刘辉．鳕鱼皮胶原及其低聚肽的制备及特性研究．无锡：江南大学，2012.
[44] 乐彩虹，陶宁萍，徐道．暗纹东方鲀鱼皮胶原蛋白肽脱苦前后苦味物质的变化．食品与发酵工业，2021，47（4）：87-95.
[45] Caprino F，Moretti V M，Bellagamba F，et al. Fatty acid composition and volatile compounds of caviar from farmed white sturgeon（Acipenser transmontanus）. Analytica Chimica Acta，2008，617：139-147.
[46] 王国超，李来好，郝淑贤，等．水产品腥味物质形成机理及相关检测分析技术的研究进展．食品工业科技，2012（5）：366-374.
[47] Fu X，Xu S，Wang Z. Kinetics of lipid oxidation and off-odor formation in silver carp mince：The effect of lipoxygenase and hemoglobin. Food Research International，2009（42）：85-90.
[48] Hsieh R J，Kinsella J E. Lipoxygenase generation of specific volatile flavor carbonyl compounds in fish tissues. Journal of Agricultural and Food Chemistry，1989（37）：279-286.
[49] Jacobo I，Isabel M. Solid-phase Microextraction method for the determination of volatile compounds associated to oxidation of fish muscle. Journal of Chromatography A，2008，1192（1）：9-16.
[50] 王小康，林绮莲，黎颖，等．罗非鱼皮胶原蛋白中腥味物质的鉴定及不同脱腥方法的脱腥效果比较．食品科技，2016（5）：234-239.
[51] 丛瑶，黄婧，蒋仕洁，等．鱼皮胶原蛋白肽脱腥脱色工艺研究．河北农机，2017（7）：66-68.
[52] 鉏晓艳，熊光权，李新，等．草鱼鱼鳞酶溶性胶原蛋白肽脱腥脱苦工艺研究．食品工业科技，2014，35（15）：232-235.
[53] 鉏晓艳，耿胜荣，李新，等．酶溶性胶原蛋白肽及其β-环糊精包合物理化性质分析．中国食品学报，2017，17（1）：209-216.
[54] 杨叶辉．鱼鳞胶原蛋白酶法生产的质量控制体系．渔业研究，2017，39（1）：72-78.
[55] 沈瑞敏，罗璇，李航，等．微生物制剂发酵法脱除鱼鳞胶原蛋白肽腥味工艺研究．中国酿造，2020（2）：173-176.
[56] 曾少葵，杨萍，陈秀红．微生物发酵对罗非鱼下脚料蛋白酶解液脱腥去苦效果比较．南方水产科学，2009，5（4）：58-63.
[57] 李斌，李长江，杜志欣，等．罗非鱼皮制胶原蛋白脱腥技术的比较研究．淡水渔业，2013，43（6）：82-82.
[58] 黄薇，邓尚贵，唐艳，等．鳕鱼皮复合肽脱腥脱苦工艺研究．食品工业，2012（11）：99-102.
[59] 李次力．鲤鱼蛋白水解液脱腥苦的研究．食品工业科技，2009（5）：262-263.
[60] 邵伟，熊泽，仇敏，等．鱼露脱腥效果比较研究．中国酿造，2006（10）：31-34.
[61] 金晶，周坚．淡水鱼鱼糜脱腥技术的研究．食品科学，2008（7）：141-145.
[62] 邓晓龙，高德友，胡建兰，等．罗非鱼鱼鳞胶原蛋白肽脱色工艺研究．福建农业科技，2015，46（11）：30-33.
[63] 宋永相，孙谧，王海英，等．海洋活性胶原肽酶解液的脱色脱腥工艺．水产学报，2008，32（5）：804-810.
[64] 涂宗财，陈剑兵，刘伟，等．酶解鱼鳞胶制备小分子多肽的研究．食品科学，2005（8）：210-213.
[65] 王彦蓉，崔春，赵谋明，等．罗非鱼鱼皮鱼鳞蛋白的酶解及超滤分离．食品与发酵工业，2011，37

（9）：133-136.

[66] 林谢凤，郭洪辉．纳滤膜对鱼鳞小分子胶原肽提取液脱盐性能的研究．福建水产，2015，37（1）：43-39.

[67] 刘亮，刘良忠，王燕，等．超滤纳滤在鲟鱼皮胶原蛋白肽精制中的应用．武汉工业学院学报，2013，32（2）：6-10.

第三章 鱼胶原肽的安全性

The safety of fish collagen peptides

目前，天然生物制备物 / 产物的健康效应已逐渐为人们所熟知。有报道显示，服用天然生物制备物是人们初始健康保健的首选方式[1]。同时，随着超临界流体萃取、分子蒸馏、膜分离等现代提取分离制备技术的飞速发展，新型天然生物制备物层出不穷。因此，天然生物制备也被视为“大健康”背景下的朝阳产业，发展迅猛。然而，天然生物制备产物作为需要经口摄入的健康产品，其毒性、副作用情况，健康损害效应危险在可接受范围，安全性（safety）的达标是对其的底线要求。

鱼胶原肽（fish collagen peptides，FCPs）是鱼胶原蛋白经酶解后制得的胶原蛋白肽。FCPs 不仅易于被人体吸收利用，还具有促进生长发育、参与机体的物质与能量代谢等多种生物活性和健康效应。因此，FCPs 被视为优秀的天然生物制剂。对 FCPs 进行系统的安全性评价，以明确其安全使用剂量，对 FCPs 的深度开发和广泛应用具有重要的意义。

第一节 概述 Introduction

安全性评价（safety evaluation）主要通过体内、外实验，结合人群暴露资料，阐明受试物的毒性和潜在危害，决定其能否进入市场，达到确保人群健康的目的[2]。一般来说，毒理学安全性评价具有时序性，采用分阶段进行的方式，根据前一阶段的实验结果开展下一阶段的实验[2]。常规的食品毒理学评价项目与程序包括急性毒性、遗传毒性、亚急性毒性、传统致畸、亚慢性毒性、慢性毒性[3]。

FCPs 是从海洋鱼皮、鱼软骨与鱼骨中经生物酶解而得的寡肽，富含甘氨酸、谷氨酸、脯氨酸和羟脯氨酸[4-5]。研究发现，FCPs 具有抗高血压[6-7]、抗溃疡[8]、抗氧化[9-11]、延缓衰老[12]、调节免疫力[13]和维持骨骼完整性[14]等作用。研究现实，FCPs 在 10 g/kg（bw）剂量下三项遗传毒性实验均为阴性[15]。

自 2010 年起，北京大学李勇教授课题组开展了 FCPs 系统性安全性评价。除常规的急性、亚急性和慢性毒性评价外，还首次对 FCPs 的长期终身毒性进行了评价。所取得的结果有效地填补了本领域空白。

第二节 鱼胶原肽的急性毒性
The acute toxicity of fish collagen peptides

急性毒性（acute toxicity）是反映短期大量经口接触受试物后对动物的毒性危害。采用的实验方法为：24 h 内一次或多次接触受试物，以观察 14 天内动物的毒性反应。通常用半数致死量（LD_{50}）来表示，即引起一半动物死亡的受试物剂量。因急性经口毒性试验的结果可初步估测毒性的靶器官和机制，为受试物急性毒性分级提供依据。所以，在检测和评价受试物毒性作用中，急性经口毒性试验是食品毒理学评价程序的基础，其结果至关重要。

本研究的 FCPs 为淡黄色粉末，由北京中食海氏生物技术有限公司提供。实验选取 20 只健康级 SD 大鼠，雌雄各半，体重 180 ~ 220 g。采用最大耐受剂量（MTD）灌胃法，一天内 2 次灌胃给予 FCPs 20.0 g/kg（bw），观察 2 周。在 20.0 g/kg（bw）的剂量下，雌雄大鼠均未见明显的中毒症状及死亡，解剖未见异常，体重情况见表 3-1。该研究证明 FCPs 对雌雄大鼠的 LD_{50} 均大于 20.0 g/kg（bw），根据急性毒性分级标准，FCPs 属于无毒级。

表 3-1　FCPs 大鼠急性毒性试验体重情况

剂量组	性别	动物数（只）	初始体重（g）	终末体重（g）
20.0 g/kg（bw）	雄性	10	192.6 ± 4.9	296.0 ± 11.6
	雌性	10	178.4 ± 6.5	229.8 ± 10.2

第三节 鱼胶原肽 30 天喂养试验
Thirty days feeding test of fish collagen peptides

亚急性毒性评价是以急性经口毒性试验和人体预期摄入量为基础，其目的是综合判断受试物毒性作用特点、程度、剂量 - 反应（效应）和毒性作用靶器官，为下一步毒性试验提供理论依据的毒理学评价。一般来说，亚急性毒性评价设置受试物浓度（剂量间隔 2 ~ 4 倍），连续喂养 30 天，观察并分析大鼠的一般临床表现、体重、摄食量、食物利用率、血常规、血生化等指标。

北京大学李勇教授课题组采用 30 天喂养试验进行 FCPs 亚急性毒性评价。实验选用 100 只 SD 断乳大鼠，雌雄各半，体重 45 ~ 55 g，适应性饲养 3 天后，随机分为 5 组，每组各 20 只，即对照组和 4 个 FCPs 干预组，分别为 0、1.125 g/kg（bw）、2.25 g/kg（bw）、4.5 g/kg（bw）、9.0 g/kg（bw），相当于人拟用量的 0、25 倍、50 倍、100 倍、200 倍。以蒸馏水为溶剂，现用现配。相同时间经口灌胃给予受试物，每天一次，灌胃量 2 ml/100 g 体重，连续灌胃 30 天，具体研究结果见下述。

一、鱼胶原肽对大鼠一般状况、体重和食物利用率的影响

FCPs 干预内，所有实验大鼠外观体征和行为活动、粪便性状、食量等均未见异常，无中毒体征表现及死亡发生。体重方面：各 FCPs 剂量组大鼠体重与对照组相比差异不具显著性（$P > 0.05$）（表 3-2）。每周食物利用率方面，总体而言，与对照组比较，FCPs 各剂量组大鼠每周食物利用率有不同程度的提高，但差异不具显著性（$P > 0.05$）。仅在第三周时，雄性 4.5、9.0 g/kg（bw）剂量组，雌性 9.0 g/kg（bw）剂量组大鼠的食物利用率高于对照组大鼠，差异有显著性（$P < 0.05$）（表 3-3）。总进食量和总增重方面：总体而言，与对照组比较，FCPs 各剂量组大鼠每周总进食量和总增重有不同程度的提高，但差异不具显著性（$P > 0.05$）。仅在总食物利用率方面，雄性 4.5 g/kg（bw）、9.0 g/kg（bw）剂量组和雌性 9.0 g/kg（bw）剂量组大鼠显著高于对照组大鼠，其差异有显著性（$P < 0.05$）（表 3-4）。日常行为表现和体重增长是评价药物毒性的重要指标 [16]，食物利用率用于鉴别体重降低是干预物不适口进食少还是受试物干扰食物吸收。从本研究所获得的结果看，FCPs 干预组的总体食物利用率高于对照组，说明 FCPs 具有营养作用。

表 3-2　FCPs 对大鼠体重的影响（Mean ± SD，$n = 10$）

性别	组别	体重（g）					
		初始	第一周	第二周	第三周	第四周	P 值
雄性	对照组	63.9 ± 5.1	120.4 ± 12.8	186.2 ± 17.1	235.1 ± 16.4	301.9 ± 35.2	-
	干预组						
	1.125g/kg（bw）	62.2 ± 5.9	118.6 ± 14.3	182.5 ± 15.6	240.1 ± 14.1	306.2 ± 17.1	0.751
	2.25 g/kg（bw）	59.5 ± 7.0	113.6 ± 18.1	178.2 ± 26.8	235.9 ± 29.8	299.1 ± 44.8	0.836
	4.5 g/kg（bw）	60.1 ± 4.8	114.6 ± 11.7	181.1 ± 15.0	245.2 ± 11.0	316.2 ± 23.9	0.294
	9.0 g/kg（bw）	62.3 ± 7.0	117.2 ± 16.1	184.0 ± 18.3	246.5 ± 12.8	314.9 ± 20.8	0.340
雌性	对照组	60.7 ± 8.1	110.0 ± 10.2	158.9 ± 12.9	186.6 ± 10.2	213.9 ± 12.7	-
	干预组						
	1.125 g/kg（bw）	60.4 ± 4.1	110.2 ± 11.8	160.2 ± 13.1	190.7 ± 15.8	220.3 ± 17.3	0.432
	2.25 g/kg（bw）	59.2 ± 5.0	102.6 ± 11.5	151.5 ± 14.5	187.7 ± 14.6	214.0 ± 15.8	0.990
	4.5 g/kg（bw）	63.7 ± 6.7	108.1 ± 9.4	156.1 ± 12.1	188.6 ± 14.9	220.8 ± 20.8	0.397
	9.0 g/kg（bw）	60.3 ± 6.0	110.2 ± 11.6	159.1 ± 14.7	198.6 ± 18.4	228.1 ± 22.1	0.085

注：与对照组比较差异有显著性，$P < 0.05$

表 3-3 FCPs 对大鼠每周食物利用率的影响（Mean ± SD，n = 10）

性别	组别	食物利用率（%）			
		第一周	第二周	第三周	第四周
雄性	对照组	46.4 ± 3.8	39.9 ± 3.0	26.0 ± 7.0	29.6 ± 6.3
	干预组				
	1.125 g/kg（bw）	46.3 ± 5.2	38.6 ± 2.6	29.3 ± 3.0	28.8 ± 3.0
	2.25 g/kg（bw）	49.0 ± 4.8	40.0 ± 2.3	31.3 ± 3.4	28.8 ± 5.5
	4.5 g/kg（bw）	51.3 ± 3.8	42.3 ± 2.8	33.7 ± 4.4*	32.8 ± 4.0
	9.0 g/kg（bw）	48.2 ± 6.3	43.3 ± 4.6	33.2 ± 4.7*	31.9 ± 3.8
雌性	对照组	44.8 ± 3.2	34.1 ± 7.0	17.3 ± 5.7	16.2 ± 3.3
	干预组				
	1.125 g/kg（bw）	46.6 ± 4.3	34.7 ± 3.9	19.9 ± 4.9	18.5 ± 2.8
	2.25 g/kg（bw）	41.2 ± 3.5	34.0 ± 4.4	22.7 ± 2.8	15.8 ± 2.4
	4.5 g/kg（bw）	41.5 ± 3.3	34.6 ± 5.9	20.8 ± 4.0	19.7 ± 4.4
	9.0 g/kg（bw）	47.4 ± 4.2	36.0 ± 5.3	25.3 ± 3.6*	19.0 ± 2.4

* 与对照组比较差异有显著性，$P < 0.05$。

表 3-4 FCPs 对大鼠总食物利用率的影响（Mean ± SD，n = 10）

性别	组别	体重增重（g）	进食量（g）	食物利用率（%）
雄性	对照组	238.0 ± 34.3	697.2 ± 73.9	34.1 ± 2.8
	干预组			
	1.125 g/kg（bw）	244.0 ± 13.6	712.8 ± 32.6	34.2 ± 0.9
	2.25 g/kg（bw）	239.6 ± 39.3	673.7 ± 84.0	35.4 ± 2.1
	4.5 g/kg（bw）	256.1 ± 22.4	668.8 ± 53.6	38.3 ± 1.3*
	9.0 g/kg（bw）	252.6 ± 18.5	674.2 ± 61.6	37.6 ± 2.2*
雌性	对照组	153.2 ± 8.9	583.0 ± 23.8	26.3 ± 1.3
	干预组			
	1.125 g/kg（bw）	159.9 ± 15.0	564.9 ± 41.4	28.3 ± 1.8
	2.25 g/kg（bw）	154.8 ± 13.9	575.8 ± 46.5	26.9 ± 1.5
	4.5 g/kg（bw）	157.1 ± 22.5	562.0 ± 29.1	27.9 ± 3.1
	9.0 g/kg（bw）	167.8 ± 20.7	551.9 ± 53.4	30.4 ± 2.0*

* 与对照组比较差异有显著性，$P < 0.05$。

二、鱼胶原肽对大鼠血液学指标和血液生化指标的影响

血液系统是诊断个体生理和病理状态最敏感的指标[17]，且动物和人血液系统对受

试物的毒性反应具有很好的一致性[18]。FCPs 干预 30 天后血常规结果显示，雌性、雄性 9.0 g/kg（bw）FCPs 剂量组红细胞计数、血红蛋白及血细胞压积与对照组比较差异具有显著性（$P < 0.05$），雌性 9.0 g/kg（bw）FCPs 剂量组淋巴细胞百分比与对照组比较差异具有显著性（$P < 0.05$），但均在有关文献报道的参考值范围之内。FCPs 各剂量组的其他血液学指标与对照组比较差别均无显著性（表 3-5）。

肝、肾是机体代谢的主要器官，因此，受试物的肝、肾毒性评价至关重要。一般来说，肝功能可由其特异酶［谷丙转氨酶（ALT）、谷草转氨酶（AST）、碱性磷酸酶（ALP）、总胆红素（T-BIL）］、被合成的蛋白质［总蛋白（TP）、白蛋白（ALB）］、血糖（Glu）、甘油三酯（TG）、总胆固醇（TC）来反映。而血清肌酐、尿素氮、电解质是肾功能损害常见的指标[19-20]。FCPs 干预 30 天后结果显示：与对照组相比，尽管雄性 2.25 g/kg（bw）FCPs 剂量组 AST，1.125 g/kg（bw）和 9.0 g/kg（bw）FCPs 剂量组尿素氮，9.0 g/kg（bw）肌酐，1.125 g/kg（bw）、4.5 g/kg（bw）、9.0 g/kg（bw）FCPs 剂量组总蛋白，1.125 g/kg（bw）FCPs 剂量组白蛋白、4.5 g/kg（bw）FCPs 剂量组甘油三酯等方面，差异具有显著性（$P < 0.05$）；同时，雌性 2.25 g/kg（bw）FCPs 剂量组 ALT，9.0 g/kg（bw）FCPs 剂量组肌酐与对照组相比差异有显著性（$P < 0.05$），但所有指标数值皆在有关文献报道的参考值范围之内。其他 FCPs 各剂量组动物的其他指标与对照组比较均无显著性差异（表 3-6）。综上结果可知，干预物 FCPs 对大鼠血液和血生化未见不良影响。

三、鱼胶原肽对大鼠器官和组织的影响

（一）系统解剖

脏器重量尽管会随着动物年龄的增长和体重的增加而发生一定变化。脏体比是评价受试物毒性引起脏器异常变大、变小的可靠指标[21]。FCPs 干预 30 天后结果显示：与对照组相比，雄性 1.125 g/kg（bw）和 9.0 g/kg（bw）FCPs 剂量组肾体比、4.5 g/kg（bw）FCPs 剂量组的性腺体比，雌性 9.0 g/kg（bw）FCPs 剂量组肾 / 体比差异具有显著性（$P < 0.05$），但在有关文献报道的参考值范围之内。因此，各组动物其他主要脏器的脏体比与对照组比较均无明显变化，无剂量 - 反应关系（表 3-7）。

（二）组织病理学检查

FCPs 高剂量组和对照组动物重要脏器的组织病理学结果显示（表 3-8），9.0 g/kg（bw）FCPs 高剂量组和对照组大鼠各 20 只，肝、脾、肾、胃和十二指肠、性腺（睾丸或卵巢）等脏器病理组织学检查均未见与给予受试物相关的病理改变。

表 3-5 FCPs 对大鼠血液学指标的影响（Mean ± SD，$n = 10$）

性别	组别	血红蛋白（g/L）	红细胞计数（$\times 10^{12}$/L）	白细胞计数（$\times 10^{9}$/L）	血小板计数（$\times 10^{9}$/L）	红细胞压积	淋巴细胞百分比（%）	中性粒细胞百分比（%）	其他（%）
雄性	对照组	141.38 ± 10.07	6.61 ± 0.59	14.33 ± 3.94	4439.34 ± 216.15	0.424 ± 0.028	83.81 ± 8.09	13.89 ± 7.37	2.30 ± 1.31
	干预组								
	1.125 g/kg（bw）	141.20 ± 7.45	6.51 ± 0.34	12.27 ± 2.20	1054.40 ± 140.98	0.418 ± 0.024	87.55 ± 3.85	10.82 ± 3.22	1.63 ± 0.94
	2.25 g/kg（bw）	148.00 ± 4.69	6.95 ± 0.33	14.86 ± 3.44	1057.00 ± 131.75	0.441 ± 0.015	89.94 ± 1.69	8.78 ± 1.43	1.28 ± 0.40
	4.5 g/kg（bw）	150.70 ± 3.06	7.14 ± 0.18	11.30 ± 3.86	1043.10 ± 103.73	0.449 ± 0.009	87.49 ± 2.40	11.15 ± 2.26	1.36 ± 0.58
	9.0 g/kg（bw）	159.10 ± 14.17*	7.61 ± 0.78*	15.66 ± 3.51	1106.80 ± 236.35	0.473 ± 0.049*	89.34 ± 4.13	9.33 ± 3.84	1.33 ± 0.47
雌性	对照组	149.30 ± 6.04	6.74 ± 0.36	9.65 ± 3.16	1034.00 ± 178.20	0.417 ± 0.019	86.56 ± 2.71	11.29 ± 1.87	2.15 ± 1.20
	干预组								
	1.125 g/kg（bw）	152.50 ± 6.26	6.98 ± 0.35	13.08 ± 5.32	871.60 ± 185.74	0.431 ± 0.017	90.04 ± 2.93	8.55 ± 2.75	1.41 ± 0.77
	2.25 g/kg（bw）	151.80 ± 8.09	7.08 ± 0.49	12.69 ± 4.05	993.50 ± 191.06	0.427 ± 0.024	89.19 ± 3.22	9.38 ± 3.15	1.43 ± 0.63
	4.5 g/kg（bw）	150.40 ± 7.06	6.93 ± 0.42	11.56 ± 3.03	1056.40 ± 179.08	0.417 ± 0.020	88.18 ± 2.66	10.47 ± 2.60	1.35 ± 0.52
	9.0 g/kg（bw）	162.20 ± 4.07*	7.45 ± 0.37*	15.30 ± 4.59	1051.90 ± 99.30	0.454 ± 0.016*	92.18 ± 1.62*	6.55 ± 1.34*	1.27 ± 0.55

* 与对照组比较差异有显著性，$P < 0.05$。

表 3-6 FCPs 对大鼠血生化指标的影响（Mean ± SD，$n = 10$）

性别	组别	ALT（U/L）	AST（U/L）	尿素氮（mmol/L）	肌酐（μmol/L）	总胆固醇（mmol/L）	血糖（mmol/L）	总蛋白（g/L）	TG（mmol/L）	白蛋白（g/L）
雄性	对照组	58.10 ± 9.40	214.90 ± 40.88	7.40 ± 0.90	79.40 ± 4.27	1.77 ± 0.32	5.1 ± 0.78	69.30 ± 3.20	1.08 ± 0.30	34.51 ± 2.14
	干预组									
	1.125 g/kg（bw）	49.50 ± 4.38	183.70 ± 17.38	5.54 ± 0.94*	78.10 ± 2.96	1.46 ± 0.12	4.75 ± 0.66	63.30 ± 3.13*	0.93 ± 0.21	32.99 ± 1.30*
	2.25 g/kg（bw）	48.80 ± 8.04	168.80 ± 18.43*	6.56 ± 1.29	81.00 ± 4.14	1.66 ± 0.16	5.86 ± 0.50	65.30 ± 2.41	1.04 ± 0.22	34.03 ± 0.71
	4.5 g/kg（bw）	53.10 ± 8.10	197.80 ± 25.12	6.20 ± 1.27	74.50 ± 4.20	1.68 ± 0.30	4.65 ± 0.71	63.90 ± 3.70*	0.72 ± 0.18*	33.42 ± 1.35
	9.0 g/kg（bw）	50.00 ± 5.72	203.60 ± 30.98	5.47 ± 1.25*	72.30 ± 4.14*	1.60 ± 0.27	4.24 ± 1.42	63.70 ± 3.56*	0.84 ± 0.19	33.08 ± 1.63
雌性	对照组	43.00 ± 3.71	195.50 ± 20.82	5.75 ± 0.57	82.60 ± 1.74	2.03 ± 0.39	5.43 ± 0.88	70.40 ± 5.42	0.64 ± 0.14	35.52 ± 3.61
	干预组									
	1.125 g/kg（bw）	41.00 ± 5.89	169.50 ± 31.38	6.84 ± 2.39	85.60 ± 5.50	2.04 ± 0.30	5.63 ± 0.34	70.70 ± 2.11	0.69 ± 0.30	35.81 ± 0.78
	2.25 g/kg（bw）	57.80 ± 17.11*	197.80 ± 18.31	6.53 ± 1.45	76.90 ± 4.23	2.11 ± 0.31	5.28 ± 0.93	68.40 ± 3.75	0.64 ± 0.13	35.08 ± 1.26
	4.5 g/kg（bw）	47.30 ± 4.03	192.80 ± 17.66	6.13 ± 1.08	79.70 ± 7.89	1.94 ± 0.42	5.5 ± 0.60	69.40 ± 2.55	0.57 ± 0.21	35.03 ± 1.92
	9.0 g/kg（bw）	45.00 ± 11.35	184.40 ± 24.17	5.39 ± 1.28	74.90 ± 5.60*	1.82 ± 0.36	4.97 ± 0.90	70.20 ± 4.18	0.75 ± 0.29	35.5 ± 1.36

* 与对照组比较差异有显著性，$P < 0.05$。

表 3-7　**FCPs 对大鼠脏器重量及脏体比的影响（Mean±SD，n = 10）**

性别	组别	肝		脾		肾		性腺	
		湿重（g）	脏体比（%）	湿重（g）	脏体比（%）	湿重（g）	脏体比（%）	湿重（g）	脏体比（%）
雄性	对照组	10.00±1.27	3.45±0.20	0.75±0.14	0.26±0.05	2.44±0.34	0.84±0.05	2.40±0.20	0.83±0.07
	干预组								
	1.125 g/kg（bw）	9.88±0.72	3.39±0.24	0.82±0.10	0.28±0.03	2.75±0.25	0.94±0.09*	2.68±0.24	0.92±0.07
	2.25 g/kg（bw）	9.87±1.67	3.39±0.18	0.72±0.15	0.25±0.04	2.66±0.47	0.92±0.08	2.62±0.24	0.92±0.11
	4.5 g/kg（bw）	10.19±1.26	3.27±0.26	0.77±0.16	0.25±0.05	2.78±0.17	0.89±0.05	3.02±0.24*	0.97±0.12*
	9.0 g/kg（bw）	10.05±0.94	3.30±0.29	0.80±0.12	0.26±0.04	2.88±0.22	0.95±0.06*	2.94±0.29*	0.95±0.10
雌性	对照组	7.27±0.80	3.62±0.54	0.52±0.06	0.26±0.04	1.78±0.20	0.88±0.10	0.14±0.03	0.07±0.01
	干预组								
	1.125 g/kg（bw）	7.36±1.31	3.55±0.41	0.55±0.08	0.27±0.03	1.90±0.14	0.92±0.05	0.12±0.03	0.06±0.01
	2.25 g/kg（bw）	7.45±1.02	3.56±0.24	0.58±0.10	0.28±0.05	1.97±0.26	0.94±0.05	0.12±0.02	0.06±0.01
	4.5 g/kg（bw）	7.68±1.24	3.49±0.27	0.61±0.16	0.28±0.05	2.14±0.36*	0.97±0.08	0.15±0.03	0.07±0.01
	9.0 g/kg（bw）	6.94±0.60	3.36±0.27	0.56±0.09	0.27±0.04	2.13±0.22*	1.03±0.10*	0.12±0.02	0.06±0.01

* 与对照组比较差异有显著性，$P < 0.05$

表 3-8 FCPs 高剂量组和对照组大鼠重要脏器的组织病理学

	对照组	FCPs 高剂量组
肝	肝小叶正常存在，肝细胞未见变性、萎缩、凋亡和坏死。小叶内和汇管区未见炎症细胞浸润。小胆管未见异常及增生	肝小叶正常存在，肝细胞未见变性、萎缩、凋亡和坏死。小叶内和汇管区未见炎症细胞浸润。小胆管未见破坏及增生
肾	皮髓质分布正常。肾小球数目正常，未见纤维化及新月体等病变。肾小管上皮完好，未见变性、坏死及管型。肾间质未见炎症细胞浸润及纤维化。肾盂黏膜完好	肾皮髓质分布及比例正常。肾小球数目未见减少，未见纤维化及新月体等病变。肾小管上皮完好，未见变性、坏死及管型。肾间质未见炎症细胞浸润及纤维化。肾盂黏膜完好
胃和十二指肠	黏膜完好，未见糜烂、溃疡、充血、水肿、出血及炎症反应。未见腺体萎缩或肠上皮化生。黏膜下层及肌层未见显著变化。浆膜面光滑，未见充血、渗出及粘连	黏膜完好，未见糜烂、溃疡、充血、水肿、出血及炎症反应。未见腺体萎缩或肠上皮化生。黏膜下层及肌层未见显著变化。浆膜面光滑，未见充血、渗出及粘连
脾	白髓、红髓清晰，结构正常存在。白髓未见萎缩，中央动脉未见玻璃样变。红髓未见淤血及窦组织细胞增生。未见出血及其他病理组织学改变	白髓、红髓清晰，结构正常存在。白髓未见萎缩，中央动脉未见玻璃样变。红髓未见淤血及窦组织细胞增生。未见出血及其他组织病理学改变
睾丸	曲细精管内各级生精细胞及成熟精子的形态和数目未见异常。基底膜和间质细胞未见显著变化	曲细精管内各级生精细胞及成熟精子的形态和数目未见异常。基底膜和间质细胞未见显著变化
卵巢	可见不同发育阶段的卵泡，形态和数目未见异常。间质细胞及被覆上皮未见异常	与对照组相比，可见不同发育阶段的卵泡，形态和数目未见异常。间质细胞及被覆上皮未见异常

综上所述，北京大学李勇教授课题组开展的 FCPs 大鼠 30 天喂养试验表明在人拟用量的 200 倍、100 倍、50 倍和 25 倍剂量下，大鼠一般行为体征、体重、食物利用率、血液学、血液生化学、系统解剖、组织病理学等各项指标与对照组比较均未见与给受试物相关的异常发现。在本实验条件下，FCPs 大鼠 30 天喂养试验未观察到有害作用最大剂量（NOAEL）应为 9.0 g/kg（bw）（人每日拟用量 200 倍）。

The 30-day feeding test of fish collagen peptides for rats carried out by the research group of Professor Li Yong of Peking University showed that fish collagen petide at inclusion doses did not cause any treatment-related changes in general activity，body weight，feed utilization rate，hematological and biochemical blood analysis，gross necropsy or histopathologic examinations. Under the conditions of this experiment，the no-observed-adverse-effect-level（NOVEL）for female and male rats of fish collagen peptide was 9.0g/kg（bw）that 200 times than recommended amount of human body.

第四节 鱼胶原肽长期喂养评价
Long-term feeding assessment of fish collagen peptides

长期喂养评价实验是为了确定实验动物长期经口重复给予受试物引起的慢性毒性效应，了解受试物剂量 - 反应关系和毒性作用靶器官，确定未观察到有害作用剂量（NOAEL）和最小观察到有害作用剂量（LOAEL），为进一步预测人群接触受试物的慢性毒性作用及确定健康指导值提供依据[22]。

北京大学李勇教授课题组首次采用终身喂养试验方法，选用体重 80 ~ 90 g 的 SD 大鼠 160 只，雌雄各半，适应性饲养 7 天后，随机分为 4 组，即对照组和 3 个 FCPs 干预组，每组各 40 只，雌雄各半。空白对照组给予大鼠普通饲料（GB14924.3—2001），3 个不同剂量 FCPs 干预组的饲料则在空白组饲料的基础上，分别以 2.25%、4.5% 和 9%（质量比）的 FCPs 替换等量的大豆蛋白，进行终身喂养。

一、鱼胶原肽终身干预对大鼠一般状况、体重及食物摄入量的影响

在全干预实验过程中，未发现各组大鼠一般状况具有显著性差异。在两种性别中均未发现各组大鼠体重变化具有显著性差异（图 3-1）。食物摄入量方面，仅在 3 月龄时，2.25% 和 9% FCPs 的进食量低于对照组，差异具有显著性（$P < 0.05$）；其他各时点，各剂量组进食量未见显著性差异（图 3-2）。同时，在大鼠的终身喂养过程中，在相同的年龄段各组大鼠的食物利用率也保持在相近的水平（表 3-9），未呈现显著性的组间差异（$P < 0.05$）。因而，在各组平均摄食量与食物利用率没有显著组间差异的情况下，各组大鼠在终身喂养过程中的 FCPs 摄入量与 FCPs 在饲料中的添加含量呈显著的正相关（表 3-10）。

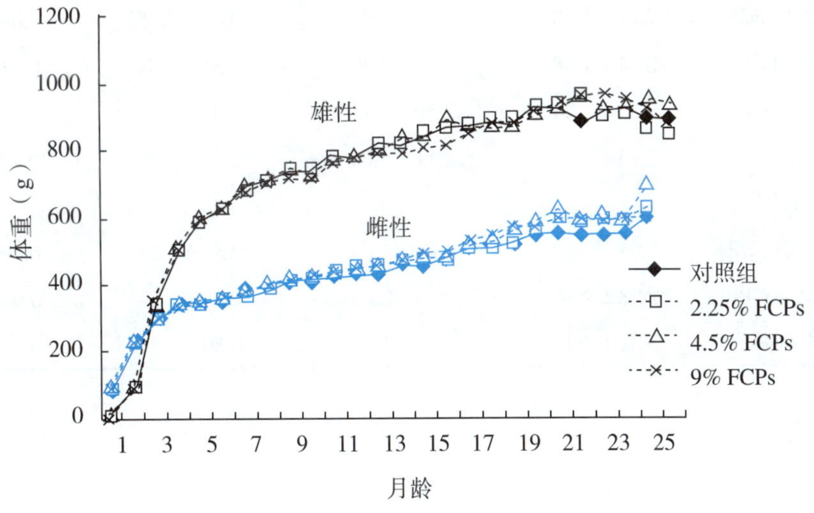

图 3-1 **FCPs 长期干预对大鼠体重变化的影响**

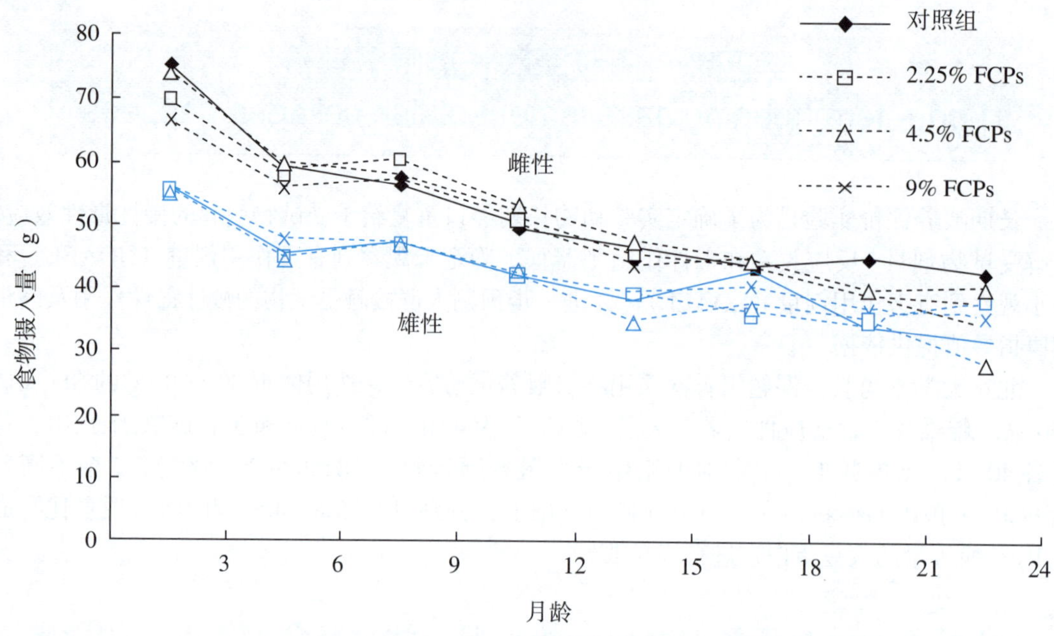

图 3-2　FCPs 长期干预对大鼠食物摄入量的影响

表 3-9　各组大鼠在不同月龄的食物利用率（Mean ± SD，n = 20）

性别	组别	食物利用率（g/100g）			
		6 月龄	12 月龄	18 月龄	24 月龄
雌性	对照组	3.54 ± 1.41	2.04 ± 5.80	−0.86 ± 5.82	−0.02 ± 0.08
	干预组				
	2.25% FCPs	2.21 ± 1.50	2.74 ± 6.57	0.42 ± 3.15	0.04 ± 0.06
	4.5% FCPs	2.74 ± 1.98	4.04 ± 2.49	−0.35 ± 2.49	0.03 ± 0.05
	9% FCPs	3.53 ± 2.24	3.50 ± 5.11	0.99 ± 2.22	0.01 ± 0.04
雄性	对照组	2.13 ± 1.46	2.11 ± 3.00	0.76 ± 1.46	−0.12 ± 0.30
	干预组				
	2.25% FCPs	3.05 ± 2.40	4.48 ± 1.66	0.57 ± 1.57	−0.09 ± 0.14
	4.5% FCPs	2.78 ± 2.86	2.79 ± 2.45	1.55 ± 2.82	0.00 ± 0.02
	9% FCPs	3.33 ± 1.75	3.02 ± 2.44	−0.50 ± 2.57	−0.02 ± 0.07

表 3-10　SD 大鼠 12 月龄与 24 月龄食物摄入量与 FCPs 摄入量　单位：g/（kg · d）

月龄	组别	食物摄入量（mean ± SD）		FCPs 摄入量	
		雌性	雄性	雌性	雄性
12	对照组	65.4 ± 5.7	51.7 ± 4.9	0.000	0.000
	干预组				
	2.25% FCPs	63.7 ± 8.9	51.3 ± 4.6	1.290	1.039
	4.5% FCPs	65.2 ± 9.2	50.6 ± 5.8	2.641	2.049
	9% FCPs	61.4 ± 6.2	50.7 ± 5.8	4.973	4.107
24	对照组	57.0 ± 3.9	43.7 ± 3.9	0.000	0.000
	干预组				
	2.25% FCPs	52.5 ± 4.1	44.8 ± 3.2	1.063	0.907
	4.5% FCPs	54.7 ± 7.7	44.4 ± 3.8	2.216	1.798
	9% FCPs	54.7 ± 7.7	42.2 ± 3.4	4.609	3.418

二、鱼胶原肽终身干预对大鼠血、尿生化指标的影响

（一）FCPs 终身干预对大鼠血生化指标的影响

FCPs 干预 1 个月后，与对照组相比，雄性大鼠 9.0 g/kg（bw）剂量组 ALT，4.5 g/kg（bw）剂量组 AST，各剂量组尿素氮，1.125 g/kg（bw）肌酐，2.25 g/kg（bw）剂量组血糖，2.25 g/kg（bw）、4.5 g/kg（bw）剂量组甘油三酯差异有显著性（$P < 0.05$），但在有关文献报道的参考值范围之内。其他各剂量组动物的其他指标与对照组比较差别均无显著性（表 3-11）。

FCPs 干预 3 个月后，与对照组相比，雄性 9.0 g/kg（bw）剂量组大鼠尿素氮、血糖差异具有显著性，但在有关文献报道的参考值范围之内。其他各剂量组动物的其他指标与对照组比较差别均无显著性（表 3-12）。FCPs 干预 6 个月后，与对照组相比，雄性 4.5 g/kg（bw）剂量组大鼠尿素氮、肌酐，雌性 4 个 FCPs 剂量组动物血糖值，以及 4.5 g/kg（bw）剂量组动物血钙与对照组相比有显著性差异，但在有关文献报道的参考值范围之内。其他各剂量组动物的其他指标与对照组比较差别均无显著性（表 3-13）。

干预 9 个月后，雌性 9.0 g/kg（bw）剂量组动物血糖值，1.125 g/kg（bw）、2.25 g/kg（bw）剂量组动物血钙值与对照组相比差异有显著性，但在有关文献报道的参考值范围之内。其他各剂量组动物的其他指标与对照组比较差别均无显著性（表 3-14）。

由表 3-15 可见，在干预 12 个月时，大鼠血清 ALT、AST、TP、ALB、BUN 和 CR 的水平在各组间未出现显著性差异或剂量相关性。当 FCPs 干预 24 个月时，血清 CR 的水平在 9% FCPs 雄性干预组与雄性对照组相比明显增高，但是差异不具有显著性；此外，血清 TP 的水平在 9% FCPs 雄性干预组有显著的升高（$P < 0.05$），但是在雌性大鼠中未发现有类似的变化趋势。在 2.25% 和 4.5% FCPs 干预 12 个月的雌性大鼠中，血清 TG 的水平与对照组相比有显著的下降（$P < 0.05$）；但是在雄性各组中未发现血清 TG 水平有显著的组间差异。同样，血清 TC 水平在两种性别的 FCPs 干预组中均未发现其受到明显的影响（$P > 0.05$）。

表 3-11 **FCPs 干预 1 个月对大鼠血生化指标的影响（Mean ± SD，n = 10）**

性别	组别	ALT（U/L）	AST（U/L）	尿素氮（mmol/L）	肌酐（μmol/L）	总胆固醇（mmol/L）	血糖（mmol/L）	总蛋白（g/L）	TG（mmol/L）	白蛋白（g/L）	血钙（g/L）
雄性	对照组	65.10 ± 3.99	134.50 ± 15.20	7.73 ± 0.82	65.10 ± 4.07	1.77 ± 0.18	6.63 ± 0.63	65.80 ± 2.89	1.84 ± 0.53	32.93 ± 1.18	2.60 ± 0.09
	干预组										
	1.125% FCPs	70.00 ± 5.36	184.30 ± 38.45*	11.07 ± 1.59*	82.40 ± 10.01*	1.73 ± 0.16	6.12 ± 1.02	68.70 ± 3.62	1.75 ± 0.52	33.37 ± 0.79	2.61 ± 0.06
	2.25% FCPs	67.70 ± 7.01	166.20 ± 22.32	10.09 ± 1.92*	76.50 ± 17.26	1.86 ± 0.20	5.42 ± 0.94*	67.60 ± 2.98	1.34 ± 0.54*	32.88 ± 0.74	2.60 ± 0.06
	4.5% FCPs	72.10 ± 7.90	152.70 ± 23.14	10.90 ± 0.73*	70.00 ± 3.71	1.88 ± 0.17	5.65 ± 0.43	66.80 ± 2.53	1.17 ± 0.43*	32.88 ± 0.74	2.61 ± 0.048
	9.0% FCPs	80.60 ± 10.20*	156.50 ± 22.86	12.39 ± 1.96*	75.3 ± 8.551	1.84 ± 0.27	6.28 ± 0.68	66.30 ± 2.75	1.41 ± 0.42	33.50 ± 0.987	2.57 ± 0.05
雌性	对照组	63.60 ± 7.41	153.2 ± 25.094	14.22 ± 2.79	109.00 ± 21.52	2.03 ± 0.28	8.03 ± 0.78	71.20 ± 2.94	0.95 ± 0.37	35.60 ± 1.89	2.59 ± 0.06
	干预组										
	1.125% FCPs	60.30 ± 15.52	179.6 ± 25.123	17.94 ± 8.23	117.90 ± 38.08	2.02 ± 0.24	7.97 ± 0.93	70.90 ± 4.70	0.91 ± 0.45	35.01 ± 1.80	2.50 ± 0.16
	2.25% FCPs	64.90 ± 6.12	164.7 ± 31.906	17.97 ± 5.91	124.80 ± 45.05	1.94 ± 0.21	7.83 ± 0.88	70.80 ± 2.62	0.97 ± 0.46	35.41 ± 0.98	2.56 ± 0.04
	4.5% FCPs	63.80 ± 7.93	136.2 ± 25.205	16.63 ± 4.02	100.90 ± 21.94	1.97 ± 0.25	8.08 ± 1.15	71.00 ± 4.59	1.38 ± 0.88	35.44 ± 2.06	2.68 ± 0.14
	9.0	60.30 ± 8.08	135.2 ± 21.023	19.16 ± 6.20	106.30 ± 34.35	1.98 ± 0.32	7.52 ± 1.24	68.80 ± 6.03	1.37 ± 0.42	34.17 ± 2.58	2.52 ± 0.25

* 与对照组比较差异有显著性，$P < 0.05$。

表 3-12 **FCPs 干预 3 个月对大鼠血生化指标的影响（Mean ± SD，n = 10）**

性别	组别	ALT（U/L）	AST（U/L）	尿素氮（mmol/L）	肌酐（μmol/L）	总胆固醇（mmol/L）	血糖（mmol/L）	总蛋白（g/L）	TG（mmol/L）	白蛋白（g/L）	血钙（g/L）
雄性	对照组	50.50 ± 5.48	190.20 ± 46.32	6.50 ± 1.14	70.80 ± 5.22	1.71 ± 0.29	4.36 ± .46	74.30 ± 2.66	1.02 ± 0.32	34.83 ± 1.46	2.60 ± 0.09
	干预组										
	1.125% FCPs	52.60 ± 9.05	201.90 ± 65.60	6.55 ± 0.88	69.90 ± 3.92	1.76 ± 0.25	4.68 ± .63	74.60 ± 1.83	1.31 ± 0.60	35.00 ± .89	2.61 ± 0.06
	2.25% FCPs	53.90 ± 8.95	196.30 ± 37.54	6.96 ± 0.94	74.00 ± 7.22	1.75 ± 0.27	5.04 ± 0.59	73.50 ± 2.32	1.19 ± 0.54	34.72 ± .73	2.60 ± 0.06
	4.5% FCPs	58.80 ± 9.27	222.90 ± 47.91	8.34 ± 2.54	78.90 ± 13.72	1.85 ± 0.40	5.03 ± 0.73	75.60 ± 2.11	1.18 ± 0.39	35.15 ± 1.06	2.61 ± 0.048
	9.0% FCPs	57.20 ± 6.90	195.70 ± 46.57	10.03 ± 3.80*	80.80 ± 16.45	1.75 ± 0.26	5.47 ± 0.73*	73.70 ± 2.11	1.65 ± 0.72	35.18 ± 1.06	2.57 ± 0.05
雌性	对照组	47.40 ± 11.09	171.40 ± 34.55	10.36 ± 2.26	97.00 ± 10.28	2.20 ± 0.44	5.25 ± 0.99	86.40 ± 4.99	0.85 ± 0.39	42.43 ± 5.27	2.59 ± 0.06
	干预组										
	1.125% FCPs	43.80 ± 4.05	164.90 ± 47.03	9.09 ± 1.12	91.40 ± 9.64	2.32 ± 0.25	5.23 ± 0.54	85.50 ± 4.30	0.84 ± 0.18	42.35 ± 2.28	2.50 ± 0.16
	2.25% FCPs	45.50 ± 6.51	165.00 ± 29.23	10.59 ± 2.55	98.90 ± 12.25	2.00 ± 0.38	5.29 ± 0.80	84.10 ± 4.58	0.94 ± 0.60	42.01 ± 2.58	2.56 ± 0.04
	4.5% FCPs	44.89 ± 5.60	159.89 ± 28.98	9.98 ± 1.65	92.67 ± 7.56	2.28 ± 0.40	5.51 ± 0.58	84.22 ± 4.92	1.06 ± 0.51	40.94 ± 2.52	2.68 ± 0.14
	9.0% FCPs	51.00 ± 11.97	184.33 ± 19.14	10.66 ± 3.20	89.89 ± 14.92	2.05 ± 0.32	5.41 ± 1.03	80.67 ± 4.53	0.73 ± 0.16	40.09 ± 2.27	2.52 ± 0.25

* 与对照组比较差异有显著性，$P < 0.05^*$。

表 3-13　**FCPs 干预 6 个月对大鼠血生化指标的影响（Mean ± SD，n = 10）**

性别	组别	ALT（U/L）	AST（U/L）	尿素氮（mmol/L）	肌酐（μmol/L）	总胆固醇（mmol/L）	血糖（mmol/L）	总蛋白（g/L）	TG（mmol/L）	白蛋白（g/L）	血钙（g/L）
雄性	对照组	56.40 ± 10.80	179.70 ± 46.03	7.17 ± 1.32	74.20 ± 9.09	1.77 ± 0.27	4.60 ± 0.69	70.70 ± 3.52	2.01 ± 0.72	32.84 ± 1.10	2.45 ± 0.04
	干预组										
	1.125% FCPs	54.30 ± 8.79	174.70 ± 48.95	7.95 ± 1.10	80.60 ± 8.02	1.79 ± 0.25	4.68 ± 0.56	70.60 ± 3.62	2.12 ± 1.16	32.31 ± 2.59	2.48 ± 0.08
	2.25% FCPs	61.33 ± 9.43	187.78 ± 31.87	7.94 ± 1.28	82.44 ± 8.59	1.78 ± 0.29	4.82 ± 0.52	72.11 ± 1.90	1.54 ± 0.46	33.64 ± 1.83	2.50 ± 0.05
	4.5% FCPs	61.29 ± 6.84	202.86 ± 37.46	9.20 ± 2.94*	97.75 ± 24.79*	1.90 ± 0.68	5.10 ± 0.45	70.63 ± 3.66	1.65 ± 0.78	32.56 ± 1.24	2.46 ± 0.04
	9.0% FCPs	57.88 ± 9.80	192.50 ± 31.25	8.15 ± 1.32	80.63 ± 9.87	1.80 ± 0.41	4.98 ± 0.47	70.75 ± 2.55	1.49 ± 0.66	33.32 ± 1.44	2.44 ± 0.08
雌性	对照组	57.90 ± 10.01	149.90 ± 21.44	8.87 ± 1.69	85.60 ± 6.46	2.35 ± 0.45	4.46 ± 0.51	80.50 ± 5.25	3.24 ± 2.39	40.10 ± 3.88	2.61 ± 0.10
	干预组										
	1.125% FCPs	59.80 ± 25.31	167.90 ± 37.91	8.31 ± 1.01	90.50 ± 9.56	2.24 ± 0.36	5.08 ± 0.71*	79.60 ± 6.55	2.58 ± 1.23	39.47 ± 3.77	2.56 ± 0.07
	2.25% FCPs	69.50 ± 45.20	150.20 ± 28.38	8.68 ± 2.00	99.70 ± 20.19	2.15 ± 0.23	5.67 ± 0.74*	82.20 ± 3.91	2.51 ± 2.19	41.16 ± 2.12	2.55 ± 0.08
	4.5% FCPs	50.25 ± 6.96	157.25 ± 34.57	9.50 ± 2.05	96.00 ± 13.36	2.04 ± 0.42	5.34 ± 0.52*	79.25 ± 4.02	1.92 ± 1.28	39.24 ± 2.61	2.52 ± 0.10
	9.0% FCPs	69.50 ± 38.95	168.13 ± 73.19	9.77 ± 4.45	96.88 ± 34.22	2.10 ± 0.16	5.58 ± 0.40*	77.75 ± 5.06	1.79 ± 0.91	40.08 ± 2.81	2.51 ± 0.08*

* 与对照组比较差异有显著性，$P < 0.05$。

表 3-14 FCPs 干预 9 个月对大鼠血生化指标的影响（Mean ± SD，n = 10）

性别	组别	ALT（U/L）	AST（U/L）	尿素氮（mmol/L）	肌酐（μmol/L）	总胆固醇（mmol/L）	血糖（mmol/L）	总蛋白（g/L）	TG（mmol/L）	白蛋白（g/L）	血钙（g/L）
雄性	对照组	67.90 ± 14.51	159.40 ± 37.59	7.22 ± 1.27	73.10 ± 12.98	2.21 ± 0.29	6.74 ± 3.45	71.60 ± 2.46	2.34 ± 1.01	33.19 ± 0.88	2.48 ± 0.05
	干预组										
	1.125% FCPs	60.10 ± 12.99	146.80 ± 39.68	6.95 ± 1.39	72.70 ± 10.59	2.03 ± 0.28	5.79 ± 0.61	70.60 ± 2.46	2.26 ± 1.58	31.39 ± 3.22	2.46 ± 0.08
	2.25% FCPs	66.60 ± 12.42	149.00 ± 33.98	8.02 ± 1.30	76.70 ± 8.81	2.00 ± 0.39	6.50 ± 0.54	71.90 ± 4.23	2.41 ± 1.15	33.38 ± 0.67	2.48 ± 0.08
	4.5% FCPs	72.90 ± 46.96	156.90 ± 75.47	7.81 ± 3.35	77.70 ± 15.23	2.25 ± 0.54	6.50 ± 0.46	69.80 ± 4.26	1.99 ± 0.68	32.42 ± 0.88	2.48 ± 0.07
	9.0% FCPs	64.20 ± 9.28	148.30 ± 26.88	7.59 ± 1.49	79.30 ± 9.79	2.29 ± 0.54	5.98 ± 0.30	70.60 ± 2.46	2.29 ± 1.17	32.81 ± 1.55	2.44 ± 0.08
雌性	对照组	60.30 ± 15.91	142.80 ± 42.29	11.21 ± 3.35	107.70 ± 23.40	2.17 ± 0.38	6.12 ± 0.45	82.80 ± 3.23	1.79 ± 1.17	41.90 ± 2.04	2.61 ± 0.12
	干预组										
	1.125% FCPs	57.30 ± 7.33	137.70 ± 24.70	10.28 ± 2.70	98.80 ± 13.69	2.36 ± 0.39	6.40 ± 0.44	80.40 ± 4.03	1.45 ± 0.86	39.70 ± 2.09	2.51 ± 0.07*
	2.25% FCPs	72.20 ± 19.54	142.90 ± 41.22	13.88 ± 7.76	120.10 ± 51.65	2.19 ± 0.84	6.15 ± 0.60	83.70 ± 6.44	3.49 ± 4.03	39.24 ± 3.10	2.48 ± 0.12*
	4.5% FCPs	66.70 ± 7.81	141.30 ± 18.61	12.27 ± 2.55	107.80 ± 14.68	2.21 ± 0.44	6.42 ± 0.37	86.80 ± 7.24	2.99 ± 1.83	40.62 ± 2.11	2.56 ± 0.14
	9.0% FCPs	75.70 ± 34.87	144.40 ± 31.98	8.47 ± 2.19	87.30 ± 13.31	2.46 ± 0.60	6.80 ± 0.76*	79.80 ± 4.56	2.22 ± 3.06	39.83 ± 4.02	2.57 ± 0.10

* 与对照组比较差异有显著性，$P < 0.05$。

表 3-15 FCPs 干预 12 个月、24 个月对 SD 大鼠血清生化指标的影响（Mean ± SD）

干预时间（月）	指标	n	雌性				雄性			
			对照组	剂量组			干预组			
				2.25%	4.5%	9%	对照组	2.25%	4.5%	9%
12	ALT（U/L）	10	61.80 ± 12.17[a]	59.95 ± 16.43	67.79 ± 18.09	70.27 ± 11.39	70.27 ± 11.39	58.40 ± 9.77	65.36 ± 14.71	58.07 ± 19.87
	AST（U/L）	10	126.15 ± 38.96	137.70 ± 31.27	130.38 ± 28.35	134.67 ± 27.07	134.67 ± 27.07	134.13 ± 37.31	163.00 ± 42.07	125.50 ± 45.85
	ALB（g/L）	10	37.96 ± 5.24	38.66 ± 2.41	39.49 ± 3.94	39.65 ± 3.12	39.65 ± 3.12	31.55 ± 1.48	31.20 ± 2.88	29.37 ± 3.26
	TP（g/L）	10	80.00 ± 4.62	77.70 ± 5.11	80.81 ± 3.99	82.38 ± 5.39	82.38 ± 5.39	68.06 ± 6.09	69.50 ± 4.45	65.87 ± 6.33
	BUN（mmol/L）	10	9.36 ± 2.57	8.14 ± 1.71	9.43 ± 1.82	9.93 ± 1.87	9.93 ± 1.87	5.56 ± 0.87	6.73 ± 1.68	6.90 ± 2.68
	CR（μmol/L）	10	74.85 ± 13.63	78.65 ± 10.80	75.19 ± 11.86	83.07 ± 12.60	83.07 ± 12.60	67.25 ± 3.00	73.86 ± 10.27	75.67 ± 16.39
	TC（mmol/L）	10	2.57 ± 1.63	2.42 ± 0.56	2.43 ± 1.01	2.52 ± 0.39	2.52 ± 0.39	2.31 ± 0.33	2.54 ± 1.36	2.67 ± 0.78
	TG（mmol/L）	10	4.14 ± 2.09	2.47 ± 1.64*	2.87 ± 2.11*	3.09 ± 1.65	3.09 ± 1.65	2.03 ± 1.01	1.81 ± 1.01	2.13 ± 1.54
	Glu（mmol/L）	10	6.27 ± 0.69	6.27 ± 0.52	6.50 ± 0.37	6.66 ± 0.44	6.66 ± 0.44	6.25 ± 0.41	6.04 ± 0.62	6.24 ± 0.31
24	ALT（U/L）	10	41.89 ± 13.93	41.30 ± 5.95	45.30 ± 12.28	43.17 ± 7.14	43.50 ± 12.99	41.67 ± 10.97	41.25 ± 7.76	41.89 ± 8.34
	AST（U/L）	10	152.11 ± 26.94	181.70 ± 47.22	162.70 ± 30.79	153.17 ± 40.59	164.60 ± 63.55	132.56 ± 43.02	163.25 ± 37.21	160.89 ± 28.94
	ALB（g/L）	10	37.39 ± 2.65	37.38 ± 2.64	35.00 ± 2.12	35.07 ± 1.73	28.65 ± 2.47	28.19 ± 2.81	29.20 ± 0.82	29.29 ± 2.82
	TP（g/L）	10	75.11 ± 7.46	78.33 ± 5.10	73.80 ± 6.07	76.50 ± 4.97	63.00 ± 4.55	64.11 ± 4.70	61.75 ± 3.86	69.44 ± 5.81*
	BUN（mmol/L）	10	6.76 ± 1.55	6.41 ± 1.35	6.64 ± 1.59	6.08 ± 2.15	6.05 ± 1.46	7.01 ± 4.80	5.08 ± 0.83	5.83 ± 0.87
	CR（μmol/L）	9	67.22 ± 5.14	71.10 ± 5.32	66.90 ± 5.02	72.00 ± 5.34	56.90 ± 6.45	58.43 ± 4.12	53.25 ± 2.63	61.10 ± 4.62
	TC（mmol/L）	10	2.61 ± 0.58	2.49 ± 0.42	2.48 ± 0.35	2.79 ± 0.37	4.02 ± 1.32	3.49 ± 0.76	2.47 ± 0.27*	2.98 ± 0.58*
	TG（mmol/L）	10	4.33 ± 1.37	3.63 ± 0.88	2.48 ± 1.11*	2.96 ± 1.34*	3.99 ± 2.07	2.67 ± 0.85*	2.21 ± 0.86*	2.31 ± 1.02*
	Glu（mmol/L）	10	5.27 ± 0.46	5.06 ± 1.09	4.73 ± 0.82	5.58 ± 0.43	4.82 ± 0.65	4.63 ± 0.93	5.18 ± 0.57	5.53 ± 0.69

* 与对照组比较差异有显著性，$P < 0.05$

干预 24 个月后，对照组的血清 TG 水平开始出现明显上升，但是 FCPs 表现出对衰老过程中 TG 水平升高的抑制性作用。与对照组相比，血清 TG 的水平在雌性 4.5% 及 9% FCPs 干预组及 3 个剂量的 FCPs 雄性干预组中均呈现显著的下降趋势（$P < 0.05$）。与之类似，血清 TC 的水平在 4.5% 和 9% FCPs 干预组中也明显低于对照组，但是在雌性各组中却没有发现显著的组间差异（$P < 0.05$）。

此外，在干预 12 个月和 24 个月后均未发现 FCPs 对血糖水平产生显著的影响，在各 FCPs 干预组与对照组间均无显著的差异。

由于肝细胞膜的不完整及肝细胞的死亡、溶解可将肝细胞内的酶和蛋白释放入血，因此在本试验中我们以 AST、ALT、TP 和 ALB 作为评价肝功能的指标[23]。在本研究中，从血清 ALT 和 AST 的水平变化中未发现 FCPs 对肝细胞有明显损伤作用。在 FCPs 干预 24 个月时，虽然血清 TP 的水平在 9% FCPs 雄性干预组与对照组相比有一定程度的升高，但是在雌性中未发现有类似的趋势，没有显著的剂量 - 反应关系，可能具有一定的偶然性。

研究中还发现，对照组血清 TC 和 TG 的水平表现出与衰老相关的升高趋势，这与文献中的报道是一致的[24]。FCPs 干预 24 个月时，雄性血清 TC 和 TG 的水平及雌性血清 TG 的水平均比对照组有显著下降。在两种性别中，FCPs 干预组的血清 TG 的水平均有较为明显的下降，提示 FCPs 可能对 TG 升高的抑制作用较对 TC 更为明显。

总而言之，FCPs 长期喂养大鼠试验表明在人拟用量 25 倍、50 倍、100 倍和 200 倍剂量下，其血液生化学等各项指标与对照组比较均未见与给受试物相关的异常发现。

（二）FCPs 终生干预对大鼠尿常规的影响

对大鼠在 12 个月和 24 个月时尿常规检查的结果显示，FCPs 的终身干预对尿常规分析的指标未产生明显的影响，尿液体积、pH 和相对密度等各项尿常规检查指标均在正常的范围内。从血清 BUN 和 CR 的水平及尿常规分析的结果来看，各组结果均无明显的组间差异，说明 FCPs 长期干预对肾功能无明显影响。

三、鱼胶原肽终身干预对大鼠各器官系统的影响

（一）器官相对重量

FCPs 干预 24 个月后，脑、心、肺、肝、脾、肾、肾上腺、睾丸和卵巢的相对脏器重量无显著差异。

（二）各组 SD 大鼠各器官系统肉眼可见主要病变

一定程度的病理改变在大体解剖时可肉眼观察到，如中重度的肝细胞脂肪变肉眼可观察到肝的黄色变，肝细胞重度的纤维化改变肉眼可看到肝表面粗糙和结节样改变，并可伴有腹水形成；脾的严重造血功能异常肉眼可观察到脾的异常增大或肿大；肾的表面结节及黄色变、白色变多与肾的纤维化及慢性肾病有关；垂体腺的异常增大与充血在镜下多表现为垂体腺瘤等。在本研究中，我们观察到肝的脂肪性黄色变及皮下肿瘤的发生率在 FCPs 干预组中有一定的下降趋势，但与对照组的差异在雌雄鼠中均未见显著性。此外，脑底垂体肉眼可见的异常增大率 4.5% 和 9%；FCPs 雌性干预组与对照组相比有显著下降，与脑垂体瘤在 FCPs 干预组的发生率下降的结果是一致的。

（三）FCPs 终生干预对大鼠自发非肿瘤性病变的影响

SD 大鼠在自然衰老过程中非肿瘤性病变多为年龄增长相关的退行性病变，如纤维化、肺气肿、萎缩性改变和增生等。此外炎症性改变也较为多见。与对照组相比，在 FCPs 干预组中肝细胞空泡样改变的发生率有明显下降。对于其他的非肿瘤性病变，未发现各组间有显著的差异。研究中未观察到 FCPs 对其他非肿瘤性病变的发生率及病变程度有显著影响。由于本研究中大鼠均在处于濒死状态时进行处理，所以无法判断对于同一年龄段非肿瘤性的发生和发展情况。但是从本研究中，在 FCPs 干预组动物在比对照组相比更长的生存时间内，非肿瘤性病变的发生率未见有明显增高，提示 FCPs 从安全性角度未发现引起各器官系统非肿瘤性病变发生率的增加（详见本书第二十三章）。

（四）FCPs 终生干预对大鼠自发肿瘤性病变的影响

各组 SD 大鼠自发肿瘤的情况，详见本书第二十四章。在 FCPs 的长期干预下，雌雄大鼠自发肿瘤率有一定程度下降。良性及恶性肿瘤的发生率与对照组相比还体现出一定程度的下降趋势。乳腺肿瘤是 SD 雌性大鼠最常见的自发肿瘤之一，FCPs 干预组乳腺肿瘤发生率较雌性对照组呈现出一定的下降趋势。FCPs 干预组乳腺肿瘤的潜伏期与对照组相比没有显示明显的差异，而 FCPs 干预组平均生存时间要明显长于对照组，提示乳腺肿瘤平均生长时间与对照组相比有所延长。与乳腺肿瘤的结果类似，FCPs 干预组皮肤及皮下肿瘤的体积与对照组相比有所减小，而肿瘤的生长时间有所延长。垂体肿瘤在对照组雌雄 SD 大鼠均有较高的自发肿瘤率。本研究结果显示，与对照组相比，FCPs 干预组垂体瘤的体积没有明显差异。

四、鱼胶原肽终身干预对各组大鼠的死因构成的影响

大鼠死亡的原因可以大体分为肿瘤性与非肿瘤两类。在进行死因分析时，有一些动物的死亡可能由于一系列复杂的病理改变引起而无法判断主要的死因，在这种情况下则被定义为不确定的死因。在各组中不确定的死亡原因的比例在各组中没有显著的差异，各组中可确定死亡原因的动物占各组样本数的 80%，本研究的死因分析即基于样本中 80% 的动物中进行。与对照组相比，与恶性肿瘤和系统性肿瘤有关的死因构成在 FCPs 干预组中也呈明显的下降。对于一些荷瘤动物，当其肿瘤的性质或其发展阶段为非致死性时，一些非肿瘤性病变也可能是其主要的死因。因此，在荷有非致死性肿瘤及非荷瘤动物，死因主要与非肿瘤性病变有关，如慢性肾病、肝硬化和肺气肿等。研究结果显示，FCPs 干预组由非肿瘤性病变所引起的死因明显高于对照组（详见本书第二十三章和二十四章）。

综上，从长期喂养的安全性角度而言，饲料中添加 2.25%、4.5% 和 9% 的 FCPs 长期干预对大鼠体重、摄食量、肝肾功能、血脂、血糖、非肿瘤性病变及肿瘤性病变的自发率均未观察到不良作用，表明 FCPs 的长期摄入对机体的安全性。作为一个初步性探索研究，对于 FCPs 对肿瘤发生的抑制机制仍需要进行更深入的机制探讨。另外，本研究中 FCPs 是一种多肽混合物，其具体的活性功能成分也需要进一步分析。

In short，from the perspective of the safety of long-term feeding，the long-term intervention of adding 2.25%，4.5% and 9% of FCPs to the feed has an effect on the body weight，food intake, liver and kidney function, blood lipids, blood glucose, non-neoplastic lesions and tumors of rats. No adverse effects were observed in the spontaneous rate of lesions, indicating that long-term intake of FCPs is safe for the body. As a preliminary exploratory study, the inhibitory mechanism of FCPs on tumorigenesis still needs to be explored more deeply. In addition, the FCPs in this study is a peptide mixture, and its specific active functional components need further analysis.

小结

对FCPs进行安全性评价，未发现急性、亚急性、慢性毒性。LD_{50}大于20 g/kg（bw），未观察到有害作用剂量（NOAEL）为3.4 g/kg（bw），属于无毒级。

The results of safety assessment of fish collagen petides（FCPs）showed that no acute toxicity, sub-acute toxicity, chronic toxicity. The median lethal dose and no observed adverse effect level of FCPs were more than 20 g/kg（bw）and 3.4 g/kg（bw）respectively, indicating that FCPs belongs to actually non-toxic substance.

参考文献

[1] Saad B, Azaizeh H, Abu-Hijleh G, et al. Safety of traditional Arab herbal medicine. Evidence-based Complementary and Alternative Medicine, 2006, 3（4）: 433-439.

[2] 王心如. 毒理学基础. 北京：人民卫生出版社，2012.

[3] 中华人民共和国卫生部. 保健食品检验与评价技术规范. 2003.

[4] Sben X R, Kurihara H, Takahashi K. Characterization of molecular species of collagen in scallop mantle. Food Chemistry, 2007, 102（4）: 1187-1191.

[5] Beamish R, Jones S, Neville C, et al. Exceptional fish survival of pink salmon that entered the fish environment in 2003 suggests that farmed Atlantic salmon and Pacific salmon can coexist successfully in a fish ecosystem on the Pacific coast of Canada.ICES Journal of Fish Science: Journal du Conseil, 2006, 63（7）: 1326.

[6] Fahmi A, Morimura S, Guo H C, et al. Production of angiotensin Ⅰ converting enzyme inhibitory peptides from sea bream scales. Process Biochemistry, 2004, 39（10）: 1195-1200.

[7] Zhang F, Wang Z, Xu S. Macroporous resin purification of grass carp fish（Ctenopharyngodon idella）scale peptides with in vitro angiotensin-I converting enzyme（ACE）inhibitory ability. Food Chemistry, 2009, 117（3）: 387-392.

[8] Zolotarev Y, Badmaeva K, Bakaeva Z, et al. Short peptide fragments with antiulcer activity from a collagen hydrolysate. Russian Journal of Bioorganic Chemistry, 2006, 32（2）: 174-178.

[9] Zhuang Y, Sun L, Zhao X, et al. Antioxidant and melanogenesis-inhibitory activities of collagen peptide

from jellyfish（Rhopilema esculentum）. Journal of the Science of Food and Agriculture，2009，89（10）：1722-1727.

[10] Mendis E，Rajapakse N，Kim S. Antioxidant properties of a radical-scavenging peptide purified from enzymatically prepared fish skin gelatin hydrolysate. J Agric Food Chem，2005，53（3）：581-587.

[11] Lai C H，Wu P C，Wu C H，et al. Studies on antioxidative activities of hydrolysates from fish scales collagen of tilapia. Journal of Taiwan Fisheries Research，2008，15（2）：99-108.

[12] Tanaka M，Koyama Y，Nomura Y. Effects of Collagen Peptide Ingestion on UV-B-Induced Skin Damage. Bioscience，Biotechnology，and Biochemistry，2009，73（4）：930-932.

[13] Yang R，Zhang Z，Pei X，et al. Immunomodulatory effects of fish oligopeptide preparation from Chum Salmon（Oncorhynchus keta）in mice. Food Chemistry，2009，113（2）：464-470.

[14] Bello A，Oesser S. Collagen hydrolysate for the treatment of osteoarthritis and other joint disorders：a review of the literature. Current Medical Research and Opinion（R），2006，22（11）：2221-2232.

[15] 曹丽歌，高丽芳，陈振良，等. 海洋胶原肽的遗传毒性研究. 毒理学杂志，2010，24（5）：424-425.

[16] Ezeja M I，Anaga A O，Asuzu I U. Acute and sub-chronic toxicity profile of methanol leaf extract of Gouania longipetala in rats. J Ethnopharmacol，2014，151（3）：1155-1164.

[17] Liju VB，Jeena K，Kuttan R. Acute and subchronic toxicity as well as mutagenic evaluation of essential oil from turmeric（Curcuma longa L）. Food Chem Toxicol，2013，53：52-61.

[18] Olson H，Betton G，Robinson D，et al. Concordance of the toxicity of pharmaceuticals in humans and in animals. Regul Toxicol Pharmacol，2000，32（1）：56-67.

[19] Akindele A J，Adeneye A A，Salau O S，et al. Dose and time-dependent sub-chronic toxicity study of hydroethanolic leaf extract of Flabellaria paniculata Cav.（Malpighiaceae）in rodents. Front Pharmacol，2014，23（5）：78.

[20] Wolf G，Ziyadeh F N. Cellular and molecular mechanisms of proteinuria in diabetic nephropathy. Nephron Physiol，2007，106（2）：26-31.

[21] Balogun S O，da Silva I F Jr，Colodel E M，et al. Toxicological evaluation of hydroethanolic extract of Helicteres sacarolha A. St.-Hil. et al. J Ethnopharmacol，2014，18（157）：285-291.

[22] 国家卫生和计划生育委员会. 食品安全国家标准 慢性毒性试验：GB15193.26-2015.

[23] Wang C，Wang J，Lin W，et al. Protective effect of Hibiscus anthocyanins against tert-butyl hydroperoxide-induced hepatic toxicity in rats. Food Chem Toxicol，2000，38（5）：411-416.

[24] Galman C，Matasconi M，Persson L，et al.Age-induced hypercholesterolemia in the rat relates to reduced elimination but not increased intestinal absorption of cholesterol. Am J Physiol Endocrinol Metab，2007，293（3）：E737-E742.

第四章 鱼胶原肽的细胞营养作用 Cellular nutrition of fish collagen peptides

大量研究发现，蛋白质能以低聚肽的形式被吸收并且低聚肽吸收特质优于游离氨基酸。随着低聚肽的研究飞速发展，其强大的生物学功能也被相继揭示，肽营养学开启了研究食物营养学的新篇章。细胞是生物体形态结构和生命活动的基本单位，肽细胞营养作用应是肽发挥生物学作用的基础。肽在小肠以寡肽或氨基酸形式被小肠上皮细胞吸收，进而进入血液循环参与代谢，与内源性产生的氨基酸构成机体的氨基酸池。研究显示，细胞液内存在肽水解酶，细胞膜上的肽转运体具有组织细胞特异性。因此，循环中的寡肽被组织细胞特异性地利用，通过影响细胞生命活动及细胞营养状态来发挥一系列生物活性作用。本章将阐述细胞、细胞生命活动及胶原肽对细胞生命活动影响及其细胞营养作用。

A large number of studies have found that protein can be absorbed in the form of oligopeptides, and its absorption characteristics are better than those of free amino acids. Subsequently, the research on oligopeptides has developed rapidly, and its powerful biological functions have been revealed one after another. Peptide nutrition has opened a new chapter in the study of food nutrition. Cell is the basic unit of organism morphological structure and life activities, peptide cell nutrition should be the basis of peptide's biological function. Peptides are absorbed by intestinal epithelial cells in the form of oligopeptides or amino acids in the small intestine, and then enter the blood circulation to participate in metabolism. Together with endogenous amino acids, peptides form the amino acid pool of the body. Studies have shown that there are peptide hydrolases in cell fluid, and peptide transporters on cell membrane have tissue-cell specificity. Therefore, oligopeptides in circulation are specifically utilized by tissue cells, and play a series of biological activities by affecting cell life activities and cell nutritional status. This chapter expounds the cell, cell life activities, the influence of collagen peptide on cell life activities and its cellular nutritional function.

第一节 概述 Introduction

肽营养学是指研究来自食物中的肽类成分对人体健康状况影响的科学。肽细胞营养学是细胞水平的肽营养学。作为生物体基本构成单位，细胞从食物中摄取营养成分，满足自身能量需求及物质基础，以维持正常生命活动及生理功能。肽细胞营养学主要从细胞水平探讨肽的吸收、代谢及肽对细胞代谢、重要生命活动和生理作用的影响。大量研究显示，不同食物来源的生物活性肽具有促进细胞增殖、分化，延缓细胞衰老，减轻细胞损伤，减少细胞凋亡以及促进细胞功能的作用。

一、细胞、细胞的重要生命活动及细胞与环境的相互作用

（一）细胞

细胞是构成有机体的基本单位，也是生命活动的基本单位。细胞的化学组分主要包括生物小分子和生物大分子。生物小分子指无机化合物（水、无机盐等）和有机小分子（糖、脂肪酸、氨基酸、核苷酸）。生物大分子主要是由生物小分子组成的核酸、蛋白质和多糖。核酸是生物遗传物质，分为DNA和RNA。

细胞分为原核细胞和真核细胞两大类。原核细胞结构简单，仅有细胞膜包裹，细胞质内含有DNA区域。细菌是原核细胞的典型代表。真核细胞进化程度高、形态多样、大小各异、结构复杂。在光镜下，真核细胞可分为细胞膜、细胞质和细胞核。细胞核中可以看到核仁结构、染色质、核骨架。电镜下，细胞质内有多种单位膜组成的细胞器，如线粒体、内质网、高尔基体、溶酶体，以及微丝、微管、中间纤维等骨架系统。

1．生物膜系统

细胞中以脂质和蛋白质为基础的膜性结构或细胞器，包括细胞膜、内质网、高尔基体、线粒体、溶酶体、内体、过氧化物酶体及核膜等，统称为生物膜系统。这些膜性结构或细胞器具有相似的脂双层结构，含有蛋白质和酶，在各自的区域独立行使其功能。细胞膜主要进行物质交换、信息传递、细胞识别及代谢调节等作用。核膜包裹细胞核，保护细胞遗传物质，并进行细胞质和细胞核之间的物质传递。线粒体是产能细胞器，为细胞活动提供能量。内质网是合成蛋白质和脂类等大分子的主要场所。高尔基体是物质的加工、包装与分选的细胞器。溶酶体是消化分解各种大分子的细胞器。

2．细胞骨架系统

细胞骨架是由一系列纤维状蛋白组成的网状结构，有细胞质骨架和核骨架。细胞质骨架主要有微丝、微管、中间纤维组成，主要功能是维持细胞结构，参与细胞运动、细胞内物质运输、细胞分裂机信息传递等过程。细胞核骨架由核纤层蛋白与核骨架组成，与基因表达、染色体包装和分布密切相关。

3．遗传信息的储存、传递及调控

细胞核是遗传信息的储存、复制和转录的场所，遗传信息指导细胞内蛋白质合成，从而调控细胞增殖、生长、分化、衰老和死亡，所以细胞核是细胞生命活动的指挥控制中心。基因是细胞内遗传物质的最小功能单位，载有特定遗传信息DNA片段，其结构一般包含DNA编码序列、非编码调节序列和内含子。基因的功能是为生物活性物质编码，其产物为各种RNA和蛋白质。DNA分子是由数目巨大的腺嘌呤、鸟嘌呤、胞嘧啶和胸腺嘧啶四种脱氧核糖核苷酸通过3′,5′-磷酸二酯键聚合而成的生物大分子。DNA的主要功能是携带和传递遗传信息，并通过转录形成的RNA来指导蛋白质合成。储存遗传信息的DNA是以与

蛋白质结合的形式存在的，并被包装成高度有序的染色质或染色体结构。染色质的基本结构单位为核小体，每个核小体包括约 200 bp 的 DNA、8 个组蛋白分子组成的八聚体及 1 分子组蛋白 H1。染色质经过多级折叠、包装后可形成染色体。核仁是主要由 rRNA 和蛋白质组成，其主要功能是合成除 SrRNA 之外的所有及装配核糖体大小亚基。

遗传信息从 DNA 转换到 RNA 的过程称为转录，是蛋白质合成的第一步，是 mRNA 及非编码 RNA（tRNA、rRNA）的合成步骤。翻译是 mRNA 指导蛋白质合成的过程，将遗传信息通过遗传密码破译的方式解读为蛋白质一级结构中 20 种氨基酸的排列序列。基因表达是指细胞在生命过程中，把储存在 DNA 顺序中的遗传信息经过转录和翻译，转变成具有生物活性的蛋白质分子的过程。基因表达调控是多环节、多步骤的过程，其中转录起始是基因表达的基本控制点。

4．细胞质溶胶

细胞质中除了细胞器和细胞骨架之外，其余的则为可溶性的细胞质溶胶。细胞与环境、细胞质与细胞核，以及细胞器之间的物质运输、能量传递、信息传递都要通过细胞质溶胶来完成。细胞质溶胶的化学组成除大分子蛋白质、多糖、脂蛋白和 RNA 之外，还含有小分子物质、水和无机离子，大多数代谢反应都在细胞质溶胶中进行。

上述基本结构体系构成了细胞内部结构和紧密、分工明确、功能专一的各种细胞器，并以此为基础保证了细胞生命活动具有高度的程序性和高度的自控性。

（二）细胞的重要生命活动

由真核细胞构成的生物体称为真核生物，包括单细胞真核生物和多细胞真核生物。酵母是最简单的单细胞真核生物。动物和植物占多细胞生物物种的大部分。哺乳动物和人体由 200 多种细胞组成，细胞高度分化为不同的组织，如上皮组织、结缔组织、肌肉组织和神经组织等，这些组织进一步组成执行特定功能的器官，如心脏、肝、脾等，再由多个器官构成具有一系列关系密切的生理功能的系统，如消化系统、神经系统等。

1．细胞分裂与细胞周期

细胞分裂是指一个亲代细胞一分为二，形成两个子代细胞的过程。对于单细胞生物，细胞分裂是个体繁殖的重要方式。对于多细胞生物，细胞分裂是生物体形成及组织生长的基础。一个受精卵通过长期而复杂的细胞分裂过程最终发育成新个体。细胞分裂在正常组织结构的维持和更新中也有重要意义。皮肤、骨髓、肠上皮等组织通过不断的细胞分裂完成组织细胞的更新。真核细胞有无丝分裂、有丝分裂和减数分裂三种分裂方式。有丝分裂是高等真核生物细胞分裂的主要方式。有丝分裂的结局是遗传物质被平均分配到两个子细胞，由此保证了细胞在遗传上的稳定性。减数分裂发生于配子成熟过程中的一种特殊的有丝分裂，有两次连续的分裂组成，有利于维持有性生殖的生物上下代遗传信息的稳定性。

细胞分裂产生的子代细胞一旦形成，将进入一个生长过程，蛋白质、核酸等物质大量合成，细胞体积和重量逐渐增加。当细胞生长到某一阶段，细胞分裂将再次发生。通常将细胞从上次分裂结束到下次分裂结束所经历的过程称之为细胞周期。通常将细胞周期分为分裂期和分裂间期。分裂期（M 期）细胞形态发生显著的变化，细胞一分为二。分裂间期细胞形态没有显著的变化，但内部进行着活跃的蛋白质、核酸合成及 DNA 复制。间期根据 DNA 复制情况进一步分为 G1 期、S 期和 G2 期。S 期为 DNA 复制期，G1 期为 DNA 复制前期，合成DNA合成所需的酶和蛋白质。G2期为DNA复制后期，为S期向M期转变提供条件。细胞周期受细胞周期蛋白（cyclin）、细胞周期蛋白依赖激酶（Cdk）等构成的调节体系的复杂调控，Cdk的活性也受Cdk激酶抑制物（CKI）的负性调控。

2．细胞分化

绝大多数生物，特别是高等生物以有性生殖的方式繁殖后代。在有性生殖中，受精卵通过有序而复杂的细胞增殖、迁移、分化和死亡等过程发育成多细胞生物个体。这种由单个受精卵产生的细胞，在形态结构、生化组成和功能等方面均存在明显的差异，形成这种稳定性差异的过程称为细胞分化。分化的细胞获得并保持特殊性质，合成特异性蛋白质。细胞分化是多细胞生物个体发育的核心事件。在个体发育过程中，细胞分化的潜能由“全能”到“多能”，再到“单能”。细胞在发生可识别的分化特征之前就已经确定了未来的发育命运，只能向特定方向分化的状态，称为细胞决定。因此，细胞分化的方向由细胞决定所选择。

细胞分化的分子基础是基因的选择性表达。母体效应基因产物的极性分布和胚胎发育早期细胞的不对称性分裂决定或影响细胞的分化命运。细胞分化的基因表达调控主要发生在转录水平。细胞内组织特异性转录因子和活性染色质结构的特异调控区决定了分化细胞的特异性蛋白表达。一个关键基因调节蛋白的表达能够启动特定谱系细胞的分化，而一些基因调节蛋白的组合能产生许多类型的细胞。如DNA甲基化将导致基因表达的沉默，组蛋白乙酰化则有利于基因的转录。细胞分化受多种因素的调节。随着个体发育的进程，不断增加的胚胎细胞间的相互作用对细胞分化的影响越来越明显，其主要表现形式是由旁分泌因子和细胞间位置信息所介导的胚胎诱导。激素则是个体发育晚期细胞分化的调节因素。

3．细胞衰老与细胞死亡

机体由细胞构成，因此衰老过程发生在生物体的整体水平、细胞水平及分子水平等不同层次。细胞水平的衰老和死亡是细胞的重要生命活动，可从胚胎时期开始。因此，细胞衰老和死亡并不意味着整体的衰老和死亡，但它最终将是整体衰老和死亡的基础。

细胞衰老是指随着时间的推移，细胞增殖能力和生理功能逐渐减退的过程，表现为细胞分裂速度减慢，发生G1期阻滞。细胞核决定了细胞衰老的表达。细胞衰老过程中发生一系列变化，如细胞内水分减少，膜流动性降低，细胞间连接减少，粗面内质网和线粒体减少，体积增大，脂褐素增加，核膜内陷，染色质固缩等。组织中干细胞衰老时其自我更新、增殖能力以及分化潜能会发生不同程度的下降和衰退。细胞衰老的机制有多种学说，如氧化损伤积累学说、自由基学说、端粒学说和遗传程序学说等。细胞衰老受其自身基因的调控和环境因素的影响。

细胞生命活动的终结称为细胞死亡。根据细胞死亡的模式不同，将细胞死亡分为细胞凋亡、自噬性细胞死亡和细胞坏死三种类型。细胞坏死是极端的物理、化学或其他严重的病理性因素诱发的细胞死亡，是病理性细胞死亡，是以细胞裂解为特点的细胞死亡。坏死的细胞裂解，释放出内含物，引起炎症反应，在愈合过程中常伴随组织器官的纤维化，形成瘢痕。细胞凋亡是指由死亡信号诱发的受调节的细胞死亡过程，是细胞生理性死亡的普遍形式。细胞凋亡对于动物体的正常发育、维持正常生理功能及多种病理过程具有重要意义。凋亡过程中细胞形态结构发生明显变化，DNA发生片段化，细胞皱缩分解成凋亡小体，被邻近细胞或巨噬细胞吞噬，不发生炎症。细胞凋亡主要由细胞表面死亡受体介导的外源性途径和由线粒体介导的内源性途径引发。已经发现了一些与细胞凋亡相关的基因，如 *caspase* 家族、*Bcl-2* 家族及 *p53* 基因等。自噬是通过包绕隔离受损的或功能退化的细胞器以及生物大分子，与溶酶体融合并水解膜内成分的现象。在一些细胞的死亡进程中，并未观察到细胞凋亡或坏死的特征，而显示出细胞自噬的特征，说明自噬与细胞死亡有一定的关系，这种细胞死亡也被称为自噬性细胞死亡。

（三）细胞与环境的相互作用

无论是单细胞生物还是多细胞生物，它们的细胞都与周围环境，包括其他细胞、细胞外基质等发生着复杂的联系和相互作用，以调控细胞的多种功能活动，决定组织和器官的三维结构并保持生物体与周围环境及生物体本身的平衡与统一。

1．细胞连接与细胞黏附

多细胞动物体内除结缔组织和血液外，各种组织细胞之间、细胞与细胞外基质之间质膜上特化形成多种连接结构，称为细胞连接，以加强细胞间的机械联系、维持组织结构的完整性和协调细胞的功能。细胞连接主要有封闭连接、锚定连接和通讯连接三种类型。封闭连接和锚定连接属于机械连接，而通讯连接可以使细胞之间存在化学信号和电信号的联系。动物组织中普遍存在的通讯连接方式是间隙连接，组成间隙连接的基本单位是由 6 个柱状跨膜蛋白组成的亲水性通道连接子。间隙连接的重要功能是介导细胞间通讯。真核细胞中间隙连接可使小分子代谢物和信号分子通过，称之为代谢偶联，也允许带电离子的通过，称之为电偶联。动物细胞主要以间隙连接介导的细胞通讯，连接子对接形式的通道，以代谢偶联和电偶联方式调节相邻细胞的功能活动。动物细胞还通过细胞黏附分子介导，使细胞与细胞或细胞与细胞外基质之间发生黏着，称之为细胞黏附。黏附分子有 4 大类，分别是钙黏着蛋白、选择素、免疫球蛋白超家族和整联蛋白家族。细胞连接和细胞黏附是组织保持结构完整性和功能联系的基本结构形式。这些连接方式，使细胞之间、细胞与胞外物质之间保持着明确的关系和相互作用，从而调控细胞的多种功能活动，决定胚胎发育过程中组织和器官的三维结构。

2．细胞外基质及其与细胞的相互作用

细胞外基质是一种分布于细胞外空间的纤维网络结构体系，主要组分为氨基聚糖和蛋白聚糖类、胶原和弹性蛋白类及非胶原蛋白（粘连蛋白）类三种类型。细胞外基质对细胞生命活动的影响主要包括影响细胞的生存与死亡；决定细胞的形态，并直接影响和改变细胞的功能活动状态；参与细胞增殖的调节；参与细胞分化的控制；影响细胞的迁徙。细胞对于细胞外基质具有决定性作用。细胞外基质的产生和降解均在细胞的调控下进行，其差异性也取决于细胞特异性及功能状态。不同细胞产生的细胞外基质成分不同，同一种细胞在不同条件下产生的细胞外基质成分和结构也不同。

3．细胞信号转导

在高等动物中，神经系统、内分泌系统和免疫系统的运行都离不开细胞间的信号联系。除了神经细胞内部主要通过电信号传递外，大多数情况下细胞间的信号传递主要依赖化学分子（细胞间信号分子）来实现，这种信号分子对细胞生命活动进行调节的现象称为细胞信号转导。在细胞转导过程中，信号分子或通过一定的机制直接进入细胞，或者本身并不进入细胞而通过细胞膜上的蛋白分子将信号传入细胞内。细胞间的信号转导包括以下几个方面：①胞外信号分子（配体），它们通常也被称为信号转导途径中的第一信使，包括激素、神经递质、药物、光子等化学与物理信号；②细胞表面以及细胞内部能接受这些化学信号分子的受体；③受体将信号分子所携带的信息转变为细胞内信号分子的变化，这些细胞内信号分子有时也被称为第二信使，如 cAMP、cGMP、Ca^{2+} 等；④信号转导将触发一系列细胞内生化反应和基因表达变化，导致细胞行为的改变。细胞外部的信号或刺激作用与受体，不同类型的受体对信号处理的方式是不同的，有些受体本身具有酶的活性；有些受体可以调节离子通道的开关；有些受体则通过 G 蛋白，进一步实现信号的转导过程。G 蛋白的效应比较复杂，它所激活的后续效应蛋白的种类取决于细胞的类型和 α 亚单位的类型，包括离子通道、腺苷酸环化酶、磷脂酶 C、磷脂酶 A_2 以及磷酸二酯酶等。效应蛋白通过进一步的直接或间接途径使细胞表型发生变化，并产生各种生物效应。

二、生物活性肽的细胞营养作用

生物活性肽是分子结构介于氨基酸和蛋白质之间的一类化合物，由 2 个或 2 个以上氨基酸分子通过肽键相互连接而成，是蛋白质的结构与功能片段。蛋白质在肽形式下极具活性，且寡肽比单一氨基酸更容易吸收。

（一）生物活性肽的细胞营养作用研究进展

1．生物活性肽对细胞重要生命活动及功能的影响

大量研究显示，生物活性肽可以促进生物体生长发育。细胞水平的研究也显示，生物活性肽可以促进细胞增殖分化、调控细胞周期、延缓细胞衰老。文献报道，不同浓度的羊胎盘肽可以促进大鼠 L6 骨骼肌成肌细胞的增殖能力，同时可以促进 ATP 产生，且分子量介于 260 ~ 890 的肽段活性最好[1]。乳铁蛋白的小分子量肽段具有促进成骨细胞增殖的作用，经过胃液消化后仍具有一定的活性[2]。王毅炜等研究发现，20 mg/L 的牡蛎蛋白肽具有促进骨髓间充质干细胞增殖分化的活力，而浓度高于 50 mg/L 则表现出抑制增殖分化的作用[3]。此外，研究显示，金黄色葡萄球菌肽聚糖可以促进破骨细胞的分化形成，增加骨吸收凹陷面积[4]。生物活性肽也具有显著延缓细胞衰老的作用。闫伟等研究发现，胸腺喷丁（胸腺五肽）可以促进小鼠皮肤成纤维细胞增殖，增加其传代数，延长细胞的存活时间[5]。此外，有研究显示，昆虫来源的生物活性肽具有抗细胞凋亡作用，通过直接结合凋亡受体 caspases 抑制细胞的程序性死亡[6]。综上所述，生物活性肽可以促进正常的细胞生命活动，抑制细胞凋亡及衰老，从而促进组织细胞的生长及更新，这也可能是生物活性肽促进生长发育，促进机体健康的一个潜在机制。

同时，生物活性肽对细胞正常功能具有促进作用。研究显示，鹿胎肽、羊骨胶原肽、金枪鱼酶解肽及海参肽等均可以促进巨噬细胞的吞噬作用，增强溶菌酶活性并调节炎症因子的分泌[7-10]。大豆肽对高脂培养基培养的肠上皮 Caco-2 细胞具有抑制胆固醇吸收的作用[11]。此外，有研究显示，多种食物来源的生物活性肽可以促进小鼠睾丸间质细胞分泌睾酮、二氢睾酮等雄性激素[12]。

2．生物活性肽对细胞损伤的影响

机体不可避免地遭受环境及不良饮食生活习惯所带来的应激挑战，引起组织细胞损伤，

甚至导致疾病的发生。研究显示，生物活性肽对不同诱因导致的细胞损伤具有一定的保护作用。麦胚清蛋白肽对 H_2O_2 诱导的血管平滑肌细胞和 HepG2 细胞氧化损伤具有保护作用，可以增加细胞存活率、降低细胞内 ROS 含量[13]。鹿茸血酶解肽可以抑制 LPS 诱导的受损 H9c2 细胞的异常增殖，同时通过减少炎症因子 TNF-α、IL-6、IL-1β 的分泌保护 H9c2 细胞免受损伤[14]。米糠蛋白肽对高糖环境中的血管内皮细胞具有显著的保护作用，可以减少细胞凋亡并维持正常周期，稳定线粒体膜电位，降低细胞内外氧化指标 ROS、MDA 的含量，并上调细胞内外抗氧化酶活性[15]。生物活性肽对神经元的氧化损伤有保护作用，据文献报道，英国红芸豆肽、核桃多肽、人参糖肽等对氧化应激挑战下的 PC-12 细胞具有显著的保护作用，通过下调凋亡相关蛋白的表达减少神经元的凋亡，并提高神经元的抗氧化能力[16-18]。此外，有大量研究显示，生物活性肽对 ox-LDL、β 淀粉样蛋白等不同造模剂造成的细胞损伤均有保护作用[19-20]。

3．生物活性肽对癌细胞的影响

癌细胞是无限增殖的异常细胞。据文献研究，生物活性肽具有显著的抑制癌细胞增殖、促进其凋亡的作用。芝麻籽蛋白肽可以显著抑制急性白血病细胞株的增殖，并通过上调 caspase3、ULK1 及 Beclin1 等的水平促进急性白血病细胞株的凋亡和自噬[21]。香菇多肽具有增强肺癌化疗药物顺铂疗效的作用，可以进一步促进肺癌细胞的凋亡[22]。多项研究显示，蜂毒肽具有抑制不同组织癌细胞增殖的作用，包括非小细胞肺癌细胞系、口腔鳞癌细胞及肝癌细胞系，可以不同程度地破坏癌细胞的结构，促进其凋亡，抑制其增殖、迁移及侵袭[23-25]。此外，生物活性肽对食管癌细胞、皮肤鳞状癌细胞等均有显著的抑制增殖、促进凋亡的作用[26-27]。

（二）鱼胶原肽细胞营养作用

胶原蛋白是哺乳动物、鸟类和鱼类的皮肤、肌腱、软骨、骨骼和结缔组织的主要蛋白质，可以刺激组织细胞，从而促进组织细胞增殖和再生。胶原蛋白肽（又称胶原肽）是通过水解胶原蛋白而获得的生物活性肽。鱼胶原肽（fish collagen peptides，FCPs）是通过化学水解或酶促水解从鱼类胶原蛋白衍生而来的具有多种生物活性的肽类。鱼类提供了丰富的具有高营养价值的胶原蛋白，是制备胶原肽的理想来源。对鱼胶原肽细胞营养作用的相关研究众多，主要集中在对皮肤细胞和骨骼细胞的营养作用上。首先，鱼胶原肽具有促进细胞增殖、分化、再生和延缓细胞衰老的作用。鱼胶原肽对人皮肤成纤维细胞、角化细胞及人血管内皮细胞均具有促进细胞增殖和迁移作用[28-30]，从而促进伤口愈合。此外，鱼胶原肽可以促进骨髓间充干细胞向成骨细胞的分化[31-33]。然而，鱼胶原肽对脂肪前体细胞向脂肪细胞的分化具有抑制作用，从而预防肥胖[34]。鱼胶原肽具有延缓细胞衰老的作用，可以提高 H_2O_2 诱导皮肤角质细胞的存活，降低衰老标志物 β- 半乳糖苷酶含量，提高抗氧化能力[35-37]。其次，除调节细胞生命活动外，鱼胶原肽还可以调节细胞外基质成分，包括促进软骨细胞中细胞外基质 Ⅰ 型前胶原、Ⅱ 型胶原及聚集蛋白的合成，降低基质金属蛋白酶 1 和 3 的产生[38,39]。再次，鱼胶原肽具有促进细胞功能的作用，在 Caco2 细胞中促进铁吸收[40]。最后，鱼胶原肽对细胞氧化损伤、炎症损伤及化学损伤均有保护细胞作用[41-44]。

本节介绍了细胞、细胞的重要生命活动、细胞与外环境的相互作用及生物活性肽的细胞营养作用，并重点综述了鱼胶原肽的细胞营养作用。

This section introduces cells, their important life activities, the interaction between cells and external environment, and the cellular nutritional function of bioactive peptides, and emphatically summarizes the cellular nutritional function of fish collagen peptides.

第二节 鱼胶原肽细胞营养作用的研究进展
Advances in effect of fish collagen peptides on cellular nutrition

胶原蛋白作为细胞外基质成分，对细胞的生命活动及发挥正常其生物学功能具有重要意义。生物活性肽分子量低，吸收机制优于蛋白质和氨基酸，对机体健康更具有积极影响。鱼类种类丰富，营养价值高，是 FCPs 的理想来源。对 FCPs 细胞层面的健康作用研究众多，但主要集中在皮肤和骨骼细胞，并且缺乏对其作用机制的研究。

为了进一步明确 FCPs 对不同细胞的营养作用及其可能的机制，北京大学李勇教授课题组选择不同组织来源的细胞系，对 FCPs 的细胞营养作用进行了一系列研究，并探讨其可能的机制。

一、FCPs 对小鼠胚胎成纤维细胞的营养作用

北京大学李勇教授课题组选择小鼠胚胎成纤维细胞，通过检测细胞增殖活力、细胞周期、细胞损伤相关指标、细胞炎症相关指标、细胞氧化应激相关指标及线粒体相关指标探讨 FCPs 对小鼠成纤维细胞的营养作用及其可能的机制。

（一）FCPs 对小鼠胚胎成纤维细胞营养作用的研究方法

1．实验细胞

小鼠胚胎成纤维细胞 NIH/3T3，购自武汉普诺赛生命科技有限公司。将细胞培养于含 1% 青霉素 / 链霉素 10% 胎牛血清的 DMEM 高糖培养基中，在 5% CO_2 培养箱 37℃饱和湿度条件下培养。

2．细胞损伤模型的建立

NIH/3T3 细胞生长贴壁后，根据实验要求用不同浓度的过氧化氢进行干预，浓度分别为 50 μmol/L、100 μmol/L、200 μmol/L、400 μmol/L、800 μmol/L，孵育 4h 后弃掉含有过氧化氢的培养基，加入正常完全培养基孵育 24h，使用 CCK-8 细胞活性试剂盒检测细胞活性，Western Blot 法检测衰老标志物 $P16^{INK4A}$ 和 $P21^{Waf1/Cip1}$ 的表达情况。根据检测结果选取 200μmol/L 的过氧化氢进行后续实验。

3．FCPs 干预剂量的确定

将生长贴壁后的细胞用含有 200 μmol/L 过氧化氢 +1 μg/ml、10 μg/ml、50 μg/ml、100 μg/ml、200 μg/ml 和 400 μg/ml FCPs 的完全培养基培养 4 h，弃掉含有过氧化氢的培养基后，加入含有 1 μg/ml、10 μg/ml、50 μg/ml、100 μg/ml、200 μg/ml 和 400 μg/ml FCPs 的完全培养基培养 24 h，使用 CCK-8 细胞活性试剂盒检测细胞活性，Western Blot 法检测衰老标志物 $P16^{INK4A}$ 和 $P21^{Waf1/Cip1}$ 的表达情况。检测结果显示，50 μg/ml 为最佳的干预浓度。

4．细胞分组

将细胞分为空白对照组、模型对照组、FCPs 25 μg/ml、50 μg/ml、100 μg/ml 剂量组共 5 组。空白对照组将生长状态良好的 NIH/3T3 细胞培养于正常完全培养基中；模型对照组将生长贴壁后的细胞用含有 200 μmol/L 过氧化氢的完全培养基培养 4 h，弃掉含有过氧化氢的培养基后，加入正常完全培养基孵育；不同 FCPs 剂量组将生长贴壁后的细胞用含有 200 μmol/L 过氧化氢 +25 μg/ml、50 μg/ml、100 μg/ml FCPs 的完全培养基培养 4 h，弃掉含有过氧化氢的培养基后，加入含有 25 μg/ml、50 μg/ml、100 μg/ml FCPs 的完全培养基培养 24 h。

5．检测指标

（1）细胞周期检测：将细胞培养于 6 孔细胞培养板，根据实验要求处理不同组别后，用胰酶消化细胞，1000 r/5 min 离心弃上清，冰浴预冷 PBS 洗涤细胞两次，收集（1 ～ 5）× 10^5 细胞；加入 1 ml 冰浴 70% 乙醇将细胞吹打混匀，4℃固定过夜；1000 r/5 min 离心弃上清，冰浴预冷 PBS 洗涤细胞两次，加入 500 μl 碘化丙啶染色液重悬细胞；37℃避光温浴 30 min，采用流式细胞仪在激发光 488 nm 波长处检测细胞周期。

（2）细胞活性检测：将 100 微升 / 孔细胞（约 1×10^4）培养于 96 孔细胞培养板，根据实验要求处理不同组别后，向各孔加入 10 μl 的 CCK-8 检测溶液，37℃下孵育 1 ～ 4 h，采用酶标仪在 450 nm 波长处检测每孔的吸光度。

（3）细胞周期调节蛋白抑制物检测：将细胞培养于 6 孔细胞培养板，根据实验要求处理不同组别后，胰酶消化细胞，1000 r/5 min 离心弃上清，PBS 洗两次细胞，采用 Western Blot 法检测细胞周期调节蛋白 $P16^{INK4A}$、$P21^{Waf1/Cip1}$ 的表达情况。

（4）细胞炎症因子检测：将细胞培养于 6 孔细胞培养板，根据实验要求处理不同组别后，收集细胞上清，采用 ELISA 法检测各组细胞上清中 IL-1β、IL-6、MMP-3、ICAM1，VCAM1 等细胞因子的含量。

（5）细胞 DNA 损伤检测：将细胞培养于 6 孔细胞培养板，根据实验要求处理不同组别后，胰酶消化细胞，1000 r/5 min 离心弃上清，PBS 洗两次细胞，加入 1 ml Trizol 重悬细胞，采用 RT-PCR 技术检测 γ-H2A.X 的表达情况。

（6）NAD^+ 和 NADH 水平：将细胞培养于 6 孔细胞培养板，根据实验要求处理不同组别后，吸除培养基加入 200 μl 的 NAD^+ 和 NADH 提取液，轻吹打促进细胞裂解；12 000 r/10 min 离心取上清，采用 WST-8 法检测 NAD^+ 和 NADH 各组水平。

（7）细胞内 ROS 水平检测：将细胞培养于 6 孔细胞培养板，根据实验要求处理不同组别后，吸除培养基，PBS 洗涤 2 次；加入 1 ml 的 1∶1000 无血清培养基稀释的 DCFH-DA，覆盖整个生长表面，37℃培养箱孵育 20 分钟；无血清培养基洗涤 3 次，消化收集细胞，PBS 洗涤 2 次，加入 500 μl PBS 重悬细胞，流式细胞仪检测各组细胞内的 ROS 水平。

（8）细胞内抗氧化酶活性检测：将细胞培养于 6 孔细胞培养板，根据实验要求处理不同组别后，收集上清采用 ELISA 法检测各组细胞上清中抗氧化酶 SOD、GSH-Px 和脂质过氧化产物 MDA 含量。

（9）细胞线粒体相关指标的检测：将细胞培养于 6 孔细胞培养板，根据实验要求处理不同组别后，消化收集细胞，PBS 洗涤 2 次，采用 ATP 含量测定试剂盒检测 ATP 水平。Western Blot 法检测线粒体生物发生信号通路 AMPKα/NAD+/SIRT1/PGC-1α 各蛋白表达情况。

6．统计方法

实验结果用均数 ± 标准差（$x \pm SD$）表示。运用 SPSS 软件对数据进行行方差齐性分析，方差齐采用单因素方差分析（one-way ANOVA）；对非正态或方差不齐的数据进行适当的变量转换，满足正态性或者方差齐性要求后进行统计；若变量转换后仍未达到要求，采用非参数检验进行统计，实验组与对照组两两组间比较采用最小显著差异法（LSD），以 $P < 0.05$ 为差异显著性标准。

（二）FCPs 对小鼠胚胎成纤维细胞营养作用的研究进展

1．FCPs 对小鼠胚胎成纤维细胞增殖能力的影响

与空白对照组比较，暴露与 200 μM 过氧化氢的小鼠胚胎成纤维细胞增殖能力显著降低（$P < 0.05$）；与模型对照组相比，FCPs 显著增强了氧化损伤的小鼠胚胎成纤维细胞增殖能力（$P < 0.05$）（图 4-1A）。

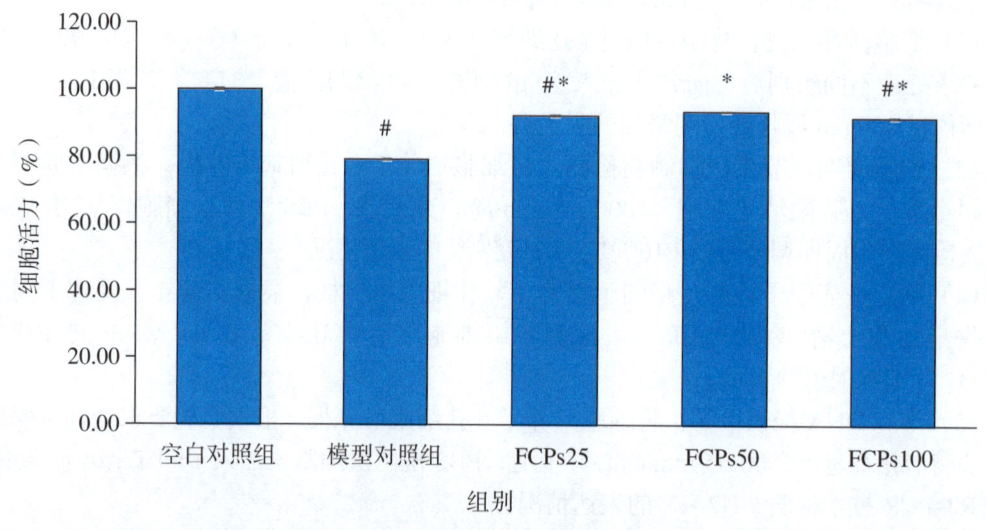

图 4-1 FCPs 对小鼠胚胎成纤维细胞增殖能力的影响

与空白对照组比较差异有显著性，$^{*}P < 0.05$；与辐射组比较差异有显著性，$^{\#}P < 0.05$

2．FCPs 对小鼠胚胎成纤维细胞周期的影响

与空白对照组比较，氧化损伤的小鼠胚胎成纤维发生 G1 期阻滞，S 期细胞比例显著减少（$P < 0.05$）；与模型对照组相比，FCPs 显著抑制了氧化损伤的小鼠胚胎成纤维细胞 G1 期阻滞（$P < 0.05$），对 S 期细胞比例没有显著影响（$P > 0.05$）（图 4-2A）。$p16^{INK4A}$ 和 $p21^{Waf1/Cip1}$ 是细胞周期蛋白依赖激酶抑制物，具有阻碍细胞周期进程的作用。本研究发现，暴露于 200 μM 过氧化氢的小鼠胚胎成纤维细胞 $p16^{INK4A}$ 和 $p21^{Waf1/Cip1}$ 蛋白表达增加，与模型对照组比较，25 μM FCPs 显著降低了 $p16^{INK4A}$ 和 $p21^{Waf1/Cip1}$ 蛋白表达（图 4-2B，图 4-2C）。以上结果表明，FCPs 可以抑制细胞周期阻滞，降低 Cdk 激酶抑制物，从而促进正常的细胞周期进程，维持细胞正常生命活动。

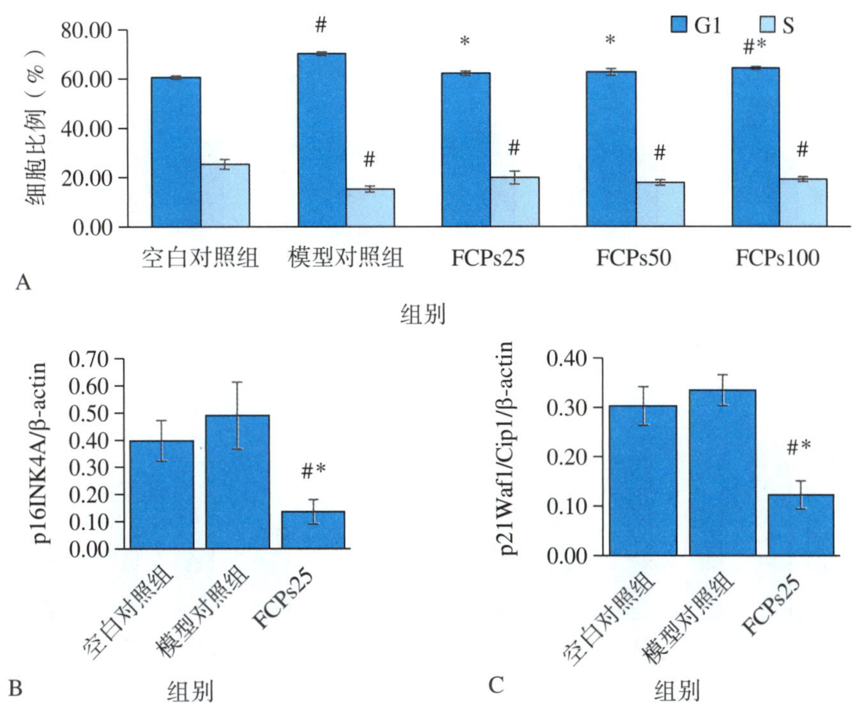

图 4-2　FCPs 对小鼠胚胎成纤维细胞周期的影响

A．FCPs 对小鼠胚胎成纤维细胞周期的影响；B．FCPs 对小鼠胚胎成纤维细胞 Cdk 激酶抑制物 $p16^{INK4A}$ 表达的影响；C．FCPs 对小鼠胚胎成纤维细胞 Cdk 激酶抑制物 $p21^{Waf1/Cip1}$ 表达的影响。与空白对照组比较差异有显著性，$^{*}P < 0.05$；与辐射组比较，差异有显著性，$^{\#}P < 0.05$

3．FCPs 对小鼠胚胎成纤维细胞氧化应激水平的影响

与空白对照组比较，过氧化氢处理的小鼠胚胎成纤维细胞内 ROS 含量显著增加（$P < 0.05$）；与模型对照组相比，FCPs 显著降低细胞内 ROS 含量（$P < 0.05$）（图 4-3A）。与空白对照组比较，过氧化氢处理的小鼠胚胎成纤维细胞 GSH-Px 活性显著降低（$P < 0.05$）；与模型对照组相比，FCPs 50 剂量组细胞 GSH-Px 活性显著增强（$P < 0.05$）（图 4-3B）。与空白对照组比较，过氧化氢处理的小鼠胚胎成纤维细胞 SOD 活性显著降低（$P < 0.05$）；与模型对照组相比，FCPs 25 和 FCPs 100 剂量组显著增强了 SOD 活性（$P < 0.05$）（图 4-3C）。与空白对照组比较，过氧化氢处理的小鼠胚胎成纤维细胞 MDA 含量显著增加（$P < 0.05$）；与模型对照组相比，FCPs 50 显著降低 MDA 含量（$P < 0.05$）（图 4-3D）。FCPs 与其他食物来源的生物活性肽一样具有强抗氧化活性，对氧化损伤的小鼠胚胎成纤维细胞具有保护细胞的作用，可以清除自由基 ROS 和脂质过氧化产物 MDA 含量，同时提高抗氧化酶活性。细胞氧化损伤及氧化损伤产物的积累是机体衰老、各种慢性疾病的主要诱因。因此，FCPs 的抗氧化活性对机体健康具有重要意义，可以预防疾病，延缓疾病发生发展，延缓衰老。

4．FCPs 对小鼠胚胎成纤维细胞炎症水平的影响

哺乳动物细胞具有适应细胞内外环境变化的特殊能力。慢性或严重不可修复的损伤将通过细胞衰老或细胞凋亡的方式终止受损细胞。在这种适应性应激反应中，细胞周期调节

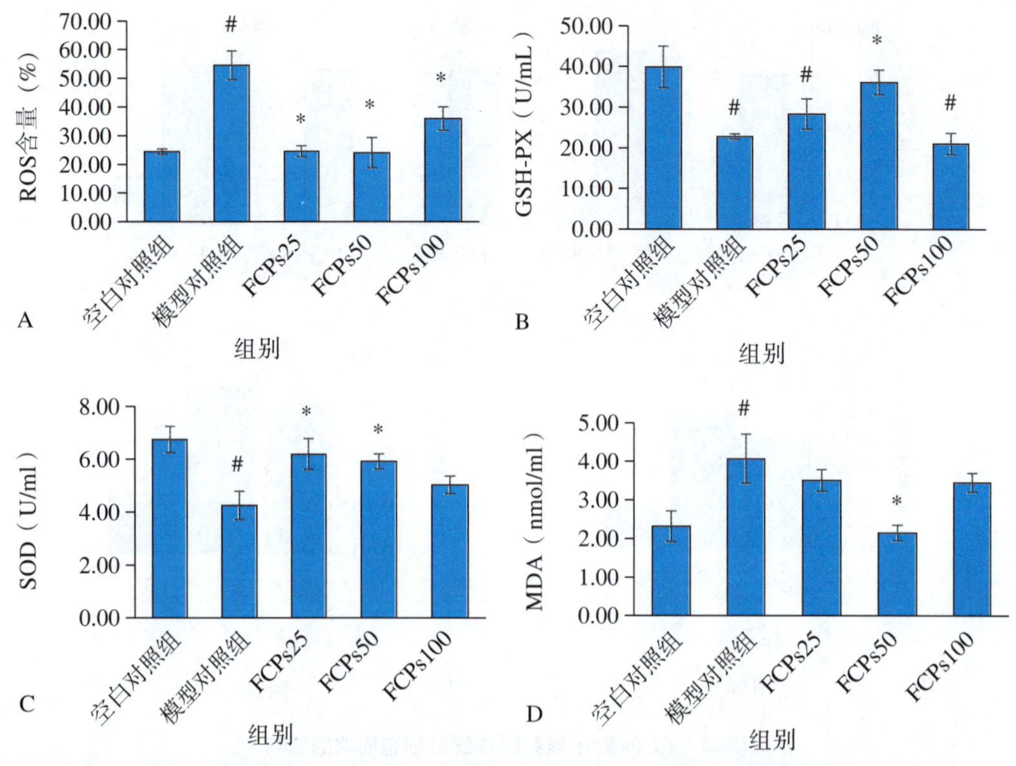

图 4-3　FCPs 对小鼠胚胎成纤维细胞氧化应激水平的影响

A．FCPs 对小鼠胚胎成纤维细胞内 ROS 含量的影响；B．FCPs 对小鼠胚胎成纤维细胞 GSH-Px 活性的影响；C．FCPs 对小鼠胚胎成纤维细胞 SOD 活性的影响；D．FCPs 对小鼠胚胎成纤维细胞 MDA 水平的影响。与空白对照组比较差异有显著性，$^{*}P < 0.05$；与辐射组比较差异有显著性，$^{\#}P < 0.05$

因子 p53 发挥关键作用，即在严重细胞损伤时，p53 激活促凋亡调节因子；或在较温和但仍具有破坏性的损伤时，调控 $p21^{Cip1}$ 转录诱导细胞衰老。因此，当发生严重而不致命的损伤时，细胞就会转入永久的不增殖的状态，这种状态的特征是一种称为衰老相关分泌表型（senescence-associated secretory phenotype，SASP）的炎症表型，细胞分泌激活的白细胞介素（IL-6、IL-8、IL-1α）、趋化因子（单核细胞趋化蛋白、生长调节致癌基因 α、巨噬细胞炎症蛋白）、生长因子（表皮生长因子、血小板衍生生长因子、血管内皮生长因子、粒细胞 - 巨噬细胞集落刺激因子、转化生长因子 -β）、细胞外基质成分、金属蛋白酶和其他信号分子。SASP 促炎信号激活先天免疫反应，清除衰老细胞。然而，持续的衰老诱导会导致大量衰老细胞的积累，从而引发慢性炎症状态，对邻近细胞和整个机体造成有害影响。本研究显示，与空白对照组比较，过氧化氢处理的小鼠胚胎成纤维细胞 IL-1β、IL-6、MMP-3 及 ICAM-1 等炎症因子水平显著升高（$P < 0.05$）；与模型对照组相比，FCPs 25 和 FCPs 100 剂量组 IL-1β 水平显著降低，FCPs 50 剂量组 ICAM-1 水平显著降低，三个剂量组 IL-6 水平显著降低（$P < 0.05$），各剂量组对 MMP-3 没有显著影响（$P > 0.05$）。我们进一步检测炎症相关信号通路主要调节蛋白 NF-κB 的表达情况，结果显示过氧化氢处理的小鼠胚胎成纤维细胞 p-NF-κB /NF-κB 表达有升高趋势，而 FCPs 25 干预后 p-NF-κB /NF-κB 表达显著降低（图 4-4）。

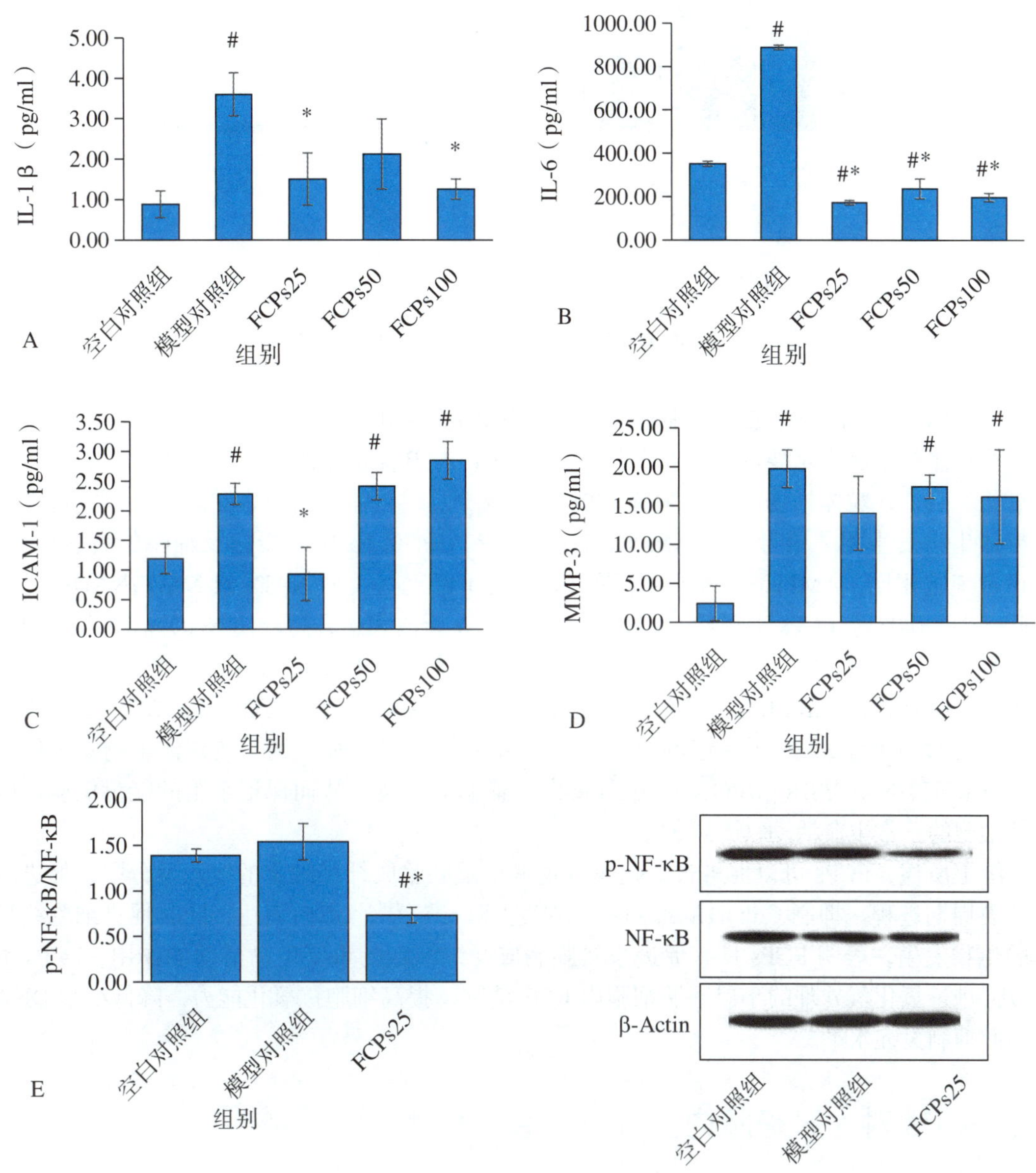

图 4-4 FCPs 对小鼠胚胎成纤维细胞炎症水平的影响

A．FCPs 对小鼠胚胎成纤维细胞 IL-1β 水平的影响；B．FCPs 对小鼠胚胎成纤维细胞 IL-6 水平的影响；C．FCPs 对小鼠胚胎成纤维细胞 MMP-3 水平的影响；D．FCPs 对小鼠胚胎成纤维细胞 ICAM-1 水平的影响；E．FCPs 对小鼠胚胎成纤维细胞 p-NF-κB 和 NF-κB 水平的影响。与空白对照组比较差异有显著性，$^{*}P < 0.05$；与辐射组比较差异有显著性，$^{\#}P < 0.05$

5．FCPs 对小鼠胚胎成纤维细胞 DNA 损伤的影响

DNA 损伤标志物 γ-H2A.X 的表达情况检测结果显示，与空白对照组比较，模型对照组 DNA 损伤有增加趋势，而 FCPs 干预降低 γ-H2A.X 的表达（图 4-5）。

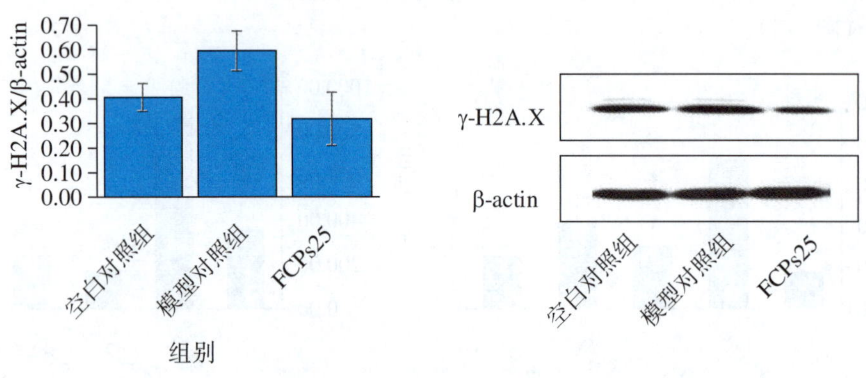

图 4-5 FCPs 对小鼠胚胎成纤维细胞 DNA 损伤的影响

6．FCPs 对小鼠胚胎成纤维细胞线粒体生物发生的影响

线粒体是细胞内重要的产能细胞器，通过产生 ATP 保证细胞的正常生理活动。暴露于过氧化氢后，线粒体损伤会导致细胞 ATP 产生减少及线粒体生物发生受阻。本研究检测了线粒体生物发生相关信号通路 AMPKα/NAD^+/SIRT1/PGC-1α 中各蛋白及辅酶的表达情况。与正常细胞相比，AMPKα、PGC-1α 蛋白表达有下降趋势，而 NAD^+ 及 NAD^+/NADH 显著降低（$P < 0.05$）。FCPs 干预后，AMPKα、PGC-1α 蛋白表达升高，使 NAD^+ 辅酶及 NAD^+/NADH 恢复至正常水平。SIRT1 是 NAD^+ 依赖性辅酶，由于过氧化氢处理导致细胞 NAD^+ 水平显著降低，使 SIRT1 无法激活并发挥正常功能，这可能是模型对照组 SIRT1 蛋白表达高于正常对照组和 FCPs 干预组的原因。以上结果表明，FCPs 上调了线粒体生物发生信号通路 AMPKα/NAD^+/SIRT1/PGC-1α 中各蛋白及辅酶的表达，从而保证细胞的能量供应，以维持细胞的正常生命活动（图 4-6）。

综上所述，FCPs 可以促进过氧化氢处理的小鼠胚胎成纤维细胞的增殖及分裂，促进细胞分裂周期进程，抑制 Cdk 激酶抑制物 $p16^{INK4A}$ 和 $p21^{Waf1/Cip1}$ 蛋白表达，同时促进细胞线粒体的生物发生，表明 FCPs 具有促进小鼠胚胎成纤维细胞的重要生命活动的作用。FCPs 也可以促进过氧化氢处理的小鼠胚胎细胞内 ROS 清除，提高细胞抗氧化能力，降低细胞 DNA 损伤并抑制炎症水平。

二、FCPs 对人脐静脉内皮细胞的营养作用

心血管疾病是全球范围内的重要死亡原因。据估计，每年约 1790 万人死于心血管疾病。不健康的饮食、缺乏身体活动、吸烟及饮酒时心血管疾病的重要行为危险因素，将导致高血压、高血脂、糖尿病以及超重和肥胖。因此，改变生活方式及选择对心血管有益的食物显得尤为重要。北京大学李勇教授课题组选择人脐静脉内皮细胞，通过检测细胞增殖活力、细胞周期、细胞损伤相关指标、细胞炎症相关指标、细胞氧化应激相关指标及线粒体相关指标探讨 FCPs 对人脐静脉内皮细胞的营养作用及其可能的机制。

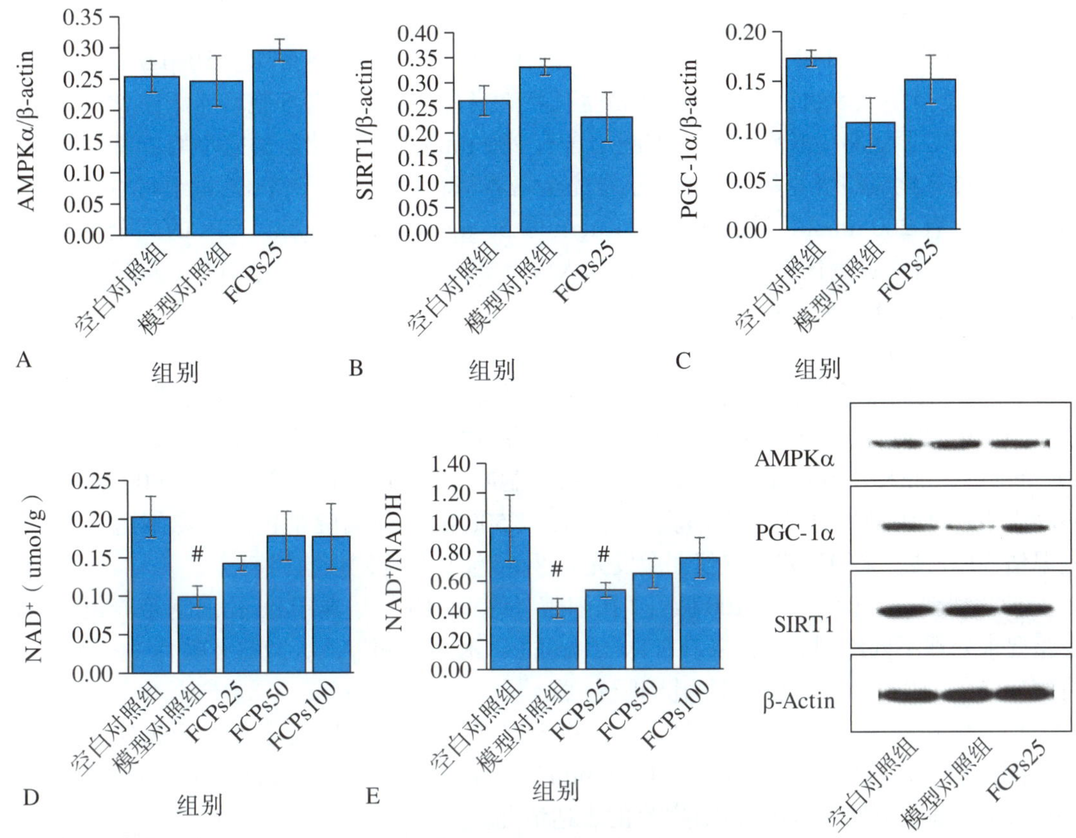

图 4-6 FCPs 对小鼠胚胎成纤维细胞线粒体生物发生的影响

A．FCPs 对小鼠胚胎成纤维细胞 AMPKα 蛋白表达水平的影响；B．FCPs 对小鼠胚胎成纤维细胞 SIRT1 蛋白表达水平的影响；C．FCPs 对小鼠胚胎成纤维细胞 PGC-1α 蛋白表达水平的影响；D．FCPs 对小鼠胚胎成纤维细胞 NAD^+ 水平的影响；E．FCPs 对小鼠胚胎成纤维细胞 $NAD^+/NADH$ 的影响。与空白对照组比较差异有显著性，$^*P < 0.05$；与辐射组比较差异有显著性，$^\#P < 0.05$

（一）FCPs 对人脐静脉内皮细胞营养作用的研究方法

1．实验细胞

人脐静脉内皮细胞（human umbilical vein endothelial cell，HUVEC），购自浙江美森细胞科技有限公司。将细胞培养于含 1% 青霉素 / 链霉素 10% 胎牛血清的 DMEM 高糖完全培养基中，在 5% CO_2 培养箱 37℃饱和湿度条件下培养。

2．细胞损伤模型的建立

HUVEC 细胞生长贴壁后，根据实验要求用不同浓度的过氧化氢进行干预，浓度分别为 50 μmol/L、100 μmol/L、200 μmol/L、400 μmol/L、800 μmol/L，孵育 4 h 后弃掉含有过氧化氢的培养基，加入正常完全培养基孵育 24 h，使用 CCK-8 细胞活性试剂盒检测细胞活性，Western Blot 法检测衰老标志物 $P16^{INK4A}$ 和 $P21^{Waf1/Cip1}$ 的表达情况。根据检测结果选取 200 μmol/L 的过氧化氢进行后续实验。

3．细胞分组

将细胞分为空白对照组、模型对照组、FCPs 25 μg/ml 剂量组、50 μg/ml 剂量组、100 μg/ml 剂量组共 5 组。空白对照组将生长状态良好的 HUVEC 细胞培养于正常完全培养基中；模型对照组将生长贴壁后的细胞用含有 200 μmol/L 过氧化氢的完全培养基培养 4 h，弃掉含有过氧化氢的培养基后，加入正常完全培养基孵育；不同 FCPs 剂量组将生长贴壁后的细胞用含有 200 μmol/L 过氧化氢 +25 μg/ml、50 μg/ml、100 μg/ml FCPs 的完全培养基培养 4 h，弃掉含有过氧化氢的培养基后，加入含有 25 μg/ml、50 μg/ml、100 μg/ml FCPs 的完全培养基培养 24 h。

4．检测指标

（1）细胞周期检测：将细胞培养于 6 孔细胞培养板，根据实验要求处理不同组别后，用胰酶消化细胞，1000 r/5 min 离心弃上清，冰浴预冷 PBS 洗涤细胞 2 次，收集（1 ~ 5）× 10^5 个细胞；加入 1 ml 冰浴预冷 70% 乙醇将细胞吹打混匀，4℃固定过夜；1000 r/5 min 离心弃上清，冰浴预冷 PBS 洗涤细胞 2 次，加入 500 μl 碘化丙啶染色液重悬细胞；37℃避光温浴 30 分钟，采用流式细胞仪在激发光 488 nm 波长处检测细胞周期。

（2）细胞活力检测：将 100 微升 / 孔细胞（约 1×10^4）培养于 96 孔细胞培养板，根据实验要求处理不同组别后，向各孔加入 10 μl 的 CCK-8 检测溶液，37℃下孵育 1 ~ 4 h，采用酶标仪在 450 nm 波长处检测每孔的吸光度。

（3）细胞周期调节蛋白抑制物检测：将细胞培养于 6 孔细胞培养板，根据实验要求处理不同组别后，胰酶消化细胞，1000 r/5 min 离心弃上清，PBS 洗 2 次细胞，采用 Western Blot 法检测细胞周期调节蛋白 $P16^{INK4A}$ 的表达情况。

（4）细胞炎症因子检测：将细胞培养于 6 孔细胞培养板，根据实验要求处理不同组别后，收集细胞上清，采用 ELISA 法检测各组细胞上清中 IL-1β、IL-6、MMP-3、ICAM1、VCAM1 等细胞因子的含量。Western Blot 法检测炎症信号通路 NF-κB 蛋白的表达情况。

（5）细胞 DNA 损伤检测：将细胞培养于 6 孔细胞培养板，根据实验要求处理不同组别后，胰酶消化细胞，1000 r/5 min 离心弃上清，PBS 洗 2 次细胞，立即放入液氮中速冻备用，采用 Western Blot 技术检测 γ-H2A.X 的表达情况。

（6）NAD^+ 和 NADH 水平：将细胞培养于 6 孔细胞培养板，根据实验要求处理不同组别后，吸除培养基加入 200 μl 的 NAD^+ 和 NADH 提取液，轻吹打促进细胞裂解；12 000 r/10 min 离心取上清，采用 WST-8 法检测 NAD^+ 和 NADH 各组水平。

（7）细胞内 ROS 水平检测：将细胞培养于 6 孔细胞培养板，根据实验要求处理不同组别后，吸除培养基，PBS 洗涤 2 次；加入 1 ml 的 1∶1000 无血清培养基稀释的 DCFH-DA，覆盖整个生长表面，37℃培养箱孵育 20 min；无血清培养基洗涤 3 次，消化收集细胞，PBS 洗涤 2 次，加入 500 μl 的 PBS 重悬细胞，流式细胞仪检测各组细胞内 ROS 水平。

（8）细胞内抗氧化酶活性检测：将细胞培养于 6 孔细胞培养板，根据实验要求处理不同组别后，收集上清。采用 ELISA 法检测各组细胞上清中抗氧化酶 SOD、GSH-Px 和脂质过氧化产物 MDA 含量。

（9）细胞线粒体相关指标的检测：将细胞培养于 6 孔细胞培养板，根据实验要求处理不同组别后，消化收集细胞，PBS 洗涤 2 次，采用 ATP 含量测定试剂盒检测 ATP 水平。将细胞培养于 6 孔细胞培养板，根据实验要求处理不同组别后，吸除培养液 PBS 洗涤 2 次；加入 1 ml 培养基和 1 ml JC-1 染色工作液，覆盖整个生长表面，37℃孵育 20 min；吸除上清，JC-1 染色缓冲液（1×）洗涤 2 次；胰酶消化细胞，1000 r/5 min 离心弃上清，PBS 洗 2 次细胞，再加入 500 μl PBS 重选细胞，使用流式细胞仪分析细胞线粒体膜电位。将细胞培养于 6 孔细胞培养板，根据实验要求处理不同组别后，吸除培养基；加入 200 μl 的 NAD^+ 和 NADH 提取液，轻吹打促进细胞裂解；12 000 r/10 min 离心取上清，采用 WST-8 法检测 NAD^+ 和 NADH 各组水平。Western Blot 法检测线粒体生物发生信号通路中 AMPKα/NAD^+/SIRT1/PGC-1α 各蛋白的表达情况。

5．统计方法

实验结果用均数 ± 标准差（$x \pm SD$）表示。运用 SPSS 软件对数据进行行方差齐性分析，方差齐采用单因素方差分析（one-way ANOVA）；对非正态或方差不齐的数据进行适当的变量转换，满足正态性或者方差齐性要求后进行统计；若变量转换后仍未达到要求，可采用非参数检验进行统计，实验组与对照组两组间比较采用最小显著差异法（LSD），以 $P < 0.05$ 为差异显著性标准。

（二）FCPs 对人脐静脉内皮细胞营养作用的研究进展

1．FCPs 对人脐静脉内皮细胞增殖能力的影响

与空白对照组比较，过氧化氢处理的内皮细胞活力显著降低（$P < 0.05$）；与模型对照组相比，FCPs 显著增强了过氧化氢处理内皮细胞的活力（$P < 0.05$）（图 4-7）。

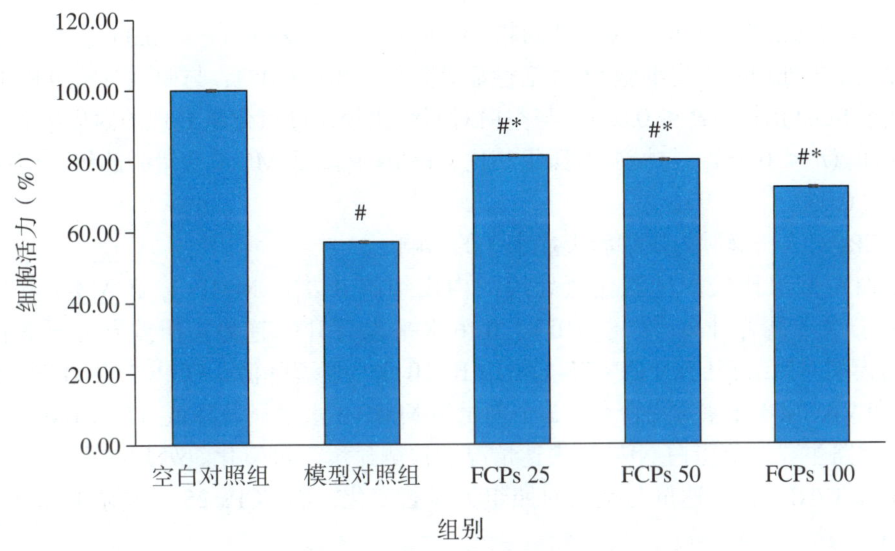

图 4-7　FCPs 对人脐静脉内皮细胞增殖能力的影响

与空白对照组比较差异有显著性，$^*P < 0.05$；与辐射组比较差异有显著性，$^\#P < 0.05$

2．FCPs 对人脐静脉内皮周期及周期调控系统的影响

与空白对照组比较，过氧化氢处理内皮细胞发生 G1 期阻滞，S 期细胞比例显著减少（$P < 0.05$）；与模型对照组相比，FCPs 显著降低了过氧化氢处理内皮细胞 G1 期阻滞，并

显著增加了 S 期细胞比例（$P < 0.05$）。与空白对照组比较，过氧化氢处理的内皮细胞 Cdk 激酶抑制物 $p16^{INK4A}$ 表达有增加趋势，FCPs 干预下调了 $p16^{INK4A}$ 表达（图 4-8）。

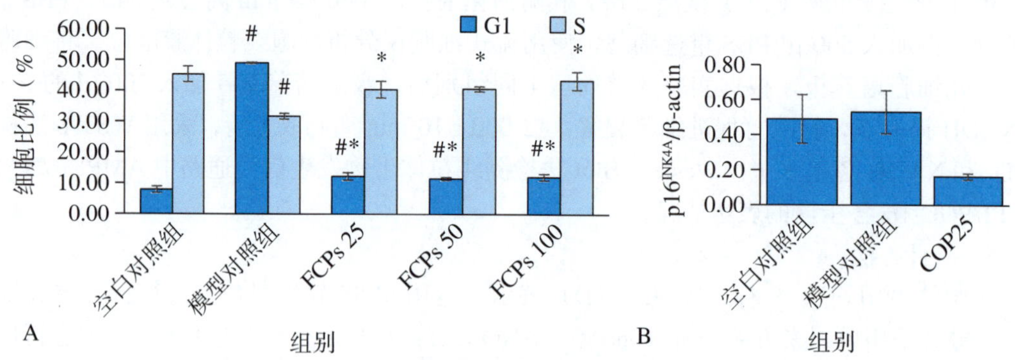

图 4-8　FCPs 对人脐静脉内皮细胞周期及周期调控系统的影响

A．FCPs 对人脐静脉内皮细胞周期的影响；B．FCPs 对人脐静脉内皮细胞 Cdk 激酶抑制物 $p16^{INK4A}$ 表达的影响。与空白对照组比较差异有显著性，$^{*}P < 0.05$；与辐射组比较差异有显著性，$^{\#}P < 0.05$

3．FCPs 对人脐静脉内皮细胞氧化应激水平的影响

与空白对照组比较，过氧化氢处理的内皮细胞内 ROS 含量显著增加（$P < 0.05$）；与模型对照组相比，FCPs 干预使细胞内 ROS 含量降至正常水平。与空白对照组比较，过氧化氢处理内皮细胞 GSH-Px 的活性有降低趋势，但差异无显著性（$P > 0.05$）；与模型对照组相比，FCPs 有增强细胞内 GSH-Px 活性的趋势，但差异无显著性（$P > 0.05$）。与空白对照组比较，过氧化氢处理的内皮细胞 SOD 活性显著降低（$P < 0.05$）；与模型对照组相比，FCPs 显著增强了 SOD 活性（$P < 0.05$）。与空白对照组比较，过氧化氢处理的内皮细胞 MDA 含量显著增加（$P < 0.05$）；与模型对照组相比，FCPs 有降低 MDA 含量的趋势，但差异无显著性（$P > 0.05$）（图 4-9）。

4．FCPs 对人脐静脉内皮细胞炎症水平的影响

与空白对照组比较，过氧化氢处理的内皮细胞 IL-1β、MMP-3、ICAM-1 及 VCAM-1 等炎症因子水平显著升高（$P < 0.05$），IL-6 水平也有升高趋势，但差异无显著性（$P > 0.05$）；与模型对照组相比，FCPs 25 剂量组 IL-1β 水平显著降低，FCPs 25/100 剂量组 IL-6、ICAM-1 和 VACM-1 水平显著降低，3 个剂量组 MMP-3 水平显著降低（$P < 0.05$）。对炎症相关信号通路主要调节蛋白 NF-κB 表达情况的检测显示，过氧化氢处理的小鼠胚胎成纤维细胞 p-NF-κB /NF-κB 表达量与空白对照组无显著变化，而 FCPs 25 干预显著降低了 p-NF-κB /NF-κB 表达（图 4-10）。

5．FCPs 对人脐静脉内皮细胞 DNA 损伤的影响

DNA 损伤标志物 γ-H2A.X 的表达情况检测结果显示，与空白对照组比较，模型对照组 DNA 损伤有增加趋势，而 FCPs 干预降低 γ-H2A.X 的表达（图 4-11）。

6．FCPs 对人脐静脉内皮细胞内皮型一氧化氮合酶（eNOS）的影响

与空白对照组比较，过氧化氢处理的内皮细胞 eNOS 显著降低（$P < 0.05$）；与模型对照组相比，FCPs 25 和 FCPs 100 剂量组显著增强了受损内皮细胞 eNOS 水平（$P < 0.05$）（图 4-12）。

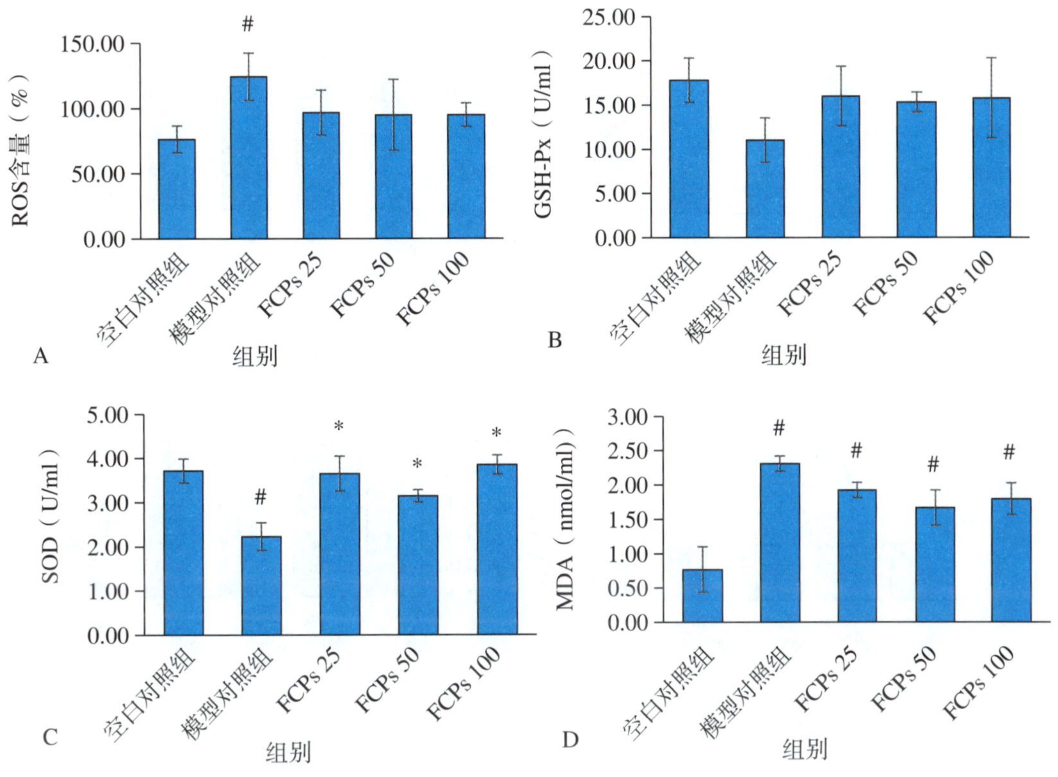

图 4-9　FCPs 对人脐静脉内皮细胞氧化应激水平的影响

A．FCPs 对人脐静脉内皮细胞内 ROS 含量的影响；B．FCPs 对人脐静脉内皮细胞 GSH-Px 活性的影响；C．FCPs 对人脐静脉内皮细胞 SOD 活性的影响；D．FCPs 对人脐静脉内皮细胞 MDA 水平的影响。与空白对照组比较差异有显著性，$^{*}P < 0.05$；与辐射组比较差异有显著性，$^{\#}P < 0.05$

7．FCPs 对人脐静脉内皮细胞线粒体功能及生物发生的影响

线粒体结构及功能损伤导致线粒体膜电位去极化，ATP 生成减少。本研究中，与空白对照组比较，氧化损伤的内皮细胞线粒体膜电位显著降低（$P < 0.05$）；与模型对照组相比，FCPs 显著增强了氧化损伤内皮细胞线粒体膜电位（$P < 0.05$）（图 4-13）。与空白对照组比较，氧化损伤内皮细胞 ATP 产生能力有降低趋势，差异无显著性（$P > 0.05$）；与模型对照组相比，FCPs 25 和 FCPs 50 剂量组显著增加了衰老血管内皮细胞 ATP 产生能力（$P < 0.05$）。以上结果表明，FCPs 可以促进氧化损伤内皮细胞线粒体功能的作用。进一步检测线粒体生物发生信号通路 AMPKα/NAD+/SIRT1/PGC-1α，结果显示，与空白对照组比较，氧化损伤的内皮细胞 NAD^+ 水平及 NAD^+/NADH 显著降低（$P < 0.05$），AMPKα 蛋白表达水平有增加趋势，SIRT1 和 PGC-1α 蛋白表达没有差异（$P > 0.05$）。FCPs 干预使 NAD^+ 水平及 NAD^+/NADH 恢复至正常水平，AMPKα 蛋白表达有下降趋势，SIRT1 表达显著降低（$P < 0.05$），而 PGC-1α 表达有增加趋势（图 4-13）。AMPKα 是能量传感器，能够维持能量稳态，能量缺乏时被激活[45]，并参与了底物 NAD^+/SIRT1 的长寿调节通路。本研究显示，过氧化氢处理导致内皮细胞线粒体功能障碍，线粒体膜电位发生去极化，ATP 产生受阻，激活了能量传感器 AMPKα，致使 AMPKα 表达有上调趋势。FCPs 干预显著促

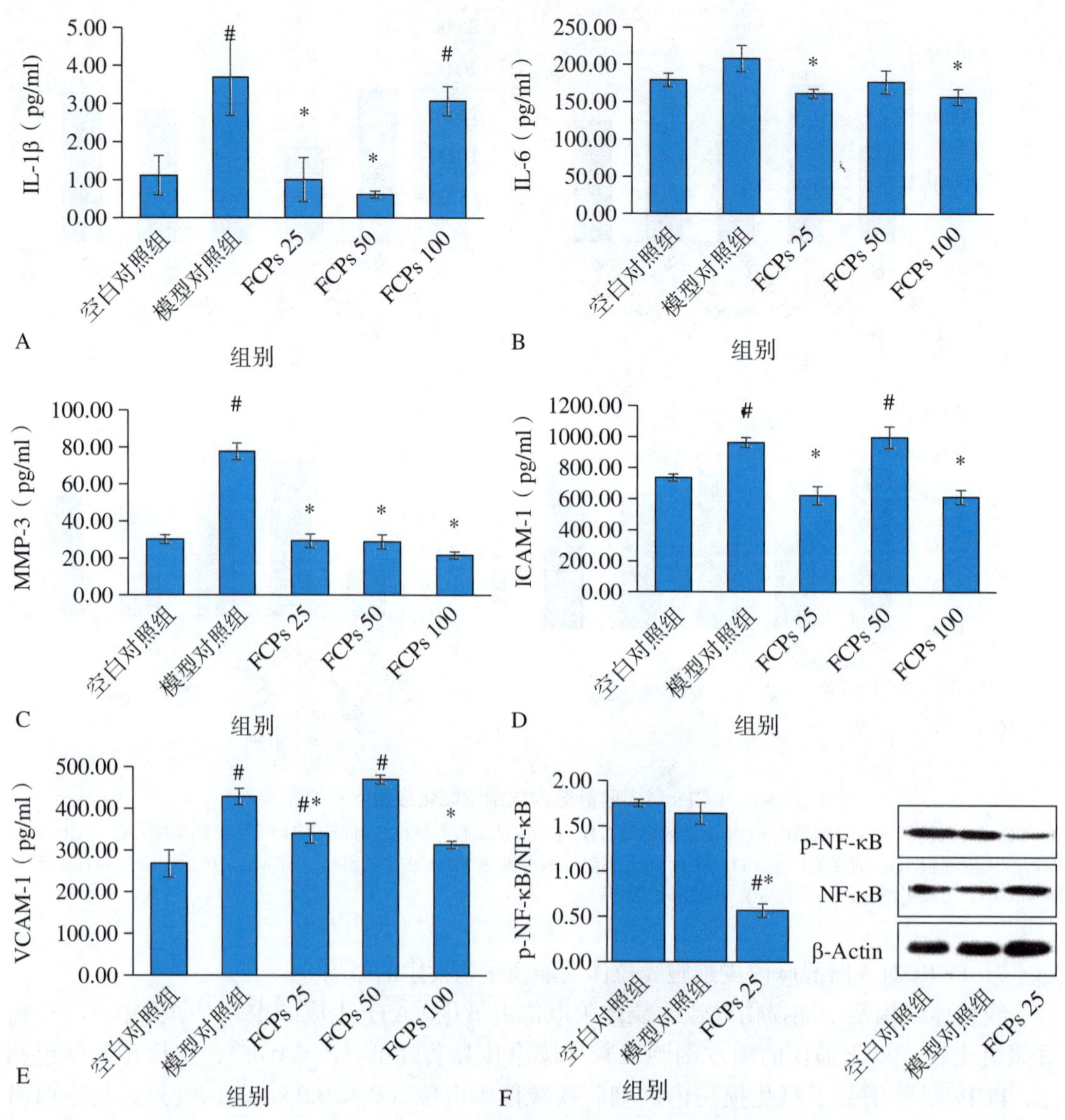

图 4-10　FCPs 对人脐静脉内皮细胞炎症水平的影响

A．FCPs 对人脐静脉内皮细胞 IL-1β 水平的影响；B．FCPs 对人脐静脉内皮细胞 IL-6 水平的影响；C．FCPs 对人脐静脉内皮细胞 MMP-3 水平的影响；D. FCPs 对人脐静脉内皮细胞 ICAM-1 水平的影响；E．FCPs 对人脐静脉内皮细胞 VCAM-1 水平的影响；F．FCPs 对人脐静脉内皮细胞 p-NF-κB /NF-κB 表达水平的影响。与空白对照组比较差异有显著性，$^{*}P < 0.05$；与辐射组比较差异有显著性，$^{\#}P < 0.05$

进 ATP 产生，AMPKα 表达有下降趋势。以上结果表明，FCPs 可能主要增加 NAD^+ 含量和 PGC-1α 蛋白表达，消耗 SIRT1，从而促进线粒体生物发生。

综上所述，FCPs 对内皮细胞的氧化损伤具有保护作用，可以促进氧化损伤内皮细胞的增殖，抑制细胞 G1 期阻滞，促进细胞分裂进程；FCPs 可以清除 ROS 含量，增强抗氧化能力，减少 DNA 损伤，增加内皮营养因子 eNOS 含量，通过降低 p-NF-κB /NF-κB 表达抑制

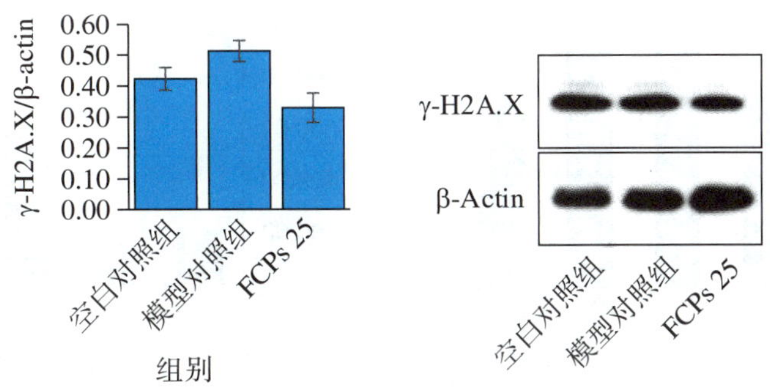

图 4-11　**FCPs 对人脐静脉内皮细胞 DNA 损伤的影响**

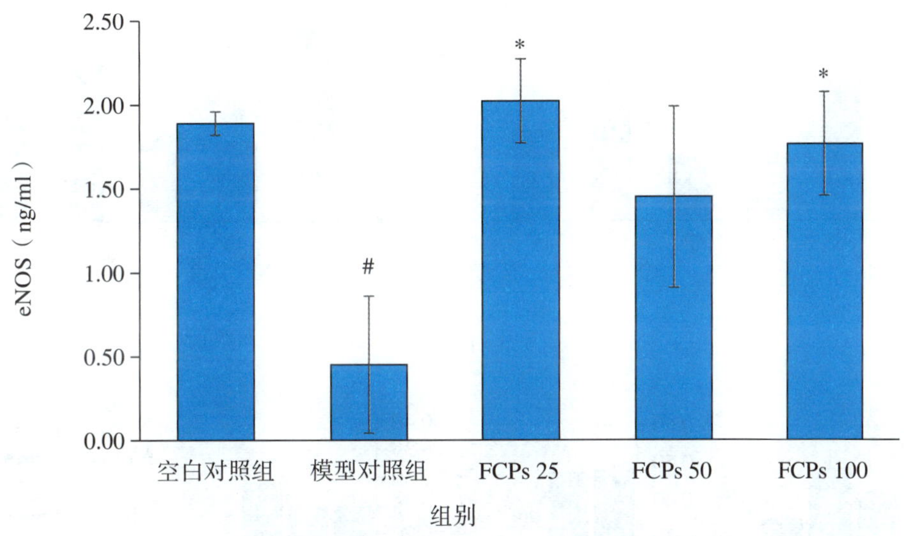

图 4-12　**FCPs 对人脐静脉内皮细胞 DNA 损伤的影响**

与空白对照组比较差异有显著性，$^{*}P < 0.05$；与辐射组比较差异有显著性，$^{\#}P < 0.05$

炎症水平；FCPs 对内皮细胞线粒体具有保护作用，增强线粒体膜电位，促进 ATP 产生，通过增加 NAD^+ 含量和 PGC-1α 蛋白表达促进线粒体生物发生。

三、FCPs 对神经细胞的营养作用

帕金森病、阿尔茨海默病等神经退行性疾病大大降低了患者的生活质量，且目前尚缺乏有效的根治手段。治疗和护理神经退行性疾病患者的经济成本超过了治疗癌症和心血管疾病患者的成本，给社会带来了沉重的经济负担[46]。神经退行性疾病的特征是大脑神经元功能障碍和退化，导致神经毒性蛋白质沉积。神经细胞功能障碍或退化表现为线粒体功能障碍、氧化损伤分子的积累、能量代谢失调、自噬功能障碍、受损的 DNA 修复、神经元网络的破坏、钙稳态的改变及炎症[47]。鉴于此，维持和改善神经细胞功能对于降低神经退行性疾病的风险至关重要。北京大学李勇教授课题组选择 PC-12 细胞，通过建立神经退行性

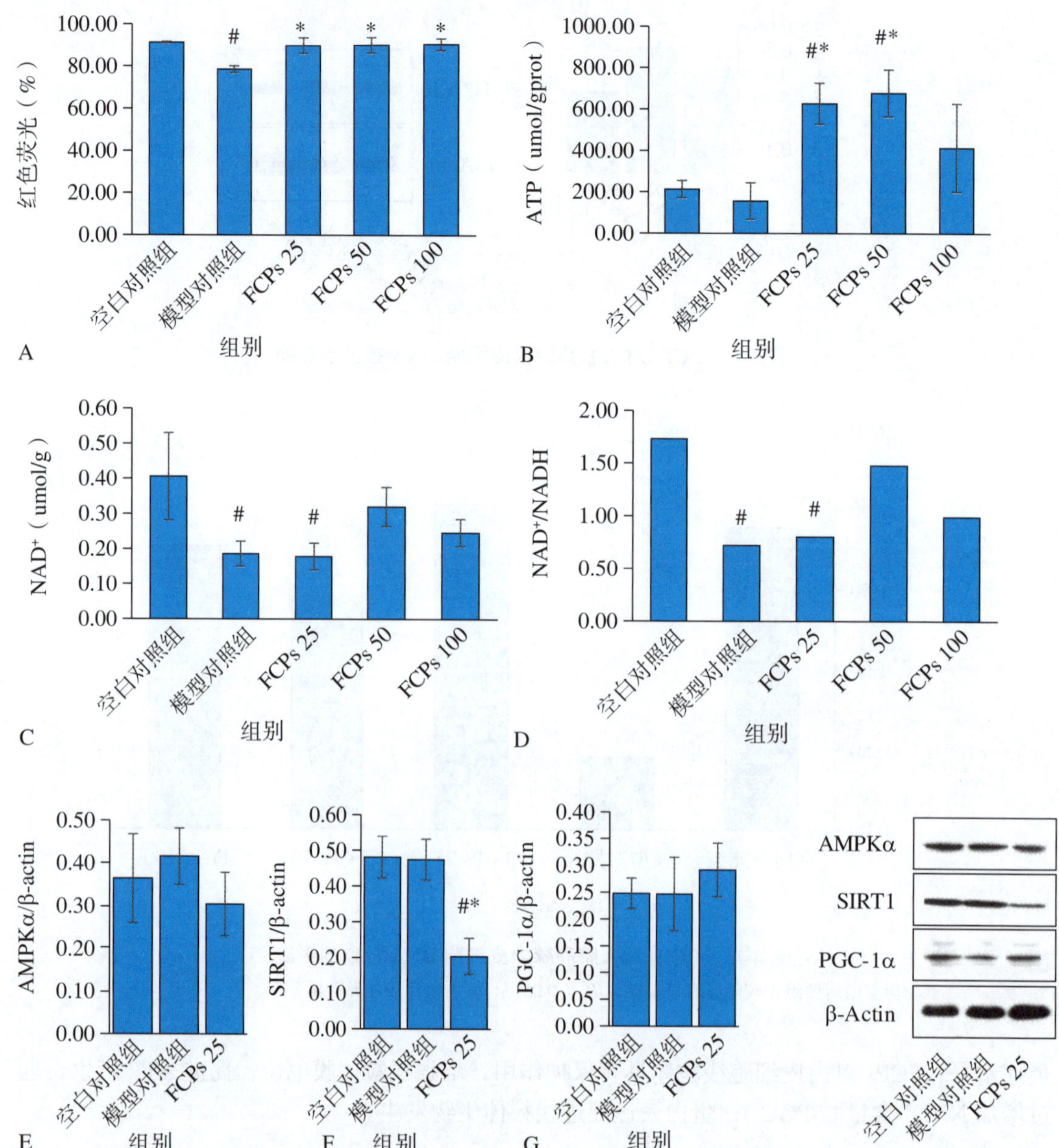

图 4-13 FCPs 对人脐静脉内皮细胞线粒体功能及生物发生的影响

A. FCPs 对人脐静脉内皮细胞线粒体膜电位的影响；B. FCPs 对人脐静脉内皮细胞 ATP 水平的影响；C. FCPs 对人脐静脉内皮细胞 NAD^+ 水平的影响；D. FCPs 对人脐静脉内皮细胞 NAD^+/NADH 的影响；E. FCPs 对人脐静脉内皮细胞 AMPKα 蛋白表达水平的影响；F. FCPs 对人脐静脉内皮细胞 SIRT1 蛋白表达水平的影响；G. FCPs 对人脐静脉内皮细胞 PGC-1α 蛋白表达水平的影响。与空白对照组比较差异有显著性，$^*P < 0.05$；与辐射组比较差异有显著性，$^\#P < 0.05$

变细胞模型，并检测神经细胞增殖活力、细胞凋亡相关指标、细胞损伤相关指标、细胞炎症相关指标、细胞氧化应激相关指标及线粒体相关指标探讨 FCPs 对神经细胞的营养作用及其可能的机制。

（一）FCPs 对神经细胞营养作用的研究方法

1．实验细胞

PC-12 细胞（大鼠肾上腺嗜铬细胞瘤细胞），购自浙江美森细胞科技有限公司。将细胞培养于含 1% 青霉素 / 链霉素 10% 胎牛血清的 DMEM 高糖完全培养基中，在 5% CO_2 培养箱 37℃饱和湿度条件下培养。

2．神经毒性模型的建立

PC-12 细胞生长贴壁后，根据实验要求用不同浓度的过氧化氢进行干预，浓度分别为 50 μmol/L、100 μmol/L、200 μmol/L、400 μmol/L、800 μmol/L，孵育 4 h 后弃掉含有过氧化氢的培养基，加入正常完全培养基孵育 24 h，使用 CCK-8 细胞活性试剂盒检测细胞活性。根据检测结果选取 200 μmol/L 的过氧化氢进行后续实验。

3．细胞分组

将细胞分为空白对照组、模型对照组、FCPs 25 μg/ml、50 μg/ml、100 μg/ml 剂量组共 5 组。空白对照组将生长状态良好的 PC-12 细胞培养于正常完全培养基中；模型对照组将生长贴壁后的细胞用含有 200 μmol/L 过氧化氢的完全培养基培养 4 h，弃掉含有过氧化氢的培养基后，加入正常完全培养基孵育；不同 FCPs 剂量组将生长贴壁后的细胞用含有 200 μmol/L 过氧化氢 +25 μg/ml、50 μg/ml、100 μg/ml FCPs 的完全培养基培养 4 h，弃掉含有过氧化氢的培养基后，加入含有 25 μg/ml、50 μg/ml、100 μg/ml FCPs 的完全培养基培养 24 h。

4．检测指标

（1）细胞活性检测：将 100 微升 / 孔细胞（约 1×10^4）培养于 96 孔细胞培养板，根据实验要求处理不同组别后，向各孔加入 10 μl 的 CCK-8 检测溶液，37℃下孵育 1 ～ 4 h，采用酶标仪在 450 nm 波长处检测每孔的吸光度。

（2）细胞凋亡检测：将细胞培养于 6 孔细胞培养板，根据实验要求处理不同组别后，用不含 EDTA 的胰酶消化细胞，1000 r/5 min 离心弃上清，PBS 洗涤细胞 2 次，收集（1 ～ 5）× 10^5 个细胞；加入 500 μl 的 Binding Buffer 悬浮细胞；加入 5 μl Annexin V-FIFC 混匀后，加入 5 μl Propidium lodide，混匀；室温避光反应 5 ～ 15 min；1 h 内用流式细胞仪检测凋亡情况。

（3）细胞炎症因子检测：将细胞培养于 6 孔细胞培养板，根据实验要求处理不同组别后，收集细胞上清，采用 ELISA 法检测各组细胞上清中 IL-1β、IL-6、MMP-3、ICAM1，VCAM1 等细胞因子的含量。

（4）细胞线粒体相关指标检测：将细胞培养于 6 孔细胞培养板，根据实验要求处理不同组别后，消化收集细胞，PBS 洗涤 2 次，采用 ATP 含量测定试剂盒检测 ATP 水平。将细胞培养于 6 孔细胞培养板，根据实验要求处理不同组别后，吸除培养液 PBS 洗涤 2 次；加入 1 ml 培养基和 1 ml JC-1 染色工作液，覆盖整个生长表面，37℃孵育 20 min；吸除上清，JC-1 染色缓冲液（1×）洗涤 2 次；胰酶消化细胞，1000 r/5 min 离心弃上清，PBS 洗 2 次细胞，再加入 500 μl PBS 重选细胞，使用流式细胞仪检测线粒体膜电位。将细胞培养于 6 孔细胞培养板，根据实验要求处理不同组别后，吸除培养基，加入 200 μl 的 NAD^+ 和 NADH 提取液，轻轻吹打促进细胞裂解；12 000 r/10 min 离心取上清，采用 WST-8 法检测 NAD^+ 和 NADH 各组水平。

（5）氧化应激相关指标检测：将细胞培养于6孔细胞培养板，根据实验要求处理不同组别后，吸除培养基，PBS洗涤2次；加入1ml的1∶1000无血清培养基稀释的DCFH-DA，覆盖整个生长表面，37℃培养箱孵育20 min；无血清培养基洗涤3次，消化收集细胞，PBS洗涤2次，加入500 μl的PBS重悬细胞，流式细胞仪检测各组细胞内ROS水平。将细胞培养于6孔细胞培养板，根据实验要求处理不同组别后，收集上清采用ELISA法检测各组细胞上清中抗氧化酶SOD、GSH-Px和脂质过氧化产物MDA含量。

（6）自噬相关指标：将细胞培养于6孔细胞培养板，根据实验要求处理不同组别后，胰酶消化细胞，1000 r/5 min离心弃上清，PBS洗2次细胞，立即放入液氮中速冻备用，采用Western Blot技术检测自噬相关蛋白mTOR、Beclin1、LC3B蛋白表达情况。

5．统计方法

实验结果用均数 ± 标准差（$x \pm SD$）表示。运用SPSS软件对数据进行行方差齐性分析，方差齐采用单因素方差分析（one-way ANOVA）；对非正态或方差不齐的数据进行适当的变量转换，满足正态性或者方差齐性要求后进行统计；若变量转换后仍未达到要求，采用非参数检验进行统计，实验组与对照组两组间比较采用最小显著差异法（LSD），以$P < 0.05$为差异显著性标准。

（二）FCPs对神经细胞营养作用的研究进展

1．FCPs对神经细胞活力的影响

与空白对照组比较，神经退行性变的PC-12细胞活力显著显著降低（$P < 0.05$）；与模型对照组相比，FCPs显著增强了PC-12细胞活力（$P < 0.05$）（图4-14）。

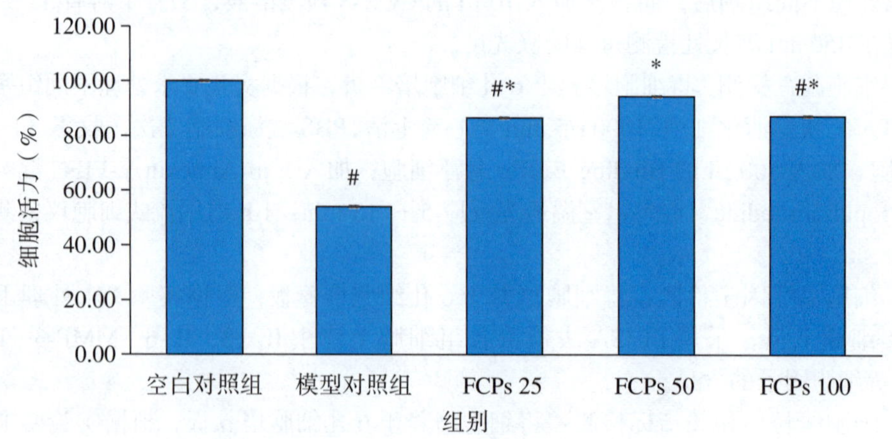

图4-14 FCPs对神经细胞活力的影响

与空白对照组比较差异有显著性，$^{*}P < 0.05$；与辐射组比较差异有显著性，$^{\#}P < 0.05$

2．FCPs对神经细胞凋亡的影响

与空白对照组比较，神经退行性变的PC-12细胞凋亡水平显著增加（$P < 0.05$）；与模型对照组相比，FCPs 50和FCPs 100剂量组细胞凋亡有降低趋势，差异无显著性（$P > 0.05$）（图4-15）。

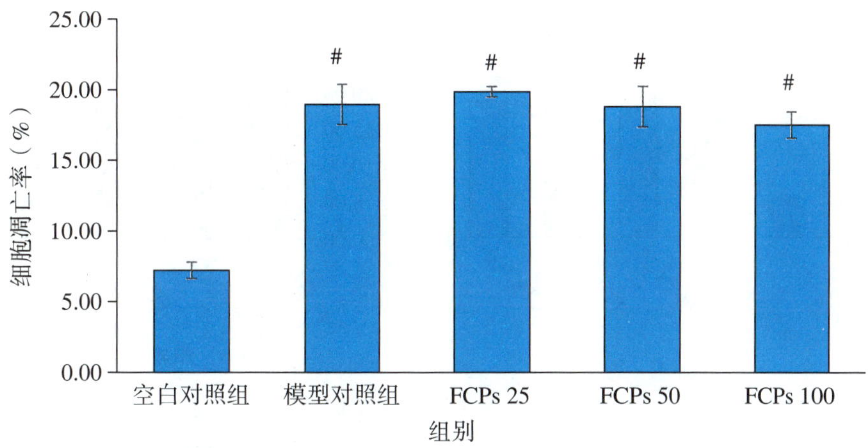

图 4-15 FCPs 对神经细胞凋亡的影响

与空白对照组比较差异有显著性，$P<0.05$；与辐射组比较差异有显著性，$^{\#}P<0.05$

3．FCPs 对神经细胞氧化应激水平的影响

与空白对照组比较，神经退行性变 PC-12 内 ROS 含量显著增加（$P<0.05$）；与模型对照组相比，FCPs 显著降低神经退行性变 PC-12 内 ROS 含量（$P<0.05$）（图 4-16A）。

与空白对照组比较，神经退行性变 PC-12 细胞 GSH-Px 活性有降低趋势，但是差异无显著性（$P>0.05$）；与模型对照组相比，FCPs 25 和 FCPs 100 有增强神经退行性变 PC-12 细胞内 GSH-Px 活性的趋势，但差异无显著性（$P>0.05$）（图 4-16B）。

与空白对照组比较，神经退行性变 PC-12 细胞 SOD 活性显著降低（$P<0.05$）；与模型对照组相比，FCPs 50 和 COP100 显著增强了 SOD 活性（$P<0.05$）（图 4-16C）。

与空白对照组比较，神经退行性变 PC-12 细胞 MDA 含量显著增加（$P<0.05$）；与模型对照组相比，FCPs 显著降低神经退行性变 PC-12 内 MDA 含量（$P<0.05$）（图 4-16D）。

4．FCPs 对神经细胞炎症水平的影响

与空白对照组比较，神经退行性变 PC-12 细胞 IL-1β、IL-6、MMP-3 及 ICAM-1 等炎症因子水平显著升高（$P<0.05$）；与模型对照组相比，FCPs 显著降低神经退行性变 PC-12 细胞 IL-1β 和 MMP-3 水平，FCPs 25/100 剂量组 IL-6 水平显著降低，FCPs 25 和 FCPs 50 剂量组 ICAM-1 水平显著降低，FCPs 100 剂量组 ICAM-1 水平显著升高（$P<0.05$）（图 4-17）。

5．FCPs 对神经细胞线粒体功能的影响

与空白对照组比较，神经退行性变 PC-12 细胞线粒体膜电位显著降低（$P<0.05$）；与模型对照组相比，FCPs 25 剂量组显著增强了神经退行性变 PC-12 细胞线粒体膜电位（$P<0.05$）（图 4-18A）。

与空白对照组比较，神经退行性变 PC-12 细胞 ATP 产生显著降低，FCPs 25 剂量组 ATP 产生能力显著升高（$P<0.05$）；与模型对照组相比，FCPs 25 剂量组 ATP 产生能力显著升高（$P<0.05$）（图 4-18B）。

与空白对照组比较，神经退行性变 PC-12 细胞 NAD^+ 水平显著降低（$P<0.05$）；与模型对照组相比，FCPs 显著升高神经退行性变 PC-12 细胞 NAD^+ 水平（$P<0.05$）（图

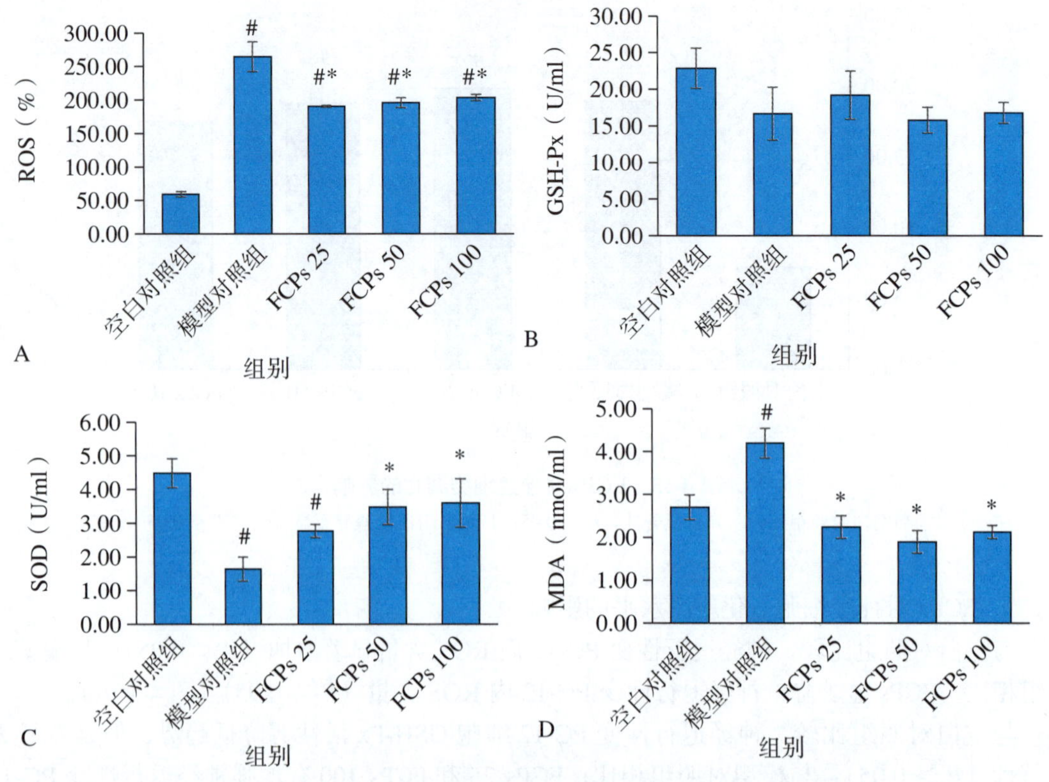

图 4-16 FCPs 对神经退行性变 PC-12 细胞氧化应激水平的影响

A．FCPs 对神经退行性变 PC-12 细胞内 ROS 含量的影响；B．FCPs 对神经退行性变 PC-12 细胞 GSH-Px 活性的影响；C．FCPs 对神经退行性变 PC-12 细胞 SOD 活性的影响；D．FCPs 对神经退行性变 PC-12 细胞 MDA 水平的影响。与空白对照组比较差异有显著性，$^{*}P < 0.05$；与辐射组比较差异有显著性，$^{\#}P < 0.05$

4-18C）。

与空白对照组比较，神经退行性变 PC-12 细胞 $NAD^{+}/NADH$ 有降低趋势，FCPs 50 和 FCPs 100 剂量组该比值有升高趋势，差异均无显著性（$P > 0.05$）（图 4-18D）。

6．FCPs 对神经细胞自噬死亡相关蛋白表达的影响

自噬是细胞自我吞噬的过程，其中部分胞质被隔离在双膜或多膜囊泡（自噬小体）中，然后被递送到溶酶体进行大量降解。自噬的初始阶段包括吞噬泡的形成、吞噬泡对细胞质物质的吞噬、吞噬泡膜的伸长及其边缘融合以闭合自噬小体。自噬小体的外膜与溶酶体融合形成自溶体（也称自噬溶酶体），包括内膜在内的管腔物质在其中降解。产生的分解产物通过渗透物释放，并在细胞溶质中循环。因此，自噬是一种机制，通过这种机制，细胞的非核部分可以更新，通过这种机制，细胞质大分子可以被动员起来，以产生富含能量的化合物，这些化合物可以在外部或内部资源减少的情况下满足细胞的生物能需求 [48]。自噬对神经细胞具有双重作用，一方面，在神经退行性疾病中自噬可能是清除错误折叠和异常蛋白的主要机制；另一方面，自噬激活细胞凋亡通路，引起自噬细胞凋亡 [49]。哺乳动物西罗莫司靶点（the mammalian target of rapamycin，mTOR）是生物体自噬的负调节因子，饥饿

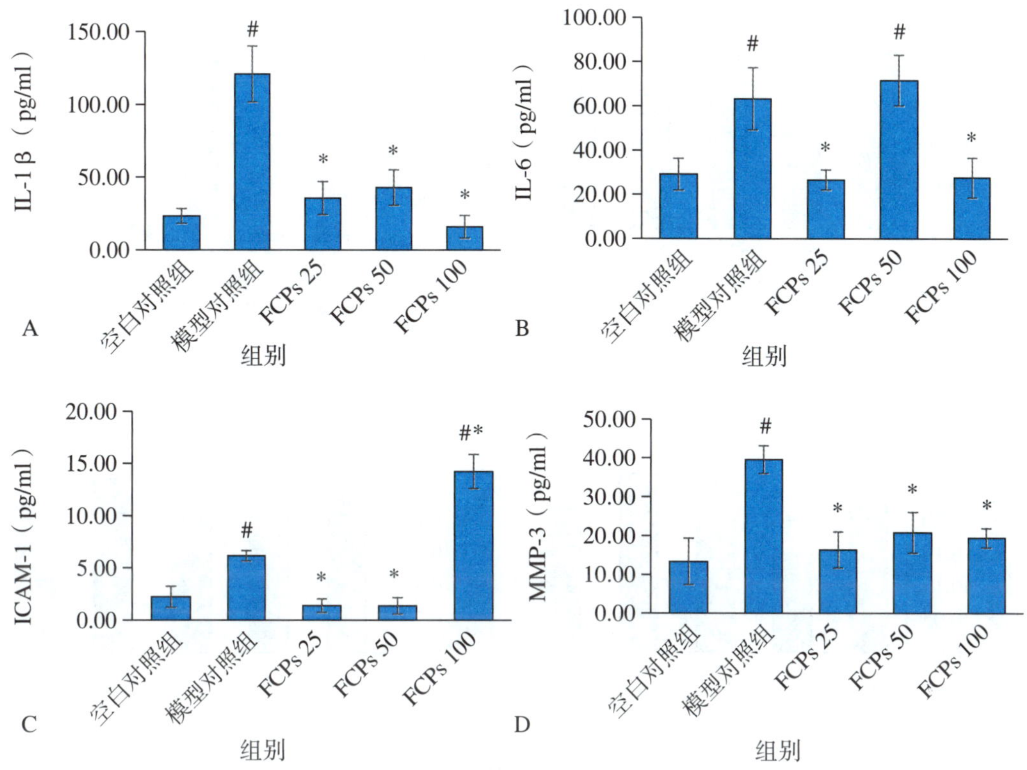

图 4-17　FCPs 对神经退行性变 PC-12 细胞衰老分泌表型的影响

A．FCPs 对神经退行性变 PC-12 细胞 IL-1β 水平的影响；B．FCPs 对神经退行性变 PC-12 细胞 IL-6 水平的影响；C．FCPs 对神经退行性变 PC-12 细胞 ICAM-1 水平的影响；D．FCPs 对神经退行性变 PC-12 细胞 MMP-3 水平的影响。与空白对照组比较差异有显著性，$^{*}P < 0.05$；与辐射组比较差异有显著性，$^{\#}P < 0.05$

条件下 mTOR 复合物 1 会从其直接激活因子所在的溶酶体中解离，导致 mTOR 受到抑制，这有助于通过活化 mTOR 靶蛋白 Atg13、ULK1 和 ULK2 实现饥饿诱导的自噬。当营养物质充足时，与 mTOR 相关的溶酶体向质膜移动，这对于 mTOR 活化至关重要，会导致自噬小体形成减少[50]。本研究中显示，FCPs 显著增加 ATP 产生，约为模型对照组的 20 倍。与空白对照组比较，模型对照组 mTOR 具有降低趋势，自噬诱导蛋白 ULK1 亦有降低趋势，而自噬相关蛋白 Beclin1 及 LC3B 均有升高趋势，表明过氧化氢干预可能促进了神经细胞的自噬死亡。与模型对照组比较，FCPs 干预可以升高 mTOR 蛋白表达，而对自噬相关蛋白 ULK1、Beclin1 及 LC3B 具有显著的抑制作用（$P < 0.05$）（图 4-19），表明 FCPs 可能通过抑制自噬相关蛋白的表达减少神经元的自噬死亡。

综上所述，FCPs 对神经细胞退行性变具有改善作用，可以促进神经退行性细胞的增殖活性，一定程度减轻神经元凋亡，抑制氧化损伤及炎症水平，改善线粒体功能，促进 ATP 的产生并抑制神经元的自噬死亡。

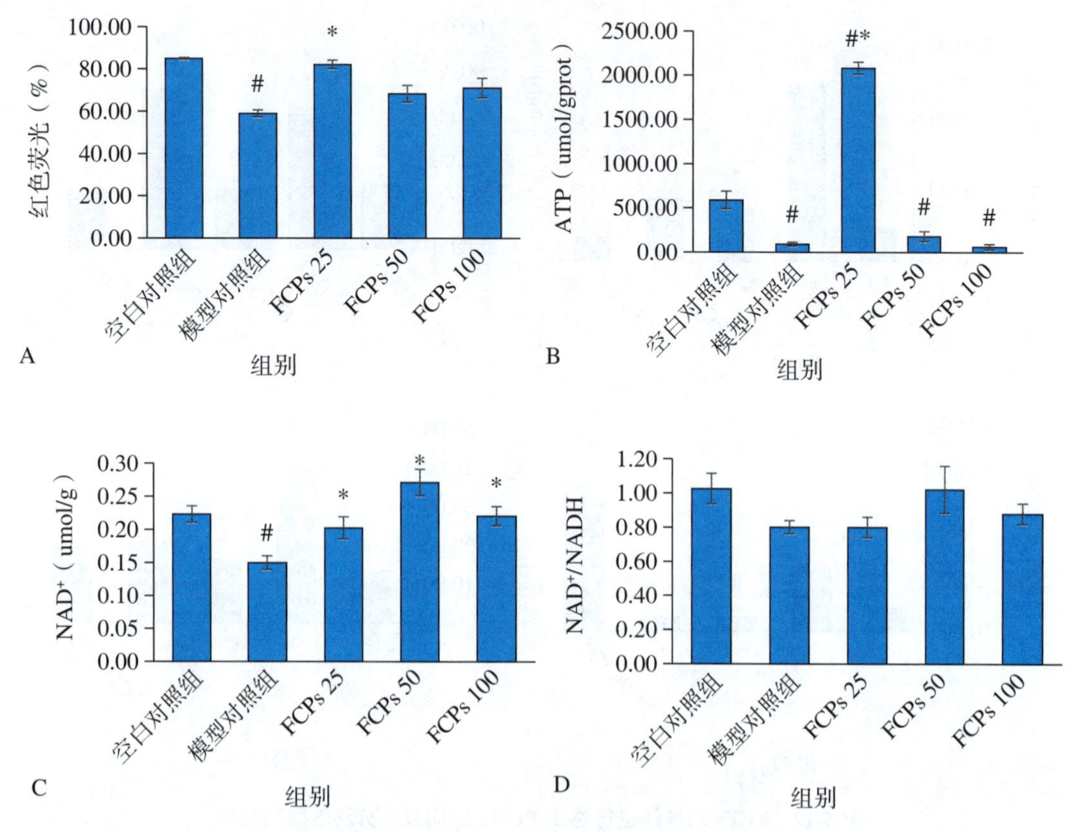

图 4-18　FCPs 对神经细胞线粒体功能的影响

A．FCPs 对神经退行性变 PC-12 细胞线粒体膜电位的影响；B．FCPs 对神经退行性变 PC-12 细胞 ATP 产生能力的影响；C．FCPs 对神经退行性变 PC-12 细胞 NAD^+ 水平的影响；D．FCPs 对神经退行性变 PC-12 细胞 $NAD^+/NADH$ 的影响。与空白对照组比较差异有显著性，$^*P < 0.05$；与辐射组比较差异有显著性，$^\#P < 0.05$

四、FCPs 在细胞营养领域中应用前景

鱼胶原肽来源丰富，其营养价值高，多项研究表明其具有多种有益于健康的生物活性物质，在食品健康行业中有着广泛的应用前景。其氨基酸的组成中，含大量羟脯氨酸、谷氨酸、天冬氨酸、甘氨酸和赖氨酸。其中，羟脯氨酸是胶原肽中主要的氨基酸。羟脯氨酸可以调节细胞代谢、生长、发育、对营养和生理变化（如饮食蛋白质摄入和缺氧）的反应以及存活。细胞是生物体形态结构和生命活动的基本单位，细胞正常的生命活动及营养代谢状态是机体健康的基础。大量研究显示，鱼胶原肽可以调节细胞生命活动，促进细胞增殖分裂、延缓细胞衰老、抑制细胞凋亡并对细胞损伤有保护细胞作用。本研究也显示，鱼胶原肽具有延缓细胞衰老的作用，主要机制为抗氧化、抗炎、改善线粒体功能及促进线粒体生物发生，并对血管系统和神经细胞具有促进增殖分裂、抵抗细胞氧化损伤的作用。鱼胶原肽对更多不同组织系统的细胞营养作用也被相继揭示，显示出鱼胶原肽在食品、保健品行业等产品开发方向上具有广阔的市场。

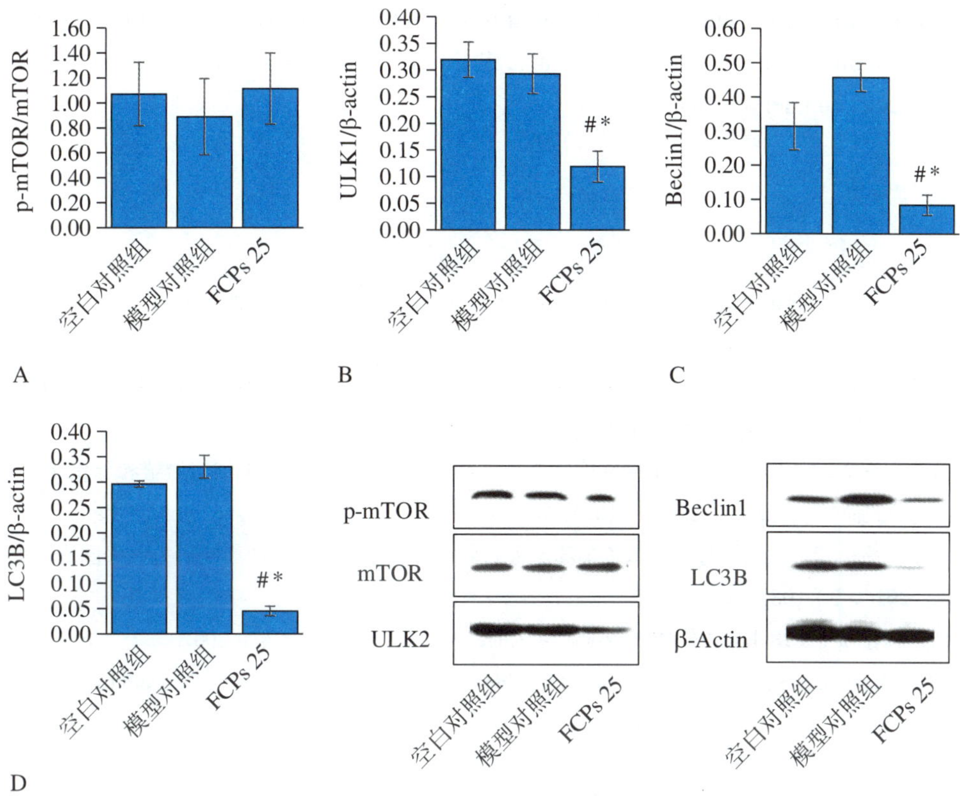

图 4-19　FCPs 对神经细胞自噬死亡相关蛋白表达的影响

A．FCPs 对神经退行性变 PC-12 细胞 p-mTOR/mTOR 的影响；B．FCPs 对神经退行性变 PC-12 细胞 ULK1 蛋白表达的影响。C．FCPs 对神经退行性变 PC-12 细胞 Beclin1 蛋白表达的影响；D．FCPs 对神经退行性变 PC-12 细胞 LC3B 蛋白表达的影响。与空白对照组比较差异有显著性，$^{*}P < 0.05$；与辐射组比较差异有显著性，$^{\#}P < 0.05$

小结

细胞是生物体形态结构和生命活动的基本单位。既往的大量研究显示，FCPs 具有促进细胞增殖、分化，延缓细胞衰老，减轻细胞损伤，减少细胞凋亡以及促进细胞功能的作用，但主要集中在皮肤和骨骼细胞，并且缺乏机制研究。本研究进一步发现，FCPs 延缓细胞衰老作用可能与通过 AMPKα/NAD^+/SIRT1/PGC-1α 信号通路促进线粒体生物发生有关。此外，FCPs 对血管内皮细胞和神经细胞也具有调节细胞生命活动和抵抗细胞损伤的作用。

Cells are the basic units of morphological structure and life activities of living organisms. Numerous studies have shown that FCPs can promote cell proliferation, differentiation, delay cell senescence, reduce cell damage and cell apoptosis and promote cell function, but it is mainly concentrated in skin and bone cells, and the underlying mechanisms are still poorly understood. In this study, we further found that the senescence-eliminating effect of FCPs may be related to the promotion of mitochondrial biogenesis through AMPKα/NAD+/SIRT1/PGC-1α signaling pathway. In addition，FCPs can regulate the cell life activities and resist cell damage in vascular endothelial cells and nerve cells.

参考文献

[1] 张宁，边育红，张嘉丽，等．羊胎盘肽对 L6 成肌细胞增殖能力和 ATP 浓度的影响．天津中医药大学学报，2018，37（06）：488-493.

[2] 樊凤娇，石璞洁，涂茂林，等．具有促进成骨细胞增殖活性的乳铁蛋白肽制备及其鉴定；中国食品科学技术学会第十二届年会暨第八届中美食品业高层论坛，中国辽宁大连，2015.

[3] 王毅炜，李晨琳，蒋倩，等．不同浓度牡蛎蛋白肽对大鼠骨髓间充质干细胞增殖和分化能力的影响．中国口腔颌面外科杂志，2021，19（01）：6-11.

[4] 任莉荣，徐永清，王海，等．金黄色葡萄球菌肽聚糖对破骨细胞分化的影响研究．中国修复重建外科杂志，2016，30（08）：1006-1010.

[5] 闫伟．胸腺喷丁延缓小鼠皮肤成纤维细胞衰老的研究；天津：天津大学，2007.

[6] Ha KY，Sam HJ，Na YI，et al. The insect peptide CopA3 blocks programmed cell death by directly binding caspases and inhibiting their proteolytic activation. Biochemical and biophysical research communications，2021，547.

[7] 张凯月，李春楠，兰梦，等．鹿胎肽对巨噬细胞 RAW264.7 的免疫调节作用．食品工业科技，2021，42（1）：342-7.

[8] 张慧琴，霍乃蕊，冀霞，等．羊骨胶原肽对大鼠腹腔巨噬细胞免疫能力的影响．中国实验动物学报，2021，29（2）：176-182.

[9] 巫楚君．黄鳍金枪鱼酶解肽的制备、鉴定及其对 RAW264.7 细胞免疫调节活性研究．广东：广东药科大学，2021.

[10] 宋淑亮，杜雅楠，邢茂辰，等．海参肽对巨噬细胞免疫调节作用的研究；营养研究与临床实践——第十四届全国营养科学大会暨第十一届亚太临床营养大会、第二届全球华人营养科学家大会，中国江苏南京，F，2019.

[11] 张慧娟，付冰冰，王静．基于 Caco-2 细胞模型的 3 种大豆肽降胆固醇能力研究．中国食品学报，2021，21（1）：44-50.

[12] 方磊，王雨辰，马永庆，等．牡蛎肽与大豆肽、胶原肽、紫苏籽肽复配促进睾丸间质细胞生成雄性激素．现代食品科技，2021，37（6）：28-34，81.

[13] 张羽，汪芳，翁泽斌，等．麦胚清蛋白抗氧化肽的筛选及对细胞氧化损伤的保护作用．食品科学，2021，42（17）：10-8.

[14] 尹馨雪，兰梦，郅慧，等．鹿茸血酶解肽对脂多糖诱导的 H9c2 大鼠心肌细胞损伤的保护作用．现代食品科技，2021，37（8）：8-13，183.

[15] 唐柳欢．大米活性肽对高糖诱导的内皮细胞氧化应激的保护作用．中南林业科技大学，2021.

[16] 穆秋霞．英国红芸豆抗氧化肽对 H_2O_2 诱导 PC12 细胞氧化应激损伤的保护作用．黑龙江八一农垦大

学，2021.

[17] 胡婧婷，邱智东，朱迪夫，等. 人参糖肽的结构及其对 Aβ_（25-35）处理 PC12 细胞的抗凋亡作用. 吉林大学学报（医学版），2019，45（2）：286-293.

[18] 郭勇，秦汉雄，魏贞，等. 长白山核桃源五肽对过氧化氢诱导 PC12 细胞氧化损伤的保护作用及机理. 食品科学，2019，40（13）：143-149.

[19] 邹娟，盖茂，陶杨. 核桃多肽对过氧化氢及 β 淀粉样肽 25-35 诱导 PC12 细胞氧化损伤的影响. 中国药师，2019，22（4）：619-624.

[20] 罗小雨. 苦荞清蛋白酶解抗氧化肽的制备及其在 ox-LDL 致内皮细胞氧化损伤的保护作用研究. 贵州医科大学，2019.

[21] Kamol CD，Yodying Y，Sucheewin K，et al. Bioactive peptide isolated from sesame seeds inhibits cell proliferation and induces apoptosis and autophagy in leukemic cells. EXCLI journal，2021，20.

[22] Eik HE, Uye GA, Sittiruk R, et al. Chemosensitizing activity of peptide from Lentinus squarrosulus（Mont.）on cisplatin-induced apoptosis in human lung cancer cells. Scientific Reports，2021，11（1）.

[23] 张燕. 蜂毒肽对不同非小细胞肺癌细胞系增殖和凋亡的影响. proceedings of the 第三届世界蜂疗大会、世界中联蜂疗专委会换届大会暨第四届学术年会、中国民族医药学会蜂疗分会换届会议暨 2021 年学术年会，中国北京，F，2021.

[24] 王崇，李国林，郭净洁，等. 蜂毒肽对口腔鳞癌细胞的增殖及迁移能力的影响. 中国临床研究，2021，34（1）：18-22.

[25] 李亚巍，张巍，李妍，等. 蜂毒肽诱导人肝癌细胞系 SMMC-7721 程序性坏死. 解剖学报，2021，52（1）：67-72.

[26] 徐平. 家蚕抗菌肽对食道癌细胞的抑制作用研究. 江苏科技大学，2020.

[27] 牛晓雨. 银杏叶联合胶原肽对皮肤鳞状细胞癌 A431 细胞增殖、凋亡的影响. 北京中医药大学，2020.

[28] Lin H，Zheng Z，Yuan J，et al. Collagen Peptides Derived from Sipunculus nudus Accelerate Wound Healing. Molecules（Basel，Switzerland），2021，26（5）.

[29] 姜速峰，赵谋明，江虹锐，等. 罗非鱼皮胶原酶解物对 HaCat 细胞生长的影响. 食品科学，2018，39（13）：222-228.

[30] Felician FF，Yu RH，Li MZ，et al. The wound healing potential of collagen peptides derived from the jellyfish Rhopilema esculentum. Chin J Traumatol，2019，22（1）：12-20.

[31] 蒋智然. 胶原肽的制备及其促进成骨细胞增殖分化活性研究. 广西大学，2014.

[32] Elango J，Robinson J，Zhang J，et al. Collagen Peptide Upregulates Osteoblastogenesis from Bone Marrow Mesenchymal Stem Cells through MAPK-Runx2. Cells，2019，8（5）.

[33] Yamada S，Yoshizawa Y，Kawakubo A，et al. Early gene and protein expression associated with osteoblast differentiation in response to fish collagen peptides powder. Dent Mater J，2013，32（2）：233-40.

[34] Lee EJ，Hur J，Ham SA，et al. Fish collagen peptide inhibits the adipogenic differentiation of preadipocytes and ameliorates obesity in high fat diet-fed mice. Int J Biol Macromol，2017，104（Pt A）：281-286.

[35] 李娜，马玉洁，刘楠，等. 鳕鱼鳔胶原肽对 H_2O_2 诱导 2BS 细胞早期衰老的保护作用. 中国食品学报，2021，21（10）：101-107.

[36] 李娜. 鳕鱼鳔胶原蛋白和胶原肽特性及对细胞衰老进程干预作用与机制. 上海海洋大学，2019.

[37] 王宝周．鱼皮胶原肽的制备及其抗衰老的研究．集美大学，2014.

[38] Lee MH，Kim HM，Chung HC，et al. Low-Molecular-Weight Collagen Peptide Ameliorates Osteoarthritis Progression through Promoting Extracellular Matrix Synthesis by Chondrocytes in a Rabbit Anterior Cruciate Ligament Transection Model. J Microbiol Biotechnol，2021，31（10）：1401-1408.

[39] Lee HJ，Jang HL，Ahn DK，et al. Orally administered collagen peptide protects against UVB-induced skin aging through the absorption of dipeptide forms，Gly-Pro and Pro-Hyp. Bioscience，biotechnology，and biochemistry，2019，83（6）：1146-56.

[40] 李亚楠．鳕鱼皮胶原蛋白提取及胶原小肽促铁吸收研究．中国计量大学，2018.

[41] Subhan F，Kang HY，Lim Y，et al. Fish Scale Collagen Peptides Protect against CoCl（2）/TNF-α-Induced Cytotoxicity and Inflammation via Inhibition of ROS，MAPK，and NF-κB Pathways in HaCaT Cells. Oxidative medicine and cellular longevity，2017：9703609.

[42] 薛玲芳，陈雪红，徐宏伟，等．狭鳕鱼皮胶原肽对过氧化氢诱导的人成骨细胞氧化损伤作用．安徽农业科学，2016，44（25）：142-145.

[43] Xiong XY，Liang J，Xu YQ，et al. The Tilapia collagen peptide mixture TY001 protects against LPS-induced inflammation，disruption of glucose metabolism，and aberrant expression of circadian clock genes in mice. Chronobiol Int，2019，36（7）：1013-1023.

[44] Zhu C，Zhang W，Liu J，et al. Marine collagen peptides reduce endothelial cell injury in diabetic rats by inhibiting apoptosis and the expression of coupling factor 6 and microparticles. Mol Med Rep，2017，16（4）：3947-3957.

[45] Weir HJ，Yao P，Huynh FK，et al. Dietary Restriction and AMPK Increase Lifespan via Mitochondrial Network and Peroxisome Remodeling. Cell metabolism，2017，26（6）：884-896.e5.

[46] Hurd M D，Martorell P，LANGA K M. Monetary costs of dementia in the United States. The New England journal of medicine，2013，369（5）：489-490.

[47] Mattson MP，Arumugam TV. Hallmarks of Brain Aging：Adaptive and Pathological Modification by Metabolic States. Cell metabolism，2018，27（6）：1176-1199.

[48] Rubinsztein DC，Marino G，Kroemer G. Autophagy and aging. Cell，2011，146（5）：682-695.

[49] Luo F，Sandhu AF，Rungratanawanich W，et al. Melatonin and Autophagy in Aging-Related Neurodegenerative Diseases. International journal of molecular sciences，2020，21（19）.

[50] Korolchuk VI，Saiki S，Lichtenberg M，et al. Lysosomal positioning coordinates cellular nutrient responses. Nature cell biology，2011，13（4）：453-460.

第五章 鱼胶原肽与肠道菌群
Fish collagen peptides and gut microbiota

肠道微生物菌群（也称肠道菌群，gut microbiota）是一个极其复杂的生态系统，被称为“第二基因组”。大量研究显示，肠道菌群与机体健康存在密切的联系。多种因素皆可对肠道菌群产生影响，例如，广谱和强力的抗生素在治疗各种微生物感染的同时，也可使人体肠道内正常的菌群平衡受到不同程度的破坏。而益生元和益生菌却在维持肠道菌群平衡、保持肠道健康等方面发挥积极作用。因此，筛选适宜的高效益生元，协助有益菌在肠道的定植、生长和发挥其生理活性，对促进肠道健康具有重要意义。

鱼胶原肽（fish collagen peptides，FCPs）在胃内可不经消化而直接吸收且具有多种生理活性，如调节肠道功能、延长寿命、促进生长发育等，具有调节肠道菌群的功效。本章以提高益生菌的存活率、调节机体肠道菌群为出发点，从体内和体外两个方面重点介绍 FCPs 对机体肠道菌群的调节作用，并探究 FCPs 的益生作用机制，为提高益生菌的生理活性及存活率提供借鉴。

Fish collagen peptide can be directly absorbed in the stomach without digestion，and has a variety of physiological activities，such as regulating intestinal function，prolonging life span，promoting growth and development，and has the effect of regulating intestinal flora. In order to improve the survival rate of probiotics and regulate the intestinal flora，this chapter focused on the regulation of fish collagen peptide on intestinal flora *in vivo* and *in vitro*，and explored the mechanism of fish collagen peptide，so as to provide reference for improving the physiological activity and survival rate of probiotics.

第一节 概述 Introduction

肠道菌群是寄居在人体肠道内微生物群落的总称。人体的肠道有 100 ～ 1500 种近 100 万亿个细菌，这些细菌与人体相互作用，对人体的健康有非常巨大的影响。肠道菌群也是近年来微生物学、医学、基因学等领域最引人关注的研究焦点之一。正常情况下，肠道内菌群间维持着共生或拮抗的关系，这是宿主肠道菌群能够处于微生态平衡的主要原因。但由于人体某些生理条件的改变，如食物、病原菌感染、抗生素类药物的使用等都会引起肠道菌群紊乱，肠道菌群失衡可能导致一系列症状和疾病的发生，如腹泻、便秘、肠胃炎等，此时需补充益生菌，修复肠道的微生态平衡。由于益生菌容易失活，而益生元可帮助益生菌躲过胃酸破坏，确保所有益生菌能直达肠道，发挥其活性效应的过程，因此，急需寻找安全无副作用，且对益生菌有保护作用的潜在益生元。

一、肠道菌群

人体的肠道内有数以亿计的微生物，主要包括细菌、古菌和真核生物等，这些微生物统称为肠道菌群。肠道为人体内最大的贮菌库，数目可达人体自身细胞数目的 10 倍，所携带的基因数是人体自身基因数的 100 倍[1]。肠道菌群在人体的能量代谢、生长发育、营养物质吸收、肠道免疫等方面发挥着重要的作用[2-3]。Wostmann 等研究发现，无菌小鼠需要多摄取 30% 的碳水化合物，才能和正常有菌小鼠的体重相当，表明肠道菌群对帮助消化食物和吸收营养起重要作用[4]。肠道菌群中的拟杆菌等细菌可分泌一系列多糖消化酶分解多糖植物中的纤维素和半纤维素类多糖，为机体提供能量。此外，肠道菌群通过发酵可以产生短链脂肪酸和维生素 K 供人体吸收，同时一些钙、镁、铁等金属离子也可通过肠道菌群被重新吸收[5]。研究发现，肠道菌群还具有调节免疫[6-8]、降低动脉粥样硬化和卒中发生率[9]、降低过敏反应[10]等功效。正因为肠道菌群的重要性，人们对肠道菌群进行了更加深入的研究。微生物的传统研究手段是利用体外培养和分离培养，分析单独菌株或菌群的生理功能。但是很多种类的肠道菌群只能在体内生存而不能被体外培养，因此传统手段无法对肠道菌群进行全面的分析研究。近年来，随着测序技术的进步，宏基因组学、转录组学、蛋白组学、代谢组学的发展，肠道菌群已经可以作为一个整体，对其所包含的所有基因进行分析，这将有助于进一步挖掘肠道菌群分类、功能，更深层次地探究肠道菌群和机体健康的关系[11]。

所有肠道内细菌根据其在肠道内不同的生理功能被分为三大类：共生菌、条件致病菌和病原菌。共生菌一般都是专性厌氧菌，当人体处于健康状态时，肠道中拟杆菌门和厚壁菌门处于优势地位，占据了肠道菌群所有细菌数量的 99% 以上，是肠道菌群的主体，如双歧杆菌、乳酸菌、拟杆菌、真杆菌（*Eubacterium*）和消化球菌（*Peptococcus*）等，可以产生有益于机体健康的物质。共生菌和肠黏膜紧密接触，形成生物屏障，可抵抗外来病原体的侵袭。条件致病菌是肠道的非优势菌群，以兼性需氧菌为主，如肠球菌（*Enterococcus*）、肠杆菌（*Enterobacter*）、克雷白杆菌（*Klebsiella*）、不动杆菌（*Acinetobacter*）等，在肠道微生态平衡时对宿主不致病，一旦菌群失衡，则具有侵袭性和致病性，如肺炎克雷白杆菌（*Klebsiella pneumoniae*）可引起新生儿支气管炎、肺炎；老年人、早产儿和新生儿及手术创伤会导致不动杆菌感染[12-14]；病原菌一般不常驻在肠道内。当肠道微生态平衡时，肠道内正常菌群的作用使病原菌定植的机会减少，不会致病；如果病原菌在肠道内大量繁殖，数量超出正常水平，如变形杆菌（*Proleus*）（引起食物中毒）、假单胞菌（*Pseudomonas*）、沙门菌、致病性大肠杆菌、产气荚膜梭菌（*Clostridium perfringens*）等，则会引起宿主疾病。

二、益生菌的功效及其应用局限性

益生菌（probiotics）是指当以足够数量存在时可对机体健康产生有益作用的活的微生物，主要包括乳酸菌、双歧杆菌、放线菌、益生芽胞菌、丁酸梭菌、酵母菌等[15]。近年来关于益生菌的研究打破了传统一直认为益生菌是一种食品补充剂的观点。研究发现，益生菌具有调节免疫力、降血压、缓解乳糖不耐受症状、维护胃肠道功能等重要作用[16-20]。益生菌代谢产生的蛋白酶、淀粉酶、植酸酶等消化酶能帮助消化，增进食欲，促进机体对蛋白质、钙、铁和维生素的吸收[21-23]。更重要的是，已有研究显示，益生菌在调节肠道菌群和维持肠道生态平衡方面具有特殊的功效[24-26]。

虽然益生菌具有很多有益于人体健康的生理功能，但是益生菌在机体内发挥功能必须满足两个条件：①在存活状态下到达体内特定部位；②必须有足够数量的益生菌定植于肠道中。日本的发酵乳与乳酸菌饮料协会规定乳品中活菌数量至少为 10^7 CFU/ml[27]。瑞士和国际乳联标准化委员会规定益生菌产品中双歧杆菌的活菌数要大于 10^6 CFU/g 或 10^6 CFU/ml[28]。FAO/WHO 也同样建议每克食品干质中活菌数量至少含有 10^6 ~ 10^7 CFU/g[29]。但是益生菌很容易失活，尤其是在通过胃酸、胆汁、消化酶后，其存活率大大降低。此外，市售益生菌产品在加工、销售过程中也会受到来自外界不利条件的影响。如乳杆菌和双歧杆菌等厌氧菌或兼性厌氧菌，对氧较为敏感，这类益生菌在有氧条件下会丧失生理活性。营养也是影响益生菌活力的另一重要因素。如双歧杆菌对营养条件要求高，需要加入一定的外源性生长因子才能很好地生长；嗜酸乳杆菌由于自身缺乏某些生物合成途径，以及不完全的蛋白质分解酶系，对氮源要求苛刻，只能分解利用一些如肽、氨基酸的蛋白水解物。此外，某些益生菌的营养代谢能力相对较弱，生长速度慢，导致益生菌容易失活。有研究显示，口服冻干菌粉在胃中的存活率仅为百万分之一左右，存活率极低[30]。Lee 等发现，用 pH 为 2.0 的模拟胃液在 37℃下对保加利亚乳杆菌处理 1 小时后，几乎所有的保加利亚乳杆菌都难以存活[31]。Chan 等发现，多种乳酸菌在模拟胃液的处理过程中存活能力不断降低，存活率不足几万分之一，甚至几亿分之一[32]。益生菌的这些缺点无疑很大程度上限制了其应用性，也减弱了其对于人体的益生功能。

益生元是指一些不被宿主消化吸收却能够选择性地促进体内有益菌的代谢和增殖，从而改善宿主健康的物质。益生元应只能刺激有益菌群的生长，而不刺激有潜在致病性或致病菌的增殖。目前市售益生元主要包括各种寡糖类物质或低聚糖，包括菊粉、低聚果糖、低聚半乳糖、低聚木糖以及低聚异麦芽糖等，还包括一些多糖（如云芝多糖）、木糖醇、甘露醇、山梨醇等。虽然市售益生元多种多样，在对益生元的研究中，某些益生元确实对人体健康起到多种调节作用，但同时有更多的实验显示其无效，因此益生元对人体的作用还显示出很多不确定性。而且很多益生元会引起人体腹泻和胀气等症状[33]。Liu 等研究发现，短期内高剂量摄入益生元会对葡萄糖代谢产生不良反应，同时短期大量摄入低聚果糖或低聚半乳糖导致双歧杆菌属菌群增加的同时降低了产丁酸细菌的丰度[34]。因此，寻找既能促进益生菌增殖，又对人体无副作用的益生元产品成为研究的主要目标之一。

三、鱼胶原肽改善肠道菌群的潜力

生物活性肽（biological active peptides，BAPs）是分子结构介于氨基酸和蛋白质之间的一类化合物，是蛋白质的结构和功能片段，具有很强的生物活性。人类摄食蛋白质经消化管酶作用后，不像以前认为的那样仅以氨基酸的形式吸收，更多的是以低肽（如二、三肽等）形式吸收。因此，BAP 具有易吸收、消化快、低致敏、易溶解以及高营养价值的优点。此外，BAP 还能调节和维持人体的生理系统。将功能肽作为营养补充剂和功能因子应用到人们的日常饮食中，改善人体的营养代谢、脂肪代谢、糖代谢，调节神经系统等，是国际上保健品行业研究、开发的热点。近年来，国内外已有相关研究报道 BAP 在促进益生菌生长繁殖方面具有良好的功效[35]。研究发现，在微生物发酵过程中加入肽类活性物质可以影响微生物的发酵过程。大豆活性肽在促进酵母生长、提高酵母发酵性能、弥补高辅料酿造缺陷及解除高浓度酿造限制等方面发挥了重要作用[36]。Arakawa 等评价了格氏乳杆菌的生长对肽的需求，发现肽可以作为促进益生菌生长的优质氮源，益生菌的生长需要乳源的肽，而不是游离氨基酸或蛋白质[37]。

FCPs 可以从水产动物的皮、骨、鳞等部位分离得到。研究证实，FCPs 具有免疫调节、降血压、保护肝功能、预防骨质疏松等功效。但是对于 FCPs 对肠道菌群的调节作用鲜有研究。鉴于此，探究 FCPs 对肠道菌群的调节作用，探究其作为新型益生元非常必要。

四、基于群体感应探究鱼胶原肽对益生菌的作用机制

群体感应（quorum sensing，QS）是一种细菌间的通讯机制，也是细菌根据自身群体密度来调整其生理和生化特性的过程。因此，QS 机制也被认为是一种允许细菌像多细胞生物一样表现生物学功能的机制[38]。细菌能够产生、释放和识别被称为自诱导物的胞外信号分子，其随着细菌细胞密度的增加而累积，一旦达到阈值浓度，就会引起特定基因表达，进而引起多种细菌群体性行为，如生物发光、毒力因子分泌、遗传物质交换、生物被膜的产生等[39]。

由于细菌的 QS 现象主要依赖于多样性的信号分子实现，因此常以信号分子种类对 QS 系统进行命名和分类。目前研究较多的主要有革兰氏阴性菌中高丝氨酸内酯类（N-acyl-L-homoserine lactones，AHLs）介导的 AI-1 型 QS 系统、革兰氏阳性菌中由寡肽（autoinducing peptides，AIP）介导的 AI-3 型 QS 系统，以及由呋喃硼酸二酯类（autoinducer-2，AI-2）介导的种间（内）信息交流的 AI-2 型 QS 系统。此外，其他类型信号分子还包括喹诺酮类信号分子 PQS、扩散信号因子 DSF、羟基 - 棕榈酸甲酯 PAME 等[40]。

AHLs 介导的 AI-1 型 QS 系统，也被称为 LuxI/R 型 QS 系统，是人们最早发现的一类 QS 系统[41]。目前，已经在近 100 种革兰氏阴性菌中被发现，这也是人们研究得最为广泛和深入的一类 QS 系统。呋喃硼酸二酯类介导的 AI-2 型 QS 系统在革兰氏阴性菌和阳性菌中分布广泛（500 多种细菌）[42]，且由于 AI-2 可以同时被不同种间微生物的受体识别，因此被认为是细菌进行种间（内）信息交流的通用机制。AI-2 信号分子也被形象地称为细菌间进

行交流的“通用语言”。QS 信号分子还有其他种类，如在肠出血性大肠杆菌中还发现能调控毒性蛋白释放以及运动性的 AI-3 型信号分子[43]。AI-3 型 QS 系统较前两种系统调控过程更为复杂。AIP 介导的 QS 系统是革兰氏阳性菌交流的主要方式。作为信号分子的 AIP，通常由氨基酸残基数为 5 ~ 10 的环状寡肽经修饰后组成，由 ABC 转运蛋白运输至胞外。其信号识别由双组分磷酸激酶系统实现[44]。

生物被膜是菌体为适应环境，黏附于物体或者人体组织表面，通过分泌大量的多糖、蛋白质和核酸等胞外聚合物将自身包裹在其中形成的聚集膜样物。而生物被膜的产生受细菌群体感应系统的调控[45]。已有研究证明，生物被膜状态下的益生菌比浮游状态下的益生菌具有更显著的免疫调节作用[46]。因此，FCPs 对益生菌是否具有益生效应还有待于进行深入的研究。

目前对微生物 QS 系统的研究多为抑制革兰氏阴性致病微生物或腐败微生物的群体感应系统，从而控制致病菌的毒力因子表达、生物被膜的产生等，而如何利用群体感应使其发挥对人类有益作用的研究却相当匮乏，尤其是利用 FCPs 基于群体感应系统来促进益生菌的生长更是鲜有研究。因此，探究 FCPs 对益生菌的益生机制，将有助于诠释 FCPs 的作用靶点，更加针对性地调控 QS 使其发挥对人类有益的功能。

本节着重介绍了肠道菌群、益生菌的益处及其应用的局限性，还介绍了细菌的群体感应系统。此外，本章探讨了 FCPs 作为一种新型益生元，促进益生菌的生长并调节肠道菌群的巨大应用潜力。

This section focused on the intestinal flora, the health benefits of probiotics and the limitations of their application. In addition, this section also introduced the quorum sensing system of bacteria. In addition, this chapter also discussed the great potential of fish collagen peptide as a new prebiotic to promote the growth of probiotics and regulate the intestinal flora.

第二节　鱼胶原肽对肠道菌群调节作用的研究进展
Advances in effects of fish collagen peptides on gut microbiota

益生菌具有多种生理功能，尤其在维护人体肠道健康等方面具有重要作用。然而其也存在易受外界环境和胃环境的影响而死亡的局限性。因此，寻找能促进益生菌增殖和耐受性且对人体无害的新物质成为研究的热点。鉴于此，北京大学李勇教授课题组以嗜酸乳杆菌为研究对象，探究 FCPs 对肠道菌群的调节作用，为探究 FCPs 的活性及提高市售益生菌产品的存活率提供借鉴。

一、肠道菌群研究方法

（一）体内研究方法

聚合酶链反应（polymerase chain reaction，PCR）是一种用于放大扩增特定 DNA 片段的分子生物学技术，包括针对 16S rRNA/DNA 的 PCR 技术和实时荧光定量 PCR（real-time quantitative polymerase chain reaction，qRT-PCR）技术以及基于 PCR 基础上的 16S rDNA 指纹技术等。荧光原位杂交（fuorescent in situ hybridization，FISH）是在放射性原位杂交的基础上，以荧光标记取代同位素标记而形成的一种杂交方法。此方法不需要通过纯化或扩增步骤，即可在自然或人工的微生物环境中监测和鉴定不同的微生物个体，同时对群落组成进行分析。基因芯片又称 DNA 微阵列，是在分子杂交技术基础上发展起来的一种新型分子生物技术，具有高通量、高信息量、快速、样品用量少、造价低、用途广泛等优点。宏基因组（metagenome）技术是直接提取环境样品中的宏基因组进行高通量测序和生物信息学分析，寻找和发现新的功能基因及活性代谢产物的一种方法。这一方法使得大量的新微生物物种和新基因得以发现[47]。

（二）体外研究方法

传统培养法是微生物鉴定的基本方法，但存在耗时长、培养要求高、影响因素多等问题。更重要的是，有些微生物生长条件苛刻，有些是绝对的严格厌氧菌，还有些在自然环境中与其他微生物形成共生关系，实验室很难模拟自然环境的条件，因而无法得到其纯培养物等原因，致使培养法得出菌群失调的理论不够精确。研究人员利用体外模拟发酵，在体外使用合适的培养基，控制温度、pH 等条件，模拟肠道细菌在肠道内的生长环境来研究体内的肠道细菌，包括批量发酵（静止发酵）、单级连续发酵、多级连续发酵和全肠道模型等方法。

批量发酵或静止发酵是指在体外准备好肠道细菌生长所需的培养基，将肠道内容物或粪便制成悬液，接种于培养瓶内，放入恒温、厌氧的培养箱内培养。这种培养的优势在于可同时进行不同底物的培养，通过检测代谢产物的水平，发现细菌生长所需的最适培养基。但是由于培养基的消耗及代谢产物的累积，细菌不能长期生长。单级连续发酵通过不断补充培养基和控制培养基的流速来模拟肠道内的食糜蠕动，同时流出道的存在保证代谢产物的排除。这种模型克服了静止发酵的缺陷，更加符合肠道细菌生长的自然过程。该模型可用于分析研究或生产微生态制剂。多级连续发酵是模拟不同肠段的发酵罐，如模拟将升结肠、横结肠、降结肠环境的发酵罐连接起来，细菌在依次通过不同的生长环境，如同食糜在肠道中不断蠕动前进，很好地模拟了结肠的生态过程，便于分段研究。全肠道模型则是加上人体的胃及小肠的环境，形成了一套从胃至降结肠的整个消化过程的模型，满足了胃内的酸性条件和小肠内不同消化酶的存在，从而更加接近人体正常生理过程，达到全方位模拟[48-49]。

二、鱼胶原肽对嗜酸乳杆菌生长的促进作用与体内肠道菌群调节作用研究进展

（一）FCPs 对体内肠道菌群调节作用

北京大学李勇教授课题组对 FCPs 大鼠体内肠道菌群的调节作用进行了研究，具体实验方法为：选用健康 SPF 级雄性 SD 大鼠 60 只，6 ~ 8 周龄，体重 160 ~ 180 g，将 SD 大鼠适应性喂养 1 周后，按体重随机分为 5 个组，每组 12 只：对照组、乳清蛋白组［500 mg/kg（bw）］和 FCPs 低剂量组［250 mg/kg（bw）］、FCPs 中剂量组［500 mg/kg（bw）］和 FCPs

高剂量组［1000 mg/kg（bw）］。经每日饮水干预，大鼠干预周期为 30 d，干预结束后，用灭菌镊子将各组大鼠新鲜粪便分别装入已高压灭菌的 EP 管中密封，并放入液氮罐中快速冷冻，将粪便标本于 -80℃冰箱保存，随后进行 16S rRNA 基因测序。

提取样本基因组 DNA 后，根据保守区设计得到引物，在引物末端加上测序接头，进行 PCR 扩增并对其产物进行纯化、定量和均一化构建测序文库，采用高通量测序仪 llumina Miseq 对其进行测序，通过生物信息学分析获取肠道中细菌物种组成、物种丰度、群落结构等信息。

1．FCPs 对操作分类单元（OTU）数量的影响

花瓣图和 Venn 图如图 5-1 所示，空白对照组、乳清蛋白组和 FCPs 各剂量组特有菌群操作分类单元（operational taxonomic units，OUT）数量分别为 84、128、159、181、268，共有 OTU 数量为 254。与空白对照组和乳清蛋白组相比，FCPs 特有 OTU 种类明显增多，其中 FCPs 高剂量组 OTU 丰度最大，为 268，呈明显的剂量递增趋势。

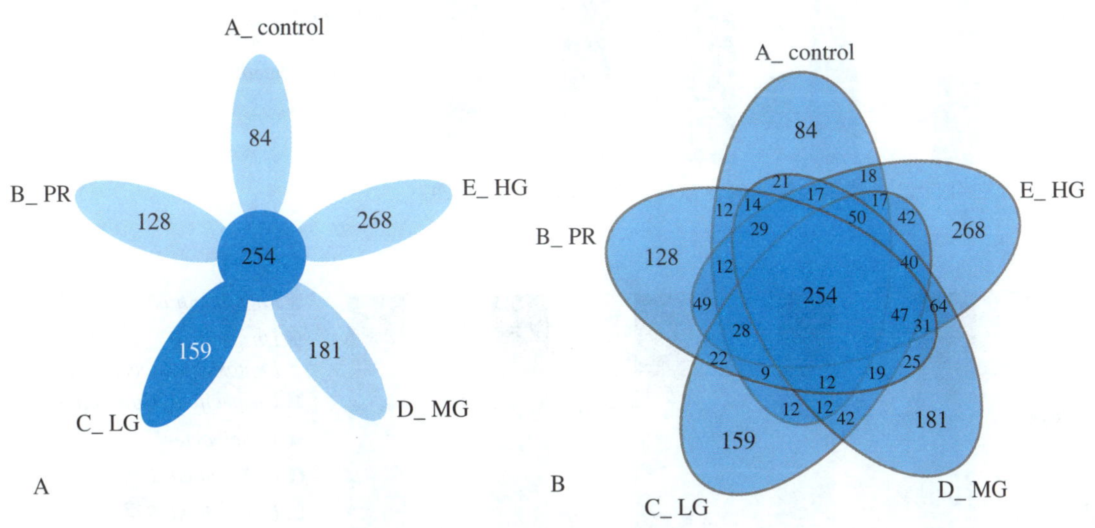

图 5-1　FCPs 对 OTU 数量的影响

A．花瓣图；B．Venn 图

OTU 的数量的多少代表了样品物种的丰度。对于样本间，根据 OTU 是否存在来寻找样本之间特有的或共有的 OTU；对于分组较少（≤ 5）的实验方案，一般绘制韦恩图（Venn diagram）分析不同样品组之间特有或共有的 OTU；对于分组较多的（≥ 3），可绘制花瓣图来统计多个样本中所共有和独有的 OTU 数目，可以比较直观地表现样本在 OTU 水平上的组成相似性及重叠情况 [50]。本研究中，花瓣图与 Venn 图结果显示，各组大鼠共有的 OTU 数目为 254；与空白对照组与乳清蛋白组相比，FCP 的干预能明显使大鼠肠菌群的 OUT 数量增多，说明 FCP 能增加大鼠肠道菌群物种的丰度。

2．FCPs 对菌群结构的影响

如图 5-2 所示。在门水平上，各组大鼠肠道菌群占比最多的依次是厚壁菌门（*Firmicutes*）、拟杆菌门（*Bacteroidetes*）、变形菌门（*Proteobacteria*）、放线菌门

(*Actinobacteria*)、TM7，以上物种占比之和超过90%；空白对照组、乳清蛋白组、FCPs的厚壁菌门（*Firmicutes*）含量的百分比分别为（85.47±3.97）%、（80.03±6.92）%、（78.74±3.89）%、（75.88±2.76）%、（70.51±6.73）%，其中乳清蛋白组、FCPs各剂量

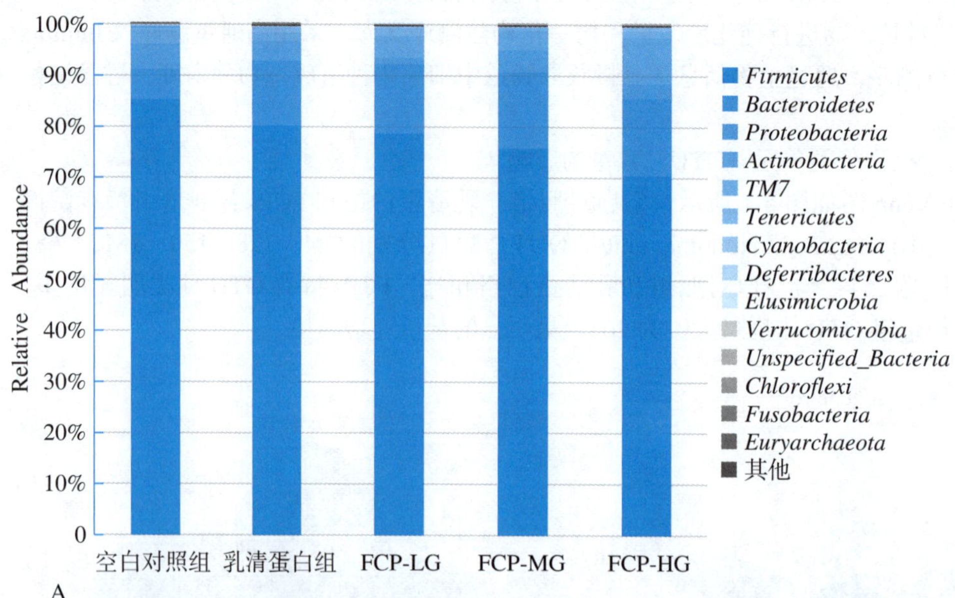

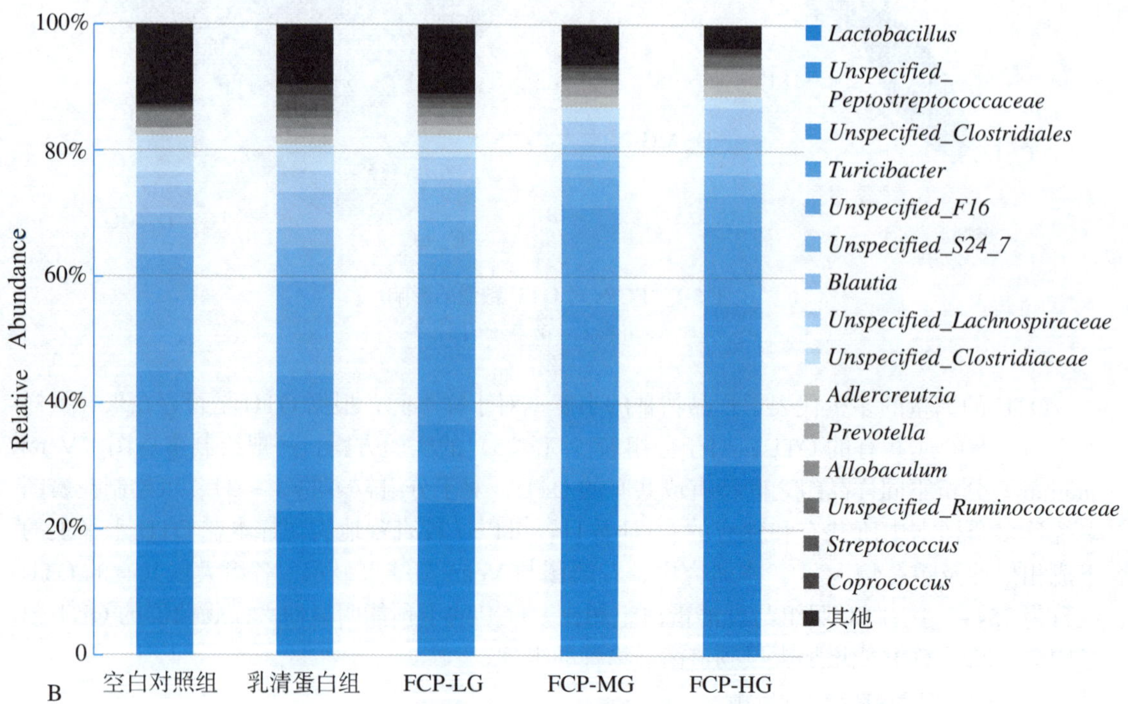

图 5-2 FCPs 对菌群结构的影响

A．各组门水平物种相对丰度；B．各组属水平物种相对丰度

组明显低于空白对照组（$P < 0.05$），FCPs 高剂量 Firmicutes 含量组明显低于乳清蛋白组（$P < 0.05$）。Bacteroidetes 含量各组的百分比依次为（5.91±1.02）%、（12.66±6.92）%、（13.58±2.63）%、（14.93±2.97）%、（15.19±3.19）%，与空白对照组与乳清蛋白组相比，FCPs 各剂量组 Bacteroidetes 含量明显增加（$P < 0.05$）。

在属水平上，各组大鼠肠道菌群主要由乳杆菌属（*Lactobacillus*）、*Peptostreptococcaceae*、*Clostridiales*、*Turicibacter*、*F16*、*S24_7*、*Blautia*、*Lachnospiraceae*、*Clostridiaceae*、*Adlercreutzia* 组成。乳杆菌属（*Lactobacillus*）作为优势菌属，各组的含量分别为（18.11±9.84）%、（22.87±4.93）%、（24.16±7.56）%、（27.24±6.48）%、（30.28±6.86）%，FCPs 中、高剂量组大鼠肠道菌群中乳杆菌属（*Lactobacillus*）含量明显高于空白对照组（$P < 0.05$）；其中，FCPs 高剂量组乳杆菌属（*Lactobacillus*）含量明显高于乳清蛋白组（$P < 0.05$）。

本研究发现 FCPs 可改变门水平和属水平上肠道菌群的结构组成，厚壁菌门（*Firmicutes*）、拟杆菌门（*Bacteroidetes*）作为优势菌门，FCP 干预可以使肠道菌群内厚壁菌门（*Firmicutes*）比例降低，拟杆菌门（*Bacteroidetes*）比例增高。在属水平上，FCP 可明显增加肠道菌群中乳杆菌属（*Lactobacillus*）的含量，其中高剂量罗非鱼胶原肽（FCPs）对于乳杆菌属（*Lactobacillus*）的调节作用最显著。乳杆菌属（*Lactobacillus*）作为最重要的益生菌之一，已显示具有免疫调节和肠屏障功能[51]。此外，乳酸菌可在肠道疾病中维持体内菌群稳态，通过降低促炎细胞因子的表达，对炎症性胃肠疾病具有保护作用[52]。

3．优势菌门相对丰度改变情况

如图 5-3 所示，与空白对照组相比，乳清蛋白组与 FCPs 各剂量组 *Firmicutes* 和 *Bacteroidetes* 相对丰度之比（F/B）值明显降低（$P < 0.05$）；与乳清蛋白组相比，FCPs 高剂量组 F/B 值明显降低。

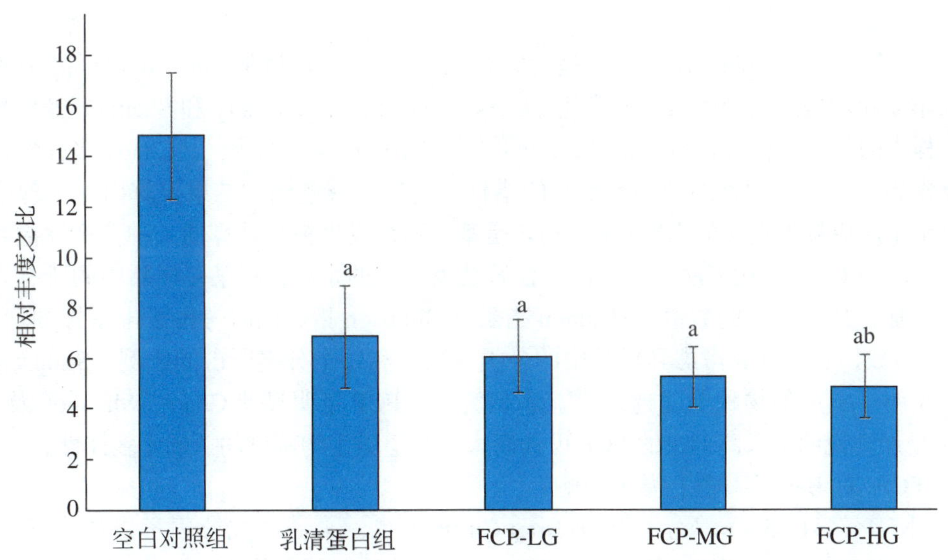

图 5-3　*Firmicutes* 和 *Bacteroidetes* 相对丰度之比

与空白对照组比较差异有显著性，$^{a}P < 0.05$；与乳清蛋白组比较差异有显著性，$^{b}P < 0.05$

近年来，Firmicutes 和 Bacteroidetes 作为胃肠道中重要的两个菌群，引起了极大的关注，Firmicutes/Bacteroidetes 比率（F/B）被广泛认为对维持正常的肠内稳态具有重要影响[53]。这两个门之间的比率（F/B）与维持体内稳态有关，并且该比率的变化会导致各种病理。例如，在特定的丰度或 F/B 比值的增加导致肥胖和肠道炎症。拟杆菌（*Bacteroides*）可通过上调胰脂酶进行脂质消化所需的脂酶的表达来提高脂质水解的效率，促进脂质代谢[54]。本研究显示 FCP 增加可明显降低（F/B）的值，说明其可起到促进肠道益生菌生长，调节肠道菌群的作用。

4．FCPs 对 Alpha 多样性指数的影响

如表 5-1 所示，与空白对照组相比，FCPs 中、高剂量组大鼠 Chao1、Shannon 及 Faith's Phylogenetic Diversity（Faith-pd）丰度明显增加（$P < 0.05$）；FCPs 高剂量组具有最高的细菌丰度和均匀度，其 Chao1 多样性指数明显高于乳清蛋白组，但各组 Simpson 指数无统计学差异（$P > 0.05$）。

表 5-1 FCPs 对 Alpha 多样性指数的影响

组别	Chao1	Faith-pd	Shannon	Simpson
空白对照组	217.63±55.11	14.77±3.01	4.33±0.40	0.89±0.026
乳清蛋白组	212.63±34.28	16.37±1.69	4.68±0.58	0.91±0.029
FCPs 低剂量组	216.79±66.04	16.48±2.34	4.87±0.77	0.91±0.033
FCPs 中剂量组	250.44±53.67^{a}	17.82±1.97^{a}	4.97±0.53^{a}	0.92±0.031
FCPs 高剂量组	295.39±60.04^{ab}	20.66±2.79^{a}	5.25±0.66^{a}	0.92±0.039

与空白对照组比较差异有显著性，$^{a}P < 0.05$；与乳清蛋白组比较差异有显著性，$^{b}P < 0.05$

Alpha 多样性（Alpha diversity）是对某样品中物种多样性的分析，包含样品中的物种组成的丰度和均匀度两个因素。通常用 Faith's Phylogenetic Diversity 和 Shannon 等指数来评估某个样本的物种多样性，指数越高，表明样本的多样性越复杂[53,55]。Chao1 多样性指数是用来反映物种丰度（物种的种类数量）的指标。它通过观测到的结果推算出一个理论的丰度，这个丰度更接近真实的丰度。Faith-pd 是基于系统发生树来计算的一种多样性指数，它用各个样品中 OTU 的代表序列计算出构建系统发生树的距离，将某一样品中的所有代表序列的值相加，从而得到的数值。Shannon 指数和 Simpson 指数同时考虑了丰富性和均匀性，Shannon 指数，它的计算考虑到样品中的分类总数，和每个分类所占的比例。Simpson 指数越小，说明样本中的物种丰度越大[56]。本研究中，FCP 可明显使 Chaol、Shannon 及 Faith-pd 丰度增加，说明摄入高剂量的 FCP 可提高大鼠肠道微生物菌群的 Alpha 多样性。

5．FCPs 对 Beta 多样性指数的影响

如图 5-4（彩图 5-4）所示，基于 Bray-Curtis 距离，第一主成分因子占所有变量方差的比例为 20.6%，第二主成分因子占 15.5%，两个样品间距离值越小，说明物种组成越相似，空白对照组、乳清蛋白组和 FCPs 组在组内呈现一定的聚集趋势，但组间样本区分不明显；基于 Unweighted Unifrac 距离，第一主成分因子占所有变量方差的比例为 13.6%，第

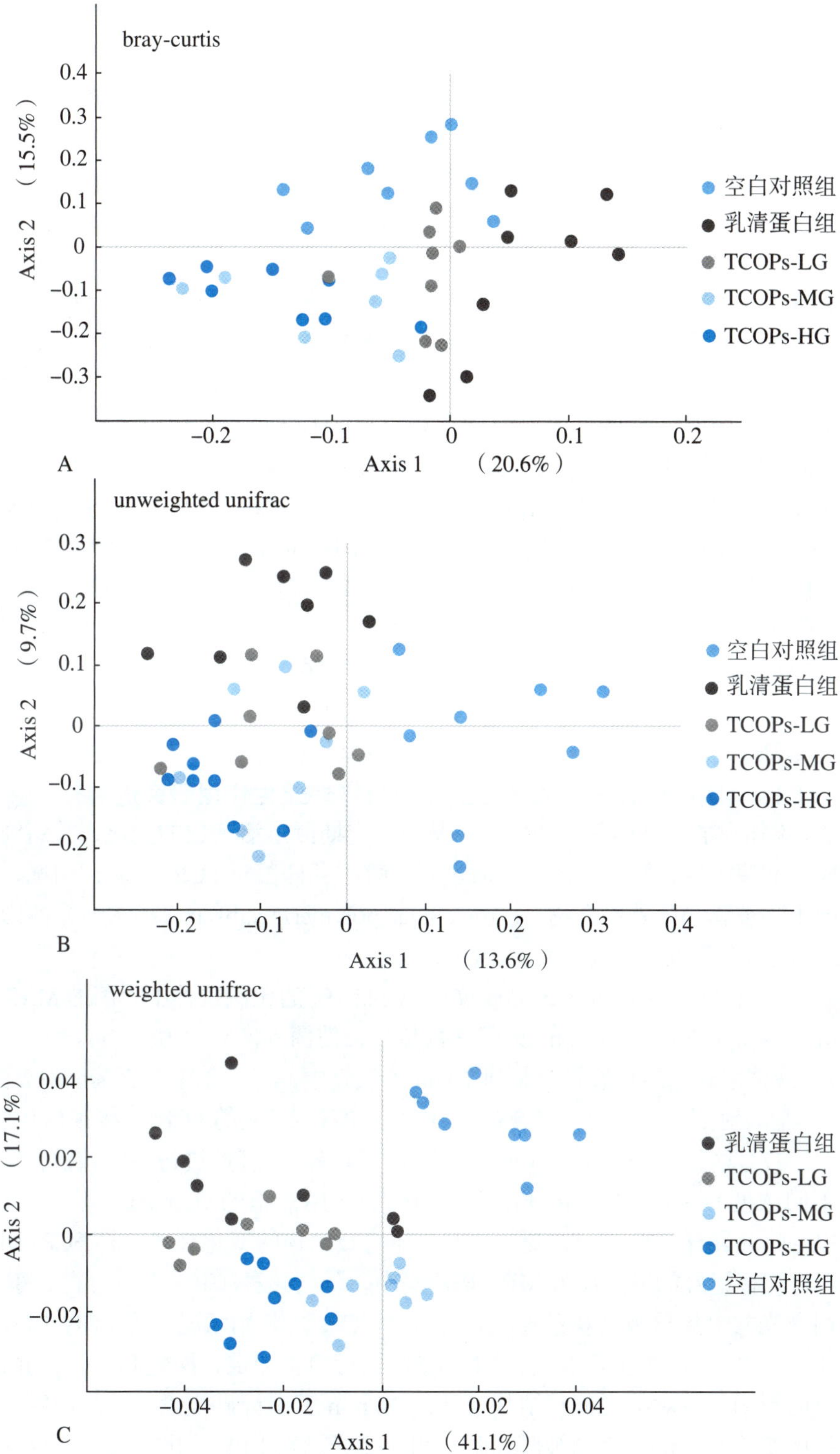

图 5-4　FCPs 对 Beta 多样性指数的影响

横坐标（Axis 1）表示第一主成分，百分比则表示第一主成分对样品差异的贡献值；纵坐标（Axis 2）表示第二主成分，百分比表示第二主成分对样品差异的贡献值

二主成分因子占 9.7%，空白对照组与 FCPs 组菌群样本未重叠，具有一定的区分度；基于 Weighted Unifrac 距离，第一主成分因子占所有变量方差的比例为 41.4%，第二主成分因子占 17.1%，图中各剂量组内的样本聚集在一起，并且乳清蛋白组、FCPs 剂量组与空白对照组的菌群样本能显著分开。

Beta 多样性指数是对不同样品间的微生物群落构成进行比较，展示菌群之间的相似度与差异大小[57]。根据样本的 OTU 丰度信息计算 Bray Curtis、Weighted Unifrac 和 Unweighted Unifrac 距离来评估不同样品间的微生物群落构成差异。Bray Curtis 距离是生态学上反应群落之间差异性最常用的指标，只考虑了物种的丰度信息。Unweighted Unifrac 距离是基于物种系统进化关系进行计算的样本间的距离，未考虑物种的丰度信息，只考虑了物种的有无。综合 Bray Curtis、Weighted Unifrac 和 Unweighted Unifrac 的 PCoA 结果表明，空白对照组的大鼠菌群结构与 FCP 组之间存有一定的差异性。因此，摄食高剂量的 FCP 能够提高肠道菌群的多样性与潜在益生菌的相对丰度。

综上所述，在对大鼠体内肠道菌群调节作用实验中发现，FCPs 能明显增加大鼠肠道菌群 OTU 数量，FCPs 在门水平上可明显增加拟杆菌门（*Bacteroidetes*）比例，降低厚壁菌门（*Firmicutes*）比例，在属水平上明显增加乳酸杆菌属比例，改变肠道菌群组成，FCPs 能明显使 Alpha 多样性增加，Beta 多样性指数结果说明 FCPs 组大鼠菌群多样性与对照组存在差异。摄入 FCPs 能提高大鼠体内肠道菌群的多样性与潜在益生菌的相对丰度，进而调整大鼠肠道的微生态平衡。鉴于 FCPs 对大鼠肠道菌群有良好的调节作用，北京大学李勇教授课题组利用体外实验进一步探究 FCPs 对肠道菌群的作用机制。

（二）FCPs 对嗜酸乳杆菌生长的促进作用与体外益生作用研究进展

将 FCPs 添加到嗜酸乳杆菌的液体培养基中，定期测定活菌数的变化，并用细菌生长动力学模型描述细菌的生长情况。此外，通过测定嗜酸乳杆菌对 FCPs 的利用情况，探究其对嗜酸乳杆菌生物被膜和胞外聚合物（extracellular polymeric substances，EPS）的影响，并探究了 FCPs 可能的作用机制。具体实验方法如下。

将嗜酸乳杆菌（*Lactobacillus acidophilus*）按照 1% 的比例接种于灭菌的 MRS 肉汤培养基中摇床培养 24 h（37℃，160 rpm），经 3 次传代，使菌种恢复活力。

将 MRS 液体培养基用移液管分装到 20 ml 厌氧管中，置于 121 ℃灭菌锅中灭菌 15 min。以 MRS 培养基为对照，分别加入 0.5%、1.0%、1.5%、2.0% 的 FCPs，接种活化 3 代的 1% 嗜酸乳杆菌，37℃培养 24 h，每隔 4 h 取一次样，对嗜酸乳杆菌进行活菌计数，绘制生长曲线，测定不同浓度 FCPs 对嗜酸乳杆菌生长的影响。用修正的 Gompetz 模型非线性拟合不同培养基中的嗜酸乳杆菌随时间的变化情况并描述微生物的变化规律。将 FCPs 用异硫氰酸荧光素标记，将标记好的溶液加入 MRS 培养基中，随之接种 1% 嗜酸乳杆菌，于 37℃培养 24 h 后，用激光共聚焦显微镜观察嗜酸乳杆菌对 FCPs 的利用情况。将 FCPs 加入嗜酸乳杆菌的培养基中，用 XTT- 维生素 K_3 法对生物被膜进行定量测定，探究 FCPs 对嗜酸乳杆菌生物被膜产生的影响，并对生物被膜结晶紫染色 20 min 后进行显微镜观察。最后，将锌片置于嗜酸乳杆菌培养基底部使生物被膜黏附，用拉曼光谱对 EPS 的化学成分进行测试，探究 FCPs 对嗜酸乳杆菌 EPS 的影响。

1．FCPs 对嗜酸乳杆菌生长的影响

通过测定嗜酸乳杆菌的生长曲线来观测 FCPs 对细菌生长的影响。图 5-5 为添加 FCPs 的嗜酸乳杆菌数量随时间的变化曲线。图中显示，嗜酸乳杆菌在 MRS 培养基中长势良好，迟滞期较短，菌体大量生长繁殖；然后细菌生长曲线趋于平稳，细菌的生长进入稳定期；后期由于乳酸等代谢产物不断累积，降低了发酵液的 pH，细菌生长环境逐渐恶劣，活菌数开始下降，菌体逐渐进入衰亡期。而添加 FCPs 的培养基增菌效果较对照组有明显提高，且浓度增大后增菌效果更加明显，不仅将细菌生长的对数期提前，稳定期也延长。因此，FCPs 可以增强细菌的生长代谢和提高增殖速率。用微生物生长动力学模型探究嗜酸乳杆菌生长的变化规律，将细菌的生长曲线用修正的 Gompertz 方程进行非线性拟合发现，修正的 Gompertz 方程可以很好地拟合嗜酸乳杆菌的生长曲线，大部分数据点都在拟合曲线上或离拟合曲线较近，方程能较好地反映嗜酸乳杆菌随时间的变化情况及生长动态。不同微生物生长动力学方程拟合效果也可由决定系数（R^2）来判定。R^2 值越大，说明微生物生长曲线与微生物生长动力学方程拟合程度越好。从表 5-2 中可以看出，用微生物生长动力学方程拟合嗜酸乳杆菌的生长数据后得到的决定系数值 $R^2 > 0.90849$，表明方程能很好地描述微生物的生长动态。生长速率是研究对数生长情况下微生物群体生长规律的重要参数，不仅可以估算某一时刻的菌体浓度，还可以作为判断微生物生长情况和环境关系的一个指标。添加 FCPs 后，细菌的最大生长速率（μ_{max}）比对照组增加，延滞期（λ）缩短。综上可以得出结论，FCPs 能促进细菌增殖，使细菌提前进入对数生长期。

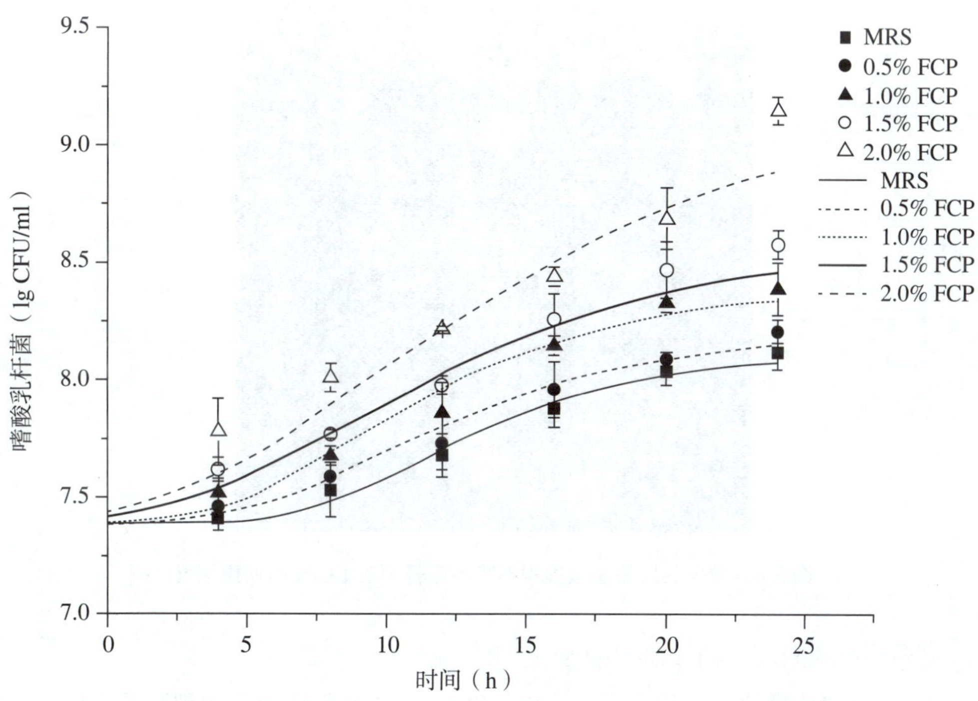

图 5-5 嗜酸乳杆菌的生长曲线用微生物生长动力学方程拟合结果

表 5-2 嗜酸乳杆菌不同微生物生长动力学方程非线性拟合相关参数

培养基	修正的 Gompertz 方程		
	μ_{max}（h^{-1}）	λ（h）	R^2
MRS	0.05641	6.72099	0.99104
0.5% FCPs	0.05984	4.57991	0.98644
1.0% FCPs	0.06476	3.88807	0.9835
1.5% FCPs	0.07253	2.08227	0.96044
2.0% FCPs	0.08349	1.99517	0.90849

2．嗜酸乳杆菌对 FCPs 的利用情况

向嗜酸乳杆菌的液体培养基中加入经异硫氰酸荧光素染色的 FCPs，异硫氰酸荧光素中的异硫氰酸基团可以与 FCPs 中的氨基酸发生共价结合，从而能够在激光共聚焦显微镜下观察到嗜酸乳杆菌对 FCPs 的利用情况。如图 5-6（彩图 5-6）所示，CLSM 发现绝大部分细菌内都有荧光标记的 FCPs。嗜酸乳杆菌可以很好地利用 FCPs，荧光标记的 FCPs 大都分布在细菌的细胞质中，表明 FCPs 中的大部分物质可以自由透过细菌的细胞膜，进入细菌中供细菌进行各项代谢活动并提供所需能量。

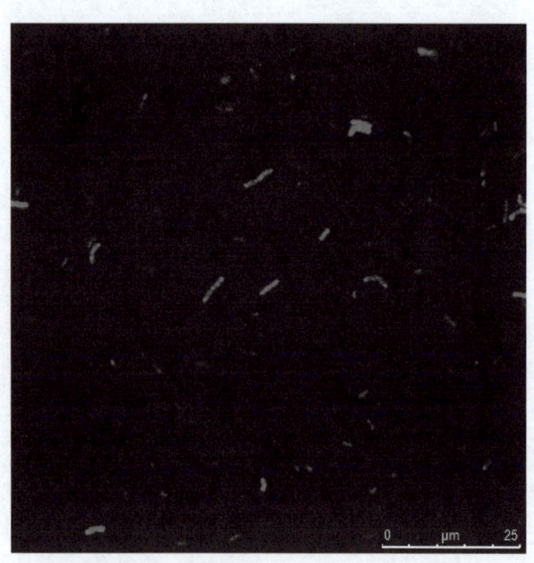

图 5-6 激光共聚焦显微镜观察嗜酸乳杆菌对 FCPs 的利用情况

3．FCPs 对嗜酸乳杆菌生物被膜的影响

从图 5-7 生物被膜的定量测定可以看出，FCPs 对嗜酸乳杆菌生物被膜的产生具有促进作用，且浓度越高，促进作用越显著。当 FCPs 浓度为 2.0% 时，细菌生物被膜含量较对照组增加了 41.62%。定量实验结果表明 FCPs 显著促进了嗜酸乳杆菌生物被膜的产生。

从图 5-8（彩图 5-8）可以看出，光学显微镜下嗜酸乳杆菌的生物被膜经结晶紫染色后，

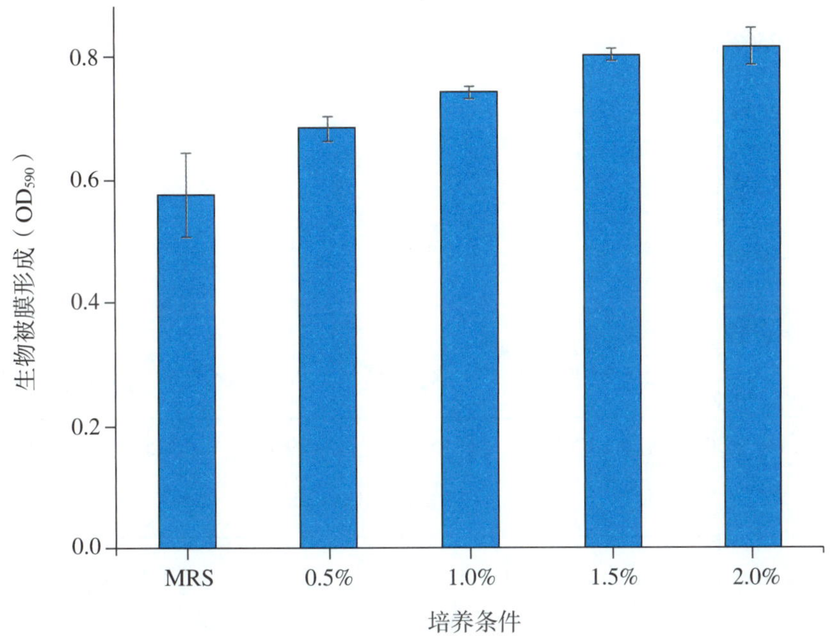

图 5-7　定量测定 FCPs 对嗜酸乳杆菌生物被膜的影响

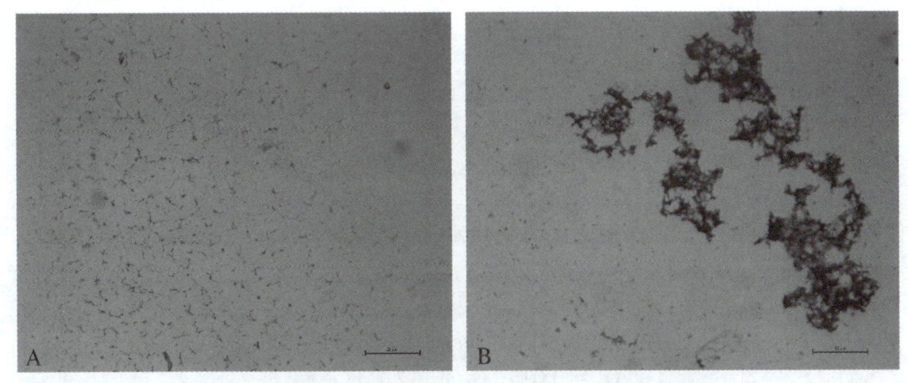

图 5-8　显微镜观测 FCPs 对嗜酸乳杆菌生物被膜的影响

A．空白对照；B．添加 2.0%FCPs 后

对照组的细菌分布较为分散，生物被膜含量较少且没有聚集。而添加 FCPs 后，细胞聚集成团，形成大片的、致密的生物被膜，细菌包裹于生物被膜中，形成复杂的三维结构，表明 FCPs 显著刺激了嗜酸乳杆菌生物被膜的产生。这一结论与生物被膜定量实验相吻合。

4．FCPs 对嗜酸乳杆菌胞外聚合物的影响

通过拉曼光谱测试可以检测 FCPs 的添加对嗜酸乳杆菌 EPS 化学成分的影响。从图 5-9 可以看出，添加 FCPs 后，细菌所产的 EPS 拉曼光谱峰强度增加。

通过比对拉曼光谱特征峰[58]对应物质可以看出，嗜酸乳杆菌所产胞外聚合物的主要成分为蛋白质、碳水化合物和脂质等。未添加 FCPs 时，其 EPS 拉曼光谱图显示，在 600 cm^{-1}

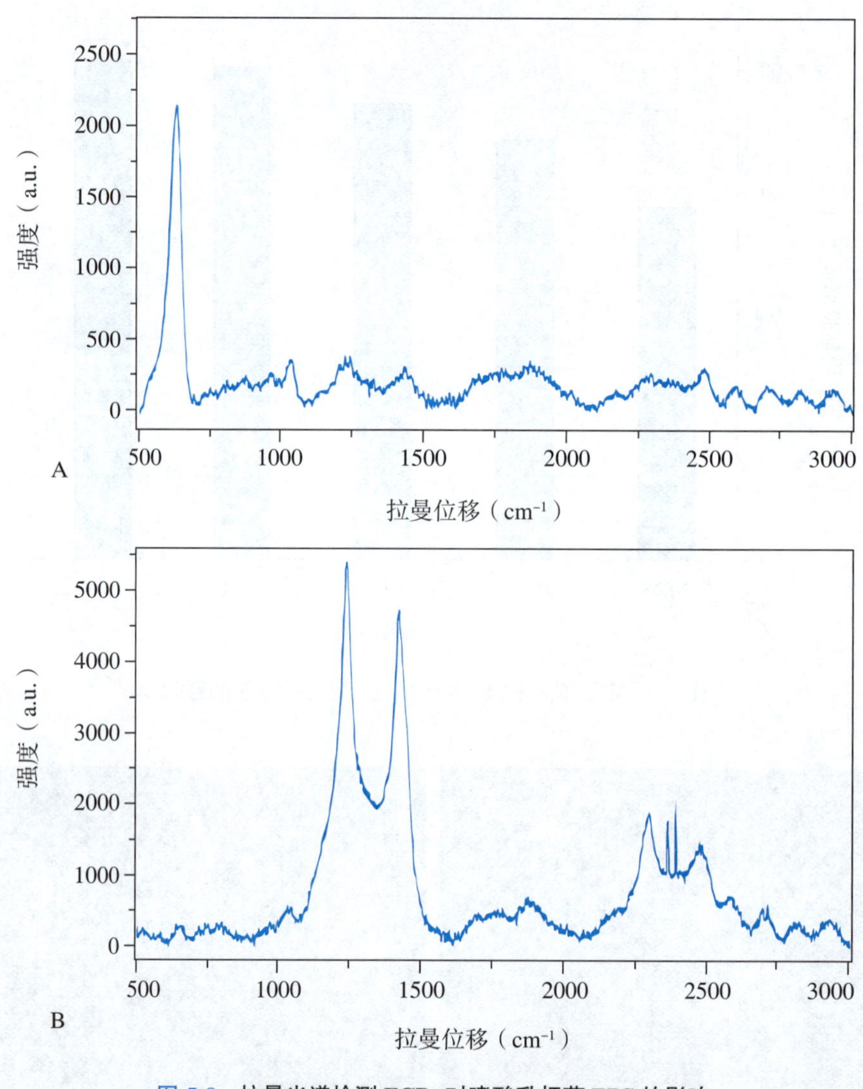

图 5-9 拉曼光谱检测 FCPs 对嗜酸乳杆菌 EPS 的影响

A．空白对照；B．添加 2.0%FCPs 后

附近的拉曼条带中对应的物质主要是变形芳环拉伸环孢素、苯丙氨酸结构，这种物质在 EPS 中含量较高。在 1030 ~ 1130 cm^{-1} 处的拉曼光谱主要是碳水化合物，其变形振动主要由—C—C—、C—O 以及 C—O—H 引起。在 1200 cm^{-1} ~ 1290 cm^{-1} 主要是 Amide Ⅲ，在 1300 cm^{-1} 主要是 Amide Ⅲ，其变形振动主要是由 N—H、C—H 振动引起；在 1725 cm^{-1} ~ 1750 cm^{-1} 左右的拉曼光谱条带主要由 C＝O 拉伸振动引起；在 1855 cm^{-1} ~ 2920 cm^{-1} 的结果表明，嗜酸乳杆菌产生的 EPS 中含有 CH_2 基团、CH_3 基团以及孢粉素和脂质。添加 FCPs 后，拉曼光谱显示，1250 cm^{-1} ~ 1290 cm^{-1} 处对应的 Amide Ⅲ明显增加；1440 cm^{-1} ~ 1460 cm^{-1} 处对应 CH_2 变形振动也显著增加；2920 cm^{-1} ~ 1855 cm^{-1} 的拉曼光谱所对应的 Amide Ⅰ、不饱和脂质、孢粉素、脂质等物质也显著增加。以上结果表明 FCPs 的添加显著刺激了嗜酸乳杆菌产生 EPS 的能力。

综上所述，在嗜酸乳杆菌的培养基中添加 FCPs 后，细菌的增殖速度加快，生长对数期提前，稳定期延长，表明 FCPs 增强了细菌的代谢速率，这可能是由于 FCPs 增加了细菌对逆环境的耐受性的缘故。胞外聚合物是细菌在一定环境下分泌的一些高分子聚合物。细菌包裹于这些聚合物中形成复杂的生物被膜结构，通过这些结构可以使细菌抵御杀菌剂和其他有毒物质的侵害。而生物被膜和 EPS 的产生均受到细菌群体感应系统的调控。因此，添加 FCPs 后，嗜酸乳杆菌的生物被膜加厚，EPS 分泌增加，FCPs 对益生菌的益生效应很可能是因为其促进了由 QS 系统调控的生物被膜和 EPS 的产生，从而增加了细菌对不良环境的抵抗性所引起。因此，有目的地控制 FCPs 的添加量，可以靶向提高嗜酸乳杆菌生物被膜的形成，对提高益生菌的活性有重要意义。

三、鱼胶原肽在肠道菌群调节作用中的应用前景

肠道菌群在人类和动物健康中起着至关重要的作用，肠道生态的变化会影响代谢特性，进而影响宿主生理，而宿主的饮食对肠道菌群组成有至关重要的影响。通过体内和体外实验发现，FCPs 可明显增多大鼠肠道菌群 OTU 数量、降低厚壁菌门 / 拟杆菌门比率（F/B）、提高乳酸杆菌属比例，使肠道菌群多样性增加。FCPs 促进了嗜酸乳杆菌的生长繁殖，且增加了细菌生物被膜和 EPS 的分泌量。因此，FCPs 对提高益生菌的活性、调节肠道菌群具有重要作用。由于 FCPs 具有非常可靠的安全性，正常人群和特殊人群亦能合理使用。加之 FCPs 的一些优良的生理功能特性，在日常饮食中有目的地提高 FCPs 的摄入量，或与微生态制剂联用，可以稳定地增加肠道内有益菌的数量，使肠道菌群保持一个良好的微生态平衡，达到“未病防病，无病保健”的效果。此外，FCPs 可应用在食品领域，如早餐谷物食品、各种保健食品及饮料、糖果、糕点、面包中，进一步强化其营养价值和保健功能。在医药领域，FCPs 具有的调节肠道菌群作用，可应用于对胃肠道疾病患者的治疗；在饲料领域，FCPs 可作为功能添加剂应用于饲料中，达到促进动物生长和增重的作用，并刺激其肠道免疫器官生长。综上所述，FCPs 对于人类和动物的营养与健康具有十分重要的意义，其在食品工业、制药业及饲料工业等行业中将发挥越来越重要的作用。

小结

通过体内和体外实验发现，FCPs 可明显增加大鼠肠道菌群 OTU 数量，降低厚壁菌门 / 拟杆菌门比率（F/B），提高乳酸杆菌属比例，增加肠道菌群多样性。FCPs 还促进了嗜酸乳杆菌的生长繁殖，增加了细菌生物被膜和 EPS 的分泌量。综上所述，FCPs 具有作为新型益生元和优质氮源的潜力，在促进益生菌生长和调节肠道菌群方面将会发挥巨大的作用。

In vivo and *in vitro* experiments showed that fish collagen peptide significantly increased the number of OTU，decreased the ratio of Firmicutes/Bacteroides（F/B），increased the proportion of *Lactobacilli*，and increased the diversity of intestinal flora. Fish collagen peptide promoted the growth and reproduction of *Lactobacillus acidophilus*，increased the secretion of bacterial biofilm and EPS. In conclusion，fish collagen peptide has the potential as a new type of probiotics and high-quality nitrogen source，which will play a huge role in promoting the growth of probiotics and regulating the intestinal flora.

参考文献

[1] Qin J，Li R，Raes J，et al. A human gut microbial gene catalogue established by metagenomic sequencing. Nature，2010，464（7285）：59-65.

[2] Robles Alonso V，Guarner F. Linking the gut microbiota to human health. British Journal of Nutrition，2013，109：S21-S26.

[3] Zackular JP，Baxter NT，Iverson KD，et al. The gut microbiome modulates colon tumorigenesis. mBio，2013，4（6）：e00692-13.

[4] Wostmann BS，Larkin C，Moriarty A，et al. Dietary intake，energy metabolism，and excretory losses of adult male germfree Wistar rats. Lab Anim Sci，1983，33（1）：46-50.

[5] Younes H，Coudray C，Bellanger J，et al. Effects of two fermentable carbohydrates（inulin and resistant starch）and their combination on calcium and magnesium balance in rats. British Journal of Nutrition，2001，86（4），479-485.

[6] Waaij V D. The Ecology of the human intestine and its consequences for overgrowth by pathogens such as Clostridium difficile. Annual Review of Microbiology，1989，43（1），69-87.

[7] Markle J G M，Frank D N，Mortin-Toth S，et al. Sex Differences in the gut microbiome drive hormone-dependent regulation of autoimmunity. Science，2013，339（6123）：1084-1088.

[8] Alam M，Midtvedt T，Uribe A. Differential Cell Kinetics in the Ileum and Colon of Germfree Rats. Scandinavian Journal of Gastroenterology，1994，29（5）：445-451.

[9] Karlsson Fredrik H，Fåk Frida，Nookaew Intawat，et al. Symptomatic atherosclerosis is associated with an altered gut metagenome. Nature Communications，2012，3：1245.

[10] Kawamoto S，Tran TH，Maruya M，et al. The inhibitory receptor PD-1 regulates IgA selection and bacterial composition in the gut，Science，2012，336（6080）：485-489.

[11] Dethlefsen L，McFall-Ngai M，Relman DA. An ecological and evolutionary perspective on human-microbe mutualism and disease. Nature，2007，449（7164），811-818.

[12] Hooper VL，Jeffrey I Gordon. Commensal host-bacterial relationships in the gut. Science，2001，292，5519：1115-1118.

[13] Francisco G，Juan-R M. Gut flora in health and disease. The Lancet，2003，361（9356）：512-519.

[14] Cynthia L S. A dynamic partnership：celebrating our gut flora. Anaerobe，2005，11（5）：247-251.

[15] 孙庆申，周丽楠. 益生菌类保健食品研究进展. 食品科学技术学报，2018，36（2）：21-26.

[16] Lau K，Srivatsav V，Rizwan A，et al. Bridging the gap between gut microbial dysbiosis and cardiovascular diseases. Nutrients. 2017，9（8）：859.

[17] Brown JM，Hazen SL. The gut microbial endocrine organ：Bacterially derived signals driving

cardiometabolic diseases. Annual Review of Medicine，2015，66：343-359.

[18] Collins S，Reid G. Distant site effects of ingested prebiotics. Nutrients，2016，8（12）：523.

[19] Tuohy K M，Fava F，Viola R. 'The way to a man's heart is through his gut microbiota'-dietary pro-and prebiotics for the management of cardiovascular risk. Proceedings of The Nutrition Society，2014，73（2）：172-185.

[20] Hong K，Jeong M，Han K，et al. Photoprotective effects of galacto-oligosaccharide and/or Bifidobacterium longum supplementation against skin damage induced by ultraviolet irradiation in hairless mice. International Journal of Food Sciences and Nutrition，2015，66（8）：1-8.

[21] Saier MH，Mansour NM. Probiotics and prebiotics in human health. Journal of Molecular Microbiology and Biotechnology，2005（10）：22-25.

[22] Calinescu C，Mateescu MA. Carboxymethyl high amylose starch：Chitosan self-stabilized matrix for probiotic colon delivery. European Journal of Pharmaceutics and Biopharmaceutics，2008（70）：582-589.

[23] Sen S，Mullan MM，Parker TJ，et al. Effect of Lactobacillus plantarum 299v on colonic fermentation and symptoms of irritable bowel syndrome. Digestive Diseases and Sciences，2002，47（11）：2615-2620.

[24] Shah NP. Functional cultures and health benefits. International Dairy Journal，2007，17（11）：1262-1277.

[25] Gomi A，Iino T，Nonaka C，et al. Health benefits of fermented milk containing Bifidobacterium bifidum YIT 10347 on gastric symptoms in adults. Journal of Dairy Science，2015，98（4）：2277-2283.

[26] Verruck S，Prudencio ES，Muller CMO，et al. Influence of Bifidobacterium Bb-12 on the physicochemical and rheological properties of buffalo Minas Frescal cheese during cold storage. Journal of Food Engineering，2015，151：34-42.

[27] Ouwehand AC，Salminen SJ. The health effects of cultured milk products with viable and non-viable bacteria. International Dairy Journal，1998，8（9）：749-758.

[28] Shin HS，Lee JH，Pestka JJ，et al. Viability of bifidobacteria in commercial dairy products during refrigerated storage. Journal of Food Protection，2000，63（3）：327-331.

[29] FAO/WHO. Guidelines for the evaluation of probiotics in food，joint FAO/WHO working group report on drafting guidelines for the evaluation of probiotics in food. London，Ontario：FAO/WHO，2012.

[30] Sugahara H，Yao R，Odamaki T，et al. Differences between live and heat-killed bifidobacteria in the regulation of immune function and the intestinal environment. Beneficial Microbes，2017，8（3）：463-472.

[31] Lee J，Cha D，Park H. Survival of freeze-dried Lactovacillus bulgaricus KFR1 673 in chitosan-coated calcium alginate microparticles. Journal of Agricultural and Food Chemistry，2004，52（24）：7300-7305.

[32] Chan ES，Lee PP，Ravindra P，et al. A standard quantitative method to measure acid tolerance of probiotic cells. Applied Microbiology and Biotechnology，2010，86（1）：385-391.

[33] Puupponen Pimiä R，Aura AM，Oksman-Caldentey KM，et a1. Development of functional ingredients for gut health. Trends in Food Science&Technology，2002（13）：3-11.

[34] Liu F，Li P，Chen M，et al. Fructooli godaccharide（FOS）and Galactooligosaccharide（GOS）increase bifidobacterium but reduce butyrate producing bacteria with adverse glycemic metabolism in healthy young population. Scientific Reports，2017，7（1）：1.

[35] Dave RI，Shah NP. Ingredient supplementation effects on viability of probiotic bacteria in yogurt. Journal of Dairy Science，1998，81（11）：2804-2816.

[36] 万春艳．大豆活性肽对酵母增殖代谢及啤酒发酵的影响研究．广州：华南理工大学，2012.

[37] Arakawa K，Matsunaga K，Takihiro S，et al. Lactobacillus gasseri requires peptides，not proteins or free amino acids，for growth in milk. Journal of Dairy Science，2015，98：1593-1603.

[38] Kai P，Silpe JE，Schramma KR，et al. A Vibrio cholerae autoinducer-receptor pair that controls biofilm formation. Nat Chem Biology，2017，13（5）：551-557.

[39] B assler BL，Losick R. Bacterially speaking. Cell，2006，125（2）：237-246.

[40] Whiteley M，Diggle SP，Greenberg EP. Progress in and promise of bacterial quorum sensing research. Nature，2017，551（7680）：313-320.

[41] Fuqua WC，Winans SC，Greenberg EP. Quorum sensing in bacteria：the LuxR-LuxI family of cell density-responsive transcriptional regulators. J Bacteriol，1994，176（2）：269-275.

[42] Papenfort K，Bassler BL. Quorum sensing signal-response systems in Gram-negative bacteria. Nat Rev Microbiol，2016，14（9）：576.

[43] Boyen F，Eeckhau TV，Immerseel FV，et al. Quorum sensing in veterinary pathogens：Mechanisms，clinical importance and future perspectives. Veterinary Microbiology，2009，135（3-4）：187-195.

[44] Syvitski RT，Tian XL，Sampara K，et al. Structure-activity analysis of quorum-sensing signaling peptides from Streptococcus mutans. J Bacteriol，2007，189（4）：1441.

[45] Kumar L，Chhibber S，Kumar R，et al. Zingerone silences quorum sensing and attenuates virulence of Pseudomonas aeruginosa. Fitoterapia，2015，102：84-95.

[46] Hoang TT，Schweizer HP. Characterization of Pseudomonas aeruginosa enoyl-Acyl carrier protein reductase（FabI）：a target for the antimicrobial triclosan and its role in acylated homoserine lactone synthesis. J Bacteriol，1999，181（17）：5489.

[47] Zwietering MH，Jongenburger I，Rombouts FM，et al. Modeling of the bacterial growth curve. Appl Environ Microbiol，1990，56（6）：1875-1881

[48] 刘玉婷，郝微微，温红珠，等．肠道菌群的检测方法及研究进展．世界华人消化杂志，2016，24（20）：3142-3148.

[49] Swidsinski A，Ladhoff A，Pernthaler A，et al. Mucosal flora inflammatory bowel disease. Gastroenterology，2002，122（1）：44-54.

[50] Ott SJ，Plamondon S，Hart A，et a1. Dynamics of the mucosa-associated florain ulcerative colitis patients during remission and clinical relapse. Joumal of clinical microbiology，2008，46（10）：3510-3513.

[51] Shade A，Handelsman J. Beyond the Venn diagram：the hunt for a core microbiome. Environ Microbiol，2012，14（1）：4-12.

[52] Azad MK，Sarker M，Li T，et al. Probiotic Species in the Modulation of Gut Microbiota：An Overview. Biomed Res Int，2018，2018：9478630.

[53] Pace F，Pace M，Quartarone G. Probiotics in digestive diseases：focus on Lactobacillus GG. Minerva Gastroenterol Dietol，2015，61（4）：273-292.

[54] Wang Y，Sheng HF，He Y，et al. Comparison of the levels of bacterial diversity in freshwater，intertidal

wetland, and marine sediments by using millions of illumina tags. Appl Environ Microbiol, 2012, 78 (23): 8264-8271.

[55] Ben Salah R, Trabelsi I, Ben Mansour R, et al. A new Lactobacillus plantarum strain, TN8, from the gastro intestinal tract of poultry induces high cytokine production. Anaerobe, 2012, 18 (4): 436-444.

[56] Human Microbiome Project Consortium. Structure, function and diversity of the healthy human microbiome. Nature, 2012, 486 (7402): 207-214.

[57] Tuomisto H. A consistent terminology for quantifying species diversity ? Yes, it does exist. Oecologia, 2010, 164 (4): 853-860.

[58] Adams DC, Collyer ML. Permutation tests for phylogenetic comparative analyses of high-dimensional shape data: what you shuffle matters. Evolution, 2015, 69 (3): 823-829.

[59] Danese P N, Pratt L A, Kolter R. Exopolysaccharide production is required for development of Escherichia coli K-12 biofilm architecture. Journal of Bacteriology, 2000, 182 (12): 3595-3596.

第六章 鱼胶原肽与氧化应激
Fish collagen peptides and oxidative stress

氧化还原稳态是生命的核心。氧化还原过程几乎遍及从生物能量学到新陈代谢和生命功能的所有基本过程。1985 年，Helmut Sies 首次将氧化应激定义为“促进氧化和抗氧化平衡的紊乱导致的潜在损害”。这一概念的引入使氧化还原生物学的新研究领域得以发展[1]。研究证实，氧化应激过程能损伤机体组织细胞，导致正常细胞功能障碍或细胞凋亡，是多种疾病发生的病理生理基础。氧化应激的主要后果是引起蛋白质、脂肪、核酸等生物大分子的氧化损伤。这些损伤被认为是糖尿病及其并发症、高血压、动脉粥样硬化、肿瘤、肺纤维化、肾疾病、阿尔茨海默病和帕金森病等疾病及人体衰老的重要原因。

Main consequences of the oxidative stress are the cause of oxidative damage of biological macromolecules such as protein，fat and nucleic acid. This damage is considered to be the important reasons of diabetes and its complications，hypertension，atherosclerosis，tumor，pulmonary fibrosis，kidney disease，Alzheimer’s disease and Parkinson’s disease and other diseases as well as the aging.

第一节　概述 Introduction

氧化应激（oxidative stress，OS）是指活性氧自由基（reactive oxygen，ROS）和活性氮自由基（nitrogen species，RNS）的产生与机体抗氧化保护系统抵消其作用的能力之间缺乏平衡导致的促氧化状态。ROS 包括自由基和非自由基的含氧化学活性化合物，其中包括过氧化氢（H_2O_2）、超氧化物（$O_2\cdot$）、单态氧（1/2 O_2）和羟基自由基（OH·）。还包括活性氮、铁、铜和硫。在生理条件下，较低浓度的 ROS 和 RNS 通过与转录因子相互作用，在细胞信号转导、细胞周期调控、细胞凋亡和基因表达中发挥重要作用。此外，ROS 由吞噬细胞产生，它可杀死病原体和对抗感染。剧烈的体力活动和毒素暴露也会导致 ROS 和 RNS 的产生增加[1]。

一、氧化应激与自由基

（一）生物学中的自由基

大约 6 亿年前，由于光合作用的结果，大气中出现了数量可观的氧气，在此之前，各种形式的厌氧生命都发生了氧化还原反应，这在很大程度上依赖于硫氧化还原化学。表 6-1 中列出了自由基的种类[2]，说明了自由基的反应性和化学性质的巨大浮动范围。ROS 这个术语应尽可能用所涉及的特定化学物质名称来代替。氧的一些还原产物是自由基性质的，有一个自由电子（如超氧阴离子自由基和羟基自由基）；而过氧化氢是双电子还原产物，不是自由基，因此是一个化学稳定的分子。电子激发态包括单态分子氧和激发态羰基化合物，它们也是非自由基。生物上更重要的活性自由基是氯和溴类物质，如次氯酸、次氯酸盐和氯胺自由基。

表 6-1 活性自由基及化学性质

自由基	非自由基形式
超氧阴离子自由基（O_2^-·）	过氧化氢（H_2O_2）
羟基自由基（OH·）	有机氢过氧化物（ROOH）
过氧自由基（ROO·）	单态分子氧（$O_2^1\Delta g$）
烷氧基自由基（RO·）	电子激发态羰基（RCO）
	臭氧（O_3）
活性氯 / 溴自由基	
原子氯（Cl·）	次氯酸（OCl^-）
原子溴（Br·）	氯胺（RNHCl）
	次溴酸盐（OBr^-）
活性氮自由基	
氧化亚氮 = 一氧化二氮（NO·）	二氧化氮（NO_2^-）
二氧化氮（NO_2·）	硝基阴离子（NO^-）
	过氧亚硝基（$ONOO^-$）
	过硝酸盐（O_2NOO^-）
	过氧化碳酸亚硝基（$ONOOCO_2^-$）
活性硫自由基	
硫基（RS·）	硫醇（RSH）、硫代盐（RS^-）
	二硫（RSSR）
	硫醚酸盐（RSO^-）
	亚磺酸盐（RSO_2^-）
	磺酸盐（RSO_3^-）
	硫化氢（H_2S）
	多硫化物（H_2S_x），$x = 2$ 或更多 RSSH
羰基活性自由基	
	乙醛
	丙烯醛
	甲基乙二醛 4- 羟基壬烯醛
	电子激发态羰基
活性硒自由基	
	硒酸
	亚硒酸
	硒代半胱氨酸
	硒代蛋氨酸

引自：Sies HC，Berndt DP，Jones. Oxidative Stress. Annu Rev Biochem，2017（86）：715-748.

除了 ROS，其他重要的活性自由基也对氧化还原系统产生显著影响，从而对氧化应激产生影响。这些物质包括 RNS，如氧化亚氮、二氧化氮（都是自由基）、过氧亚硝酸盐和亚硝酸盐 / 硝酸盐；活性硫自由基（reactive sulfur species，RSS），包括各种形式的半胱氨酸和蛋氨酸；以及一些低分子化合物，如谷胱甘肽、锥虫硫酮或菌硫醇。活性羰基自由基（reactive carbonyl species，RCS）包括各种形式代谢生成的醛和电子激发态羰基。各种活性硒自由基（reactive selenium species，RSeS）包括低分子化合物和蛋白质中的硒半胱氨酸和硒蛋氨酸残基。

其他自由基可以通过适当的化合物，特别是醌类化合物的单电子还原而产生。所合成的半醌可以自氧化，通过电子转移产生超氧阴离子自由基。因此，再生的醌可以在氧化还原循环过程中进行另一轮的单电子还原。或者，醌可以在还原的烟酰胺腺嘌呤二核苷酸磷酸 - 醌氧化还原酶催化下进行双电子还原，形成对苯二酚。对苯二酚可以被葡萄糖醛酸化并排出体外[2]。

（二）氧化应激分类

由于氧化剂和抗氧化酶及其化合物种类繁多，人们试图对氧化应激的亚型进行分类，并从概念上引入从生理氧化应激到过度和毒性氧化应激的强度量表，并涵盖了急性、慢性和重复性氧化应激（表 6-2）。

表 6-2　氧化应激：根据强度、特定形式、相关术语和相关生物反应进行分类

种类	术语
强度	基础氧化应激（氧化应激、生理氧化应激、正氧化应激） 低、中、高强度氧化应激 低：良性氧化应激 高：不良氧化应激 急性、慢性、重复性氧化应激
特殊形式	生理氧化应激（良性） 营养、饮食、餐后氧化应激 糖氧化应激 内质网应激、蛋白毒性应激、二硫化物应激 光氧化应激 辐射诱导氧化应激 硝化应激 纳米粒子引起的氧化应激 环境应激
相关术语	氧化应激、促氧化应激 剪应力 氧化还原应激、亲电应激 还原应激、缺氧应激 能量应激
应激信号的相关反应	热休克反应 未折叠蛋白反应 细胞增殖 自噬、细胞凋亡、坏死、铁死亡 炎症和危险信号

引自：Sies HC，Berndt DP，Jones，Oxidative Stress. Annu Rev Biochem，2017（86）：715-748.

（三）氧化和抗氧化系统

古菌和细菌进化出了抗氧化酶池，真核生物也是如此。表 6-3 列出了主要的氧化和抗氧化系统。抗氧化防御主要是由酶提供的，而不是由低分子化合物。似乎没有酶能够使电子激发态失活，例如，单线态分子氧和羰基的电子激发态，它们是在光激发和化学激发过程中产生的。低分子质量的化合物涉及了这一领域，特别是类胡萝卜素。表 6-3 所列的酶及其反应物以较大幅度的比例和活性同时存在于细胞和组织中。它们激活或失活依赖于周围的氧浓度和多种物理或化学的外源性因素。此外，还依赖于基因表达调控的特定类型的单个细胞、组织或器官。因此，特定细胞或亚细胞有给定的最佳 pH，在一个给定的生理条件下存在促氧化和抗氧化的最佳模式。这种最佳模式可以是过氧化物调、羰基调或硫化物调。以硫化物调为例：对于谷胱甘肽，其反应取决于谷胱甘肽的浓度及谷胱甘肽与其主要二硫键形式 GSSG 的比值；或 2 电子偶联的氧化还原电位，2 GSH/GSSG（如血小板激活）[2]。

表 6-3　主要的氧化和抗氧化系统：酶促过氧化氢的来源和专有名词

来源	专有名词
NADPH 氧化酶类	过氧化氢酶（过氧化氢酶和过氧化物）
NADH 氧化酶类	硫氧还蛋白系统
线粒体复合物 i，ii，iii	谷胱甘肽过氧化物酶（gpx 1-8）
2- 氧酸脱氢酶	过氧化物酶（prx1-6）
超氧化物歧化酶（sod1 和 sod2）	嗜酸性粒细胞过氧化酶
胞外 sod（sod3）	过氧化物酶 乳过氧化物酶
细胞色素 p-450	
单胺氧化酶	
黄嘌呤氧化酶	
乙醇酸氧化酶	运输系统
L-α 羟基酸氧化酶	水通道蛋白，过氧孔蛋白
醛氧化酶	二硫化谷胱甘肽运输
D- 氨基酸氧化酶	

引自：Sies HC，Berndt DP，Jones，Oxidative Stress. Annu Rev Biochem，2017（86）：715-748.

（四）氧化应激损伤

生物分子的氧化应激损伤及其后果是人们关注的焦点。

1．核酸

DNA 氧化，以及 DNA 水解和 DNA 甲基化，是导致基因组不稳定和衰变的主要因素。需氧条件下的自发突变多于厌氧条件下的自发突变，细菌中可抵消 DNA 损伤的 OxyR 调节子的缺失显著增强自发突变。在 DNA 基中，鸟嘌呤最容易受到氧化损伤。主要致突变性病变是 8- 氧 -7,8- 二氢鸟嘌呤，它与腺嘌呤配对，而不是与胞嘧啶配对，因此在复制后产生转换突变。大量的 DNA 损伤反应及其分解产物已被研究。8- 氧鸟嘌呤的累积会导致线粒体功能障碍并致癌，而解除氧化核苷酸的人类 MutT 同源酶（mth1）是癌症治疗的潜在靶点。RNA 也会被氧化，对疾病过程有影响。微小 RNA（microRNAs）是非编码 RNA，有 18 ～ 25 个核苷酸长度，3′-UTR 结合在靶 mRNA 上，影响 mRNA 降解或抑制蛋白质翻译。调节氧化还原通路的微小 RNA 的一个子集称为 redoximRs。microRNA-184 的氧化修饰使其能够靶向 B 细胞淋巴瘤 Bcl-xl 和 Bcl-w 蛋白的 mRNA，从而阻断其翻译，导致细胞凋亡。另一个例子是 microRNA-15b，它通过 sirtuin-4 翻译调节线粒体超氧化物产生。

2．蛋白质

蛋白质氧化在氨基酸侧链形成多种氧化产物。作为可逆的氧化修饰，一些蛋白质损伤产物支持信号反应。内质网是蛋白质氧化折叠的主要部位，通过氧化过程将分子内和分子间的二硫键引入蛋白质。这些过程包括二硫醇二硫氧化还原酶 PDI 家族活性、内质网氧化还原素 1、过氧化还原素Ⅳ、谷胱甘肽过氧化物酶 7 和 8 以及维生素酮醇还原酶的途径。严格减少内质网腔是必要的，因为内质网氧化还原素 1 形成的每个二硫键都会产生 H_2O_2 分子。谷胱甘肽过氧化物酶防止 H_2O_2 从内质网泄漏。同样，谷胱甘肽过氧化物酶 7 已被确定为一种新型的氧化应激传感器 / 发射器。H_2O_2 通过内质网膜的过程并不缓慢。在急性应激状态下，未折叠蛋白质的累积会激活未折叠蛋白反应。秀丽隐杆线虫的研究表明，慢性蛋白毒性应激与细胞质中更多的还原条件和更多的氧化条件有关。因此，在急性应激中，氧化还原信号和伴侣整合，最终导致氧化还原稳态的重建或细胞死亡。

3．脂类

具有生物学意义的脂质氧化产物在氧化信号中起着核心作用。脂质氧化组学的研究已经取得了丰富的进展，主要类别有脂质过氧化物、脂质氢氧化物、环氧化物（包括胆固醇氧化产物）、异丙烷、丙二醛（malondialdehyde，MDA）和其他醛类、酮类等。脂质氧化产物是过氧化物酶体增殖物活化受体（peroxisome proliferator-activated receptor，PPAR）的配体。

4．碳水化合物

碳水化合物与氧化应激的关系是多方面的。核酸的糖骨架结构受到氧化损伤，导致链断裂。自由碳水化合物产生氧化剂，如活性羰基。非酶糖基化是美拉德反应的初始阶段，会产生随着年龄增长而在组织中累积的糖氧化产物。越来越多的证据表明，先进的糖基化终产物和受体相互作用会引起氧化应激（糖氧化应激）。O-N- 乙酰氨基葡萄糖（O-linked N-acetylglucosamine，O-GlcNAc）修饰翻译后蛋白质，细胞利用这种修饰来应对应激。对淀粉样前体蛋白裂解酶 1（β-site amyloid precursor protein-cleaving enzyme-1，BACE1）进行 GlcNAc 分裂，可以在氧化应激条件下稳定这种蛋白质，从而增加淀粉样蛋白的产生。氨诱导的星形细胞蛋白质 O-GlcNAc 翻译后修饰可能有助于肝性脑病的病理生理学 [2]。

（五）氧化应激与疾病

1．氧化应激与动脉粥样硬化

氧化应激是动脉粥样硬化发生的机制之一，它与动脉粥样硬化发展过程中的泡沫细胞形成和其他关键事件密切相关。有两类酶参与了氧化应激的形成：促氧化剂（NADPH 氧化酶、黄嘌呤氧化酶和内皮细胞氧化亚氮合酶）和抗氧化剂（如超氧化物歧化酶、过氧化氢酶和硫氧还蛋白）。在正常情况下，促氧化酶产生中等浓度的活性氧化剂，在细胞功能中起重要作用，可以被抗氧化酶充分利用。在病理条件下，促氧化剂和抗氧化酶的活性都可以被许多因素修饰，这些因素可能与开发新的治疗方法有关。近年的研究证实潜在的治疗性能的抗氧化分子是能够消除氧化损伤。然而，这些研究的结果仍有争议。另一种观点是抑制促氧化酶的活性，从而减缓动脉粥样硬化的进展。

单核 - 巨噬细胞在向内膜迁移时，招募肥大细胞和 T 淋巴细胞。动脉壁中免疫细胞的增加导致细胞因子的释放和 ROS 的产生。例如 TNF-α 被证明可以增加线粒体 ROS 的产生，IL-1 通过 NADPH 氧化酶诱导 ROS 的产生，IFN-γ 通过线粒体和 NADPH 氧化酶途径诱导 ROS。因此，动脉粥样硬化斑块的形成是生长因子和 ROS 产生和释放的结果。此外，ROS 可以增强血管平滑肌细胞上清道夫受体的表达，从而诱导其内化和积累脂质并转化为泡沫细胞的能力。基质金属蛋白酶的释放，会导致斑块破裂，也是刺激 ROS。周期性应变诱导的基质金属蛋白酶 2 在血管平滑肌细胞上的表达依赖于 NADPH 氧化酶的激活[1,3]。

2．氧化应激与癌症

人类癌症的发生是一个复杂的过程，需要通过内源性和（或）外源性触发因素来调节细胞和分子的变化。众所周知，氧化性 DNA 损伤是导致癌症发展的刺激因素之一。癌症可由染色体异常和由氧化应激决定的癌基因激活而引发和（或）促进。水解 DNA 碱基是 DNA 氧化的常见副产物，被认为是化学致癌过程中最相关的事件之一。这种加合物的形成通过改变生理转录组和引起基因突变而损害正常细胞的生长。氧化应激也可引起多种多样的 DNA 结构修饰。例如，吸烟、环境污染和慢性炎症是氧化 DNA 损伤的来源，可能导致肿瘤的发生。饮食中的脂肪摄入量（这个因素会增加机体氧化应激损伤的风险）与不同类型癌症的死亡率之间的密切关系，显示出生活方式的原因所导致的脂质过氧化也可能在癌症发展中扮演重要角色[4]。

3．氧化应激与神经退行性疾病

ROS 通过调节生物分子的功能对神经细胞的退化起重要作用。这些自由基以不同的生物分子（DNA、RNA、脂质和蛋白质）和细胞内的过程（核酸氧化、脂质过氧化）为靶点。大脑需要大量氧气才能正常工作，被认为是自由基 / 活性氧自由基的工厂，也是神经退行性疾病的热点。神经退行性疾病中的 ROS 包括过氧化氢（H_2O_2）、超氧阴离子（O_2^-）和高活性的羟自由基（HO^-）。RNS，如一氧化氮也被发现对神经元有害的影响[5]。

在阿尔茨海默病（alzheimer disease，AD）患者的大脑中，大量分子的氧化损伤水平升高。例如，在 AD 患者含有丰富 Aβ 肽的衰老大脑区域，蛋白质羰基化物水平升高，而缺乏 Aβ 肽的脑区的蛋白质羰基化物水平则处于正常水平。AD 脑或海马的脂质过氧化程度增加。8- 羟基脱氧鸟苷（8-Hydroxy-deoxyguanosine，8-OHdG）是 DNA 氧化损伤的生物标志物，在 AD 中也升高（核 DNA 和线粒体 DNA 均如此）。这种氧化和亚硝化损伤增加的后果可能包括糖代谢异常和离子梯度的丧失，从而导致动作电位受损和 Ca^{2+} 稳态失调 [6]。

4．氧化应激与糖尿病

近年来，大量证据表明细胞氧化还原失衡通过调节 β 细胞功能障碍和胰岛素抵抗中的某些信号通路，导致氧化应激和随后的糖尿病及相关并发症的发生和发展。ROS 也能直接氧化参与糖尿病发生过程的某些蛋白 [7]。ROS 产生的一个重要机制是通过线粒体电子传递链过量产生超氧化物。在正常情况下，葡萄糖氧化是葡萄糖在细胞质被糖酵解。在糖酵解过程中，产生 NADH 和丙酮酸。NADH 通过两种不同的穿梭系统向线粒体电子传递链提供电子，而丙酮酸通过进入三羧酸循环并产生 NADH 和 FADH 来提供还原等价物。NADH 和 FADH 都提供电子，以保证 ATP 的生产。来自葡萄糖氧化和三羧酸循环的 NADH 向线粒体电子传递链的复合物Ⅰ提供电子，$FADH_2$ 向复合物Ⅱ提供电子。复合物Ⅰ和Ⅱ将电子转移到泛素酮上。泛素将其电子传递给复合物Ⅲ、细胞色素 C、复合物Ⅳ，最后传递给氧分子。电子通过线粒体电子传递链传输，该能量用于质子穿膜。这就在线粒体的内外膜上产生了电压，并驱动 ATP 的合成。在高血糖条件下，进入三羧酸循环的底物数量大大增加，因此，向线粒体电子传递链提供电子的还原等价物数量也增加。一旦线粒体电子传递链达到跨越膜的阈值电压，电子开始在复合体Ⅲ储备。然后这些电子被捐献给分子氧，导致线粒体超氧化物产生的增加氧化应激引起胰岛素抵抗、β 细胞功能障碍、糖耐量受损和线粒体功能障碍，最终可导致糖尿病疾病状态。实验和临床数据表明胰岛素敏感性和 ROS 水平呈负相关。氧化应激的产生有许多不同的原因，包括疾病状态和生活方式，如酮症发作、睡眠不足和过量营养摄入等。氧化应激激活一系列丝氨酸 / 苏氨酸激酶家族的应激通路，进而对胰岛素信号转导产生负面影响。其发生机制往往是多因素和相当复杂的，涉及许多细胞信号通路。两种类型糖尿病的一个共同结果是高血糖，高血糖反过来有助于整体氧化环境的进展和维持。大血管和微血管并发症是糖尿病患者发病和死亡的主要原因，但并发症是组织特异性的，由类似的机制导致，其中许多与氧化应激有关。大量临床证据表明糖尿病并发症与高血糖水平和高血糖暴露时间相关 [7,8]。

二、生物活性肽与氧化应激

肽可认为是蛋白质的不完全分解产物，研究发现，蛋白质在肽形式下极具活性，且寡肽比单一氨基酸更容易吸收。与蛋白质相同，肽也是氨基酸的聚合物，但是肽的分子结构介于氨基酸和蛋白质之间，具有氨基酸与蛋白质不可替代的作用。

（一）生物活性肽抗氧化作用研究进展

不同蛋白质来源的生物活性肽都具有一定的抗氧化能力，牛乳酪蛋白、乳清蛋白、大豆蛋白等的水解物均可分离出抗氧化肽。抗氧化肽的抗氧化机制并不明确，可能与金属离子螯合、自由基清除作用及单线态氧的淬灭有关。但部分研究认为，这些机制都不能完全解释短肽的抗氧化性，因此短肽的抗氧化性可能是各种因素共同作用的结果。一般来说，肽类的抗氧化能力大于氨基酸，相关资料报道分子质量在 2500 ～ 3000 Da 的肽类较为理想。肽也能抑制食物中的脂质氧化。乳清、酪蛋白、大豆和蛋黄水解物已被证明能抑制牛肉、猪肉和金枪鱼等各种肌肉食品中的脂质氧化。在食物中发现的内源性肽也可以作为抗氧化剂。肌肽和丝氨酸是骨骼肌中含有组氨酸的二肽，具有抗氧化特性。肌肽添加到肌肉食品中可以抑制脂质氧化，抑制肌红蛋白变色。某些肽和蛋白水解物起着金属清道夫和过氧化氢分解促进剂的作用，因而可降低氧化速率和减少脂肪过氧化氢含量[9]。Memarpoor-Yazdi采用木瓜蛋白酶及胰蛋白酶复合酶水解鸡蛋清，分离出具有较高 DPPH 和 ABTS 自由基清除能力的多肽[10]。北京大学李勇教授团队多年来对各种生物活性肽进行了大量功能评价实验，进一步证实肽类物质具有很强的抗氧化作用。人参肽灌胃干预大鼠 45 天，可以显著降低 D- 半乳糖造模大鼠脂质氧化产物和蛋白质氧化产物水平，显著提高大鼠抗氧化酶活力和抗氧化物质含量，表明人参肽对 D- 半乳糖所致过氧化损伤大鼠有抗氧化作用[11]。海参肽可以缓解脂质过氧化造成的损伤，提高机体的抗氧化能力[12]。核桃低聚肽、菠萝蜜低聚肽可以降低辐照诱导氧化应激小鼠组织和血清中的脂质过氧化产物丙二醛含量，增加 SOD，谷胱甘肽过氧化物酶等抗氧化酶活性[13,14]。

（二）FCPs 的抗氧化作用潜力

FCPs 是来源于深海鱼皮胶原蛋白的相对分子质量为 200 ~ 800 的寡肽混合物，氨基酸组成均衡、全面，不仅具有很好的溶解性、低黏度、高浓度、水溶性、热稳定性，而且在体内吸收快、利用率高[15]。水解度大小对肽段长短、游离氨基酸的相对含量是至关重要的。如肽段过长，具有清除羟自由基能力的肽序列未能充分断裂而使有功能活性的氨基酸侧链基团暴露，则清除羟自由基的能力显示不出。但水解度不能过高，这会使有清除羟自由基能力的肽序列进一步被降解而丧失功能活性。在较低的水解度时，随着水解度的增加，其清除羟自由基能力不断增强，水解度与清除羟自由基能力之间存在一定的正相关性。FCPs 是相对分子质量为 200 ~ 800 的寡肽混合物，提示其有较好的抗氧化作用潜力。此外，研究发现海洋生物蛋白经酶解处理后会产生具有抗氧化功能的活性肽[9]。

本节介绍了氧化应激系统及高水平的氧化应激对组织细胞和系统的损伤作用。近年来有关生物活性寡肽清除自由基能力的研究已经引起学术界的高度关注。其中，FCPs 来源丰富，有较低的水解度，具有很好的抗氧化潜力。

This section introduces the oxidative stress system and the damage of high levels of oxidative stress to tissues，cells and systems. In recent years，the study of free radical scavenging ability of bioactive oligopeptides has attracted much attention in academic circles. Among them，fish collagen peptides with low degree of hydrolysis is rich in sources，has a good antioxidant potential.

第二节　鱼胶原肽抗氧化作用的研究进展
Advances in effects of fish collagen peptides on anti–oxidation activity

近年来，越来越多的研究证实生物活性寡肽具有很强的抗氧化活性，可以清除自由基，增强抗氧化酶活性。FCPs 来自深海鱼皮胶原蛋白，来源丰富，且具有较低的溶解度，可以作为一种抗氧化剂，对抗组织细胞的氧化损伤。北京大学李勇教授课题组进行了一系列抗氧化功能的实验项目，对 FCPs 的抗氧化作用进行了一系列研究。

一、鱼胶原肽抗氧化作用的研究方法

判断某种受试样品是否具有抗氧化作用，检测项目包括组织或血清过氧化脂质含量(丙二醛或脂褐质)、抗氧化酶活性（超氧化物歧化酶和谷胱甘肽过氧化物酶）。实验中抗氧化酶活性任一指标和过氧化脂质含量指标均为阳性，可判定该受试样品抗氧化功能动物实验结果阳性。目前，动物实验中常用的过氧化损伤模型主要有 D- 半乳糖模型、辐照模型和溴代苯模型，其中最为常用的是 D- 半乳糖模型。D- 半乳糖模型的原理是 D- 半乳糖供给过量，超常产生活性氧，打破了受控于遗传模式的活性氧产生与消除的平衡状态，引起过氧化效应。实验方法为：选 25 ~ 30 g 健康成年小鼠，除空白对照组外，其余动物用 D- 半乳糖 40 ~ 1200 mg/kg（bw）颈背部皮下注射或腹腔注射造模，注射量为 0.1 ml/10 g，每日 1 次，连续造模 6 周，取血测 MDA，按 MDA 水平分组。随机分为 1 个模型对照组和 3 个受试样品剂量组，3 个剂量组经口给予不同浓度受试样品，模型对照组给予同体积溶剂，在给受试样品的同时，模型对照组和各剂量组继续给予相同剂量 D- 半乳糖颈背部皮下注射或腹腔注射，实验结束处死动物测过氧化脂质含量和抗氧化酶活力。然而，氧化应激种类众多，如餐后氧化应激、糖氧化应激等，不应限于上述几项动物模型，因此在不同疾病或动物模型中均可通过检测过氧化脂质含量和抗氧化酶活力来评估干预物的抗氧化能力。

二、鱼胶原肽对氧化应激保护作用的研究进展

北京大学李勇教授课题组首次通过多项实验研究了 FCPs 的抗氧化作用。分别对辐射诱导氧化应激、高脂引起的营养氧化应激及糖氧化应激状态下的抗氧化作用进行了评估。

（一）FCPs 对辐射诱导小鼠氧化应激的影响

辐射照射后细胞损伤的主要原因之一，是组织内特别是细胞膜内自由基的产生和脂质过氧化物水平的增加，这是细胞损伤的主要决定因素。许多研究人员报告说，小鼠和大鼠的血液和组织中抗氧化系统受到抑制，并伴有过氧化脂质的增加 [16]。在我们的研究中也得到了类似的结果。如图 6-1 所示，小鼠经 4.5 Gy 照射 14 天后，MDA 水平升高，GSH-Px 活性降低，SOD 活性降低。脂质过氧化产物如丙二醛，具有与大分子相互作用和改变大分子的能力，可能导致疾病。超氧化物歧化酶（superoxide dismutase，SOD）和谷胱甘肽过氧化物酶（glutathione peroxidase，GSH-Px）构成酶抗氧化系统，避免氧化应激的产生和脂质过氧化。SOD 是唯一一种能破坏超氧化物自由基的酶，存在于所有细胞中，尤其在红细胞中。此外，GSH-Px 是一种同样重要的抗氧化剂，它与过氧化氢发生反应，从而防止由 GSH-Px 引起的细胞内损伤。因此，已经证明小鼠经 γ 射线辐射暴露后，抗氧化系统的活性受到抑制。

据推测，如果氧化应激参与了组织损伤的起始，那么成功的抗氧化治疗应该延迟或防止这种损伤的发生 [17]。近年来，与大多数合成的放射防护剂相比，使用膳食剂作为无毒的抗氧化剂来减少辐射在癌症预防和治疗中的有害副作用引起了人们的极大兴趣 [18-20]。在我们的研究中，与辐射对照组相比，FCPs 组的抑制作用减轻。与辐照组相比，1.350 g/kg 胶原

肽组治疗引起血清和肝 SOD 活性增加 6%（$P < 0.05$）和 49%（$P < 0.05$），0.450 g/kg 组肝 SOD 活性也显著增加（$P < 0.05$）（图 6-1A、B）。虽然 1.350 g/kg 胶原肽干预组肝 GSH-Px 活性升高不显著，但恢复到空白对照组水平（图 6-1C）。与 IR 对照相比，1.350 g/kg 胶原肽组 MDA 水平显著降低（$P < 0.05$）（图 6-1D）。胶原肽处理后的辐照大鼠抗氧化酶活性增加，可能是由于促进了辐照组织中失去的抗氧化酶活性的补充，也可能是由于增强了必需修复酶的合成。因此，这一发现表明胶原肽的保护作用部分是由于其具有较强的自由基清除活性。

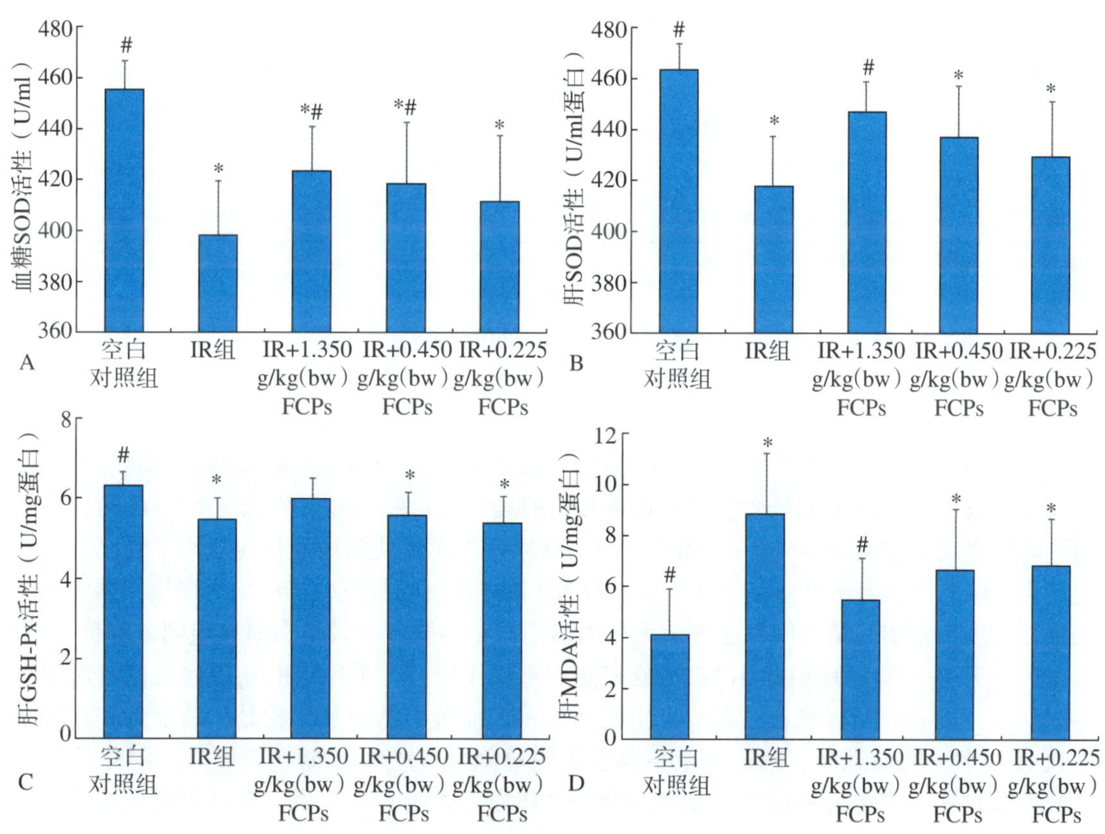

图 6-1　FCPs 对辐射诱导小鼠氧化应激的影响

与空白对照组比较差异有显著性，$^{*}P < 0.05$；与辐射组比较差异有显著性，$^{\#}P < 0.05$

（二）FCPs 对高脂模型大鼠氧化应激的影响

脂质过氧化在动脉粥样硬化病变的发生中起着重要作用，研究表明，其主要原因是脂质过氧化能引起内皮细胞的收缩和形态结构的损伤，同时脂质过氧化物（lipid peroxide，LPO）的生成使细胞膜的脂质成分发生变化，并导致细胞膜内酶与蛋白质的变性，从而破坏细胞结构与功能[9]。因此，脂质过氧化对机体损伤的研究日益得到人们的关注。我们的研究发现，高脂模型对照组大鼠血清 SOD、GSH-Px 活性明显低于空白对照组，而血清 MDA 含量明显升高，表明高脂饲料喂饲 45 d 后，大鼠体内产生明显的氧化损伤。而给予 FCPs 的各组大鼠血清 SOD、GSH-Px 活性与高脂模型对照组相比均有不同程度的升高，其中血清 SOD 活性的升高有统计学意义（$P < 0.05$）；高剂量 McP 组大鼠血清 MDA 含量明显低于高脂模型对照组（$P < 0.05$）（表 6-4）。

表 6-4 FCPs 对高脂模型大鼠血清氧化应激的影响（Mean ± SD）

组别	SOD（U/ml）	GSH-Px（U/ml）	MDA（nmol/ml）
正常对照组	264.4 ± 35.3#	142.9 ± 49.6#	4.7 ± 2.5#
高脂模型对照组	119.7 ± 47.8	97.3 ± 57.5	15.9 ± 9.9
1.0g/kg FCPs 组	218.6 ± 33.2#	113.2 ± 49.8	11.5 ± 6.8
3.0 g/kg FCPs 组	242.7 ± 21.4#	96.3 ± 53.1	15.2 ± 11.2
9.0 g/kg FCPs 组	242.1 ± 44.8#	141.5 ± 38.8	7.1 ± 4.1#
F 值	22.878	2.081	4.124

与模型对照组比较差异有显著性，#$P < 0.05$

（三）FCPs 对 2 型糖尿病大鼠氧化应激水平的影响

氧化应激引起胰岛素抵抗、β 细胞功能障碍、糖耐量受损和线粒体功能障碍，最终可导致糖尿病疾病状态。实验和临床数据表明胰岛素敏感性和 ROS 水平呈负相关[7]。超氧化物歧化酶活性和丙二醛浓度是反映机体氧化水平的可靠指标，可以间接反映胰腺损伤的程度。本实验中发现糖尿病组大鼠血清超氧化物歧化酶较空白对照组显著降低（$P < 0.05$），血清丙二醛较空白对照组升高（$P < 0.05$），说明糖尿病组大鼠胰腺内氧化应激水平升高，抗氧化能力下降。机体内还原型谷胱甘肽水平和 NO 浓度也可间接反映糖尿病大鼠机体器官功能的损伤程度，本实验结果中糖尿病组大鼠血清还原型谷胱甘肽较空白对照组明显降低，NO 水平明显升高（$P < 0.05$）。用 FCPs 或安慰剂干预 4 周后，干预组的糖尿病大鼠较对照组糖尿病大鼠的各项指标都在一定程度上有所改善，血清中的超氧化物歧化酶活性和还原型谷胱甘肽水平明显升高，丙二醛和 NO 浓度明显降低（$P < 0.05$）（表 6-5），因此认为海洋胶原肽可以升高血清中的超氧化物歧化酶、还原型谷胱甘肽水平，且可以降低血清中的丙二醛、NO 浓度。本实验还发现，FCPs 3.0 g/kg、1.5 g/kg、0.75 g/kg 3 种剂量虽均能提高糖尿病大鼠的抗氧化能力，但 0.75 g/kg 组不如 3.0 g/kg、1.5 g/kg 组，且 FCPs 0.75 g/kg 组过氧化应激标志物的量与糖尿病组大鼠比较无显著性差异。提示较高剂量的海洋胶原肽（≥ 1.5 g/kg）具有显著的抗氧化应激能力。

表 6-5　FCPs 对 2 型糖尿病大鼠氧化应激水平的影响（Mean ± SD）

组别	SOD（mkat/L）	MDA（μmol/L）	GSH（mg/L）	NO（μmol/L）
空白对照组	1.809 ± 0.138	8.90 ± 2.69	474.75 ± 47.41	39.80 ± 11.93
糖尿病组	1.249 ± 0.037*	51.82 ± 16.91*	335.75 ± 66.32*	99.55 ± 32.31*
0.75g/kg FCPs 组	1.306 ± 0.115*	45.05 ± 7.26*	347.01 ± 28.57*	87.76 ± 27.37*
1.50 g/kg FCPs 组	1.548 ± 0.184*#	30.78 ± 3.89*#	398.87 ± 33.64*#	68.69 ± 25.48*#
3.0 g/kg FCPs 组	1.569 ± 0.209*#	24.91 ± 4.57*#	413.55 ± 35.79*#	58.13 ± 23.89*#

与空白对照组比较差异有显著性，$^{\#}P < 0.05$；与糖尿病组比较差异有显著性，$^{\#}P < 0.05$

（四）FCPs 对小鼠生理性氧化应激的影响

衰老是一个多环节的生物学过程，是机体在退化时期功能下降和功能紊乱的综合表现。近年来随着现代遗传学、分子生物学、细胞生物学及分子免疫学等边缘学科的飞速发展，人们对衰老的机制研究有了长足的进步，提出了许多新的学说，其中自由基学说被认为是最有说服力的衰老学说之一。正常情况下，自由基的产生和消除速率维持着一种动态平衡，随着年龄的增加，体内抗氧化酶的活性逐渐下降，使得清除自由基的能力下降，氧自由基在体内增多[21]。李勇教授课题组研究发现，同青年对照组小鼠相比，老龄小鼠肝中 SOD 活性明显下降（$P < 0.05$），机体清除自由基的能力下降，自由基氧化产物 MDA 含量升高（$P < 0.05$）。FCPs 干预后，体内抗氧化酶 SOD 活性明显增强，而过氧化产物 MDA 含量下降（表 6-6），提示 FCPs 可以提高老龄小鼠的抗氧化能力，防止自由基对组织细胞的损伤，表明 FCPs 可以抵抗生理性氧化应激。

表 6-6　FCPs 对小鼠生理性氧化应激的影响（Mean ± s）

组别	SOD（U/mg protein）	MDA（nmol/mg protein）
老龄对照组	81.56 ± 23.18*	2.67 ± 0.27*
0.22% FCPs	87.13 ± 25.02*	2.18 ± 0.24#*
0.44% FCPs	105.37 ± 18.82#	1.78 ± 0.33#
1.32% FCPs	95.00 ± 21.39*	2.31 ± 0.63*
青年对照组	122.87 ± 13.08#	1.67 ± 0.52#

与青年对照组比较差异有显著性，$^{*}P < 0.05$；与老年对照组比较差异有显著性，$^{\#}P < 0.05$

综上所述，FCPs 具有较强的抗氧化活性，对辐射诱导、高脂诱导、糖尿病诱导或生理性氧化应激水平均有抵抗作用。各项实验结果表明，其抗氧化作用是通过降低丙二醛、NO 等氧化应激标志物和增强超氧化物歧化酶、谷胱甘肽过氧化物酶等抗氧化酶的活性来实现的。

In conclusion，fish collagen peptide has strong antioxidant activity，and can resist radiation induced，high fat induced，diabetes induced or physiological oxidative stress levels. The results showed that the antioxidant effect was achieved by decreasing the oxidative stress markers such as malondialdehyde and NO and enhancing the activity of antioxidant enzymes such as superoxide dismutase and glutathione peroxidase.

三、鱼胶原肽在抗辐射领域中的应用前景

近年来，生物活性肽健康作用的研究已成为各领域的热点。应用这些活性多肽加入食物中作为功能食品用于疾病的辅助治疗和预防，与蛋白质相比具有更广阔的前景。对这类生物活性肽的进一步研究，将为功能食品的研制和开发提供新的途径。近年来，研究发现自由基与许多疾病如心血管病、糖尿病、神经退行性疾病、白内障、癌症及氧化胁迫的其他功能障碍密切相关。生物活性肽被广泛用于医药和功能性食品。谷胱甘肽具有解毒、抑制衰老、预防糖尿病和癌症、解除疲劳等作用。生物活性肽的抗氧化性对于食品的加工也极为重要，其在提高食品营养和功效的同时，也能延长产品的保存期，并且可以替代一些化学合成的抗氧化剂使用，对提高人民生活质量和健康水平有着广阔的市场前景和社会效益。

此次，北京大学李勇教授课题组有关 FCPs 抗氧化作用的研究发现，FCPs 具有较强的抗氧化活性，对辐射诱导、高脂诱导、糖尿病诱导或生理性氧化应激水平均有抵抗作用。各项实验结果表明，其抗氧化作用是通过降低丙二醛、NO 等氧化应激标志物和增强超氧化物歧化酶、谷胱甘肽过氧化物酶等抗氧化酶的活性来实现的。表明 FCPs 具备作为一种新型抗氧化制剂的潜力，但其抗氧化作用的深层机制有待进一步研究和探讨。下一步，我们还将进一步通过人群实验来验证人参肽的抗氧化作用的功效，以期为人参肽在人群中的应用提供更多的证据。

小结

过高水平的氧化应激过程能损伤机体组织细胞，导致正常细胞功能障碍或细胞凋亡，最终引起心血管疾病、糖尿病及恶性肿瘤等疾病。近年来，国内外多项研究证实生物活性肽有显著的抗氧化作用，广泛应用于功能性食品中。本研究发现，来自深海鱼皮胶原蛋白的 FCPs 有显著的抗氧化活性，可以抵抗辐射诱导、高脂诱导、糖尿病诱导或生理性氧化应激。

Excessive levels of oxidative stress can damage tissue cells，lead to normal cell dysfunction or apoptosis，and eventually lead to cardiovascular diseases，diabetes and malignant tumors. In recent years，a number of studies at home and abroad have confirmed that bioactive peptides have significant antioxidant effects and are widely used in functional foods. In this study，we found that fish collagen peptides from deep-sea fish skin collagen have significant antioxidant activity and can resist radiation induced，hyperlipid-induced，diabetes-induced or physiological oxidative stress.

参考文献

[1] Poznyak AV，Grechko AV，Orekhova VA，et al. Oxidative Stress and Antioxidants in Atherosclerosis Development and Treatment. Biology，2020，9（3）：60.

[2] Sies H，Berndt C，Jones DP. Oxidative Stress. Annu Rev Biochem，2017，86（1）：715-748.

[3] Kattoor AJ，Pothineni NVK，Palagiri D，et al. Oxidative Stress in Atherosclerosis. Curr Atheroscler Rep，2017，19（11）：42.

[4] Pizzino G，Irrera N，Cucinotta M，et al. Oxidative Stress：Harms and Benefits for Human Health. Oxid Med Cell Longev，2017，2017：1-13.

[5] Singh A，Kukreti R，Saso L，et al. Oxidative Stress：A Key Modulator in Neurodegenerative Diseases. Molecules，2019，24（8）：1583.

[6] Butterfield DA，Halliwell B. Oxidative stress，dysfunctional glucose metabolism and Alzheimer disease. Nat Rev Neurosci，2019，20（3）：148-160.

[7] Zhang P，Li T，Wu X，et al. Oxidative stress and diabetes：antioxidative strategies. Front Med，2020，14（5）：583-600.

[8] Rains JL，Jain SK. Oxidative stress，insulin signaling，and diabetes. Free Radic Biol Med，2011，50（5）：567-575.

[9] 李勇．肽临床营养学．北京大学医学出版社，2012.

[10] Memarpoor-Yazdi M，Asoodeh A，Chamani J. A novel antioxidant and antimicrobial peptide from hen egg white lysozyme hydrolysates. J Funct Foods，2012，4（1）：278-286.

[11] 任金威，李迪，陈启贺，等．吉林人参低聚肽的抗氧化作用．食品科学，2017，38（21）：195-200.

[12] 何丽霞，李勇．海参肽生物学功能研究进展．食品科学，2015，36（9）：215-218.

[13] 郝云涛，珠娜，刘睿，等．菠萝蜜低聚肽对～（60）钴γ射线辐射损伤小鼠防护作用．中国食品卫生杂志，2019，31（4）：325-329.

[14] Zhu N，Liu R，He L，et al. Radioprotective Effect of Walnut Oligopeptides Against Gamma Radiation-Induced Splenocyte Apoptosis and Intestinal Injury in Mice. Molecules，2019，24（8）：1582.

[15] 胡佳妮，李勇．海洋胶原肽活性及其应用研究进展．食品工业科技，2020：1-13. https：//doi.org/10.13386/j.issn1002-0306.2020080171.

[16] Li J，Tang J，Zeng S，et al. Comparative plastid genomics of four Pilea（Urticaceae）species：insight into interspecific plastid genome diversity in Pilea. BMC Plant Biol，2021，21（1）：25.

[17] Segarra S，Miró G，Montoya A，et al. Prevention of disease progression in Leishmania infantum-infected dogs with dietary nucleotides and active hexose correlated compound. Parasit Vectors，2018，11（1）：103.

[18] Bojić M，Maleš Ž，Antolić A，et al. Antithrombotic activity of flavonoids and polyphenols rich plant species. Acta Pharm. 2019 Dec 1；69（4）：483-495.

[19] Tan X，Dong X，Guo D，et al. Anti-radiation effect and mechanism studies of ethanol extracts from Spatholobus suberectus and its active component catechin. China Journal of Chinese Materia Medica，2016，41（9）：1718-1724.

[20] Sharma D，Goel HC，Chauhan S. Radioprotective potential ofLagenaria siceraria extract against radiation-induced gastrointestinal injury. Appl Physiol Nutr Metab，2016，41（12）：1248-1254.

[21] Liguori I，Russo G，Curcio F，et al. Oxidative stress，aging，and diseases. Clin Interv Aging，2018，13：757-772.

第七章 鱼胶原肽与辐照损伤

Fish collagen peptides and radiation damage

在 1895 年发现 X 线后不久，人们就发现了电离辐射对健康的不利影响。早在 1896 年就有报道称辐射会引起脱发，此后又报道了辐射可致皮肤灼伤。1930 年左右，随着高压 X 线管的发明，辐射开始被用于医疗领域。近年来，世界范围内的放射性污染不断增加，放射疗法在肿瘤治疗中应用广泛，辐射在矿产等资源探测中不断被使用等，都给生物界带来了潜在的慢性副作用和急性伤害。目前，辐射防护剂多为巯基类化合物，有效剂量的毒性较大。因此，从天然产物中寻求具有放射防护作用的有效成分成为了研究热点。据研究报道，天然活性物质主要通过免疫调节、促进造血以及捕获自由基，提高机体防御酶系活性水平等机制起到防辐射作用。

Shortly after X-ray was discovered in 1895，people discovered the adverse effects of ionizing radiation on health. As early as 1896，it was reported that radiation could cause hair loss，and then it was reported that radiation could cause skin burns. Around 1930，with the invention of high-pressure X-ray tube，radiation began to be used in medical procedures. In recent years，the continuous expansion of radioactive pollution worldwide，the wide application of radiotherapy in tumor treatment and the continuous use of radiation in mineral resources exploration have all brought potential and chronic side effects and acute injuries to the biological world. Nowadays，radioprotective agents are mostly rucyl compounds，which are more toxic at effective doses. Therefore，seeking effective components with radioprotective effect from natural products has become a research hotspot. According to research reports，natural active substances play a role in radiation prevention mainly through immune regulation，promote hematopoiesis，capture free radicals，improve the body defense enzyme activity level and other mechanisms.

第一节 概述 Introduction

众所周知，电离辐射是有效治疗癌症的手段。然而，它也会引起一系列的副作用，包括造血系统的死亡、细胞大分子的氧化损伤和严重的免疫抑制。因此，某些放射防护剂有望在癌症治疗中发挥重要作用。据报道，一些合成制剂，如氨磷汀和硫磷，可以防止辐射导致的组织损伤，但这些制剂容易产生严重的副作用，包括细胞功能下降、恶心、低血压，甚至死亡。保护细胞和组织免受电离辐射损害的天然提取物将是放射治疗的理想辅助物。

一、放射治疗及其毒性

电离辐射的医疗用途在世界范围内都很广泛。先进的技术为诊断和介入放射学、核医学和放射治疗开辟了新视野。放射治疗是多学科癌症治疗的核心之一[1]，作为辅助治疗手段，目前约有 50% 的癌症患者接受放射治疗。诊断方法的发展和改进以及多模式肿瘤治疗的进展延长了肿瘤患者的生存时间，因此放射治疗毒性的预防和管理成为近几十年来的主要问题。电离辐射是主要的癌症治疗方式之一。外束放射治疗（external beam radiation therapy，EBRT）用于治疗或缓和各种恶性肿瘤，在胃肠道、妇科和泌尿系统肿瘤中发挥重要作用。可在术前或术后进行，可与化疗联合使用，也可单独作为初级治疗。其目的是向肿瘤提供一定治疗剂量的放射治疗，同时尽量减少对健康组织产生副作用的风险。然而，在放射治疗过程中不可避免会对正常组织产生与放射治疗相关的毒性，这可能是治疗过程中的主要并发症[2]。辐射可以诱导急性或慢性损伤。据报道，多达 3/4 的患者出现急性副作用，通常发生在接受放射治疗的过程中或 90 天内，而且往往在治疗结束后表现为症状轻微或自愈。晚期或慢性毒性通常在接受放射治疗后 3 个月至数年后才会出现。随着现代放射治疗技术的应用，发病率和严重程度已有所降低，出现慢性毒性的患者不到 10%[3]。

（一）放射治疗毒性的分子细胞机制

小剂量或局部辐射杀死的癌细胞和正常急性反应组织（如皮肤和黏膜的细胞）比晚期反应组织（如结缔组织和血管组织）的癌细胞要多。在放射治疗过程中，电离辐射会立即引起组织结构损伤、细胞水分子电离、产生自由基、细胞核和线粒体 DNA 不可逆的双链断裂（double-stranded breaks，DSBs）以及炎症。其中，DNA 是电离辐射发挥损伤作用的主要靶点。

1．DNA 损伤反应

暴露于电离辐射的细胞中，基因组 DNA 可能会直接被次级电子和（或）间接被 ROS 破坏，而 ROS 会导致 DSBs。细胞可以利用 DNA 损伤反应（DNA damage response，DDR）对基因组 DNA 的损伤（特别是 DSBs）做出反应。在 DNA 损伤后几分钟内，复杂的 DDR 网络中各种因素被招募到受损的 DNA 中，从而引发该反应。根据损伤的严重程度、细胞类型、DNA 损伤类型和缺氧等环境因素，可能会产生不同的细胞反应。例如，一种反应是细胞存活，这是通过细胞周期检查点的短暂激活和 DNA 修复实现的。DSBs 通常通过 DNA 依赖蛋白激酶介导的易出错的非同源端连接进行修复，同源重组不容易发生错误，只在细胞周期的 S 期或 G2 期起作用。未修复和（或）错误修复的 DSBs 会导致基因组不稳定、细胞死亡或细胞衰老（一种不可逆的细胞周期停滞状态）。肿瘤放射敏感性和患者正常组织放射敏感性的变化受 DDR 网络中的分子影响。例如，*P53*（编码共济失调毛细血管扩张症突变）是介导对 DSBs 反应的主要激酶，*P53* 是主要的下游肿瘤抑制因子，以及许多其他 DDR 基因可能与患者对放疗的反应有关[4]。

2．细胞特异性反应

辐射效应往往反映了上皮和血管的损伤，受影响的组织类型决定了主要的损伤类型。

在辐照后，非血液学肿瘤细胞通常会发生有丝分裂障碍，这是一种由细胞过早或不恰当地进入有丝分裂而触发的途径；这些细胞中的大多数会在辐射几天后死亡，甚至可能更晚。在活跃的循环细胞中，细胞死亡通常发生在2周内。相比之下，正常的造血细胞，如造血干细胞（haematopoietic stem cells，HSCs）和幼稚T细胞，低剂量快速照射（在数小时内）即可诱导原发性凋亡，这依赖于功能性*P53*。血管内皮细胞对辐射有多种反应，包括有丝分裂障碍、细胞凋亡或衰老。反应类型似乎取决于分化状态、组织、辐射剂量和次数。胃肠道系统对急性辐射效应特别敏感。在辐射诱导的胃肠道损伤中，肠道干细胞通过初级的、有丝分裂前的凋亡或其他机制（如有丝分裂障碍）而被杀死。肿瘤抑制因子*P53*及其靶基因*PUMA*和*P21*参与了辐射诱导的胃肠道损伤的进展。*PUMA*的丢失可以保护辐射诱导的胃肠道损伤，而*P53*和细胞周期抑制剂*P21*的丢失可以促进胃肠道损伤。此外，一些胃肠道上皮细胞可能通过*P53*依赖的细胞周期阻滞调节的机制死亡[4-5]。

其他正常组织干细胞，如神经干细胞，也可能通过有丝分裂障碍对电离辐射做出反应。然而，在非致死剂量下，分化可能发生改变，潜在机制包括细胞周期阻滞。副交感神经依赖的表达*SOX2*的唾液腺干细胞被证明具有辐射抗性，即使在经受10 Gy剂量的辐射后也能重构唾液腺腺泡（唾液腺的基本分泌单位）。然而，具有较多残余DNA损伤的长期再生正常组织干细胞的存活增加了二次恶性肿瘤的风险，并能促进干细胞老化。有趣的是，成纤维细胞即使暴露于非常高剂量的电离辐射后也会导致*P53*诱导的生长停滞，包括不可逆的细胞衰老。然而，也有一些受辐射的肿瘤细胞或正常细胞是通过坏死或焦亡等其他细胞死亡程序死亡。电离辐射诱导的细胞死亡可以通过释放细胞信号触发先天性免疫反应和适应性免疫反应，即所谓的免疫原性细胞死亡，在刺激电离辐射介导的抗肿瘤T细胞反应中发挥作用[4]。

（二）放射治疗毒性对各系统的影响

1．放射治疗对免疫系统的毒性

肿瘤的放射敏感性受到化疗药物和免疫系统的影响。放射治疗可以诱导免疫原性细胞死亡，激活树突状细胞，减少调节性T细胞在肿瘤组织中的数量。放射治疗引起淋巴毒性。放射治疗可引起淋巴细胞减少，初代T细胞对辐射极为敏感，即使在低剂量照射后，也会非常迅速地发生*P53*介导的凋亡。并且，辐射诱导淋巴细胞的消耗或损伤可能会损害肿瘤特异性T细胞，从而影响局部和全身的肿瘤。放射治疗可引起无菌性炎症。在高剂量的照射下，无菌性炎症的主要触发因素是广泛的DNA损伤引起的细胞死亡，并伴随释放出能吸引先天免疫细胞的细胞信号。众所周知的危险信号是钙网蛋白的细胞表面暴露，这与受照射细胞凋亡前的应激反应有关，其他信号还有HMGB1和ATP47的分泌。另一个研究较为深入的信号通路是Ⅰ型干扰素。导致Ⅰ型干扰素分泌的主要电离辐射诱导途径是cGAS-STING途径，该途径在电离辐射诱导的DNA损伤时，检测从细胞核释放的细胞质双链DNA（dsDNA）。这些危险信号对于树突状细胞交叉递呈肿瘤抗原至关重要，而树突状细胞对诱导肿瘤抗原特异性和自身反应性CD^{8+} T细胞至关重要。

有证据表明，一些途径可以成为预防放射治疗引起的正常组织毒性的潜在药物靶点。例如，小鼠模型的临床前研究表明，先天模式识别受体AIM2介导炎性小体对dsDNA的组装和激活，需要触发放疗诱导的caspase-1介导的肠上皮细胞和骨髓细胞死亡。这些数据表明，阻断 AIM2 炎性小体的药物或许能有效地保护放疗患者免受造血和胃肠道毒性的影响。一项研究发现，cGAS-STING 通路对电离辐射诱导的肝细胞衰老和炎症至关重要。在衰老细胞中，染色质片段从细胞核“泄漏”到胞浆中，在那里 cGAS 会感觉到它们，导致 STING 被激活，进而通过核因子 κB（nuclear factor kappa-B，NF-κB）转录因子诱导促炎细胞因子的产生，而 I 型干扰素则没有被诱导 [4]。这些研究表明，炎症的分子特征在肿瘤组织和正常组织中至少部分不同。

2．放射治疗对消化系统的毒性

放射治疗是治疗盆腔恶性病变的重要手段，但也不可避免地引起正常组织损伤。盆腔辐射病（pelvic radiation disease，PRD）一词用于描述在放射治疗盆腔肿瘤时，辐射对健康组织造成的继发问题。可以表现为短暂或长期的症状，严重程度可以从轻微到非常严重。研究者认为，慢性病变的发展更可能发生在严重的急性毒性之后。放射治疗过程中，电离辐射的光子或带电粒子能够破坏正常和恶性细胞，导致 DNA 直接损失或间接通过与水分子相互作用，释放自由基能与 DNA 或其他亚细胞结构相互作用。根据 DNA 损伤的程度，可能发生细胞凋亡或有丝分裂抑制。这是在肿瘤水平进行放射治疗的理想目标，同时也有损害邻近健康组织的风险。在有丝分裂的 G2 期和 M 期，细胞更容易受到辐射的影响，特别是细胞增殖迅速的组织，如肠黏膜。当组织干细胞受损时，正常功能细胞的替代减少，如肠隐窝干细胞受损，导致肠上皮细胞减少，从而导致黏膜屏障丧失完整性。

反复暴露于辐射可导致亚致死细胞损伤，导致促炎症介质和促纤维化细胞因子的过量产生，从而导致内皮功能障碍和血管损伤。血管硬化、缺血和组织纤维化是辐射引起的晚期改变，可能表现为慢性症状 [3]。研究表明，肠道菌群参与了化疗、放疗和免疫治疗相关胃肠道毒性的发病机制。暴露于放射治疗可引起肠隐窝细胞凋亡，破坏黏膜屏障，改变肠道菌群组成。这导致细菌易位，随后免疫系统激活和肠道炎症发生。此外，肠道菌群在包括消化道黏膜炎在内的辐射毒性中发挥作用 [6]。

放射性肝病（radiation induced liver disease，RILD）是放射治疗的重要并发症之一。RILD 通常发生在放疗完成后的 4 ～ 8 周，但也有报道 [7] 发生在放疗后 2 周和放疗后 7 个月。研究报道 [7]，肝附近肿瘤的辐照平均剂量 30 Gy 通常被认为是安全的，但肝功能紊乱患者肝的辐射耐受性较差，更容易发生 RILD。RILD 患者肝活检可显示内皮肿胀，终末肝小静脉狭窄，窦性充血，肝实质萎缩带和胶原增生，主要表现在中央静脉周围。动物研究表明，受照射大鼠肝中转化生长因子 -β1（transforming growth factor-beta 1，TGF-β1）表达的增加，这也可能是人类发生 RILD 的重要原因。肝星状细胞负责肝细胞的再生、分泌脂蛋白和生长因子。这些细胞的激活可能是典型 RILD 严重充血性变化患者的早期事件 [7]。

3．放射治疗对心血管系统的毒性

放射诱发心脏病（radiation-induced heart disease，RIHD）是描述与放射治疗相关的所有心脏并发症的统一术语。心包疾病、缺血性心脏病、非缺血性心肌病、瓣膜病、传导异常和心律失常都与胸部放射治疗独立相关。癌症治疗的进步提高了患者的存活率，反过来也提高了 RIHD 的患病率和检出率。尽管放疗技术和方式的改进降低了总辐照剂量，但 RIHD 仍然是癌症幸存者发病和死亡的常见原因。RIHD 发生的关键病理生理步骤是由 DNA 损伤和辐射引起的氧化应激引起的内皮细胞衰老。衰老的内皮细胞释放蛋白质和促炎细胞因子，激活一系列后续通路。IL-1、IL-6、IL-8 和 TNF-α 水平的升高以及活性氧（超氧化物和过氧亚硝酸盐）都被认为是后续进程的介质。炎症细胞的招募和黏附紧随其后，这由高水平的选择素、整合素和免疫球蛋白超家族成员介导。循环 vWF 水平升高以及血栓调节蛋白下调导致自由凝血酶升高和血小板激活，与血栓前状态的进展相关。最后，代谢和免疫改变，包括糖酵解增加、线粒体氧化和脂质代谢改变，以及由 Toll 样受体和趋化因子受体 CXCL6 介导的免疫系统激活，都与疾病有关。上述途径的产物可加速动脉粥样硬化、纤维蛋白沉积、内膜增厚、脂质积累、炎症和血栓形成[8-9]。

4．放射治疗对呼吸系统的毒性

辐射诱导的肺损伤是对正常肺组织的直接细胞毒性和辐射诱导的细胞信号转导引发的纤维化共同作用的结果。肺泡上皮由Ⅰ型和Ⅱ型上皮性肺细胞组成。Ⅰ型细胞覆盖约 90% 的肺泡表面，Ⅱ型细胞是Ⅰ型细胞的复制因子前体。辐射对 DNA 的直接损伤导致这些细胞凋亡。辐照后，剥去Ⅰ型细胞，刺激Ⅱ型细胞增殖。这一过程是通过诱导细胞因子的表达，如 IL-6，发生在辐照后的数小时、数天和数周。正常后，包括肿瘤坏死因子在内的第二波细胞因子表达发生在 6 ~ 8 周。这种炎症级联反应导致急性期肺炎。从长期来看，辐射纤维化是一种慢性肺损害，通常在辐射后 6 ~ 24 个月进展[4]。

5．放射治疗对骨骼系统的毒性

辐射诱导的骨损伤程度取决于患者的年龄、总辐射剂量和被辐射组织的体积。放射治疗后可出现骨折、骨软骨瘤、骨放射性坏死，甚至会诱发骨恶性肿瘤。X 线片和 CT 图像上的骨改变通常发生在骨照射后 1 年，表现为骨质减少。这是因为辐射损害成骨细胞的功能，导致基质减少。这可能会导致骨骼弱化，发生病理性骨折。骨不连骨折和骨延迟愈合是常见的表现。肋骨、锁骨、肱骨和肩胛骨是胸部放射治疗后最容易受累的部位，最小剂量为 50 Gy。肋骨骨折通常是多发和无痛的。骨放射坏死也称为放射性骨炎，是放射治疗的晚期并发症，由骨循环受损引起。它发生在放射治疗后一年至多年。骨放射性坏死导致骨萎缩，继而试图进行骨修复，导致新骨沉积和缺血的骨小梁。骨放射性坏死的 X 线片和 CT 图像显示异质骨密度，交替出现密度增加、骨质减少、粗骨小梁和斑驳。放射性骨坏死可伴有软组织营养不良钙化和骨折。与原发性骨肿瘤或转移性疾病不同，放射骨坏死在放射区域存在多个病灶，没有骨膜反应，且逐渐稳定[10]。

二、生物活性肽与辐射损伤

肽（peptides）是分子结构介于氨基酸和蛋白质之间的一类化合物，由 2 个或 2 个以上氨基酸分子通过肽键相互连接而成，是蛋白质的结构与功能片段，并使蛋白质具有数以万计的生理功能，其本身也具有很强的生物活性[11]。科学研究发现，蛋白质在肽形式下极具活性，且寡肽比单一氨基酸更容易吸收。肽的分子结构介于氨基酸和蛋白质之间，具有氨基酸与蛋白质无法替代的作用。

（一）生物活性肽辐射防护作用研究进展

人们已发现生物活性肽具有抗氧化、抗肿瘤、抗微生物、抗疲劳、免疫调节等多种生理活性，结合辐射防护机制可知，通过使用小分子生物活性肽抑制辐射的损伤作用，同时提高受辐射损伤组织的修复能力不失为一种有效的辐射防护途径。最近的研究也表明，小分子寡肽能通过免疫调节、刺激骨髓造血机能以及提高抗氧化酶活力并抑制自由基产生，对辐射所致的造血功能、免疫器官损伤和氧化损伤提供保护作用，发挥较好的防辐射损伤功能[12]。北京大学李勇教授团队多年来对各种生物活性肽进行了大量功能评价实验，进一步证实了生物活性肽的辐射防护作用。人参低聚肽的辐射防护作用的研究结果显示，人参低聚肽能够显著延长小鼠存活时间，增加外周血白细胞数量及骨髓细胞 DNA 含量，清除自由基，提高机体抗氧化酶系活性水平，提高机体的抗氧化能力，从而降低 ^{60}Co 辐照引起的抗氧化酶活性下降和脂质过氧化造成的损伤，达到防辐照损伤的保护作用。此外，人参低聚肽可降低辐射导致的肠道通透性的增高，抑制血清炎症因子的增加，刺激骨髓造血机能，增加肠道紧密蛋白（Zo-1 和 Occludin）的表达[13]。菠萝蜜低聚肽辐射防护作用结果显示，菠萝蜜肽可有效延长辐射小鼠存活时间，提高辐射小鼠白细胞数量、骨髓细胞 DNA 含量及肝、脾、胸腺指数，具有一定的辐射防护作用。而且，菠萝蜜肽的防辐射效果优于乳清蛋白，表明其辐射防护功效不是单纯增加小鼠蛋白质摄入所引起的假阳性结果[14]。核桃低聚肽的预先干预及后期继续给予可以显著延长辐射小鼠生存时间，并显著改善了辐射后血液系统受损状况、骨髓造血系统损伤状况和氧化还原系统受损状况。同时核桃低聚肽又以肠道为辐射防护作用靶点，显著改善肠黏膜损伤情况，降低肠道通透性，并通过上调 Bax、IκB，下调 Bcl-2、caspase-3、NF-κB 抑制脾细胞凋亡[15]。

（二）FCPs 辐射防护作用潜力

FCPs 是通过化学水解或酶促水解从鱼类胶原蛋白衍生而来、具有多种生物活性的肽类。鱼类提供了丰富的具有高营养价值的胶原蛋白，是制备胶原肽的理想来源。FCPs 具有抗氧化活性，可以有效清除自由基，并抑制脂质过氧化，有助于降低放射治疗过程中电离辐射对正常组织的氧化应激损伤。FCPs 可以通过调节机体免疫器官或组织的生长发育、免疫细胞的活性与功能、迟发型变态反应、抗体产生、细胞因子的分泌与表达以及免疫相关信号分子的释放等机制起到调节机体免疫功能的作用，有助于增强放射治疗患者免疫低下的状态。FCPs 具有促进细胞增殖和迁移到伤口部位的能力，从而加速伤口愈合，促进组织修复。此外，FCPs 具有广谱抑菌活性，对金黄色葡萄球菌最敏感，可以完全抑制金黄色葡萄球菌的生长，具有显著抗菌效果[16]。上述特性均提示 FCPs 具备作为新型辐射防护剂的潜力。

本节介绍了放射治疗过程中电离辐射对机体正常组织的潜在危害和分子细胞机制以及生物活性肽的辐射防护作用，并强调了 FCPs 的辐射防护作用潜力。

In this section，we introduce the potential harm of ionizing radiation to normal tissues in the course of radiation therapy，the molecular and cellular mechanisms and the radiation protection effect of bioactive peptides，and emphasize the potential of radioprotective effect of fish collagen peptides.

第二节　鱼胶原肽辐射防护作用的研究进展
Advances in effects of fish collagen peptides on radiation damage

近年来，从膳食蛋白质中提取的生物活性肽，通过降低慢性疾病的风险和增强天然免疫保护来促进人类健康，引起了科学界极大的兴趣和关注[17-18]。生物活性肽分子量低，易于吸收和消化，被定义为对人体功能有积极影响的特定蛋白片段，并可能有益于健康，如改善免疫调节、抗氧化、抗菌和降压功能[19]。近 50 年来，海洋多肽是人们研究的热点，但其抗菌、抗肿瘤和抗病毒特性一直是人们的关注焦点，而对其辐射防护作用的研究却很少。北京大学李勇教授课题组早期研究表明，FCPs 是水产动物通过酶解提取的低分子多肽化合物，通过刺激小鼠的细胞因子分泌，增强先天免疫和适应性免疫。因此，FCPs 可以作为一种免疫调节剂，具有抗辐射损伤和免疫抑制作用。

为明确 FCPs 是否可以改善 γ 射线辐射小鼠的免疫抑制，北京大学李勇教授课题组进行了一系列对辐射危害及辐射诱导免疫低下有辅助保护功能的实验，对 FCPs 的辐射防护及增强辐射免疫损伤作用进行了一系列研究。

一、鱼胶原肽对辐射损伤保护作用的研究方法

对辐射危害有辅助保护功能的实验通常包括：辐射小鼠 30 天存活实验、外周血白细胞计数、脾细胞凋亡率检测、血 / 组织中抗氧化酶活性实验。评估增强免疫力功能的实验通常包括丝裂原刺激淋巴细胞增殖实验、脾 T 淋巴细胞亚群检测、脾细胞 IL-12 水平检测、体液免疫功能测定、脾凋亡相关蛋白及炎症相关蛋白检测。

（一）外周血白细胞计数

外周血白细胞数减少是一次性全身 γ 射线照射引起的辐射损伤表现之一，在一定剂量范围内，照射剂量与外周血白细胞数成反比，恢复时间与外周血白细胞数成正比，外周血中白细胞数可代表血液系统受损状况。

受试样品于照射前连续给予 14 天，第 14 天，除空白对照组外，所有小鼠 4.5 Gy γ 射线全身照射一次，照射后继续给予受试物。分别于照射前、照射后的第 3 天和第 14 天，三次采末梢血 20 μl，加入 0.38 ml 1% 盐酸中，混匀后，用血细胞计数板计数或全自动血细胞计数仪测定外周血白细胞数。

（二）血 / 组织中抗氧化酶活性实验

血 / 组织中抗氧化酶活性降低是一次性全身 γ 射线照射引起的辐射损伤表现之一，在一定范围内，照射剂量与血 / 组织中抗氧化酶活性成反比，恢复时间与血 / 组织中抗氧化酶活性成正比，血 / 组织中抗氧化酶活性可代表机体氧化还原反应系统受损的情况。

于照射后第 14 天采集血清及肝，采用酶联免疫吸附法检测血清和肝抗氧化酶活性。

（三）氧化产物检测

氧化产物测定采用 Uchiyama 法和 Mihara 法测定肝组织中氧化产物 MDA 水平。0.5 ml

匀浆与 3 ml H_3PO_4 溶液（1%，v/v）混合，然后加入 1 ml 硫代巴比妥酸溶液（0.67%，w/v）。水浴加热 60 min，将有色配合物提取到正丁醇中，以四甲氧基丙烷为标准品，在 532 nm 处测定吸收。MDA 以 nmol / mg 蛋白表达。

（四）辐射小鼠 30 天存活实验

除空白对照组外，其余组在喂饲不同饲料的第 14 天，一次性全身照射致死剂量 ^{60}Co-γ 射线（吸收的总剂量为 8 Gy）。具体方法是，将每只小鼠分别放入单独的特制有机玻璃鼠盒（3 cm × 3 cm × 11 cm）中，进行一次性 ^{60}Co-γ 射线照射，继续灌胃干预，记录小鼠 30 天存活数量和死亡小鼠的存活时间。

（五）脾细胞凋亡率检测

采用双色流式细胞术（Annexin V-FITC/PI 染色）检测脾细胞凋亡。无菌取脾，置于盛有适量无菌 Hank's 液平皿中，轻轻将脾磨碎，制成单个细胞悬液。经 200 目筛网过滤，用 Hank's 液洗 2 次，每次离心 10 min（1000 r/min）。丢弃上清液，加入 200 μl 冰浴缓冲液和 10 μl 辣根过氧化物酶（FITC）标记的 Annexin V 和 5 μl 碘化丙啶（PI）重悬。将细胞悬液轻轻混合，室温下避光孵育 15 min。流式细胞术检测细胞凋亡情况。本研究将 Annexin V 阳性细胞和 PI 阴性细胞定义为凋亡细胞。Annexin V-FITC 和 PI 阴性细胞都被认为是活细胞，Annexin V-FITC 和 PI 阳性细胞都被认为是晚期凋亡或已经死亡的细胞。

（六）淋巴细胞增殖实验

MTT 比色法检测脾淋巴细胞增殖能力。制备脾细胞悬液并调整至 5×10^6 细胞每毫升浓度，每只动物取 1 ml 等量的细胞接种于无菌 24 孔平板的测试孔中，分别加入 75 μl ConA 或 LPS 作为 T 细胞或 B 细胞的刺激物。对照孔只加每只动物 1 ml 的细胞悬液。细胞培养板在 5% CO_2 37℃孵育 68 h，然后每孔弃掉 0.7 ml 上清液，加入 50 μl 5 mg/ml MTT 和 0.7 ml 没有 FBS 的 RPMI-1640，每孔测三次。5% CO_2 37℃孵育 4 h 后，加入 1 ml 3%（w/v）SDS 溶液溶解紫色晶体，酶标仪在 570 nm 波长上测定紫色反应产物的 OD 值。以含有 ConA 与不含 ConA 或 LPS 的 OD 值差异来表示增殖能力。

（七）流式细胞术检测脾 T 淋巴细胞亚群

采用流式细胞术检测脾 T 淋巴细胞亚群百分比。脾细胞悬液（1×10^6 细胞每毫升）双标记异硫氰酸荧光素（FITC）结合和藻红蛋白（PE）结合抗体，室温孵育 15 min。抗体染色后迅速用染色缓冲液洗涤，加入碘化丙啶（PI）溶液作为活性染色剂。然后用流式细胞仪和 CellQuest 软件分析染色的淋巴细胞。

（八）脾细胞 IL-12 水平检测

用脾细胞悬液检测 IL-12。简单地说，就是在照射（6 Gy）24 h 后无菌收集不同处理组的脾。将未受辐射小鼠的脾作为对照组。细胞通过 200 目筛网过滤，细胞重悬于 RPMI 1640 与 10% 胎牛血清（2×10^6/ml）中，培养箱孵育 24 h。35 000 g 离心 5 min，收集上清利用 ELISA 法检测 IL-12。

（九）基于微球的流式细胞仪检测技术

将微球作为免疫分析的固体支撑，并允许在小样本中同时定量几种细胞因子，用于测定血清中的 IL-1α 和 IL-10 含量。测试和分析按照说明书进行。简单地说，将 25 μl 血清样品或提供的标准品与 25 μl 抗体涂层捕获珠混合，然后与 50 μl 生物素结合二抗体混合物在室温下避光孵育 2 h。加入洗涤液，400 g 离心 5 min，小心弃掉上清，留 100 μl 液体。重复 1 次后，用 50 μl 链霉亲和素藻红素室温避光孵育 1 h。经过上述两个离心步骤后，再悬于 300 μl 分析缓冲液中，流式细胞仪检测，测定细胞因子浓度。

二、鱼胶原肽对辐射损伤保护作用的研究进展

北京大学李勇教授课题组首次研究了 FCPs 的辐射防护及增强辐射诱导免疫低下作用。通过辐射小鼠 30 天存活实验、外周血白细胞计数、血 / 组织中抗氧化功能实验、免疫细胞测定、体液免疫测定及脾凋亡相关蛋白检测验证了 FCPs 对辐射损伤的保护作用并探讨了其可能的机制。

具体实验方法为：雌性 ICR 小鼠，6 ～ 8 周龄，体重 18 ～ 22 g，购自北京大学实验动物中心。动物随机分为 3 组：空白对照组、辐射对照（irradiation，IR）组和 IR + FCPs 组，每组 10 只。空白和辐射对照动物饲喂 AIN93M 饲料。实验组小鼠饲喂含有 0.225%、0.450% 和 1.350% FCPs 的 AIN93M 饲料［0.225 g/kg（bw）、0.450 g/kg（bw）和 1.350 g/kg（bw）］。生存实验中，除空白对照组外，其余两组小鼠均饲喂不同的饲料 14 天，第 15 天给予 8 Gy ^{60}Co 伽马射线单次全身照射。其余实验中，每只小鼠分别放置在一个密闭的有机玻璃盒中（3 cm × 3 cm × 11 cm），以 1.5 Gy/min 的剂量率暴露于 ^{60}Co 射线 4 min。除空白对照组外，其余两组第 30 天单次给予 6 Gy ^{60}Co 伽马射线全身辐射。照射 24 h 后，小鼠吸入 CO_2 麻醉，颈椎脱位处死，进行各项实验。

（一）FCPs 对辐射小鼠外周血白细胞数的影响

放射治疗后，血液系统通常最早出现形态学改变。许多研究报道全身照射后小鼠外周血白细胞计数明显下降[20]。如图 7-1 所示，辐射后 3 天的白细胞计数为（0.77 ± 0.116）× 10^9/ml，明显低于未辐射对照组（8.50 ± 0.709）× 10^9/ml（$P < 0.01$）。这说明辐射损伤严重削弱了机体固有的血液系统功能和免疫调节功能。FCPs 对小鼠辐射损伤有明显保护作用。辐射后第 3 天，高剂量 FCPs 处理的小鼠白细胞计数为（1.30 ± 0.337）× 10^9/ml，显著高于对照组（$P < 0.05$）。同样，在辐射后第 14 天，与对照组相比，实验组白细胞计数也显著增加（$P < 0.05$）。0.225 g/kg（bw）和 0.450 g/kg（bw）组的体重与辐射对照组相比，FCPs 组的白细胞计数没有明显增加，但有轻微增加。这些结果与其他实验结果一致[21]，辐射小鼠脾细胞存活率呈指数下降，脾单个核细胞对丝分裂原（ConA 和 LPS）的反应受到抑制，而 FCPs 可以缓解这些抑制作用。综上所述，认为 FCPs 具有良好的辐射防护性能，部分原因是其具有较强的免疫刺激活性。

（二）FCPs 对辐射小鼠氧化还原系统的影响

辐射后细胞损伤的主要原因之一是组织内（特别是细胞膜内）自由基的产生和脂质过氧化物水平的增加，这是细胞损伤的主要决定因素。许多研究人员报告说，小鼠和大鼠的血液和组织中抗氧化系统受到抑制，并伴有过氧化脂质的增加[22]。在北京大学李勇教授课题组目前的研究中也得到了类似的结果。如图 7-2 所示，4.5 Gy 照射后 14 天，MDA 水平升高，谷胱甘肽过氧化物酶（glutathione peroxidase，GSH-Px）活性降低，超氧化物歧化酶（superoxide dismutase，SOD）活性降低。脂质过氧化产物（如丙二醛）具有与大分子相互

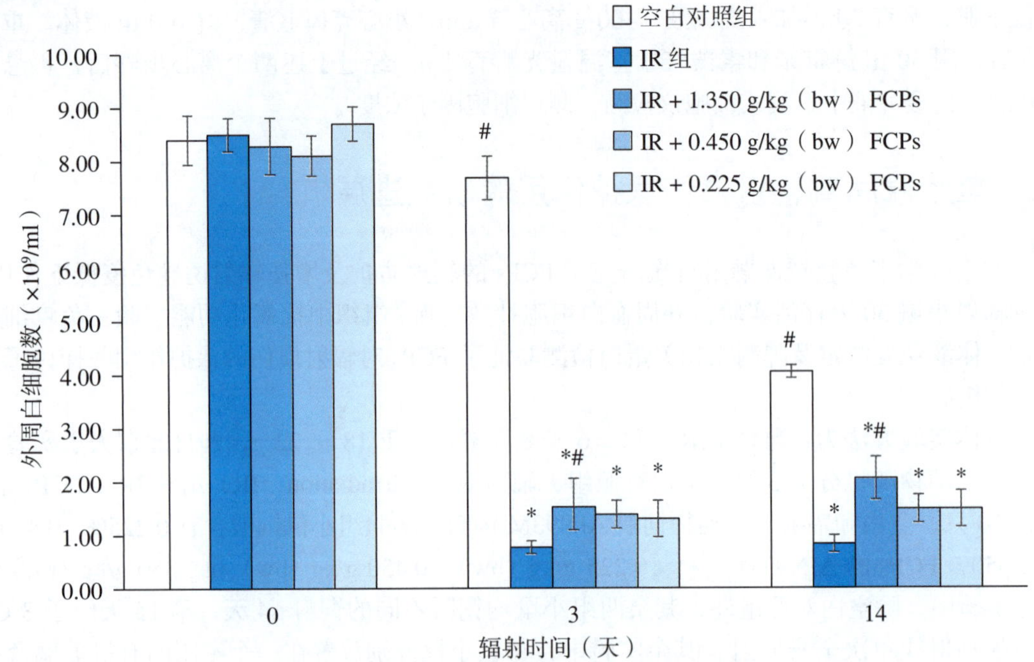

图 7-1　FCPs 对辐射小鼠外周血白细胞数的影响

与空白对照组比较差异有显者性，$^{*}P < 0.05$；与辐射对照组比较差异有显著性，$^{\#}P < 0.05$

作用和改变大分子的能力，可能导致疾病。SOD 和 GSH-Px 构成酶抗氧化系统，清除氧化应激的产生和脂质过氧化。SOD 是唯一一种能破坏超氧化物自由基的酶，存在于所有细胞中，尤其是红细胞。此外，GSH-Px 是一种同样重要的抗氧化剂，它与过氧化氢发生反应，从而防止由 GSH-Px 引起的细胞内损伤。因此，可证明全身 γ 辐射暴露后，抗氧化系统的活性受到抑制。

据推测，如果氧化应激参与了组织损伤的起始，那么成功的抗氧化治疗应该延迟或防止这种损伤的发生[23]。近年来，与大多数合成的放射防护剂相比，使用膳食剂作为无毒抗氧化剂来减少辐射在癌症预防和治疗中的有害副作用引起了人们的兴趣[24-26]。在北京大学李勇教授课题组的研究中，与辐射对照组相比，FCPs 组的抑制作用减轻。与辐射对照组相比，1.350 g/kg（bw）组治疗引起血清和肝 SOD 活性显著增加 6%（$P < 0.05$）和 49%（$P < 0.05$），以及 0.450 g/kg（bw）组肝 SOD 活性也显著增加（$P < 0.05$）（图 7-2 A，B）。虽然 1.350 g/kg（bw）组肝 GSH-Px 活性升高不显著，但可恢复到空白对照组水平（图 7-2C）。与 IR 对照组相比，1.350 g/kg（bw）组 MDA 水平显著降低（$P < 0.05$）（图 7-2D）。胶原肽处理后的辐射大鼠抗氧化酶活性增加，可能是由于促进了辐射组织中失去的抗氧化酶活性的补充，也可能是由于增强了必需修复酶的合成。因此，这一发现表明胶原肽的保护作用部分是由于其具有较强的自由基清除活性。

（三）FCPs 对辐射小鼠脾细胞凋亡率的影响

除了氧化应激，电离辐射已经被证明会破坏 DNA，导致氧化应激诱导的细胞凋亡和各种癌症[27-28]。脾易受电离辐射影响，暴露于电离辐射后会发生细胞凋亡。多项研究表明，全身辐射可诱导小鼠和大鼠细胞凋亡[14-15]。采用双色流式细胞术检测胶原肽对小鼠脾细胞凋亡的影响。如图 7-3 所示，照射后脾细胞凋亡率明显高于未照射对照组（$P < 0.05$），而胶原肽预处理可降低这一趋势。与辐射对照组相比，1.350 g/kg（bw）组使脾细胞凋亡率下降 18%（$P < 0.05$）。这一结果与其他研究的结果相似，即 FCPs 治疗组显著抑制了辐射诱

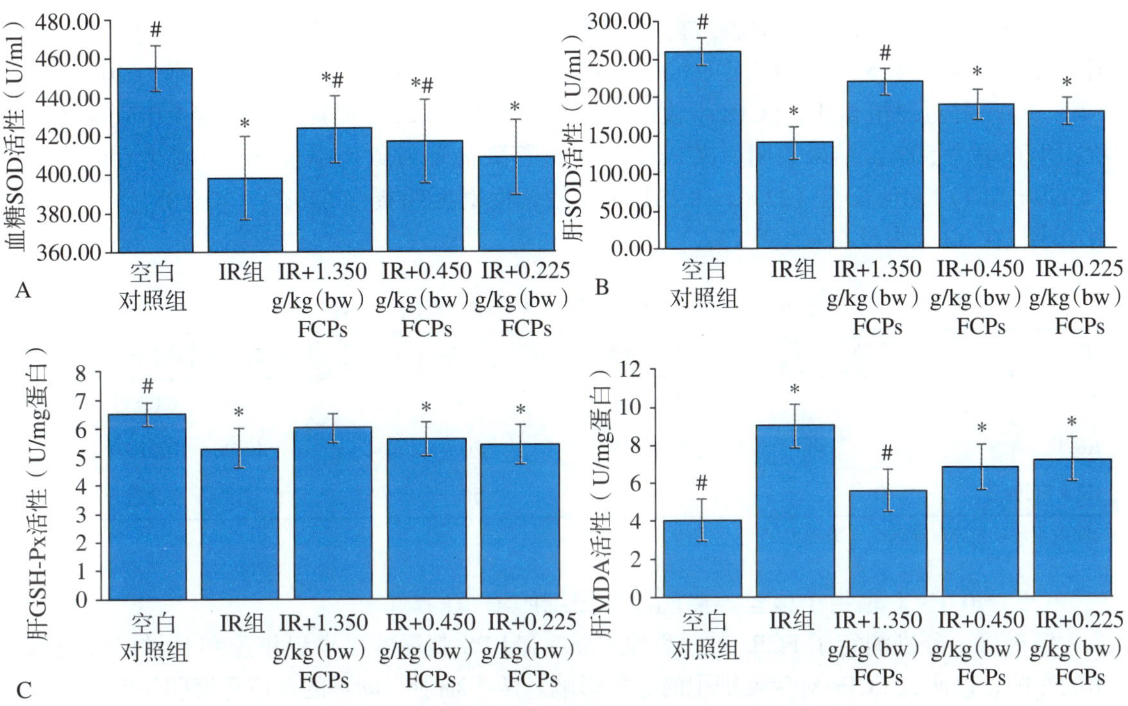

图 7-2　FCPs 对辐射小鼠抗氧化系统的影响

与空白对照组比较差异有显著性，$^*P < 0.05$；与辐射对照组比较差异有显著性，$^\#P < 0.05$

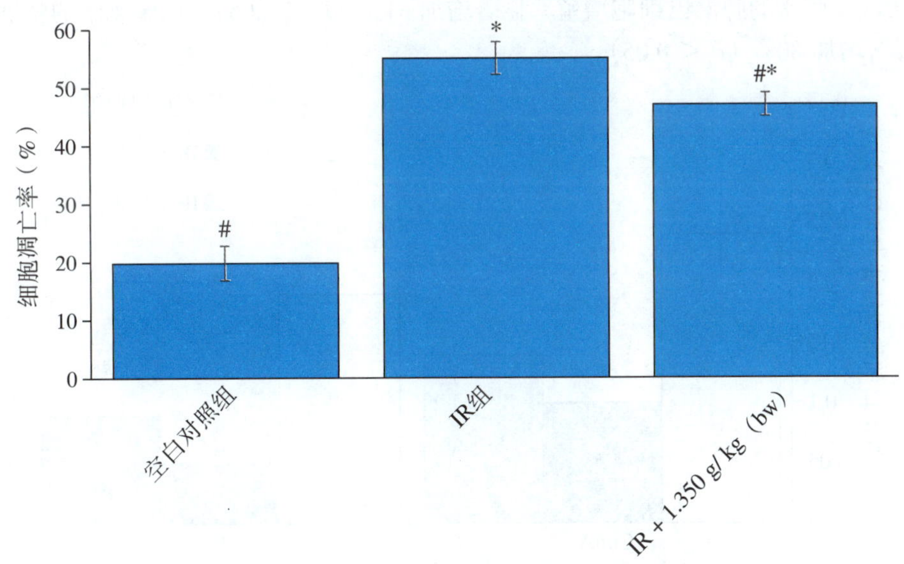

图 7-3　FCPs 对辐射小鼠脾细胞凋亡率的影响

与空白对照组比较差异有显著性，$^*P < 0.05$；与辐射对照组比较差异有显著性，$^\#P < 0.05$

导的凋亡相关蛋白水平的表达。综上所述，上述结果表明，FCPs 可保护线粒体膜免受辐射诱导的免疫细胞损伤和遗传损伤。

（四）FCPs 对辐射小鼠生存时间的影响

北京大学李勇教授课题组对全身暴露于 8 Gy 辐射后小鼠死亡率的变化进行了研究。小鼠在喂饲含有 FCPs 和不含有 FCPs 饲料的情况下进行全身辐照。辐射对照组的大多数动物在辐射暴露后一周内出现了虚弱、脱毛、消瘦、嗜睡、腹泻和毛发紊乱等辐射病症状。辐射对照组小鼠从第 5 天开始死亡，80% 的动物在辐射后 30 天内死亡，生存率为 20%（表 7-1）。与辐射对照组相比，FCPs 干预组小鼠在辐射后 30 天的观察期间内较少出现上述症状，生存率为 50%。结果表明，FCPs 处理可显著降低辐射致死率至 30%，将生存时间由（13.90±8.91）天延长至（22.80±8.22）天，较辐射对照组提高 64%（$P < 0.05$）。未受辐射组小鼠在 30 天内没有发生死亡。

表 7-1 FCPs 对辐射小鼠存活时间的影响（±SD）

组别	只数	存活只数	存活率（%）	存活时间（天）
空白对照组	10	10	100	30.00 ± 0.00
IR 组	10	2	20	13.90 ± 8.91
IR + FCPs	10	5	50	22.80 ± 8.22#

与辐射组比较差异有显著性，#$P < 0.05$

（五）FCPs 对辐射小鼠丝裂原刺激淋巴细胞增殖的影响

辐射后，分别测定了 FCPs 对丝裂原 ConA 和 LPS 刺激的 T 淋巴细胞和 B 淋巴细胞增殖的影响，以研究 FCPs 对免疫细胞的总体影响。两个辐射组动物的反应程度明显低于空白对照组（$P < 0.05$）。结果表明，γ 射线全身辐射后，淋巴细胞增殖能力受到抑制。与辐射对照组相比，FCPs 组的抑制作用明显减轻（图 7-4）。与辐射对照组相比，1.350 g/kg (bw) FCPs 使 ConA 刺激的脾淋巴细胞增殖率显著增加 31%（$P < 0.05$），LPS 刺激的脾淋巴细胞增殖率显著增加 80%（$P < 0.05$）。

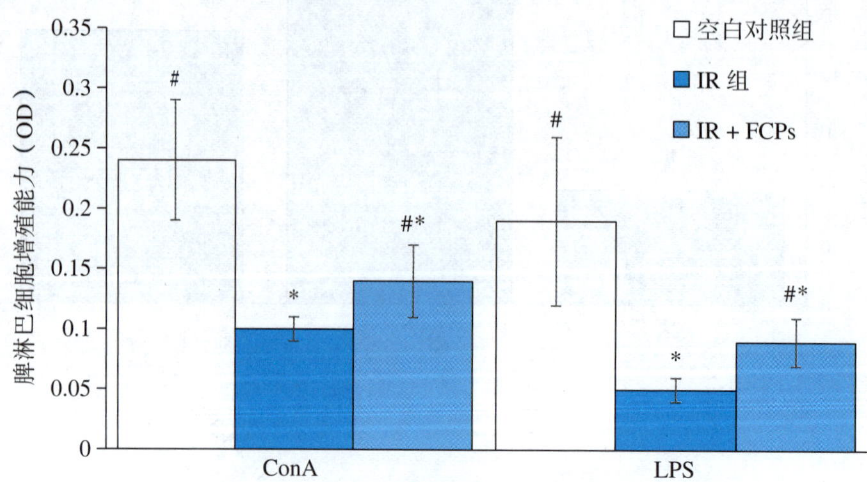

图 7-4 FCPs 对辐射小鼠丝裂原刺激淋巴细胞增殖的影响

与空白对照组比较差异有显著性，*$P < 0.05$；与辐射对照组比较差异有显著性，#$P < 0.05$

在该研究中，小鼠全身辐射导致脾细胞存活率呈指数下降。辐射还可以抑制脾单核细胞对有丝分裂原（ConA 和 LPS）的反应，这与其他研究的结果相似[29]。有研究表明，在辐射后，由于存活的脾单核细胞数量减少（由于破坏和缺乏替代）和存活的脾单核细胞对应激（即增殖）作出适当反应的能力下降，动物变得免疫低下。另外，FCPs 对辐射诱导的淋巴细胞对 T 细胞 ConA 和 B 细胞 LPS 的免疫刺激反应能力下降具有类似的保护作用，从而恢复细胞介导和体液免疫。

（六）FCPs 对辐射小鼠脾 T 淋巴细胞亚群的影响

通过测定辐射小鼠 T 细胞及其亚群的数量来评价 FCPs 对淋巴细胞增殖活性的保护作用。与空白对照组相比，虽然辐射导致有丝分裂原引起的 T 或 B 淋巴细胞增殖下降，但总 T 细胞的百分比（$CD3^+$）（$P < 0.05$）、$CD4^+$ T 细胞（$P < 0.05$）和 $CD4^+/CD8^+$ 的比值（$P < 0.05$）显著增加（图 7-5）。然而，$CD4^+$ 和 $CD8^+$ T 淋巴细胞亚群表现出不同的放射敏感性，$CD8^+$ T 细胞百分比在辐射后保持不变。此外，与辐射对照组比较，1.350 g/kg（bw）组可使 $CD3^+$ T 细胞比例显著增加约 26%（$P < 0.05$），$CD4^+$ T 细胞比例显著增加 30%（$P < 0.05$）。

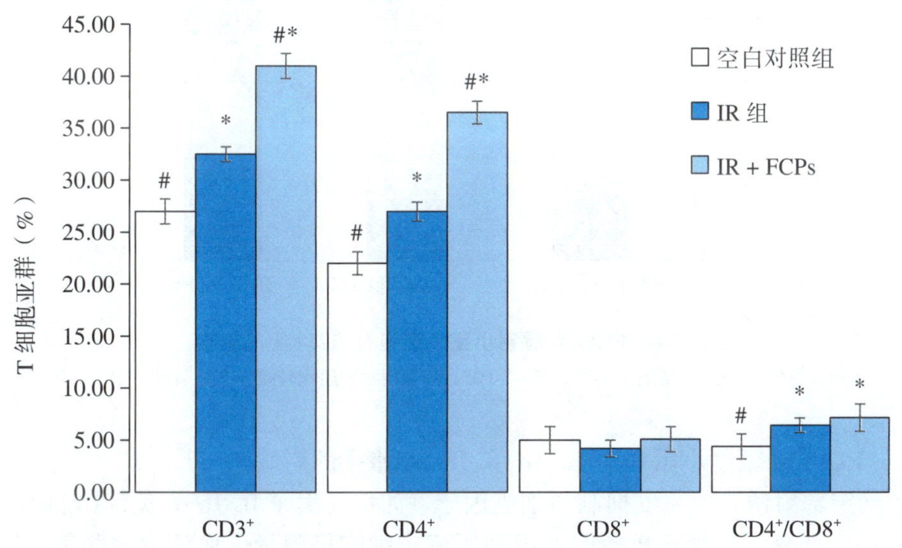

图 7-5　FCPs 对辐射小鼠脾 T 淋巴细胞亚群的影响

与空白对照组比较差异有显著性，$^*P < 0.05$；与辐射对照组比较差异有显著性，$^\#P < 0.05$

在 FCPs 介导抑制辐射诱导的免疫抑制的机制方面，北京大学李勇教授课题组检测了脾 T 细胞亚群的相对百分比，并注意到它们发生了巨大的变化。全身辐射后，虽然脾细胞的绝对数量下降，总 T 细胞（$CD3^+$）的百分比、辅助细胞（$CD4^+$、Th 细胞）和 $CD4^+/CD8^+$ 的比值显著增加，而 T 细胞毒性 / 细胞（Tc、$CD8^+$ 细胞）的百分比保持不变。这一结果与 Harrington[30] 和 Williams[31] 等的结论一致，小鼠脾含有抗辐射的 $CD4^+$ T 细胞，这些细胞是全身辐射后正常造血和恢复的刺激因子。由于这些细胞的抗辐射性，辐射小鼠的脾中 $CD4^+$ T 细胞呈比例富集。此外，与 $CD4^+$ T 细胞相比，$CD8^+$ T 细胞表现出不同的放射敏感性[32]。

北京大学李勇教授课题组的结果表明，FCPs 治疗增加了抗辐射 $CD4^+$ Th 细胞的相对数量。因此，这一发现提示 Th 细胞的增加可能是预防辐射诱导的 FCPs 免疫抑制的机制之一。由于前期研究证实 IL-12 可刺激 Th 细胞的发育和功能[33]，并表现出放射保护和化学保护活性[34]，因此认为 FCPs 的放射保护作用可能是通过 IL-12 产生的。

（七）FCPs 对辐射小鼠脾细胞 IL-12 水平的影响

IL-12 已经被证明可以通过刺激 T 细胞介导的免疫应答来防止辐射诱导的小鼠免疫抑制[35]。因此，北京大学李勇教授课题组研究了 FCPs 对诱导小鼠 IL-12 的影响。通过 ELISA 定量分析小鼠脾细胞的 IL-12，证实暴露于辐射使小鼠的 IL-12 水平提高，辐射组与空白对照组分别是（47.21 ± 3.10）和（20.75 ± 3.25）pg/1 × 10^6 细胞（$P < 0.05$）。FCPs 显著提高了小鼠脾细胞中 IL-12 的水平（63.54 ± 2.83）pg/1 × 10^6 细胞（$P < 0.05$）（图 7-6）。

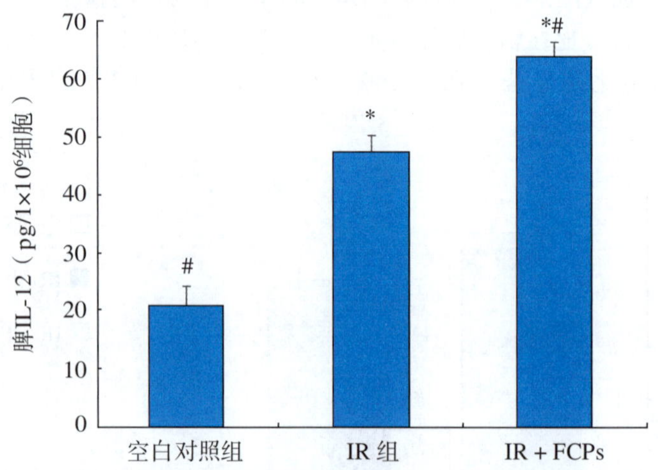

图 7-6 FCPs 对辐射小鼠脾细胞 IL-12 水平的影响

与空白对照组比较差异有显著性，$^*P < 0.05$；与辐射对照组比较差异有显著性，$^\#P < 0.05$

（八）FCPs 对辐射小鼠血清 IL-1α 和 IL-10 水平的影响

为了确定辐射诱导的免疫抑制与细胞因子（如促炎因子 IL-1α 和免疫抑制因子 IL-10）的分泌有关，北京大学李勇教授课题组利用流式细胞仪测量了血清中这些细胞因子的水平。与空白对照组比较，辐射小鼠 IL-1α 水平（$P < 0.05$）和 IL-10（$P < 0.05$）显著升高。此外，在给予 1.350 g/kg（bw）FCPs 后，辐射诱导升高的 IL-1α 水平从 115.75 pg/ml 降低到 89.94 pg/ml，这表明对辐射对照组有 22% 的阳性保护作用。同样，与辐射对照组相比，FCPs 处理小鼠血清中的 IL-10 水平从 278.87 pg/ml 降低到 201.64 pg/ml（降低 28%）（图 7-7）。

除了 IL-12，γ 射线还改变了许多其他细胞因子的调节，如 IL-10 和 IL-1[36]。IL-10 作为一种全身免疫抑制因子，在辐射小鼠的血清中显著增加，经抗 IL-10 处理的辐射小鼠没有发生免疫抑制。IL-10 也可以通过改变抗原递呈和抑制干扰素 IFN-γ 的分泌来影响 Th1 细胞的激活[37-38]。北京大学李勇教授课题组数据显示，FCPs 治疗抑制了全身辐射后诱导的血清 IL-10 的升高。因之前的一些报道显示，辐射诱导的急性毒性与促炎细胞因子（IL-1）的过度分泌有关[39]，还检测了 FCPs 处理的小鼠血清中早期反应细胞因子 IL-1α 分泌的调节。在

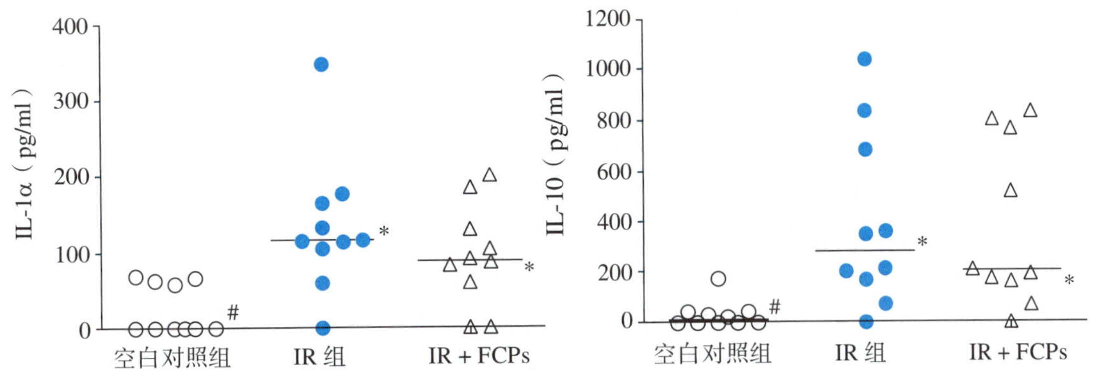

图 7-7　FCPs 对辐射小鼠血清 IL-1α 和 IL-10 水平的影响

与空白对照组比较差异有显著性，$^*P < 0.05$；与辐射对照组比较差异有显著性，$^\#P < 0.05$

北京大学李勇教授课题组的研究中，FCPs 处理降低了辐射诱导的小鼠血清中 IL-1α 的升高。结合 FCPs 对细胞因子产生的影响，表明 FCPs 可以抑制免疫抑制和促炎细胞因子的分泌，这可能是其减轻或抑制辐射诱导的免疫抑制的潜在机制。

（九）FCPs 对辐射小鼠脾 NF-κB 和 IκB-α 蛋白水平的影响

北京大学李勇教授课题组检测了用 FCPs 和未用 FCPs 预处理的辐射对照组小鼠脾中的一些蛋白水平。如图 7-8 所示，与空白对照组相比，辐射对照组 NF-κB 表达上调（$P < 0.05$），IκB-α 表达下调（$P < 0.05$），而 FCPs 预处理降低了这一趋势。其中，与辐射对照组相比，1.350 g/kg（bw）FCPs 使 NF-κB 水平降低了 26%（$P < 0.05$），IκB-α 水平提高了 18%（$P < 0.05$）。

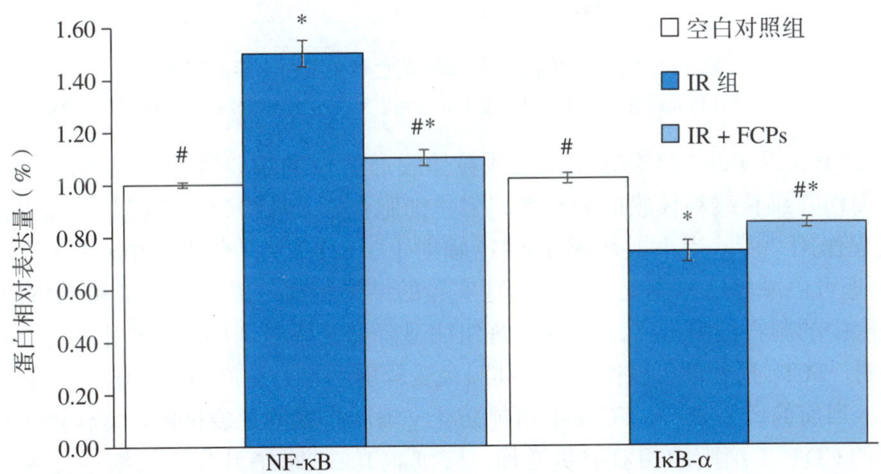

图 7-8　FCPs 对辐射小鼠脾 NF-κB 和 IκB-α 蛋白水平的影响

与空白对照组比较差异有显著性，$^*P < 0.05$；与辐射对照组比较差异有显著性，$^\#P < 0.05$

炎症反应现在被认为是由 NF-κB 的激活介导的。NF-κB 通常与细胞质中的 IκB 结合，这种结合阻止了它进入细胞核。促炎刺激诱导 IκB 磷酸化，释放 NF-κB，后者易位到细胞核，在那里诱导促炎细胞因子生成和产生活性氧的酶的转录[40-41]。北京大学李勇教授课题组的研究表明，辐射可导致脾 NF-κB 显著升高，IκB-α 显著降低，FCPs 可通过诱导 IκB 表达抑制 NF-κB 表达。这种作用可能与 FCPs 保护小鼠免受炎症反应的能力有关。其抑制 NF-κB 的机制尚不清楚，需要进一步研究。

（十）FCPs 对辐射小鼠脾凋亡相关蛋白水平的影响

Bcl-2 和 Bax 是凋亡相关蛋白，在保持线粒体膜完整和通透性方面发挥重要作用[42]。北京大学李勇教授课题组检测了用 FCPs 和未用 FCPs 预处理的辐射对照组小鼠脾中的这些蛋白水平。如图 7-9 所示，与空白对照组相比，辐射对照组 Bcl-2 表达下调（$P < 0.05$），Bax 表达上调（$P < 0.05$），而 FCPs 预处理可减轻这一趋势。与辐射对照相比，1.350 g/kg (bw) FCPs 处理的 Bcl-2 水平提高了 12%（$P < 0.05$），Bax 水平降低了 14%（$P < 0.05$）。

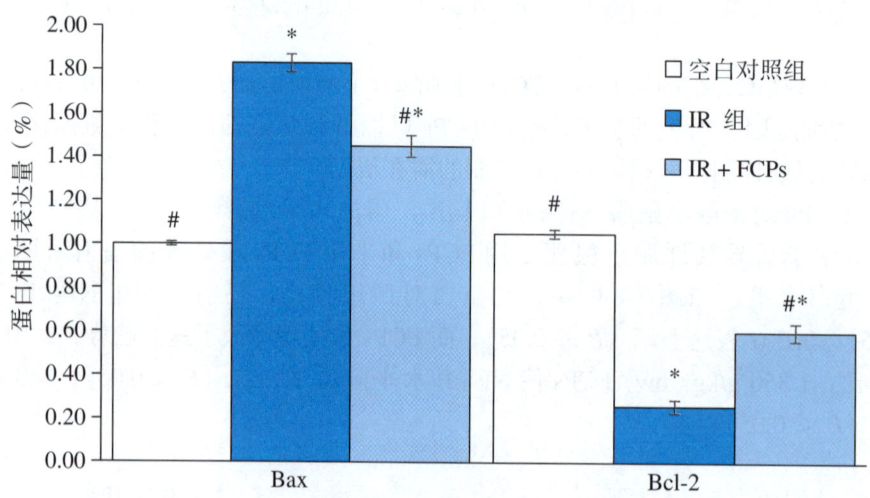

图 7-9　FCPs 对辐射小鼠脾脏凋亡相关蛋白水平的影响

与空白对照组比较差异有显著性，$^{*}P < 0.05$；与辐射对照组比较差异有显著性，$^{\#}P < 0.05$

Bcl-2 和 Bax 是 Bcl-2 超家族中调控线粒体膜通透性的重要凋亡相关蛋白。Bcl-2 可以平衡氧化损伤并维持线粒体膜的完整性，阻止细胞色素 c 从线粒体中释放，而 Bax 则以相反的方式起作用[43-44]。当小鼠暴露在 6 Gy 辐射下，Bcl-2 水平降低，Bax 水平升高，而用 FCPs 预处理可以减轻这些变化。这与其他实验的结果相似，流式细胞术和 TUNEL 法检测小鼠脾细胞中的凋亡细胞升高，FCPs 处理组明显降低了辐射诱导的凋亡率。综上所述，上述结果表明，FCPs 预处理可以保护线粒体膜免受辐射诱导的免疫细胞损伤和遗传损伤。

总之，当前的研究表明，FCPs 有可能防止 γ 辐照小鼠的免疫抑制，该作用可能与具有抗辐射性的 $CD4^{+}$ T 细胞的相对数量增加、脾细胞 IL-12 水平升高以及细胞总 NF-κB 水平减少和脾细胞凋亡的抑制有关。因此，作为一种有效预防 γ 辐射免疫抑制作用的候选药物，FCPs 可能在癌症治疗中具有额外的保护作用。未来还需要进一步的研究来确定和评估这些研究结果的临床意义。

In conclusion，this current research demonstrates that fish collagen peptides has the potential for protecting against the immunosuppressive effects of gamma irradiation，and that this effect may be produced by augmentation of the relative numbers of radioresistant CD_4^+ T cells, enhancement of IL-12 level in splenocytes, reduction of the level of total cellular NF-κB through the induction of IκBin spleen and inhibition of the apoptosis of splenocytes. Therefore, as a good candidate for protecting against gamma radiation's immunosuppressive effects, fish collagen peptides may have a supplementary protective effect in cancer therapy. Further studies should be undertaken to determine and evaluate the clinical significance of these findings.

三、鱼胶原肽在辐射损伤保护领域中的应用前景

近年来，利用膳食制剂作为无毒免疫调节剂用于癌症的预防和治疗以减少辐射的副作用，引起了人们的兴趣，如人参、染料木黄铜、海藻中的酚类物质等[45-47]。北京大学李勇教授课题组选择低分子肽 FCPs 作为膳食补充剂，FCPs 是水产动物经酶水解而来。北京大学李勇教授课题组选择的 FCPs 是低分子肽（分子量 100 ~ 860），水产动物经酶解而来，富含天冬氨酸、赖氨酸和亮氨酸[48]。北京大学李勇教授课题组先前的研究发现，FCPs 可能通过刺激细胞因子的分泌改善 γ 辐照诱导的免疫抑制。该研究结果表明，补充 FCPs 可抑制 γ 辐射诱导的免疫反应抑制。这些数据首次提供了证据，证明 FCPs 预防电离辐射损伤，至少在一定程度上有助于预防辐射诱导的小鼠免疫抑制。从营养角度看，鱼类蛋白质中含有大量的生物活性肽。因此，如果鱼类蛋白寡肽的生理特性（如辐射防护作用）得到证实，它将为包括增值食品或营养补充剂在内的各种应用开辟一个新领域。

小结

电离辐射被广泛地应用于医疗领域造福人类的同时，不可避免地带来了一些健康危害。近年来，从膳食蛋白质中提取的生物活性肽，通过降低慢性疾病的风险和增强天然免疫保护来促进人类健康，引起了科学界的极大兴趣和关注。北京大学李勇教授课题组的研究发现，FCPs 是一种可有效预防 γ 辐射免疫抑制作用的天然辐射防护剂。

Ionizing radiation is widely used in medical procedures for the benefit of human beings, but it inevitably brings some health hazards. In recent years, bioactive peptides extracted from dietary proteins have attracted great interest and attention from the scientific community for their role in promoting human health by reducing the risk of chronic diseases and enhancing innate immune protection. In this study, it was found that fish collagen peptide is an effective natural radiation protector to prevent the immunosuppression of gamma radiation.

参考文献

[1] Lievens Y, Borras JM, Grau C. Provision and use of radiotherapy in Europe. Mol Oncol, 2020, 14（7）: 1461-1469.

[2] Unkelbach J，Alber M，Bangert M，et al. Robust radiotherapy planning. Phys Med Biol，2018，63（22）：22.

[3] Araujo IK，Muñoz-Guglielmetti D，Mollà M. Radiation-induced damage in the lower gastrointestinal tract：clinical presentation，diagnostic tests and treatment options. Best Pract Res Clin Gastroenterol，2020，48-49（6）：101707.

[4] De Ruysscher D, Niedermann G, Burnet NG, et al. Radiotherapy toxicity. Nat Rev Dis Primers, 2019, 5（1）：13.

[5] Kim W，Lee S，Seo D，et al. Cellular Stress Responses in Radiotherapy. Cells，2019，8（9）：1105.

[6] Al-Qadami G，Van Sebille Y，Le H，et al. Gut microbiota：implications for radiotherapy response and radiotherapy-induced mucositis. Expert Rev Gastroenterol Hepatol，2019，13（5）：485-496.

[7] Benson R，Madan R，Kilambi R，et al. Radiation induced liver disease：A clinical update. J Egypt Natl Canc Inst，2016，28（1）：7-11.

[8] Koutroumpakis E，Palaskas NL，Lin SH，et al. Modern radiotherapy and risk of cardiotoxicity. Chemotherapy，2020，65（3-4）：65-76.

[9] Ratosa I，Ivanetic Pantar M. Cardiotoxicity of mediastinal radiotherapy. Rep Pract Oncol Radiother，2019，24（6）：629-643.

[10] Benveniste MF，Gomez D，Carter BW，et al. Recognizing radiation therapy-related complications in the chest. RadioGraphics，2019，39（2）：344-366.

[11] 李勇．肽临床营养学．北京：北京大学医学出版社，2012.

[12] 珠娜，李勇．生物活性肽的辐射防护作用的研究进展．中国食物与营养，2020，26（2）：62-65.

[13] He L，Wang J，Sun B，et al. Suppression of TNF-α and free radicals reduces systematic inflammatory and metabolic disorders：radioprotective effects of ginseng oligopeptides on intestinal barrier function and antioxidant defense. J Nutr Biochem，2017，40：53-61.

[14] 郝云涛，珠娜，刘睿，等．菠萝蜜低聚肽对 ^{60}Co γ 射线辐射损伤小鼠防护作用．中国食品卫生杂志，2019，31（4）：325-329.

[15] Zhu N，Liu R，He L，et al. Radioprotective effect of walnut oligopeptides against gamma radiation-induced splenocyte apoptosis and intestinal injury in mice. Molecules，2019，24（8）：1582.

[16] 胡佳妮，李勇．海洋胶原肽活性及其应用研究进展．食品工业科技，2020，42（18）：407-412.

[17] Korhonen H，Pihlanto A. Food-derived bioactive peptides—opportunities for designing future foods. Curr Pharm Des，2003，9（16）：1297-1308.

[18] Pihlanto A，Korhonen H. Bioactive peptides and proteins. Adv Food Nutr Res，2003，47：175-276.

[19] Hernández-Ledesma B，Hsieh C. Chemopreventive role of food-derived proteins and peptides：a review. Crit Rev Food Sci Nutr，2017，57（11）：2358-2376.

[20] Qian L，Cen J. Hematopoietic stem cells and mesenchymal stromal cells in acute radiation syndrome. Oxid Med Cell Longev，2020，2020：8340756.

[21] Yang R，Pei X，Wang J，et al. Protective effect of a marine oligopeptide preparation from Chum Salmon（Oncorhynchus keta）on radiation-induced immune suppression in mice. J Sci Food Agric，2010，90（13）：2241-2248.

[22] Li J，Tang J，Zeng S，et al. Comparative plastid genomics of four Pilea（Urticaceae）species：insight into interspecific plastid genome diversity in Pilea. BMC Plant Biol，2021，21（1）：25.

[23] Segarra S，Miró G，Montoya A，et al. Prevention of disease progression in Leishmania infantum-infected dogs with dietary nucleotides and active hexose correlated compound. Parasit Vectors，2018，11（1）：103.

[24] Bojić M，Maleš Ž，Antolić A，et al. Antithrombotic activity of flavonoids and polyphenols rich plant species. Acta Pharm，2019，69（4）：483-495

[25] 谭潇，董宪喆，郭代红，等. 鸡血藤醇提取物及其活性成分儿茶素抗辐射作用及机制研究. 中国中药杂志，2016，41（9）：1718-1724.

[26] Sharma D，Goel HC，Chauhan S. Radioprotective potential ofLagenaria siceraria extract against radiation-induced gastrointestinal injury. Appl Physiol Nutr Metab，2016，41（12）：1248-1254.

[27] Slimen I B，Najar T，Ghram A，et al. Reactive oxygen species，heat stress and oxidative-induced mitochondrial damage. A review. Int J Hyperthermia，2014，30（7）：513-523.

[28] Circu ML，Aw TY. Reactive oxygen species，cellular redox systems，and apoptosis. Free Radic Biol Med，2010，48（6）：749-762.

[29] Mohye EA，Abdelrazzak AB，Ahmed MT，et al. Radiation induced bystander effects in the spleen of cranially-irradiated rats. Br J Radiol，2017，90（1080）：20170278.

[30] Harrington NP，Chambers KA，Ross WM，et al. Radiation damage and immune suppression in splenic mononuclear cell populations. Clin Exp Immunol，1997，107（2）：417-424.

[31] Williams JL，Patchen ML，Darden JH，et al. Effects of radiation on survival and recovery of T lymphocyte subsets in C3H/HeN mice. Exp Hematol，1994，22（6）：510-516.

[32] Sotnezova EV，Markina EA，Andreeva ER，et al. Myeloid precursors in the bone marrow of mice after a 30-day space mission on a bion-m1 biosatellite. Bull Exp Biol Med，2017，162（4）：496-500.

[33] Scott P. IL-12：initiation cytokine for cell-mediated immunity. Science，1993，260（5107）：496-497.

[34] Dalmau SR，Freitas C S，Savino W. Radio-and chemoprotection of bone marrow cells by opposite cell cycle-acting cytokines. Leuk Res，1997，21（2）：93-99.

[35] Riemann H，Schwarz A，Grabbe S，et al. Neutralization of IL-12 in vivo prevents induction of contact hypersensitivity and induces hapten-specific tolerance. J Immunol，1996，156（5）：1799-1803.

[36] DiCarlo AL，Horta ZP，Aldrich JT，et al. Use of growth factors and other cytokines for treatment of injuries during a radiation public health emergency. Radiat Res，2019，192（1）：99-120.

[37] Li X，Zhuang X，Qiao T. Role of ferroptosis in the process of acute radiation-induced lung injury in mice. Biochem Biophys Res Commun，2019，519（2）：240-245.

[38] Li X，Duan L，Yuan S，et al. Ferroptosis inhibitor alleviates Radiation-induced lung fibrosis（RILF）via down-regulation of TGF-β1. J Inflamm（Lond），2019，16（1）：11.

[39] Kang AR，Cho JH，Lee NG，et al. Radiation-induced IL-1β expression and secretion promote cancer cell migration/invasion via activation of the NF-kappaB-RIP1 pathway. Biochem Biophys Res Commun，2021，534：973-979.

[40] Yu X，Li Z，Zhang Y，et al. beta-elemene inhibits radiation and hypoxia-induced macrophages infiltration via Prx-1/NF-kappaB/HIF-1α signaling pathway. Onco Targets Ther，2019，12：4203-4211.

[41] Ji K，Sun X，Liu Y，et al. Regulation of apoptosis and radiation sensitization in lung cancer cells via the Sirt1/NF-κB/Smac pathway. Cell Physiol Biochem，2018，48（1）：304-316.

[42] Antonsson B. Inhibition of Bax channel-forming activity by Bcl-2. Science，1997，277（5324）：370-372.

[43] El Kiki SM，Omran MM，Mansour HH，et al. Metformin and/or low dose radiation reduces cardiotoxicity and apoptosis induced by cyclophosphamide through SIRT-1/SOD and Bax/Bcl-2 pathways in rats. Mol Biol Rep，2020，47（7）：5115-5126.

[44] Adilay HU，Katar S，Guclu B，et al. The evaluation of survivin and bcl-2 expression on the medical radiation doses for neural tube defect development. Turk Neurosurg，2021，31（2）：268-273.

[45] Park E，Ahn G，Lee NH，et al. Radioprotective properties of eckol against ionizing radiation in mice. FEBS Lett，2008，582（6）：925-930.

[46] Kim H，Kim M，Byon Y，et al. Radioprotective effects of an acidic polysaccharide of Panax ginseng on bone marrow cells. J Vet Sci，2007，8（1）：39.

[47] Landauer MR，Srinivasan V，Seed TM. Genistein treatment protects mice from ionizing radiation injury. J Appl Toxicol，2003，23（6）：379-385.

[48] Kechaou ES，Dumay J，Donnay-Moreno C，et al. Enzymatic hydrolysis of cuttlefish（Sepia officinalis）and sardine（Sardina pilchardus）viscera using commercial proteases：effects on lipid distribution and amino acid composition. J Biosci Bioeng，2009，107（2）：158-164.

第八章 鱼胶原肽与免疫调节

Fish collagen peptides and immunoregulation

随着现代生活节奏加快、工作压力加大以及工业化生产对环境的破坏、雾霾等恶劣天气的产生，人类免疫系统功能降低，各种疾病的发病率均呈上升趋势。许多疾病的发生、发展与机体免疫系统的功能失调和缺陷有着密切联系，为此，从调节患者免疫功能着手，以治疗机体疾病已受到广泛的重视，免疫调节制剂也已成为各国医药工作者研究的重点。

第一节 概述 Introduction

一、人体免疫系统

（一）免疫系统的组成

人体免疫系统是人体抵御病原菌侵犯，保持健康、避免发生各种疾病的防御系统。它由免疫器官、免疫细胞及免疫因子组成。免疫器官包含骨髓和胸腺两种中枢免疫器官及脾、淋巴结、扁桃体及皮肤黏膜相关淋巴组织等外周免疫器官在内的免疫器官及组织。免疫细胞包含粒细胞、单核巨噬细胞（Mϕ）、肥大细胞、树突状细胞（dendritic cell，DC）和自然杀伤细胞（natural killer cell，NK）等固有免疫细胞及 T 细胞和 B 细胞两种适应性免疫细胞在内的各类免疫细胞。免疫因子包括分泌型分子（如免疫球蛋白、补体和细胞因子）、膜型分子（如主要组织相容性复合体分子、CD 分子、T 细胞抗原受体、B 细胞抗原受体）及黏附分子等在内的亿万个免疫因子。

（二）免疫应答的种类及其特点

免疫细胞和分子针对外源生物性物质所产生的反应称之为免疫应答（immune response）。根据作用方式和特点，可分为两种类型：①机体先天具备的免疫防御功能，称固有免疫（innate immunity）；②机体受抗原刺激而获得的免疫能力，称适应性免疫（adaptive immunity）。

1．固有免疫

固有免疫又称先天性免疫、非特异性免疫或天然免疫，是物种在长期进化中形成的天然防御功能。它不仅是机体抵御病原体入侵的第一道防线，也是适应性免疫的基础。其组成包括三方面：①屏障系统；②非特异性免疫细胞，包括吞噬细胞（phagocyte）、具有细胞毒作用的NK细胞、具有抗原提呈作用的DC细胞、固有样淋巴细胞等，这些细胞不需要预先抗原激活，可直接接受抗原刺激发挥多种生物效应；③补体系统及体液和组织中的杀菌物质，如天然存在于机体中的补体、溶菌酶、干扰素、C反应蛋白等抑菌、杀菌物质。

固有免疫的作用机制可以概括为以下三点：①通过免疫屏障阻止、干扰病原体侵入、定居和繁殖；②诱发炎症反应，血清中的补体、溶菌酶等物质在组织损伤或病原体存在的局部造成炎性渗出，发挥杀菌作用，同时，炎症反应产物又可吸引更多的吞噬细胞、NK细胞等到达炎症反应部位，增强其对病原体的吞噬、杀伤作用；③通过DC的抗原提呈作用，激发T、B淋巴细胞活化，启动适应性免疫应答。

2．适应性免疫

适应性免疫是指机体与抗原接触后获得的、具有针对性（即特异性）的免疫，故又称特异性免疫或获得性免疫。适应性免疫主要由T、B淋巴细胞完成。根据参与免疫应答的细胞类型及产生的免疫效应，适应性免疫应答可以分为体液免疫和细胞免疫两大类。①体液免疫（humoral immunity）：体液免疫由B淋巴细胞介导，受特异抗原刺激后，B细胞开始活化、增殖、分化为浆细胞并产生抗体，由于抗体多在体液中发挥效应，故称体液免疫或抗体介导的免疫（antibody-mediated-immunity，AMI）；②细胞免疫（cellular immunity）：也称为细胞介导的免疫（cell-mediated immunity，CMI），T细胞受特异抗原刺激后活化、增殖、分化为致敏的T淋巴细胞，通过直接杀伤带有特异抗原的靶细胞或分泌细胞因子产生炎症反应发挥效应。因此细胞免疫的效应是由致敏T淋巴细胞、淋巴因子及其他炎症细胞所共同完成。

适应性免疫的特点为：①特异性，即T、B淋巴细胞仅针对相应抗原表位发生特异性应答；②获得性，是指个体出生后受抗原刺激而获得；③记忆性，即再次遇到相同抗原刺激时，出现迅速而强烈的应答；④可传递性，适应性免疫应答产物（抗体、致敏T淋巴细胞）可直接输注给受者，使其获得相应的适应性免疫力（该过程称为被动免疫）；⑤自限性，通过免疫调节使免疫应答控制在适当水平上或自限终止。

固有免疫与适应性免疫共同完成免疫防御、免疫自稳及免疫监护的作用，两者是构成机体完整免疫功能不可分割的两个部分。固有免疫在感染早期非特异性的作用广泛、直接，能迅速局限感染，并能有效地启动、协同适应性免疫应答。适应性免疫在感染后期及预防再感染中的作用强大、特异、持久，抗体及细胞因子等免疫应答产物能促进细胞吞噬、补体激活等固有免疫的效应。固有免疫往往是适应性免疫的先决条件和启动因素，如树突状细胞和吞噬细胞吞噬病原体实际上是加工和提呈抗原的过程，为适应性免疫应答的识别提供条件。适应性免疫的效应分子可大大促进固有免疫应答的发生，如抗体可促进吞噬细胞的吞噬能力（即调理吞噬），或促进NK细胞的细胞毒作用。

（三）免疫系统的功能

免疫系统的基本功能主要表现在四个方面：免疫防御、免疫监视、免疫耐受和免疫调节。因原发或继发因素造成的免疫系统功能紊乱或功能不全，可导致以下几种临床疾病[1]：①原发性免疫缺陷病，指由于基因变异所致编码的蛋白质功能丧失，发生免疫功能缺陷，如T、B细胞联合缺陷的患者一般在婴幼儿期就因不可控制的细菌或真菌感染而死亡；

②继发性免疫缺陷病，一些原发疾病常伴免疫功能缺陷，如感染、肾病综合征、肠吸收不良和外伤等；③超敏反应，指机体针对外来抗原的免疫反应过强，导致严重的炎症反应甚至病理性损伤，如全身性炎症反应综合征；④自身免疫病，免疫反应被抗原激活后，在消灭抗原的同时，甚至当抗原已被清除后，激活的淋巴细胞凋亡延迟，且将自身组织当做靶抗原予以杀伤，导致各种自身免疫性疾病，如类风湿性关节炎、1 型糖尿病、系统性红斑狼疮等；⑤感染性疾病，感染过程是病原体入侵宿主激发免疫反应、入侵病原体被消灭的过程，因此，感染性疾病实际上是免疫反应的临床表现，免疫缺陷时容易感染，且感染特别严重，如 AIDS；⑥肿瘤，癌基因活化是肿瘤发生的分子遗传学基础，正常情况下，癌变细胞能被免疫系统识别和清除，但当免疫功能缺陷时，特别是细胞毒性 T 淋巴细胞（cytotoxic lymphocyte，CTL）和 NK 细胞功能不足或癌细胞生物学特性改变以至发生免疫耐受（或称免疫逃逸）时，则肿瘤细胞不能被免疫系统清除，导致肿瘤发生。

二、生物活性肽与免疫调节

营养在机体免疫的能量代谢和蛋白质转换中起到重要作用，对机体免疫功能也有重要影响。营养免疫学理论显示，蛋白质摄入不足可导致吞噬细胞和 T、B 细胞数量与功能低下，血清细胞因子的合成与分泌减少，进而导致感染性疾病发生率上升。机体中大量免疫物质均由蛋白质组成，如免疫球蛋白 A、M、G，抗原，补体等。由此可见，蛋白质的水平与质量对维持机体免疫功能的正常运转至关重要。蛋白质经消化酶促水解后，主要以 10 个或 10 个以下氨基酸组成的寡肽形式被吸收，并非只能水解为游离氨基酸后才能被吸收。某些寡肽可以完整肽段的形式被机体吸收，进入循环系统，与靶位点结合，从而发挥其生理功能。由此，生物活性肽对人体健康的影响逐渐受到重视，其从生物体中提取及其在人体内的应用研究已成为研究者的关注焦点。肽类物质的吸收机制优于氨基酸，且具有肽独特的生理调节功能。

国内外很多关于生物活性肽的研究表明，生物活性肽与免疫调节存在着密不可分的联系[2-3]。人体免疫系统中具有调节作用的生物活性肽通常被称为免疫调节肽。它们包括生物体中天然存在的内源性免疫调节肽（细胞因子及相关细胞，作为神经递质或神经活动调节因子的神经多肽等）和外源性免疫调节肽。食物来源的免疫活性肽对机体固有免疫与适应性免疫均有影响，主要影响淋巴细胞、巨噬细胞、网状内皮系统、白细胞以及 DNA、RNA 和蛋白质的合成，也会影响体内 cAMP 与 cGMP 的含量。其结果是生成抗体、白细胞介素、干扰素等细胞因子诱生增多而调节机体的免疫功能。根据来源，免疫调节肽可分为微生物来源、植物来源及动物来源三大类。目前研究较多的微生物来源的免疫调节肽有胞壁酰二肽、羟苯丁酰亮氨酸、环孢素 A 等。de Almeida 等研究发现，孢子菌中提取的肽可升高 $CD4^+$ T 细胞及 IFN-γ、IL-17A、IL-1β 水平，对皮下孢子丝菌有保护性免疫反应，可改善巴西链球菌感染[4]。植物来源的免疫调节肽主要是燕麦肽、核桃肽、人参肽、花粉肽、大豆肽、枸杞糖肽等。北京大学李勇教授课题组先前研究发现，燕麦肽、核桃肽、人参肽均可通过增强巨噬细胞吞噬能力、NK 细胞活性、T 细胞活性，促进 Th 细胞分泌细胞因子，刺激生成抗体，发挥其免疫调节作用[5-10]。Ren 等研究发现，榛子水解肽可提高小鼠器官指数，脾淋巴细胞的增殖、巨噬细胞的活性、分泌免疫球蛋白A的含量及CD4和CD8（T细胞）数量[11]。Chatterjee等发现大豆肽序列MITLAIPVNKPGR能刺激白细胞吞噬功能，激活NK细胞，调节细胞因子的分泌[12]。动物来源的免疫调节肽有海参肽、乳蛋白肽、胎盘免疫调节因子、蜂毒肽。Wang等研究发现，健康小牛脾多肽可对阿糖胞苷诱导的免疫抑制小鼠有免疫增强作用，可明显增加骨髓B淋巴细胞、脾淋巴细胞、NK细胞和巨噬细胞百分比，并可显著降低小鼠肿瘤组织中CD 47与信号调节蛋白（SIRPα）等吞噬相关蛋白的表达，减轻化疗诱导的免疫抑制[13-14]。He等研究发现，海参肽可通过增强细胞免疫、体液免疫、巨噬细胞吞噬功能和NK细胞活性，通过CD3ζ和ZAP-70介导的信号通路激活T细胞，有效增强免疫功能[15-17]。Pantic等研究发现，蛙皮肽可影响促炎细胞因子（TNF-α、IL-1β、IL-12、IL-23、IL-8、IFN-γ和IL-17）、嗜多性细胞因子（IL-4和IL-6）和免疫抑制细胞因子（IL-10和IL-β）的产生，增强小鼠腹腔内Th1型淋巴细胞和NK细胞的活化状态和归巢能力[18]。这些天然的免疫调节肽一般具有多方面的生理功能，它可以刺激机体淋巴细胞的增殖，增强巨噬细胞的吞噬能力和杀伤能力，产生大量抗体和细胞因子，提高机体对外界环境中病原物质的抵抗能力。在多种天然免疫调节肽中，北京大学李勇教授课题组先前研究显示，海洋源性生物活性肽对免疫功能的调节作用十分显著[19-21]。

三、鱼胶原肽与免疫调节

我国水产资源丰富，水产品产量稳居世界第一，是水产生产和贸易大国。其中，鱼类是我国水产资源中数量最大的类群。虽然我国水产品产量巨大，但对鱼类加工废弃物的开发利用仅限于鱼糜及鱼糜制品、鱼粉、明胶以及鱼蛋白等四大类低附加值产品，并且生产加工过程中产生大量废弃物，造成环境污染和资源严重浪费，这严重限制了我国水产渔业的发展。随着水产行业的不断发展和人们生活水平的提高，这些低附加值产品已不能满足人们对生活更高层次的追求，因此，我国亟待大力发展水产品精、深加工，从鱼类加工废弃物中获取一种或多种高附加值产品以满足人们的需求。而探索和研究水产鱼类中生物活性资源是提高水产鱼类加工技术和附加值的重要前提。

鱼类加工废弃物中，鱼鳞、鱼皮、鱼骨、鱼鳔和肌肉等部位富含胶原蛋白，是一种优质且资源丰富的蛋白质资源。鱼胶原蛋白富含7种人体必需氨基酸，其中脯氨酸和羟脯氨酸约占总氨基酸含量的25%，甘氨酸占总氨基酸含量的1/3左右，丙氨酸和谷氨酸的含量也相对较多，是制备胶原肽的理想来源。近年来，鱼胶原蛋白因其来源广、低抗原性、低过敏性和使用安全等特点受到研究者的广泛重视。鱼胶原蛋白逐渐替代了传统的胶原蛋白，为鱼类加工废弃物的高值化利用提供了一条新的途径。源自鱼类的生物活性蛋白包含各种生物活性肽序列，这些肽经水解或酶解后释放出来，表现出广泛的生物活性，包括抗氧化、抗微生物、抗衰老、免疫调节、皮肤美容等。

肽类物质作为机体免疫系统最敏感、最直接的一种调节剂，有特异、安全和较高的免疫学活性。国内外很多关于生物活性肽的研究表明，生物活性肽与免疫调节存在着密不可分的关系[3]。然而，针对FCPs与免疫调节之间的研究却鲜见报道。Yu等将日本黄姑鱼鱼皮经枯草芽孢杆菌中性蛋白酶分解后，通过超滤技术分离纯化得到分子量低于3 kDa的鱼皮肽片段，经体内实验证明该鱼皮肽能够改善环磷酰胺诱导的小鼠免疫抑制，促进巨噬细胞的增殖与吞噬，增强免疫器官的功能，增加血清中 IgA、IgG 及 IgM 的水平[16]。董晓泽等将日本黄姑鱼鱼皮免疫活性肽的酶解制备工艺进行优化，发现酶解产物对 RAW264.7 细胞的促增殖作用高达 57.47%[17]。柳园等在探讨鱼胶原蛋白肽对术后患者免疫功能的影响时发现，干预组的血清球蛋白 IgG、IgA 及 IgM 的水平均有提高，提示摄入鱼胶原蛋白肽在一定程度上能增强手术患者的免疫功能[18]。但鱼胶原肽与免疫调节的研究也仅局限于此，FCPs 对免疫功能的系统性评价及影响尚未见报道，亟待开展。

第二节 鱼胶原肽对免疫功能作用的研究进展
Advances in effects of fish collagen peptides on immune function

近些年，免疫调节剂已经被认为是改变宿主免疫低下的经典药物疗法中最有前景的替代物之一。通过生物酶解技术提取的小分子寡肽由于其独有的特性成为极具潜力的免疫调节剂。北京大学李勇教授课题组前期大量的研究表明[6,10,12]，植物源性、动物源性低聚肽均可以显著增强细胞免疫和体液免疫功能，提高适应性免疫功能。通过增强单核巨噬细胞的吞噬功能和 NK 细胞活性提高固有免疫功能，起到增强免疫功能的作用。可见寡肽能在增强细胞免疫、体液免疫功能和 NK 细胞活性方面发挥较好的作用。为此，北京大学李勇教授课题组率先研究了 FCPs 对小鼠的免疫调节作用，发现 FCPs 具有较强的免疫调节功能，具备作为一种新型免疫力增强制剂的潜力，为 FCPs 在免疫低下人群中的应用提供了科学依据。

一、鱼胶原肽对小鼠免疫调节作用的研究方法

北京大学李勇教授课题组评价 FCPs 增强免疫功能的实验项目包括：体重、脏器 / 体重比值测定（胸腺 / 体重比值和脾 / 体重比值）、细胞免疫功能测定（小鼠脾淋巴细胞转化实验和迟发型变态反应实验）、体液免疫功能测定（抗体生成细胞检测和血清溶血素测定）、单核巨噬细胞功能测定（小鼠碳廓清实验和小鼠腹腔巨噬细胞吞噬鸡红细胞实验）和 NK 细胞活性测定。

（一）刀豆蛋白（ConA）诱导的小鼠脾淋巴细胞转化实验

当 T 淋巴细胞受 ConA 刺激后发生母细胞增殖反应，活细胞（特别是增殖细胞）中的线粒体水解酶可将 3-（4,5- 二甲基噻唑 -2）-2,5- 二苯基四氮唑溴盐（MTT）分解为蓝紫色结晶，其光密度值能反映细胞的增殖情况。

小鼠处死后无菌取脾，置于盛有适量无菌 Hank's 液的平皿中，轻轻将脾磨碎，制成单个细胞悬液。经 200 目筛网过滤，用 Hank's 液洗 2 次，每次离心 10 min（1000 r/min）。然后将细胞悬浮于 1 ml 的完全培养液中，用台酚蓝染色计数活细胞数（应在 95% 以上），调整细胞浓度为 3×10^6/ml。将细胞悬液分两孔加入 24 孔培养板中，每孔 1 ml，一孔加 75 μl ConA 液（相当于 7.5 μg/ml），另一孔作为对照，置 5% 37℃ CO_2 孵箱中培养 72 h。培养结束前 4 h，每孔轻轻吸去上清液 0.7 ml，加入 0.7 ml 不含小牛血清的 RPMI1640 培养液，同

时每孔加入 MTT（5 mg/ml）50 μl，继续培养 4 h。培养结束后，每孔加入 1 ml 酸性异丙醇，吹打混匀，使紫色结晶完全溶解。然后分装到 96 孔培养板中，每个孔分装 3 孔作为平行样，用酶标仪以 570 nm 波长测定光密度值。

（二）迟发型变态反应（delayed type hypersensitivity，DTH）

迟发型变态反应是细胞免疫的体内检测法，当致敏 T 细胞再次与抗原接触，引起 T 细胞活化，释放出多种细胞因子，致局部组织发生以单核细胞为主的炎症反应，一般在 24 ~ 48 h 达高峰。研究采用绵羊红细胞（SRBC）诱导的小鼠 DTH（足趾增厚法）开展实验。

小鼠用 2%（v/v）SRBC 腹腔或静脉免疫，每只鼠注射 0.2 ml（约 1×10^8 个 SRBC）对小鼠进行致敏。免疫后 4 天，测量左后足跖部厚度或肿胀度，然后在测量部位皮下注射 20%（v/v）SRBC，每只鼠 20 μl（约 1×10^8 个 SRBC），注射后于 24 h 测量左后足跖部厚度或肿胀度，同一部位测量三次，取平均值。前后两次测量足跖厚度时，最好由专人来进行。卡尺紧贴足跖部，但不要加压，否则会影响测量结果。攻击时所用的 SRBC 要新鲜（保存期不超过 1 周）。

（三）抗体生成细胞检测（改良法）

溶血空斑试验是检测产生 IgM、IgG 等抗体分泌细胞数的体外实验法。用 SRBC 免疫的小鼠脾细胞悬液与一定量的 SRBC 混合，在补体参与下，使抗体分泌细胞周围的 SRBC 溶解，形成肉眼可见的空斑。

SRBC 的制备：绵羊颈静脉取血，将羊血放入有玻璃珠的灭菌锥形瓶中，朝一个方向摇动，以脱纤维。加入生理盐水离心 2500 r/min，15 min，洗涤 3 次，制备压积 SRBC。

补体的制备：豚鼠股动脉取血，静置 30 ~ 60 min，离心 2500 r/min，15 min 分离血清，将 5 ~ 10 只豚鼠血清混合后，与压积 SRBC 以 5 : 1（v/v）比例混合，4℃冰箱放置 30 ~ 60 min，间或震荡，离心 2500 r/min，15 min 分离血清，分装，–80℃冰箱保存。用时以完全培养基 1 : 10（v/v）比例稀释。

玻片涂膜：在清洁玻片上刷上一薄层琼脂糖（0.5 g 琼脂糖加双蒸水至 100 ml，加热溶解），干后可长期保存备用。

压积 SRBC 以生理盐水制成 2%（v/v）的细胞悬液（约 1×10^8 个 SRBC），每只鼠腹腔注射 0.2 ml。将 SRBC 免疫 4 ~ 5 天后的小鼠颈椎脱臼处死，取出脾，在盛有 Hank's 液的小平皿中轻轻磨碎，制成单个细胞悬液，200 目筛网过滤，1000 r/min 离心 10 min，Hank's 液洗 2 遍，以完全培养基 RPMI1640 制备成每毫升 5×10^6 ~ 1×10^7 个细胞的脾细胞悬液。

将表层培养基（1 g 琼脂糖加双蒸水至 100 ml）加热溶解后，放 45 ~ 50℃水浴保温，与等量 pH 7.2 ~ 7.4、2 倍浓度的 Hank's 液混合，分装小试管，每管 0.5 ml，再向管内加 50 μl 10% SRBC（用 SA 缓冲液配制，v/v）、20 μl 脾细胞悬液，迅速混匀，倾倒于已刷琼脂糖薄层的玻片上，做平行片，待琼脂凝固后，将玻片水平扣放在片架上，放入 37℃ 5% CO_2 培养箱中孵育 1 ~ 1.5 h，然后用 SA 缓冲液稀释的补体加入到玻片架凹槽内，继续温育 1 ~ 1.5 h 后计数溶血空斑数。取平行片空斑数的平均值为样本的溶血空斑数值，以空斑数 /10^6 脾细胞表示。

（四）血清半数溶血值（HC_{50}）的测定

半数溶血值测定的原理是用 SRBC 免疫动物后，产生抗 SRBC 抗体（溶血素），在补体参与下，与 SRBC 一起孵育，可发生溶血反应，释放血红蛋白，通过测定血红蛋白含量反映动物血清中溶血素的含量。

取羊血，用生理盐水洗涤 3 次，每次离心 2000 r/min 10 min。将压积 SRBC 用生理盐水配成 2%（v/v）的细胞悬液，每只鼠腹腔注射 0.2 ml 进行免疫。4 ~ 5 天后，摘除眼球取血于离心管内，放置约 1 h，将凝固血与管壁剥离，使血清充分析出，2000 r/min 离心 10 min，收集血清。取血清用 SA 缓冲液稀释（一般为 200 ~ 500 倍），将稀释后的血清 1 ml 置试管内，依次加入 10%（v/v）SRBC 0.5 ml，补体 1 ml（用 SA 缓冲液按 1∶10 稀释）。另设不加血清的对照管（以 SA 缓冲液代替）。置 37℃恒温水浴中保温 15 ~ 30 min 后，冰浴终止反应。2000 r/min 离心 10 min。取上清 1 ml，加都氏试剂 3 ml，同时取 10%（v/v）SRBC 0.25 ml 加都氏试剂至 4 ml，充分混匀，放置 10 min 后，于 540 nm 处以对照管为空白，分别测定各管光密度值。

溶血素的量以 HC_{50} 表示：

$$HC_{50} = (\text{样品光密度值}/\text{SRBC 半数溶血时的光密度值}) \times \text{稀释倍数}。$$

（五）小鼠碳廓清实验

在一定范围内，碳颗粒的清除速率与其剂量呈指函数关系。以血碳浓度对数值为纵坐标，时间为横坐标，两者呈直线关系。此直线斜率（K）可表示吞噬速率。动物肝、脾重量影响吞噬速率，一般以校正吞噬指数 α 表示。

将印度墨汁原液用生理盐水稀释 3 ~ 4 倍。取 0.1 g Na_2CO_3，加蒸馏水至 100 ml 配制 Na_2CO_3 溶液。称体重，从小鼠尾静脉注入稀释的印度墨汁，按每 10 g 体重 0.1 ml 计算。待墨汁注入，立即计时。注入墨汁后 2 min、10 min，分别从内眦静脉丛取血 20 μl，并立即将其加到 2 ml 0.1% Na_2CO_3 溶液中。用分光光度计或全自动酶标仪在 600 nm 波长处测光密度值（OD），以 Na_2CO_3 溶液作空白对照。将小鼠处死，取肝和脾，用滤纸吸干脏器表面血污，称重。以吞噬指数表示小鼠碳廓清的能力。按下式计算吞噬指数 α：

$$K = (\lg OD1 - \lg OD2)/(t_2 - t_1)$$

$$\alpha = [\text{体重}/(\text{肝重}+\text{脾重})] \times \sqrt[3]{K}。$$

（六）小鼠腹腔巨噬细胞吞噬鸡红细胞实验（半体内法）

半体内法的原理是体内腹腔巨噬细胞能吞噬鸡红细胞，据此可以判断巨噬细胞的吞噬功能。

制备鸡红细胞悬液时取鸡血置于有玻璃珠的锥形瓶中，朝一个方向充分摇动，以脱纤维。用生理盐水洗涤 2 ~ 3 次，2000 r/min 离心 10 min，去上清，用生理盐水配成 20%（v/v）的鸡红细胞悬液。每鼠腹腔注射 20% 鸡红细胞悬液 1 ml。间隔 30 min，颈椎脱臼处死动物，经腹腔注入生理盐水 2 ml，轻揉腹部 20 次后，切开腹壁吸出腹腔洗液 1 ml，平均分滴于 2 片载玻片上，放入垫有湿纱布的搪瓷盒内，移至 37℃ CO_2 培养箱温育 30 min。孵毕，于生理盐水中轻轻漂洗，以除去未贴片细胞。晾干，以 1∶1 丙酮甲醇溶液固定，4%

(v/v) Giemsa- 磷酸缓冲液染色 30 min，再用蒸馏水漂洗晾干。

油镜下计数巨噬细胞，每张片计数 100 个，计算吞噬百分率和吞噬指数。

吞噬百分率（%）=（吞噬鸡红细胞的巨噬细胞数 / 计数的巨噬细胞数）× 100 %

吞噬指数 = 被吞噬的鸡红细胞总数 / 计数的巨噬细胞数

（七）NK 细胞活性测定（乳酸脱氢酶测定法）

NK 细胞是没有 T 和 B 细胞表面标志的淋巴细胞，具有非特异性杀伤作用。正常情况下，活细胞的胞浆内含有的乳酸脱氢酶（LDH）不能透过细胞膜，当细胞受到 NK 细胞的杀伤后，LDH 释放到细胞外。LDH 可使乳酸锂脱氢，进而使 NAD 还原成 NADH，后者再经递氢体吩嗪二甲酯硫酸盐（PMS）还原碘硝基氯化四氮唑（INT），INT 接受 H^+ 被还原成紫红色甲月赞类化合物。在酶标仪上用 490 nm 比色测定。

实验前 24 h 将靶细胞进行传代培养。应用前，以 Hank's 液洗 3 次，用 RPMI1640 完全培养液调整细胞浓度为 4×10^5/ml。无菌取脾，置于盛有适量无菌 Hank's 液的小平皿中，轻轻将脾磨碎，制成单个细胞悬液。经 200 目筛网过滤，用 Hank's 液洗 2 次，每次离心 10 min（1000 r/min）。弃上清将细胞质弹起，加入 0.5 ml 灭菌水 20 s，裂解红细胞后再加入 0.5 ml 2 倍 Hank's 液及 8 ml Hank's 液，1000 r/min 离心 10 min，然后将细胞悬浮于 1 ml 含 10% 小牛血清的 RPMI1640 完全培养液中，用 1% 冰醋酸稀释后计数（活细胞数应在 95% 以上），用台酚蓝染色计数活细胞数（应在 95% 以上），最后用 RPMI1640 完全培养液调整细胞浓度为 2×10^7/ml。

取靶细胞和效应细胞各 100 μl（效靶比 50∶1），加入 U 型 96 孔培养板中。靶细胞自然释放孔加靶细胞和培养液各 100 μl，靶细胞最大释放孔加靶细胞和 1% NP40 或 2.5% Triton 各 100 μl。上述各项均设三个平行孔，于 37℃ 5% CO_2 培养箱中培养 4 h，然后将 96 孔培养板以 1500 r/min 离心 5 min，每孔吸取上清 100 μl 置平底 96 孔培养板中，同时加入 LDH 基质液 100 μl，反应 3 ~ 10 min，每孔加入 1 mol/L 的 HCl 30 μl，在酶标仪 490 nm 处测定光密度值（OD）。

NK 细胞活性 (%) = [(OD 反应孔 – OD 自然释放孔)/ (OD 最大释放孔 – OD 自然释放孔)] × 100 %

二、鱼胶原肽增强免疫功能的研究进展

北京大学李勇教授课题组对 FCPs 增强免疫功能的研究以小鼠为模型，进行了一系列研究，并初步探讨了其可能的作用机制，为进一步开展 FCPs 的应用及其合理开发利用提供理论依据。下面将对 FCPs 的免疫力增强作用进行逐一阐述。

选用 18 ~ 22 g 雌性 BALB/c 小鼠，按体重随机分为 4 个组：1 个空白对照组灌胃蒸馏水、FCPs 低、中、高剂量组，分别灌胃 0.22、0.45、1.35 g/kg（bw）水溶液。各组小鼠均给予普通饲料，自由进食和饮水。每周称重，每天灌胃 1 次，灌胃 4 周后，处死小鼠测定各项指标。

（一）FCPs 对小鼠体重及免疫器官相对重量的影响

由表 8-1 可见，各剂量组小鼠的初始体重、实验终期体重、脾和胸腺指数，与对照组比较差异无显著性。

表 8-1 FCPs 对小鼠体重及免疫器官相对重量的影响（Mean ± SD，$n = 10$）

剂量 [g/kg（bw）]	初始体重（g）	终期体重（g）	脾指数（mg/g）	胸腺指数（mg/g）
0.00	20.70 ± 1.41	28.50 ± 1.56	4.18 ± 1.10	2.32 ± 0.52
0.22	20.10 ± 1.63	29.00 ± 2.19	4.50 ± 0.81	2.05 ± 0.61
0.45	20.50 ± 1.27	28.10 ± 2.52	4.43 ± 0.62	1.90 ± 0.42
1.35	20.10 ± 0.92	27.20 ± 1.53	4.57 ± 0.87	2.05 ± 0.62

（二）FCPs 对小鼠细胞免疫功能的影响

由表 8-2 可见，0.22 g/kg（bw）组与对照组比较，ConA 诱导的小鼠淋巴细胞增殖能力和足趾肿胀度均有显著性提高（$P < 0.05$），其余两组差异无统计学意义。

表 8-2 FCPs 对小鼠细胞免疫功能的影响（Mean ± SD，$n = 10$）

剂量 [g/kg（bw）]	ConA 诱导的淋巴细胞增殖能力（OD 差值）	足趾肿胀度（mm）
0.00	0.15 ± 0.10	0.21 ± 0.10
0.22	0.33 ± 0.21*	0.36 ± 0.11#
0.45	0.24 ± 0.16	0.32 ± 0.15
1.35	0.15 ± 0.09	0.30 ± 0.22

与对照组比较差异有显著性，*$P < 0.05$，$F = 2.233$；与对照组比较差异有显著性，#$P < 0.05$，$F = 1.417$

（三）FCPs 对小鼠体液免疫功能的影响

由表 8-3 可见，各剂量组与对照组比较，抗体生成细胞数有所增加且差异有显著性（$P < 0.05$）。0.22 g/kg（bw）和 0.45 g/kg（bw）组与对照组比较，小鼠半数溶血值有显著提高（$P < 0.05$）。

表 8-3 FCPs 对小鼠体液免疫功能的影响（Mean ± SD，$n = 10$）

剂量 [g/kg（bw）]	溶血空斑数（5×10^6 个细胞）的对数转换值	样品半数溶血值（HC_{50}）
0.00	1.38 ± 0.10	100.30 ± 19.40
0.22	1.64 ± 0.06*	141.00 ± 23.00#
0.45	1.59 ± 0.05*	130.40 ± 33.20#
1.35	1.56 ± 0.10*	99.50 ± 25.10#

与对照组比较差异有显著性，*$P < 0.05$，$F = 33.329$；与对照组比较差异有显著性，#$P < 0.05$，$F = 6.935$

（四）FCPs 对小鼠单核巨噬细胞吞噬功能的影响

由表 8-4 可见，各剂量组小鼠巨噬细胞吞噬鸡红细胞的吞噬率和吞噬指数，与对照组比较差异无统计学意义。

表 8-4 FCPs 对小鼠巨噬细胞吞噬功能的影响（Mean ± SD，$n = 10$）

剂量［g/kg（bw）］	巨噬细胞吞噬鸡红细胞能力	
	吞噬指数	吞噬率（%）
0.00	0.46 ± 0.019	28.20 ± 1.50
0.22	0.48 ± 0.018	29.80 ± 1.30
0.45	0.47 ± 0.022	28.40 ± 2.50
1.35	0.45 ± 0.026	27.50 ± 2.20

（五）FCPs 对小鼠 NK 细胞活性的影响

由图 8-1 可见，0.22 g/kg（bw）组与对照组比较，小鼠 NK 细胞活性显著增强（$P<0.05$）；1.35 g/kg（bw）组与对照组比较，小鼠 NK 细胞活性明显降低（$P < 0.05$）。

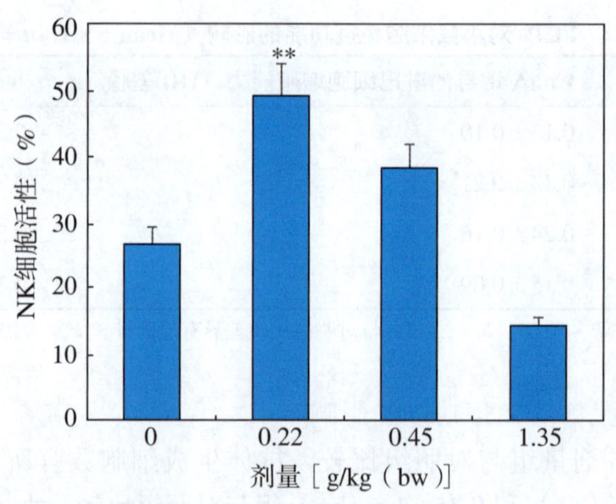

图 8-1 FCPs 对小鼠 NK 细胞活性的影响（Mean ± SD，$n = 10$）

与对照组相比差异有显著性，$^{**}P < 0.01$，$F = 6.244$

（六）FCPs 对小鼠脾 T 淋巴细胞亚群的影响

目前研究证实，T 淋巴细胞亚群的数目和比值测定是估计体内免疫调节平衡状态最有意义的参数，也是疾病严重程度和预后的重要标志之一，尤其是 $CD4^+$ T 细胞亚群、$CD4^+/CD8^+$ 是决定机体免疫状态和免疫水平的中心环节，是反映机体免疫系统内环境稳定状况的重要指标。北京大学李勇教授课题组用双标染色流式细胞仪测定小鼠脾 T 淋巴细胞亚群发现，与对照组比较，各剂量组小鼠脾 $CD3^+$ T 细胞百分比、$CD8^+$ T 细胞亚群百分比以及 $CD4^+/CD8^+$ 的比值均有所提高，但尚无显著性差异。0.22 g/kg（bw）和 0.45 g/kg（bw）剂量

组的 $CD4^+$ T 细胞亚群百分比有显著提高（$P < 0.05$），1.35 g/kg（bw）组也有所提高，但差异无显著性（图 8-2）。

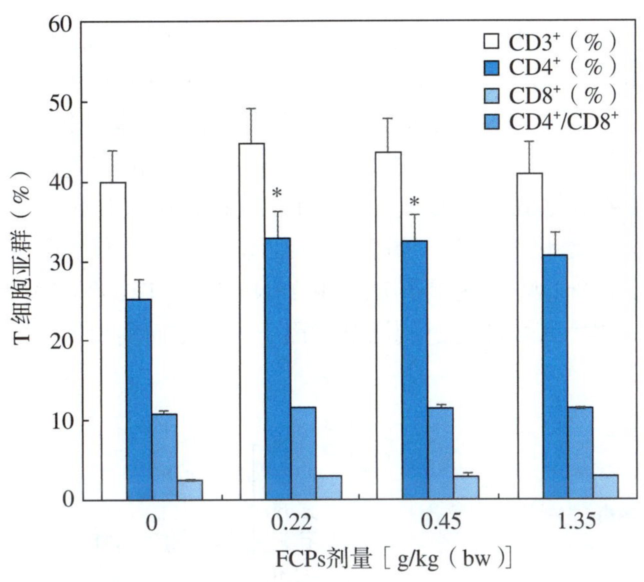

图 8-2　FCPs 对小鼠脾 T 淋巴细胞亚群百分比的影响（Mean ± SD，$n = 10$）

与对照组相比差异具有显著性，$^*P < 0.05$，$F = 4.017$

（七）FCPs 对小鼠血清细胞因子分泌的影响

免疫细胞之间存在错综复杂的调节关系，细胞因子是传递这种调节信号必不可少的信息分子。例如在 T、B 细胞之间，T 细胞产生 IL-2、IL-4、IL-5、IL-6、IL-10、IL-13 及 IFN-γ 等细胞因子刺激 B 细胞的分化、增殖和抗体产生，而 B 细胞又可产生 IL-12 调节 Th1 细胞活性和 CTL 活性。在单核巨噬细胞与淋巴细胞之间，前者产生 IL-1、IL-6、IL-8、IL-10 等细胞因子促进或抑制 T、B、NK 细胞功能；而淋巴细胞又产生 IL-2、IL-6、IL-10 和巨噬细胞移动抑制因子等细胞因子调节单核巨噬细胞的功能。许多免疫细胞还可通过分泌细胞因子产生自身调节作用。例如 T 细胞产生的 IL-2 可刺激 T 细胞的 IL-2 受体表达和进一步分泌 IL-2，Th1 细胞通过产生 IFN-γ 抑制 Th2 细胞产生细胞因子，而 Th2 细胞又通过 IL-10、IL-4 和 IL-13 抑制 Th1 细胞产生细胞因子。研究细胞因子的免疫网络调节，可以更好地理解完整的免疫系统调节机制，有助于指导细胞因子作为生物应答调节剂在临床治疗免疫性疾病中的应用。

细胞因子具有非常广泛的生物学活性，包括促进靶细胞的增殖和分化，增强抗感染和细胞杀伤效应，促进或抑制其他细胞因子和膜表面分子的表达，促进炎症过程，影响细胞代谢等。与抗体和补体等其他免疫效应分子相比，细胞因子的免疫效应功能特点是作用强，持续时间短，在抗肿瘤、抗细胞内寄生感染、移植排斥等功能中起重要作用。由于多种细胞因子受体存在共同的信号传导链，使得细胞因子在功能上具有多效性和网络性的特点，即每种细胞因子可与多种免疫细胞或非免疫细胞作用，每种免疫细胞可受多种细胞因子的调节，不同细胞因子之间具有协同或制约的作用，细胞因子本身受到体内多种因素的影响，由此构成了复杂的细胞因子免疫调节网络。在行使功能时，具有高效性的特点，极微量（pmol）水平即可发挥生物学效应。

如前所述，$CD4^+$ T 细胞具有两种功能不同的亚群，即 Th1 和 Th2 细胞。Th1 细胞主要分泌 IL-2、IFN-γ、IL-17、GM-CSF 等，它主要介导细胞免疫应答，并在 DTH 反应过程中起着十分重要的作用。其中 IFN-γ 还能促进 B 细胞所合成抗体向 IgG3 和 IgG2a 转换类别；而 IL-2 是 Th 细胞帮助 Tc 细胞活化的主要细胞因子。少数 Th1 细胞还具有直接杀伤靶细胞的能力。Th2 细胞主要分泌 IL-4、IL-5、IL-6、IL-10 和 GM-CSF 等，它主要介导体液免疫应答，辅助抗体生成，趋化 B 细胞、嗜碱性粒细胞、肥大细胞和嗜酸性粒细胞。研究发现，FCPs 可显著提高 Th1 型细胞因子 IL-2 和 IFN-γ 以及 Th2 型细胞因子 IL-5 和 IL-6 的分泌水平（图 8-3），提示其可能通过刺激细胞因子的分泌而实现增强机体细胞免疫和体液免疫功能的作用。

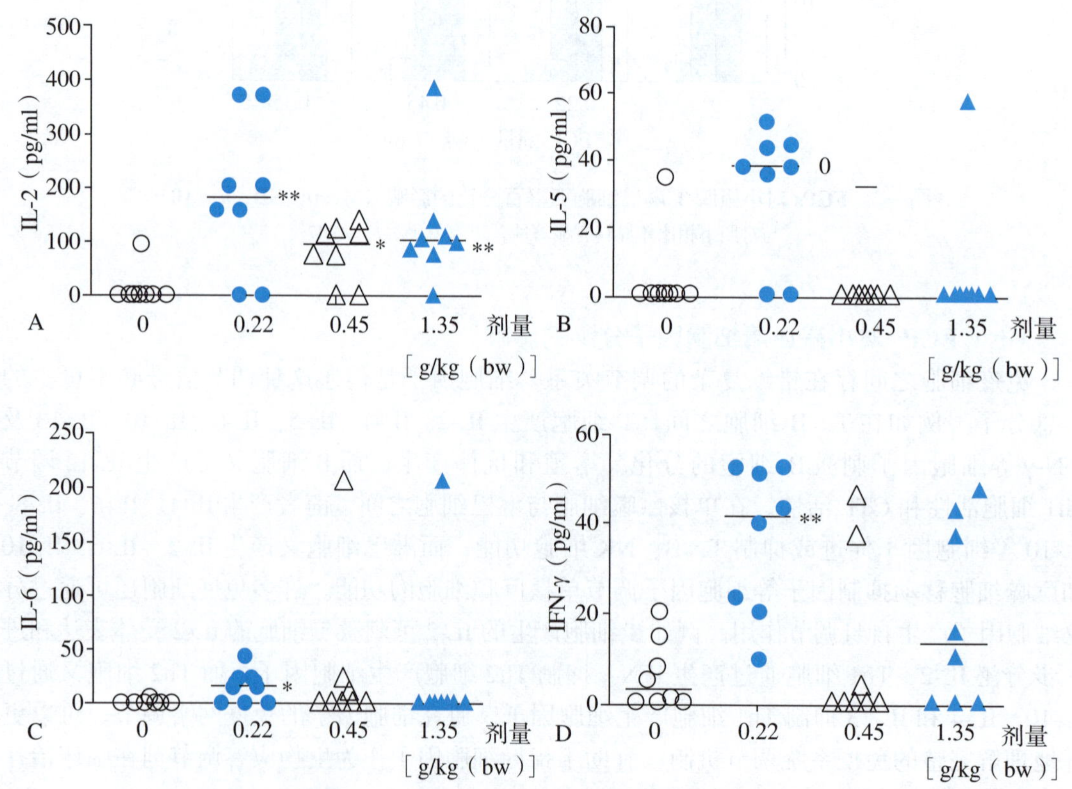

图 8-3　FCPs 对小鼠血清细胞因子分泌的影响（Mean ± SD，$n = 10$）

A. IL-2；B. IL-5；C. IL-6；D. INF-γ。图中横线表示各组细胞因子水平的中位数。与对照组比较差异有显著性，$^*P < 0.05$，$^{**}P < 0.01$

之前的研究发现，IL-2 能够增强 T 细胞和 NK 细胞的溶细胞活性，刺激外周血白细胞 IFN-γ 的分泌，以及促进 B 细胞诱导的免疫球蛋白类别转换。T 细胞分泌的 IL-2 与其表达的高亲和力的 IL-2R 结合后，还能诱导 Th 细胞的增殖，形成正反馈环路。IL-2 还和 IFN-γ 具有协同作用，能够影响细胞毒性作用的细胞调节机制，并且抑制 IL-4 的分泌。北京大学李勇教授课题组的研究结果也显现出细胞因子的以上特性，如：① IL-2 水平提高伴随 IFN-γ 的增多；② FCPs 对 IL-4 的分泌无明显影响可能归因于 IFN-γ 的抑制作用；③补充 FCPs 后增强的 NK 细胞活性可能与 IL-2 和 IFN-γ 水平的提高有关等。由于目前人们对细胞因子免疫调节网络的认识尚未清晰明了，FCPs 对其的免疫调节机制还有待进一步研究[19-21]。

研究结果发现[22-23]，通过生物酶解的方法从深海鱼组织中提取的 FCPs 能够提高小鼠的细胞免疫、体液免疫功能以及 NK 细胞活性（非特异性免疫），且低剂量组效果最好，但高剂量组小鼠的 NK 细胞活性有显著降低。提示 FCPs 可能具有对免疫系统的双向调节作用，即低剂量正向调节，高剂量负向调节。此外，以前的研究提示[24]，某些生物活性肽能够增强巨噬细胞的吞噬能力，但在北京大学李勇教授课题组的研究中没有发现，提示 FCPs 可能通过与不同的机制来增强免疫功能。巨噬细胞除作为病原体侵入的第一道防线而发挥抗感染等功能外，还是一类抗原提呈细胞（antigen-presentation cell，APC），能摄取、加工处理抗原，并将抗原提呈给淋巴细胞。此类细胞能辅助和调节 T 细胞、B 细胞识别抗原并对抗原产生应答。因此，推测 FCPs 可能不直接刺激巨噬细胞的吞噬功能，而是通过提高巨噬细胞的抗原提呈能力，从而间接提高机体的免疫功能。

（八）FCPs 对术后患者的免疫营养作用

北京大学李勇教授课题组在动物实验之外，还在胃肠外科手术后患者的营养支持和治疗中将 FCPs 作为营养补充剂进行临床试验，并评价患者手术前后和治疗前后的营养状况和免疫能力的变化情况，发现干预组患者在手术后营养状况改善的效果显著优于对照组，干预组患者的体重和上臂围的下降幅度显著低于对照组的下降幅度，而人血白蛋白、前白蛋白和转铁蛋白的水平升高幅度则显著高于对照组的升高幅度。而且干预组血清中，免疫球蛋白 IgG、IgM 和淋巴细胞总数的水平恢复得更快。而且血清中 C 反应蛋白（C-reactive protein，CRP）水平的降低也和 FCPs 干预有统计学上的关联。这些结果均提示，FCPs 作为具有特殊生理活性的肽，能够改善术后患者的营养恢复状况，并提高机体免疫功能。

三、鱼胶原肽在调节免疫力领域的应用前景

近年来，现代医学及细胞生物学和分子生物学的飞速发展让人们认识到疾病的发生和发展均与免疫系统的紊乱有着密不可分的联系，如果免疫系统不能对机体细胞正常功能的发挥和凋亡的平衡进行调控，相应的器官组织就会发生难以逆转的病变。目前，用于提高免疫功能的注射用免疫球蛋白等大分子药物只能被动地增强机体免疫力，不能调动和提高机体自身免疫系统的防御能力，属于被动免疫。一旦停药，机体的免疫功能又会有所下降。生物活性肽能够刺激机体自身淋巴细胞增殖、增强机体巨噬细胞的吞噬能力、促进细胞因子分泌和调节抗体生成，充分调动机体自身免疫系统的主动性，促进机体自身免疫能力的提高，且不会使机体产生药物依赖性。以天然食品为来源的有免疫调节活性的小分子寡肽以其水溶性好、吸收快、黏度低的独特优势成为当前关注的热点。

由于宗教和习俗等原因，以及疯牛病、口蹄疫等畜类流行病的发生，从陆生动物猪、牛的皮、骨中提取胶原蛋白的限制和危险性增大。由于水生态环境的特殊性（如低温、高

压等），鱼胶原蛋白在氨基酸的序列和组成上与陆生动物胶原蛋白相比存在一定的差异，使得鱼胶原蛋白拥有了独特的生理功能和物化特性。北京大学李勇教授课题组研究发现，从鱼组织中通过生物酶解法产生的FCPs可能通过增加T淋巴细胞数和Th细胞比例，以及细胞因子分泌水平，介导细胞免疫功能和体液免疫功能增强，从而促进机体适应性免疫反应，介导NK细胞活性增强，从而促进机体固有免疫反应，最终起到增强免疫力的作用[5,19,22]。随着分子生物学研究方法的更新与进步、营养基因组学的兴起、多组学的联合应用，FCPs对机体免疫功能调节的机制将被进一步探索，FCPs的免疫调节作用对于相关疾病的预防和治疗作用也必将被更深入阐明，FCPs中功效肽段的鉴定和构效关系也将逐渐明确，其越来越多的生物学作用必将被揭示出来。

Peking University Li Yong group investigated the effects of fish collagen peptides（FCPs）on mice immune functions with multiple experiments at different levels. The results showed that FCPs could improve adaptive immunity by enhancing cellular-mediated immune and humoral immune function，improve innate immunity by enhancing NK cells activity，thus improve the overall immunity.

另外，鱼胶原蛋白易溶于中性盐溶液或稀酸，较易调制成可溶性胶原溶液，且具有低抗原性，在医疗和食品业领域中广受欢迎。其具有大分子药物无可比拟的优势，兼备安全性高、分子量小、活性强、稳定性高、制备简单、生产成本低等特点，能达到“低投入，高产出”的生产模式。在未来，可将FCPs用于免疫功能低下、自身免疫性疾病、肿瘤放疗患者、移植排斥患者的预防和治疗中，还可以将其有效成分添加到保健药品、功能性食品、奶粉和饮料中，增强人体免疫功能，不仅解决了鱼类加工废弃物的污染和资源的浪费问题，也对促进鱼类加工行业的可持续发展具有重要意义。随着科学技术的不断提高，鱼类加工废弃物将会得到越来越充分的开发利用，其发展前景将十分广阔。在不久的将来，我们有理由相信FCPs必将在维护人类健康方面产生深远影响。

小结

本章介绍了FCPs对小鼠固有免疫和适应性免疫功能的影响，结果显示FCPs可以通过增强细胞免疫、体液免疫功能和NK细胞活性，起到增强免疫力的作用，其作用机制可能是：FCPs一方面可以通过增加淋巴细胞数量及比例而增加Th1和Th2细胞及其细胞因子的分泌，从而增强细胞和体液免疫反应，促进适应性免疫；另一方面，可以通过增加NK细胞活性水平，促进固有免疫。FCPs具有以天然食品为来源的有免疫调节活性的小分子寡肽及其水溶性好、吸收快、黏度低的独特优势，可以通过多条途径、多个层面对免疫系统发挥调节作用。这为FCPs在免疫低下的临床辅助治疗中提供了空间，其必将成为免疫低下预防和辅助治疗的重要手段之一。

The effects of fish oligopeptide on adaptive immunity and innate immune function in mice were verified and illustrated in this chapter. The results showed that fish collagen peptides could play a role in enhancing the immune system by improving the cellular immunity，humoral immune function and NK cell activity. The involved mechanisms were as follows：on the one hand，fish collagen peptides increased Th1 and Th2 cells and their cytokine secretion levels by increasing the number and proportion of lymphocytes，thereby enhancing cell-mediated and humoral immune responses to promote adaptive immunity；on the other hand，fish collagen peptides increased NK cell activity levels to promote innate immunity. Fish collagen peptides extracted from natural food have the unique immune regulation advantages of oligopeptides with good water-solubility，fast absorption and low viscosity through multiple pathways. These features endow fish collagen peptides with great potentials in the prevention and clinical adjuvant treatments of immunosuppression with a promising future.

参考文献

[1] Aneway CA，Travers P，Walport M. Immunobiology：the immune system in health and disease. 4th ed. Philadelphia：Suanders Co. Ltd.，1999.

[2] 李勇．肽临床营养学．北京：北京大学医学出版社，2012.

[3] 李勇，蔡木易．肽营养学．北京：北京大学医学出版社，2007.

[4] de Almeida JRF，Jannuzzi GP，Kaihami GH，et al. An immunoproteomic approach revealing peptides from Sporothrix brasiliensis that induce a cellular immune response in subcutaneous sporotrichosis. Sci Rep，2018，8（1）：4192.

[5] He LX，Wang JB，Sun B，et al. Suppression of TNF-alpha and free radicals reduces systematic inflammatory and metabolic disorders：radioprotective effects of ginseng peptides on intestinal barrier function and antioxidant defense. J Nutr Biochem，2017，40：53-61.

[6] 李勇．人参肽营养学．北京：北京大学医学出版社，2017.

[7] Mao R，Wu L，Zhu N，et al. Naked oat（Avena nuda L.）oligopeptides：immunomodulatory effects on innate and adaptive immunity in mice via cytokine secretion，antibody production，and Th cells stimulation. Nutrients. 2019，11（4）：927.

[8] 何丽霞，刘睿，任金威，等．吉林人参低聚肽的免疫调节作用．科技导报，2015，33（18）：62-67.

[9] 李勇，孙治．燕麦营养学．北京：北京大学医学出版社，2019.

[10] Mao R，Wu L，Zhu N，et al. Immunomodulatory effects of walnut（Juglans regia L.）oligopeptides on innate and adaptive immune responses in mice. J Funct Foods，2020，73：104068.

[11] Ren D，Wang M，Shen M，et al. In vivo assessment of immunomodulatory activity of hydrolyzed peptides from Corylus heterophylla Fisch. J Sci Food Agr，2015，96（10）：3508-3514.

[12] Chatterjee C，Gleddie S，Xiao CW. Soybean bioactive peptides and their functional properties. Nutrients，2018，10（9）：1211.

[13] Wang J，Zheng M，Min Q，et al. The dual regulatory function of lienal peptide on immune system. Int Immunopharmacol，2018，55：245-253.

[14] Wu YP，Deng J，Ouyang SH，et al. Immune regulation effect of lienal polypeptides extract in Lewis lung

carcinoma-bearing mice treated with cyclophosphamide. Exp Biol Med，2017，243（1）：66-77.

[15] 何丽霞，李勇．海参肽生物学功能研究进展．食品科学，2015，36（9）：215-218.

[16] Du X，Lian F，Li Y，et al. Peptides from Colochirus robustus enhance immune function via activating CD3ζ-and ZAP-70-mediated SIgnaling in C57BL/6 mice. Int J Mol Sci，2017，18（10）：2110.

[17] He LX，Zhang ZF，Sun B，et al. Sea cucumber（Codonopsis pilosula）oligopeptides：immunomodulatory effects based on stimulating Th cells，cytokine secretion and antibody production. Food Funct，2016，7（2）：1208-1216.

[18] Pantic JM，Jovanovic IP，Radosavljevic GD，et al. The potential of frog skin-derived peptides for development into therapeutically-valuable immunomodulatory agents. Molecules，2017，22（12）：2071.

[19] 杨睿悦．海洋寡肽及其配伍的免疫调节作用和机制研究．北京：北京大学，2009.

[20] Yang R，Zhang Z，Pei X，et al. Immunomodulatory effects of marine oligopeptide preparation from Chum Salmon（Oncorhynchus keta）in mice. Food Chem，2009，113（2）：464-470.

[21] 杨睿悦，张佳丽，王楠，等．海洋蛋白肽和核苷酸配伍对小鼠免疫调节作用．中国公共卫生，2010，26（1）：89-91.

[22] 胡佳妮，李勇．海洋胶原肽活性及其应用研究进展．食品工业科技，2021，42（18）：407-412.

[23] 李勇．海洋生物活性肽的功能及开发前景．中华预防医学杂志，2008，42（4）：219-220.

[24] Yu FM，He K，Dong XZ，et al. Immunomodulatory activity of low molecular-weight peptides from Nibea japonica skin in cyclophosphamide-induced immunosuppressed mice. J Funct Foods，2020，68：103888.

第九章 鱼胶原肽与高脂血症
Fish collagen peptides and hyperlipidemia

高脂血症是由于脂质代谢或运转异常，使血清或血浆中一种或多种脂质水平高于正常的病症。经大量流行病学、临床和实验研究证实，高脂血症是导致动脉粥样硬化（atherosclerosis，AS）并进而形成严重心脑血管疾病的主要危险因素之一。近年来，随着我国民众生活水平的不断提高、饮食结构的改变及受不良饮食习惯的影响，高脂血症患者日益增多，直接导致心脑血管疾病的发病率较大幅度上升，对人们的工作和生活产生重大影响。临床上常采用贝特类药和他汀类药物预防和治疗高脂血症，效果良好，但难免有副作用。血脂异常明显受饮食及生活方式的影响，饮食治疗和生活方式的改善是治疗血脂异常的基础措施[1]。因此，在无副作用的前提下，探寻有效的饮食治疗方法，预防血脂代谢异常，防治高脂血症，乃至预防心脑血管疾病，具有重要的理论价值和现实意义。

第一节　概述 Introduction

高脂血症是由于脂质代谢或转运异常使血清或血浆中一种或多种脂质水平高于正常的病症。血浆中总胆固醇（total cholesterol，TC）、甘油三酯（triglyceride，TG）水平升高往往表现为血浆中某一类和某几类脂蛋白的水平升高，严格来说，高脂血症应该称为高脂蛋白血症[1]。以TC或低密度脂蛋白胆固醇（low-density lipoprotein cholesterol，LDL-C）升高为特点的血脂异常是动脉粥样硬化性心血管疾病重要的危险因素。其他类型的血脂异常，如TG增高或高密度脂蛋白胆固醇（high-density lipoprotein cholesterol，HDL-C）降低与动脉粥样硬化性心血管疾病发病率的升高也存在一定的关联[1]。

一、高脂血症的流行病学

2015年全国调查结果显示[2]，我国成人高胆固醇血症的患病率为8.2%，较2015年有所上升。人群血清胆固醇水平的升高将导致2010—2030年我国心血管病事件增加约920万[3]。我国儿童青少年高胆固醇血症患病率也有明显升高[4]，预示未来中国成人血脂异常患病及相关疾病负担将继续加重。而动脉粥样硬化可始于童年，20岁发病率可达13.3%，30岁可达33.7%，40岁以后发病率明显上升，老年人更加明显。中国人群血脂水平和血脂异常患病率虽然目前低于多数西方国家，但随着社会经济的发展，人民生活水平的提高和生活方式的变化，人群平均血清 TC 水平正逐步升高。与此同时，与血脂异常密切相关的糖尿病和代谢综合征在我国也十分常见。因此，对血脂异常的防治必须及早予以重视。

二、高脂血症分类与脂蛋白

与临床密切相关的血脂主要是胆固醇和 TG，其他还有游离脂肪酸（free fatty acid，FFA）和磷脂等。在人体内胆固醇主要以游离胆固醇及胆固醇酯的形式存在。TG 是甘油分子中的三个羟基被脂肪酸酯化而形成。循环血液中的胆固醇和 TG 必须与特殊的蛋白质——即载脂蛋白（apolipoprotein，Apo）——结合形成脂蛋白，才能被运输至组织进行代谢。应用超速离心方法，可将血浆脂蛋白分为：乳糜微粒（chylomicron，CM）、极低密度脂蛋白（very low density lipoprotein，VLDL）、中间密度脂蛋白（intermediate density lipoprotein，IDL）、低密度脂蛋白（low density lipoprotein，LDL）和高密度脂蛋白（high density lipoprotein，HDL）。

临床上，一般将高脂血症分为以下四类：①高胆固醇血症，血清 TC 水平增高；②高甘油三酯血症，血清 TG 水平增高；③混合型高脂血症，血清 TC、TG 水平均增高；④低高密度脂蛋白血症，血清 HDL-C 水平减低。

虽然继发性或遗传性因素可升高 TG 水平，但临床中大部分血清 TG 升高主要见于糖尿病和代谢综合征。TG 轻至中度升高常反映 CM 和 VLDL 残粒增多，这些残粒脂蛋白由于颗粒变小，可能具有直接致动脉粥样硬化作用。TG 升高很可能是通过影响 LDL 或 HDL 的结构，而具致动脉粥样硬化作用。而血清 TG 水平轻至中度升高者患冠心病的危险性增加。当 TG 重度升高时，常可伴发急性胰腺炎。

LDL 是导致动脉粥样硬化的基本因素。LDL 通过血管内皮进入血管壁内，在内皮下滞留的 LDL 被修饰成氧化型低密度脂蛋白胆固醇（oxidized low-density lipoprotein，ox-LDL），巨噬细胞吞噬 ox-LDL 后形成泡沫细胞，后者不断增多、融合，构成了动脉粥样硬化斑块的脂质核心。在动脉粥样硬化形成过程中，持续发生一系列的慢性炎症反应。所以，动脉粥样硬化亦可能是一种慢性炎症疾病。然而，LDL 可能是这种慢性炎症始动和维持的基本要素。

HDL 被视为是人体内具有抗动脉粥样硬化的脂蛋白。因为 HDL 可将泡沫细胞中的胆固醇带出来，转运给肝进行分解代谢。也有研究提示，HDL 还可能通过抗炎、抗氧化和保护血管内皮功能而发挥其抗动脉粥样硬化作用。大量的流行病学资料表明[1]，血清 HDL-C 水平与冠心病发病呈负相关关系。血清 HDL-C 每增加 0.40 mmol/L（15 mg/dl），则冠心病危险性降低 2% ~ 3%。HDL-C > 1.55 mmol/L（60 mg/dl）被认为是冠心病的保护性因素[1]。HDL-C 的高低也明显受遗传因素的影响。严重营养不良者，伴随血浆 TC 明显降低，HDL-C 也低下；肥胖者 HDL-C 也多偏低；吸烟可使 HDL-C 下降；而少至中量饮酒和体力活动会升高 HDL-C；糖尿病、肝炎和肝硬化等疾病状态可伴有低 HDL-C；高甘油三酯血症患者往往伴有低 HDL-C。

近年来非高密度脂蛋白胆固醇（non-high density lipoprotein-cholesterol，non-HDL-C）

受到临床重视。Non-HDL-C 是指除 HDL 以外，其他脂蛋白中含有胆固醇的总和，主要包括 LDL-C 和 VLDL-C，其中 LDL-C 占 70% 以上。计算 non-HDL-C 的公式如下：

$$\text{non-HDL-C} = \text{TC} - \text{HDL-C}$$

nol-HDL-C 可作为冠心病及其高危人群防治时降脂治疗的第二目标，适用于 TG 水平在 2.27 ~ 5.64 mmol/L（200 ~ 500 mg/dl）时，特别适用于 VLDL-C 增高、HDL-C 偏低而 LDL-C 不高或已达治疗目标的个体。

由于血脂异常与饮食和生活方式有密切关系，所以饮食治疗和改善生活方式是治疗血脂异常的基础措施。无论是否进行药物调脂治疗，都必须坚持控制饮食和改善生活方式。

三、生物活性肽与高脂血症

蛋白质经胃肠酶解分解或加工产生的生物活性肽具有非常重要和广泛的生物学功能和调节作用，可直接作为神经递质、间接刺激肠道受体激素或酶的分泌而发挥生理作用。目前，利用生物活性肽调节高脂血症已成为营养学研究的热点之一。

目前具有或潜在具有调节血脂的肽类有燕麦肽、核桃肽、大豆肽、乳蛋白多肽、羽扇豆肽、玉米多肽等。相关研究较早见于 Nagata 等的发现，与大豆蛋白相似的氨基酸混合物的降胆固醇效果弱于大豆蛋白，但用胃蛋白酶与胰酶水解产生的高疏水性食饵饲喂老鼠，血清 TC 浓度降低更多，说明多肽的降胆固醇效果优于蛋白和氨基酸[5]。研究还发现大豆蛋白中的疏水性氨基酸可促进胆固醇的胆汁酸化，因此起到降低血清 TC 的作用。大豆 β 球蛋白肽可通过上调成熟 SREBP2 蛋白、增加 LDL 受体蛋白含量及降低 3- 羟基 -3- 甲基戊二酰辅酶含量，从而降低血清胆固醇水平[6]。从大豆蛋白中分离出一种与肠抑素具有相同序列的短肽 LPYPR，可对小鼠产生降低血清 TC 作用。另一种序列为 IAVPGEVA 的大豆球蛋白短肽也具有降低胆固醇活性的功效。体外实验证明，LPYPR 及 IAVPGEVA 均有抑制 HMGCR 的作用，其中 HMGCR 为胆固醇生物合成中的关键酶[7-8]。大豆球蛋白水解物还具有显著的降 TG 作用，已鉴定的短肽包括 VVYP、VYP 及 VTL。用胰蛋白酶水解的大豆分离蛋白质喂养大鼠，发现大豆分离蛋白饮食的大鼠血清 TG 浓度显著低于高脂饮食的大鼠，并且认为大豆蛋白质中的低分子量多肽通过减少在肝循环中 TG 的分泌和刺激脂肪酸在肝中氧化来降低 TG 活性，而低分子量的大豆肽可以降低高脂饲料饲养大鼠的血清及肝 TG 水平，且有剂量 - 效应关系，由此可见大豆多肽能调节 TG 代谢的变化。蔬菜中的蛋白质浓缩物、蛋白质水解物和多肽可促进血液胆固醇浓度显著降低[9]。如连续 9 周使用玉米肽干预可显著降低男性酒精性肝损伤患者血清中的 TC、TG 含量[10]，具有降血脂、降低血清胆固醇浓度的作用[11]。羽扇豆肽通过激活 PI3K/AKT/GSK3β 通路，能够妨碍 3- 羟基 -3- 甲基戊二酰辅酶活性，上调 LDL 受体和 SREBP2 蛋白，增加 HepG2 细胞摄取 LDL，从而降低 LDL 水平[12]。燕麦肽干预可显著降低混合型高脂血症大鼠的 TC 水平，有潜在降低 TG 水平的作用，并通过调节载脂蛋白 A1 及脂蛋白 a 具有潜在的抗动脉粥样硬化的作用[13-14]。此外，以乳蛋白水解物饲喂小鼠可使小鼠血清中的胆固醇浓度明显降低。其原因在于乳蛋白多肽能刺激甲状腺激素的分泌增加，促进胆固醇的胆汁酸化，粪便排泄胆固醇增加，由此起到降低血清 TC 的作用，但对胆固醇值正常的人无作用。黄酒中的谷物肽具有提高 HDL-C 和降低 TC 的作用。

第二节 鱼胶原肽降血脂作用的研究进展
Advances in effects of fish collagen peptides on hypolipidemic activity

鱼胶原肽虽然作为一类重要的化合物存在于鱼皮、鱼骨等组织中，但针对 FCPs 的研究仍主要集中于其制备和工艺的研究，对其功能研究较少报道，针对降脂作用的研究更是少之又少。少量研究结果显示[15-16]，鲢鱼 FCPs 可显著降低高血脂大鼠血清 TG 和 TC，分别为 38.7% 和 46.2%。鲢鱼寡肽可以有效提高高血脂大鼠血清的 TG 水平，降低其 TC 水平，显著降低大鼠肝的 TC、TG 水平。同时，其可以有效降低大鼠体内的丙二醛（malonaldehyde，MDA）含量，保持大鼠血清和肝的超氧化物歧化酶（superoxide dismutase，SOD）、谷胱甘肽过氧物酶（glutathione peroxidase，GSH-Px）的活性，通过提高高血脂大鼠的抗氧化水平进而改善其脂质代谢水平。北京大学李勇教授课题组首次研究了 FCPs 对高脂血症模型大鼠的辅助降血脂作用，对 FCPs 应用于血脂异常的营养治疗提供了实验依据。

一、鱼胶原肽辅助降血脂功能的研究方法

（一）动物实验

1．高脂血症大鼠模型

动物实验中，用含有胆固醇、蔗糖、猪油、胆酸钠的饲料喂养动物可形成脂代谢紊乱动物模型，再给予动物 FCPs，可检测受试样品对高脂血症的影响，并可判定受试样品对脂质的吸收、脂蛋白的形成、脂质的降解或排泄产生的影响。检测项目包括 TC、TG、HDL-C 和 LDL-C。实验组按体重随机分成 2 组，空白对照组大鼠给予维持饲料作为空白对照组，模型对照组给予模型饲料作为模型对照组。每周称量体重 1 次。模型对照组给予模型饲料 1 ~ 2 周后，空白对照组和模型对照组大鼠不禁食采血（眼内眦或尾部），采血后尽快分离血清，测定血清 TC、TG、HDL-C、LDL-C 水平。根据 TC 水平将模型对照组随机分组，分组后空白对照组和模型对照组比较差异。

2．高胰岛素血症大鼠模型

空白对照组喂饲普通饲料，高脂饲料组喂饲添加 15% 猪油、10% 蛋黄粉和 1% 胆固醇的高脂饲料（供能比为：碳水化合物 40%，粗蛋白 18%，粗脂肪 42%）。饲养 4 个月后，尾静脉采血测定空腹胰岛素水平，选择空腹胰岛素水平大于空白对照组均值 2 倍标准差者为高胰岛素血症模型成功大鼠。

3．糖尿病大鼠模型

将所有动物按体重随机分为高糖模型组和正常组。高糖模型组经适应性饲养一周，禁食 12 h 后，腹腔一次性注射 2% 四氧嘧啶（alloxan，ALX）造模，剂量为 170 mg/kg（bw），用生理盐水新鲜配制。为防止胰岛 β 细胞大量破坏时释放胰岛素造成的一过性低血糖，在腹

腔注射 ALX 4 h 后灌胃给予 50% 葡萄糖溶液［1 ml/100 g（bw）］。5 ～ 7 d 后禁食 3 ～ 5 h，尾静脉取血测血糖值，选择空腹血糖大于 10 mmol/L 的大鼠为高血糖模型动物。

4．检测指标

检测血清 TC、TG、HDL-C、LDL-C 水平和血清 SOD、GSH-Px 与 MDA 等抗氧化指标。动脉粥样硬化指数（atherogenic index，AI）计算公式：

$$AI = (TC - HDL\text{-}C)/HDL\text{-}C$$

抗动脉粥样硬化指数（anti-atherogenic index，AAI）计算公式：

$$AAI = HDL\text{-}C/TC$$

5．结果判定

如模型对照组和空白对照组比较，血清 TG 升高，血清 TC 或 LDL-C 升高，差异均有显著性，判定模型成立。①各剂量组与模型对照组比较，任一剂量组血清 TC 或 LDL-C 降低，且任一剂量组血清 TG 降低，差异均有显著性，同时各剂量组血清 HDL-C 不显著低于模型对照组，可判定该受试样品辅助降低血脂功能动物实验结果阳性。②各剂量组与模型对照组比较，任一剂量组血清 TC 或 TG 降低，差异均有显著性，同时各剂量组血清 TG 不显著高于模型对照组，各剂量组血清 HDL-C 不显著低于模型对照组，可判定该受试样品辅助降低血清胆固醇功能动物实验结果阳性。③各剂量组与模型对照组比较，任一剂量组血清 TG 降低，差异均有显著性，同时各剂量组血清 TC 及 LDL-C 不显著高于模型对照组，血清 HDL-C 不显著低于模型对照组，可判定该受试样品辅助降低血清 TG 功能动物实验结果阳性。

（二）人体试食试验

首先根据纳入标准和排除标准选取受试者。纳入标准为：单纯血脂异常人群，保持正常饮食，半年内采血 2 次，如两次血清 TC ≥ 5.2 mmol/L 或血清 TG ≥ 1.65 mmol/L，均可作为备选对象，在参考动物实验结果基础上，选择相应指标异常者为受试对象。受试者最好是非住院的高脂血症患者，自愿参加试验。受试期间保持平日的生活和饮食习惯，空腹取血测定各项指标。排除标准为：①年龄在 18 岁以下或 65 岁以上者；②妊娠或哺乳期妇女，对保健食品过敏者；③合并有心、肝、肾和造血系统等严重疾病，以及精神病患者；④短期内服用与受试功能有关的食品或药品，对结果判断有影响者；⑤不符合纳入标准，未按规定食用受试样品，无法判定功效或资料不全影响功效或安全性判断者。

受试样品的剂量和使用方法根据受试样品推荐量和推荐方法确定。采用自身和组间两种对照设计。根据随机盲法的要求进行分组。按受试者血脂水平随机分为试食组和对照组，尽可能考虑影响结果的主要因素，如年龄、性别、饮食等，进行均衡性检验，以保证组间的可比性，每组受试者不少于 50 例。试食组服用受试样品，对照组可服用安慰剂或采用空白对照。受试样品给予 30 天，必要时可延长至 45 天。对安全性指标［一般状况：精神、睡眠、饮食、大小便、血压等；血、尿、便常规检查；肝、肾功能检查；胸透、心电图、腹部 B 超检查（仅在试验开始前进行）］和功效性指标（血清 TC 水平及降低百分率、TG 水平及降低百分率、HDL-C 水平及上升幅度）进行检测。

功效有效的判定标准为：TC 降低 > 10%；TG 降低 > 15%；HDL-C 上升 > 0.104 mmol/L。比较试食后血清 TC、TG、HDL-C 变化情况，试食组自身比较及试食组与对照组组间比较，差异有显著性，并达到有效判定标准，可判定血清 TC、TG、HDL-C 结果阳性。

1．辅助降低血脂功能结果判定

试食组自身比较及试食组与对照组组间比较，受试者血清 TC、TG、LDL-C 降低，差异均有显著性，同时血清 HDL-C 不显著低于对照组，试食组总有效率显著高于对照组，可判定该受试样品辅助降低血脂功能人体试食试验结果阳性。

2．辅助降低血清胆固醇功能结果判定

试食组自身比较及试食组与对照组组间比较，受试者血清 TC、LDL-C 降低，差异均有显著性，同时血清 TG 不显著高于对照组，血清 HDL-C 不显著低于对照组，试食组血清 TC 有效率显著高于对照组，可判定该受试样品辅助降低血脂功能人体试食试验结果阳性。

3．辅助降低甘油三酯功能结果判定

试食组自身比较及试食组与对照组组间比较，受试者血清 TG 降低，差异有显著性，同时血清 TC 和 LDL-C 不显著高于对照组，血清 HDL-C 不显著低于对照组，试食组血清 TG 有效率显著高于对照组，可判定该受试样品辅助降低 TG 功能人体试食试验结果阳性。

二、鱼胶原肽辅助降血脂功能的研究进展

生物活性肽作为蛋白质的水解产物，不仅可以提供人体生长发育所需要的营养成分，而且具有多种生物功能。海洋生物物种几乎占到地球上物种总数的 50%，越来越多的研究[11]显示海洋生物活性肽具有降低胆固醇的生理活性，FCPs 是以深海鱼的鱼皮为主要原料，采用复合偶联酶解技术生产的小分子多肽混合物，目前正逐渐成为活性肽研究领域的热点。北京大学李勇教授课题组利用高脂血症大鼠模型和糖尿病、高血压人群试验，分别探讨了 FCPs 对血脂及血清抗氧化酶的影响。

（一）FCPs 对高脂血症模型大鼠的影响

选取 SPF 级健康雄性 SD 大鼠 50 只，建立脂代谢紊乱模型后，根据胆固醇水平和体重将大鼠分为 5 组，每组 10 只。采用治疗性给予受试样品的方法来观察 FCPs 的辅助降血脂效果，设空白对照组、高脂模型对照组以及低、中、高 3 个 FCPs 剂量组，各剂量组大鼠每日通过灌胃摄入 FCPs 的剂量分别为：低剂量组 1.0 g/kg（bw）；中剂量组 3.0 g/kg（bw）；高剂量组 9.0 g/kg（bw）。除空白对照组大鼠喂饲基础饲料外，其余各组大鼠均喂饲高脂饲料（基础饲料 79%、猪油 10%、蛋黄粉 10%、胆固醇 1%）。连续灌胃 45 天，每周称体重，于实验结束时不禁食采血，分离血清后进行指标检测，结果如下。

1．FCPs 对高脂血症模型大鼠血脂的影响

研究结果如表 9-1 所示，在给予高剂量的 FCPs 干预后，大鼠体重明显低于高脂饲料对照组（$P < 0.05$）。

表 9-1 FCPs 调节血脂实验大鼠体重的情况（g，Mean ± SD）

组别	动物数（只）	0 周	2 周	4 周	6 周
空白对照组	10	211.1 ± 15.1	330.4 ± 12.6	387.9 ± 17.7	433.4 ± 24.2
高脂模型对照组	10	213.3 ± 6.0	320.1 ± 11.2	385.9 ± 22.3	433.9 ± 24.9
1.0 g/kg（bw）FCPs 组	10	211.3 ± 7.3	313.9 ± 18.1	384.1 ± 36.4	425.5 ± 46.9
3.0 g/kg（bw）FCPs 组	10	212.4 ± 7.6	321.0 ± 13.2	387.6 ± 22.3	422.9 ± 29.0
9.0 g/kg（bw）FCPs 组	10	214.0 ± 12.4	306.1 ± 18.5	351.0 ± 35.7	382.6 ± 49.9*

与高脂饲料对照组比较差异有显著性，$^*P < 0.05$

脂质代谢异常，特别是高水平的 LDL-C，是动脉粥样硬化形成的重要因素。血管内皮功能受损是动脉粥样硬化发生的始动环节，体内过氧化物水平的升高是导致血管内皮损伤最主要的因素，机体过氧化促使 LDL 氧化为 ox-LDL，ox-LDL 增加更易损伤动脉内膜和潴留于动脉壁细胞外基质，使动脉内壁形成初步粥样硬化病灶。通过食物成分或药物降低循环血液中 LDL-C 是预防和延缓动脉粥样硬化的主要途径。许多研究发现，小肽类（2 ~ 9 肽）在人体脂质代谢和氧化平衡体系中具有重要的生理功能，如大豆肽具有明显的降血脂作用，鲭鱼肽、鳕鱼排肽、黄鳍舌鳎鱼皮胶原酶解多肽以及栉孔扇贝多肽等均具有抗氧化的作用。北京大学李勇教授课题组利用高脂饲料诱导大鼠高脂血症模型的研究结果表明，FCPs 能显著降低血清 TC、TG 水平，进一步分析显示其降低血清胆固醇的作用主要表现为 LDL-C 水平的下降，从而使 AI 下降，虽然对 HDL-C 的水平没有明显影响，但 AAI 显著升高（表 9-2，图 9-1），与此同时，血清抗氧化酶 SOD 活性明显升高，而 MDA 含量有所降低。血浆胆固醇，尤其是 LDL-C 升高，是动脉粥样硬化发生、发展的必备条件。冠状动脉内超声检测研究表明，当血浆 LDL-C < 119 mmol/L（75 mg/dl）时，动脉粥样硬化斑块的进展即可停止，因此降低血浆中 LDL-C 水平对于动脉粥样硬化和心血管疾病的预防具有重要意义。图 9-2 显示，FCP 各剂量组大鼠的 AI 明显低于高脂模型对照组（$P < 0.05$），而 AAI 则明显高于高脂模型对照组（$P < 0.05$）。

表 9-2 FCPs 对大鼠 TC、TG、HDL-C 和 LDL-C 的影响（mmol/L，Mean ± SD）

组别	动物数	TC	HDL-C	LDL-C	TG
空白对照组	10	1.54 ± 0.24*	1.13 ± 0.23	0.18 ± 0.04*	0.79 ± 0.21*
高脂模型对照组	10	3.37 ± 0.24	1.05 ± 0.14	2.20 ± 0.34	1.18 ± 0.18
1.0 g/kg（bw）FCPs 组	10	1.89 ± 0.29*	0.89 ± 0.20	0.83 ± 0.16*	1.00 ± 0.21
3.0 g/kg（bw）FCPs 组	10	2.07 ± 0.39*	0.97 ± 0.19	1.01 ± 0.35*	0.90 ± 0.15*
9.0 g/kg（bw）FCPs 组	10	1.99 ± 0.29*	1.01 ± 0.18	0.91 ± 0.26*	0.86 ± 0.12*

与高脂模型对照组比较差异有显著性，$^*P < 0.05$

糖尿病和高血压是动脉粥样硬化两个最常见和最重要的危险因素。大量的流行病学和循证医学证据显示，两者并存时，缺血性脑卒中的发生率明显增加。早期预防并及时干预

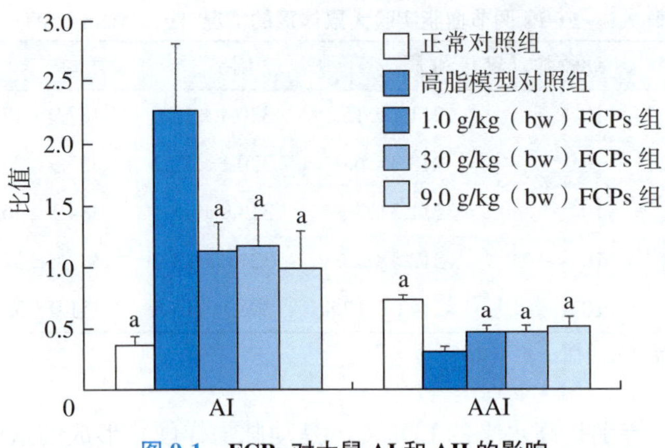

图 9-1 **FCPs 对大鼠 AI 和 AII 的影响**

与高脂模型对照组比较差异有显著性，$^aP < 0.05$；AI，动脉粥样硬化指数；AII，抗动脉粥样硬化指数；AI：$F = 44.964$，$P < 0.05$；AAI：$F = 64.125$，$P < 0.05$

是减少事件发生的关键。内皮损伤和脂质代谢紊乱是 AS 形成的关键启动因子。脂质通过损伤的内膜进入血管壁内膜下沉积，促进了 AS 形成。糖尿病、高血压更加重了 AS 进程，糖尿病的长期慢性高血糖能导致脂质代谢紊乱和凝血机制异常，加速肾动脉和全身小动脉硬化，使外周阻力增加，血压升高。同时，与糖尿病有关的胰岛素分泌不足又可引起脂质代谢异常，因为胰岛素具有促进脂蛋白分解的作用，当胰岛素分泌不足或体内产生胰岛素抵抗时，患者血液中的 TC、TG、LDL-C 会明显升高，血脂代谢的紊乱更加重了 AS 的程度。因此降脂治疗在糖尿病、高血压患者抗 AS 形成及防治大血管病变中具有重要的意义。

2．FCPs 对高脂血症模型大鼠抗氧化酶的影响

SOD 和 GSH-Px 是生物体内清除氧自由基的主要酶类，可防止多不饱和脂肪酸过氧化，在脂质的代谢中也起着重要的作用。高脂血症增加动脉壁细胞内自由基释放系统的活性，使氧自由基及其他活性氧成分释放增多，导致大量被氧化，脂质过氧化作用增强，含量增多。另外，高脂血症又直接损伤动脉壁抗氧化机能，使动脉壁内活性降低，导致自由基清除障碍，加重局部血管病理损伤和血管机能异常。随着体内血脂升高，粥样硬化斑块形成，使体内自由基的产生与消除失去平衡，自由基清除酶活性降低，生物膜发生脂质过氧化，导致细胞膜内酶与蛋白质变性，破坏细胞结构功能。研究表明[7]，高血脂时体内产生的 LPO 可直接攻击血管内壁，损伤内皮细胞，导致内皮细胞的退行性变化和通透性增强，含 LPO 的血清可增加血管的障碍，成为脑出血、动脉硬化的初期病变。而 LPO 的终极产物 MDA 极易修饰 LDL，形成的 MDA-LDL 可被单核或巨噬细胞识别和吞噬，促使形成泡沫细胞；减少脂质过氧化程度可减轻由高脂血症引起的动脉粥样硬化病变。MDA 含量的测定可评价氧化损伤的严重程度，其含量越高，说明脂质过氧化越严重。这一过程与 AS 的发生也有密切的联系。

北京大学李勇教授课题组研究结果表明 FCP 具有降血脂和抗氧化作用（表 9-3），尤其是对 SOD 活性的改善效果显著。研究过程中发现，9.0 g/kg（bw）FCPs 组大鼠体重与高脂模型对照组相比明显下降，同时其 MDA 水平亦显著下降，提示 FCPs 可能对于控制体重有一定的影响，由此提示 FCPs 对动脉粥样硬化的发生具有一定的预防作用，其具体机制尚有

待进一步证实。

表 9-3 FCPs 对大鼠 SOD、GSH-Px、MDA 的影响（Mean ± SD）

组别	动物数	SOD（U/ml）	GSH-Px（U/ml）	MDA（nmol/ml）
空白对照组	10	264.4 ± 35.3*	142.9 ± 49.6*	4.7 ± 2.5*
高脂模型对照组	10	119.7 ± 47.8	97.3 ± 57.5	15.9 ± 9.9
1.0 g/kg（bw）FCPs 组	10	218.6 ± 33.2*	113.2 ± 49.8	11.5 ± 6.8
3.0 g/kg（bw）FCPs 组	10	242.7 ± 21.4*	96.3 ± 53.1	15.2 ± 11.2
9.0 g/kg（bw）FCPs 组	10	242.1 ± 44.8*	141.5 ± 38.8	7.1 ± 4.1*

与高脂模型对照组比较差异有显著性，$^*P < 0.05$

3．FCPs 对高脂血症模型大鼠血管内皮细胞的影响

合成及分泌 NO 是血管内皮细胞的重要生理功能，内源性 NO 由 L- 精氨酸经 NOS 催化产生。功能不良的内皮细胞重要特征之一就是合成分泌 NO 减少，使动脉的内皮依赖性血管舒张功能障碍，引起 AS 早期病变。内皮源性 NO 生成减少导致内皮依赖性血管舒张功能受损是高脂血症引起的血管病变和 AS 的早期特征之一。ox-LDL 作为启动分子，在动脉粥样硬化发生的最早期起了关键作用，可直接灭活 NO，并通过抑制内皮型氧化亚氮合酶（endothelial nitric oxide synthase，eNOS）的基因表达和降低 eNOS 的活性，减少内皮型 NO 的生成，导致血管内皮细胞功能紊乱。血管内皮细胞的正常生长、增殖和迁移，是保证血管内膜完整和功能正常的基础。在正常情况下，为保持血管内膜的完整性，血管内皮细胞的凋亡处于抑制状态。凋亡的启动进一步促进了血管病理过程，例如，血管内皮损伤、血管炎症、动脉粥样硬化等。诱导血管内皮细胞凋亡的因素较多，其共同的作用途径之一是激活凋亡基因家族蛋白 caspase。ox-LDL 以超氧化物依赖方式激活细胞外膜穴样凹陷中酸性神经磷脂酶，产生内源性神经酰胺，进而激活 caspase 引发细胞凋亡，抗氧化剂和 SOD 能抑制 ox-LDL 诱导的凋亡。此外，NO 在生物体内作为一种超氧阴离子自由基清除剂，可通过清除氧自由基来抑制脂质过氧化等作用。NO 还具有抑制血小板聚集、单核细胞黏附作用，因此能预防 AS 疾病的发生。北京大学李勇教授课题组研究结果表明，FCPs 可显著拮抗 ox-LDL 所致的内皮细胞 NOS 活性降低和 NO 释放量减少。

（二）FCPs 对高胰岛素血症模型大鼠的影响

表 9-4 FCPs 干预后大鼠空腹血糖、胰岛素、TC、HDL-C 和 TG 水平（Mean ± SD，$n = 8$）

组别	血糖（mmol/ml）	胰岛素（μIU/ml）	TC（mmol/ml）	HDL-C（mmol/ml）	TC（mmol/ml）
NC	5.6 ± 0.4	19.7 ± 6.9	1.90 ± 0.18	1.41 ± 0.23	0.71 ± 0.15
HIC	13.0 ± 4.3*	60.8 ± 11.5*	4.49 ± 0.82*	1.24 ± 0.20	2.02 ± 0.37*
0.225 g/kg（bw）FCPs 组	9.7 ± 1.0*#	42.4 ± 4.6*#	3.36 ± 1.09*#	1.57 ± 0.21#	1.30 ± 0.42*#
0.45 g/kg（bw）FCPs 组	11.2 ± 1.7*	33.5 ± 8.9*#	2.91 ± 0.61*#	1.29 ± 0.19	1.11 ± 0.34*#
1.35 g/kg（bw）FCPs 组	10.0 ± 0.9*#	29.9 ± 5.6*#	2.83 ± 0.54*#	1.49 ± 0.31#	1.14 ± 0.33*#

与空白对照组比较差异有显著性，$^*P < 0.05$；与高胰岛素模型对照组比较差异有显著性，$^\#P < 0.05$

为了探索FCPs对高胰岛素血症模型大鼠的影响[19]，采用健康清洁级雄性SD大鼠60只，适应性喂养2天，按体重分为空白对照组（10只）和高脂饲料组（50只），选择高胰岛素血症模型大鼠32只，按空腹胰岛素和体重分成4组，即高胰岛素血症模型对照组（hyperinsulinemia control，HIC）和3个FCPs组［0.225、0.45和1.35 g/kg（bw）］，每组8只，另选健康成年大鼠8只设为空白对照组（negative control，NC）。FCPs以灌胃方式给予动物，HIC组和NC组大鼠给予等体积溶剂灌胃，灌胃量为20 ml/（kg · bw），每日灌胃1次，实验周期8周，实验期间动物自由进食、饮水。于实验结束时禁食采血，采血后尽快分离血清，可以发现，高脂饲料喂养4个月后（即实验第0周），HIC和FCPs各剂量组大鼠空腹胰岛素、TC和TG水平均显著高于NC组（$P < 0.05$），表明高胰岛素血症模型成功建立，且模型大鼠伴有明显的血脂代谢紊乱。继续喂养8周后，高脂饲料喂养的各组大鼠胰岛素、TC、TG水平均继续增高，空腹血糖水平在第8周末亦明显高于NC组（$P < 0.05$），但给予FCPs的各组大鼠各项指标增高的幅度明显低于HIC组，实验结束时，各剂量FCPs组大鼠空腹胰岛素、TC、TG水平均明显低于HIC组（$P < 0.05$），0.225、1.35 g/kg（bw）FCPs组大鼠空腹血糖水平显著低于HIC组，而HDL-C明显高于HIC组（$P < 0.05$，见表9-4）。

与HIC组比较，各FCP剂量组大鼠血清SOD活性显著升高，1.35 g/kg（bw）组大鼠GSH-Px活力明显升高，而血清MDA水平明显下降，差异均具显著性（$P < 0.05$，见表9-5）。

表9-5　FCPs对大鼠SOD、GSH-Px、MDA的影响（Mean ± SD，$n = 8$）

组别	SOD（U/ml）	GSH-Px（U/ml）	MDA（nmol/ml）
NC	266.2 ± 38.0	150.6 ± 32.7	6.4 ± 4.0
HIC	116.9 ± 53.7*	74.4 ± 39.0*	17.0 ± 11.8*
0.225 g/kg（bw）FCPs组	230.8 ± 35.1#	89.9 ± 51.1*	15.4 ± 9.8*
0.45 g/kg（bw）FCPs组	250.4 ± 19.1#	103.6 ± 64.0	10.0 ± 4.6
1.35 g/kg（bw）FCPs组	225.9 ± 43.0*#	132.0 ± 50.4#	8.5 ± 2.4#

与空白对照组比较差异有显著性，*$P < 0.05$；与高胰岛素模型对照组比较差异有显著性，#$P < 0.05$

（三）FCPs对糖尿病模型大鼠血脂的影响

为了探索FCPs对糖尿病模型大鼠血脂的影响[20]。清洁级健康成年SD大鼠，雄性，体重160 ～ 200 g。将造模成功的动物按空腹血糖水平随机分为4组，即FCPs低、中、高剂量组和高糖模型对照组，每日分别灌胃给予FCPs人的日推荐摄入量（2.7 g/60 kg）的5倍、10倍、30倍［0.225、0.450、1.35 g/kg（bw）］和等体积去离子水。每组动物13 ～ 15只。正常组动物亦按空腹血糖水平随机分为正常高剂量对照组和正常空白对照组，每日分别灌胃给予FCPs 1.35 g/kg（bw）和等体积去离子水。每组动物12 ～ 13只。以上所有组别动物饲养8周。分别于0周、4周末和8周末禁食3 ～ 5 h后取鼠尾静脉血，分离血清后进行指标检测。结果发现，实验开始（0周）至结束时（8周末），FCPs各剂量组血清TC水平均明显高于正常空白对照组（$P < 0.05$），与高糖模型对照组相比差异无统计学意义。0周时

FCPs 低、高剂量组血清 TG 水平明显高于正常空白对照组（$P < 0.05$），8 周末时各剂量组 TG 水平较干预前有所降低，并与空白对照组差异无统计学意义（见表 9-6）。

表 9-6　FCPs 对糖尿病大鼠血清 TC 和 TG 水平的影响（Mean ± SD）

组别	TC（mmol/ml）			TG（mmol/ml）		
	0 周	4 周末	8 周末	0 周	4 周末	8 周末
高糖模型对照组	2.35 ± 0.86*	2.78 ± 1.02*	2.40 ± 0.51*	6.48 ± 3.36*	6.96 ± 4.74*	4.29 ± 3.41
0.225g/kg（bw）FCPs 组	2.40 ± 0.82*	2.67 ± 0.59*	2.21 ± 0.34*	6.59 ± 4.32*	6.92 ± 3.77*	4.79 ± 4.48
0.45 g/kg（bw）FCPs 组	2.09 ± 0.34*	2.33 ± 0.53*	2.50 ± 0.71*	5.48 ± 3.36	4.95 ± 3.75	5.38 ± 4.71
1.35 g/kg（bw）FCPs 组	2.27 ± 0.58*	2.85 ± 0.91*	2.41 ± 0.66*	6.59 ± 4.32*	6.30 ± 5.45	5.66 ± 5.27
空白对照组	1.73 ± 0.27#	1.64 ± 0.23#	1.80 ± 0.21#	1.55 ± 0.40#	1.83 ± 0.46#	1.51 ± 0.59
正常 1.35 g/kg（bw）FCPs 对照组	1.71 ± 0.22#	1.72 ± 0.27#	1.64 ± 0.20#	1.32 ± 0.16#	1.89 ± 0.46#	1.31 ± 0.36

与空白对照组比较差异有显著性，*$P < 0.05$；与高胰岛素模型对照组比较差异有显著性，#$P < 0.05$

实验开始时（0 周），FCPs 各剂量组 HDL-C 水平均明显低于正常空白对照组；4 周末时，低、高剂量组 HDL-C 明显上升，甚至高于正常空白对照组（$P < 0.05$），8 周末时差异无统计学意义。实验开始时，各组间 LDL-C 水平无明显差异；4 周末时，FCPs 低、中剂量组高于正常空白对照组（$P < 0.05$）；8 周末时，差异无统计学意义。在整个实验阶段，FCPs 各剂量组血清 SOD 活力均明显低于正常空白对照组（$P < 0.05$），实验结束时，与高糖模型对照组相比，差异仍无显著性。实验开始时，FCPs 各剂量组血清 MDA 水平明显高于正常空白对照组，与高糖模型对照组相比无明显差异；实验结束时，各剂量组 MDA 仍高于空白对照组，但均低于高糖对照组（$P < 0.05$）。

（四）FCPs 对脂代谢异常人群的影响

FCPs 对脂代谢异常人群影响的研究结果[21-22]发现，糖尿病、高血压、糖尿病合并高血压患者均存在不同程度的血脂代谢异常现象，但糖尿病合并高血压患者血脂紊乱发生率明显高于单纯糖尿病患者和高血压患者，提示血脂代谢紊乱与糖尿病、高血压的严重程度有一定的相关性。FCPs 干预后，糖尿病、高血压和糖尿病合并高血压患者的血清 TG、TC 和 LDL-C 在干预后 1.5 个月和干预后 3 个月显著降低，而 HDL-C 水平显著增高。提示 FCPs 具有一定的降低 TG、TC、LDL-C 水平，升高 HDL-C 水平的作用。与动物实验水平结果稍有不同的是，FCPs 对糖尿病、高血压患者的 HDL-C 水平有一定的改善作用，这可能与人群的物种特异性有关，也可能与生活方式改变对 FCPs 的协同作用有关。

内皮细胞活性物质前列环素 I2（prostaglandin I2，PGI2）是花生四烯酸代谢产物。PGI2 是强效的血管舒张剂和血小板聚集抑制剂，具有抑制凝血和血栓形成等防治冠心病作用，其 PGI2 合成减少与 AS 发生密切相关，被认为是代谢性核受体的分子标志物在代谢性疾病过程中发挥着重要的作用。因此，它们也可作为临床早期防治高脂血症的干预靶点，并通过其表达的变化来反应临床早期干预的效果评价指标。FCPs 人群试验结果显示，FCPs 干预后，患者血清中的 PGI 表达增加，提示 FCPs 可能是通过促进 PGI 的表达来发挥其保护患者血管内皮功能的作用。

三、鱼胶原肽辅助降血脂功能的应用前景

高脂血症为中老年人的常见病和多发病，是动脉粥样硬化发病的主要因素之一，可引起严重的心脑血管疾病，如高血压、冠心病、脑血管病、老年痴呆等。生物活性肽作为蛋白质的水解产物，不仅可以提供人体生长发育所需要的营养成分，而且具有多种生物功能，可调节血脂，且效果显著，安全性高。近年，越来越多的研究显示水产生物活性肽具有降低胆固醇的生理活性。而 FCPs 是以水产鱼类鱼皮、鱼骨、鱼鳞等富含胶原蛋白的组织为主要原料，采用复合偶联酶解技术生产的小分子多肽混合物，因其生长环境特殊，氨基酸序列和组成较陆生动物胶原蛋白有所差别，使得 FCPs 拥有独特的生理功能和物化特性，目前正逐渐成为活性肽研究领域的热点。北京大学李勇教授课题组首次利用实验性高脂血症大鼠模型、糖尿病大鼠模型及人群试验探讨了 FCPs 对血脂的影响。其结果显示，FCPs 可明显降低高脂血症大鼠血清 TG、TC 和 LDL-C 的含量，而且对 HDL-C 含量没有明显影响，并能提高大鼠血清 SOD 抗氧化酶活性，降低脂质过氧化产物 MDA 的累积，证明 FCPs 具有辅助降血脂的功能，进而发挥抗 AS 作用。对于四氧嘧啶诱导的糖尿病模型大鼠，经过 8 周干预，FCPs 亦可有效改善大鼠的脂代谢紊乱，并有一定的抗氧化损伤功能。初步可认为 FCPs 是一种有效的血脂调节食品，具备作为一种新型抗 AS 制剂的潜力。在未来的研究中，降血脂活性肽对血脂与相关疾病预防和治疗作用的机制将得到进一步探索与明确。降血脂肽的肽段序列与活性位点的检测，进而到构效关系的明确也是值得探索的方向与研究的重点。此外，虽然有大量的动物实验和细胞实验为降血脂肽的功能活性提供了理论依据，但其安全性和有效性还需要进行更多的临床试验去验证。总而言之，降血脂肽在预防和改善高脂血症和相关代谢综合征方面显现出一定潜力，这给 FCPs 在辅助降血脂功能和抗动脉粥样硬化的临床应用提供了空间，在保健食品、临床医疗、食品产业领域具有广阔的开发前景。

小结

高脂血症是动脉粥样硬化的首要危险因素，与冠心病、脑血管病的发病率有直接相关关系。临床上常用药物防治高脂血症的效果良好，但难免有副作用。因此，在无副作用的前提下，预防血脂代谢异常，防治高脂血症，乃至预防心脑血管疾病，具有重要的理论价值和现实意义。本章主要从动物实验和人群试验方面，介绍了 FCPs 在高脂血症防治方面的应用，结果显示 FCPs 可有效改善高脂血症模型和糖尿病模型大鼠的脂代谢紊乱，并具有一定的抗氧化损伤功能和抗动脉粥样硬化的潜力，为血脂异常的防治提供了理论和实践依据。

Hyperlipidemia，the primary factor of atherosclerosis，is directly relevant to the incidence of coronary heart disease and cerebrovascular disease. Clinical drugs used today are effective in hyperlipidemia and atherosclerosis control，but with inevitable adverse effects. This provides great posibility for the clinical application of fish collagen peptides in anti-hyperlipidemia and anti-atherosclerosis. In this chapter，based on the validation of animal experiments and clinical trials，fish collagen peptide treatment showed positive improvements on dyslipidemia with antioxidant and anti-atherosclerosis effects，which may provide more theoretical basis and practical experience for controlling dyslipidemia.

参考文献

[1] 中国成人血脂异常防治指南修订联合委员会. 中国成人血脂异常防治指南（2016 年修订版）. 中华心血管病杂志，2016，44（10）：833-853.

[2] 国家卫生和计划生育委员会疾病预防控制局. 中国居民营养与慢性病状况报告（2020 年）. 北京：人民卫生出版社，2020.

[3] Moran A，Gu D，Zhao D，et al. Future cardiovascular disease in china：markov model and risk factor scenario projections from the coronary heart disease policy model-china. Circ Cardiovasc Qual Outcomes，2010，3（3）：243-252.

[4] 丁文清，董虹孛，米杰. 中国儿童青少年血脂异常流行现状 Meta 分析. 中华流行病学杂志，2015，36（1）：71-77.

[5] Nagata Y，Ishiwaki N，Sugano M. Studies on the mechanism of antihypercholesterolemic action of soy protein and soy proteintype amino acid mixtures in relation to the casein counterparts in rats. J Nutr，1982，112（8）：1614-1625.

[6] Lammi C，Zanoni C，Arnoldi A，et al. Two peptides from soy β-conglycinin induce a hypocholesterolemic effect at HepG2 cells by a statin-like mechanism：comparative in vitro and in silico modeling studies. J Agr Food Chem，2015，63（36）：7945.

[7] Tamaru S，Kurayama T，Sakono M，et al. Dietary soybean peptides containing a low-molecular fraction can lower serum and liver triglyceride levels in rats. J Nutr Sci Vitaminol，2014，60（6）：436-442.

[8] Tamaru S，Kurayama T，Sakono M，et al. Effects of dietary soybean peptides on hepatic production of ketone bodies and secretion of triglyceride by perfused rat liver. Agr Biol Chem，2007，71（10）：2451-2457.

[9] Ruiz Ruiz JC，Betancur Ancona DA，Segura Campos MR. Bioactive vegetable proteins and peptides in lipid-lowering nutraceutical potential. Nutr Hosp，2014，29（4）：776-784.

[10] Wu Y，Pan X，Zhang S，et al. Protective effect of corn peptides against alcoholic liver injury in men with chronic alcohol consumption：a randomized double-blind placebo-controlled study. Lipids Health Dis，2014，13（1）：192.

[11] 李勇. 肽临床营养学. 北京：北京大学医学出版社，2012.

[12] Lammi C，Zanoni C，Scigliuolo GM，et al. Lupin peptides lower low-density lipoprotein（LDL）cholesterol through an up-regulation of the LDL receptor/sterol regulatory element binding protein 2

（SREBP2）pathway at HepG2 cell line. J Agr Food Chem，2014，62（29）：7151-7159.

[13] 李勇，孙治．燕麦营养学．北京：北京大学医学出版社，2019.

[14] 毛瑞雪．裸燕麦低聚肽改善免疫功能和血脂异常作用的基础研究．北京：北京大学，2019.

[15] 董士远，孟艳丽，赵元晖，等．鲢鱼寡肽对高血脂大鼠脂质代谢的调节与抗氧化作用研究．营养学报，2011，33（2）：121-124.

[16] 朱碧英，毛秀珍．鲢鱼蛋白酶解肽分子组成及其降血脂作用的初步研究．营养学报，2005（5）：76-78.

[17] 吴先杰，王永霞．动脉粥样硬化发生机制研究现状及思路．中华实用诊断与治疗杂志，2012（7）：629-631.

[18] 李勇．海洋生物活性肽的功能及开发前景．中华预防医学杂志，2008，42（4）：2192-2201.

[19] 王军波，谢英，裴新荣，等．海洋胶原肽的分子组成及其降血脂和抗氧化作用研究．中华预防医学杂志，2008，42（4）：226-230.

[20] 朱文丽，王春蕾，董辛欣，等．海洋胶原肽对糖尿病大鼠脂代谢和抗氧化水平的影响．现代预防医学杂志，2010，37（8）：1431-1434.

[21] 朱翠凤，李冠智，彭宏斌，等．海洋胶原肽干预对高血压患者脂肪内分泌激素表达的影响．中国预防医学杂志，2010，11（1）：15-19.

[22] 朱翠凤，李冠智，彭宏斌，等．海洋胶原肽对糖尿病患者脂肪内分泌激素表达的影响．中国预防医学杂志，2009，10（11）：964-968.

第十章 鱼胶原肽与高血压
Fish collagen peptides and hypertension

随着社会经济发展和卫生健康服务水平的不断提高，加之人口老龄化、城镇化、工业化进程加快和不健康生活方式的广泛影响，全球都面临着心血管疾病、癌症、糖尿病等慢性非传染性疾病成为全球主要死因的健康问题。而心血管疾病中最关键的危险因素就是高血压，它影响着全球 10 亿人的健康。我国的高血压患者数量也在不断增加，高血压已成为我国的头号健康负担，防控工作面临巨大的挑战。

实际上，高血压是可以预防的，而且相比于已发生高血压后可能需采用的搭桥手术和透析等治疗措施相比，预防高血压对于患者更加安全和经济。预防高血压主要基于改善生活方式，而营养干预又是其中重要的一环。平衡的膳食结构和减盐摄入对预防高血压有益。不仅如此，近几年的研究发现许多天然物质来源的生物活性肽对于降压也有一定效果，且没有副作用 [1]。这类肽被称为抗高血压肽，随着肽类物质不断被开发，也涌现了许多关于 FCPs 的多项功能研究，其中也不乏有关降压的功能和机制研究。本章就近期的一些研究结果从高血压疾病基本情况、抗高血压肽概况和 FCPs 研究实例等方面进行介绍。

With the continuous improvement of social and economic development and the level of health services，coupled with the accelerated aging of population，urbanization and industrialization，and the widespread influence of unhealthy lifestyles，the world is facing the health problems of chronic non communicable diseases such as cardiovascular diseases，cancer and diabetes. The most critical risk factor for cardiovascular disease is hypertension，which affects the health of 1 billion people around the world. The number of patients with hypertension in China is also increasing. Hypertension has become the number one health burden in China，and the prevention and control work is still facing great challenges.

In fact，hypertension can be prevented，and it is safer and more economical for patients to prevent hypertension compared to the treatment measures such as bypass surgery and dialysis that may be required after hypertension has occurred. The prevention of hypertension is mainly based on improving lifestyle，and nutritional intervention is an important part of it. A balanced diet and reduced salt intake are beneficial to the prevention of high blood pressure. Not only that，research in recent years has found that many bioactive peptides derived from natural substances also have a certain effect on lowering blood pressure without side effects. Such peptides are called antihypertensive peptides. With the continuous development of peptides，many functional studies on fish collagen peptides（FCPs）have also emerged，and there are also many functions related to lowering blood pressure. This chapter introduces some recent research results from the basic conditions of hypertension，the overview of antihypertensive peptides and FCPs research.

第一节 概述 Introduction

我国慢性病患者数量在不断扩大。同时因慢性病死亡的比例也在持续增加，2019 年，我国因慢性病导致的死亡占总死亡 88.5%，其中心脑血管病、癌症、慢性呼吸系统疾病死亡比例为 80.7%，防控工作仍面临巨大的挑战。心血管疾病（cardiovascular，CVD）是中国人的首位死因，是 40% 中国人口死亡的原因，而高血压是第一危险因素[2]。

血压水平与 CVD 发病率呈连续正相关，但许多与高血压有关的疾病发生于通常被认为是“正常血压”者。因此，高血压患者 CVD 的发病风险不仅取决于血压水平，还取决于同时存在的其他心血管危险因素的数量和程度。

我国曾进行过多次大规模高血压人群抽样调查，从 1958 年的 5.1% 粗患病率，到 2018 年发表的全国高血压调查[3]（China Hypertension Survey，CHS）显示 2.445 亿人患有高血压，还有 41.3%（约 4.353 亿人）血压值处于收缩压（systolic blood pressure，SBP）＞130 mmHg 或舒张压（diastolic blood pressure，DBP）≥ 80 mmHg。另外，根据 2017 年美国心脏病学会和美国心脏协会指南[4]，高血压的患病率是 2010 年中国指南中报告（46.4%）的 2 倍，而控制率下降到 3.0%。由此可见高血压疾病的危害累及了非常广泛的人群。高血压及相关疾病在给患者带来痛苦的同时，其经济负担也是巨大的。据估计，我国心脑血管病每年耗费（直接医疗费和间接耗费）为 3000 亿元人民币。其中据 2003 年统计，高血压直接医疗费为 300 亿元，脑血管病为 263 亿元，心脏病为 288 亿元。研究显示，我国高血压的疾病经济负担不断上升，已成为众多患者家庭因病致贫的重要原因之一。高血压及其并发症对医疗和社会资源的严重消耗不仅极大地影响了患者的健康，降低其生活质量，也给患者家庭及社会带来了沉重的经济负担[3]。

一、高血压及其危险因素

（一）高血压的定义

高血压是指在未使用降压药物的情况下，非同日三次测量诊室血压，动脉 SBP ≥ 140 mmHg 和（或）DBP ≥ 90 mmHg。它鲜有症状表现，是隐形无声杀手。但高血压疾病状态下常伴有脂肪和糖代谢紊乱以及心、脑、肾和视网膜等器官功能性或器质性改变，以器官重塑为特征的全身性疾病。在高血压的定义与分类中，国际上公认的高血压分类标准可将血压水平分为正常、正常高值血压和 1、2 级高血压，如表 10-1 所示。

表 10-1　基于诊室血压的高血压分类

分类	SBP（mmHg）		DBP（mmHg）
正常血压	＜ 130	和	＜ 85
正常高值血压	130 ～ 139	和（或）	85 ～ 89
1 级高血压	140 ～ 159	和（或）	90 ～ 99
2 级高血压	≥ 160	和（或）	≥ 100

目前我国采用正常血压（SBP ＜ 120 mmHg 和 DBP ＜ 80 mmHg）、正常高值（SBP 120 ～ 139 mmHg）和（或）（DBP 80 ～ 89 mmHg）和高血压［SBP ≥ 140 mmHg 和（或）DBP ≥ 90 mmHg］进行血压水平分类[6]。以上分类适用于 18 岁以上任何年龄的成年人。我国的高血压分级如表 10-2 所示。

表 10-2　中国血压水平分类和定义

分类	SBP（mmHg）		DBP（mmHg）
正常血压	＜ 120	和	＜ 80
正常高值	120 ～ 139	和（或）	80 ～ 89
高血压	≥ 140	和（或）	≥ 90
1 级高血压（轻度）	140 ～ 159	和（或）	90 ～ 99
2 级高血压（中度）	160 ～ 179	和（或）	100 ～ 109
3 级高血压（重度）	≥ 180		≥ 110
单纯收缩期高血压	≥ 140	和	＜ 90

除了基于诊室血压的分类之外，还有两种高血压类型：白大衣高血压（10% ～ 30%）和隐蔽性高血压（10% ～ 15%）。诊室血压测量和诊室外血压测量（家庭血压和动态血压）可以用于诊断白大衣高血压和隐蔽性高血压。白大衣高血压患者只是诊室血压升高（动态血压或家庭血压不高），隐蔽性高血压者诊室血压不高，但诊室外血压升高（即动态血压或家庭血压升高）。这些现象在未接受以及正在接受降压治疗的患者中常见。

高血压患病率的升高与人口增长、老龄化以及不健康饮食、酗酒、缺乏体力活动、超重和长期心理压力大等行为危险因素都有关系。

（二）高血压发病的危险因素

国际公认的高血压发病危险因素是：超重、高盐饮食及中度以上饮酒。我国流行病学研究也证实了这三大因素与高血压发病显著相关，但又各有其特点。

1．体重超重和肥胖或腹型肥胖

中国成人正常体重指数（body mass index，BMI）为 18.5 ～ 24 kg/m^2，BMI ≥ 24 kg/m^2 为超重，BMI ≥ 28 kg/m^2 为肥胖。人群 BMI 的差别对人群的血压水平和高血压患病率有显著影响。调查显示，我国人群血压水平和高血压患病率在北方高于南方，与人群 BMI 差异相平行[7]。腹型肥胖指的是患者体内脂肪沉积是以心脏、腹部为中心而开始发展的一种肥胖类型。中国成人“代谢综合征”腰围切点的研究表明，我国中年人随着腰围增大，“代谢综合征”成分聚集的 OR 值显著增高，腹部脂肪聚集和危险因素的增加有密切关系。我国 24 万成人数据汇总分析表明，男性腰围≥ 85 cm、女性腰围≥ 80 cm 者高血压的危险为腰围低于此界限者的 3.5 倍，其患糖尿病的危险为 2.5 倍，其中有 2 项及 2 项以上危险因素聚集者的高血压及糖尿病危险为正常体重的 4 倍以上。

2．膳食高钠盐

膳食钠摄入量与血压水平呈显著相关性。我国北方人群食盐摄入量每人每天 12 g ～ 18 g，南方为 7 g ～ 8 g；北方人群血压水平明显高于南方。人群平均每人每天摄入食盐增加 2 g，则 SBP 和 DBP 分别升高 2.0 mmHg 及 1.2 mmHg。

3．饮酒

按每周至少饮酒一次为饮酒统计，我国中年男性人群饮酒率为 30% ～ 66%，女性为 2% ～ 7%。男性持续饮酒者比不饮酒者 4 年内发生高血压危险增加 40%。

所有高血压患者都应进行心血管风险评估，使用基于血压水平、高血压介导的靶器官损害（hypertension mediated organ damage，HMOD）和其他危险因素的简易评分表，可以根据欧洲高血压学会（European Society of Hypertension，ESH）和欧洲心脏病学会（European Society of Cardiology，ESC）指南提出的方法进行简化（图 10-1）。

其他危险因素、HMOD或疾病	正常高值 SBP 130～139 DBP 85～89	1 级高血压 SBP 140～159 DBP 90～99	2 级高血压 SBP≥160 DBP≥100
无其他危险因素	低危	低危	中危　高危
1或2个危险因素	低危	中危	高危
≥3个危险因素	低危　中危	高危	高危
HMOD、CKD3期、糖尿病、CVD	高危	高危	高危

图 10-1　心血管风险的简化分类[8]

（三）心血管疾病的危险因素

在中国 CVD 的严重程度和趋势直接受到人口老龄化、CVD 危险因素水平和医疗质量的影响。然而，这些因素深深植根于整个人口大规模的社会经济和生活方式变化。中国前瞻队列研究（China Kadoorie Biobank Study，CKB）小组在一项包括近 50 万中国人在内的大型队列研究的基础上，为主要生活方式因素与 CVD 短期风险之间的关联提供了系统的观察证据。CKB 的一项研究报告显示，吸烟导致城市男性吸烟者患动脉硬化性心血管疾病的风险增加 63%，农村男性吸烟者患动脉硬化性心血管疾病的风险增加 24%[9]。造成这种差异的原因尚不清楚。研究估计，除非普遍戒烟，否则烟草造成的死亡人数将从 2010 年的 100 万上升到 2030 年的 200 万和 2050 年的 300 万。另一项 CKB 研究发现，身体活动量前 1/5 的人发生重大 CVD 事件的风险比底层 1/5 的人低 23%[10]。此外，CKB 的一项研究为中国新鲜水果消费与降低 CVD 风险之间的关系提供了有力的证据。根据这项研究，只有 18% 研究人群每天吃新鲜水果，与从不或很少吃新鲜水果的人相比，每天吃新鲜水果的人死于心血管疾病的风险低 40%，患 IHD 的风险低 34%，患缺血性中风的风险低 25%，患出血性中风的风险低 36%[11]。

两项研究评估了收缩压、血浆 LDL-C、血糖和 BMI 最佳水平的影响，以及禁烟对中国中青年患者终生患 ASCVD 或中风风险的影响。结果显示，在具有上述所有因素最佳特征的个人中，CVD 的寿命风险非常低，这也极大地改变了衰老对 CVD 风险的影响。在具有所有这些危险因素最佳水平的年轻人中，男性的终生 CVD 风险仅为 2.2%，女性为 2.0%，而具有两个或两个以上这些危险因素的男性风险为 50.0%，女性风险为 40.1%[12-13]。

一项研究报告了中国成年人的心血管健康状况。这项研究使用了美国心脏协会（American Heart Association，AHA）提出的七项健康指标作为心血管健康的指标，其中包括四种健康行为（理想的吸烟状态、理想的 BMI、目标水平的体育活动以及健康的饮食习惯）和三个有利健康因素（未经治疗下的总胆固醇水平＜ 200 mg/dl、未经治疗下的血压＜ 120/80 mmHg 和未经治疗下的血浆葡萄糖水平＜ 100 mg/dl）[14]。这项对 96 121 名年龄≥ 20 岁的中国成年人的调查估计，只有 0.2% 的人有理想的心血管健康状况，即这七个因素都符合健康标准。此外，只有 0.7% 的人践行了所有理想的健康行为，只有 13.5% 的人在所有三个健康因素的目标水平上。另一项研究总结了 1991—2011 年 CVD 主要生活方式指标和风险因素的变化，尽管一些生活方式指标已朝着有利的方向发展，但准则建议的目标与当前水平之间的差距仍然很大[15]。

二、高血压的诊断与治疗

高血压的诊断主要基于诊室血压测量，诊室血压测量是高血压诊断和随访的基础，也是最常用的血压测量方式。诊室血压应在温度舒适安静的房间测量。测量前 30 min 避免吸烟、摄入咖啡因、运动，排空膀胱，静坐、放松 3 ~ 5 min。被测者手臂置于桌上，上臂中点与心脏水平，背靠椅背，双腿不交叉、双脚平放于地板上。

如果条件允许，不应该仅靠一次就诊就做出诊断。确诊高血压通常需要 2 ~ 3 次诊室血压测量，通常间隔 1 ~ 4 周进行 2 ~ 3 次随访（取决于血压水平）。如果血压≥ 180/110 mmHg 并且有患 CVD 的证据，也可根据单次诊室血压测量结果做出诊断。

除了测量诊室血压，一些诊断评估也是必需的。基本标准主要包括病史（血压，危险因素，总体心血管风险评估，高血压的症状、体征、并存疾病，提示继发高血压的症状）、体格检查（循环系统和心脏、其他器官和系统）、实验室检查（血液检查、尿液检查）和 12 导联心电图。而最佳标准在基本标准的基础上，又增加了辅助诊断检查、影像学检查（超声心动图，颈动脉超声，肾、肾动脉和肾上腺成像，眼底检查，脑 CT 和 MRI）、功能性检查和辅助实验室检查（踝臂指数、尿白蛋白 / 肌酐、血尿酸水平和肝功能检查），如果怀疑继发性高血压，还应进行进一步检查。

（一）治疗目标

治疗高血压的根本目标是最大限度降低心、脑、肾与血管并发症发生和死亡的危险。这需要治疗所有已明确的可逆的危险因素，包括吸烟、血脂异常和糖尿病，在治疗高血压的同时，还要合理控制并存临床情况。

根据现有证据，建议一般高血压患者的血压（SBP 和 DBP）均应严格控制在 140/90 mmHg 以下，在可耐受和可持续的条件下，其中部分有糖尿病、蛋白尿等的高危患者的血压可控制在 130/80 mmHg 以下。

（二）干预生活方式

干预生活方式可以降低血压、预防或延迟高血压的发生、降低心血管病风险，在任何时候对任何高血压患者（包括正常高值者和需要药物治疗的高血压患者）都是合理、有效的治疗，其目的是降低血压、控制其他危险因素和临床情况。

改善生活方式的内容主要包括以下几点：①减少钠盐摄入，每人每日食盐摄入量逐步降至＜ 6 g，增加钾摄入；②合理膳食，平衡膳食；③控制体重，使 BMI ＜ 24 kg/m^2；腰围：男性＜ 90 cm；女性＜ 85 cm；④不吸烟，彻底戒烟，避免被动吸烟；⑤不饮或限制饮酒；⑥增加运动，中等强度；每周 4 ～ 7 次；每次持续 30 ～ 60 min；⑦减轻精神压力，保持心理平衡。

一些改善生活方式的具体措施包括以下几点。

1．减少盐的摄入

强有力的证据表明高盐摄入与血压升高有关。应减少在烹调食物时和餐桌上盐的添加量。避免或限制食用高盐食品和副食品，例如酱油、快餐和加工食品，包括高盐的面包和谷物。

2．健康食品

食用富含全谷物、水果、蔬菜、多元不饱和脂肪和乳制品的饮食，并减少糖、饱和脂肪和反式脂肪含量高的食物，例如终止高血压膳食疗法（dietary approaches to stop hypertension，DASH）。增加富含硝酸盐（已知能降低血压的）的蔬菜摄入量，例如多叶蔬菜和甜菜根。其他有益食品和营养素包括镁、钙和钾含量高的食品，例如牛油果、坚果、籽类、豆类和豆腐。

3．健康饮品

适量饮用咖啡、绿茶和红茶。其他有益的饮料包括木槿花茶、石榴汁、甜菜根汁和可可粉饮料。

4．限制饮酒

饮酒与血压水平、高血压患病率和心血管疾病风险之间存在正相关。每日饮酒量限制建议男性为 2 个标准饮酒单位，女性为 1.5 个标准饮酒单位（10 g 酒精 / 标准饮酒单位）。避免狂饮和酗酒。

5．控制体重

控制体重可以避免肥胖。应特别注意控制腹部肥胖。不同种族应使用特定的体重指数和腰围界值。此外，建议所有人群的腰围-身高比＜ 0.5。

6．戒烟

吸烟是 CVD、COPD 和癌症的主要危险因素之一。建议戒烟并执行戒烟计划。

7．规律运动

研究表明，定期进行有氧运动和抗阻运动可能对预防和治疗高血压都有益。每周运动 5 ~ 7 天，每次进行 30 min 中等强度的有氧运动（散步、慢跑、骑行或游泳）或 HIIT（高强度间歇训练），其中包含交替进行短暂的剧烈运动，随后进行较轻的运动恢复。力量训练也可以帮助降低血压。每周可进行 2 ~ 3 天抗阻（力量）锻炼。

8．减轻压力并引入正念

慢性应激与成年期的高血压有关。尽管还需要更多的研究来确定慢性应激对血压的影响，但是随机临床试验表明 [16]，正念（冥想）可以降低血压。应减轻压力，并在日常工作中引入正念或冥想。

9．补充、替代或传统药物

很多高血压患者使用补充性、替代性或传统药物（在非洲和中国等地区），但仍需要进行大规模且适当的临床试验来评估这些药物的疗效和安全性，因此，尚不支持使用此类治疗方法。

10．减少暴露在空气污染和低温下

研究证据表明 [17]，长期来看，空气污染会对高血压产生负面影响。

（三）药物治疗

降压治疗的收益主要来自降压本身，有证据表明 [8]，同一类别的不同种类的药物作用有所不同，对某些特殊群体的病人的疗效也有差异。目前常用的降压药有：钙通道阻滞剂（CCB）、血管紧张素转化酶抑制剂（ACEI）、血管紧张素受体拮抗剂 ARB、利尿剂和 β 受体阻滞剂五类，以及由上述药物组成的固定配比复方制剂。

药物治疗原则如下：①常用的五大类降压药物均可作为初始治疗用药，建议根据特殊人群的类型、合并症选择针对性的药物，进行个体化治疗。②应根据血压水平和心血管风险选择初始单药或联合治疗。③一般患者采用常规剂量，老年人及高龄老年人初始治疗时，通常应采用较小的有效治疗剂量。根据需要，可考虑逐渐增加至足剂量。④优先使用长效降压药物，以有效控制 24 h 血压，更有效预防心脑血管并发症发生。⑤对血压≥ 160/100 mmHg、高于目标血压 20/10 mmHg 的高危患者，或单药治疗未达标的高血压患者应进行联合降压治疗，包括自由联合或单片复方制剂。⑥对血压≥ 140/90 mmHg 的患者，也可使用小剂量联合治疗。

三、高血压疾病的营养干预

高血压疾病发生因素与生活习惯饮食等具有高度关联，因此在常规药物治疗下辅以有效的营养干预手段，可以帮助患者树立正确的膳食营养观念，提高高血压的控制效果 [18]。近年来，DASH 作为非药物治疗措施对预防和治疗高血压的作用逐渐引起国内外的重视 [19]。许多研究已经证实 [20]，DASH 饮食在高血压患者和未达高血压诊断标准人群中，对血压水平有降低效果。我国研究也发现高血压的患病一定程度上受膳食模式影响 [21]。

另外，除了膳食模式以外，一些营养物质也会产生抗高血压的效果。抗高血压肽又称为血管紧张素转化酶抑制肽（angiotensin-I converting enzyme inhibitory peptides，ACEIPs），通常指一类通过抑制血管紧张素转化酶（angiotensin converting enzyme，ACE）而具有调节血压功效的肽类物质。

四、抗高血压肽

（一）内源性抗高血压肽

内源性抗高血压肽是人体内存在的天然具有血压调节功效的一类生物活性肽。主要包括以下几种：

1．利钠利尿肽家族

利钠利尿肽家族是一组分布广泛、进化保守、在全身发挥多种作用的多肽类激素，包括ANP、脑钠素（brain natriuretic peptide，BNP）和C型利钠利尿肽（C-type natriuretic peptide，CNP）。氨基酸序列分析发现这三种肽的结构相近，前体均由126个氨基酸残基组成，且都有一个17个氨基酸残基组成的环状结构，这些共有的特征对于利钠利尿肽的活性具有重要作用。虽然ANP、BNP、CNP具有较高的同源性，但其基因定位于不同的染色体上，ANP和BNP位于4号染色体，而CNP位于1号染色体，且CNP的末端不再延伸而是终止于环状结构，这些决定了CNP在结构功能上不同于ANP和BNP。目前有三种利钠利尿肽受体被克隆。利钠利尿肽A受体（natriuretic peptide receptor-A，NPR-A）主要与ANP和BNP结合，分布于肾、肾上腺、心内膜、内皮和中枢神经系统。NPR-B能与CNP特异性结合，主要分布于平滑肌细胞，内皮细胞上也有少量存在。第三种是NPR-C，这种受体与NPR-A受体分布类似，与ANP、BNP和CNP均可结合。利钠利尿肽的生物活性主要是通过cGMP完成的，NPR-A、B受体与相应的配基结合后，激活细胞内的鸟苷酸环化酶，促进了细胞内cGMP水平升高，进而激活G蛋白酶，导致细胞内Ca^{2+}外流，产生舒张血管、利钠利尿、抑制血管平滑肌增殖、抑制RRA系统的功能。而NPR-C受体又被称为清除受体，其功能与利钠利尿肽的清除有关，该受体与相应配基结合后，通过降低细胞内cAMP的水平而发挥生物学作用。

2．降钙素基因相关肽（calcitonin gene-related peptide，CGRP）

CGRP是人类应用DNA重组技术和分子生物学技术发现的第一个且是最强效的具备扩张血管活性的多肽，由37个氨基酸残基组成。按照结构可将CGRP分为α-CGRP和β-CGRP两种亚型。α-CGRP是由降钙素/α-CGRP基因编码，定位于11号染色体短臂13～15区，由6500个碱基组成，有6个外显子和5个内含子。β-CGRP由β-CGRP基因编码，人的β-CGRP基因位于11号染色体长臂12区。编码α-CGRP和β-CGRP的基因虽然不同，但两者具有高度序列同源性。CGRP广泛分布于中枢和外周神经系统，其以旁分泌形式从CGRP神经纤维释放入血，从而发挥重要的生物学作用。特别是在心血管系统方面，CGRP不仅能改善血流动力学，而且具有强大的舒血管作用和降低血压作用，因此对维持血压稳定有重要意义。另外，CGRP具有显著的拮抗ET-1的血管收缩效应和细胞增殖作用，可有效防止血管壁增厚，对血管损伤具有一定保护作用。

3．肾上腺髓质素（adrenomedullin，ADM）

ADM是Kitamura等于1993年发现的一种新的非胆碱能、非肾上腺素能系统的血管活性多肽，由52个氨基酸残基组成，与CGRP有轻度同源性，是CGRP超家族成员之一[22]。ADM在哺乳类动物体内分布广泛，尤以肾上腺含量最高，其次是肺和心脏。ADM以自分泌或旁分泌方式参与机体的多种生理病理调节，特别是与心血管疾病密切相关。有关ADM确切的扩张血管、降低血压的作用机理还不十分清楚，可能与下列因素有关：①ADM直接作用于血管平滑肌，增强G蛋白介导的细胞内cAMP浓度；②刺激内皮细胞释放NO；③通过降低平滑肌细胞内Ca^{2+}浓度和降低平滑肌的收缩成分对Ca^{2+}敏感性，从而舒张血管平滑肌；④ADM可反馈性抑制醛固酮、促肾上腺皮质激素（adrenocorticotrophin，ACTH）、ANP等激素分泌，从而抑制水钠潴留，间接降压；⑤ADM还可通过降低肾远曲小管对钠的重吸收，增加肾小球滤过率、肾血流量和近曲小管对钠的重吸收，从而发挥利钠利尿作用。

4．神经降压肽（neurotensin，NT）

NT最初因其具有明显的降压作用且存在于神经组织中而得名，现已证明NT主要分布在哺乳动物的脑组织和胃肠道，因而这是一种脑肠肽。NT由13个氨基酸残基组成，分子量为1671.9 Da。在心血管系统各组织均含有NT的神经纤维及其不同含量的NT受体，当NT与其相应受体结合后可激活腺苷酸环化酶，通过cAMP作为第二信使发挥生物学效应。NT在心血管方面的作用。NT具有强烈的扩张血管和降低血压的作用，其降压作用可能是促进肥大细胞释放组胺等生物活性物质所致，NT的浓度变化可能与心血管疾病（特别是心脏功能）有关。

5．缓激肽（bradykinin）

缓激肽是KKS中的一种主要的激肽类物质，是一种血管活性九肽，既可引起病理生理反应，又可发挥生理保护作用，参与多系统器官的功能调节和病理生理过程，如心血管、肾脏、中枢神经系统的调节、葡萄糖代谢、细胞增殖等。通常认为体内存在两种酶降解缓激肽：激肽酶Ⅰ和激肽酶Ⅱ，ACE即是激肽酶Ⅱ，ACEI通过减少缓激肽的降解，增加缓激肽局部的蓄积浓度发挥活性作用。一般认为缓激肽是通过与靶细胞缓激肽受体结合发挥作用，现已证实体内缓激肽受体有B1和B2两种。多数学者认为B1受体在正常生理情况下不存在，但在炎症和组织损伤后可诱发表达，参与炎症过程。B2受体在外周分布较广，血管、非血管平滑肌及心肌细胞上均有B2受体的存在，缓激肽在心血管系统中的重要作用大部分是通过B2受体发挥的。目前的研究表明缓激肽具有扩张血管、调节血压、减少缺血再灌注损伤、抗心肌缺血等作用[23]，因此在高血压的治疗中可能有重要的价值。

自1965年Ferreira首次在南美茅头蝮蛇毒液中发现了ACEIPs以来，不断有新的ACEIPs从不同的天然物质蛋白资源中提取分离出来。1979年Oshima等用细菌胶原酶降解明胶获得了具有较强ACE抑制活性的生物活性肽，这是人类第一次利用食品蛋白质得到的食源性ACEIPs。至今为止，人们已经利用多种蛋白酶水解各种食物蛋白得到了ACEIPs，蛋白来源主要包括大豆蛋白、乳蛋白、卵蛋白、鱼蛋白、肌蛋白等。

（二）植物来源的抗高血压肽

植物性蛋白的来源通常较动物性蛋白广泛且经济，目前已经从黄豆、绿豆、向日葵、大米、玉米、小麦、荞麦、菠菜、蘑菇、大蒜以及葡萄等多种植物中提取出了蛋白质含量高、具有ACE抑制活性的抗高血压肽。工业化产生的苜蓿白蛋白浓缩物酶解产物也具有很高的ACE抑制活性。除此之外，北京大学李勇教授课题组与中国食品发酵工业研究院合作，采用多重酶偶联技术，从玉米醇溶蛋白中提取出了具有抗高血压活性的玉米肽（corn oligopeptides，COPs）。

（三）动物来源的抗高血压肽

1．牛奶蛋白来源的抗高血压肽

牛奶蛋白来源的生物活性肽是许多生命活动中的潜在调节因子，自Maruyama[24]第1次在酪蛋白的水解物中分离到具有ACE抑制活性的肽以来，乳及乳制品来源的抗高血压活性肽研究已成为乳品研究的新热点，吸引了广大研究者的兴趣。牛奶蛋白摄入后，经消化系统中蛋白酶（胃蛋白酶、胰蛋白酶、胰凝乳蛋白酶等）水解成活性肽，一些发酵过的乳制品中含有发酵微生物将牛奶蛋白水解也可以释放出活性肽或者其前体物质。因此，牛奶蛋白、酪蛋白、乳清蛋白或者某种特定牛奶蛋白的水解物都是ACEIPs的良好来源。

2．鸡蛋来源的抗高血压肽

鸡蛋蛋白质经过酶水解可降低蛋白的过敏原性，获得一些具有重要生物活性的肽。采用胃蛋白酶、胰蛋白酶以及胰凝乳蛋白酶复合酶酶解鸡蛋蛋白，可以产生ACEIPs。

3．鱼、虾及海贝类中的抗高血压肽

地球上海洋面积广阔，其中含有大量种类繁多的生物蛋白源，包括鱼、虾、海贝壳等。海洋生物蛋白主要氨基酸的组成和序列与陆地生物蛋白有明显不同，同时海洋生物蛋白资源无论在种类和数量上，都远大于陆地蛋白资源，并且尚未得到很好的开发。因此，开发利用海洋生物蛋白资源有比较广阔的应用前景，已经逐步成为人们关注的焦点。

（1）鱼蛋白来源的抗高血压肽：利用酶工程技术，研究者们已经从阿拉斯加鳕鱼、大马哈鱼、沙丁鱼、鲣鱼、鳕鱼、罗非鱼、鳀鱼、凤尾鱼等多种鱼类蛋白中获得了具有降血压效果的生物活性肽。目前文献报道的主要有阿拉斯加鳕鱼、来源于沙丁鱼、鲣鱼、金枪鱼、凤尾鱼等[25]。

在国内，食品发酵工业研究院蔡木易等率先利用复合偶联酶解技术从鳕鱼皮、罗非鱼皮等深海鱼皮的胶原蛋白中分离得到分子量为1000左右、具有ACE抑制活性的寡肽——海洋胶原肽（marine collagen peptides，MCPs），并得出序列中含有疏水性氨基酸的肽有较高活性的结论[26]。另外也有研究者从鲢鱼、鳙鱼、草鱼、鳊鱼、鲫鱼、鲤鱼等淡水鱼中制备了具有降血压功能的肽[27]。

（2）虾蛋白来源的抗高血压肽：有一些研究者发现中国毛虾蛋白的胃蛋白酶酶解产物具有ACE抑制活性及抗高血压活性[28]。

（3）海贝壳来源的抗高血压肽：有研究者用胃蛋白酶从马氏珠母贝中分离制备了具有降血压功能的活性肽，高活性组分氨基酸组成中，苯丙氨酸含量较高，达50%以上。对于牡蛎水解液中的ACEIPs也有很多研究。另外，从贻贝中提取出的生物活性肽也显示出了显著的降压效果[29]。

4．其他动物蛋白来源的抗高血压肽

（1）猪、牛、羊来源的抗高血压肽：有研究者[30]水解牛肉蛋白，从中分离得到序列为

VLAGTL 的肽段，可以抑制 30.1% 的 ACE 活性。也有研究表明羊骨酶解物，即羊骨胶原肽对氧化亚氮缺乏性高血压大鼠具有一定的降血压作用。

（2）动物血液中的抗高血压肽：从猪血红蛋白水解物提取的 ACEIPs 有 LGFPTTKTYFPHF 和 VVYPWT；另外，驴血清白蛋白中的肽 LH6 也具有抑制 ACE 活性的功效。

第二节　鱼胶原肽降血压作用的研究进展
Advances in effects of fish collagen peptide on hypertension

抗高血压肽在人体内功能试验研究是食源性抗高血压肽的研究重点。来自海洋生物的活性肽尽管研发历史较短，但因其具有的独特生理功能而异军突起，成为活性肽领域的研究热点，其中鱼蛋白来源的活性肽是最主要的研究部分。鱼皮中含有大量的胶原蛋白和氨基酸等，但以往通常被当做水产品加工的下脚料被废弃，既造成资源浪费又影响环境。中国食品发酵工业研究院蔡木易等在国内率先利用复合偶联酶解技术将深海鱼皮的胶原蛋白酵解成小分子的鱼胶原肽[32]。北京大学李勇教授课题组采用高效液相色谱仪和质谱分析仪检测分析了其分子量和氨基酸谱，并发现鱼胶原肽具有明显的降血脂、抗氧化、提高机体免疫力、延缓皮肤衰老、保护肾功能和调整血糖代谢等作用[33-34]。

在国内，北京大学李勇课题组率先通过前瞻性人群观察研究，探讨了 FCPs（从鳕鱼皮、罗非鱼皮等深海鱼皮的胶原蛋白中分离得到分子量为 1000 左右、具有 ACE 抑制活性的寡肽）对高血压、糖尿病合并高血压患者的血糖、血脂代谢、血压、肾功能、颈动脉粥样硬化斑块、心脏结构和心脏功能、代谢性核受体分子标志物、脂肪细胞因子的表达等的影响，观察各组糖尿病和高血压相关终点事件发生率的影响及其可能的作用机制。为海洋新药资源的开发和海洋生物活性肽等功能性食品在防治高血压及其合并症的临床应用方面提供线索和依据[35]。

一、鱼胶原肽辅助降血压的研究方法

科学严谨的研究方法可以有效验证药物或营养干预对于高血压的控制情况，对于寻找到可靠高效的药物或功能性食品开发过程至关重要。

控制高血压疾病的研究思路需从疾病的危险因素开始考虑，同时分析其疾病发生发展的诸多调节因素。一般来讲，血压的调节因素包括交感 - 肾上腺素系统、肾素 - 血管紧张素 - 醛固酮系统、缓激肽系统、血管内皮系统、肾脏 - 血容量系统五个部分。基于此，需要抗高血压肽具有调节血管舒张因子 - 血管收缩因子平衡、调节静脉回流量与心输出量的动态平衡和降低外周血管阻力的能力。另外，高血压疾病会引发许多并发症及其他器官的病变。高血压患者往往会出现心肌肥厚、冠状动脉硬化、心律失常，脑部出现腔隙性梗死、脑血栓、出血，肾小动脉硬化、肾小球纤维化和肾萎缩，视网膜动脉狭窄及出血。因此研究中还需要注意保护心脏、脑、肾、视网膜等靶器官。

抗高血压研究主要分为两种，即动物研究和人群研究。动物研究中经常使用高血压实验动物模型，人群研究是通过调查、测量高血压患者和健康志愿者的身体状况进行分析研究。两种研究形式各有利弊，动物研究比较容易操作，可以充分采样分析实验动物各器官、指标的变化，研究成本较低；人群研究耗时长、花费大，可获得的指标数据较少，但是由于其直接作用于高血压患者，具有更好的代表性。

高血压实验动物模型常用的动物有大鼠、小鼠、兔、猫、犬、猴、猪等，其中以大鼠模型最多。根据不同研究的关注点，可分别选择适合的动物建立自发性（遗传性）高血压动物模型、诱发性高血压动物模型及基因工程高血压动物模型。自发性高血压动物模型包括自发性高血压大鼠（SHR）、易卒中自发性高血压大鼠（SHRSP）和 Dahl 盐敏感（Dahl salt sensitive，DS）大鼠。SHR 大鼠模型在 1963 年被发现[36]。该动物模型特点为 100% 发生高血压，成年大鼠血压水平一般超过 200 mmHg，是国内外公认最接近人类自发性高血压的动物模型，且高血压并发症与人类相似，可出现脑部病变（梗死、出血）、心肌病变（梗死、纤维化）和肾硬变。Dahl 盐敏感性大鼠由对盐敏感的 Sprague-Dawley（SD）大鼠培育而来，并在此基础上培育出 SS/Jr 盐敏感性大鼠，其所有遗传基因组几乎为 100% 纯合子，摄入不同浓度的含盐食物（8% 或 0.4% 氯化钠）均可使其产生高血压，并伴发血管和肾脏损害[37]。诱发性高血压动物模型包括环境诱导、手术诱导和药物诱导。环境中许多因素如足底电击、噪声、震荡等可以作为应激刺激大鼠诱导高血压；一些高脂高盐饮食也可以作为不利的环境因素诱导高血压；另外，低氧及寒冷环境也可使动物血压升高[38]。手术性动物模型又分为肾血管性模型和肾实质性模型。前者保留动物单侧或双侧肾脏，用钳夹肾动脉致狭窄进行造模。后者通过手术切除部分肾配合高盐饮食造模。药物诱导模型经常使用的药物包括去氧皮质酮醋酸纤维素（DOCA）、辣椒辣素、亚硝基左旋精氨酸甲酯（L-NAME）。基因工程动物（genetically engineered animal）通过遗传工程的手段对动物基因组的结构或组成进行人为修饰或改造，并通过相应的动物育种技术，最终获得修饰改造后的基因组，包括转基因及基因敲除动物模型。

虽然高血压动物模型具有成本低、前期结果可靠等优点，但由于人类疾病的复杂性及特异性，动物模型并不能模拟人类高血压疾病的所有特质，因此必须彻底理解动物模型并经过严格分析才能将研究结果应用于人类。同时，高质量设计的人群研究是非常重要的。

（一）高血压人群研究设计

人群研究一般可采用对照研究，招募性别、年龄等情况相当的高血压患者及健康人群，再将患者随机分为各种干预组给予相应干预，干预结束后经严格的统计分析对比各组人群身体状况及血压等重要指标的情况。一般招募对象采用非同日 3 次坐位 SBP ≥ 140 mmHg 和（或）DBP ≥ 90 mmHg 进行高血压诊断。排除继发性高血压、心肌病、冠心病搭桥术后及严重肝肾功能异常的患者。对照组为健康体检者，排除高血压、糖尿病、冠心病和高脂血症等疾病。排除接受 ACEI 的研究对象，因为 FCPs 的体外实验显示它具有一定抑制 ACE 活性的功效。所以降压药主要是利尿剂、β- 受体拮抗剂、CCB、α- 受体阻滞剂等药物。糖尿病患者均不使用胰岛素和胰岛素增敏剂以及磺脲类口服降糖药，而是使用其他常规一线药物（如二甲双胍类）和 α- 葡萄糖苷酶抑制剂类（如阿卡波糖类）。

（二）人体标本采集和指标检测

分别于干预前后进行血压、身高、体重、腰围、臀围的测定，计算脉压差、平均动脉压（mean arterial pressure，MAP）、BMI和腰臀比（waist-hip-ratio，WHR）；同时在禁食12 h后，第二天清晨于肘正中静脉抽血（抽血前都不吃药）检测肾素、Ang Ⅰ、Ang Ⅱ、醛固酮以及超敏C反应蛋白（hypersensitive C reactive protein，hs-CRP）、游离脂肪酸（free fatty acid，FFA）、细胞色素P450（cytochrome P450，CYP450）、瘦素、抵抗素、脂联素、缓激肽、NO、前列环素等代谢性核受体分子标志物的浓度变化并分析比较。同批血清在-80℃保存后统一测定。

除此之外，为探究受试物对于高血压相关并发症的改善作用，还可以检测如下指标。①颈动脉粥样硬化指标：颈总动脉内径、IMT厚度、斑块情况、血流速度、阻力指数（resistance index，RI）。②心脏结构指标：主动脉（aorta，AO）内径、左心房（left atrium，LA）收缩期内径、室间隔厚度（interventricular septal thickness，IVST）、左心室舒张末期内径（left ventricular end diastolic dimension，LVDd）、左心室后壁厚度（left ventricular posterior wall thickness，LVPWT）、心肌重量、左室重量指数（left ventricular mass index，LVMI）。③心脏舒张功能指标：二尖瓣口舒张早期血流速度峰值（E）与舒张晚期血流速度峰值（A），组织多普勒二尖瓣环舒张早期运动速率（Ea）与舒张晚期运动速率（Aa）。④心脏收缩功能指标：左心室短轴缩短率（fractional shortening，FS）、射血分数（ejection fraction，EF）。⑤颈动脉检测方法：病人仰卧位，肩部适当垫高，充分暴露颈部。颈动脉内径及IMT：于颈动脉窦以下2 cm处，测内径及IMT，以管腔内膜面到中层与外膜交界之间的垂直距离为IMT厚度，内径及IMT均测量3次，取双侧颈总动脉测量值的平均值为平均颈总动脉内径及IMT。动脉硬化斑块：用二维及彩色血流显像确定斑块存在。斑块标准：二维超声测得局部IMT值≥1.20 mm。颈动脉血流参数：脉冲多普勒在颈总动脉起始后1～2 cm处定点取样，声速与血流夹角45°～60°，获最大血流频谱进行测量：收缩期峰值流速（Vs）、舒张末期流速（Vd）、RI。⑥心脏检测方法：受试者取左侧卧位，左室长轴切面测量AO、LA，取左室短轴的M型图像，测定LVDd、IVST、LVPWT。⑦按Devexue公式计算：

$$\text{左室重量（left ventricular mass，LVM）} = 1.04 \times [(\text{LVDd} + \text{IVST} + \text{LVPWT})^3 - \text{LVDd}^3] - 13.6$$

$$\text{LVMI} = \text{LVM}/\text{体表面积}$$

$$\text{体表面积（m}^2\text{）} = 0.0061 \times \text{身高（cm）} + 0.0128 \times \text{体重（kg）} - 0.01529$$

LVMI的标准为：LVMI≥125 g/m²（男）或110 g/m²（女）。同时测量并计算EF、FS。⑧取心尖四腔切面，利用脉冲血流多普勒模式（PW）测量二尖瓣口血流舒张早期峰值（E）、舒张晚期峰值（A），计算E/A；应用TVI模式，在心尖四腔、心尖二腔、心尖左室长轴切面上分别测量二尖瓣环上6个位点（下间隔、下壁、侧壁、前壁、前间壁、后壁）舒张期早期（Ea）、舒张晚期（Aa）瓣环的运动速率，6个位点取均值。

二、鱼胶原肽辅助降血压的研究进展

以往关于生物活性肽的研究结果绝大部分来源于动物实验或体外细胞培养实验，鉴于人体代谢机制与动物实验的物种差异性，有必要对生物活性肽的人体干预效果和作用机制进行深入探讨。北京大学李勇教授课题组从2007年1月至2008年10月在深圳市福田区莲花北社区和景田社区以及北京大学深圳医院门诊及住院患者中招募单纯糖尿病、单纯高血压、糖尿病合并高血压患者和健康志愿者共250人。随机分为：单纯高血压干预组50例（C组），单纯高血压对照组50例（D组），糖尿病合并高血压干预组50例（E组），糖尿病合并高血压对照组50例（F组），空白对照组50例（N组）。FCPs干预方法为先对所有研究对象进行饮食和生活方式的指导，同时在常规临床药物治疗的基础上，再分别给予FCPs或安慰剂（每天早餐和临睡前各一次，每次6.5 g，冲服），进行为期3个月的前瞻性人群对照观察试验。本研究遵循自愿参与的原则，在设计阶段已经过北京大学深圳医院伦理委员会审核批准，而且每位患者都在充分了解了本研究的相关内容之后，与本研究的工作人员签署了知情同意书。

研究通过前瞻性人群对照观察试验，探讨FCPs干预对高血压患者的血压、RAAS系统、颈动脉粥样斑块的形成、心脏结构和心脏功能以及hs-CRP、CPY4、FFA、前列环素、缓激肽、NO、抵抗素、脂联素、瘦素等代谢性核受体分子标记物或脂肪细胞因子表达的影响及其可能的作用机制，为FCPs在防治高血压的临床应用方面提供思路和依据。

（一）研究对象的一般情况

本研究共202名高血压患者和53名健康志愿者，但在研究过程中，有2名患者和3名健康志愿者因为不喜欢FCPs的味道或者工作碌等原因退出研究。各组研究对象的年龄、性别分布、病程、BMI、WHR各项指标以及吸烟、喝酒的人数和高血压家族史差异均无统计学意义，各组干预前后各项指标具有可比性。

研究对象一般情况见表10-3。

（二）FCPs干预可降低BMI和WHR

各组研究对象在饮食和生活方式的指导下，BMI和WHR都呈一定的下降趋势，且高血压干预组经干预后3个月的BMI与干预前和干预后1.5个月比较的差异有显著性（$P < 0.05$）。

（三）FCPs干预可降低血压水平

如表10-4所示，FCPs干预前，两个单纯高血压组（C组、D组）和两个糖尿病合并高血压组（E组、F组）的SBP、DBP、PPD、MAP水平均高于空白对照组（N组）（$P < 0.01$）。C组、D组、E组、F组的SBP干预后均呈明显下降趋势，与干预前比较差异有显著性（$P < 0.01$）；C组、E组的干预后DBP水平呈明显下降趋势，与干预前比较差异有显著性（$P < 0.05$或$P < 0.01$），而D组、F组的干预后DBP水平则呈轻度上升趋势，与干预前比较有显著性差异（$P < 0.05$）；干预前C、D、E、F组的PPD、MAP水平均显著高于N组（$P < 0.01$）；FCPs或安慰剂干预后，N组的PPD、MAP水平均呈上升趋势；C、D、E、F组的PPD水平和C组、E组的MAP水平均呈明显下降趋势（$P < 0.01$），而D组、F组的

表 10-3　各组研究对象的一般情况（Mean ± SD，$n = 50$）

组别	年龄（岁）	性别比（男 / 女）	病程（月）	BMI	WHR	吸烟（人 %）	喝酒（人，%）	糖尿病家族史	高血压家族史
高血压干预组（C 组）	65.54 ± 7.97	50（23/27）	88.28 ± 93.19	24.33 ± 2.45	0.89 ± 0.05	8（16.0%）	19（38.0%）	19（38.0%）	23（46.0%）
高血压对照组（D 组）	61.36 ± 10.67^{E}	50（21/29）	82.48 ± 104.03	24.32 ± 2.67	0.90 ± 0.05	10（20.0%）	17（34.0%）	17（34.0%）	20（40.0%）
糖尿病合并高血压干预组（E 组）	67.64 ± 6.73	50（28/22）	102.58 ± 90.69	25.19 ± 2.33	0.90 ± 0.06	12（24.0%）	21（42.0%）	21（42.0%）	21（42.0%）
糖尿病合并高血压对照组（F 组）	63.66 ± 9.38	50（25/25）	106.24 ± 92.86	24.82 ± 3.24	0.92 ± 0.04	10（20.0%）	16（32.0%）	16（32.0%）	18（36.0%）
空白对照组（N 组）	65.78 ± 6.08	50（24/26）	—	24.20 ± 2.50	0.89 ± 0.04	7（14.0%）	14（28.0%）	14（28.0%）	17（34.0%）

采用单向方差分析（One-Way ANOVE）和 R × C 列联表频数分布卡方检验进行比较。年龄、病程和腰臀比值方差不齐，经 Tamhane 方法校正后，各组差异均无显著性（$P > 0.05$）。与 E 组比较差异有显著性，$^{E}P < 0.05$

MAP 水平则呈一定程度的上升趋势，D 组干预 3 个月后的 MAP 与干预前比较差异有显著性（$P < 0.05$）。

表 10-4 各组观察对象干预前后血压水平的变化情况（mmHg，Mean ± SD，$n = 50$）

组别	观察时间（月）	SBP	DBP	PPD	MAP
高血压干预组（C 组）	0	154.48 ± 18.89	84.02 ± 12.42	70.46 ± 20.64	107.51 ± 11.27
	1.5	143.60 ± 21.18[a]	80.24 ± 12.74[a]	63.36 ± 18.87[a]	101.36 ± 13.37[a]
	3.0	140.02 ± 14.50[a]	79.66 ± 11.83[a]	60.36 ± 13.11[a]	99.78 ± 11.19[a]
高血压对照组（D 组）	0	142.10 ± 19.16[d]	81.62 ± 12.35	60.48 ± 16.60	101.78 ± 12.76
	1.5	138.94 ± 15.58[a]	81.84 ± 10.65	57.10 ± 13.14	100.87 ± 10.87
	3.0	139.10 ± 14.96[a]	82.66 ± 11.23[b]	56.24 ± 12.95[ac]	101.61 ± 11.02
糖尿病合并高血压干预（E 组）	0	146.54 ± 2.37	78.16 ± 1.74	68.38 ± 2.44	100.95 ± 1.60
	1.5	134.60 ± 2.45	75.42 ± 1.83	59.18 ± 1.91	95.15 ± 1.85
	3.0	135.64 ± 2.18	73.68 ± 1.48[c]	61.96 ± 2.15	94.33 ± 1.42[c]
糖尿病合并高血压对照（F 组）	0	136.70 ± 2.56	80.82 ± 1.57	55.88 ± 2.08	99.45 ± 1.69
	1.5	135.10 ± 2.00	81.58 ± 1.17	53.52 ± 1.51	99.42 ± 1.32
	3.0	134.18 ± 2.09	80.28 ± 1.16	53.90 ± 1.52	98.25 ± 1.35
空白对照组（N 组）	0	119.70 ± 11.31[eg]	75.02 ± 8.27[ef]	44.68 ± 8.69[eg]	89.91 ± 8.45[eg]
	1.5	118.00 ± 12.24[eg]	73.78 ± 7.81[g]	44.22 ± 7.02[eg]	88.52 ± 8.93[eg]
	3.0	120.56 ± 9.49[eg]	74.74 ± 7.49[g]	45.82 ± 8.19[eg]	90.01 ± 7.25[eg]

干预前后比较采用配对样本 t 检验；组间和组内比较采用单因素方差分析。与本组内干预前比较差异有显著性，[a]$P < 0.01$；与本组内干预后 1.5 个月比较差异有显著性，[b]$P < 0.05$，[c]$P < 0.01$；与 C 组比较差异有显著性，[d]$P < 0.05$，[e]$P < 0.01$；与 D 组比较差异有显著性，[f]$P < 0.05$，[g]$P < 0.01$

该研究结果提示两组患者的临床常规降血压药物治疗对稳定血压有效，但同时补充 FCPs 对 DBP 和 MAP 水平的改善作用更加明显。提示，FCPs 可能是通过改善血管壁弹性，降低血管外周阻力的方式发挥其降低血压的作用。

（四）FCPs 干预可调节 RAAS 系统

循环和局部的 RAAS 系统，通过结构和功能两方面的效应收缩血管，在血压调控和高血压发病机制中起着十分重要的作用。而国内外关于 FCPs 降血压作用机制的研究结果都主要集中在这类生物活性肽的 ACEI 活性上。

FCPs 干预前，各组的 AT、AT1、AT2、Aldo 水平没有显著性差异。FCPs 或安慰剂干预后，各组的 AT 水平均呈下降趋势，N 组与干预前比较差异有显著性（$P < 0.05$）；D、N 组的 AT1 水平呈上升趋势；而 C 组的 AT1 水平则呈一定的下降趋势；C、N 组的 AT2 水平均呈下降趋势，且 C 组 AT2 水平与干预前比较差异有显著性（$P > 0.05$），而 D 组干预后 AT2 的水平则呈明显上升趋势，但差异没有显著性；D 组干预后 Aldo 水平显著低于干预前（$P < 0.05$），其他各组 Aldo 水平比较差异没有显著性。

该研究结果提示在临床降压药物治疗和生活方式改变的基础上，FCPs 干预可在一定程度上进一步抑制 AT1、AT2 的表达，从而通过抑制 RAS 的表达来发挥辅助降血压的功效，这与国内外的其他研究结果一致。另外，FCPs 干预对醛固酮的表达没有明显的功效，这一结果还有待进一步研究探讨。

（五）FCPs 干预可改善颈动脉粥样斑块、心脏结构和心脏功能

最近的研究表明[39]，长期高血压使颈动脉血管管壁张力增高，较高的血压对动脉内膜表面产生较大的冲击力，易于造成动脉内膜表面的损伤，内皮功能受损，脂质沉积，内 - 中膜逐渐增厚，加速了颈动脉粥样硬化的发生和发展。而随着内 - 中膜增厚和斑块形成，颈动脉管壁弹性减弱，顺应性下降，脉压增大，又成为高血压的主要病理生理基础。颈动脉位置表浅，可以作为观察全身动脉粥样硬化的窗口。超声测定颈动脉 IMT 近年来已成为国外大规模心脑血管病临床试验最常采用的替代终点之一，主要用于评价动脉粥样硬化病程的进展与干预措施的效果评价。

另外，有研究证实高血压通过损害血管结构和功能，导致心、脑、肾、等重要器官并发症的发生。由于长期的高动力状态，阻力负荷持续增高，导致左室心肌重塑，左室舒张功能降低，收缩功能进一步受到影响。提示治疗高血压的目的不仅仅是降低血压，更重要的是保护靶器官，降低心脑血管事件的发生率。为此，在治疗的过程中，单一的降压治疗不可取，必须注意高血压是综合征的概念，采取综合治理的方针，方能有效地防治高血压。

如图 10-2（彩图 10-2）至图 10-9（彩图 10-9）所示，干预前后，IMT、内径及斑块检出率、LCCA 和 RCCA 的血流速度、RI、心脏结构各项参数（AO、LA、IVST、LVDd、LVPWT、LVMI）无明显变化；而心脏舒张功能参数 E、A、Ea、Aa 个例有所变化，但经统计学处理后无明显差异，这可能与本研究病例数较少有关。心脏收缩功能参数 EF、FS 干预 1.5 个月、干预 3 个月分别与干预前比较有所增高，差异有显著性（$P < 0.05$ 或 $P < 0.01$），但两参数干预 3 个月分别与干预 1.5 个月比较有所减低。

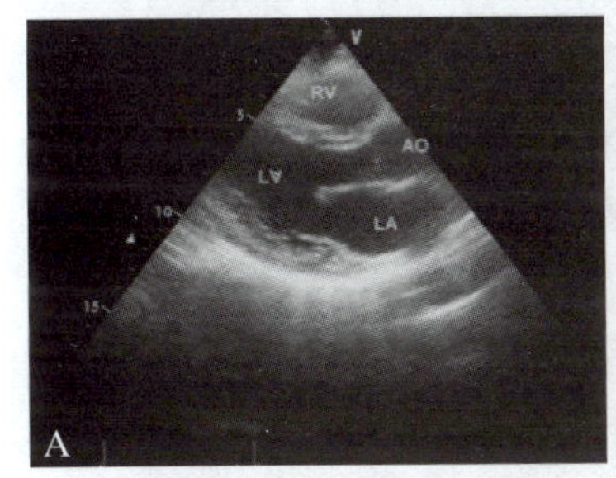

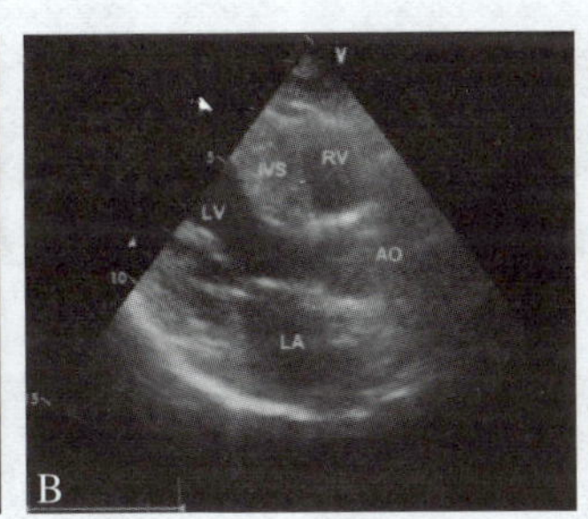

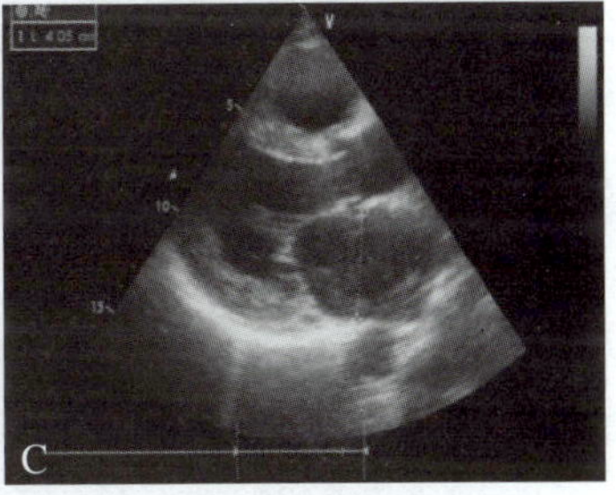

图 10-2 心脏声像

A. 正常人心脏；B. 高血压心脏声像，以室间隔增厚为主；C. 高血压心脏声像图改变，室壁对称性增厚、左房增大

该研究对高血压患者在饮食、运动和药物常规治疗的基础上，服用 FCPs 作为干预治疗，观察干预前后对颈动脉结构以及心室结构和心脏功能的影响。结果显示，干预对象中有数例患者在颈动脉粥样硬化指标和心脏功能方面有改善效果，比较总体水平，高血压组的各项指标均高于空白对照组。但各组干预前后的 IMT 厚度、内径及斑块检出率、LCCA

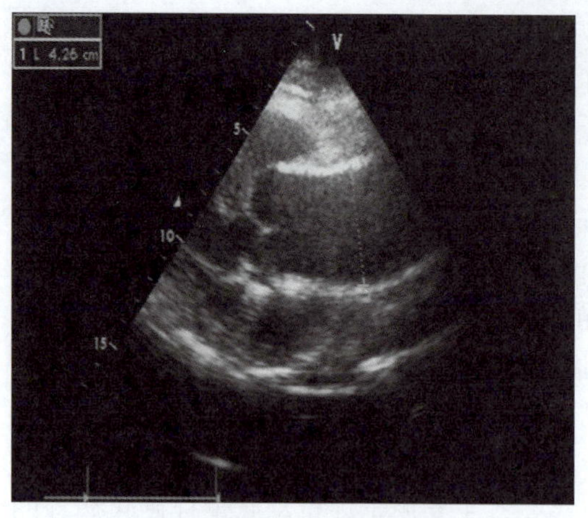

图 10-3 高血压患者主动脉声像
内径增宽、壁回声增强

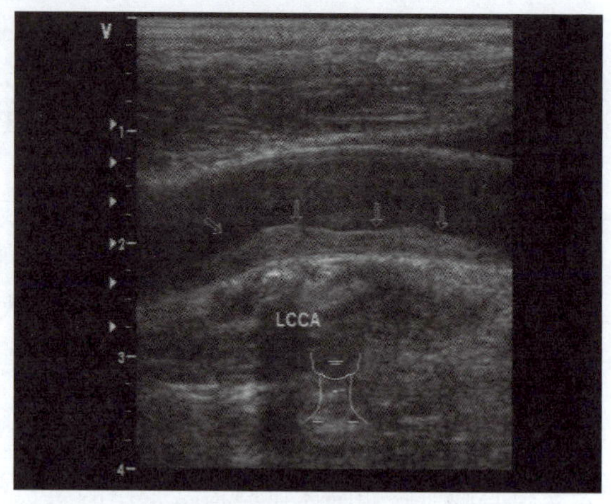

图 10-4 高血压患者颈动脉声像
内膜不均匀增厚

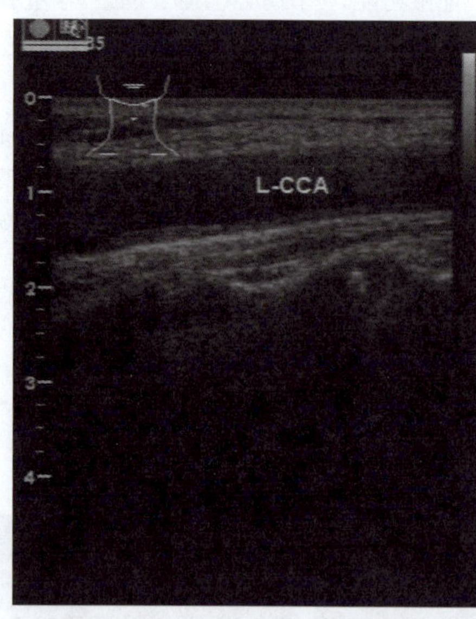

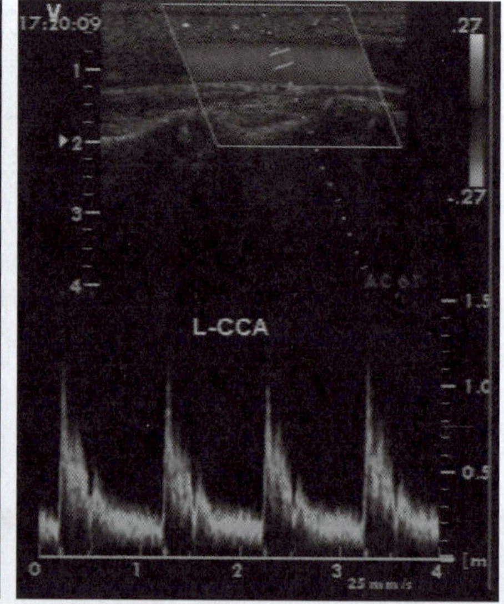

图 10-5 高血压患者左侧颈总动脉声像
内膜不均匀增厚，血流速度稍快同时血流阻力指数增高

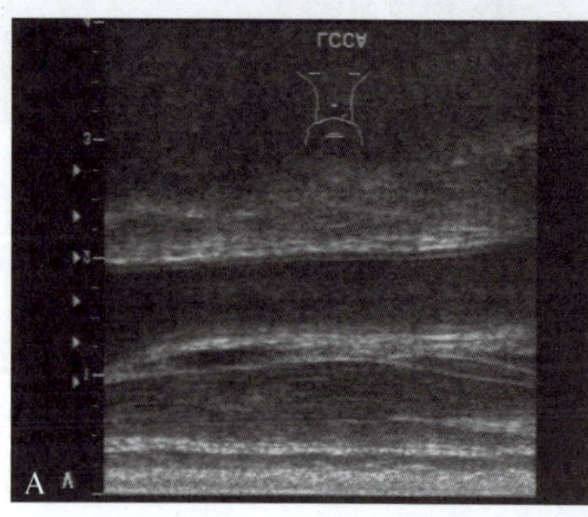

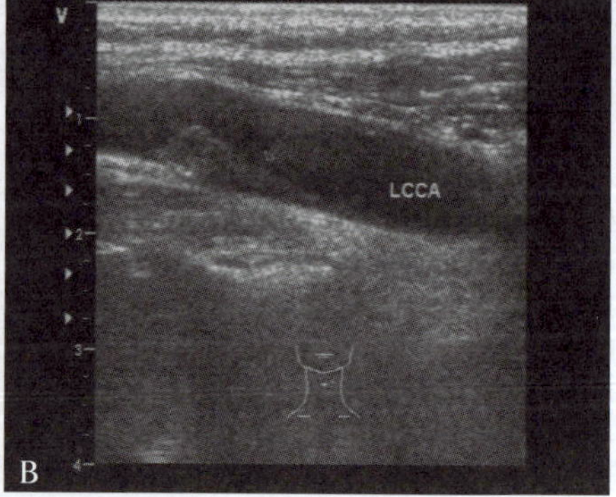

图 10-6 颈动脉声像
A．正常颈动脉声像；B．高血压患者左侧颈总动脉分叉后壁软斑形成

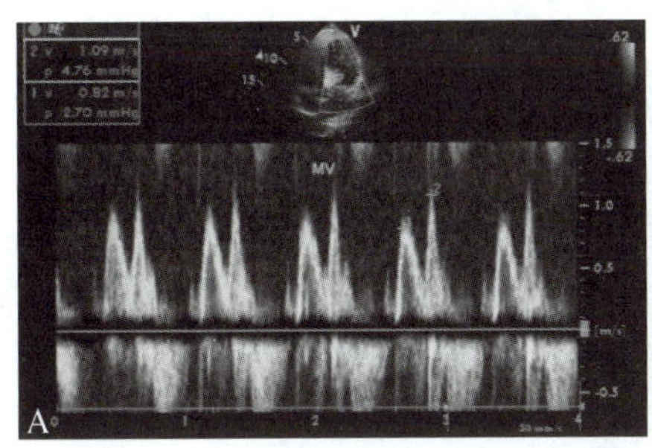
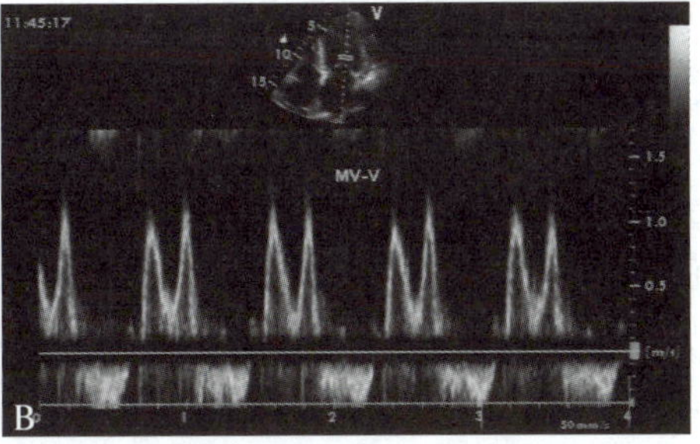

图 10-7 二尖瓣口舒张期血流频谱 E/A 值

A．干预前；B．干预后

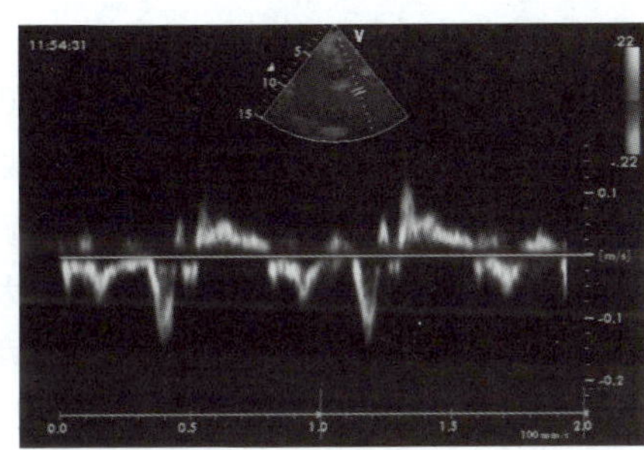
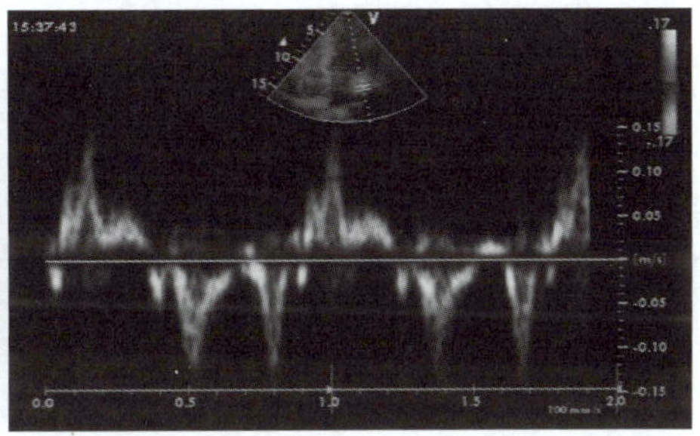

图 10-8 个别病例干预前后二尖瓣口舒张期血流频谱 E/A 值有所增高

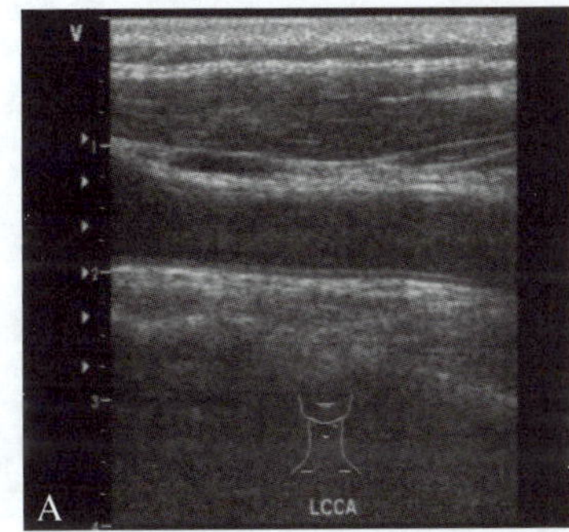

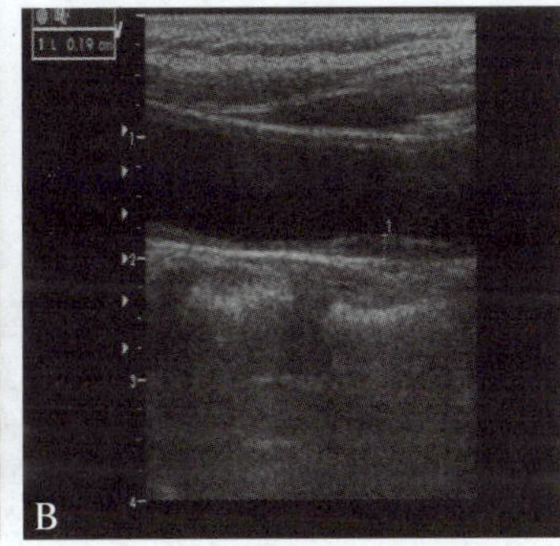
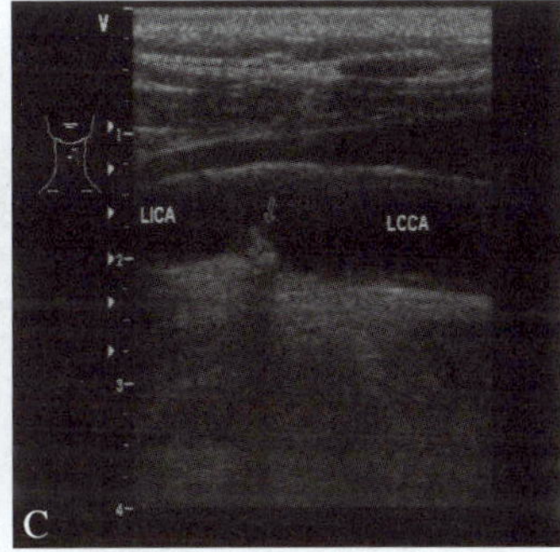

图 10-9 颈动脉声像图

A．正常情况；B．高血压患者颈动脉内膜增厚；C．高血压患者颈动脉硬化斑形成

和 RCCA 的血流速度及阻力指数、心脏结构各参数（AO、LA、IVST、LVDd、LVPWT、LVMI）、心脏舒张功能参数 E、A、Ea、Aa 水平干预前后比较无明显差异，这可能与该研究病例数较少有关。A 组心脏收缩功能参数 EF、FS 干预 1.5 个月、干预 3 个月分别与干预前比较，发现测值增高，差异有显著性意义。这些结果证实了高血压患者有一定的颈动脉粥样斑块形成以及心脏结构和心脏功能的改变，但 FCPs 短期干预对高血压患者的颈动脉粥样硬化、心脏结构无明显改善作用，但对心脏收缩功能的影响有统计学意义。关于 FCPs 对高血压患者的动脉粥样硬化、心脏结构和心脏功能的影响还有待增加样本量、延长观察时

间以及进一步开展研究证实。

（六）FCPs 干预可调节代谢性核受体分子标志物和脂肪细胞因子

1．干预前后 CYP450 与 FFA、CRP 的变化

代谢性核受体是当前研究高血压等代谢综合征的发病机制和治疗的热点。它是一组与代谢调节相关的配体激活核受体转录因子，主要包括脂质过氧化物体增殖物激活受体（peroxisome proliferator-activated receptors，PPARs）、肝 X 受体（live X receptors，LXRs）、法尼酯衍生物 X 受体（farnesoid X receptors，FXRs）3 种。它们与相应配体结合产生的效应在胰岛素敏感性、脂肪生成、脂质代谢、能量代谢、血压调节、炎症、细胞生长和分化等过程中起着关键调节作用。目前，PPARs 激动剂贝丁酸类降脂药和噻唑烷二酮类都具有降血压的作用，此外，LXRs 和 FXRs 的激动剂对高血压病程也有影响，故也可能成为高血压及其心血管并发症的治疗靶点。

因此，与代谢性核受体作用过程中表达相关的分子标志物的变化，如 CYP450、FFA、hs-CRP、前列环素、缓激肽以及 NO 等指标，可间接提示体内不同疾病状态下代谢性核受体的作用机制。根据不同疾病状态下代谢性核受体分子标志物表达的研究，可为确定高血压及其心血管并发症的治疗靶点提供依据。不同种类代谢性核受体在机体组织基因表达中的作用机制见图 10-10。北京大学李勇教授课题组的研究初步探讨了 FCPs 对代谢性核受体分子标志物表达的影响并分析其可能的作用机制和与疾病发生的相关性。

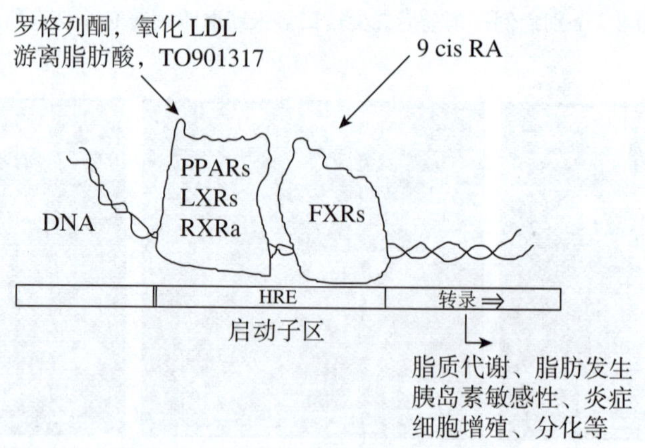

图 10-10 代谢性核受体作用模式图

以往认为，大多数 CYP450 酶作为机体 1 相代谢酶在体内担任氧化反应的催化剂，目前对 CYP450 的研究已不局限于其催化功能，有人发现 CYP450 对心室肌原细胞的 L 型 Ca 和细胞收缩有调节作用，其机制可能是通过催化花生四烯酸的代谢产物引起细胞间 cAMP 水平的变化。CYP450 依赖的花生四烯酸代谢参与了血管收缩及肾功能的调控，PPAR-α 激动剂能增加 CYP450A 的表达及经过 CYP2C23- 环氧化途径使 20- 羟基花生四烯酸的产生增多，从而通过恢复花生四烯酸的活性降低血压。PPAR-α 激动剂还能明显改善内皮细胞功能紊乱，从而减轻 Ang Ⅱ 诱导的高血压发生。另外，LXR 激动剂可上调 CYP450A10 和 CYP450A14 基因的表达，催化花生四烯酸合成 20- 羟二十碳四烯酸，从而调节血压。然而，

关于 CYP450 是否在细胞信号传导和信号调控过程中发挥作用以及发挥何种作用，目前尚无定论。

近几年来，关于血中 FFA 溶度增加在高血压等慢性病发病机制中的作用是研究热点。血 FFA 浓度升高可通过多种机制引起肥胖个体血压升高。其中，内皮依赖性血管舒张功能障碍是引起高血压的重要机制。血 FFA 浓度增高引起血管内皮细胞功能障碍可能的机制有：①抑制血流剪切应力和乙酰胆碱等刺激的内皮依赖性血管扩张；②引起胰岛素刺激的内皮依赖性血管扩张减弱；③诱导氧化反应产生氧自由基，氧自由基可抑制 NO，导致在血管平滑肌细胞中 NO 的活性下降等。故认为血 FFA 水平增高是高血压潜在的发病机制之一。

hs-CRP 是一种急性时相蛋白，是人体感染的重要标志，主要参与体内的非特异性免疫反应。随着对 hs-CRP 研究的深入，研究者发现正常范围内轻度但差异有统计学意义的 hs-CRP 水平，是机体存在亚临床炎症反应的血清学标志之一。近年的研究显示在动脉硬化过程中，血管壁细胞释放大量的 IL-6，而 IL-6 的基因转录存在于动脉粥样硬化形成过程中，包含脂质斑块的形成过程中。因此提示，hs-CRP 的异常表达也是高血压及其心血管并发症的发病机制之一。

由于 CYP450、FFA、hs-CRP 在高血压发病过程中的表达都可被代谢性核受体激动或抑制剂来调控，因此，它们可作为机体内代谢性核受体分子标志物来反应临床干预治疗的效果，也可作为临床早期防治高血压的干预靶点。

FCPs 干预前，C、D 组的 CYP450 水平均低于 N 组，且差异具有显著性（$P < 0.05$）。FCPs 或安慰剂干预后，各组的 CPY450 均呈上升趋势，且 C 组的水平显著高于干预前（$P < 0.05$），其他几组比较差异没有显著性。FCPs 干预前，C、D 组的 FFA 水平均显著高于 N 组（$P < 0.01$）；FCPs 或安慰剂干预后，C 组的 FFA 水平与干预前比较差异有显著性（$P < 0.05$）。FCPs 干预前，C、D 组的 CRP 水平与 N 组差异无显著性；干预后 C 组的 CRP 显著低于干预前（$P < 0.05$）（图 10-11）。

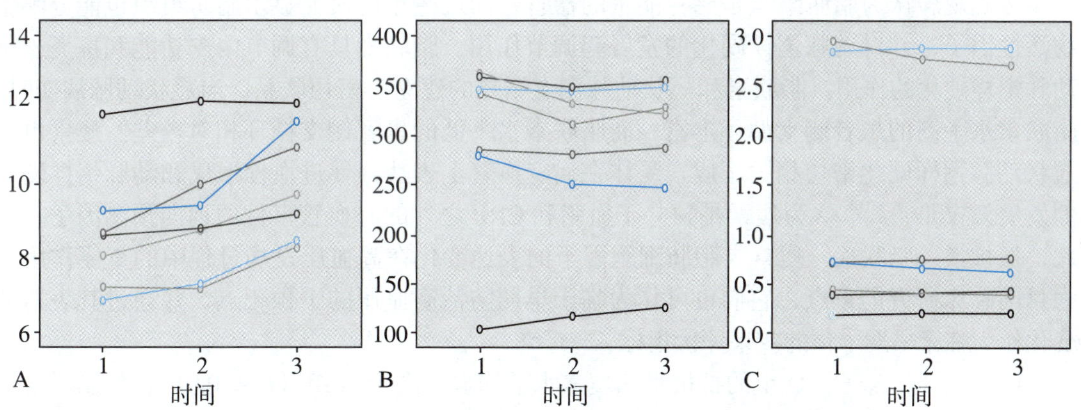

图 10-11　各组观察对象干预前后 CYP450、FFA 及 hs-CRP 的变化情况

A．CYP450；B．FFA；C．hs-CRP

该研究结果初步证实，CYP450、FFA 和 hs-CRP 等可作为机体代谢性核受体的分子标志物，在高血压及其合并症的发病机制中有重要的作用，其表达与疾病的严重程度有一定的效应关系。对这些相关分子标志物表达的影响，可能是 FCPs 降血压、保护靶器官的机制。

2．干预前后前列环素与缓激肽、NO 的变化

PPART 在血压调节中也有着重要作用。表达在血管内皮细胞的 PPARγ 活化后可通过调节前列环素、释放 NO 以及下调 Ang Ⅱ 的 1 型受体水平等机制直接影响血管张力，从而降低血压。高血压患者血管内皮的过氧化应激损伤也是冠心病并发症的发病机制之一。Ang Ⅱ 刺激内皮细胞和血管平滑肌细胞增生和烟酰胺腺嘌呤磷酸二核苷酸氧化酶减少，进而分解内皮细胞的 NO，产生氧化亚硝酸盐，减弱血管舒张功能。因此，前列环素、缓激肽、NO 也被认为是代谢性核受体的分子标志物在高血压发病过程中发挥着重要的作用，可作为临床早期防治高血压的干预靶点，并通过其表达的变化来反映临床早期干预的效果。

FCPs 干预前，C、D 组的前列环素均显著高于 N 组（$P < 0.05$）；FCPs 或安慰剂干预后，各组的前列环素均呈上升趋势，干预前后比较差异无显著性。FCPs 干预前，C、D 组的缓激肽水平均显著高于 N 组（$P < 0.01$）；FCPs 或安慰剂干预后，C、N 组的水平变化无显著性，而 D 组水平明显低于干预前（$P < 0.05$）。FCPs 干预前，C、D 组的 NO 水平均显著高于 N 组（$P < 0.05$）；FCPs 或安慰剂干预后各组比较差异无显著性（表 10-5）。

如表 10-5 所示，该研究结果提示前列环素、缓激肽在高血压的发病机制中有重要作用，而 NO 在糖尿病的发病机制以及早期高血压的防治中有积极意义，这与以前得到的动物实验结果一致。但是，FCPs 或安慰剂干预后，各组 NO 水平比较差异无显著性，这与动物实验所得结果有差异，可能原因为物种差异或是干预时间较短、样本量不够大等，还有待进一步的研究证实。该研究提示 FCPs 可能是通过促进前列环素、缓激肽的表达来发挥其保护高血压患者的血管内皮功能、降低血压的作用。而前列环素、缓激肽、NO 的异常表达可能是代谢性核受体诱发高血压的潜在的作用机制。

3．干预前后抵抗素与脂联素、瘦素的变化

传统观念认为脂肪组织是储存能量的器官，而近些年的研究显示脂肪组织也能分泌生物活性因子，并对动脉粥样硬化的发展起调节作用。脂联素具有调节内皮功能和抗炎、抗动脉粥样硬化的作用。脂联素和冠状动脉侧支循环的建立有密切联系。当冠状动脉病变时，脂联素水平高的患者侧支循环丰富，而脂联素水平低的患者侧支循环相对较差。瘦素也与冠状动脉粥样硬化密切相关，瘦素受体在病变血管上表达，促进血栓形成和动脉粥样硬化的发展。Wolk 等 [10] 认为瘦素是独立于血脂和 CRP 之外的心血管事件的远期预测因子。因此，抵抗素、脂联素、瘦素类脂肪细胞因子的表达变化在高血压发病过程中的重要作用成为目前临床研究的重点，它们也可作为临床早期防治高血压的干预靶点，并通过其表达的变化作为临床早期干预的效果评价指标。

FCPs 干预前，C、D 组的抵抗素和瘦素水平均显著高于 N 组（$P < 0.01$），但脂联素水平与 N 组比较差异无显著性。FCPs 或安慰剂干预后，各组抵抗素水平干预前后无显著性变化。C 组干预 3 个月后的脂联素水平显著高于干预前（$P < 0.05$），其他几组干预前后比较差异无显著性。瘦素水平各组干预前后比较差异无显著性。

如图 10-12 所示，该研究结果提示，抵抗素、脂联素和瘦素在高血压发病机制中具有重

表 10-5 各组观察对象干预前后前列环素、缓激肽及 NO 的变化情况（Mean ± SD，$n = 50$）

组别	前列环素			缓激肽		
	干预前	干预后 1.5 月	干预后 3 月	干预前	干预后 1.5 月	干预后 3 月
高血压干预组（C 组）	248.81 ± 164.90	254.32 ± 186.92	267.79 ± 204.91	55.54 ± 21.15	56.51 ± 21.13	57.80 ± 20.00
高血压对照组（D 组）	255.88 ± 242.90	261.32 ± 236.70	261.27 ± 236.70	58.56 ± 37.23	51.86 ± 30.97[a]	51.99 ± 31.14[a]
糖尿病合并高血压干预（E 组）	257.98 ± 200.47	236.74 ± 195.32	239.31 ± 183.62	63.44 ± 21.38	66.64 ± 20.80	66.64 ± 20.80[b]
糖尿病合并高血压对照（F 组）	251.74 ± 166.05	257.89 ± 168.49	262.42 ± 174.76	69.00 ± 27.10	62.86 ± 24.13[a]	61.84 ± 22.93[a]
空白对照组（N 组）	114.58 ± 167.71[eg]	117.19 ± 167.30[eg]	118.04 ± 172.28[eg]	24.37 ± 14.48[eg]	25.26 ± 15.33[eg]	24.76 ± 15.58[eg]

干预前后比较采用配对样本 t 检验；组间和组内比较采用单因素方差分析。与本组内干预前比较差异有显著性，[a] $P < 0.01$；与本组内干预后 1.5 个月比较差异有显著性，[b] $P < 0.05$，[c] $P < 0.01$；与 C 组比较差异有显著性，[d] $P < 0.05$，[e] $P < 0.01$；与 D 组比较差异有显著性，[f] $P < 0.05$，[g] $P < 0.01$

要意义。FCPs 干预可以在一定程度上促进脂联素的表达，对抵抗素和瘦素的影响还需要进一步研究探讨。

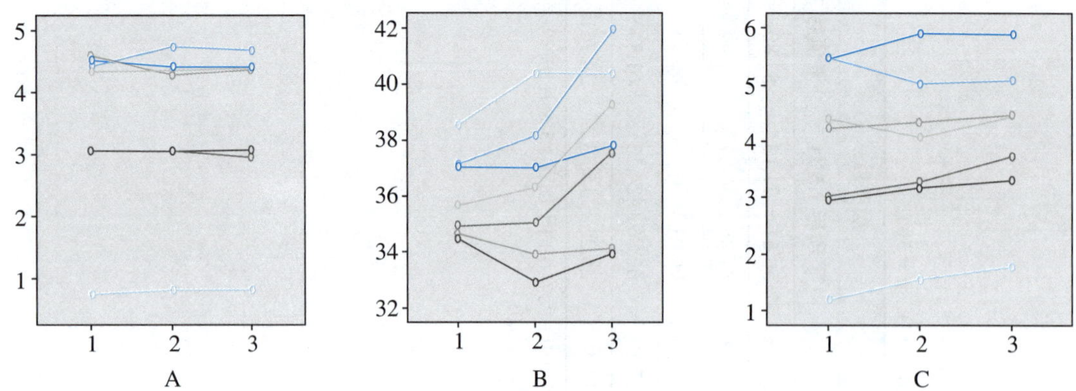

图 10-12 各组观察对象干预前后抵抗素、脂联素及瘦素的变化情况

A．抵抗素；B．脂联素；C．瘦素

（七）FCPs 干预可降低终点事件发生率

各组高血压终点事件（包括心力衰竭、脑卒中、急性冠脉综合征等）总体水平比较差异有显著性（$P < 0.05$）（表 10-6）。

表 10-6 各组研究对象糖尿病、高血压相关终点事件发生率（Mean ± SD，$n = 50$）

组别	心力衰竭	脑卒中	急性冠脉综合征	总数
高血压干预组（A 组）	0（0.0%）	0（0.0%）	1（2.0%）	1（2.0%）
高血压对照组（B 组）	1（2.0%）	0（0.0%）	2（4.0%）	4（8.0%）
糖尿病合并高血压干预（E 组）	0（0.0%）	0（0.0%）	1（2.0%）	3（6.0%）
糖尿病合并高血压对照（F 组）	1（2.0%）	0（0.0%）	3（6.0%）	11（22.0%）
正常人对照组（N 组）	0（0.0%）	0（0.0%）	0（0.0%）	0（0.0%）

该研究结果提示，在临床常规药物治疗和生活方式的指导下，同时在早餐和临睡前补充具有一定稳定血压作用的 FCPs，特别是临睡前补充 FCPs，可以降低心力衰竭、脑卒中、急性冠脉综合征等高血压相关终点事件的发生率。这是 FCPs 的生物活性中具有重要意义的研究结果。

过氧化应激反应、代谢性核受体分子标志物和脂肪细胞因子的异常表达，可能是高血压的发病机制。FCPs 可能是通过激活或抑制代谢性核受体分子标志物或脂肪细胞因子的表达来减少过氧化应激炎症反应，以及对心、脑、肾等重要靶器官的损伤。对其作用机制的进一步研究，将为鱼类生物活性肽在防治高血压及其心血管并发症的临床应用提供线索和依据。

三、鱼胶原肽在辅助降血压领域中的应用前景

对于高血压、心血管疾病等慢性非传染性疾病的预防控制而言，除了改变膳食结构和生活方式、加强体育锻炼、药物治疗等，随着自我保健和安全意识的提高，人们越来越倾向于预防保健和食疗，采用天然食物中的有效成分达到治病防病的观念将为更多的人所接受。

从天然食物蛋白质中分离的抗高血压肽，虽然降血压效果不及合成药物强烈，但其对正常血压无影响，并具有天然来源的安全性[41]。北京大学李勇教授课题组通过全面的人群研究发现 FCPs 对于防治高血压疾病及并发症有很好的效果。因此，FCPs 被认为是一种天然的、高安全性的功能性降血压食品。况且，高血压患者往往还需背负沉重的医疗费用负担。据报道，我国某市高血压患者人均医疗费用为 8109.04 元，经济负担较高，中老年患者尤甚[42]。因此，不论是从健康效益还是经济效益来讲，服用 FCPs 防治高血压疾病都是有利的。

迄今为止，日本是研究 ACEIPs 抗高血压肽最多的国家，主要是从乳源蛋白质中提取，其次是鱼蛋白，其中已有部分产品实现工业化生产，而我国这方面的研究才刚刚起步[43]。但是，ACEIPs 的食物来源广泛，从陆生动植物到海洋生物资源都存在，且我国目前的生物蛋白资源总量在世界各国名列前茅，丰富廉价的动植物蛋白资源及食品加工过程中产生的大量下脚料，尤其是现在水产品加工过程中富含大量蛋白的下脚料，为 ACEIPs 的生产提供了广阔的原料来源。针对高血压患者需要终身治疗的特点，加大力度开发抗高血压肽，通过长期服用达到预防、控制、缓解和辅助治疗高血压和心血管疾病，这对于高血压的预防和治疗具有重要意义。相信在未来的几年内，将会有更多的抗高血压肽进入临床试验。

小结

高血压在世界范围内有着较高的发病率，危害严重。源于动植物蛋白的抗高血压肽，具有较好的降压作用，而且安全性好，成本低，易吸收，越来越受到人们的关注，并成为研究热点。本章从高血压的基本概述入手，详细阐述了营养干预及抗高血压肽的降压机理，并且从科研角度深入介绍了 FCPs 对高血压患者的干预效果。这对于高血压疾病的防控具有深远的研究价值，同时发现 FCPs 的广阔临床应用前景。

Hypertension has a high incidence rate worldwide. Antihypertensive peptides derived from animal and plant proteins，which have good antihypertensive effect，good safety，low cost and easy absorption，have attracted more and more attention and become a research hotspot. This chapter starts with the basic overview of hypertension，elaborates the mechanism of nutritional intervention and antihypertensive peptides，and introduces the intervention effect of fish collagen peptide on patients with hypertension from the perspective of scientific research. It has far-reaching research value for the prevention and control of hypertension，and also found that fish collagen peptide has broad clinical application prospects.

参考文献

[1] 李勇．生物活性肽研究现况和进展．食品与发酵工业，2007，33（1）：3-9.

[2] Yang G，Wang Y，Zeng Y，et al. Rapid health transition in China，1990-2010：findings from the Global Burden of Disease Study 2010. Lancet，2013，381（9882）：1987-2015.

[3] Wang Z，Chen Z，Zhang L，et al. Status of hypertension in China：results from the China hypertension survey，2012-2015. Circulation，2018，137（22）：2344-2356.

[4] Whelton PK，Carey RM，Aronow WS，et al. 2017 ACC/AHA/AAPA/ABC/ACPM/AGS/APhA/ASH/ASPC/NMA/PCNA guideline for the prevention，detection，evaluation，and management of high blood pressure in adults：a report of the American College of Cardiology/American Heart Association Task Force on clinical practice guidelines. J Am Coll Cardiol，2018，71（19）：e127-e248.

[5] 王予，徐沛瑶，朱敏．高血压患者住院费用及其影响因素研究．中国卫生统计，2019，36（4）：574-577.

[6] 中国高血压防治指南 2018 年修订版．心脑血管病防治，2019，19（1）：1-44.

[7] 王春波，江世英．我国成年居民高血压防控现状及健康管理策略．解放军预防医学杂志，2020，38（12）：35-36.

[8] Unger T，Borghi C，Charchar F，et al. 2020 International Society of Hypertension global hypertension practice guidelines. Hypertension，2020，75（6）：1334-1357.

[9] Chen Z，Peto R，Zhou M，et al. Contrasting male and female trends in tobacco-attributed mortality in China：evidence from successive nationwide prospective cohort studies. Lancet，2015，386（10002）：1447-1456.

[10] Bennett DA，Du H，Clarke R，et al. Association of physical activity with risk of major cardiovascular diseases in Chinese men and women. JAMA cardiol，2017，2（12）：1349-1358.

[11] Du H，Li L，Bennett D，et al. Fresh fruit consumption and major cardiovascular disease in China. New Engl J Med，2016，374（14）：1332-1343.

[12] Wang Y，Liu J，Wang W，et al. Lifetime risk of stroke in young-aged and middle-aged Chinese population：the Chinese Multi-Provincial Cohort Study. J Hypertension，2016，34（12）：2434-2440.

[13] Wang Y，Liu J，Wang W，et al. Lifetime risk for cardiovascular disease in a Chinese population：the Chinese Multi-Provincial Cohort Study. Eur J Prev Cardiol，2015，22（3）：380-388.

[14] Bi Y，Jiang Y，He J，et al. Status of cardiovascular health in Chinese adults. J Am Coll Cardiol，2015，65（10）：1013-1025.

[15] Li Y，Wang DD，Ley SH，et al. Potential impact of time trend of life-style factors on cardiovascular disease burden in China. J Am Coll Cardiol，2016，68（8）：818-833.

[16] Solano López AL. Effectiveness of the mindfulness-based stress reduction program on blood pressure：a systematic review of literature. Worldviews Evid Based Nurs，2018，15（5）：344-352.

[17] Giorgini P，Di Giosia P，Grassi D，et al. Air pollution exposure and blood pressure：an updated review of the literature. Curr Pharm Des，2016，22（1）：28-51.

[18] Akter S，Eguchi M，Kurotani K，et al. High dietary acid load is associated with increased prevalence of hypertension：the Furukawa Nutrition and Health Study. Nutrition，2015，31（2）：298-303.

[19] 徐静，赵武．终止高血压膳食疗法在预防和治疗高血压中的作用．中华护理杂志，2005，40（10）：757-759.

[20] Filippou CD，Tsioufis CP，Thomopoulos CG，et al. Dietary approaches to stop hypertension（DASH）diet and blood pressure reduction in adults with and without hypertension：a systematic review and meta-analysis of randomized controlled trials. Adv Nutr，2020，11（5）：1150-1160.

[21] 谯小伟，李桂荣，王宇红，等．兰州市农村居民膳食模式与高血压患病的关联分析．中国慢性病预防与控制，2018，26（9）：689-692.

[22] Ishimitsu T，Nishikimi T，Saito Y，et al. Plasma levels of adrenomedullin，a newly identified hypotensive peptide，in patients with hypertension and renal failure. J Clin Invest，1994，94（5）：2158-2161.

[23] 官玉红，李仁立．缓激肽与心血管疾病．心血管病学进展，2005，26（S1）：39-42.

[24] Susumu M，Hideo S. A peptide inhibitor of angiotensin I converting enzyme in the tryptic hydrolysate of casein. Agric Biol Chem，1982，46（5）：1393-1394.

[25] 郑建仙．功能性食品．北京：中国轻工业出版社，1995.

[26] 刘文颖，林峰，金振涛，等．深海鲑鱼皮来源 ACE 抑制肽的分离及鉴定．现代食品科技，2016，032（6）：170-176.

[27] 黄艳春．酶解淡水鱼蛋白制取血管紧张素转化酶抑制肽的研究．湖北：华中农业大学，2004.

[28] 许萍．中国毛虾（*Acetes Chinensis*）蛋白水解物中血管紧张素转移酶抑制肽的研究．山东：中国海洋大学，2005.

[29] 曹文红，吴红棉，章超桦，等．马氏珠母贝肉酶解产物 ACE 抑制活性的研究．食品与发酵工业，2008，34（8）：60-64.

[30] Jang A，Lee M. Purification and identification of angiotensin converting enzyme inhibitory peptides from beef hydrolysates. Meat Sci，2005，69（4）：653-661.

[31] 甄润英，马俪珍，姜帆，等．羊骨胶原肽对实验性高血压大鼠血压和血脂的影响．营养学报，2008，30（5）：512-514.

[32] 蔡木易．食源性低聚肽．北京：中国轻工业出版社，2021.

[33] 王军波，谢英，裴新荣，等．海洋胶原肽的分子组成及其降血脂和抗氧化作用研究．中华预防医学杂志，2008，2008（4）：226-230.

[34] Yang R，Zhang Z，Pei X，et al. Immunomodulatory effects of marine oligopeptide preparation from Chum Salmon（Oncorhynchus keta）in mice. Food Chem，2009，113（2）：464-470.

[35] 常志娟，张培旗．酶解海洋生物蛋白的生物活性物质及开发功能食品的前景．食品工业，2010，31（6）：63-67.

[36] Okamoto K，Aoki K. Development of a strain of spontaneously hypertensive rats. Jpn Circ J，1963，27：282-293.

[37] 沈智洁，张志辉，杨侃．高血压实验动物模型的研究进展．中国循环杂志，2014，29（3）：232-234.

[38] 王青梅，郭宏，田野．寒冷暴露与高血压．中华高血压杂志，2013，21（1）：21-24.

[39] 张汪，林胜文．高血压及合并高脂血症对颈动脉粥样硬化影响的超声评价．心脑血管病防治，2012，

12（4）：313-315.

[40] 尚福军. 已确诊的冠心病患者的血浆瘦素水平与预后. 世界核心医学期刊文摘（心脏病学分册），2005，1（3）：56-57.

[41] Hong F，Ming L，Yi S，et al. The antihypertensive effect of peptides：a novel alternative to drugs? Peptides，2008，29（6）：1062-1071.

[42] 姚品，张润波，姜华，等. L省D市高血压患者医疗费用分析. 中国医院，2020，24（6）：13-17.

[43] 段涛，叶磊. 降血压肽的研究及应用前景. 江苏食品与发酵，2008，2008（4）：14-17.

第十一章 鱼胶原肽与糖尿病
Fish collagen peptides and diabetes mellitus

糖尿病（diabetes mellitus，DM）是一种常见的内分泌代谢疾病，因胰岛素分泌不足或外周组织对胰岛素敏感性下降导致了以糖代谢紊乱为主，并伴随脂肪、蛋白质代谢紊乱的全身性疾病。我国糖尿病的患病率呈快速上升的趋势，已成为继心脑血管疾病、肿瘤之后的另一个严重危害人类健康的慢性非传染性疾病。它的多种并发症（尤其是慢性并发症会累及多个器官）致残、致死率高，严重影响患者的身心健康，并给个人、家庭和社会带来沉重的经济负担。目前，糖尿病的总体治疗原则是预防、控制和延缓糖尿病急、慢性并发症，最大限度维持或提高患者生活质量。在临床中，治疗框架是“五架马车”：糖尿病教育、饮食治疗、运动治疗、药物治疗、自我血糖监测，其中饮食治疗非常关键。寻找新的安全有效的营养干预手段来防治糖尿病尤为迫切。随着生物活性肽的深入研究，人们发现深海鱼皮胶原蛋白酵解而成的小分子鱼胶原肽具有许多生物活性，包括调节免疫和血脂等功能，还有一些机制线索及指标证据提示 FCPs 对于糖尿病的防治可能有一定作用。

Diabetes is a common endocrine and metabolic disease. It is a systemic disease that is mainly caused by glucose metabolism disorders due to insufficient insulin secretion or decreased sensitivity of peripheral tissues to insulin，accompanied by disorders of fat and protein metabolism. The prevalence of diabetes in China is also showing a rapid upward trend，and it has become another chronic non-communicable disease that seriously endangers human health after cardiovascular and cerebrovascular diseases and tumors. Its multiple complications can affect multiple organs，causing disability and high fatality rate，seriously affecting the physical and mental health of patients，and bringing heavy economic burdens to individuals，families and society. The current overall treatment principle of diabetes is to prevent，control and delay the acute and chronic complications of diabetes，and to maintain or improve the quality of life of patients to the greatest extent. In the clinic，the treatment framework is five carriages：diabetes education，diet therapy，exercise therapy，drug therapy，and self-monitoring of blood sugar. Among them，diet therapy is very important，and it is particularly urgent to find safe and effective nutritional interventions to prevent and treat diabetes. With the further study of bioactive peptides，it has been found that the small molecule fish collagen peptides from deep-sea fish skin have many biological activities，including regulating immunity，regulating blood lipid and other functions. Some mechanism clues and index evidence suggest that fish collagen peptides may have a certain role in the prevention and treatment of diabetes.

第一节 概述 Introduction

糖尿病是一种常见的内分泌疾病，以高血糖和代谢紊乱为主要特征。近几十年来，因其不断增长的患病率、高致死率、高致残率，已成为我国继心脑血管疾病、肿瘤之后第三位严重危害人类健康的慢性非传染性疾病。根据世界糖尿病联盟（International Diabetes Federation，IDF）最新报告，2019 年全球约有 4.63 亿 20 ~ 79 岁成人患糖尿病（11 个人中有 1 个为糖尿病患者）；预计到 2030 年，糖尿病患者会达到 5.784 亿；预计到 2045 年，糖尿病患者会达到 7.002 亿 [1]。糖尿病患者数量最多的国家（地区）前三位分别为中国、印度和美国，糖尿病患者数量分别为 1.164 亿、7700 万和 3100 万。2017 年，中国疾病预防控制中心慢病中心与北京大学公共卫生学院合作在 *JAMA* 上发表了我国糖尿病及糖尿病前期的流行病学数据 [2]。结果显示，成人糖尿病患病率为 10.9%，糖尿病前期比例高达 35.7%。另外，患有糖尿病但未诊断的人群也需要关注。2019 年 IDF 糖尿病地图指出，在 4.63 亿糖尿病患者中，有 2.319 亿未诊断的糖尿病患者（50.1%），其中绝大多数为 2 型糖尿病，年龄为 20 ~ 79 岁。这些人没有明显的糖尿病症状，若不早期发现，及时干预，将增加糖尿病相关并发症的风险，从而极大地增加了糖尿病相关的医疗保健费用。

在 2019 年，大约有 420 万成人（20 ~ 79 岁）因为糖尿病及其并发症而死亡，其中女性 230 万，男性 190 万，相当于每 8 秒就有 1 人死于糖尿病。糖尿病是致盲、截肢、心脏病、肾衰竭和过早死亡的主要原因之一。全球全因死亡率中，大约 11.3% 与糖尿病相关。糖尿病导致的过早死亡和残疾已经对国家经济增长造成了负面影响，这被称为糖尿病“间接代价”。在糖尿病相关医疗支出中，美国最高，大约为 2946 亿美元，中国位居第二，大约为 1090 亿美元。因此，糖尿病不仅严重危害人类身心健康，还给个人、家庭和社会带来了沉重的经济负担。

一、糖尿病的分类及发病机制

（一）糖尿病分类

糖尿病分为四种类型：① 1 型糖尿病，又称胰岛素依赖型糖尿病，是由于机体产生异常自身免疫应答引起胰岛 β 细胞损伤，胰岛素分泌减少的一类疾病 [3]；② 2 型糖尿病，以前被称为非胰岛素依赖型糖尿病或成年型糖尿病，其显著的病理生理学特征为胰岛素调控葡萄糖代谢能力的下降（胰岛素抵抗）伴随胰岛 β 细胞功能缺陷，导致了胰岛素分泌减少（或相对减少）；③妊娠糖尿病（gestational diabetes mellitus，GDM），指妊娠过程中发生或首次发现的不同程度的糖耐量受损，是一种常见的严重危害母婴近、远期健康的妊娠期合并症；④其他类型糖尿病，主要包括青少年的成人起病型糖尿病（maturity-onset diabetes of the young，MODY）、线粒体基因突变引起的糖尿病、伴极度胰岛素抵抗糖尿病等 [4-5]。在患糖尿病人群中，以 2 型糖尿病为主，约占 90.0% 以上 [6]。

（二）糖尿病发病机制

2 型糖尿病是一种病因十分复杂的慢性疾病，其发生受遗传因素和多种环境因素影响。双生子研究表明[7]，糖尿病后的遗传度为 0.41（0.15 ~ 0.75），属于中度遗传。体力活动缺乏、肥胖、饮食和肠道微生物改变等众多环境因素也是造成发病风险增加的原因。

糖尿病病因复杂，不同类型 DM 的病因也不相同。概括而言，引起各类 DM 的病因可归纳为遗传因素及环境因素两大类。不同类型 DM 中，此两类因素在性质及程度上明显不同。例如，单基因突变 DM 中，以遗传因素为主；而在化学毒物所致 DM 中，环境因素是主要发病机制。

DM 最根本的发病机制可归纳为不同病因导致胰岛 β 细胞分泌缺陷及（或）周围组织胰岛素作用不足。胰岛素分泌缺陷可由于胰岛 β 细胞内兴奋胰岛素分泌及合成的信号在传递过程中的功能缺陷，亦可由于自身免疫、感染、化学毒物等因素导致胰岛 β 细胞被破坏，数量减少。胰岛素作用不足可因周围组织中胰岛素作用信号传递通道中的任何缺陷引起。胰岛素分泌及作用不足的后果是糖、脂肪及蛋白质等物质代谢紊乱。依赖胰岛素的周围组织（肌肉、肝及脂肪组织）的糖利用障碍以及肝糖原异生增加导致血糖升高、脂肪组织的脂肪酸氧化分解增加、肝酮体形成增加及甘油三酯合成增加，肌肉蛋白质分解速率超过合成速率以致负氮平衡。这些代谢紊乱是 DM 及其并发症、伴发病发生的病理生理基础。肥胖、衰老、饮食模式、精致加工的食物和脂肪、久坐的生活方式、遗传因素和表观遗传变化等环境因素也会加剧糖尿病的发生、发展。

（三）糖尿病并发症发病机制

研究显示[8]，糖尿病及其并发症严重危害人类健康，在其发展过程中可引起大血管病变、微血管病变、神经系统病变等慢性病理过程，是缺血性心脏病、中风、糖尿病肾病等的主要危险因素。糖尿病大血管病变主要包括脑血管、心血管和其他大血管（特别是下肢血管）的病变；微血管病变主要包括肾脏病变和眼底病变；神经系统病变主要涉及感觉神经、运动神经和自主神经等。此外，糖尿病还可导致低血糖、糖尿病酮症酸中毒、糖尿病非酮症高渗性昏迷以及乳酸性酸中毒等急性并发症。

糖尿病反应在机体各器官组织的伤害和机制有所不同。对于血管来说，高血糖对血管内皮细胞有直接损伤作用，进而致使血浆蛋白渗透性增加、血小板凝聚。长期高血糖促进了动脉粥样硬化的形成，让血管直接失去原有弹性。其次，糖尿病的各种炎症可导致动脉壁损伤和改变血管通透性。当免疫复合物固定在血管内皮上，在补体参与下，使血管壁通透性增高，导致胆固醇和脂蛋白浸润到动脉内膜下并大量堆积，再次促使血管粥样硬化。另外，糖尿病患者的糖蛋白因子会增多，而这种增多能促进血小板聚集黏附在损伤的内皮下层，进而促使血小板聚集或血栓，促进了大血管病变。

糖尿病患者胰岛素 / 胰高血糖素的比值会降低，致使脂肪分解加速，大量脂肪酸和甘油就会进入肝。而过多的脂肪酸不仅会造成Ⅳ型高脂血症，而且随着依赖胰岛素 / 胰高血糖素比值的酶活性降低，还会出现高脂血症。而胆固醇和胆固醇脂在细胞内堆积，导致动脉粥样硬化发生与发展。糖尿病患者的血浆胆固醇也会升高。生长素、肾上腺素、去甲肾上腺素的不断增多，这些激素使胆固醇合成的酶增加，进而使胆固醇合成增加。

对于糖尿病患者的神经系统，代谢紊乱时，高血糖还会激活葡萄糖的代谢和产生。而这种代谢的产物会导致神经细胞肿胀、变性、坏死，最终使神经细胞结构和功能改变、神经传导障碍。糖尿病高血糖状态下，一方面机体对自由基清除能力下降；另一方面，游离自由基大量产生。也就是说，体内氧化因子和抗氧化因子平衡失调。这种失调会直接引起神经元 DNA、神经元的蛋白质和脂质损害，阻碍身体中各种生理反应的信号传输和传导。神经营养因子其实是一种可溶性的蛋白，它能影响人体内特定神经元的生长、成熟、存活和功能。糖尿病发生后，神经营养因子及其相关受体等都会缺乏，从而影响体内神经功能。同时，血管损伤会导致神经细胞缺乏血供，而神经损伤会导致血管进一步失去神经的支配和调控，互为因果，恶性循环。

由此可见，糖尿病是一种病因复杂、并发症多且较为严重的疾病。因此，糖尿病及其并发症的防治已成为科学工作者的研究重点。

二、糖尿病的治疗原则

限于目前的医学水平，DM 还是一种不可根治的慢性疾病，因此 DM 需要持续的医疗照顾。从生物医学的角度，DM 的治疗目标是通过纠正 DM 患者不良的生活方式和代谢紊乱以防止急性并发症的发生和减低慢性并发症的风险。在对 DM 的管理过程中，提高 DM 患者的生活质量和保持良好的心理状态也是 DM 的重要治疗目标。DM 的治疗应是综合性的治疗。“综合性”的第一层含义是：DM 的治疗应包括饮食控制、运动、血糖监测、DM 自我管理教育和药物治疗。“综合性”的第二层含义是：虽然 DM 主要是根据高血糖确诊因而需要医疗照顾，但对大多数的 2 型 DM 患者而言，往往同时伴有“代谢综合征”的其他表现，如高血压、血脂异常等，所以 DM 的治疗应是包括降糖、降压、调脂和改变不良生活习惯（如戒烟）等措施的综合治疗。

尽管目前没有治愈 DM 的方法，但具有里程碑意义的糖尿病控制和并发症试验（diabetes control and complications trial，DCCT）和英国前瞻性糖尿病研究（United Kingdom prospective diabetes study，UKPDS）[9] 表明，强化控制血糖，制订有效治疗方案，减少和预防 DM 各种并发症的发生具有重要意义。因此，深入探讨 DM 的发病机制，寻找更安全、更有效的药物或功能性食品来早期防治 DM 及其并发症的发生成为生命科学研究领域的重要课题。

我国防治糖尿病的原则主要依据“五驾马车”理论[10]。第一是饮食，饮食治疗是糖尿病的基础治疗，在“五驾马车”里面常常被称为原马。饮食治疗是糖尿病自然病程中任何阶段都必不可少的措施，其两大基本原则为控制总量和均衡饮食。第二是教育，糖尿病教育是非常重要的一项治疗措施，目的在于让患者能够对糖尿病有全面、正确、客观、理性的认识，提高患者的依从性，最大限度发挥治疗效果，避免发生并发症。第三是运动，运动治疗也是糖尿病的基础治疗，强调适量、经常性和个体化。适量体力活动可以改善胰岛素敏感性、血压和血脂，可以帮助控制血糖。第四是药物，药物治疗是糖尿病治疗的一个重要组成部分，目前批准使用的口服降糖药包括促胰岛素分泌剂（磺脲类药物、苯甲酸衍生物）和非促胰岛素分泌剂（α- 糖苷酶抑制剂、双胍类药物和格列酮类药物），应该根据患者的具体情况进行选择。第五是监测，血糖监测很容易被人忽视，监测结果可以用来反映饮食控制、运动和药物治疗的效果，并了解现在的治疗方案到底是否合理，是否需要调整，如何调整等。没有监测引领的治疗是盲目的治疗[11]。

作为“五驾马车”的最基础措施，合理的营养治疗可以有效控制糖尿病的发展，延缓或减少并发症的发生，减轻患者痛苦及降低医疗费用支出。越来越多的研究强调，营养因素对晚年患糖尿病的风险有持续的影响。1959—1962 年的中国大饥荒被认为是 20 世纪最大和最严重的饥荒，估计导致 3000 万人死亡。有研究发现，暴露在中国饥荒中的母亲的后代，成年后患糖尿病或高血糖的风险增加了 3.9 倍[12]。2014 年进行的一项有关代谢性疾病和风险因素的研究在来自上海、江西和浙江的 6897 名成年人中，得到了同样的结论，即胎儿期或儿童期暴露于饥荒与未来患糖尿病有关[13]。这些发现表明，早年营养不良会增加成年后患高血糖的风险，而这种关联在晚年面临营养过剩时被进一步扩大。现代研究诸多证据表明，膳食因素对于辅助治疗糖尿病有很好的效果[14-16]。因此，寻找安全有效的功能性食物降低高血糖或控制糖尿病发生发展具有非常重要的意义。

三、生物活性肽与糖尿病

目前对于糖尿病的治疗以控制血糖为主，采用的药物均有不同程度的副作用。因此，迫切需要寻找新的、有效而且安全的方法来预防和治疗 DM。世界卫生组织向全世界提出的 DM“现代综合疗法（五驾马车）”中，饮食控制排在第一位，因此具有调节血糖作用的功能因子成为 DM 防治领域的研究热点。膳食中影响血糖代谢的因素主要有脂肪酸、蛋白质和肽类、碳水化合物、抗氧化营养素、矿物质、植物化学物等。研究证实[17]，胰岛 β 细胞功能障碍和胰岛素敏感性下降（胰岛素抵抗）是导致 DM 的主要原因。尽管目前已经有许多针对 DM 的治疗药物，加上饮食和锻炼计划都有助于 DM 病情的稳定和转归，但这些治疗策略还未能彻底、有效地抑制 DM、高血压及其发病过程中心血管等并发症的发生。因此，从天然食物资源中探寻和开发新型、更安全有效的功能活性物质将具有十分重要的意义。

生物活性肽来源天然，服用后极少有副作用，可作为安全的抗高血糖药物进行开发。早在 20 世纪 90 年代，我国就已经有学者通过实验证实了人参多肽在大鼠体内具有辅助降血糖的生理活性[18]。目前已有许多生物活性肽都被发现具有抗 2 型糖尿病的作用，比如燕麦、玉米、鸡蛋、鱼和牛奶蛋白水解物中的肽都具有保护 2 型糖尿病患者的作用[19-20]。这些抗糖尿病肽可以降低禁食血糖水平、提高血糖耐受性和胰岛素敏感性。

目前，研究较多的其他血糖调节肽被分为内源性活性肽（主要是胰高血糖素样肽）和外源性活性肽（苦瓜多肽和蛙类活性肽等）。

（一）胰高血糖素样肽

内源性血糖调节肽中被研究最多的是胰高血糖素样肽（glucagon-like peptides，GLPs）。GLPs 被分为两种，GLP-1 和 GLP-2，它们中有大约 50% 的氨基酸与胰腺的胰高血糖素相同。GLP-1 主要由小肠和大肠的内分泌细胞和脑神经细胞分泌，由于 GLP-1 对调节餐后葡萄糖水平起重要作用，人们已对其在治疗 DM 方面的作用进行了广泛研究，这使得 GLP-1 由一个生理性肠降血糖素成员迅速地转变为一种具有潜力的治疗 DM 的肽类药物。

肠道最初产生的 GLP-1 是 37 肽，为胰高血糖素原（proglucagon，PG）72 ～ 108 的氨基酸序列[21]。肠分泌的 GLP-1（1 ～ 37）是无活性的肽链，需酶解切除 N 端 6 肽，成为具有生物活性的 GLP-1（7 ～ 37），其 C 末端甘氨酸可以作为酰胺化酶的底物，这样，肠道中天然产生的 GLP-1 有 80% 左右为 GLP-1（7 ～ 36）酰胺，相当于 PG 78 ～ 107 的酰胺化产物，在目前已研究的哺乳类动物中其序列均相同。

GLP-1 能增强葡萄糖刺激性胰岛素的分泌；刺激胰岛素基因转录和前胰岛素生物合成；降低胰高血糖素浓度并抑制胰高血糖素分泌；刺激胰岛素依赖性糖原合成；增强胰岛素的敏感性；降低游离脂肪酸的浓度；减慢胃排空速度；通过丘脑下部的中枢作用抑制食欲，降低食物摄取量；在中枢神经系统中刺激交感神经；刺激胰岛 β 细胞增殖与分化和减慢胰岛 β 细胞的凋亡。GLP-1 的各种功能使其作为一种新型的 2 型 DM 治疗药物具有诱人的前景，尤其是其具有葡萄糖依赖性的促胰岛素分泌特性，避免了 DM 治疗过程中常存在的低血糖风险。

尽管天然 GLP-1 对于治疗 DM 有诸多优点，但它在体内血浆的半衰期很短，因此限制了其在临床上的直接应用。具体来说，体内有一种二肽酰基肽酶 - Ⅳ（dipeptidyl peptidase- Ⅳ，DPP- Ⅳ）可特异性识别活性调节肽 N 末端第二位的 Pro 或 Ala 残基，从肽链的 N 末端切除二肽。而 GLP-1 的 N 末端第二位氨基酸残基恰好为 Ala，使得 GLP-1 在体内很快被降解为无活性的 GLP-1（9 ～ 36）-NH2 及 GLP-1（9 ～ 37），其生物半衰期仅 2 分钟左右。针对 GLP-1 的这一弱点，人们主要从两个方面来探索以 GLP-1 为基础的治疗 DM 的药物，一方面是 GLP-1 类似物的研究，通过对 GLP-1 的结构改造使其在体内可以抵抗 DPP- Ⅳ的降解；另一方面是研究 DPP- Ⅳ抑制剂，降低 DPP- Ⅳ在体内的生物学活性，防止其降解 GLP-1，以延长 GLP-1 的生物半寿期，使其作为治疗药物更好地应用于临床。

（二）外源性活性肽

1. 苦瓜多肽 -P

苦瓜是传统药食同源的植物资源，具有降糖、抗癌等多种功能，人们用苦瓜汁或苦瓜提取物来治疗 DM，并对其中的降糖成分进行了长期探索。研究表明[22]，目前国内外以苦瓜为原料研制的辅助降血糖保健食品种类繁多，但还未见有应用于临床的报道。长久以来，研究结果表明，苦瓜中含有多肽 -P（P-polypeptide）及皂苷等多种降糖功能成分。1981 年 Khanna 等[23]首次从苦瓜果实和种子中分离出具有明显降血糖作用的多肽 -P，又称植物胰岛素。

研究表明，多肽 -P 对 1 型 DM 动物和 2 型 DM 动物血糖代谢都具有改善作用。在国内，刘红雨[24]和盛清凯等[25]分别采用四氧嘧啶致 DM 小鼠模型和 2 型 DM 大鼠模型探讨了多肽 -P 对 DM 的影响。在刘红雨的研究中，皮下注射 10 mg/kg 多肽 -P 1 h 后，小鼠血糖便开始显著降低，降血糖作用一直持续了 6 h 才开始减弱，见表 11-1。皮下注射多肽 -P 对 DM 小鼠具有持续、强烈的降血糖作用。

表 11-1 皮下注射苦瓜多肽 -P DM 小鼠血糖（Mean ± SD，n = 10）

组别	血糖值（mmol/L）			
	1 h	2 h	4 h	6 h
空白对照	2.63 ± 0.53	3.16 ± 0.69	2.36 ± 0.30	2.14 ± 0.25
模型对照	22.46 ± 1.10	23.03 ± 1.74	22.08 ± 1.44	21.18 ± 2.90
多肽 -P 皮下注射	21.32 ± 1.42**	19.77 ± 3.15**	18.04 ± 5.88*	17.29 ± 6.41

与模型对照组比较差异有显著性，$^{*}P < 0.05$，$^{**}P < 0.01$

单用多肽 -P（100 mg/kg）口服无明显降血糖作用，但在多肽 -P 中添加蛋白酶抑制剂（50 mg/kg），给 DM 小鼠口服用药，则可以明显降低 DM 小鼠血糖值，初步证明了多肽 -P 口服降血糖的可行性（表 11-2）。多肽 -P 和蛋白酶抑制剂配伍应用，能够利用蛋白酶抑制剂的酶抑制剂活性，减少消化系统对多肽 -P 的破坏作用，使得多肽 -P 的降血糖活性得以保留。该研究中，多肽 -P 口服给药能在一定程度上减轻四氧嘧啶对小鼠胰岛的选择性损伤，而且可以显著升高 DM 小鼠血清胰岛素水平，提示多肽 -P 口服降血糖作用可能是通过保护或修复胰岛 β 细胞、促进胰岛素分泌实现的。

表 11-2 口服苦瓜多肽 -P DM 小鼠血糖和胰岛素水平（Mean ± SD，n = 10）

组别	胰岛素（μIU/ml）	血糖值（mmol/L）		
		7 日	14 日	21 日
空白对照	38.02 ± 6.90	6.30 ± 0.79	6.45 ± 0.86	6.40 ± 0.53
模型对照	5.79 ± 0.66	27.10 ± 3.85	26.12 ± 3.06	26.40 ± 2.66
多肽 -P 组	10.41 ± 1.22**	25.79 ± 2.93	23.07 ± 2.19*	21.81 ± 2.53**

与模型对照组比较差异有显著性，$^{*}P < 0.05$，$^{**}P < 0.01$

α- 葡萄糖苷酶抑制剂是一类口服降糖药，通过延缓碳水化合物的消化和吸收，达到降低餐后高血糖的目的，其作用特点是在碳水化合物消化的最后一步抑制双糖降解为单糖。α- 葡萄糖苷酶抑制剂（如阿卡波糖）能竞争性阻断存在于小肠黏膜微绒毛膜表面的蔗糖酶等双糖水解酶，使摄入的多糖、寡糖和双糖消化变成葡萄糖、果糖等单糖的过程受到阻滞，使十二指肠和空肠上部的糖吸收变少，从而避免了餐后血糖的急剧上升。Kumar 等 [26] 研究发现 DM 大鼠小肠 α- 葡萄糖苷酶活性显著升高，饲料中添加苦瓜粉可以显著改善小肠 α- 葡萄糖苷酶活性，DM 动物高血糖耐受增强。Oishi 和 Uebanso 等 [27] 研究发现苦瓜多个提取部位都对 α- 葡萄糖苷酶有抑制作用，认为苦瓜的降血糖作用与其抑制 α- 葡萄糖苷酶活性密切相关。口服多肽 -P 可以显著抑制 α- 葡萄糖苷酶中的麦芽糖酶活性，提示抑制小肠黏膜 α- 葡萄糖苷酶活性可能是多肽 -P 口服降血糖的作用机制之一（表 11-3）。

己糖激酶催化进入细胞后的葡萄糖磷酸化为 6- 磷酸葡萄糖，是葡萄糖以糖原形式贮存通路中的第一个限速酶，是葡萄糖代谢过程中的关键酶之一，它与细胞膜上葡萄糖转运蛋白功能上相互偶联，决定了细胞内葡萄糖流量，也决定了葡萄糖的代谢命运。研究发现 DM

小鼠骨骼肌己糖激酶的活性明显减低，多肽 -P 口服给药可以显著提高骨骼肌己糖激酶的活性，加速葡萄糖磷酸化过程继而提高 DM 小鼠体内葡萄糖代谢和利用。

表 11-3　口服苦瓜多肽 -D DM 小鼠小肠黏膜 α- 葡萄糖苷酶活性和骨骼肌己糖激酶活性（Mean ± SD，$n = 10$）

组别	己糖激酶活性（U/g）	α- 葡萄糖苷酶活性（mmol/g）	
		蔗糖酶	麦芽糖酶
空白对照	14.65 ± 3.54	1.51 ± 0.44	11.89 ± 2.38
模型对照	6.01 ± 3.45	3.60 ± 0.96	19.16 ± 3.77
多肽 -P 组	9.06 ± 2.70*	2.72 ± 1.27	10.01 ± 2.14**

与模型对照组比较差异有显著性，$^{*}P < 0.05$，$^{**}P < 0.01$

绝大多数的 2 型 DM 患者及肥胖者均可见胰岛素抵抗现象。除 DM 外，心血管病变、高血压、脂代谢紊乱等疾病也与胰岛素抵抗有关。胰岛素抵抗是指胰岛素效应器官或部位对其生理作用不敏感的一种病理生理状态。现主要指外周靶器官对胰岛素介导的葡萄糖代谢作用不敏感的状态。应激、肥胖、不良生活方式等都可引起胰岛素抵抗的发生。在盛清凯 [25] 的研究中，苦瓜多肽 -P 可提高 2 型 DM 大鼠胰岛素敏感指数，增强肝糖原和肌糖原的含量，表明苦瓜多肽 -P 可改善 2 型 DM 模型鼠血糖的代谢，提高肝、肌肉对胰岛素的敏感程度（表 11-4，表 11-5）。从而提示，苦瓜多肽 -P 降血糖的机理可能为对胰岛素抵抗的改善。

表 11-4　苦瓜多肽 -P 对血糖及血清胰岛素的影响（Mean ± SD，$n = 8$）

组别	血糖（mmol/L）	胰岛素（μIU/ml）	胰岛素敏感指数
对照组	4.21 ± 0.52	11.67 ± 0.54	–1.70 ± 003
模型对照组	9.12 ± 1.65	15.95 ± 1.75	–2.15 ± 0.06
多肽 -P 组	5.11 ± 0.64*	11.74 ± 1.05**	–1.74 ± 0.05**

与模型对照组比较差异有显著性，$^{*}P < 0.05$，$^{**}P < 0.01$

表 11-5　苦瓜多肽 -P 对糖原的影响（Mean ± SD，$n = 8$）

组别	肝糖原（mg/g）	肌糖原（mg/g）
对照组	2.94 ± 0.48	0.87 ± 0.56
模型对照组	2.59 ± 0.81	0.75 ± 0.39
多肽 -P 组	3.53 ± 0.99**	0.90 ± 0.48**

与模型对照组比较差异有显著性，$^{**}P < 0.01$

正常情况下，胰岛素抑制脂肪的分解，促进脂肪的合成。当胰岛素敏感性下降时，胰岛素生物活性降低。动物体内脂肪分解增加，游离脂肪酸浓度升高，使胆固醇、TG 合成增加，HDL 减少，造成血脂代谢紊乱；反之会促进胰岛素抵抗和高胰岛素血症的发生。该研究中，注射苦瓜多肽 -P 后，DM 模型鼠胆固醇、TG 浓度降低，HDL 浓度增加，表明苦瓜多肽 -P 可改善 DM 鼠的血脂代谢（表 11-6），改善的原因可能与胰岛素抵抗程度降低有关。

表 11-6 苦瓜多肽 -P 对血脂的影响（Mean ± SD，$n = 8$）

组别	TC（mmol/L）	HDL（mmol/L）	TG（mmol/L）
对照组	1.65 ± 0.25	1.16 ± 0.09	0.38 ± 0.13
模型对照组	2.06 ± 0.36	0.94 ± 0.22	0.48 ± 0.18
多肽 -P 组	1.72 ± 0.30**	1.17 ± 0.15*	0.40 ± 0.11*

与模型对照组比较差异有显著性，$^{*}P < 0.05$，$^{**}P < 0.01$

2．蛙类活性肽

蛙类皮肤是生物活性多肽的丰富来源，研究证实大多数蛙类皮肤多肽均具有促进胰岛素释放的作用[28]。更有意义的是，在蛙类皮肤中发现的生物活性多肽，很多都可以在哺乳动物的胃肠道、神经组织、内分泌器官中找到它们的对应物。

第二节 鱼胶原肽降血糖作用的研究进展
Advances in effects of fish collagen peptides on diabetes

在生物活性肽研究中，海洋生物由于其丰富的资源和极富竞争性的生存环境，近年来已经成为科学家们深入探索的资源宝库。来自海洋生物的活性肽研究早在 20 世纪后期就已经开始，到目前为止，海洋生物来源的活性肽已被证实具有抗肿瘤、降血压、抗菌、抗氧化、降低胆固醇等多种生理活性，并成为活性肽研究领域的热点[29-30]。北京大学李勇教授课题组对鱼胶原肽在 DM 防治方面的作用进行了大量的动物和人群研究。

一、鱼胶原肽辅助降血糖功能的研究方法

（一）动物实验

糖尿病动物模型分为自发性 2 型糖尿病动物模型、诱导性 2 型糖尿病动物模型和基因工程糖尿病动物模型。其中诱导性 2 型动物模型简单、造模率高，目前被广泛引用[31]。啮齿类动物（如大鼠、小鼠）的基因组与人类基因组具有较高的同源性，一般在辅助降血糖功能的检验方法中，多采用成年小鼠（26 ± 2）g 或成年大鼠（180 ± 20）g，单一性别，小鼠每组 10 ～ 15 只，大鼠每组 8 ～ 12 只。可利用其建立高血糖模型动物。在动物禁食后，给予一定剂量的四氧嘧啶或链脲佐菌素造模，研究根据需要的糖尿病类型选择适宜的造模剂量和注射周期。一般模型成立标准以血糖值 10 ～ 25 mmol/L 为高血糖模型成功动物。高血

糖模型建立成功之后，与空白对照组一并进行研究，剂量组分别给予不同浓度受试样品干预，模型对照组给予同体积溶剂干预。一段时间后，检测动物空腹血糖、糖耐量等指标，判定降糖功能。近年来有少量研究也开始建立斑马鱼模型来研究糖尿病，其易于转基因操作，可以从分子水平分析机制。斑马鱼模型的不断研发和构建将在糖尿病疾病研究中起到越来越重要的作用[32]。

（二）人体试食实验

人群研究采用随机分组、组间和自身两种对照设计。招募对象选择经饮食控制或口服降糖药物治疗后病情较稳定，不需要更换药物品种及剂量，服用维持量的成年糖尿病病患者，空腹血糖≥ 7.8 mmol/L 或餐后血糖≥ 11.1 mmol/L；也可以选择 7.8 mmol/L ≥空腹血糖≥ 6.7 mmol/L 或 11.1 mmol/L ≥餐后血糖≥ 7.8mmol/L 的高血糖人群。一般需排除 1 型糖尿患者，年龄在 18 岁以下或 65 岁以上，妊娠或哺乳期妇女，对受试样品过敏者，有心、肝、肾等主要脏器并发症，精神病患者，服用糖皮质激素或其他影响血糖药物者，不能配合饮食控制而影响观察结果者，近 3 个月内有糖尿病酮症，酸中毒以及感染者。

采用自身和组间两种对照设计，根据随机盲法的要求分组。按受试者的血糖水平随机分为试食组和对照组，尽可能考虑影响结果的主要因素，如病程、服药种类等，进行均衡性检验，以保证组间的可比性。试食组在服药的基础上，按推荐服用方法和服用量每日服用受试样品，对照组在服药的基础上，可服用安慰剂或采用空白对照。受试样品给予时间为 30 天，必要可延长至 45 天。

观察期主要确认受试者的一般状况体征（包括精神、睡眠、饮食、大小便、血压等）、血尿便常规检查、肝肾功能检查、空腹血糖、餐后 2 h 血糖、尿糖、血脂等，根据统计结果分析判定降糖效果。

二、鱼胶原肽辅助降血糖功能的研究进展

（一）动物研究进展

北京大学李勇教授课题组采用了两种动物模型：高脂饲料联合链脲佐菌素诱导的糖尿病大鼠模型和四氧嘧啶诱导的高血糖大鼠模型，来观察 FCPs 对 DM 的影响。

1．高脂饲料联合链脲佐菌素诱导的糖尿病大鼠模型研究

使用健康雄性 SD 大鼠 60 只建立高胰岛素血症动物模型，按体重分为空白对照组（10 只）和高脂饲料组（50 只），空白对照组喂饲普通饲料，高脂饲料组喂饲添加 15% 猪油、10% 蛋黄粉和 1% 胆固醇的高脂饲料（供能比为：碳水化合物 40%，粗蛋白 18%，粗脂肪 42%）。饲养 4 个月后，尾静脉采血测定空腹胰岛素水平，选择空腹胰岛素水平大于空白对照组均值 2 倍标准差者为高胰岛素血症模型成功大鼠。选择高胰岛素血症模型大鼠 32 只，按空腹胰岛素和体重分成 4 组，即高胰岛素血症模型对照组（hyperinsulinemia control，HIC）和 3 个 FCPs 组［0.225、0.45 和 1.35 g/kg（bw）］，每组 8 只，另选健康成年大鼠 8 只设为空白对照组（negative control，NC）。FCPs 以灌胃方式给予动物，HIC 组和 NC 组大鼠给予等体积溶剂灌胃，灌胃量为 2 ml/100g 体重，固定于每日 14：00 开始灌胃 1 次。实验周期为 8 周，实验期间动物自由进食、饮水。于高脂饲料喂养 4 个月后和 FCPs 干预 8 周

后，分别检测血清血糖（glucose，GLU）、总胆固醇（total cholesterol，TC）、高密度脂蛋白胆固醇（high density lipoprotein cholesterol，HDL-C）、甘油三酯（triglyceride，TG）和血清胰岛素（insulin，INS）含量。于 FCPs 干预 8 周后进行 OGTT，观察各组给予葡萄糖后各时间点血糖曲线下面积［area under（the plasma concentration time）curve，AUC］的变化，血糖曲线下面积计算公式如下：

$$AUC = 0.25 \times (0\ h\ 血糖值 + 4 \times 0.5\ h\ 血糖值 + 3 \times 2\ h\ 血糖值)$$

分别检测血清超氧化物歧化酶（superoxide dismutase，SOD）、谷胱甘肽过氧化物酶（glutathion peroxidase，GSH-Px）和丙二醛（malondialdehyde，MDA）等抗氧化能力指标。透射电镜下观察胰岛 β 细胞微结构。

结果显示，高脂饲料喂养 4 个月后（即实验第 0 周）HIC 和 FCPs 各剂量组大鼠空腹 INS、TC 和 TG 水平均显著高于 NC 组（$P < 0.05$），表明高胰岛素血症模型成功建立，且模型大鼠伴有明显的血脂代谢紊乱（表 11-7）。

表 11-7　FCPs 干预前大鼠空腹 GLU、INS、TC、HDL-C 和 TG 水平（Mean ± SD，$n = 8$）

组别	GLU（mmol/L）	INS（μIU/ml）	TC（mmol/L）	HDL-C（mmol/L）	TG（mmol/L）
空白对照组	5.1 ± 0.6	13.2 ± 2.6	1.87 ± 0.28	1.50 ± 0.21	0.73 ± 0.18
高胰岛素血症模型对照组	5.2 ± 0.5	28.8 ± 6.2*	2.86 ± 0.56*	1.32 ± 0.13	1.33 ± 0.33*
FCPs 低剂量组	5.1 ± 0.6	28.8 ± 3.8*	2.81 ± 0.41*	1.39 ± 0.14	1.40 ± 0.31*
FCPs 中剂量组	5.0 ± 0.9	28.0 ± 5.8*	2.65 ± 0.30*	1.34 ± 0.34	1.32 ± 0.39*
FCPs 高剂量组	5.0 ± 0.7	29.2 ± 8.0*	2.59 ± 0.33*	1.32 ± 0.17	1.42 ± 0.32*

与空白对照组比较差异有显著性，*$P < 0.05$

继续喂养 8 周后，高脂饲料喂养的各组大鼠 INS、TC、TG 水平均继续增高，空腹血糖水平在第 8 周末亦明显高于 NC 组（$P < 0.05$），但给予 FCPs 的各组大鼠各项指标增高的幅度明显低于 HIC 组（P < 0.05）。实验结束时，各剂量 FCPs 组大鼠空腹 INS、TC、TG 水平均明显低于 HIC 组（$P < 0.05$），0.225、1.35 g/kg（bw）FCPs 组大鼠空腹 GLU 水平显著低于 HIC 组（$P < 0.05$），而 HDL-C 明显高于 HIC 组（$P < 0.05$）（表 11-8）。

表 11-8　FCPs 干预后大鼠空腹 GLU、INS、TC、HDL-C 和 TG 水平（Mean ± SD，$n = 8$）

组别	GLU（mmol/L）	INS（μIU/ml）	TC（mmol/L）	HDL-C（mmol/L）	TG（mmol/L）
空白对照组	5.6 ± 0.4	19.7 ± 6.9	1.90 ± 0.18	1.41 ± 0.23	0.71 ± 0.15
高胰岛素血症模型对照组	13.0 ± 4.3*	60.8 ± 11.5*	4.49 ± 0.82*	1.24 ± 0.20	2.02 ± 0.37*
FCPs 低剂量组	9.7 ± 1.0*#	42.4 ± 4.6*#	3.36 ± 1.09*#	1.57 ± 0.21#	1.30 ± 0.42*#
FCPs 中剂量组	11.2 ± 1.7*	33.5 ± 8.9*#	2.91 ± 0.61*#	1.29 ± 0.19	1.11 ± 0.34*#
FCPs 高剂量组	10.0 ± 0.9*#	29.9 ± 5.6*#	2.83 ± 0.54*#	1.49 ± 0.31#	1.14 ± 0.33*#

与空白对照组比较差异有显著性，*$P < 0.05$；与高胰岛素血症模型对照组比较差异有显著性，#$P < 0.05$

OGTT 结果显示，FCPs 0.45 和 1.35 g/kg（bw）组大鼠给予葡萄糖后 0.5 h 和 2 h 血糖明显低于 HIC 组，糖耐量曲线下面积明显低于 HIC 组（$P < 0.05$）（表 11-9）。

表 11-9 FCPs 对 OGTT 实验中大鼠 GLU 和 AUC 的影响（Mean ± SD，$n = 8$）

组别	GLU（mmol/L）			AUC（mmol/L）
	0h	0.5h	2h	
空白对照组	5.6±0.7	10.5±1.4	6.8±1.5	17.0±2.2
高胰岛素血症模型对照组	5.5±0.5	19.9±1.9*	14.5±4.8*	32.1±3.3*
FCPs 低剂量组	5.9±0.2	18.2±2.4*	12.6±2.4*	29.1±3.7*
FCPs 中剂量组	5.6±0.6	15.8±2.4*#	11.2±4.7*#	25.2±3.3*#
FCPs 高剂量组	5.8±0.2	14.6±2.0*#	9.8±3.4*#	23.9±3.7*#

与空白对照组比较差异有显著性，*$P < 0.05$；与高胰岛素血症模型对照组比较差异有显著性，#$P < 0.05$

该课题组还发现，与 HIC 组比较，各 FCPs 剂量组大鼠血清 SOD 活性显著升高，1.35 g/kg（bw）组大鼠 GSH-Px 活力明显升高，而血清 MDA 水平明显下降，差异均具显著性（$P < 0.05$）（表 11-10）。

表 11-10 FCPs 对大鼠血清 SOD、GSH-Px 活性和 MDA 含量的影响（Mean ± SD，$n = 8$）

组别	SOD（U/ml）	GSH-Px（U/ml）	MDA（nmol/ml）
空白对照组	266.2±38.8	150.6±32.7	6.4± 4.0
高胰岛素血症模型对照组	116.9±53.7*	74.4±39.0*	17.0±11.8*
FCPs 低剂量组	230.8±35.1#	89.9±51.1*	15.4±9.8*
FCPs 中剂量组	250.4±19.1#	103.6±64.0	10.0±4.6
FCPs 高剂量组	225.9±43.0*#	132.0±50.4#	8.5±2.4#

与空白对照组比较差异有显著性，*$P < 0.05$；与高胰岛素血症模型对照组比较差异有显著性，#$P < 0.05$

另外，电镜显示空白对照组大鼠胰岛 β 细胞的细胞核呈圆形或卵圆形，胞质内有大量大小不等有界膜的分泌颗粒，颗粒的电子密度均匀。HIC 组大鼠胰岛 β 细胞的细胞核形状不规则，部分细胞核染色质固缩；胞质内分泌颗粒数量明显减少，颗粒的电子密度不均匀；胞质内出现大量脂滴。FCPs 1.35 g/kg（bw）组大鼠胰岛 β 细胞的细胞核呈圆形或卵圆形，胞质内分泌颗粒较 HIC 组明显增多，而且颗粒的电子密度较均匀；胞质内仍可见脂滴，但数量较 HIC 组明显减少（图 11-1）。

高脂饮食可导致骨骼肌葡萄糖摄取减少，减弱胰岛素抑制肝糖输出的能力，并影响葡萄糖刺激胰岛细胞的胰岛素分泌，导致高体重、高血糖、高血脂、高胰岛素血症等胰岛素抵抗的特征。高脂饲料长期喂养可以导致体内脂质代谢紊乱、氧化应激加剧，进而对胰岛 β 细胞结构和功能产生影响，造成胰岛素生物活性降低，最终导致胰岛素抵抗和高血糖的发生，这些表现与人类胰岛素抵抗综合征十分相似，提示以高脂饲料诱导大鼠高胰岛素血

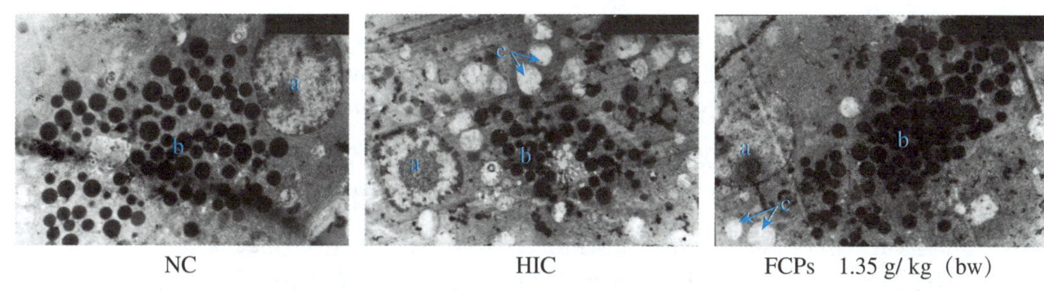

图 11-1　FCPs 对大鼠胰岛 β 细胞超微结构的影响（500×）

a：细胞核，b：分泌颗粒，c：脂滴

症模型可能是研究人类胰岛素抵抗和 2 型 DM 的较好模型。该课题组的研究观察到在高脂饲料诱导的高胰岛素血症模型大鼠中给予不同剂量的 FCPs 后，大鼠空腹胰岛素水平均有明显降低，对大鼠空腹血糖和口服葡萄糖耐量也表现出了一定的改善作用，同时 1.35 g/kg（bw）FCPs 组还可明显改善胰岛 β 细胞微观结构损伤，使分泌颗粒增加，脂滴明显减少，从而可能促进了胰岛素信号转导过程，并减少了胰岛素经肝“首过效应”的灭活，提高了胰岛素的生物学活性。

胰岛素功能的发挥受到许多因素的影响，体内氧化应激状态是引起胰岛 β 细胞功能进一步衰退、胰岛素敏感性下降及胰岛素抵抗的重要原因之一。脂代谢紊乱常伴有自由基形成增多，氧化应激增强，外周肌肉和脂肪组织可以通过抑制胰岛素作用引发胰岛素抵抗，减少自身受到的氧化应激伤害，而 β 细胞则易受氧化应激损伤，从而引发胰岛素分泌异常，使葡萄糖刺激的胰岛素第一时相消失，发生糖耐量损伤。研究发现，线粒体过多的自由基产生是导致葡萄糖诱导的胰岛素第一时相分泌受损的潜在机制，而抗氧化治疗则可以特异地帮助恢复胰岛素早期时相分泌以及减轻外周组织胰岛素抵抗[34]。该研究发现，给予 FCPs 后大鼠血清 TC、TG 明显下降，SOD 和 GSH-Px 活性有不同程度升高，MDA 水平则有不同程度的下降，提示 FCPs 可能通过增强大鼠抗氧化能力，改善脂质代谢紊乱，从而减轻氧化应激而促进胰岛素生物学作用，减轻胰岛素抵抗，减轻胰岛 β 细胞损伤，从而提高胰岛素的生物学活性，改善糖代谢异常。

2．四氧嘧啶诱导的高血糖大鼠模型研究

该课题组先进行了为期 20 天的短期干预研究。雄性 SD 大鼠禁食、不禁水 12 h 后，按 150 mg/kg（bw）剂量一次性腹腔注射生理盐水配制的四氧嘧啶（现用现配），4 h 灌胃 50% 的葡萄糖，之后 24 h 喂以 5% 的葡萄糖水，以预防四氧嘧啶引起低血糖导致的动物死亡，3 天后再按上述步骤重复注射四氧嘧啶剂量为 130 mg/kg（bw）。一周后测定空腹血糖，把血糖值高于 11.1 mmol/L 的大鼠定为糖尿病大鼠，共有 24 只。将糖尿病鼠按血糖值随机分为糖尿病模型对照组、FCPs 低、中、高 3 个剂量组，每组各 6 只。FCPs 组灌胃给予不同浓度 FCPs，分别为 0.3575、1.0833、3.25 g/kg（bw），相当于人体推荐剂量 6.5 g/60（kg · bw）的 3.3 倍、10 倍和 30 倍，模型对照组灌胃给予等体积溶剂。连续灌胃 20 天。测定大鼠血清中谷丙转氨酶（ALT）和尿素氮（BUN），检测肝脏中超氧化物歧化酶（SOD）活性和丙二醛（MDA）含量。结果发现模型对照组 0 d 和 20 d 前后的 ALT 无显著性差异，各剂量组 0 d 和 20 d 的 ALT 虽然也没有显著性差异，但 1.0833 g/kg（bw）和 3.25 g/kg（bw）这 2

个剂量组有使 ALT 降低的趋势。模型对照组和 0.3575 g/kg（bw）剂量组 0 d 和 20 d 前后的 BUN 差异没有显著性。而 1.0833 g/kg（bw）和 3.25 g/kg（bw）剂量组可降低糖尿病大鼠的 BUN，且差异有显著性（$P < 0.05$）。3.25 g/kg（bw）剂量组大鼠肝脏 SOD 与模型对照组相比，活性显著性升高（$P < 0.05$）。1.0833 g/kg（bw）和 3.25 g/kg（bw）剂量组与模型对照组相比，MDA 含量降低，且差异有显著性（$P < 0.05$）。因此，该研究发现糖尿病大鼠经 FCPs 中、高剂量组治疗 20 天，可以显著降低 BUN，从而改善肾功能。

随后该课题组建立长期干预的高血糖动物模型，动物禁食 24 h 后，腹腔注射四氧嘧啶（170 mg/kg），3 ~ 5 h 后灌胃给予 50% 葡萄糖。7 天后，禁食 3 ~ 5 h，取尾静脉血测定血糖，血糖值大于 10 mmol/L 者为高血糖模型成功动物。将高血糖模型动物按血糖水平随机分为 4 组，包括高血糖模型对照组和 FCPs 低、中、高 3 个剂量组。FCPs 组灌胃给予不同浓度 FCPs，分别为 0.225、0.45 和 1.35 g/kg（bw），高血糖模型对照组灌胃给予等体积溶剂。另选正常大鼠按空腹血糖水平随机分为 2 组，包括空白对照组（灌胃等体积溶剂，12 只）和高剂量对照组（灌胃等体积高剂量活性肽，13 只），连续饲养 8 周。各组大鼠分别在第 0 周、2 周末、4 周末、6 周末、8 周末取空腹尾静脉血，分离血清，测定空腹血糖水平。进行 OGTT，计算血糖曲线下面积。并测定血脂及肝肾功能指标：血清 TC、LDL-C 和 HDL-C。

结果发现，高血糖模型对照组大鼠实验前和实验后的空腹血糖水平均明显高于空白对照组，表明高糖模型成立；FCPs 高剂量组大鼠给药 2 周末时空腹血糖水平明显低于高糖模型对照组（$P < 0.05$）；8 周末时，FCPs 低、中、高剂量组空腹血糖水平均明显低于高糖模型对照组（$P < 0.05$）；正常 FCPs 高剂量对照组大鼠实验前后空腹血糖水平均明显低于高糖模型对照组（$P < 0.05$），实验后与实验前相比无明显差异。表明 FCPs 有降低 DM 大鼠空腹血糖水平的作用，但对正常大鼠的空腹血糖水平无明显影响（表 11-11）。

表 11-11　FCPs 对四氧嘧啶诱导的高血糖大鼠空腹血糖水平的影响（Mean ± SD）

组别	n	空腹血糖值（mmol/L）				
		0w	2w	4w	6w	8w
低剂量组	12	27.73 ± 4.52	38.53 ± 1.63	41.19 ± 3.20	47.63 ± 3.86	42.71 ± 7.86*
中剂量组	8	25.71 ± 4.11	38.80 ± 0.95	40.60 ± 1.13	43.45 ± 5.28*	34.5 ± 6.66*
高剂量组	11	25.84 ± 5.59	35.78 ± 10.01*	39.75 ± 1.32	43.80 ± 2.74*	41.32 ± 13.02*
高糖模型对照组	11	26.43 ± 7.24	40.20 ± 3.92	39.73 ± 3.31	48.05 ± 2.05	51.12 ± 10.94
空白对照组	12	5.66 ± 0.38*	6.28 ± 0.78*	5.90 ± 0.66*	6.05 ± 0.38*	8.08 ± 0.70*
正常高剂量对照组	13	5.66 ± 0.43*	5.65 ± 1.01*	6.20 ± 0.30*	5.92 ± 0.41*	8.28 ± 0.54*

与高糖模型对照组比较差异有显著性，*$P < 0.05$

OGTT 结果见表 11-12，FCPs 高剂量组大鼠糖耐量实验中 0 h、0.5 h、2 h 血糖曲线下面积明显低于高糖模型对照组（$P < 0.05$），正常高剂量组与空白对照组之间没有明显差异，表明 FCPs 对于高血糖大鼠的糖耐量具有一定的改善作用。

表 11-12　FCPs 对四氧嘧啶诱导的高血糖大鼠糖耐量的影响（Mean ± SD）

组别	n	血糖值（mmol/L）			血糖曲线下面积（mmol/L）
		0 h	0.5 h	2 h	
低剂量组	12	48.49 ± 7.66	57.44 ± 7.71	44.44 ± 7.27	102.89 ± 13.69
中剂量组	8	45.76 ± 7.65	53.09 ± 10.56	49.48 ± 9.89	101.64 ± 17.47
高剂量组	11	42.61 ± 10.22*	50.02 ± 9.07	43.69 ± 11.88	90.34 ± 16.97*
高糖模型对照组	11	47.63 ± 10.18	54.21 ± 6.91	46.16 ± 6.20	100.74 ± 13.05
空白对照组	12	4.82 ± 0.64*	5.96 ± 0.56*	6.88 ± 0.61*	12.32 ± 1.03*
正常高剂量对照组	13	5.12 ± 0.49*	6.20 ± 0.86*	7.97 ± 0.50*	13.46 ± 1.17*

与高糖模型对照组比较差异有显著性，$^{*}P < 0.05$

四氧嘧啶通过在水中自动分解产生自由基，也可在体内由于酶促或非酶促分解产生自由基，另外，还可破坏胰腺 β 细胞，降低胰岛素水平，因此药理实验中常用于制作 DM 模型。自由基在体内可引起各种生物学反应，如作用于肝，使肝、肾的细胞膜、线粒体膜等受损，肝的 MDA 含量上升，引起肝肾功能下降。该研究发现 FCPs 可以提高抗氧化酶活性，减少脂质过氧化物的产生，从而保护肝、肾，减轻其受损程度。该课题组的研究同样证实 FCPs 可以改善腺嘌呤所致大鼠慢性肾功能损伤。总之，FCPs 可提高机体抗氧化酶活性，从而改善四氧嘧啶诱导 DM 大鼠的肝肾功能。

为探究研究 FCPs 对葡萄糖代谢和胰岛素抵抗的影响，该课题组使用 60 只成年雄性 wistar 大鼠（160 ~ 180 g，6 周）用于实验[35]。中国深圳南方医科大学健康科学中心的动物伦理审查委员会批准了所有涉及动物的实验程序。经过 1 周的适应期，这些大鼠被单独安置在环境条件受控的房间（12 小时光 / 暗周期，温度约 25 ± 2℃，湿度 50%），经过 1 周的适应期后，可以获得自来水和标准饮食。大鼠被随机分配到两组：空白对照组（N 组，n = 10）和高胆固醇、高脂肪饮食（HCHFD）引起的糖尿病模型组（n = 50）。在 50 只大鼠中，45 只大鼠被认为患有 2 型糖尿病（T2DM），其空腹血糖（fasting blood glucose，FBG）水平为 ≥ 11.1 ml/L。这些糖尿病大鼠中，有 40 只被随机分配到四组：空白对照组（D 组，n = 10），低剂量 FCPs［2.25 g/kg（bw），L 组，n = 10］，中剂量 FCPs［4.5 g/kg（bw），M 组，n = 10］，或高剂量 FCPs［9.0 g/kg（bw），H 组，n = 10］。经过 4 周的干预，大鼠被禁食过夜并称重，然后在氯仿麻醉下，用针头通过心脏穿刺采集血液样本。血清和血浆在 4000 rpm 下离心 10 min。血浆葡萄糖、自由脂肪酸（FFA）、TG、TC、HDL-C 和 LDL-C 含量使用标准套件和半自动分析仪测量。结果发现，在 9.0 g/kg（bw）的 FCPs 组中，显著改善了葡萄糖、胰岛素和稳态模型评估的胰岛素抵抗，并提高了胰岛素敏感性指数（ISI）。此外，显著改善 4.5、2.25 g/kg（bw）FCPs 组的肝脂肪变性。FCPs 降低 T2DM 大鼠氧化应激生物标志物、炎性细胞因子和脂肪细胞因子的表达。

总之，中、高剂量 FCPs［4.5 g/kg（bw）、9.0 g/kg（bw）］可改善 T2DM 大鼠的糖代谢和胰岛素敏感性。FCPs 的这些有益作用可能是通过降低氧化应激和炎症以及上调 GLUT4 和 PPAR-a 活性来介导的。

为了阐明 FCPs 在 T2DM 中对颈动脉血管内皮细胞（carotid artery vascular endothelial cell，CAVEC）的保护作用以及这一过程背后的机制，北京大学李勇教授课题组配合动物研究还开展了相应的体外实验[22]。人脐静脉内皮细胞（human umbilical-vein epithelial cell，HUVEC）在正常和高浓度葡萄糖中培养 24 h、48 h 或 72 h，随后添加不同浓度 FCPs（分别为 3.0、15.0 和 30.0 mg/ml），检测并分析腔静脉内皮细胞炎症渗出及相关分子标志物。结果显示，在体外实验中，以高葡萄糖浓度培养的 HUVECs 显示出细胞生长抑制力的增强，特别是在长期培养下。而在 24 h 的培养下，FCPs 治疗有效地扭转了细胞生长的抑制（$P < 0.05$），FCPs 干预后 72 h 也观察到 FCPs 对 HUVEC 的保护作用（$P < 0.05$）。在 72 h 细胞培养后，FCPs 显著降低了高血糖培养的 HUVEC 中 caspase-3 的表达（$P < 0.05$），尤其是在 M 组和 H 组。与对照组相比，高葡萄糖降低了 caspase-8 的水平，FCPs 治疗改善了这种效果（$P < 0.01$）。暴露于高血糖时，Fas 和 sFasL 的表达分别增加，这种表达随着培养时间延长而不断增加。有趣的是，FCPs 在干预 48 h 和 72 h 部分恢复了 Fas 和 sFasL 的表达，尽管此表达仍高于 N 组观察到的表达。总的来说，这些发现表明某些剂量的 FCPs 是对 T2DM 有效的心血管保护剂，表明 FCPs 对凋亡相关蛋白质的抑制作用可能是这种保护的促成因素。

（二）人群研究进展

1．FCPs 短期干预对 DM 患者血糖代谢和胰岛素分泌功能敏感性的影响

经筛选，北京大学李勇教授课题组于 2006 年 10 月至 2008 年 2 月纳入在北京大学深圳医院内分泌科接受住院治疗的 DM 患者共 260 例，符合 1997 年美国 DM 协会诊断标准，其中 20 例因住院不满 7 天，中途出院而失访，完成随访和复检的患者 240 例。患者按入院时间先后随机分为干预组和对照组。干预和观察时间为整个住院期。干预组和对照组各有病例 120 例，男女各半。干预组平均年龄为（54.1±13.3）岁，对照组平均年龄为（52.6±13.8）岁。对照组在胰岛素或药物治疗的基础上，进食普通 DM 定量治疗饮食，全日供给热量按理想体重［身高（cm）－105］× 所需热量（kcal/kg）计算，根据年龄、体重、体力劳动强度进行选择。按照 1/3、1/3、1/3 的方式分配三餐所需热量，三大产热营养素的供热比为碳水化合物 60%、脂肪 25%、蛋白质 15%。干预组按照上述方法计算全日所需能量后，每天补充 FCPs 营养冲剂，每日两次，每次 6.5 g（约提供 50 kcal 热量），早餐和临睡前服用。剩下的热量按照 1/3、1/3、1/3 的方式进食 DM 治疗饮食，三大产热营养素的供热比同干预组，FCPs 干预从入院后第二天完成 OGTT 和其他常规检查项目后开始，直到出院。并观察如下指标：① OGTT，所有观察对象分别在入院后第一天和干预后第 7 天时进行葡萄糖耐量试验，绘制糖耐量曲线，计算糖耐量曲线下面积，以观察并比较两组糖耐量曲线下面积的变化情况。②常规血糖监测和夜间低血糖发生率观察，从患者入院开始直到出院，每天分别监测三餐前和餐后 2 h 血糖以及临睡前血糖，如有低血糖反应则加测 12：00am、1：00am、2：00am 和 3：00am 血糖水平。以检测到血糖低于 2.8 mmol/L 且出现心慌多汗等低血糖症状者定义为低血糖。记录每个患者血糖监测的情况，观察并比较各组的夜间低血糖反应发生率和清晨反应性高血糖的发生率，以及所有观察对象每天早晨空腹血糖的变化情况。③胰岛素敏感性变化。分别于干预前和干预后第 7 天检测两组患者的 FPG 和空腹胰岛素（fasting insulin，FINS），按以下公式计算其胰岛素敏感性指数（insulin sensitivity index，ISI）和胰岛素分泌功能指数（insulin secretion，IS）并进行比较：

$$ISI = 1/(FBG \times FINS)$$
$$IS = FINS/FBG$$

结果发现，干预组第 7 天的 OGTT 血糖曲线下面积低于入院后第 1 天 OGTT 血糖曲线下面积，差异有显著性意义（$P < 0.001$）。提示干预组患者接受 FCPs 干预前后，其血糖代谢有所改善。对照组前后两次 OGTT 曲线下面积之间的差异无统计学意义。提示常规的控制血糖治疗方案短期内对患者的糖代谢没有明显影响。两组间干预前后 OGTT 曲线下面积差之间比较干预组高于对照组，且差异具有统计学意义（$P < 0.001$），提示 FCPs 在改善 DM 患者血糖代谢方面有一定的影响（表 11-13）。

表 11-13　两次 OGTT 曲线下面积变化幅度比较（Mean ± SD，$n = 48$）

分组	S1	S7	Δ
实验组	40.37 ± 11.70	$49.47 \pm 13.67^{***}$	$9.10 \pm 0.44^{\#\#\#}$
对照组	41.65 ± 10.98	40.35 ± 8.05	−1.3 ± 0.99

S1 为入院后第 1 天的糖耐量曲线下面积，S7 为干预后第 7 天的糖耐量曲线下面积，Δ 表示两者差值。与 S1 比较差异有显著性，$^{***}P < 0.001$；与对照组比较差异有显著性，$^{\#\#\#}P < 0.001$

从患者入院开始直到出院，通过每天分别监测空腹和三餐后 2 h 血糖以及临睡前血糖，重点观察研究对象每天早晨空腹血糖的变化情况以及清晨反应性高血糖的发生率，结果发现住院期间早晚两次接受 FCPs 干预可以降低 DM 患者的空腹血糖水平。

干预组第 7 天的 ISI 和 IS 与干预前比较差异有统计学意义（$P < 0.05$），对照组不同时期 ISI 和 IS 比较差异无统计学意义，干预后第 7 天干预组与对照组之间的 ISI 和 IS 比较差异也有统计学意义（$P < 0.05$）。提示住院期间 FCPs 干预具有一定的改善 DM 患者胰岛素敏感性和胰岛素分泌功能的效果（表 11-14）。

表 11-14　DM 患者胰岛素敏感性和胰岛素分泌功能的变化（Mean ± SD，$n = 120$）

组别	时间	FBG（mmol/L）	FINS（mU/L）	ISI	IS
干预组	入院第 1 天	10.09 ± 2.86	23.3 ± 7.7	−2.37 ± 0.08	0.36 ± 0.18
	干预后第 7 天	6.27 ± 1.37	16.6 ± 6.4	$-2.01 \pm 0.06^{**}$	$0.42 \pm 0.09^{*}$
对照组	入院第 1 天	7.43 ± 2.31	22.8 ± 5.9	−2.23 ± 0.19	0.48 ± 0.21
	干预后第 7 天	7.21 ± 2.19	21.3 ± 7.1	−2.18 ± 0.07	0.47 ± 0.12

与入院第 1 天比较差异有显著性，$^{*}P < 0.05$，$^{**}P < 0.01$

此外，干预组患者的血糖调整期为（13.5 ± 2.88）天，对照组血糖调整期为（19.5 ± 2.89）天，对照组的血糖调整期要比实验组长（$P < 0.001$）。说明 FCPs 可显著缩短 DM 住院患者的血糖调整期。据 DCCT 研究和 UKPDS 研究表明，通过强化胰岛素治疗可以大大减少 DM 并发症的发病率[37]。强化胰岛素治疗包括胰岛素泵持续皮下胰岛素输注（continuous subcutaneous insulin infusion，CSII）和胰岛素多次皮下注射两种方法。胰岛素泵因价格昂贵而尚未普及，所以目前国内大多采用胰岛素多次皮下注射的方法。但因这种方法不能有效模拟 24 h 人生理胰岛素分泌，因而经常发生夜间低血糖和反应性清晨高血糖现象，使得部分病人使用胰岛素后仍不能阻止 DM 并发症的发生。该研究中干预组患者住院期间出现低血糖反应有 28 例，对照组 42 例，对照组的夜间低血糖发生率要比实验组高。该研究说明 FCPs 可改善 DM 患者糖负荷后的血糖曲线下面积，可显著缩短 DM 住院患者的血糖调整期并降低夜间低血糖反应的发生率，还具有改善胰岛素分泌功能和胰岛素敏感性的作用。

2．FCPs 干预 3 个月对 DM 患者血糖代谢和胰岛素分泌功能敏感性的影响

该课题组于 2007 年 1 月至 2008 年 10 月在深圳市福田区莲花北社区和景田社区以及北京大学深圳医院门诊及住院患者中招募单纯 DM 患者和健康志愿者共 150 人。随机分为单纯 DM 干预组 50 例、单纯 DM 对照组 50 例、空白对照组 50 例（N 组）。DM 诊断标准采用 1999 年美国 DM 协会制定的 DM 诊断诊标准，即空腹血糖＞ 7.0 mmol/L，并排除继发性高血压、冠心病、肝肾疾患、脑血管疾病及后遗症、恶性肿瘤及应用胰岛素治疗的 DM 患者。空白对照组为健康体检者，排除高血压病、DM、冠心病和高脂血症等疾病。所有研究对象在观察期间使用的药物为：DM 患者不使用胰岛素和胰岛素增敏剂［如噻唑烷二酮类（thiazolidinedione，TZD）］以及磺脲类口服降糖药，而是使用其他常规一线药物，如二甲双胍类（biguanides）和 α- 葡萄糖苷酶抑制剂类［如阿卡波糖（acarbose）］。首先对所有研究对象进行饮食和生活方式的指导，同时在常规临床药物治疗和 DM 治疗饮食的基础上再分别给予 FCPs 或安慰剂（每天早餐和临睡前各一次，每次 6.5 g，冲服），进行为期 3 个月的前瞻性人群对照观察试验。观察指标如下：干预前和干预后 1.5 个月、3 个月的 FBG、FINS、糖化血红蛋白 A1c（glycated hemoglobin A1c，GHbA1c）、高敏 C 反应蛋白（high sensitivity C-reactive protein，hs-CRP）、游离脂肪酸、细胞色素 P450、瘦素、抵抗素、脂联素、缓激肽（bradykinin）、NO、前列环素（prostaglandin，PGI）等代谢性核受体分子标志物的浓度变化并分析比较。

研究发现，DM 干预组的 FBG、FINS、GHbA1c 在干预后 1.5 个月和干预后 3 个月均呈下降趋势，且 DM 干预组 1.5 个月及 3 个月时 FBG、FINS、GHbA1c 均显著低于干预前（$P < 0.05$），而 DM 对照组的 FBG、FINS 和 GHbA1c 在干预后 1.5 个月和干预后 3 个月均呈上升趋势，且差异均有显著性（$P < 0.05$）。DM 干预组、DM 对照组干预前后的 ISI、IS 水平均低于空白对照组（$P < 0.05$）。DM 干预组的 ISI、IS 在干预后 1.5 个月和干预后 3 个月均呈一定程度的上升趋势，且 DM 干预组的 ISI 水平均显著高于干预前（$P < 0.01$），而 DM 对照组的 ISI、IS 水平在干预后 1.5 个月和干预后 3 个月均呈不同水平的下降趋势，且差异均有显著性（$P < 0.05$）。由此提示，DM 干预组与 DM 对照组患者均存在明显的高血糖、高胰岛素血症情况。干预前 DM 干预组与 DM 对照组的 ISI、IS 水平均低于空白对照组。关于 FCPs 对血糖代谢和胰岛素分泌功能的影响，该课题组的动物实验结果显示，FCPs 对 2 型 DM 大鼠的血糖有一定影响，但对胰岛素的作用效果还不明确。而此课题的人群观察实验显示，FCPs 干预后，各组的血糖和胰岛素水平均有一定程度的降低，胰岛素敏感性指数均有一定程度的上升。提示 FCPs 干预有一定的降低机体血糖、胰岛素水平，提高机体胰岛素敏感性，改善胰岛素抵抗的作用。分析人群观察试验与动物实验结果的差异，可能与该

课题组在实施人群干预的过程中，除了给予 FCPs，还对患者的饮食结构、运动等生活方式都进行了相应指导等原因有关。因此，关于 FCPs 对 DM 患者的胰岛素分泌功能和敏感性的影响，还有待进一步的研究探讨。

DM 干预组、DM 对照组干预前后的 TG、TC、LDL-C 水平均明显高于空白对照组，而 HDL-C 水平则低于空白对照组；DM 干预组、DM 对照组的 TG、TC、HDL-C、LDL-C 水平各组比较差异没有显著性；DM 干预组的 TG、TC、HDL-C、LDL-C 在干预后 1.5 个月和干预后 3 个月显著低于或高于干预前的水平（$P < 0.05$），而 DM 对照组和正常人对照组的 TG、TC、HDL-C、LDL-C 在干预后 1.5 个月和干预后 3 个月与干预前比较差异无显著性。DM 是动脉粥样硬化（atherosclerosis，AS）最常见和最重要的危险因素，其中内皮损伤和脂质代谢紊乱是 AS 形成的关键启动因子。脂质通过损伤的内膜进入血管壁内膜下沉积，促进了 AS 的形成。DM 更加重了 AS 的进程，DM 的长期慢性高血糖能导致脂质代谢紊乱和凝血机制异常，加速肾动脉和全身小动脉硬化，使外周阻力增加，血压升高。同时，与 DM 有关的胰岛素分泌不足又可引起脂质代谢异常，因为胰岛素具有促进脂蛋白分解的作用，当胰岛素分泌不足或体内产生胰岛素抵抗时，患者血液中的 TC、TG、LDL-C 会明显升高，血脂代谢的紊乱更加重了 AS 的程度。因此降脂治疗在 DM 患者抗 AS 形成及防治大血管病变中具有重要意义。该课题组的研究结果提示，DM 患者均存在不同程度的血脂代谢异常现象。提示，血脂代谢紊乱与 DM 的严重程度有一定的相关性，这与国内刘薇等[38]的研究结果一致。FCPs 干预后，DM 干预组的 TG、TC、LDL-C 和 HDL-C 在干预后 1.5 个月和干预后 3 个月显著低于或高于干预前的水平（$P < 0.05$），而单纯 DM 对照组和空白对照组的 TG、TC、LDL-C、HDL-C 在干预后 1.5 个月和干预后 3 个月与干预前比较差异无显著性。提示 FCPs 具有一定的降低 TG、TC、LDL-C 水平，升高 HDL-C 水平的作用。与王军波等[39]的动物实验水平结果稍有不同的是，FCPs 对 DM、高血压患者的 HDL-C 水平有一定的改善作用，这可能与人群的物种特异性有关，也可能与生活方式改变对 FCPs 的协同作用有关。

近几年来，尿微量白蛋白（microalbumin，mAlb）含量、尿酸（uric acid，UA）、GHbA1c、肿瘤坏死因子 -α（tumor necrosis factor-α，TNF-α）的变化在 DM 及并发症（糖尿病、肾病等）发病机制中所占地位成为内分泌、心血管等领域的研究热点。糖尿病肾病（diabetic nephropathy，DN）是 DM 三大并发症之一，DN 是 DM 患者终末期肾衰死亡的主要原因。目前，在我国 DN 发病率亦呈上升趋势，其发生和发展主要与糖代谢紊乱有关。目前，DM 的肾损害评价多以尿蛋白、尿素氮、肌酐作为主要检测指标，然而这些项目难以发现早期肾损害。虽然，β2- 微球蛋白能够反映早期的肾小管损害，但在酸性尿液中易分解，常出现假阴性。肾组织活体检查，灵敏准确，但由于其具有创伤性而难以普及。早期 DN 肾功能损伤在一般肾功能检查正常，尿常规检查蛋白阴性，此时病理改变大多属可逆性，一旦进入临床 DN，表现为持续性蛋白尿，在治疗方面只可延缓，不能阻止其进展为终末期肾病。因此，DN 的早期诊断、早期合理治疗是决定其预后的关键。迄今为止，关于鱼类生物来源的活性肽的功能研究较多的集中在抗氧化、免疫调节、抗高血压以及改善矿物元素的吸收和防治骨质疏松等方面，关于这类活性肽对各类因素导致的肾功能损伤的影响报道较少。赵海峰[40]等利用腺嘌呤 100 mg/kg 制备大鼠慢性肾功能损伤模型来研究 FCPs 对腺嘌呤所致慢性肾功能损伤的影响，结果显示，2.25 g/kg（bw）FCPs 干预组不同时间点的血清肌酐、尿素氮较模型组大鼠血清的相应指标明显降低，而肌酐清除率则明显高于模型组，肾小球超微结构的改变也较模型组减轻。而低剂量 1.125 g/kg（bw）组动物的肾功能模型组比较也有改善趋势，但差异无统计学意义。提示一定剂量的 FCPs［2.25 g/kg（bw）］可以减缓腺嘌呤导致的大鼠慢性肾功能损伤的进程，但该动物研究并未涉及其作用机制，以及 FCPs 对 UA 和 mAlb 的影响。北京大学李勇教授课题组在观察 FCPs 对 DM 人群的干预研究中，对这几项指标的变化进行了相关探讨，结果显示，FCPs 干预前，各组的肌酐（creatinine，Cr）和 UA 水平无显著性差异；FCPs 或安慰剂干预后，单纯 DM 干预组的 Cr 和 UA 水平均呈下降趋势，且干预后 DM 干预组的 Cr 水平和 UA 水平均显著低于干预前；而观察期间 DM 对照组和空白对照组的 Cr 和 UA 水平则呈上升趋势，且 DM 对照组和空白对照组的 Cr 水平均显著高于干预前水平，DM 对照组的 UA 水平均显著高于干预前，提示 FCPs 干预有一定的降低血中 Cr 和 UA 水平的能力，与赵海峰等的研究结果一致，且在 UA 的研究上有了新的突破。但以上结果均在正常值范围内，没有临床意义，因此，关于 FCPs 对不同疾病人群 Cr 和 UA 水平的影响还有待进一步的研究探讨。FCPs 或安慰剂干预前 DM 干预组和 DM 对照组的随机尿 mAlb 水平均显著高于空白对照组，提示 mAlb 的异常表达可能是 DM 潜在的发病机制之一。FCPs 或安慰剂干预后，各组 mAlb 水平均呈下降趋势，但 DM 干预组干预后 3 个月与干预前比较有显著性差异。提示 FCPs 干预可能是通过减低机体尿微量白蛋白的排泄量，从而对机体肾功能以及机体 UA 代谢发挥一定的改善作用，但其作用机制还需要进一步的研究证实。

代谢性核受体是一组与代谢调节相关的配体激活核受体转录因子，主要包括脂质过氧化物酶体增殖物激活受体（peroxisome proliferators-activated receptors，PPARs）、肝 X 受体（liver X-activated receptors，LXRs）、法尼酯衍生物 X 受体（farnesoid X-activated receptors，FXRs）3 种。越来越多的研究证实这三种受体在 DM 及其心血管并发症的发病过程中发挥了关键的调节作用[41]。可是要直接检测代谢性核受体在不同组织中的表达，在人群观察试验中难以实现，因此，与代谢性核受体作用过程中表达相关的分子标志物的变化，如 CYP450、游离脂肪酸（FFA）、hs-CRP、PGI、绥激肽以及一氧化亚氮（nitric oxide，NO）等指标，可为确定 DM 及其心血管并发症的治疗靶点提供依据。

脂肪组织分泌的生物活性因子除对高血压有作用外，对糖尿病及其心血管并发症的发展也起着重要的调节作用。大量研究表明[42]，脂肪组织产生的肿瘤坏死因子、瘦素、抵抗素水平的增加以及脂联素表达的降低能促进胰岛素抵抗的发生，脂联素具有调节内皮功能和抗炎、抗动脉粥样硬化的作用。有学者发现脂联素和冠状动脉侧支循环的建立有密切联系。当冠状动脉病变时，脂联素水平高的患者侧支循环丰富，而脂联素水平低的患者侧支循环相对较差。瘦素也与冠状动脉粥样硬化密切相关，瘦素受体在病变血管上表达，促进血栓形成和动脉粥样硬化的发展。Wolk 等认为瘦素是独立于血脂和 CRP 之外的心血管事件的远期预测因子。因此，抵抗素、脂联素、瘦素类脂肪细胞因子的表达变化在 DM 发病过程中的重要作用成为目前临床研究的重点。它们也可作为临床早期防治 DM 的干预靶点，并通过其表达的变化来反映临床早期干预的效果。该研究结果显示，FCPs 干预前，DM 组的抵抗素和瘦素水平均显著高于 N 组（$P < 0.01$），脂联素的水平则高于 N 组。也证实了抵抗素、脂联素、瘦素的异常表达在 DM 发病机制中的作用。FCPs 或安慰剂干预后，DM 干

预组干预 3 个月后的脂联素水平显著高于干预前。除 DM 对照组干预后水平显著高于干预前以外，其他各组干预前后瘦素水平差异无显著性。提示，FCPs 对脂联素的分泌有一定促进作用，但对抵抗素和瘦素的表达没有明显的效果。因此，该研究结果提示，抵抗素、脂联素和瘦素在 DM 及其互为因果的并发症的共同发病机制中具有重要意义。FCPs 干预可以在一定程度上促进脂联素的表达，对抵抗素和瘦素的影响还需要进一步的研究探讨，这可能也是 FCPs 防治 DM 及其心血管并发症的作用机制之一。

近几年来，关于血中 FFA 浓度增加在 DM 等慢性病发病机制中的作用是研究的热点。血 FFA 浓度升高可通过多种机制诱导和加重胰岛素介导的糖代谢活性的抵抗，FFA 能促进胰岛细胞增生和分泌胰岛素，也能协同降低肝脏对胰岛素清除，从而引起系统性高胰岛素介导的脂代谢抵抗引起血游离脂肪酸水平增高，后者不仅诱导和加重胰岛素的糖代谢抵抗，还可通过多种机制引起肥胖个体血压升高。其中，内皮依赖性血管舒张功能障碍是引起高血压的重要机制。血 FFA 浓度增高引起血管内皮细胞功能障碍的可能机制有：①抑制血流剪切应力和乙酰胆碱等刺激的内皮依赖性血管扩张；②引起胰岛素刺激的内皮依赖性血管扩张削弱；③诱导氧化反应引起氧自由基的产生，氧自由基可抑制 NO，导致在血管平滑肌细胞 NO 的活性下降等。这不仅是胰岛素抵抗状态下普遍存在内皮依赖性血管舒张障碍这一现象的原因，而且也是引起高血压的发病机制之一。故认为血 FFA 水平增高是胰岛素抵抗在高血压发病机制中的又一作用环节。这可能也是 DM、高血压潜在的共同发病机制之一。hs-CRP 是一种急性时相蛋白，是人体感染的一个重要标志，其主要参与体内的非特异性免疫反应。随着对 hs-CRP 研究的深入，发现正常范围内轻度升高的、但差异有统计学意义的 hs-CRP 水平是机体存在亚临床炎性反应的血清学标志之一，近年的研究显示 hs-CRP 与 DM 的血管并发症的发生、发展及预后有密切关联[44]。CRP 也可刺激粒细胞分泌 IL-6，在动脉硬化过程中，血管壁细胞释放大量的 IL-6，而 IL-6 在动脉粥样硬化所伴随的炎症反应。纤维增生过程中由许多细胞产生，其基因转录存在于人动脉粥样硬化形成过程中，包含脂质斑块的形成过程中。因此提示，hs-CRP 的异常表达也是 DM 及其心血管并发症的共同发病机制之一。由于 CYP450、FFA、hs-CRP 在 DM 发病过程中的表达都可被代谢性核受体激动或抑制剂调控，因此，它们可作为机体内代谢性核受体分子标志物反映临床干预治疗的效果。也可作为临床早期防治 DM 的干预靶点。北京大学李勇教授课题组的研究结果显示，FCPs 干预前后，DM 组的 CYP450 水平均低于 N 组，提示 DM 患者的 CYP450 表达尚处于代偿时期。FCPs 或安慰剂干预后，DM 干预组和 DM 对照组水平显著高于干预前，提示随着病情的进展，在药物治疗的基础上，FCPs 有一定协同促进 CYP450 表达的作用。FCPs 干预前，DM 组的 FFA 水平均显著高于 N 组，DM 均为 FFA 的高危人群；FCPs 或安慰剂干预后，DM 干预组的 FFA、hs-CRP 水平均显著低于干预前，DM 对照组干预 3 个月后的 hs-CRP 水平则显著高于干预前（$P < 0.05$），提示 FCPs 干预有一定抑制 FFA 和 CRP 表达的作用，但还与疾病自身的严重程度和机体的代偿能力有一定的相关性。该研究结果初步证实，CYP450、FFA 和 hs-CRP 等可作为机体代谢性核受体的分子标志物，并在 DM 及其并发症的发病机制中有重要的作用，其表达与疾病的严重程度有一定的效应关系，对这些相关分子标志表达的影响，可能是 FCPs 降血糖、保护靶器官的可能机制。

小结

糖尿病是常见的内分泌代谢疾病，其患病率正呈快速上升趋势，致残、致死率高。目前临床上应用的很多药物会对糖尿病患者造成不利，副作用很大，从而影响到患者健康。本章介绍了糖尿病营养干预中发挥重要作用的生物活性肽，并从动物实验和人群试验方面，详细介绍了 FCPs 在糖尿病防治方面的应用，以期为糖尿病防治提供更多的理论依据。

Diabetes is a common endocrine and metabolic disease. Its prevalence is increasing rapidly, with high disability and mortality. Many drugs used in clinic will cause adverse effects on diabetes patients，which will threaten the health of patients. This chapter introduces bioactive peptides that play an important role in nutritional intervention in diabetes. From animal experiments and population trials，it introduces in detail the application of FCPs in diabetes prevention and treatment，with a view to providing more theoretical evidence for prevention and treatment of diabetes.

参考文献

[1] Saeedi P，Petersohn I，SALPEA P，et al. Global and regional diabetes prevalence estimates for 2019 and projections for 2030 and 2045：results from the International Diabetes Federation Diabetes Atlas，9（th）edition. Diabetes Res Clin Pract，2019，157：107843.

[2] Wang L，Gao P，Zhang M，et al. Prevalence and ethnic pattern of diabetes and prediabetes in china in 2013. JAMA，2017，317（24）：2515-2523.

[3] 梁梦璐，胡永华．1 型糖尿病病因流行病学研究进展．中华疾病控制杂志，2013，17（4）：349-353.

[4] 肖建中．糖尿病的精准医学从特殊类型糖尿病启航．中国糖尿病杂志，2016，8（6）：321-323.

[5] 周媛，王胜楠，廖琳．青少年发病的成年型糖尿病 2 型（MODY2）的诊疗进展．中国实验诊断学，2002，24（2）：364-367.

[6] American Diabetes Association. Diagnosis and classification of diabetes mellitus. Diabetes Care，2013，36（Suppl 1）：S67-S74.

[7] 甘凤夏，高文静，吕筠，等．中国成年双生子人群的糖尿病遗传度研究．中华流行病学杂志，2019，40（4）：389-393.

[8] 王中群．重视糖尿病大血管并发症的发病、机制、评估与防治研究．中南医学科学杂志，2022，50（1）：1-6.

[9] Murray P，Chune GW，Raghavan VA. Legacy effects from DCCT and UKPDS：what they mean and implications for future diabetes trials. Curr Atheroscler Rep，2010，12（6）：432-439.

[10] 王隽．控制糖尿病“五驾马车”缺一不可．中国社区医师，2010，26（6）：13.

[11] 中华医学会糖尿病学分会．中国血糖监测临床应用指南（2021 版）．中华糖尿病杂志，2021，13（10）：936-948.

[12] Li Y，He Y，Qi L，et al. Exposure to the Chinese famine in early life and the risk of hyperglycemia and type 2 diabetes in adulthood. Diabetes，2010，59（10）：2400.

[13] Wang N，Wang X，Han B，et al. Is exposure to famine in childhood and economic development in adulthood associated with diabetes？ J Clin Endocrinol Metab，2015，100（12）：4514-4523.

[14] 刘怀东．饮食干预对老年糖尿病患者血糖和血脂的影响．中国医药导刊，2016，18（1）：30-31.

[15] 向姝，王春雷，乔旭霞．膳食因素对 2 型糖尿病患者血糖变化的影响研究．检验医学与临床，2016，13（S1）：41-45.

[16] Da Silva BP，Dias DM，De Castro Moreira ME，et al. Chia seed shows good protein quality，hypoglycemic effect and improves the lipid profile and liver and intestinal morphology of Wistar rats. Plant Foods Hum Nutr，2016，71（3）：225-230.

[17] Scheen AJ. Pathophysiology of type 2 diabetes. Acta Clin Belg，2003，58（6）：335-341.

[18] 王本祥，杨明，金玉莲，等．人参多肽降血糖作用．药学学报，1990（6）：401-405.

[19] 李翔，史仍飞，娄淑杰．玉米肽和有氧运动对肥胖大鼠血浆 Glucagon、MCP-1、PP 和 PYY 水平的影响．实验动物与比较医学，2014，34（3）：214-218.

[20] 刘欣然，刘思奇，侯超，等．燕麦低聚肽对糖尿病大鼠血糖的影响．中国食物与营养，2018，24（4）：46-50，55.

[21] 刘璐，戴如春．GLP-1 对骨骼、中枢神经系统的影响及其机制研究进展．中华内分泌代谢杂志，2016，32（6）：527-530.

[22] 杨延宏．一种具有降糖功能的多肽冲饮及其制备方法：CN112205554A. 2021-01-12.

[23] Khanna P，Jain SC，Panagariya A，et al. Hypoglycemic activity of polypeptide-p from a plant source. J Nat Prod，1981，44（6）：648-655.

[24] 刘红雨，付中平，周吉燕，等．苦瓜降糖多肽研究进展．上海中医药杂志，2008，42（7）：89-91.

[25] 盛清凯，赵红波，刘俊珍，等．苦瓜降糖多肽 -P 对 2 型糖尿病模型鼠血糖血脂的影响．山东农业大学学报（自然科学版），2008，39（1）：23-25.

[26] Shetty AK，Kumar GS，Sambaiah K，et al. Effect of bitter gourd（Momordica charantia）on glycaemic status in streptozotocin induced diabetic rats. Plant Foods Hum Nutr，2005，60（3）：109-112.

[27] Uebanso T，Arai H，Taketani Y，et al. Extracts of Momordica charantia suppress postprandial hyperglycemia in rats. J Nutr Sci Vitaminol（Tokyo），2007，53（6）：482-488.

[28] 冒婧敬．蛙皮素多肽 QUB2995 的重组表达及生物学功能鉴定．南京：南京中医药大学，2021.

[29] 曲超，金丹．海洋胶原肽的生物学活性作用研究进展．延边大学医学学报，2018，41（4）：308-310.

[30] 胡佳妮，李勇．海洋胶原肽活性及其应用研究进展．食品工业科技，2021，42（18）：407-412.

[31] 唐艺丹，王鲜忠，张姣姣．Ⅱ型糖尿病动物模型构建的研究进展．中国实验动物学报，2020，28（6）：870-876.

[32] 朱妍，秦卫松．糖尿病斑马鱼模型研究进展．肾脏病与透析肾移植杂志，2021，30（1）：59-63.

[33] 刘桂琴，朱翠凤，李艳飞，等．海洋胶原肽对 2 型糖尿病大鼠过氧化应激标志物表达的影响．中国组织工程研究与临床康复，2008，12（23）：4469-4472.

[34] Nishikawa T，Araki E. Impact of mitochondrial ROS production in the pathogenesis of diabetes mellitus and its complications. Antioxid Redox Signal，2007，9（3）：343-353.

[35] Zhu C，Zhang W，Mu B，et al. Effects of marine collagen peptides on glucose metabolism and insulin resistance in type 2 diabetic rats. J Jpn Soc Food Sci，2017，54（8）：2260-2269.

[36] Zhu C，Zhang W，Liu J，et al. Marine collagen peptides reduce endothelial cell injury in diabetic rats by inhibiting apoptosis and the expression of coupling factor 6 and microparticles. Mol Med Rep，2017，16（4）：3947-3957.

[37] 吴炎，刘泽林，石之磷. 2 型糖尿病患者早期胰岛素强化治疗的临床观察. 现代医药卫生，2004（13）：1210-1212.

[38] 刘薇，徐武华，李恒青，等. 糖尿病合并高血压患者颈动脉粥样硬化的临床特点及各危险因子的关系. 实用医学杂志，2008，24（15）：2608-2609.

[39] 王军波，张召锋，裴新荣，等. 海洋胶原肽对高胰岛素血症模型大鼠糖脂代谢的影响. 卫生研究，2010，39（2）：143-146.

[40] 赵海峰，张召锋，李琼，等. 海洋胶原肽延缓腺嘌呤所致大鼠慢性肾功能损伤 //. 营养与食品——健康中国高级论坛Ⅱ论文集，2008：61-65.

[41] Broeders N，Abramowicz D. Peroxisome proliferator-activated receptors（PPARs）：novel therapeutic targets in renal disease. Kidney Int，2002，61（1）：354-355.

[42] Yaturu S，Bridges JF，Subba Reddy DR. Decreased levels of plasma adiponectin in prediabetes，Type 2 diabetes and coronary artery disease. Med Sci Monit，2006，12（1）：17-20.

[43] Wolk R，Berger P，Lennon RJ，et al. Plasma leptin and prognosis in patients with established coronary atherosclerosis. J Am Coll Cardiol，2004，44（9）：1819-1824.

[44] Ebrahimi M，Heidari-Bakavoli AR，Shoeibi S，et al. Association of serum hs-CRP levels with the presence of obesity，diabetes mellitus，and other cardiovascular risk factors. J Clin Lab Anal，2016，30（5）：672-676.

第十二章 鱼胶原肽与酒精中毒
Fish collagen peptides and alcohol intoxication

随着社会经济的发展，饮酒人数不断增加，过量或有害的酒精摄入已成为仅次于高血压和吸烟的全球第三大疾病危险因素，也是导致死亡、伤残和疾病负担加重的重要原因。WHO[1] 曾指出酒精中毒是当今世界范围内的第一公害。国内饮酒者基数巨大，由急性酒精中毒引发的各种事故常常发生，探讨解酒药剂和保健食品是国内外共同关注的重要研究方向。

第一节 概述 Introduction

WHO 报道称[1]，2012 年酒精消耗导致了全球大约 3 300 000 人死亡，占死因构成比的 5.9%，有 7.5% 男性和 4% 女性的死亡与酒精相关，伤残调整寿命年高达 139 000 000 人 / 年，因肝硬化、交通伤害和癌症所致的死亡中分别有 47.7%、14.0% 和 4.2% 可归因于饮酒。2012 年，我国因交通事故造成的年龄标准化死亡率（每 100 000 人）男性、女性分别是 30.5% 和 15.6%，其中 22.2% 和 4.4% 可归因于酒精[1]。此外，酒精的消耗还会带来严重的社会和经济负担。因此，全球各地区和各国都在致力于减少酒精的有害使用和解决酒精相关的健康、社会问题。

一、酒精代谢和酒精中毒

酒精（乙醇）进入人体后，整个消化道从口腔开始到直肠各个部位均可以吸收乙醇，但其吸收速度不同。人体对于乙醇的吸收受到许多因素的影响，包括胃肠蠕动速度和乙醇浓度等，饮食可以减低血中乙醇的浓度[2]。肝是乙醇分解代谢的主要器官，机体摄入的乙醇 90% 以上都在肝代谢，在代谢过程中经过肝细胞内乙醇脱氢酶（alcohol dehydrogenase，ADH）、微粒体乙醇氧化酶系统（microsomal ethanol oxidizing system，MEOS）和过氧化物酶系统（catalase，CAT）氧化成乙醛，进而被乙醛脱氢酶（acetaldehyde dehydrogenase，ALDH）氧化为乙酸，乙酸转化为乙酰辅酶 A 进入三羧酸循环，最终产物是二氧化碳和水[3]。

急性酒精中毒，又称为醉酒（drunkenness），是指一次过量饮酒后，发生不同程度的兴奋、失节制、行为失常、多言或言语迟钝、运动及步态失调、激动、好斗、嗜睡等异常表现，严重者陷入木僵及昏迷，或呼吸中枢麻痹而死亡。

当饮入过量乙醇时，因乙醇具有脂溶性，故可迅速渗透到脑中枢神经细胞膜，并作用于膜上的某些酶而影响细胞功能，同时，乙醇代谢生成的大量乙醛没有得到及时处理而累积。乙醇代谢累积大量的自由基形成自由基反应，刺激神经系统[4]。其毒作用为先致大脑皮层兴奋，继之皮层下中枢和小脑活动受累，最后使延髓血管运动中枢和呼吸中枢受抑制。一般情况下，小剂量乙醇多表现为兴奋状态，其机制为限制γ-氨基丁酸对脑的抑制作用。随着血中乙醇浓度的升高，乙醇可作用于小脑引起共济失调，进一步可作用于脑网状结构，引起昏睡和昏迷。极高浓度乙醇可抑制延脑中枢引起呼吸、循环衰竭。此外，乙醇代谢过程的中间产物（如乙醛和自由基等）也会对其他组织器官造成损害。急性酒精中毒的临床表现因人而异，中毒症状出现的早晚主要与血中乙醇浓度及个人耐受性相关。

慢性酒精中毒常指饮酒量较大且时间较长，乙醇对机体重要脏器产生不可逆损害，对代谢产生严重干扰，对中枢神经造成影响并对其产生某种依赖的过程。肝是乙醇氧化的主要部位，乙醇代谢过程中产生的代谢产物乙醛和乙醇诱导的细胞色素 P4502E1 活性增强导致产生更多的自由基等，同时伴随抗氧化酶活性下降，导致机体处于氧化应激状态，脂质过氧化明显[5]，这些被认为是引起肝功能及大脑神经等器官损害的主要原因，线粒体的改变可能也是损伤机制之一。大量乙醇氧化致肝细胞内 NAD/NADH 比值改变影响肝细胞正常代谢，甘油三酯在肝内堆积，是形成脂肪肝的重要原因。有研究表明，肿瘤坏死因子和白细胞介素等多种细胞因子也参与酒精性肝损伤过程，长期饮酒常出现免疫系统异常[6]。

二、酒精中毒的危害

酒精中毒是一种全身疾病，尽管它突出表现为某个脏器的病变，但全身各系统的改变不容忽视，除消化系统外，还包括神经系统、维生素代谢、骨髓造血系统、循环系统、生殖系统等多方面的改变。此外长期过量饮酒可导致口咽部癌、乳腺癌等。

（一）消化系统疾病

1．酒精性肝病

酒精是所有肝病最主要的危险因素，长期或过量摄入酒精导致肝损伤，从而引起一系列疾病，称为酒精性肝病（alcoholic liver disease，ALD），主要包括轻症酒精性肝损伤、酒精性脂肪肝、酒精性肝炎、酒精性肝纤维化和酒精性肝硬化五种，其中酒精性脂肪肝、酒精性肝炎和酒精性肝硬化在临床最为常见。

ALD 的确切患病率目前仍不清楚。西方国家许多人酗酒严重，ALD 发病率高，酒精性肝硬化占各种肝硬化病因的 54% ～ 84%[7]，死亡率已超过了乳腺癌、结肠癌和前列腺癌的死亡率。在我国，酒精性肝病已成为仅次于病毒性肝炎的第二大肝病病因，目前尚缺乏有关酒精性肝病的全国性大规模流行病学调查资料。2000—2004 年全国酒精性肝病发病情况多中心回顾研究显示，ALD 患者占同期肝病患者比例逐年升高，轻症酒精性肝病、酒精性脂肪肝、酒精性肝炎、酒精性肝硬化分别占 11.2%、22.6%、28.8%、37.4%[8]。2012 年我国 15 岁以上人群肝硬化的年龄标准化死亡率（每 100 000 人）男、女性分别是 9.9% 和 5.8%，其中 73.0%、59.8% 可分别归因于酒精[1]。随着酒精消费和饮酒人数的增加，ALD 发病率呈逐年上升趋势，现已成为一个不容忽视的健康问题[9]。

2．酒精性胃病

胃肠是酒精作用的首要器官，酒精性消化道溃疡在临床常见。短期内摄入大量高浓度的乙醇，可造成急性胃黏膜损害和一些细胞因子的改变，但乙醇浓度及总量与上述改变的关系研究较少。慢性饮酒对胃黏膜的影响较为复杂，有研究人员认为长期饮酒会对胃黏膜的完整性造成不可逆性的损伤并影响其预后，长期饮酒还可以引起肠上皮化生，肠上皮化生是胃黏膜良性病变向胃癌发展的一个过渡阶段[10]。

乙醇分子中既有疏水性的烃基，又含亲水性的羟基，故可以破坏黏膜的防御系统，使胃肠黏膜极易遭受胃酸、各类消化酶、胆汁等的侵袭，进而引起黏膜组织水肿、糜烂、甚至出血、坏死。另外，高浓度的乙醇对胃黏膜有强烈的刺激作用，可直接引起黏膜上皮细胞变性坏死[11]。乙醇可直接损伤胃黏膜上皮细胞和黏膜下血管，其可能机制为：①乙醇直接损伤胃黏膜上皮细胞；②乙醇可引起黏膜下血管内皮损伤，使血管扩张，小血管破裂、黏膜下出血等改变，进一步破坏黏膜屏障；③由于黏膜上皮和血管内皮损伤产生大量炎症介质，引起中性粒细胞浸润，进一步加重黏膜损害；④乙醇可刺激胃酸分泌。也有部分学者认为低浓度的酒精摄入对胃黏膜非但无害，而且对胃黏膜还有保护作用，其机制是低浓度的酒精可提高胃黏膜前列腺素的水平，从而对胃黏膜起到保护作用[12-13]。

3．酒精致胰腺疾病

长期饮酒致胰腺炎在临床非常常见，在西方发达国家，慢性酒精中毒是慢性胰腺炎的首要原因，占其发病的 40% ~ 90%[14]。胰腺剖检所见，大都有结缔组织增生、腺泡萎缩、胰管系统高度改变等。慢性胰腺炎这种慢性进行性炎症的特征病变是外分泌组织不可逆的结构毁坏和广泛纤维化，但是，长期饮酒者发病比例并不很高，约 10%，显然还有其他因素的共同作用。其致病机制可能包括氧化应激与氧自由基，乙醇可诱导胰腺细胞微粒体系统活化，CYP2E1 途径代谢增强，从而产生大量损伤细胞的自由基。此外，酒精选择性损伤胰腺微循环结构和功能，导致胰腺发生缺血性病变，改善胰腺微循环障碍的 Verapamil（钙通道阻滞剂）能缓解急性胰腺炎的症状[15]。

（二）酒精对神经系统的影响

在急性醉酒时，乙醇可以透过血脑屏障，使机体处于兴奋状态，饮酒可刺激内源性阿片类物质的释放，通过阿片受体介导发挥作用。乙醇对多巴胺系统也有明显的兴奋作用，其大脑中富含多巴胺的区域神经元兴奋性增强，伴随情绪高涨，精神运动性兴奋等表现。随着血中乙醇浓度的升高，逐渐表现为语无伦次，步履不稳。当血中乙醇浓度进一步升高时可产生昏迷，严重者生命中枢受到抑制可致死亡[16]。

长期嗜酒会损害神经系统的海马回、红核、丘脑、额叶、颞叶等与记忆、认知、判断智能密切相关的部位，产生不同的精神神经症状。作用机理可能是脑组织中的卵磷脂相结合并沉积下来，引起中枢神经系统的损害、神经细胞凋亡、脑萎缩等。另外，酒精戒断症状在人和动物中都非常常见。长期过量饮酒者有表现较为明显的周围神经受损，表现为末梢神经反应迟钝、促汗功能受损、皮肤干燥等，这可能与酒精致营养素代谢紊乱有关，影响磷脂类合成与更新，使神经组织表现为脱髓鞘和轴索变形性。

（三）酒精对心血管系统的影响

急性饮酒对外周血管的影响，主要是血管运动中枢受到抑制，使外周毛细血管扩张，并产生一种特殊的温暖感觉，产热增加。

长期大量饮酒对心脏的影响，主要体现在乙醇对心肌的直接毒性作用，心肌细胞不同程度的变性，形成散在坏死灶，心肌纤维化，间质结缔组织增生，心肌顺应性下降，心房、心室壁扩张。酒精中的主要成分乙醇可与机体许多蛋白质相结合，尤其是对赖氨酸残基有较强的亲和力。二者结合后，刺激免疫系统产生高浓度的免疫物质。在酒精性心肌病（alcoholic cardiomyopathy，ACM）患者中，乙醇抗体和乙醇修饰的心肌细胞蛋白抗原产生的自身免疫反应，可直接对心肌造成损害。乙醇代谢过程影响脂类代谢进而可以影响循环系统，血液中低密度脂蛋白增加，其氧化性可能与动脉内脂纹的形成有关，血栓风险增高。

（四）酒精对骨骼系统的影响

由于过量饮酒引起的骨质疏松、股骨头缺血性坏死等临床病例逐渐增多。Kim 等研究发现，饮酒量在 40 ~ 100 g/d 且饮酒史达 3 年的男性，股骨颈、腰椎等的骨密度下降，而肝没有出现损害 [17]，这说明引起骨质改变比以前肝损伤的饮酒量要低得多。研究表明乙醇对成骨细胞有直接毒性，并抑制其前提的形成，减少成骨细胞分化，导致骨形成率降低，包括类骨质生成下降和骨矿化障碍，且其对骨吸收也有影响，有报道称乙醇可能是通过 IL-6 介导增加 NF-κB 受体活化因子配体 mRNA 的表达，促进骨吸收，加速骨丢失 [18]。

（五）酒精对免疫系统的影响

乙醇会导致免疫系统功能下降，杨郑州等通过动物实验证实长期饮酒对哺乳动物免疫器官的生长发育，尤其是脾，有显著性抑制作用，且可以抑制红细胞的生产，其组织学结果表明长期饮酒对对哺乳动物的免疫功能有直接的毒害作用 [19]。乙醇要可致中性粒细胞减少和游走功能低下，巨噬细胞吞噬能力低下，T 淋巴细胞减少以及促分裂原反应性低下。

（六）酒精对营养物质代谢的影响

1．酒精对血糖的影响

（1）酒精性低血糖症：长期大量饮酒导致慢性酒精中毒，引起下丘脑 - 肾上腺轴功能异常。乙醇代谢过程中，氧化为乙醛，进一步氧化乙酸，细胞 NAD+ 不断被还原为 NADH，两者比值（NAD/NAD+）升高，抑制了乳酸转变为丙酮酸，从而阻碍了肝糖异生作用。在肝糖原耗竭的情况下，造成低血糖症。低血糖刺激促肾上腺皮质激素（adreno-cortico-tropic-hormone，ACTH）分泌反应性降低，血糖上升缓慢也是低血糖发病原因之一。

（2）酒精性高血糖症与糖尿病：长期酗酒易引起慢性胰腺炎，从而导致糖耐量降低，形成酒精性高血糖症与糖尿病。糖尿病的另一机制可能是外周胰岛素抵抗。

2．酒精对脂类代谢的影响

长期饮酒可致Ⅱ型高脂蛋白血症。这是由于乙醇刺激脂肪组织的脂解作用降低了蛋白酶活力，使血脂升高。再者，乙醇进入机体后，因其必须一次性代谢完毕，在其代谢过程中生成了较多的 NADH，从而抑制了糖异生作用，使血中甘油三酯升高。饮酒可以抑制脂解作用并且降低游离脂肪酸的水平，不饱和脂肪酸含量下降，这可能与损伤机制有关。长期过度饮酒可促进脂肪酸和乙醇醋化产物的形成，这可能缓解终末器官的损伤，脂肪酸酯主要是棕榈酸乙酯和油酸乙酯。

3．酒精对维生素代谢的影响

慢性酒精中毒者由于影响消化系统的吸收功能，进而影响维生素的吸收，乙醇可以降低大部分维生素的吸收，如维生素 A、B_1 和 B_6 等。因此，酒精常引起机体维生素缺乏。

4．酒精对离子酸碱平衡的影响

多发生在急性酒精中毒，且以代谢性酸中毒为主，并引起低血钾，严重者可导致代谢性麻痹、高血氯，其原因可能为乙醇代谢。慢性酒精中毒可引起 Mg^{2+} 水平降低，常伴发低血钾、低血氯。

5．酒精对蛋白质代谢的影响

酒精对蛋白质代谢的影响是多方面的，且多非直接特异性影响。肠内蛋白质吸收受到抑制，同时尿氮分泌增加，其总体导致蛋白质缺乏，动物实验和人群试验均证实即使给予适宜的饮食，饮酒也会导致负氮平衡。在连续酒精灌胃的脂肪肝大鼠模型中看到大鼠血清和肝的大部分氨基酸含量都发生了改变，其中血清和肝同型半胱氨酸含量分别升高 53.0% 和 69.3%[20]。

（七）酒精导致的多器官损伤

酒精并没有特异的靶器官损伤，其对机体的损伤是多方面的，如神经系统、消化系统、肺、心、肾、代谢紊乱及休克等。其发生机理多种多样，且可能存在多种联合作用：①中间代谢产物乙醛的直接毒性作用；②乙醇的直接毒性导致胃黏膜表面的脂蛋白酶溶解，胃黏膜屏障被破坏，导致氢离子返渗，胃黏膜糜烂、出血、甚至穿孔；③抑制中枢神经大脑皮层，进而影响皮层下延髓、脊髓，可称为酒精神经毒性；④损害血管壁，使其通透性增强，导致肺水肿、脑水肿；⑤损害心脏，使心肌细胞发生组织代谢改变，导致心肌炎、心律失常；⑥兴奋交感神经，使儿茶酚胺释放量增加，血管收缩，造成多器官损害。

（八）酒精与癌症

至今尚无乙醇直接致癌作用的实验证据，乙醇代谢产物乙醛是一些癌症（特别是上消化道癌症）发展过程中的重要因素，目前已被世界卫生组织列为致癌物质。当前研究多为流行病学调查，结果表明过量饮酒较非饮酒者的口腔、咽喉部肿瘤发生率高 2 倍以上，且肝癌、甲状腺癌、皮肤癌、乳腺癌的风险显著增加[21]。

综上所述，长期摄入大量的酒精后引起的各组织器官损害，作用机理错综复杂，各损伤间关联紧密，相互促进。酒精性疾病相关疾病报道越来越多，应引起社会的关注，对酒精中毒患者进行及时、正确的治疗是必要的，同时，应提倡节制饮酒，减少酒精相关疾病的危害。

三、解酒制品的研究进展

至今，人们已开发出各种各样的解酒制品，但是其解酒效果参差不齐，所用解酒制品从水果到谷物、从食品到药品，五花八门，不尽相同。中医学认为“医食同源，药食同源”，我国中草药资源丰富，且毒副作用小，对长期过量饮酒致慢性中毒有特殊的效果，现已成为世界解酒保健食品功能基料研究开发的重要对象。而西医解酒主要针对急性酒精中毒，一般采用对症处理，以及葡萄糖、维生素 B_1、维生素 B_6、烟酸静滴和利尿等加速乙醇代谢。

目前市场上常见的解酒制品很多，多以中药配方合成为主，也包括一些动植物提取物等。①金葛露：金葛露是以“解酒”为主要功能的一种全新功能饮料，主要由葛根素、茶多酚、葡萄糖、琥珀酸、延胡索酸、L-谷氨酰胺、抗坏血酸和柠檬酸等成分配制而成。通过小鼠动物睡眠时间实验、攀附能力实验和跳台实验[22]，观察金葛露对小鼠的睡眠、运动和记忆能力的影响以及解酒效果，结果表明，金葛露在解酒、防醉、改善记忆障碍和抗攀附功能障碍能力方面均高于其配方物质。②开口箭：利用开口箭的醇提物研究醉酒小鼠的行为学[23]，发现开口箭能缩短小鼠醉酒的时间，降低血液中乙醇的浓度，抑制乙醇在肠胃道的吸收，加强乙醇在肠胃道的分解与代谢，增强肝内乙醇脱氢酶（ADH）的活性，加快乙醇在肝内的氧化代谢。③不醉丹：不醉丹是老中医杨更禄研制的解酒方剂，主要由白术、葛花、人参、蔻仁、青皮、木香、干姜等组成，可以有效减低血液中乙醇溶度。④解酒灵：由甘草、白芍、党参、山楂、陈皮组成，解酒灵可抑制胃酸的分泌，提高乙醇脱氧酶的活性，加速乙醇的氧代谢，降低血醇的浓度，减轻对机体的损害。⑤解酒乐：解酒乐是从桃、山楂、橙子等水果和蔬菜汁液中提取的物质，主要含有多种氨基酸及维生素，其中主要的成分包括参与三羧酸循环的琥珀酸、延胡索酸等氨基酸和维生素。金东洙等研究[24]发现解酒乐有明显的解酒抗醉作用，解酒乐可以缩短酒精致小鼠睡眠时间。通过对神经系统影响的研究，纳洛酮等作用于神经系统的解酒制品目前已经在临床得到应用[23]。

解酒制品主要作为保健品出现在社会生活中，医学上，对于急慢性酒精中毒的治疗，很少有针对酒精代谢的药物，而主要集中在对于酒精代谢引起脏器损伤的保护方面，活性成分和药理作用明确的解酒保健品将是解酒领域未来发展的重要方面。

四、生物活性肽与酒精中毒

在天然动植物蛋白的资源宝库中，对食源性生物活性肽的保健功能的研究引起了众多学者的关注。生物活性肽是指对生物机体的生命活动有益或具有生理作用的肽类化合物，又称功能肽。近年来的研究发现，蛋白质经消化道酶促水解后，主要以 10 个或 10 个以下氨基酸组成的寡肽形式被吸收。寡肽比单个氨基酸的吸收更有效，并能直接参与蛋白质的合成，因此提高了机体对蛋白质的利用率。此外，每一种活性肽都具有独特的组成结构，不同活性肽的组成结构决定了其功能。活性肽在生物体内的含量很少，但却具有显著的生理活性，主要有类吗啡样活性、激素和调节激素的作用，具有调节和抑制酶功能、免疫调节、抗血栓、抗高血压、降胆固醇、抑制细菌和病毒、抗癌作用、抗氧化和清除自由基作用、改善矿物元素吸收和运输以及促进生长等功能[25-26]。

目前已经发现多种生物活性肽在促进乙醇代谢、保肝护肝、改善肝肾功能及抗疲劳等方面也具有一定的作用。如张桂英等通过建立小鼠肝损伤模型，然后再给予大豆多肽（大豆蛋白经复合酶水解并纯化的一种活性多肽），研究发现大豆多肽高、中、低剂量组动物的肝甘油三酯含量与模型组比较显著降低，而高剂量组动物肝损伤与模型组比较明显减轻[27]。大豆多肽各剂量组对酒精性肝损伤小鼠的肝脏谷胱甘肽和丙二醛含量无显著影响，但大豆多肽各剂量组可以明显降低肝组织甘油三酯。长期过量饮酒产生脂质过氧化导致肝细胞膜的损伤，使甘油三酯从肝细胞中输出发生障碍，导致甘油三酯在肝堆积。另外，大豆多肽还可以明显减轻酒精所造成的肝组织结构改变，肝细胞内无明显空泡及疏松，脂滴沉着较少，脂肪变性的肝细胞百分比随着大豆多肽剂量的升高而明显降低。北京大学李勇教授课题组通过大鼠爬网、转棒、翻正实验等多项行为学实验和多时点血乙醇浓度检测以及肝乙醇脱氢酶等指标的检测，发现玉米寡肽、人参低聚肽等可明显降低醉酒大鼠血乙醇浓度，减少大鼠醉酒只数，缩短大鼠醉酒时间，一定程度上改善了大鼠醉酒后动作协调、肌肉力量及平衡协调能力，增强大鼠肝组织乙醇脱氢酶、乙醛脱氢酶及细胞色素 P450 的活性，其机制可能与小分子寡肽抑制乙醇吸收及促进乙醇代谢有关[23]。可见，生物活性肽在防醉解酒的药物及保健食品的开发领域里具有广泛前景。

第二节　鱼胶原肽对酒精中毒保护作用的研究进展
Advances in protective effects of fish collagen peptides on alcohol intoxication

鱼胶原肽以三文鱼皮为原料，采用生物酶解的方法生产产品，由 2 ~ 6 个氨基酸组成的、分子量范围在 100 ~ 860 的小分子混合寡肽类，较小的分子量决定了其具有吸收快、水溶性好以及黏度低的特点，更利于其发挥营养作用以及各种生理调节作用。国内外尚未见 FCPs 对抗急性酒精中毒的研究。北京大学李勇教授课题组对此展开了一系列的研究，为 FCPs 作为保护机体免受酒精伤害的功能性保健食品及药品开发提供了实验研究基础。

一、鱼胶原肽对酒精中毒保护作用的研究方法

目前，探讨解酒制品作用的大部分都是动物实验，动物实验可以模拟人类疾病的情况且具有很高的重复性和可靠性，但几乎没有对人群进行解酒作用的评价，流行病学调查常常用于研究酒精致疾病的危险因素。活体外细胞培养实验目前应用也较为广泛，主要用于探索物质对酒精代谢影响的作用机制。

解酒实验中，动物实验是目前最常用的实验方法，但是目前没有公认的醉酒实验模型，多为研究者按照要求自我设置给酒剂量、给酒溶度、时间以及检测项目等，在很多研究中都不一致，这增加了动物实验结果复制和解酒物质效果相互比较的难度。在国内外以往研究中，灌胃剂量与酒精溶度差异比较大，剂量选择应该在实验动物可以承受的范围内，在尽可能少引起实验动物死亡的情况下，尽量加大剂量，以观察到酒精中毒的表现。虽然也有学者将酒后死亡率作为分析的指标，但这对于解酒制品的作用机制探讨不利，在人类中急性饮酒致死也并不常见，解酒制品的初衷是缓解醉酒症状，减低脏器损伤。

研究解酒制剂对抗急性酒精中毒较常用的实验方法主要有爬网、翻正、转棒等行为学实验，以及多时点血乙醇浓度的测定。给药方式分为三类。①先药后酒：也称防醉实验，各组大鼠灌胃给予不同剂量的胶原肽等受试物或等体积蒸馏水，30 min 后，白酒灌胃，灌胃结束后分别实施具体实验项目。②先酒后药：也称解酒实验，先白酒灌胃，10 min 后灌胃

各剂量受试物，灌胃剂量以及其他具体实施方法同防醉实验。③药与酒同时灌胃，观察受试物对急性酒精代谢的影响，剂量与其他具体方法同防醉实验。

该研究以大鼠作为受试对象为例，针对 FCPs 对急性酒精中毒的解酒和防醉等作用进行了如下研究。

（一）攀附实验

灌酒 30 min 后将大鼠放在垂直的金属网上，观察大鼠的活动情况，记录大鼠攀附在网上的时间。金属网规格为 50 cm × 100 cm，网眼规格 1 cm × 1 cm，距地面距离 15 cm。在实验过程中，大鼠抓住金属网为保持不掉落需保持一定的肌张力来承受身体重量，以大鼠在网上攀附的时间反映大鼠在摄入乙醇后出现肌肉无力的症状及程度。

（二）转棒实验

灌酒 30 min 后将大鼠放在 DXP-2 大小鼠转棒仪（中国医学科学院药物研究所）的转棒上，以 10 r/min 速度迫使大鼠在棒上运动，大鼠在转棒上为保持身体不下跌，需要向转动棒的相反方向运动，所以需要四肢肌肉进行协调运动。该实验检测酒精中毒大鼠共济失调期的活动情况。以大鼠在转棒上的停留时间反映大鼠在摄入乙醇后出现共济失调的情况及程度。记录每只大鼠 30 min 内在转棒上的时间、30 min 内未掉只数及上棒前瘫软只数。

（三）翻正反射实验

大鼠灌酒后，将其背向下轻轻放在动物笼内，若动物背向下的姿势保持 30 s 以上，则认为翻正反射消失，即为醉酒，反之为不醉。记录大鼠翻正反射消失的只数、翻正反射消失的时间和恢复的时间。

（四）血中乙醇的检测

血液中乙醇的浓度直接反应机体乙醇代谢情况，以灌酒后 0.5 h、1 h、1.5 h 和 2 h 时间点进行内眦静脉采血，每次采血量约为 0.3 ml，通过顶真空气相色谱法测定血液乙醇含量，比较不同剂量受试物对于乙醇代谢的作用。

（五）血生化指标以及乙醇代谢酶的检测

在灌酒后 30 min，大鼠股动脉取血，离心，取血清检测谷丙转氨酶（alanine aminotransferase，ALT）、谷草转氨酶（aspartate aminotransferase，AST）、总蛋白（total protein，TP）、血尿素氮（blood urea nitrogen，BUN）等肝肾指标，处死大鼠，取肝测其 ADH 活性。

二、鱼胶原肽对酒精中毒保护作用的研究进展

北京大学李勇教授课题组通过攀附、转棒、翻正反射三项行为学实验，并结合多时点血液乙醇水平、血生化指标及乙醇代谢酶的检测，首次对 FCPs 抗大鼠急性酒精中毒的作用进行了研究。具体实验方法如下。SPF 级 SD 大鼠 48 只，雌雄各半，雄性体重 400 ~ 500 g，雌性体重 300 ~ 400 g，将大鼠按体重随机分为 4 组，分别为对照组和三个剂量的胶原肽干预组，每组 12 只，雌雄各半。各组动物在禁食 12 h 后，采用灌胃给药的方式，低、中、高三个干预剂量组分别一次性给予 FCPs 2.25 g/kg（bw）、4.5 g/kg（bw）、9.0 g/kg（bw），相当于人推荐剂量的 50 倍、100 倍、200 倍，对照组大鼠给予 0.1 ml/（kg · bw）的蒸馏水。30 min

后，以相当于雌性大鼠乙醇 5 g/kg（bw）[翻正消失乙醇实验剂量为 7 g/kg（bw）]、雄性大鼠 4 g/kg（bw）[翻正消失实验剂量为 6 g/kg（bw）] 的剂量白酒灌胃，下面将对 FCPs 对急性酒精中毒的保护作用进行具体阐述。

（一）防醉实验

1．FCPs 对 SD 大鼠转棒停留时间的影响

雌雄各组大鼠体重无显著性差异，雄性大鼠的各组转棒停留时间差异无显著性（中剂量组 $P = 0.054$）。雌性大鼠 FCPs 中高剂量组比对照组的停留时间长（$P < 0.05$），FCPs 低剂量组与对照组间无差异，雌性 FCPs 对照组瘫软数比其余剂量组多（表 12-1）。

表 12-1　FCPs 对 SD 大鼠转棒停留时间的影响（Mean ± SD）

性别	组别	只数	体重（g）	转棒停留时间		30 min 未掉只数	瘫软只数
				中位数（min）	平均秩次		
雄性	对照组	6	509.58 ± 21.97	2.82	9.42	0	0
	FCPs 低剂量组	6	506.02 ± 25.74	2.43	8.75	0	1
	FCPs 中剂量组	6	518.88 ± 54.55	4.92	16.50	0	0
	FCPs 高剂量组	6	508.97 ± 47.65	5.27	15.33	0	0
雌性	对照组	6	333.80 ± 46.79	0.37	6.75	0	3
	FCPs 低剂量组	6	329.87 ± 32.99	3.02	12.67	0	1
	FCPs 中剂量组	6	328.10 ± 26.27	3.43	16.83*	1	0
	FCPs 高剂量组	6	322.57 ± 32.27	2.30	13.75*	0	0

与对照组比较差异有显著性，* $P < 0.05$

2．FCPs 对 SD 大鼠攀爬时间的影响

如表 12-2 所示，FCPs 对各剂量组的攀爬时间无显著性差异。

表 12-2　FCPs 对 SD 大鼠攀爬时间的影响（Mean ± SD）

性别	组别	只数	体重（g）	网上攀爬时间（min）
雄性	对照组	6	497.88 ± 18.73	12.67 ± 6.95
	FCPs 低剂量组	6	508.05 ± 52.69	21.50 ± 12.91
	FCPs 中剂量组	6	493.70 ± 50.38	15.50 ± 12.63
	FCPs 高剂量组	5	488.28 ± 52.09	17.40 ± 12.05
雌性	对照组	6	340.15 ± 33.69	10.83 ± 7.55
	FCPs 低剂量组	6	328.65 ± 41.12	16.83 ± 11.46
	FCPs 中剂量组	6	319.47 ± 31.04	16.83 ± 7.00
	FCPs 高剂量组	6	328.80 ± 32.84	16.50 ± 16.36

3．FCPs 对 SD 大鼠翻正反射的影响

FCPs 各干预组大鼠翻正反射消失的只数均少于对照组，但无显著性差异，剂量组出现翻正反射消失的时间比对照组长（表 12-3）。

表 12-3 FCPs 对雌性 SD 大鼠翻正反射的影响（Mean ± SD）

组别	只数	体重（g）	翻正消失只数	翻正消失比率（%）	翻正消失时间（min）
对照组	9	323.40 ± 46.74	4	44.4	6.67
FCPs 低剂量组	9	317.08 ± 31.17	2	22.2	205.00
FCPs 中剂量组	9	314.28 ± 25.35	2	22.2	23.00
FCPs 高剂量组	9	313.57 ± 28.71	3	33.3	256.25

4．FCPs 对雌性 SD 大鼠血液中乙醇含量的影响

在 4 个时间点胶原肽中高剂量组的雌性 SD 大鼠血液乙醇显著低于对照组（$P < 0.05$）（表 12-4）。

表 12-4 FCPs 对雌性 SD 大鼠血中乙醇含量的影响（Mean ± SD）

组别	只数	体重（g）	血中乙醇浓度			
			30 min	60 min	90 min	120min
对照组	6	326.03 ± 15.81	1.83 ± 0.26	2.71 ± 0.41	3.21 ± 0.44	3.73 ± 0.57
FCPs 低剂量组	6	312.03 ± 11.86	1.78 ± 0.27	2.33 ± 0.30	2.43 ± 0.35	3.09 ± 0.47
FCPs 中剂量组	6	310.62 ± 7.48	1.14 ± 0.21*	1.52 ± 0.12**	1.83 ± 0.27**	2.02 ± 0.34**
FCPs 高剂量组	6	317.48 ± 8.59**	0.59 ± 0.09***	0.68 ± 0.22***	0.98 ± 0.20***	1.10 ± 0.25***

与对照组比较差异有显著性，* $P < 0.05$，** $P < 0.01$，***$P < 0.001$

5．FCPs 对大鼠肝组织 ADH 活性的影响

如表 12-5 所示，FCPs 剂量组与对照组间体重和 ADH 差异无显著性。

表 12-5 雌性 SD 大鼠肝组织 ADH 的活性测定（Mean ± SD）

组别	只数	体重（g）	ADH（u/mg）
对照组	6	351.42 ± 10.17	19.42 ± 2.24
FCPs 低剂量组	6	390.02 ± 20.49	18.42 ± 5.44
FCPs 中剂量组	6	361.32 ± 17.63	16.77 ± 6.86
FCPs 高剂量组	6	383.55 ± 5.50	17.68 ± 5.97

6．FCPs 对急性酒精中毒雌性 SD 大鼠血清 ALT、AST 等的影响

雌性大鼠 FCPs 低剂量组的 AST 比对照组低（$P < 0.05$），其余指标雌雄大鼠间各剂量

组与对照组间无显著差异（表 12-6）。

表 12-6　急性酒精中毒大鼠血清检测（Mean±SD）

性别	组别	只数	ALT（U/L）	AST（U/L）	TP（g/L）
雄性	对照组	6	46.67±10.73	145.13±28.62	68.08±2.66
	FCPs 低剂量组	6	44.83±6.08	155.02±23.41	68.10±1.89
	FCPs 中剂量组	6	43.67±7.45	128.72±23.23	69.43±3.55
	FCPs 高剂量组	6	53.17±27.13	157.08±67.21	73.15±2.72*
雌性	对照组	6	59.17±28.33	223.45±53.51	81.10±3.75
	FCPs 低剂量组	6	42.83±3.37	155.46±28.99*	82.37±4.41
	FCPs 中剂量组	5	43.20±13.52	191.46±57.83	79.06±3.05
	FCPs 高剂量组	5	65.20±31.32	184.56±36.88	79.26±5.09

与对照组比较差异有显著性，$^{*}P < 0.05$

（二）解酒实验

1．FCPs 对 SD 大鼠转棒停留时间的影响

雄性和雌性 SD 大鼠各组之间的体重均无显著性差异。FCPs 中、高剂量胶原肽组比对照组的雄性大鼠转棒停留时间长（$P < 0.01$，$P < 0.05$），高剂量胶原肽组雌性大鼠转棒停留时间相较对照组显著延长（$P < 0.01$）（表 12-7）。

表 12-7　FCPs 对 SD 大鼠转棒停留时间的影响（Mean±SD）

性别	组别	只数	体重（g）	转棒停留时间		30 min 未掉只数	瘫软只数
				中位数（min）	平均秩次		
雄性	对照组	6	509.97±25.19	1.26	7.58	1	0
	FCPs 低剂量组	6	515.15±28.39	0.97	8.08	0	0
	FCPs 中剂量组	6	527.07±52.56	4.55	18.67**	0	0
	FCPs 高剂量组	6	493.73±52.32	2.46	15.67*	0	0
雌性	对照组	6	332.30±40.42	0.00	5.67	2	3
	FCPs 低剂量组	6	336.47±29.75	14.38	15.42	2	1
	FCPs 中剂量组	6	329.08±15.91	6.98	13.08	0	1
	FCPs 高剂量组	6	322.53±25.00	6.68	15.83**	1	0

与对照组比较差异有显著性，$^{*}P < 0.05$，$^{**}P < 0.01$

2．FCPs 对 SD 大鼠翻正反射的影响

FCPs 各干预组大鼠翻正反射消失的只数均少于对照组，中高剂量组与对照组的差异有统计学意义（$P < 0.05$），剂量组出现翻正反射消失的时间比对照组长（表 12-8）。

表 12-8 FCPs 对雌性 SD 大鼠翻正反射的影响（Mean ± SD）

组别	只数	体重（g）	翻正反射消失只数	翻正消失比率（%）	翻正消失平均时间（min）
对照组	7	330.55 ± 41.83	3	42.9	129.67
FCPs 低剂量组	8	326.53 ± 39.23	1	12.5	167.00
FCPs 中剂量组	9	322.12 ± 26.98	0*	0	0
FCPs 高剂量组	9	324.06 ± 30.85	0*	0	0

与对照组比较差异有显著性，$^{*}P < 0.05$

3．FCPs 对大鼠血液中乙醇含量的影响

FCPs 中、高剂量组均比对照组的血液乙醇含量低，但差异无显著性（120 min 时与对照组相比，中高剂量组的 P 值分别为 0.07、0.14。FCPs 各剂量组血液乙醇含量的峰值降低，剂量组 180 min 血液乙醇含量开始下降，而对照组未见下降趋势（表 12-9）。

表 12-9 SD 大鼠血中乙醇含量的影响（Mean ± SD）

组别	只数	体重（g）	血中乙醇浓度			
			30 min	60 min	120 min	180 min
对照组	6	351.73 ± 12.33	2.39 ± 0.17	2.85 ± 0.33	3.16 ± 0.49	3.83 ± 0.71
FCPs 低剂量组	6	376.23 ± 18.52	2.74 ± 0.27	3.04 ± 0.41	2.98 ± 0.44	2.68 ± 0.81
FCPs 中剂量组	6	357.62 ± 8.74	2.70 ± 0.59	2.86 ± 0.56	2.82 ± 0.44	2.09 ± 0.40
FCPs 高剂量组	6	373.65 ± 13.13	2.15 ± 0.34	2.46 ± 0.38	2.57 ± 0.51	2.45 ± 0.53

（三）FCPs 与酒同时灌胃干预

1．FCPs 对 SD 大鼠转棒停留时间的影响

雄性和雌性 SD 大鼠各组之间的体重均无显著性差异。雌性 SD 大鼠 FCPs 低剂量组比对照组转棒停留时间长，其余各组对大鼠转棒停留时间没有影响，雌性对照组大鼠出现瘫软的症状比剂量组多（表 12-10）。

表 12-10 FCPs 干预与灌酒同时 SD 大鼠转棒停留时间（Mean ± SD）

性别	组别	只数	体重（g）	转棒停留时间		30 min 未掉只数	瘫软只数
				中位数（min）	平均秩次		
雄性	对照组	6	505.13 ± 26.41	0.38	12.00	1	0
	FCPs 低剂量组	6	507.83 ± 27.57	0.57	13.50	0	0
	FCPs 中剂量组	6	521.53 ± 47.25	0.27	10.33	0	0
	FCPs 高剂量组	6	485.63 ± 46.05	3.80	14.17	0	0
雌性	对照组	6	326.53 ± 41.38	0.60	7.33	0	3
	FCPs 低剂量组	5	344.56 ± 35.79	21.58	18.00*	1	0
	FCPs 中剂量组	6	331.30 ± 13.2	2.23	9.92	1	0
	FCPs 高剂量组	6	325.93 ± 26.89	13.40	13.75	1	0

与对照组比较差异有显著性，$^{*}P < 0.05$

2．FCPs 对 SD 大鼠攀爬时间的影响

表 12-11 所示，雌雄大鼠间体重差异无显著性，FCPs 各剂量组与对照组间的攀爬时间差异无显著性。

表 12-11 FCPs 对 SD 大鼠攀爬时间的影响（Mean±SD）

性别	组别	只数	体重（g）	网上攀爬时（min）
雄性	对照组	6	516.20±35.15	6.15±8.25
	FCPs 低剂量组	5	504.58±44.25	5.13±5.91
	FCPs 中剂量组	4	493.40±29.23	9.35±4.21
	FCPs 高剂量组	5	523.03±40.29	8.82±5.78
雌性	对照组	6	324.52±40.34	0.71±1.03
	FCPs 低剂量组	6	335.62±35.41	1.29±2.57
	FCPs 中剂量组	6	321.72±15.24	2.79±5.91
	FCPs 高剂量组	6	321.94±30.03	3.48±7.02

综上所述，该研究采用 SPF 级 SD 大鼠，每个实验项目设 1 个酒精对照组和 3 个 FCPs 干预组，行翻正实验、转棒实验、爬网实验、血中乙醇含量检测和肝乙醇脱氢酶含量检测。结果发现，FCPs 在防醉和解酒实验中均可以延长大鼠转榜停留时间，减少翻正放射消失只数，延长翻正反射消失出现的时间，减低血液中乙醇水平，降低血液乙醇含量的峰值，对急性酒精中毒具有保护作用。

Above all，this study used SPF SD rats，and each experimental item was set up with an alcohol. The following projects contained loss of righting reflex assay，rotarod test，climbing test，alcohol level in blood and ADH level in liver. The results showed that both in the treatments with fish collagen peptides before and after alcohol intake，fish collagen peptides lengthened the time of rotarod test and the loss of righting reflex，decreased the number of rats with loss of righting reflex and the level of alcohol in serum，which could protect rats from acute alcoholism.

三、鱼胶原肽在防护酒精中毒领域的应用前景

酒精中毒给社会、家庭带来了极大的危害，对机体也造成严重损害。酒精对机体的影响是多方面的，对人体的消化系统、神经系统、心血管系统、内分泌系统、生殖系统、运动系统、电解质、营养代谢等均可造成危害，给饮酒者造成癌症、肝硬化、癫痫发作、交通意外等社会、躯体和心理诸多方面的危害。既往中药及化学合成解酒药物多存在效果不理想、适口性差及毒副作用明显等问题，因此，开发有效且无毒或低毒副作用的解酒药物显得尤为重要。近年来，针对生物活性肽对抗急性酒精中毒功效的科学研究，发现了多种具有显著醉酒保护作用的食源性活性肽类物质。当前小分子肽类的抗氧化作用已经取得了大部分研究者的认可，而氧化应激被认为是酒精代谢致肝损伤的主要因素，同时其具有来

源广泛、价格低廉等特点，是解酒保健品发展的潜在方向。

北京大学李勇教授课题组研究发现，FCPs 可加快机体内乙醇清除速率，降低血乙醇水平，进而改善机体肌力、运动能力及平衡协调能力，并减少急性酒精中毒所诱发的昏迷期的出现、缩短昏迷期持续时间，具有较好的解酒防醉作用。结合既往研究可知，FCPs 还具有较强的抗氧化、调节免疫、调节血脂、增强学习记忆等作用，其中抗氧化能力可能是其缓解醉酒症状，减少醉酒对机体伤害的机重要机制之一[28]。FCPs 安全性高、易吸收、活性强，具有普通药物无可替代的优势，也为广大饮酒群体减轻自身机体损害、对抗醉酒诱发的不良健康效应提供了有效且无毒副作用的新型功能性食品及食源性药物，具有广阔的市场前景和重大的社会意义。

小结

本章介绍了 FCPs 对酒精中毒防护作用的研究，不同的干预方式及多项行为学实验测定结果显示 FCPs 具有减轻大鼠急性酒精中毒的作用，包括预防醉酒和解酒作用，减轻大鼠醉酒后行为学改变和血液乙醇水平，对其应用于解酒领域提供了实验依据。相比既往研究显示具有解酒功效的中药、化学性药物，以海洋生物为来源的 FCPs 具有安全性高、易吸收、活性强等特点，可避免各种毒副作用。作为新型功能性食品及食源性药物，FCPs 为增强机体解酒防醉能力提供了更佳的选择，具有巨大的发展前景和重要的社会意义。

The chapter introduced the research on the protective effect of fish collagen peptides on alcoholism. Multiple intervention methods and the results of a number of behavioral experiments showed that fish collagen peptide has the effect of reducing acute alcoholism in rats，including preventing drunkenness and anti-alcoholism，and alleviating rats behavioral changes and blood alcohol levels after drunkenness provide experimental evidence for its application in the field of anti-alcoholism. Compared with the traditional Chinese medicines and chemical medicines that have anti-alcoholic effects in previous studies，fish collagen peptides derived from marine organisms have high safety，easy absorption，strong mouth activity，and can avoid various toxic and side effects. As a new type of functional food and food-derived medicine，fish collagen peptides provide a better choice for enhancing the body's ability to relieve alcohol and prevent drunkenness，with great development prospects and important social significance.

参考文献

[1] World Health Organization. Global status report on alcohol and health 2018.

[2] Sadler DW，Fox J. Intra-individual and inter-individual variation in breath alcohol pharmacokinetics：the effect of food on absorption. Sci Justice. 2011，51（1）：3-9.

[3] 卿笃信，凌奇荷．酒精代谢酶与酒精性肝病的关系研究进展．国外医学（生理、病理科学与临床分册），

2003，23（3）：310-313.

[4] Wang K，Song H，Jin M，et al. Chronic alcohol consumption from adolescence to adulthood in mice—hypothalamic gene expression changes in insulin-signaling pathway. Alcohol. 2014，48（6）：571-578.

[5] Reddy VD，Padmavathi P，Paramahamsa M，Varadacharyulu N. Modulatory role of Emblica officinalis against alcohol induced biochemical and biophysical changes in rat erythrocyte membranes. Food Chem Toxicol，2009，47（8）：1958-1963.

[6] Mandal P，Pritchard MT，Nagy LE. Anti-inflammatory pathways and alcoholic liver disease：role of an adiponectin/interleukin-10/heme oxygenase-1 pathway. World J Gastroenterol，2010，16（11）：1330-1336.

[7] Mathurin P，Deltenre P. Effect of binge drinking on the liver：an alarming public health issue？ Gut，2009，58（5）：613-617.

[8] 全国酒精性肝病调查协作组．全国酒精性肝病的多中心调查分析．中华消化杂志，2007，27（4）：231-234.

[9] Liu R，Chen Q H，Ren J W，et al. Ginseng（panax ginseng meyer）oligopeptides protect against binge drinking-induced liver damage through inhibiting oxidative stress and inflammation in rats. nutrients，2018，10（11）：1665.

[10] 秦书敏．黄芪甲苷对乙醇诱导的大鼠胃黏膜损伤的保护作用及机制研究．广州：广州中医药大学，2017.

[11] Liu R，Hao Y T，Zhu N，et al. The gastroprotective effect of small molecule oligopeptides isolated from walnut（juglans regia l.）against ethanol-induced gastric mucosal injury in rats. Nutrients，2020，12（4）：e1138.

[12] Golbabapour S，Hajrezaie M，Hassandarvish P，et al. Acute toxicity and gastroprotective role of M. pruriens in ethanol-induced gastric mucosal injuries in rats. Biomed Res Int，2013，2013：974185.

[13] Meyer A R，Goldenring J R. Injury，repair，inflammation and metaplasia in the stomach. J Physiol，2018，596（17）：3861-3867.

[14] Wittel UA，Bachem M，Siech M. Oxygen radical production precedes alcohol-induced acute pancreatitis in rats. Pancreas，2003，26：74-80

[15] 文习刚，史海东．酒精性胰腺炎致病机理的实验研究．腹部外科，2000，13（3）：149-150.

[16] Tupala E，Tiihonen J. Dopamine and alcoholism：neurobiological basis of ethanol abuse. Prog Neuropsychoph. 2004，28（8）：1221-47.

[17] Abukhadir SS，Mohamed N，Mohamed N. Pathogenesis of alcohol-induced osteoporosis and its treatment：a review. Curr Drug Targets，2013，14（13）：1601-1610.

[18] 郭锦丽，耿俊梅，苏芙蓉，李佳慧．酒精性骨疾病发生机制的研究现状．实用骨科杂志，2009，15（2）：111-114.

[19] 杨郑州，田伟，王正朝，石放雄．长期饮酒对哺乳动物免疫器官生长发育的影响．家畜生态学报，2008，29（4）：65-67.

[20] 高景玉，郭俊生，余琛．酒精性脂肪肝大鼠氨基酸代谢的变化．解放军预防医学杂志，2004，22（3）：167-171.

[21] 孙晓艳，王炳元．饮酒、年龄与性别在肝癌发生中的影响．药品评价，2009，6（5）：197-199.

[22] 项伟，夏延斌，余望贻，等．金葛露及其配方物质的解酒效果研究．中国酿造，2007，2007（3）：31-34.

[23] 李勇．人参肽营养学．北京：北京大学医学出版社，2017.

[24] 金东洙，李美子，陈正爱．解酒乐对小鼠抗醉解酒作用的影响．时珍国医国药，2006，17（8）：1476-1477.

[25] 李勇，蔡木易．肽营养学．北京：北京大学医学出版社，2007.

[26] 李勇．肽临床营养学．北京：北京大学医学出版社，2012.

[27] 张桂英，赵海军，曲景乐，等．大豆多肽对小鼠酒精性肝损伤的作用研究．实用预防医学，2007，14（6）：1695-1698.

[28] Liang J，Li Q，Lin B，et al. Comparative studies of oral administration of marine collagen peptides from Chum Salmon（Oncorhynchus keta）pre-and post-acute ethanol intoxication in female Sprague-Dawley rats. Food Funct，2014，5（9）：2078-2085.

第十三章 鱼胶原肽与酒精性肝病

Fish collagen peptides and alcoholic liver disease

酒精性肝病（alcoholic liver disease，ALD）是由于长期大量饮酒导致的中毒性肝损害，乙醇在肝细胞内代谢产生的毒性代谢产物及其引起的代谢紊乱是导致酒精性肝损伤的主要原因。ALD 是世界范围内的公共卫生问题，全球各地区及各国都在致力于减少酒精的有害使用，降低其发病率。近年来随着我国酒精的消耗量增加，ALD 的发病率呈逐年上升的趋势[1]，严重危害人类身体健康。加强对 ALD 的防治和研究是当前面临的重要课题。

第一节 概述 Introduction

肝是乙醇分解代谢的主要器官，机体摄入的乙醇 90% 以上都在肝代谢。除乙醇代谢产物（如乙醛、乙酸等）含量增高等可对肝造成直接损害外，乙醇代谢引起的肝氧化应激和脂质过氧化及炎症介质与细胞因子的释放均对肝可造成损伤，引起 ALD 的发生[1]。戒酒是 ALD 治疗的关键因素，除戒酒以外尚无 ALD 特异性治疗方法。因此，通过功能性食品早期预防 ALD 的发生成为研究的新趋势。

一、酒精性肝病及其分类

常见肝病有病毒性肝炎、酒精性肝病、肝肿瘤等。其中，酒精性肝病是指因长期过量饮酒而导致的肝损害，可分为轻症酒精性肝损伤（mild alcoholic injury，MAI）、酒精性脂肪肝（alcoholic fatty liver，AFL）、酒精性肝炎（alcoholic hepatitis，AH）、酒精性肝纤维化（alcoholic hepatic fibrosis，AHF）和酒精性肝硬化（alcoholic cirrhosis，AC）五种类型，其中酒精性脂肪肝、酒精性肝炎和酒精性肝硬化在临床中最为常见[2]。

（一）轻型酒精性肝病

轻型酒精性肝病是指短时间饮入过量酒精引起的肝急性应激反应和损伤。乙醇吸收入血后大部分被肝乙醇脱氢酶系统代谢成乙醛，而后被乙醛脱氢酶氧化成乙酸，最后氧化成二氧化碳和水。乙醛代谢缓慢容易蓄积，对肝细胞具有直接毒性作用。而且，乙醛及乙醇代谢途径 CYP2E1 都会引起活性氧和活动氮增多，干扰肝细胞正常生理功能，从而造成损伤。

（二）酒精性脂肪肝

长期酗酒会造成脂肪酸在肝蓄积，其原因可能与乙醇代谢过程中 NAD^+ 需求过多有关。高水平 NADH 会促进脂肪酸的合成，而低水平 NAD^+ 会抑制脂肪酸的氧化分解，从而导致脂肪酸浓度升高，促进肝甘油三酯的合成。另外，肝细胞氧化还原状态失衡，自由基生成过多以及乙醛蓄积也是引起脂质过氧化的重要因素。

（三）酒精性肝炎

10% ～ 30% 酗酒者会发展成酒精性肝炎，但其机制与乙醇摄入的剂量无明显相关，具有很强的个体差异性。酒精性肝病病人体内炎症调节因子、细胞因子和趋化因子含量升高，通过炎症反应造成肝损伤。其发展的机制与肝细胞脂肪变性有很大的关系，并且更容易发展成为肝纤维化。

（四）酒精性肝纤维化、肝硬化

酒精肝损伤过程中，在坏死性炎症区域会出现大量的肌纤维母细胞，这些肌纤维母细胞通过分泌大量的胶原蛋白Ⅰ、Ⅲ，造成肝细胞外基质成分改变，并且通过表达高水平的金属蛋白酶组织抑制因子 1（tissue inhibitor of metalloproteinases-1，TIMP-1）阻止这些基质成分的正常降解，从而引起肝纤维化。酒精性肝纤维化伴有肝硬化是酒精性肝病的晚期表现，伴随肝炎症、纤维化和细胞损伤等，最终出现瘢痕和坏死。主要症状有黄疸、细胞肿大、疼痛和肝实质硬化，最终出现肝衰竭。

目前，ALD 的治疗方案有多种，但目前对 ALD 的发病机制并没有足够的了解，因此 ALD 并无特效疗法，只能以支持疗法为主。治疗原则包括以下几个方面：①戒酒治疗，减轻 ALD 严重程度。戒酒是 ALD 患者最重要也是最有效的治疗方法。②营养支持治疗，改善已有的继发性营养不良。长期大量饮酒会导致消化不良，而营养物质的缺乏可增加对肝损害。根据患者的个体差异调整饮食，给予足够的营养补充可以增强患者免疫功能，促进病情恢复。③药物治疗，对症治疗酒精性肝硬化及其并发症。治疗 ALD 的药物种类很多，主要包括抗氧化剂、对抗和改善乙醇代谢药物、保肝抗纤维化药物及咖啡因等。这些药物都有一定的治疗效果，但迄今为止仍没有一种特效药物，因此对 ALD 的发病机制进行深入研究，寻找安全有效的治疗方法对改善 ALD 患者生活质量具有重要的意义。

二、酒精性肝病的流行病学

酒精对于肝脏具有明显的毒性作用，酗酒人群中 ALD 患病率达 84%，其中 10% ～ 35% 可发展成酒精性肝炎，10% ～ 20% 最终发展为肝硬化[3]。在发达国家，酒精性肝病是引起肝硬化的最主要病因。如在美国，肝硬化导致的死亡在死亡原因中排第 12 位，平均每年死亡人数 15 000 ～ 20 000 人，肝硬化人群中年龄在 35 ～ 44 岁的占 60%，而超过 40% 的肝硬化死亡原因与酒精相关[4]。在意大利，对肝功能异常的青少年和成年人进行调查显示，嗜酒导致的肝功能异常占 46.5%[5]。在澳大利亚，ALD 在肝移植病因中占 15%，其治疗所需费用占肝病费用的 50%，占总疾病费用的 5%[6]。在墨西哥，2000 年，肝病在死亡原因中排第五位，预计到 2050 年，ALD 患者将近百万，是感染性肝病的 20 倍[7]。在亚洲，ALD 发生率逐渐增加，如日本对住院患者进行统计发现，排除肝癌后，病毒阴性的 ALD 发生率超过 70%，病毒阴性的肝细胞癌在酗酒患者中发生率是 27%[8]。在我国，“酒文化”源远流长，而且随着社会经济的发展和生活水平的提高，ALD 发病率呈逐渐上升趋势，已成为继病毒性肝炎之后导致肝损害的第二大原因。

另外，嗜酒在不同年龄人群中的分布存在差异。2004 年，美国对酒精滥用的人群分布调查显示，26 ~ 60 岁人群占 60% 以上，是酒精滥用的主要人群，而这些人群正处在青年、中年时期；60 岁以上人群占 35.2%，虽然比例有所下降，但是酒精引起的死亡率升高，也应该引起足够的重视[9]。在我国，北方发病率高于南方，这与地方饮酒习惯有关。我国酒精性肝病患者也存在明显的性别差异，这主要是因为男女嗜酒人群的患病率不同，而女性比男性易患 ALD，这可能与雌激素能够增强急性乙醇产生的内毒素血症应答反应，并扩大肝对内毒素的炎症反应有关。

研究发现，ALD 与下列因素有关。①饮酒量：饮酒量是导致 ALD 发生最重要的危险因素。欧洲多个国家 ALD 流行病学的调查结果显示，每天酒精摄入量为 30 g 的饮酒者，其肝病或肝硬化的发病率是不饮酒者的 23.6 和 13.7 倍[10]。一项关于饮酒量与酒精相关疾病风险的荟萃分析显示，每天酒精摄入量达 25 g 以上可显著增加肝硬化的发病风险，且发病率随着酒精摄入量的增加而升高，相对危险性也增加[11]。②饮酒方式与种类：饮酒方式与种类与 ALD 发生率息息相关。空腹饮酒、同时饮多种酒、频繁饮酒、急性大量饮酒（24 h 内过多过快）和慢性过量饮酒（4 ~ 6 周内过多过频）均可增加 ALD 的发病风险[12]。与其他种类的酒相比，红酒饮用者 ALD 的发病风险相对较低[13]。③饮食因素：高脂饮食可以增加 ALD 的发病风险。④性别差异：一般来说，女性比男性对酒精更为敏感，更容易患 ALD。这一方面是因为在女性体内酒精呈低容量分布，即单位酒精摄入量女性血液乙醇浓度更高；另一方面可能是因为女性体内的雌激素可以增加肠黏膜对内毒素的通透性，使 TNF-α 大量增加，从而加重 TNF-α 等诱发的肝损伤[14]。此外，还有遗传、肥胖等慢性非传染性疾病等因素。

三、酒精性肝病的发病机制

ALD 的发病机制较为复杂，目前尚无统一定论，它是由多因素、多途径、多层次造成的综合损伤，且各个因素相互联系共同促进 ALD 的发生和发展。

（一）酒精及其代谢产物

乙醇及其代谢产物对肝都有很大影响。首先，乙醇对肝组织及肝细胞有直接损伤作用。当一次过量摄入乙醇时脂肪动员增加，脂蛋白的合成及分泌减少，血脂升高。慢性摄取乙醇时，乙醇在代谢过程中可将氧化型辅酶 I（NAD^+）转变为还原型辅酶 I（NADH），因而 $NADH/NAD^+$ 比值上升，促进磷酸二羟丙酮转化为 α- 磷酸甘油，导致肝内合成大量甘油三酯；$NADH/NAD^+$ 比值上升会导致三羧酸循环及脂肪的氧化受抑制，肝中脂肪酸氧化降低，最终导致乙醇性脂肪肝。其次，乙醇的主要代谢产物乙醛对肝脏的毒性作用更大，乙醛是酒精引起 ALD 最主要的毒性物质，其对肝的损伤主要表现在：①降低肝脏对脂肪酸的氧化；②对线粒体造成损伤，抑制三羧酸循环过程；③影响肝脏微管系统，微粒蛋白分泌减少，引起脂质和蛋白质在肝细胞中沉积；④与细胞膜相结合后影响其通透性及流动性；⑤抑制

DNA 胞嘧啶甲基化及 DNA 的修复，进而抑制细胞分化及损伤组织的再生和修复；⑥增加胶原合成及 mRNA 合成，促进肝纤维化[15]。

（二）氧化应激和脂质过氧化

近年来，氧化应激和脂质过氧化学说已被许多学者的认可，目前被认为是酒精致肝损伤的主要原因，动物实验和临床试验也已证实慢性酒精中毒和急性酒精中毒均可造成机体氧化应激不平衡[16]。

机体大量摄入乙醇后，ADH 和 MEOS 系统被诱导，促进乙醇氧化成乙醛，乙醇及其中间代谢产物——对肝有直接毒性的乙醛——浓度大大提高，乙醛不但可抑制三羧酸循环，还可引起脂质过氧化反应，抑制细胞分化和损伤组织的再生与修复，加速肝纤维化的形成。同时在此代谢途径会产生大量自由基，如活性氧（reactive oxygen species，ROS）和活性氮（reactive nitrogen species，RNS）等，自由基在肝炎症反应、局部缺血、纤维化、坏死、肝细胞凋亡和疾病恶性转化等过程中都扮演了极为重要的角色。自由基的过度产生超过了肝的氧化代谢能力，使肝细胞的抗氧化物质消耗增加，超氧化物歧化酶（superoxide dismutase，SOD）活性抑制，还原型谷胱甘肽（reduced glutathione，GSH）等抗氧化酶水平下降，导致肝细胞出现一系列损害，甚至诱导了肝细胞的凋亡，脂质过氧化是其中一种表现，研究发现多不饱和脂肪酸饲养的大鼠与普通饲料喂养的大鼠相比更容易受到乙醇的伤害，血清丙二醛（malondialdehyde，MDA）含量也明显升高[17]。

（三）炎症介质和细胞因子的作用

摄入乙醇可使机体产生过度炎症反应，产生大量的炎症介质和（或）细胞因子，从而引起机体损伤。肝细胞受损后，发生肝细胞的凋亡和坏死，从而激活肝内的库普弗细胞（kupffer cell）细胞和血循环中的单核细胞。此外，乙醇摄入还可引起肠源性内毒素血症[18]。肠道是乙醇吸收的主要器官，过量乙醇摄入后，可引起肠道细菌过度繁殖，肠道屏障功能降低，通透性增加，细菌及细菌代谢产物［如脂多糖（lipopolysaccharide，LPS）］等进入血液循环，从而引起内毒素血症，并可通过门静脉进入肝脏。内毒素不仅可直接损伤肝细胞，还可与分化抗原簇 14（cluster of differentiation 14，CD14）、Toll 样受体 -4（Toll-like receptor 4，TLR4）结合，激活库普弗细胞，进而激活细胞因子和炎症介质的基因转录因子，如 NF-κB 等，引起大量细胞因子和炎症介质的释放[19]。TLR4 被激活后向细胞内转导的通路主要有两条：一条是髓样分化因子 88（myeloid differentiation factor 88，MyD88）依赖通路；另一条是髓样分化因子 88 非依赖通路。这两条通路均可激活 NF-κB。经两条途径活化的 NF-κB 进入细胞核内并与 DNA 上相应位点结合，激活转录和翻译过程，调节与免疫和炎症反应相关的许多基因表达，导致炎性因子合成、释放，如 TNF-α、IL-6、IL-1 等。TNF-α 具有直接的细胞毒作用，还可引起微循环障碍导致肝细胞坏死，同时 TNF-α 也是 NF-κB 激活剂，与其他炎性因子相互激发，引起级联放大反应，加重肝损伤[16]。

此外，还有诸如营养不良等其他因素，随着对 ALD 分子学基础的进一步认识，更深入地了解 ALD 病理生理机制及其他辅助因素在引起肝毒性中的相互作用，仍是酒精性肝病研究中的焦点问题。

四、生物活性肽与酒精性肝病

ALD在人群中已属多发病和常见病，但目前除戒酒以外尚无ALD特异性治疗方法。近年来有研究表明，一些生物活性肽（例如大豆多肽、灵芝多肽和鲨肝活性肽）可以减轻D-半乳糖或对乙酰氨基酚对小鼠造成的肝损伤[1]。因此，从动植物提取的具有保肝活性的生物活性肽类物质日益受到人们的关注。

蛋白质在动物消化道中，在消化酶作用下的水解终产物大部分是2个或3个氨基酸残基组成的小肽，它们以完整形式被吸收进入循环系统从而被组织利用。之后小肽的I型载体和II型载体分别被克隆。至此，小肽可以被完整吸收的观点逐渐为人们所接受。有研究表明，低聚肽与蛋白质、氨基酸相比，有更低的渗透压。二肽、三肽可以比氨基酸和蛋白更快、更易从小肠直接吸收入血，参与发挥生理功能。其较小的分子量决定了其具有吸收快、水溶性好以及黏度低的特点，更利于其发挥营养作用以及各种生理调节作用[1]。

ALD的致病因素单一，即长期大量的乙醇摄入，但其发病机制较为复杂，研究表明，氧化应激和脂质过氧化在ALD的发病过程中发挥着重要作用。另外，乙醇摄入可使炎症细胞对炎症刺激过度反应产生大量的炎症介质和或细胞因子。而小分子肽类的抗氧化作用已经取得了大部分研究者的共识，并且已经有报道小分子肽类可改善早期肝损伤，如玉米低聚肽（corn oligopeptides，COPs）、人参低聚肽（ginseng oligopeptides，GOPs）等[2]。研究发现，人参低聚肽干预可使大鼠血清肝功能指标明显好转，肝脂肪变性程度降低，机体抗氧化酶浓度升高，脂质过氧化产物含量降低，血清炎症因子水平和内毒素浓度减少，还可以部分抑制LPS/TLR4/NF-κB通路相关蛋白的表达，从而发挥对酒精性肝损伤的保护作用。玉米肽低聚肽能够降低乙醇引起的大鼠血清ALT水平升高，改善乙醇引起的大鼠血脂代谢异常，缓解肝细胞中脂肪的聚集，其保肝作用可能与其具有抗氧化作用、抑制炎症基因的表达、降低血清中炎症因子的水平等因素有关。因此，小分子肽类是现今防治ALD发展的潜在方向，作为防治ALD的药物及保健食品的开发领域里具有广泛的应用前景。

第二节　鱼胶原肽对酒精性肝病保护作用的研究进展
Advances in protective effects of fish collagen peptides on alcoholic liver disease

当前小分子肽类的抗氧化作用已经取得了大部分研究者的共识，而氧化应激被认为是乙醇代谢致器官损伤的主要因素，并且鱼胶原肽具有显著的抗氧化活性及抗炎作用，可以降低氧化应激对组织器官的损伤作用。然而目前对于FCPs是否能对乙醇诱导的肝损伤起保护作用及其可能的机制尚不明确，因此北京大学李勇教授课题组通过建立乙醇诱导的大鼠肝损伤动物模型，研究FCPs对酒精性肝病的保护作用，并进一步探索其可能的机制。

一、鱼胶原肽对酒精性肝病保护作用的研究方法

由于肝损伤是乙醇代谢作用最明显且最常出现的症状，且损伤出现时间相对较短，因

此，常采用大鼠慢性酒精性肝损伤模型作为对乙醇致器官损伤的模型进行相关研究，我国以往多用四氯化碳腹腔或皮下注射造成鼠肝类似酒精性肝病的病理改变，但从发病机制、病程演变过程及最终组织形态学改变来看，与酒精性肝病均有较大差异，也有采用给鼠做胃造瘘，经造瘘管注入乙醇制作酒精肝模型，但该法操作难度相对较大，成功率不高。

目前，研究解酒药物对于慢性酒精中毒的保护作用的实验方法主要有乙醇灌胃模型，具体方法是连续时间（如 4 周或者 8 周）的乙醇灌胃引起的在对照组能观察到的酒精性肝病模型。实验对象一般用大鼠或者小鼠，给药剂量应不引起动物死亡为前提，造模与给药可间隔一个小时或者更长时间。为了减少一次性灌酒量过高给动物造成对胃、脑等的急性损伤甚至死亡，有人对此模型进行改进，认为可以适当减少灌胃量，提供低溶度乙醇含量的酒供动物实验期间饮用。但是由于实验动物的差异性，不能保证每个对象都以相同的剂量（ml/kg）饮用酒，这种方法会增加实验误差。腹腔注射的给药方式也常见于这类实验。周期短、操作简单是此模型的主要优点，但是时间过短可能无法诱导非常明显的损伤，包括胃、肠、脑等器官损伤可能难以观察到，且短时间内大量饮酒造成的急性刺激等方面的损伤不可避免。

实验过程中记录一般情况，包括体重增减、进食情况、死亡情况以及特殊疾病等。在灌胃结束后，处死大鼠，取血和肝、胃、脑等脏器，测定相应指标，这些指标包括乙醇代谢酶，反映脂类代谢的甘油三酯（TG）、总胆固醇（TC）、高密度脂蛋白胆固醇（HDL-C）等；反映肝肾等脏器功能的丙氨酸氨基转移酶（ALT）、天门冬氨酸氨基转移酶（AST）、总蛋白（TP）、血尿素氮（BUN）；抗氧化指标抗丙二醛（MDA）、超氧化物歧化酶（SOD）、还原型谷胱甘肽（GSH）、谷胱甘肽过氧化物酶（GSH-Px）等。另外，脏器组织病理学检测可以评价病理学改变。

二、鱼胶原肽对酒精性肝病保护作用的研究进展

北京大学李勇教授课题组首次研究了 FCPs 对酒精性肝损伤的保护作用。具体实验方法为：将健康 SPF 级雄性 SD 大鼠随机分为空白对照组、模型对照组和 FCPs 高、中、低干预组，模型对照组 12 只，其余每组 10 只。每天分 2 次灌胃，模型对照组和干预组 50% 酒精灌胃［15 ml/（kg · d）］，对照组蒸馏水灌胃［15 ml/（kg · d）］；FCPs 高、中、低干预组在酒精灌胃 1 h 后分别给予胶原肽 0.225 g/kg（bw）、0.45 g/kg（bw）、0.9 g/kg（bw）。连续干预 4 周后，大鼠称重，股动脉取血，分离血清，检测血清 ALT、AST、ALB、TB、TC、TG 等指标，检测血清抗氧化指标 SOD、MDA 和 GSH-Px；取出全部肝，称肝湿重，计算肝指数（肝指数 = 肝湿重 / 体重 ×100%），取部分肝脏 10% 甲醛液固定，制作 HE 染色病理切片并进行评分，并测定肝组织中 ADH 活力及 MDA 含量，现将主要研究结果概述如下。

（一）一般情况

52 只大鼠共 48 只完成实验周期，实验期间阳性对照组和 FCPs 低剂量组各 1 只大鼠因灌胃误呛入肺而导致死亡，低剂量组和高剂量组各有 1 只因不能长期耐受酒精而死亡。实验过程中，阳性对照组大鼠较阴性对照组大鼠精神状态差、毛发光泽差、食欲差、大便溏泻、反应迟钝，而且活动减少，体重增长缓慢，FCPs 干预组大鼠的症状比阳性对照组轻，

体重有升高的趋势，但无显著性差异，如表 13-1 所示。

表 13-1　大鼠体重变化（Mean±SD）

组别	只数	D1 体重（g）	D8 体重（g）	D15 体重（g）	D22 体重（g）	D29 体重（g）
阴性对照组	10	232.89±3.84	246.80±4.12	266.98±3.83**	280.90±3.72**	288.91±5.46*
阳性对照组	11	233.07±2.89	235.04±4.35	249.00±4.73	260.30±4.04	269.41±3.72
FCPs 低剂量组	8	234.11±5.93	235.38±6.20	250.25±7.05	261.31±7.96	273.35±8.60
FCPs 中剂量组	10	233.76±3.03	235.90±4.48	251.10±4.27	260.80±5.73	270.29±5.67
FCPs 高剂量组	9	234.80±3.88	240.50±5.52	254.39±5.49	261.28±6.87	277.34±7.03

与阳性对照组比较差异有显著性，* $P < 0.05$，** $P < 0.01$

（二）血清肝功能指标

阳性对照组与阴性对照组相比，大鼠血清中谷丙转氨酶（ALT）、谷草转氨酶（AST）显著升高，与阳性对照组相比，高剂量组的 ALT 水平明显下降（$P < 0.05$），各剂量组的血清 AST 水平明显下降（$P < 0.05$），见表 13-2。

表 13-2　大鼠血清中 ALT，AST 水平（Mean±SD）

组别	只数	ALT（IU）	AST（IU）
阴性对照组	10	43.01±1.79*	23.87±4.43**
阳性对照组	11	51.20±2.63	46.90±5.78
FCPs 低剂量组	8	45.85±1.61	27.09±5.26*
FCPs 中剂量组	10	45.85±2.66	30.36±4.23*
FCPs 高剂量组	9	41.69±3.50*	26.83±10.87*

与阳性对照组比较差异有显著性，* $P < 0.05$，** $P < 0.01$

（三）血清抗氧化指标

研究结果显示，阴性对照组的 SOD 水平明显高于阳性对照组（$P < 0.05$），而 MDA 水平明显低与阳性对照组（$P < 0.05$）。FCPs 各剂量组与阳性对照组相比，SOD 活性有升高的趋势，低剂量组 SOD 水平明显升高（$P < 0.05$），其余各组差异无显著性；低剂量组和中剂量组的 MDA 水平比阳性对照组低，差异有显著性（$P < 0.001$，$P < 0.05$）；并没有发现 GSH-px 有显著性的差异，见表 13-3。

表 13-3　FCPs 对血清 SOD，MDA，GSP-PX 含量的影响（Mean±SD）

组别	只数	SOD（U/ml）	MDA（nmol/ml）	GSH-Px（U）
阴性对照组	10	106.31±11.89*	4.15±0.77***	634.26±203.26
阳性对照组	11	81.67±10.49	22.14±3.67	906.67±217.5
FCPs 低剂量组	8	104.83±5.05*	5.31±0.91***	1154.63±330.01
FCPs 中剂量组	10	84.05±7.8	10.40±5.01*	469.63±103.71
FCPs 高剂量组	9	95.58±9.28	16.59±3.56	1350.62±317.42

与阳性对照组比较差异有显著性，* $P < 0.05$，*** $P < 0.001$

（四）脂类与蛋白代谢变化

长期饮酒可造成肝细胞 TG 堆积，脂肪代谢紊乱。该研究结果显示，与阴性对照组相比，阳性对照组的 TG 和 TC 含量明显更高（$P < 0.001$），而 FCPs 低剂量组和高剂量组大鼠血清 TG 含量比阳性对照低，差异有显著性（$P < 0.01$，$P < 0.001$），高剂量组 TC 含量比阳性对照组低，差异有显著性（$P < 0.05$）。阳性对照组的 TP 和 ALB 与阴性对照组相比无明显差异，但是 GLB 和 A/G 比值的差异有显著性（$P < 0.05$），各剂量干预组并不能减小这种差异，反而有扩大的趋势，见表 13-4。

表 13-4 大鼠血清中 TG、TC、TP、ALB、GLB 水平及 A/G 比值（Mean ± SD）

组别	只数	TG	TC	TP	ALB	GLB	A/G 比值
阴性对照组	10	$0.48 \pm 0.05^{***}$	$1.93 \pm 0.16^{***}$	79.26 ± 1.54	50.13 ± 1.53	$29.12 \pm 2.06^{*}$	$1.80 \pm 0.15^{*}$
阳性对照组	11	1.22 ± 0.10	2.65 ± 0.08	79.14 ± 1.12	53.44 ± 1.18	25.70 ± 0.73	2.10 ± 0.08
FCPs 低剂量组	8	$0.84 \pm 0.11^{**}$	2.49 ± 0.21	77.25 ± 1.82	53.54 ± 1.12	23.71 ± 0.87	2.27 ± 0.07
FCPs 中剂量组	10	0.97 ± 0.14	2.45 ± 0.11	78.47 ± 0.98	54.38 ± 1.15	24.09 ± 0.49	2.27 ± 0.08
FCPs 高剂量组	9	$0.70 \pm 0.03^{***}$	$2.22 \pm 0.10^{*}$	77.11 ± 2.16	53.74 ± 1.61	23.37 ± 1.01	2.33 ± 0.11

与阳性对照组比较差异有显著性，$^{*}P < 0.05$，$^{**}P < 0.01$，$^{***}P < 0.001$

（五）大鼠肝脏 ADH 和 MDA 含量检测

如表 13-5 所示，阳性对照和 FCPs 干预组的 ADH 活性比阴性对照组高，但各组间差异无显著性。各组间肝组织 MDA 含量无显著性差异。

表 13-5 大鼠肝脏 ADH，MDA 和病理评分（Mean ± SD）

组别	只数	ADH（u/mgprot）	MDA（nmol/mgprot）
阴性对照组	10	12.86 ± 1.86	1.41 ± 0.12
阳性对照组	11	17.46 ± 2.92	1.70 ± 0.21
FCPs 低剂量组	8	15.94 ± 2.44	1.58 ± 0.25
FCPs 中剂量组	10	14.07 ± 2.29	1.40 ± 0.22
FCPs 高剂量组	9	13.00 ± 1.71	1.39 ± 0.32

（六）肝脏病理学检查

酒精性肝损伤大鼠的肝组织病理学典型改变见图 13-1（彩图 13-1），图 13-1A 显示阴性对照组肝细胞排列规则，未见任何病理学异常，图 13-1B 表明阳性对照组肝索排列不整齐，染色不规则，部分肝细胞空泡样变性，形态不规则，但是没有见到炎症细胞浸润和大片细胞坏死等严重的改变。给予 FCPs 干预可以在一定程度上减轻相应改变：肝细胞大小一致，无空泡样变性，肝细胞排列更加有规则，界限明显并无明显变性（图 13-1C，D，E）。

乙醇是常见的肝毒剂。机体大量摄入乙醇后，内质网的微粒体乙醇氧化酶系被诱导，进一步促进乙醇氧化成乙醛，从而导致肝细胞内有害的中间代谢产物乙醛浓度大大提高。

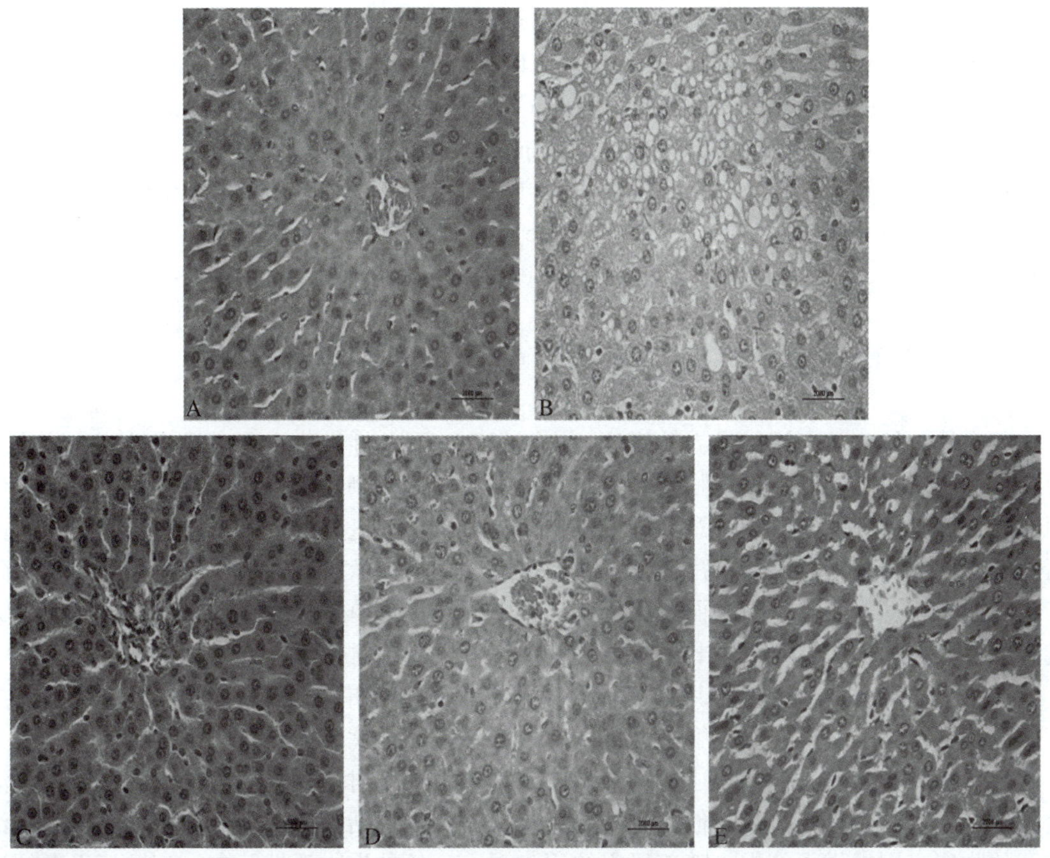

图 13-1 **FCPs 干预对酒精性肝损伤大鼠肝组织病理的典型改变**

A．阴性对照组；B．阳性对照组；C．FCPs 低剂量；D．FCPs 中剂量组；E．FCPs 高剂量组。各组大鼠肝组织 HE 染色后 400× 光镜下观察

乙醛是高毒性的物质，能显著损害肝利用氧的能力，对肝有直接毒性。同时在此代谢途径中有大量活性氧生成，使肝细胞的抗氧化物质消耗增加，抗氧化酶活性抑制，机体处于氧化应激状态，肝细胞膜发生脂质过氧化反应，导致肝细胞损伤。

该研究采用乙醇灌胃造模研究 FCPs 对于乙醇诱导的早期肝损伤大鼠的保护作用，持续 4 周，可以看到，与空白对照组相比，模型组大鼠一般状况较差，体重增长缓慢，血清 ALT、AST 比空白对照高，血清 TC 和 TG 水平明显升高，肝组织病理改变明显，差异均有统计学意义，这些都是乙醇诱导的大鼠肝损伤的表现。而各胶原肽剂量干预组可以逆转其中的某些变化，与阳性对照组相比，FCPs 剂量组大鼠血清 ALT 和 AST 水平降低，低剂量组 SOD 活性升高，中低剂量组 MDA 水平下降，高剂量组 TG 和 TC 水平下降，表明 FCPs 具有保护大鼠酒精性肝损伤的作用。

In this study, an alcohol gavage model that lasted for four weeks was used to study the protective effect of marine collagen peptide on alcohol-induced early liver injury in rats. The results showed that compared with the blank control group, the rats in the model group were in poorer general condition and weight growth was slow, the serum ALT and AST were higher than the blank control, the serum TC and TG levels were significantly increased, the liver tissue pathological changes were obvious, which were the manifestations of alcohol-induced liver injury in rats. The collagen peptides intervention group could reverse some of these changes. Compared with the positive control group, the serum ALT and AST levels were decreased, the SOD activity was increased in the low dose group, and the MDA level was decreased in the medium dose group, the levels of TG and TC in the high dose group were decreased, which indicated that the collagen peptides could protect rats from alcoholic liver injury.

三、鱼胶原肽在酒精性肝病保护领域的应用前景

肝病是一种非常广泛的世界性疾病，病因复杂，可急性发作也可成为慢性病，治疗困难。通过建立实验性肝损伤动物模型，研究肝病的发生机制，筛选保肝药物，探索保肝作用原理，具有十分重要的现实意义。目前临床上除对病因进行处理外，对酒精性肝损伤方面并没有特效药，对症支持治疗非常重要，这给生物活性肽的应用提供了空间，并且在致病机制方面和动物实验效果方面得到了验证。不管是作为单一药品或复合药组成成分等方式，依据生物活性肽的新型保肝药物的开发将会是目前防治酒精性肝病的一个主要目标。

当前生物活性肽的保肝作用研究已经取得了一定的成果，以外源性生物活性肽为主，其来源广泛，通过酶解技术分解并纯化，得到各种小分子肽。国内外有很多对内源性小分子肽保肝作用的研究，但总体还处于前期，实际应用性相对较低。虽然目前大部分生物活性肽还处于实验室研究阶段，但是各种研究结果支持生物活性肽的保肝作用，对于生物活性肽的临床应用提供了依据。随着研究的逐步深入，各种生物活性肽在治疗肝病患者领域将会有更多基础。

北京大学李勇教授课题组的研究显示，FCPs 对于乙醇诱导的大鼠早期肝损伤具有保护作用，其机制可能与提高机体抗氧化水平，改善脂类代谢等有关。FCPs 不仅具有良好的营养特性，而且具有多种生物学功能，无论是作为药品还是保健品，对临床上的肝病患者都具有重要的意义。在后续的研究中，研究技术与水平还需提高，更好的肝损伤动物模型是未来研究的重点之一。此外，FCPs 详细作用机制的研究将更多地利用体外细胞培养实验。另外一个研究方向是人体试验，包括药代学、药效学以及大规模的临床试验研究，为 FCPs 更好地应用于保肝领域提供科学研究依据。

小结

由于发病机制复杂且缺乏有效的治疗手段，酒精性肝病严重危害着人们的身体健康。近年来，从动植物中提取的小分子低聚肽因其抗氧化和抗炎活性日益受到关注。北京大学李勇教授课题组的研究显示，FCPs 对于乙醇诱导的大鼠早期肝损伤具有较好的保护作用，这为 FCPs 在功能性食品、药物等方面的应用提供了科学实验依据。

Due to the complex pathogenesis and lack of effective treatment, alcoholic liver disease seriously endangers people's health. In recent years, small molecular oligopeptides extracted from animals and plants have received increasing attention due to their antioxidant and anti-inflammatory activities. Research by Professor Li Yong's group of Peking University has shown that fish collagen peptides have a good protective effect on alcohol-induced early liver injury in rats, which provides scientific experimental basis for the application of fish collagen peptides in functional foods and drugs.

参考文献

[1] 李勇. 肽临床营养学. 北京：北京大学医学出版社，2012.

[2] 李勇. 人参肽营养学. 北京：北京大学医学出版社，2017.

[3] Cai X, Bao L, Wang N, et al. Dietary nucleotides supplementation and liver injury in alcohol-treated rats: a metabolomics investigation. Molecules, 2016, 21 (4): 435.

[4] Sussman S, Dent CW, Skara S, et al. Alcoholic liver disease (ALD): a new domain for prevention efforts. Subst Use Misuse, 2002, 37 (14): 1887-1904.

[5] Pendino GM, Mariano A, Surace P, et al. ACE Collaborating Group. Prevalence and etiology of altered liver tests: a population-based survey in a Mediterranean town. Hepatology, 2005, 41 (5): 1151-1159.

[6] Rehm J, Mathers C, Popova S, et al. Global burden of disease and injury and economic cost attributable to alcohol use and alcohol-use disorders. Lancet, 2009, 373 (9682): 2223-2233.

[7] Méndez-Sánchez N, Villa AR, Chávez-Tapia NC, et al. Trends in liver disease prevalence in Mexico from 2005 to 2050 through mortality data. Ann Hepatol, 2005, 4 (1): 52-55.

[8] Horie Y, Ishii H, Hibi T. National survey of alcoholic liver disease in Japan. Nihon Arukōru Yakubutsu Igakkai Zasshi, 2004, 39 (6): 505-510.

[9] Shore JH, Beals J, Orton H, et al. Comorbidity of alcohol abuse and dependence with medical conditions in 2 American Indian reservation communities. Alcohol Clin Exp Res, 2006, 30 (4): 649-655.

[10] Ramstedt M. Alcohol and suicide in 14 European countries. Addiction, 2001, 96 (Suppl 1): S59-S75.

[11] Corrao G, Bagnardi V, Zambon A, et al. A meta-analysis of alcohol consumption and the risk of 15 diseases. Prev Med, 2004, 38 (5): 613-619.

[12] Zhou JY, Jiang ZA, Zhao CY, et al. Long-term binge and escalating ethanol exposure causes necroinflammation and fibrosis in rat liver. Alcohol Clin Exp Res, 2013, 37 (2): 213-222.

[13] Kechagias S, Zanjani S, Gjellan S, et al. Effects of moderate red wine consumption on liver fat and blood lipids: a prospective randomized study. Ann Med, 2011, 43 (7): 545-554.

[14] Seth D, Haber PS, Syn WK, et al. Pathogenesis of alcohol-induced liver disease: classical concepts and recent advances. J Gastroenterol Hepatol, 2011, 26 (7): 1089-1105.

[15] Shearn CT, Smathers RL, Jiang H, et al. Increased dietary fat contributes to dysregulation of the LKB1/AMPK pathway and increased damage in a mouse model of early-stage ethanol-mediated steatosis. J Nutr Biochem, 2013, 24 (8): 1436-1445.

[16] Liu R，Chen Q H，Ren J W，et al. Ginseng（panax ginseng meyer）oligopeptides protect against binge drinking-induced liver damage through inhibiting oxidative stress and inflammation in Rats. Nutrients，2018，10（11）：1665.

[17] 刘玉兰．整合肝肠病学．北京：人民卫生出版社，2014.

[18] Lin B，Zhang F，Yu Y，et al. Marine collagen peptides protect against early alcoholic liver injury in rats. Br J Nutr，2012，107（8）：1160-1166.

[19] Cai X，Bao L，Wang N，et al. Dietary nucleotides protect against alcoholic liver injury by attenuating inflammation and regulating gut microbiota in rats. Food Funct，2016，7：2898-2908.

第十四章 鱼胶原肽与肾损伤 Fish collagen peptides and kidney injury

肾是机体最重要的排泄器官，可以通过控制尿液的生成和排出，调节机体水、电解质和酸碱平衡。肾损伤（kidney injury）指肾的结构或功能出现异常。根据 2010 年全球疾病负担研究，慢性肾病（chronic kidney disease，CKD）在 1990 年全球死亡总人数的原因列表中排名第 27 位，但在 2010 年上升到第 18 位[1]。据估计，我国慢性肾病总患病率约为 10.8%，患有慢性肾病人数约为 1.195 亿[2]。小分子生物活性肽作为一种良好的抗氧化剂，在急性肾损伤（acute kidney injury，AKI）期间及慢性肾病预后都具有良好的使用价值。鱼胶原肽具有良好的生物活性，被广泛用作化妆品、保健食品和药品的原料，具有良好的保湿性、溶解性、吸收性、低过敏性和药理活性（如清除自由基、抗氧化、抗衰老等）。本章就 FCPs 在肾损伤领域的研究进展及应用前景进行介绍。

The kidney is the body's most important excretory organ，which can regulate the body's water，electrolyte and acid-base balance by controlling the production of urine. Kidney injury refers to abnormalities in the structure or function of the kidney. According to the 2010 Global Burden of Disease study，chronic kidney disease ranked 27th in the list of causes of the total number of deaths worldwide in 1990, but rose to 18th in 2010. It is estimated that the total prevalence of chronic kidney disease in China is about 10.8%，and the number of people with chronic kidney disease is about 119.5 million. Small molecule bioactive peptides，as a good antioxidant，have a good value in the acute kidney injury and chronic kidney disease. Fish collagen peptide has good biological activity and is widely used as the raw material of cosmetics，health care products and medicine. It has high moisture，solubility，absorbability，hypoallergenic and pharmacological activity（such as free radical scavenging，anti-oxidation，anti-aging，etc.）. In this chapter，we will introduce the research progress and application prospect of fish collagen peptide in kidney injury.

第一节 概述 Introduction

一、肾损伤

肾属于腹膜外实质性器官，位于腹膜后间隙内脊柱两侧，左右各一，形似蚕豆。肾是机体最重要的排泄器官，通过尿的生成和排出，肾能排出机体代谢终产物、进入机体过剩的物质和异物，调节水、电解质和酸碱平衡，调节动脉血压等。另外，肾是重要的内分泌器官，通过合成释放多种生物活性物质调节机体生理功能。例如：通过合成和释放肾素调节动脉血压；合成释放促红细胞生成素，促进红细胞生成；生成激肽和前列腺素参与局部或全身血管活动调节[3]。随着年龄的增长，肾功能逐渐衰退。20 岁健康成年男性的正常肾小球滤过率为 100 ～ 110 ml/(min·1.73m^2)，60 ～ 65 岁健康成年男性的正常肾小球滤过率可下降至 60 ml/(min·1.73m^2)（5% ～ 25%）[4-5]。

肾损伤（kidney injury）指肾的结构或功能出现异常。根据病程可将肾损伤分为急性肾损伤和慢性肾病。

（一）急性肾损伤

急性肾损伤以往称为急性肾衰竭。急性肾损伤是由多种病因引起的以肾小球滤过率迅速下降为特点的临床综合征，患者出现不超过 3 个月肾功能或结构方面的异常，临床指标表现为肌酐、尿素、其他代谢废物及体液的潴留，可发生于既往无肾病者，也可发生在原有慢性肾病的基础上。急性肾损伤是一组较常见的、基于多个学科的、死亡率较高的肾病。

目前临床上较实用的判定、分层及追踪急性肾衰的指标是血清肌酐（Scr）水平。2004 年急性透析质量建议（Acute Dialysis Quality Initiative，ADQI）第二次共识会议提出了根据危害性及病变程度的急性肾衰分层诊断（Risk，Injury，Failure，Loss and End-Stage Kidney，RIFLE）标准（表 14-1），ADQI 共识会明确提出以上分层定义仅适用急性肾小管坏死，不适用于肾小球引起的急性肾衰。

表 14-1 急性肾衰竭分层诊断 RIFLE 标准[6]

分层	肾小球功能指标	尿量
高危阶段（risk）	Scr ↑ ×1.5 或 GFR ↓ > 25%	< 0.5ml/（kg · h）持续 6 h
损伤阶段（injury）	Scr ↑ ×2 或 GFR ↓ > 50%	< 0.5ml/（kg · h）持续 12 h
衰竭阶段（failure）	Scr ↑ ×3 或> 4 mg 或 GFR ↓ > 25%	< 0.3ml/（kg · h）或无尿持续 12 h
丢失阶段（loss）	肾功能丧失持续 4 周以上	
终末期肾脏病（End stage renal disease，ESRD）	肾功能丧失持续 3 个月以上	

2005 年，急性肾损伤专家组（Acute Kidney Injury Network，AKIN）将急性肾衰竭更名为急性肾损伤。急性肾损伤专家组基于当时的诊断标准对于 AKI 的早期诊断、及时干预重视不够，故重新制定新的标准以提高早期诊断率（表 14-2）。

表 14-2　AKI 的分级 [6]

	血清肌酐	尿量
Ⅰ	↑ ≥ 0.3 mg/dl 或增至 ≥ 150% ~ 200%	< 0.5ml/（kg · h）× 6 h
Ⅱ	增至 > 200% ~ 300%	< 0.5ml/（kg · h）× 12 h
Ⅲ	增至 > 300% 或 ≥ 4.0 mg/dl	< 0.3ml/（kg · h）× 24h 或无尿 12 h

急性肾损伤的预防与治疗包括：①一级预防，在高危人群中采取预防措施；②出现急性肾损伤后可以早发现早治疗；③针对急性肾损伤进行病因治疗。

（二）慢性肾病

慢性肾病是指由于各种原因引起的大于或等于 3 个月的肾结构和功能障碍，肾结构和功能障碍包括肾小球滤过率正常和不正常的病理损伤、血液或尿液成分异常及影像学检查异常，或不明原因的肾小球滤过率（< 60 ml/min）下降超过 3 个月[7]。慢性肾衰竭（chronic renal failure，CRF）是各种慢性肾脏病持续进展的共同结局，它是由慢性肾病引起肾小球滤过率（glomerular filtration rate，GFR）下降及与此相关的代谢紊乱和临床症状组成的综合征。慢性肾病囊括了疾病的整个过程，部分慢性肾病在疾病进展过程中肾小球滤过率可逐渐下降，进展至慢性肾衰竭，而慢性肾衰竭则代表慢性肾病中肾小球滤过率下降至失代偿期的群体。

慢性肾疾病的诊断需包括以下几项内容。①肾病的诊断：如药物过敏性间质性肾炎、IgA 肾病等；②肾功能的评估，如 CKD_3 期；③与肾功能水平相关的并发症，如肾性高血压、肾性贫血等；④合并症，如心血管疾病、糖尿病等。目前国际通用的分期标准及相应的治疗计划是依据美国肾基金会制定的指南（表 14-3）。

表 14-3　慢性肾病的分期和治疗计划 [8]

分期	描述	GFR ［ml/(min · 1.73m²)］	治疗计划
1	肾损伤，GFR 正常或 ↑	≥ 90	CKD 病因的诊断和治疗 治疗合并疾病 延缓疾病进展
2	肾损伤，GFR 轻度 ↓	60 ~ 89	估计疾病是否会进展和进展速度
3	GFR 中度 ↓	30 ~ 59	评价和治疗并发症
4	GFR 严重 ↓	15 ~ 29	准备肾替代治疗
5	肾衰竭	< 15 或透析	肾替代治疗

慢性肾疾病的防治原则包括以下要点：①对正常人群进行筛查以检出慢性高危因素的

人群进行一级预防；②对具有慢性高危因素的个体进行宣教以减少慢性肾病危险因素，同时定期筛查慢性肾病；③当出现肾损伤后，进行相应的诊断和治疗，关注合并症，减慢疾病的进展；④出现肾小球滤过率下降后，治疗并发症，同时准备肾替代治疗；⑤当出现肾衰竭后，进行透析或肾移植替代治疗。目前，慢性肾病的防治主要在其二级预防阶段，即应如何采取相应措施减缓已经产生慢性肾病的进行性恶化和致死性并发症的发生。

二、肾损伤流行病学概况

（一）急性肾损伤

急性肾损伤是导致患者预后不佳的主要原因之一。据统计，每年约有 1330 万人出现急性肾损伤，其中，85% 来自发展中国家。每年约有 170 万人死于急性肾损伤 [9]。全球急性肾损伤的发病率在不同的研究中差异很大，很大程度上取决于环境（医院获得性、社区获得性）以及调查的高危人群。在一般社区人群中，每 100 万人有 20 ～ 200 人患有 AKI，发病率平均每年增长 11%。危重病患者中，AKI 的发病率在 30% ～ 70%；约有 5% 的重症监护室入院患者需要肾移植替代治疗 [9]。

目前，对急性肾损伤的流行病学研究大都来自于高收入国家，中低收入国家急性肾损伤发病率的可靠信息积累较缓慢。2015 年，一项涵盖全球 450 万名住院患者的荟萃分析显示 [10]，全球约有 21% 的住院患者受到急性肾损伤的影响，其中，只有很少一部分 AKI 患者需要透析（2% 住院患者；11% 所有 AKI 患者），12% 的住院患者（80% 所有 AKI 患者）仅仅处于轻度肾损伤阶段。各地区住院患者 AKI 发病率见图 14-1[10]。

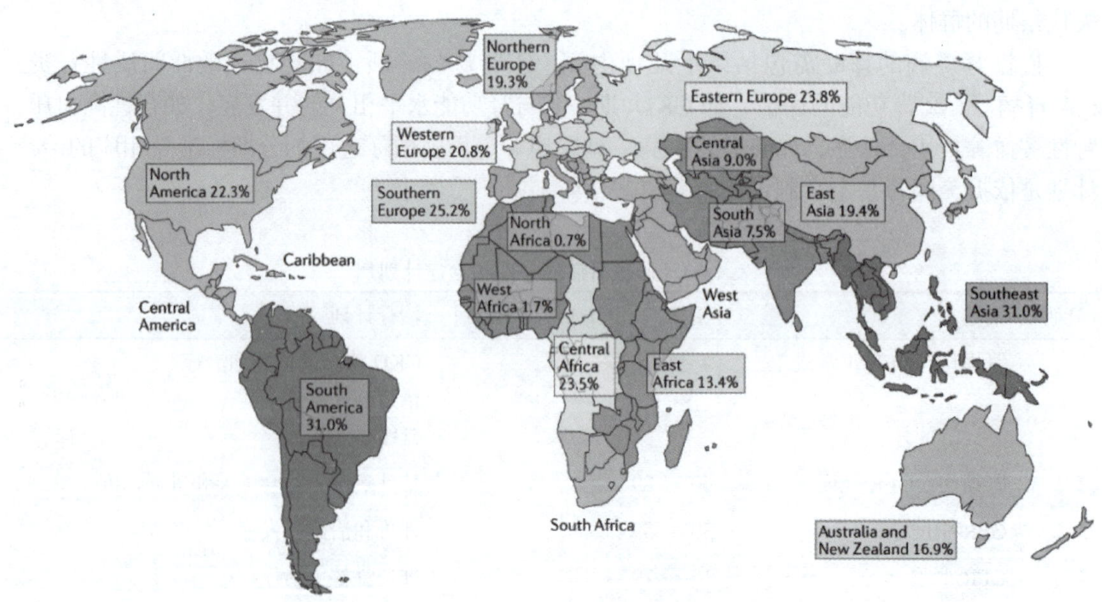

图 14-1 不同国家住院患者急性肾损伤发病率 [10]

急性肾损伤与较高死亡风险存在关联，随着 AKI 严重程度增加，死亡率随之上升，尤其是需要肾替代疗法的患者[11]。已有研究证实 AKI 是导致慢性肾病的原因之一[12]。

（二）慢性肾病

根据 2010 年全球疾病负担研究[11]，慢性肾病在 1990 年全球死亡总人数的原因列表中排名第 27 位（年龄标准化年死亡率为 15.7/10 万），但在 2010 年上升到第 18 位（年标准化死亡率为 16.3/10 万）。2016 年一项荟萃分析显示，全球约有 13.4% 的人存在慢性肾疾病[13]。

Wang 等[11]进行了一项中国慢性肾病的全国调查，统计了 2007 年 1 月至 2010 年 10 月全国 13 个省市 50 550 人，结果显示慢性肾病总患病率为 10.8%，由此估计，我国患有慢性肾病的人数约为 1.195 亿。

三、肾损伤的营养干预手段

食物活性物质是食物中的生物活性物质，具有消炎、抗氧化等多种生理活性。植物多糖、人参皂苷、白黎芦醇、虾青素、茶多酚等多种食物活性物质均具有改善肾损伤的作用。

植物多糖是植物细胞代谢产生的聚合度超过 10 个的聚糖，大量研究表明，植物多糖对肾损伤有明显的改善作用，可以通过抑制氧化应激、炎症反应，减少线粒体功能障碍等多种途径改善肾损伤情况，改善多种类型的肾损伤[14]。Zhao[15]的研究显示，枸杞多糖可以减轻肾炎症反应，延缓糖尿病肾病进程，改善早期糖尿病肾病。Liu[16]发现柴胡多糖可以抑制炎症因子和 Toll 样受体、高迁移率族蛋白（HMGB1）的过度表达，从而通过抑制氧化应激和炎症反应改善糖尿病肾病。

白藜芦醇是在植物体内发现的一种天然抗毒素，采用白黎芦醇对糖尿病肾病动物进行干预，发现白黎芦醇可以增强抗氧化活性，减轻炎症因子水平，改善葡萄糖稳态，减轻糖尿病肾病。来自体外和体内多项研究也综合表明白黎芦醇可以减少肾纤维化，降低氧化应激和炎症因子的水平，从而改善肾结构和功能[17]。

人参皂苷是一类固醇类化合物，又称三萜皂苷，主要存在于人参属药材中。人参皂苷具有抗炎、抗肿瘤、抗氧化作用，人参皂苷 Rg1、Rg3、Rb1 等均表现出显著的肾功能保护作用，在多种肾病模型中均可减轻肾损伤[18-21]。

原花青素是植物中广泛存在的一大类多酚类化合物的总称，其低聚物低聚原花青素是国际上公认的清除人体内自由基有效的天然抗氧化剂，Zhang[22]、Muthenna[23]等发现原花青素也可以改善糖尿病造成的肾损伤。

四、生物活性肽与肾损伤

生物活性肽（bioactive peptides，BAP）广泛存在于自然界，通常含有 2 ~ 20 个氨基酸残基，分子量小于 6000，通过酶解或微生物发酵等方式释放后发挥作用。生物活性肽具有多方面的活性，包括抗血栓、抗高血压、抗氧化、抗菌、调节免疫、促进矿物质吸收和降血脂等。

（一）乳源生物活性肽对肾损伤的保护作用

牛乳是多种生物活性肽的重要来源。β- 酪啡肽（β-casomorphin，β-CM）是一种来源

于 β- 酪蛋白的小分子多肽，具有与阿片肽相似的活性，包括刺激胰岛素分泌、调节胃肠道运动等，可以通过改善血糖水平，提高抗氧化能力延缓肾损伤。研究发现，β- 酪啡肽可以显著降低链脲佐菌素诱导的糖尿病大鼠血糖，降低胰高血糖素的分泌[24]，对糖尿病肾病大鼠的肾损伤也具有明显的保护作用[25]。其作用机制可能是通过改善血糖水平，激活 ACE2-MAS 通路，降低肾局部 AngII 含量，增强抗氧化能力，减少肾细胞外基质的沉积和肾小管间质的纤维化，从而抑制了肾损伤的发生发展[26]。另外，β- 酪啡肽通过提高抗氧化能力来改善衰老引起的老化损伤，但摄入过多 β- 酪啡肽可能会加重肾负担[27]。

（二）海洋生物活性肽对肾损伤的保护作用

海洋物种约占全球生物物种总量的一半，是巨大的生物资源库。水产类加工后会产生大量的废弃物，包括鱼皮、鱼鳞、鱼骨和鱼鳍在内的鱼类组织约占加工废品的 60%。这些由鱼类加工后的废品经过水解等处理后提取的生物活性肽混合物具有良好的抗氧化和 ACE 抑制活性，可以缓解包括高血压、酒精、高脂饮食等因素诱导的肾损伤。罗非鱼内脏水解产物[28]可以修复高血压引起的肾组织结构变化。鰕虎鱼、斑马鱼、多耙鲮鱼等多种鱼类的蛋白水解产物可以作为抗氧化剂，预防高脂饮食诱发高胆固醇血症，减轻肾脏氧化损伤[29-31]。另外，沙丁鱼头、内脏蛋白水解物可以缓解酒精诱发的大鼠肾损伤[32]。金枪鱼寡肽可以减轻饮食诱导的高尿酸血症和肾炎症表型，重组尿酸代谢途径，抑制 NLRP3 炎症体和 TLR4/MyD88/NF-κB 信号通路的激活，并抑制 p65-NF-κB 的磷酸化。

胶原蛋白是主要的动物结构蛋白，约为体内所有蛋白质的 30%，广泛存在于细胞外基质中，组成动物的皮肤、骨、肌腱、韧带及结缔组织等部位。酶解后的胶原蛋白肽分子量为 2000 ~ 6000，其溶解性得以显著改善，吸收利用率得到显著提高。鱼皮、鱼骨等部位具有丰富的胶原蛋白，具有明显的肾保护作用，可以用于鱼胶原肽的制备。下节将重点介绍鱼胶原肽的肾保护作用。

第二节　鱼胶原肽对肾损伤保护作用的研究进展
Advances in protective effects of fish collagen peptides on kidney injury

鱼胶原肽是小分子低聚肽，具有免疫调节、抗氧化等多种生物活性，目前正作为化妆品、保健食品和药品的原料，广泛应用于各个领域。本节就 FCPs 对肾损伤的保护作用的研究进展进行介绍。

Fish collagen peptide is a small molecule oligomer peptide，which has immunomodulatory，antioxidant and other biological activities. It is widely used as the raw material of cosmetics，health food and medicine. This section introduces the research progress on the protective effect of fish collagen peptide on kidney injury.

一、鱼胶原肽对肾损伤保护作用的研究方法

进行肾损伤的动物实验需要选取合适的动物模型。目前，研究急性肾损伤常用的实验

动物模型种类较多，根据 AKI 产生的病因，可分为缺血性 AKI 动物模型、对比剂 AKI 模型等。

双侧肾动脉夹闭法是目前国内最常用的缺血性 AKI 动物制模方法，通过麻醉后分离阻断肾动脉使肾缺血，肾色泽由红色变为紫暗后松开血管夹，肾颜色由黑色逐渐转为红色，说明建模成功。另外，还可选用单侧肾 I/R 法、一侧肾 I/R 联合对侧肾切除法等多种造模方法。对比剂急性肾损伤（Contrast-induced acute kidney injury，CI-AKI）定义为使用碘对比剂后 48 ～ 72 h 内发生的血肌酐升高超过 0.3 mg/dL，或大于基线值的 1.5 ～ 1.9 倍。在高龄、糖尿病、高血压等高危患者中的发病率达 40%，其中约 11% 发展为慢性肾病、终末期肾病。目前常用吲哚美辛及 N- 硝基 -L- 精氨酸甲酯联合应用诱导 CI-AKI，也可使用脱水加呋塞米注射诱导、肾切除术加脱水诱导 CI-AKI 模型。

慢性肾功能损伤的动物模型包括肾毒性药物诱导和 Platt 法（即 5/6 肾切除）等方法，但存在手术复杂、制作困难、并发症多、死亡率高以及无法制备不同程度的肾功能损伤模型等缺点 [33]。

研究发现，大鼠长时间进食腺嘌呤，会出现代谢紊乱，与人类慢性肾损伤的临床症状和病理改变类似 [33]。大量腺嘌呤通过消化道进入机体后，会在黄嘌呤氧化酶的作用下形成难溶的 2,8- 二羟基腺嘌呤，在肾小管处沉积，引起肾小管囊性扩张，氮质化合物代谢受阻，引起肾功能损伤。2008 年，北京大学李勇课题组对 FCPs 延缓腺嘌呤所致大鼠慢性肾功能损伤作用进行研究，确定了 FCPs 对慢性肾功能损伤进展的延缓作用 [34]。

实验选用雄性清洁级 SD 大鼠，随机分为 4 组，A 组为对照组，B 组为慢性肾功能损伤模型组，C 组为每日 FCPs 1.125 g/kg（bw）干预组，D 组为每日 FCPs 2.25 g/kg（bw）干预组，干预组剂量分别相当于人体推荐摄入量的 25 倍和 50 倍。B、C、D 组灌胃给予腺嘌呤 100 mg/kg 建立慢性肾功能损伤的模型，C、D 组在给予腺嘌呤的同时，给予上述两个剂量的 FCPs，A 组给予等量蒸馏水。灌胃时间相同，灌胃量 1 ml/100g，每天 1 次，连续给予 12 周。每天观察并记录动物的一般表现（进食、皮毛、尿量、粪便等）和精神状态等情况，每周称重 1 次，记录摄食量。于实验的第 0、1、3、5、8、12 周灌胃后禁食但不禁水，16 h 后尾静脉采血，检测不同时间点各组动物血清尿素氮和肌酐浓度。另用代谢笼收集大鼠 24 h 的尿量，检测尿中肌酐浓度并计算肌酐清除率：

$$\text{肌酐清除率} = (\text{尿肌酐} \times \text{尿量}) / \text{血肌酐}$$

肌酐、尿素氮的测定方法分别为苦味酸法和脲酶紫外法，利用全自动生化分析仪进行检测。12 周末，处死大鼠，利用透射电镜观察肾超微结构组织的改变。

高血压、糖尿病也可造成肾损伤，导致肾功能下降，造成慢性肾病，是慢性肾病的重要危险因素。四氧嘧啶也可造成肾小管损害。采用四氧嘧啶对大鼠灌胃，不仅可以诱导肾损伤，还通过诱导糖尿病进一步加强了大鼠肾损伤，从而造成大鼠血尿素氮的升高 [35]。2010 年，北京大学李勇教授课题组对 FCPs 对糖尿病肾损伤的保护作用进行了初步探索和研究 [36]。

实验选用雄性 SD 大鼠，以 150 mg/kg 剂量一次性腹腔注射生理盐水配制的四氧嘧啶，4 h 后灌胃 50% 的葡萄糖，24 h 内饲喂 5% 的葡萄糖水防止低血糖导致动物死亡，三天后重复上述步骤注射 130 mg/kg 四氧嘧啶。一周后测定空腹血糖，将血糖值高于 11.1 mmol/L 的大鼠定为糖尿病鼠。将糖尿病鼠按血糖值随机分为糖尿病模型对照组和 FCPs 低、中、高 3 个剂量组，每组 6 只，干预组分别给予 FCPs 0.3575、1.0833、3.25 g/kg（bw）的剂量灌胃干预，模型对照组给予同体积溶剂，连续灌胃 20 天。实验过程中，每天观察并记录动物的一般表现（进食、饮水、大小便、皮毛等）和行为，每周进行称重；于 2 次腹腔注射四氧嘧啶 1 周后（d0），禁食不禁水取鼠尾血测定尿素氮（BUN），并于实验末期（d20）取空腹静脉血再次检测 BUN。

二、鱼胶原肽对肾损伤保护作用的研究进展

胶原蛋白肽具有良好的生物活性，被广泛用作化妆品、保健食品和药品的原料，具有良好的保湿性、溶解性、吸收性、低过敏性和药理活性（如清除自由基、抗氧化、抗衰老等）。罗非鱼皮中提取的小分子胶原肽可以显著改善 D- 半乳糖诱导的小鼠体重下降、食欲缺乏和精神下降，减少小鼠血肌酐、血尿素氮水平的增加，证明罗非鱼胶原肽有良好的肾功能保护作用 [37]，也能通过改善线粒体功能障碍改善由于链佐星诱导的糖尿病大鼠的肾损伤 [38]。

另有人群试验证实，定期服用海洋胶原肽有助于降低急慢性肾损伤患者血肌酐、血尿素氮水平。羊长青等 [39] 给予透析患者定期服用海洋胶原肽，发现海洋胶原肽干预组患者总蛋白、血尿素氮、肌酐水平均有下降，IgG 水平上升，说明海洋胶原肽可以辅助透析患者肾功能恢复，改善维持性透析患者免疫功能水平。对降低 II 型糖尿病合并高血压患者血肌酐水平也有明显作用 [40]。柳园等 [41] 的研究也发现，海洋胶原肽作为肠内营养制剂对术后患者营养状况及免疫功能具有改善作用。

北京大学李勇教授课题组分别采用腺嘌呤、四氧嘧啶对大鼠进行慢性肾功能损伤造模，采用 FCPs 对慢性肾功能损伤大鼠进行干预，探讨了 FCPs 对慢性肾功能损伤的保护作用及其机制。

（一）FCPs 对腺嘌呤诱导的慢性肾功能损伤大鼠的保护作用

1．一般情况

使用腺嘌呤干预 3 周后，干预组动物饮水量和尿量明显增加，动物皮毛松散。5 周以后，模型组、每日 FCPs 1.125 g/kg（bw）干预 C 组动物消瘦明显，精神萎靡，活动力下降，畏寒蜷缩，体毛逐渐干枯脱落，摄食减少，体重明显减少，而每日 FCPs 2.250 g/kg（bw）干预 D 组动物上述衰退的表现较轻。

2．电镜观察

大鼠长时间进食腺嘌呤出现的代谢紊乱与人类慢性肾损伤的临床症状和病理改变类似。使用电镜观察，可见大量难溶的 2,8- 二羟基腺嘌呤在肾小管处沉积，肾小管囊性扩张 [42]。观察大鼠肾电镜下照片（图 14-2）可见，实验第 12 周时，对照组 A 动物肾小管细胞核结构清晰完整，线粒体嵴清晰可见（图 14-1A1），肾小管内未见 2,8-2 羟基腺嘌呤的沉积（图 14-1A2），肾小球基底膜正常（图 14-1A3）。模型组动物出现核染色质溶解，线粒体固缩或空泡样变（图 14-1B1），近曲小管内可见 2,8-2 羟基腺嘌呤菱形针状结晶（图 14-1B2），肾

小球基底膜增厚，毛曼氏囊腔扩张（图 14-1B3）。C 和 D 两个干预组中肾小管细胞结构，结晶沉积和基底膜厚度等的改变或破坏比对照组明显减轻，证明 FCPs 可以延缓大鼠慢性肾功能损伤的进程，这可能与 2,8- 二羟基腺嘌呤在肾的沉积减少有关。

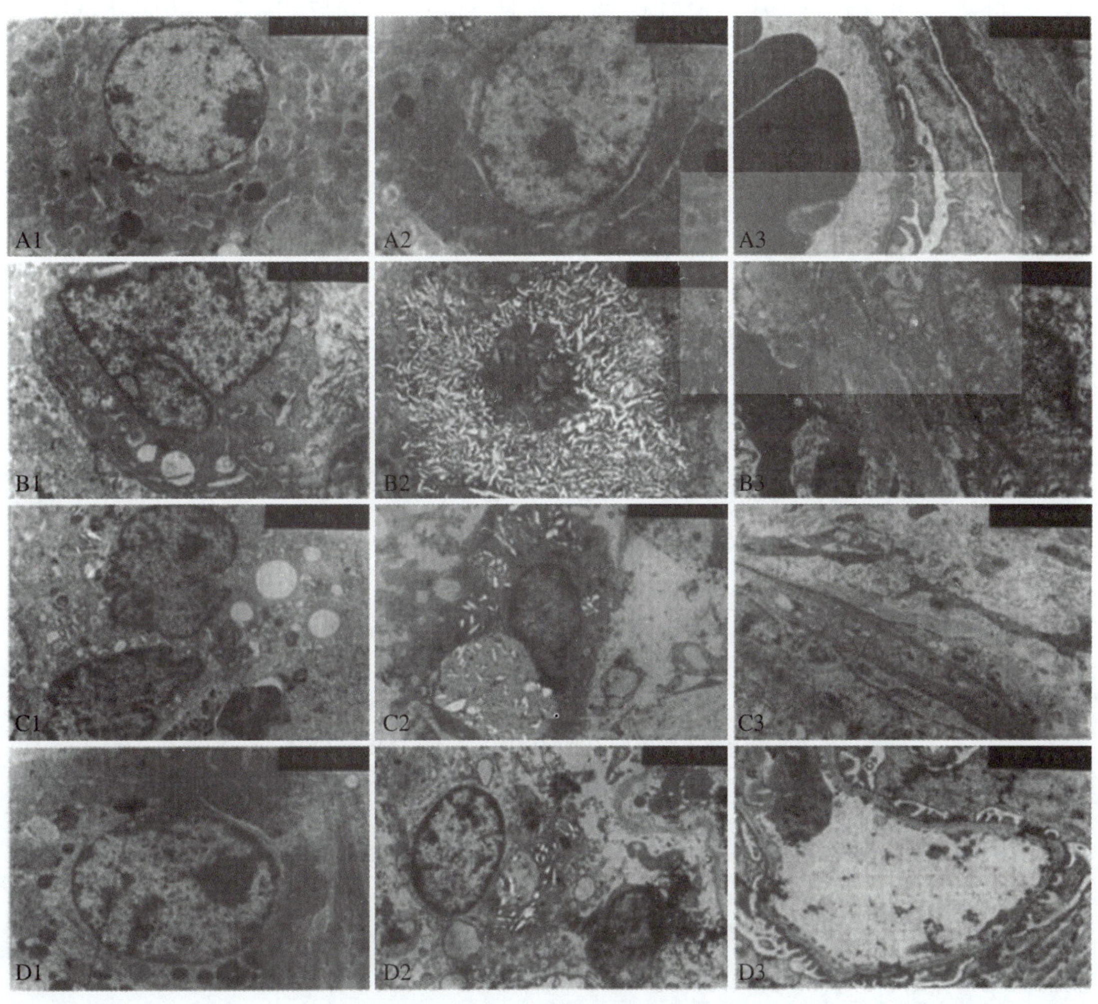

图 14-2　各组肾脏组织超微结构

A．空白对照组；B．模型组；C．1.125 g/kg（bw）FCPs 干预组；D：2.250 g/kg（bw）FCPs 干预组

3．血尿素氮、肌酐变化

如表 14-4 至表 14-6 所示，实验到第 5 周时，B 组动物血清肌酐和尿素氮与 A 组比较明显升高，内源性肌酐清除率明显下降，D 组动物血清肌酐和尿素氮较对照组升高，但相同时间点的血清肌酐和尿素氮低于 B 组，而内源性肌酐清除率高于 B 组，差异具有统计学意义（$P < 0.05$）。C 组动物血清肌酐和尿素氮较 B 组也有下降的趋势，但差异没有统计学意义。

表 14-4 各组大鼠不同时间点血清肌酐水平的变化和比较（Mean ± SD，$n = 8$）

组别	血清肌酐（μmol/L）					
	第 0 周	第 1 周	第 3 周	第 5 周	第 8 周	第 12 周
A	61.43 ± 5.79	65.83 ± 2.93	62.71 ± 3.25[b]	60.80 ± 3.70[b]	72.57 ± 14.12[b]	67.00 ± 13.15[b]
B	60.86 ± 2.34	75.71 ± 5.88a	74.43 ± 8.58[a]	182.20 ± 119.52[a]	308 ± 88.37[a]	347.57 ± 68.24[a]
C	60.86 ± 4.53	87.71 ± 13.09[a]	85.43 ± 11.82[ab]	154.60 ± 47.87[a]	255 ± 90.27[a]	280.71 ± 84.73[a]
D	61.14 ± 3.85	77.29 ± 6.96[a]	76.57 ± 7.96[a]	105.60 ± 11.84[ab]	175.40 ± 73.93[ab]	240.14 ± 71.53[ab]

5、8、12 周的 F 值分别为 7.71、13.12、17.99；与 B 组比较差异有显著性，$^{a}P < 0.05$；与 A 组比较差异有显著性，$^{b}P < 0.05$

表 14-5 各组大鼠不同时间点血清尿素氮水平变化（Mean ± SD，$n = 8$）

组别	血清尿素氮（μmol/L）					
	第 0 周	第 1 周	第 3 周	第 5 周	第 8 周	第 12 周
A	6.21 ± 0.91	6.05 ± 0.79[a]	6.11 ± 0.48[a]	5.34 ± 1.00[a]	6.74 ± 0.98[a]	8.11 ± 1.85[a]
B	6.13 ± 0.88	11.70 ± 2.72[b]	10.86 ± 2.97[b]	29.20 ± 16.48[b]	63.03 ± 18.68[b]	95.53 ± 24.88[b]
C	6.36 ± 0.96	17.73 ± 5.65[b]	15.84 ± 5.57[ab]	29.22 ± 11.29[b]	57.76 ± 19.02[b]	85.06 ± 27.23[b]
D	6.83 ± 1.22	13.70 ± 3.28[b]	13.54 ± 3.57[b]	23.62 ± 3.89[b]	41.90 ± 23.78[ab]	72.83 ± 26.12[ab]

5、8、12 周的 F 值分别为 14.81、33.08、94.26；与 B 组比较差异有显著性，$^{a}P < 0.05$；与 A 组比较差异有显著性，$^{b}P < 0.05$

表 14-6 各组大鼠不同时间点肌酐清除率变化（Mean ± SD，$n = 8$）

组别	肌酐清除率（ml/min）					
	第 0 周	第 1 周	第 3 周	第 5 周	第 8 周	第 12 周
A	1.57 ± 0.04	1.58 ± 0.04	1.62 ± 0.73	1.12 ± 0.12[b]	1.38 ± 0.48[b]	1.41 ± 0.61[b]
B	1.59 ± 0.01	1.52 ± 0.04[a]	1.28 ± 0.16	0.53 ± 0.23[a]	0.17 ± 0.13[a]	0.14 ± 0.08[a]
C	1.60 ± 0.02	1.57 ± 0.06	0.78 ± 0.21[ab]	0.47 ± 0.26[a]	0.17 ± 0.07[a]	0.13 ± 0.04[a]
D	1.58 ± 0.02	1.57 ± 0.04	0.98 ± 0.26[b]	0.99 ± 0.35[b]	0.45 ± 0.28[ab]	0.26 ± 0.06[ab]

5、8、12 周的 F 值分别为 7.12、25.56、48.95；与 B 组比较差异有显著性，$^{a}P < 0.05$；与 A 组比较差异有显著性，$^{b}P < 0.05$

血清肌酐是肌酸和磷酸肌酸代谢的终产物，也是临床最常用的肾功能生物标志物之一。在机体稳定状态下，血清肌酐浓度恒定，血清肌酐水平取决于肾小球滤过功能，此时肌酐可以用于估计肾小球滤过率。使用腺嘌呤诱导的大鼠会出现渐进性肾损伤，出现血清肌酐、血尿素氮水平的上升和肌酐清除率下降。

该实验中，使用腺嘌呤干预的大鼠血清肌酐水平逐渐上升，显著高于对照组，每日 1.125 g/kg（bw）、2.25 g/kg（bw）FCPs 干预组血清肌酐水平对比模型组显著降低，差异具有统计学意义。对比肌酐清除率可见，第 3 周后，使用腺嘌呤干预的大鼠肌酐清除率相较对照组显著降低，而使用每日 2.25 g/kg（bw）FCPs 组具有延缓肌酐清除率下降的作用，有助于延缓肾功能下降。每日 1.125 g/kg（bw）FCPs 干预组动物肾功能相较模型组也有改善趋势，但差异无统计学意义。

血尿素氮也是临床常用的肾功能指标。尿素是人体蛋白质代谢的终产物，主要在肝生成，是最早被用来评价肾小球滤过功能的物质之一。研究证实，在肾小球滤过功能下降到正常的 1/2 以上时，血尿素氮会增加，是以测定血尿素氮可以粗略估计肾小球滤过率。该实验中，干预组大鼠血尿素氮水平随时间进展逐渐增加，显著高于对照组 2.25 g/kg（bw）FCPs 干预组血尿素氮水平对比模型组显著降低，差异具有统计学意义。

（二）FCPs 对四氧嘧啶诱导的糖尿病大鼠肝肾功能的保护作用

1．模型建立

实验使用四氧嘧啶造模，观察到糖尿病大鼠行动迟缓、体重增长缓慢、皮毛松散无光泽，出现明显的多饮多尿。各剂量组和模型对照组实验开始时以及实验末期的体重差异无显著性（表 14-7）。表明糖尿病鼠模型建立成功。

表 14-7　FCPs 对大鼠体重的影响（$\bar{x}\pm s$，$n=6$）

组别	0 天（d0）	20 天（d20）
模型对照组	257.83±20.86	280.67±54.09
0.3575 g/kg（bw）FCPs	257.50±30.32	281.00±54.26
1.0833 g/kg（bw）FCPs	260.67±18.61	300.00±46.85
3.25 g/kg（bw）FCPs	258.17±32.82	279.83±47.65

2．血尿素氮变化

模型对照组和 0.3575 g/kg（bw）FCPs 剂量组在干预开始第一天（d0）和干预第 20 天（d20）BUN 差异无显著性。1.0833 g/kg（bw）FCPs 和 3.25 g/kg（bw）FCPs 剂量组 BUN 差异有显著性（$P<0.05$），FCPs 干预可降低糖尿病大鼠 BUN，对糖尿病造成的肾损伤起到保护作用（表 14-8）。

表 14-8　FCPs 对大鼠肾功能的影响（Mean±SD，$n=6$）

组别	干预时间	BUN	t	P
模型对照组	d0	14.75±5.91	0.855	0.432
0.3575 g/kg（bw）FCPs	d20	13.53±3.72		
1.0833 g/kg（bw）FCPs	d0	17.28±8.24	2.47	0.056
	d20	10.92±2.41		
模型对照组	d0	16.65±6.38	3.14	0.026
0.3575 g/kg（bw）FCPs	d20	8.78±1.70		
1.0833 g/kg（bw）FCPs	d0	13.68±3.81	3.06	0.028
	d20	9.87±2.30		

d0，干预第 0 天；d20，干预第 20 天

糖尿病是肾损伤重要的危险因素。在该研究中，FCPs中高剂量组干预降低了血尿素氮含量，差异具有显著性。这说明FCPs减轻了肾损伤程度。

三、鱼胶原肽对肾损伤保护作用的应用前景和未来展望

我国海洋养殖规模庞大，水产品加工能力高，在生产过程中产生了大量鱼皮、鱼骨等废弃物，占鱼体的50%～70%。这些副产物含水量高，极易腐败变质，故而以往，这类加工副产品常被制成饲料鱼粉、提取鱼油、制备调味料或将低价鱼加工生产为鱼糜，制成火腿、鱼肉香肠等方便食品，甚至直接作为废物处理。这造成了极大的资源浪费，也对海洋环境造成负担。采用生物酶解技术将这类加工副产品加工为FCPs，不仅制提高了资源利用率、解决了鱼皮等废弃物引起的环境负担，更具有良好的经济价值，对水产产地的资源利用、渔民就业、发展市场经济都具有重大意义。

FCPs是小分子低聚肽，可以通过多种途径改善肾损伤，且相对其他药物，FCPs无肾毒性，使其有望应用于高血压、糖尿病等各种因素引起的急慢性肾损伤的辅助治疗，从而改善和减缓肾损伤的进程和发展。目前，FCPs肾保护作用仍局限于实验室研究阶段，仍需大量的研究结果作为其广泛应用的基础。

除了肾保护作用外，FCPs还具有抗氧化、抗菌、免疫调节等多种生物活性，在生物医学、食品工业、化妆品、营养保健品等领域都拥有广阔的应用市场。合理利用FCPs可以满足目前市场对优质来源胶原肽的需求，也提高了鱼产品的利用率和价值，创造更大的社会效益，实现鱼副产品加工的绿色、可持续发展。

小结

当前FCPs改善肾损伤的研究已经取得了一定的成果，但从总体来看还处于前期改善效果的验证阶段，其改善肾损伤的机制以及应用的配方仍处于探索阶段，具有广阔的应用前景，但仍需大量的动物实验和人群试验探索其机制以及配方的有效性与长期安全性。

The research on the improvement of fish collagen peptide on kidney injury has made some progress so far. But generally，the improvement effect is still in the early stage，the mechanism of its improvement on kidney injury and the applied formula are still in the exploration stage，which has broad application prospects. It is still necessary to explore the mechanism and the efficacy and long-term safety of the formulation through animal experiment and crowd trials.

参考文献

[1] Lozano R，Naghavi M，Foreman K，et al. Global and regional mortality from 235 causes of death for 20 age groups in 1990 and 2010：a systematic analysis for the Global Burden of Disease Study 2010. Lancet，2012，

380（9859）：2095-2128.

[2] Zhang L，Wang F，Wang L，et al. Prevalence of chronic kidney disease in China：a cross-sectional survey. Lancet，2012，379（9818）：815-822.

[3] Koeppen BM. The kidney and acid-base regulation. Adv Physiol Educ，2009，33（4）：275-281.

[4] Glassock RJ，Rule AD. Aging and the kidneys：anatomy，physiology and consequences for defining chronic kidney disease. Nephron，2016，134（1）：25-29.

[5] Poggio ED，Rule AD，Tanchanco R，et al. Demographic and clinical characteristics associated with glomerular filtration rates in living kidney donors. Kidney Int，2009，75（10）：1079-1087.

[6] 王海燕．肾脏病学（第二版）．北京：人民卫生出版社，2008.

[7] 葛均波．内科学．北京：人民卫生出版社，2013.

[8] 王海燕．肾脏病学（第二版）．北京：人民卫生出版社，2008.

[9] Lewington AJ，Cerdá J，Mehta RL. Raising awareness of acute kidney injury：a global perspective of a silent killer. Kidney Int，2013，84（3）：457-467.

[10] Mehta RL，Cerdá J，Burdmann EA，et al. International Society of Nephrology's 0by25 initiative for acute kidney injury（zero preventable deaths by 2025）：a human rights case for nephrology. Lancet，2015，385（9987）：2616-2643.

[11] Cerdá J，Bagga A，Kher V，et al. The contrasting characteristics of acute kidney injury in developed and developing countries. Nat Clin Pract Nephrol，2008，4（3）：138-153.

[12] Ishani A，Nelson D，Clothier B，et al. The magnitude of acute serum creatinine increase after cardiac surgery and the risk of chronic kidney disease，progression of kidney disease，and death. Arch Intern Med，2011，171（3）：226-233.

[13] Hill NR，Fatoba ST，Oke JL，et al. Global prevalence of chronic kidney disease - a systematic review and meta-analysis. PLoS One，2016，11（7）：e0158765.

[14] 刘婷，周欣，赵超，等．植物多糖对肾损伤干预效果及作用机制研究进展．食品与发酵工业，2021，47（7）：269-277，284.

[15] Zhao Q，Li J，Yan J，et al. Lycium barbarum polysaccharides ameliorates renal injury and inflammatory reaction in alloxan-induced diabetic nephropathy rabbits. Life Sci，2016，157：82-90.

[16] Liu ZZ，Weng HB，Zhang LJ，et al. Bupleurum polysaccharides ameliorated renal injury in diabetic mice associated with suppression of HMGB1-TLR4 signaling. Chin J Nat Med，2019，17（9）：641-649.

[17] Den Hartogh DJ，Tsiani E. Health benefits of resveratrol in kidney disease：evidence from in vitro and in vivo studies. Nutrients，2019，11（7）：1624.

[18] Liu QF，Deng ZY，Ye JM，et al. Ginsenoside Rg1 protects chronic cyclosporin a nephropathy from tubular cell apoptosis by inhibiting endoplasmic reticulum stress in rats. Transplant Proc，2015，47（2）：566-569.

[19] Li SS，Ye JM，Deng ZY，et al. Ginsenoside-Rg1 inhibits endoplasmic reticulum stress-induced apoptosis after unilateral ureteral obstruction in rats. Ren Fail，2015，37（5）：890-895.

[20] Kang KS，Yamabe N，Kim HY，et al. Therapeutic potential of 20（S）-ginsenoside Rg（3）against streptozotocin-induced diabetic renal damage in rats. Eur J Pharmacol，2008，591（1-3）：266-272.

[21] El-Sheikh AAK，Kamel MY. Ginsenoside-Rb1 ameliorates lithium-induced nephrotoxicity and

neurotoxicity：differential regulation of COX-2/PGE（2）pathway. Biomed Pharmacother，2016，84：1873-1884.

[22] Zhang Z，Li BY，Li XL，et al. Proteomic analysis of kidney and protective effects of grape seed procyanidin B2 in db/db mice indicate MFG-E8 as a key molecule in the development of diabetic nephropathy. Biochim Biophys Acta，2013，1832（6）：805-816.

[23] Muthenna P，Raghu G，Kumar PA et al. Effect of cinnamon and its procyanidin-B2 enriched fraction on diabetic nephropathy in rats. Chem Biol Interact，2014，222：68-76.

[24] Yin H，Miao J，Zhang Y. Protective effect of beta-casomorphin-7 on type1 diabetes rats induced with streptozotocin. Peptides，2010，31（9）：1725-1729.

[25] 高燕，袁鲁亮，张海松．β- 酪啡肽 -7 对链脲佐菌素诱导糖尿病肾病模型大鼠的肾保护．中国组织工程研究，2016，20（5）：701-706.

[26] 张伟，王珊珊，韩东宁，等．β- 酪啡肽 -7 保护链脲佐菌素引起的大鼠肾损伤．中国生物化学与分子生物学报，2012，28（12）：1115-1121.

[27] 杨丹，刘冀婕，崔丹丹，等．乳源 β- 酪啡肽 -7 对老年小鼠肾功能的影响．现代食品科技，2019，35（7）：7-12.

[28] Riyadi PH，Atho'illah MF，Tanod WA，et al. Tilapia viscera hydrolysate extract alleviates oxidative stress and renal damage in deoxycorticosterone acetate-salt-induced hypertension rats. Vet World，2020，13（11）：2477-2483.

[29] Ktari N，Belguith-Hadriche O，Ben Amara I，et al. Cholesterol regulatory effects and antioxidant activities of protein hydrolysates from zebra blenny（Salaria basilisca）in cholesterol-fed rats. Food Funct，2015，6（7）：2273-2282.

[30] Nasri R，Abdelhedi O，Jemil I，et al. Ameliorating effects of goby fish protein hydrolysates on high-fat-high-fructose diet-induced hyperglycemia，oxidative stress and deterioration of kidney function in rats. Chem Biol Interact，2015，242：71-80.

[31] Rabiei S，Rezaei M，Abasian Z，et al. The protective effect of Liza klunzingeri protein hydrolysate on carbon tetrachloride-induced oxidative stress and toxicity in male rats. Iran J Basic Med Sci，2019，22（10）：1203-1210.

[32] Kamoun Z，Kamoun AS，Bougatef A，et al. Hepatoprotective and nephroprotective effects of sardinelle（Sardinella aurita）protein hydrolysate against ethanol-induced oxidative stress in rats. Environ Sci Pollut Res Int，2017，24（2）：1432-1441.

[33] 肖炜，马云，傅江南．慢性肾衰动物模型方法学研究现状．中国实验动物学杂志，2002，12（3）：49-52.

[34] Zhao HF，Zhang ZF，Li Q，et al. Marine collagen peptide slow down the progression of chronic renal function impairment induced by adenine in rats. Chinese Journal of Preventive Medicine，2008，42（4）：231-234.

[35] 闫立成，张艳淑，姚林，等．Oncolyn 对糖尿病高脂血症大鼠肾损伤的影响．现代预防医学，2007（3）：516-518.

[36] 赵明，张召峰，梁江，等．海洋胶原肽对四氧嘧啶诱导的糖尿病大鼠肝肾功能的保护．卫生研究，

2010，39（2）：147-149.

[37] Li DD，Li WJ，Kong SZ，et al. Protective effects of collagen polypeptide from tilapia skin against injuries to the liver and kidneys of mice induced by d-galactose. Biomed Pharmacother，2019，117：109204.

[38] Jin L，Zheng D，Yang G，et al. Tilapia skin peptides ameliorate diabetic nephropathy in STZ-induced diabetic rats and HG-induced GMCs by improving mitochondrial dysfunction. Mar Drugs，2020，18（7）：363.

[39] 羊长青，蔡木易，潘兴昌，等. 海洋胶原肽营养剂在透析病人中的临床观察. 成都医学院学报，2011，6（4）：306-308.

[40] Zhu CF，Li GZ，Peng HB，et al. Therapeutic effects of marine collagen peptides on Chinese patients with type 2 diabetes mellitus and primary hypertension. Am J Med Sci，2010，340（5）：360-366.

[41] 柳园，于凤梅，饶志勇，等. 海洋胶原低聚肽对术后患者营养状况及免疫功能的影响. 成都医学院学报，2012，7（4）：566-569.

[42] 陈俊蓉，陈利国，谢林林. 关于腺嘌呤慢性肾衰实验模型的思考. 实验动物科学，2013，30（2）：65-67.

第十五章 鱼胶原肽与增龄性睾酮合成水平降低

Fish collagen peptides and decreased testosterone synthesis levels with aging

人口老龄化是21世纪的重大社会问题之一，如何提高老年人生活质量已成为全球关注的重要医学问题。越来越多的研究证实了血清睾酮水平随年龄增长而逐渐降低这一现象，但其具体的发生机制并不是很清楚[1]。本章将主要针对睾酮水平的增龄性变化及其合成水平降低的发生机制进行阐述，并探讨FCPs对睾酮水平的改善作用及其可能机制，为探讨天然、安全、有效的增龄性男性雄激素部分缺乏防治新途径提供参考依据。

第一节 概述 Introduction

睾丸作为男性最重要的生殖器官，主要功能是生成精子，合成并释放雄激素睾酮。随着年龄的增长，老年人睾丸功能的减退必然导致生精功能和内分泌功能异常。对于老年人来说，与生精功能相比，睾丸的内分泌功能逐渐显得重要，体内睾酮水平仍然是影响老年男性机体功能、健康状况及生活质量的重要因素之一。

一、睾酮水平的增龄性变化

关于中老年男性体内睾酮水平变化趋势这一问题，许多学者进行了大量的流行病学调查，但结果不完全一致。大多研究倾向于中老年人随着年龄的增长，血清睾酮水平呈下降趋势，而有些研究则认为睾酮水平并没有随年龄的增长而有明显改变[1]。

由于横断面研究显示出矛盾的结果，为了更准确地揭示睾酮水平是否随年龄增长而降低，有学者进行了纵向研究。其中马萨诸塞男子老龄化研究[2]和巴尔的摩老龄纵向研究[3]具有较好的权威性。马萨诸塞男子老龄化研究通过对年龄在40 ~ 70岁的1156人进行调查发现，血清总睾酮平均每年下降1.6%，生物活性睾酮变化幅度更大，平均每年下降2% ~ 3%，这与性激素结合球蛋白水平随着年龄的增长而升高有关。巴尔的摩老龄纵向研究以平均年龄为53.8岁的890名男性为研究对象，将总睾酮低于健康男性睾酮水平的2.5个百分位数（小于11.27 nmol/L）或者游离睾酮指数（总睾酮/性激素结合球蛋白）小于

0.153 定义为性腺机能减退。研究发现随着年龄的增长，性腺机能减退的发病率显著增加。

由增龄引起的体内睾酮水平改变可导致一系列的功能紊乱。奥地利泌尿学会在 1994 年欧洲男科学研讨会上提出老年男性雄激素部分缺乏（partial androgen deficiency in ageing male，PADAM）的命名，它客观地反映了老年男性体内睾酮水平的变化，以及由此引起的多方面功能不足，较为贴切地反映了事物本质。他们认为 PADAM 是一种症状群，主要特征是：①早期征象是性欲和勃起质量减退；②情绪改变伴有脑力和空间定向能力下降，容易疲劳、抑郁和易怒；③瘦体重减少伴肌肉容积和肌力下降；④体毛减少和皮肤改变；⑤骨矿密度下降，引起骨量减少和骨质疏松；⑥内脏脂肪增加。上述症状不一定全部出现，其中某一种或几种症状可能更为突出，并一定会伴有血清睾酮水平降低[4]。老年男性体内睾酮水平的变化，还可导致一些睾酮相关的其他疾病发生，如前列腺炎、前列腺增生等，这些疾病可影响老年男性的健康状况，使生活质量下降。

二、睾酮合成水平降低的发生机制

至今为止，对于老年男性体内睾酮合成水平降低的发生机制尚未完全阐明，睾酮合成的减少与间质细胞的数量和功能密切相关。伴随着年龄增长而出现的下丘脑 - 腺垂体 - 睾丸轴的神经内分泌调控紊乱、黄体生成素（luteinizing hormone，LH）诱导的 cAMP-PKA 信号传导通路不畅、睾酮合成过程障碍、间质细胞损伤以及激素和细胞因子变化等均可导致睾酮合成水平的下降。

（一）下丘脑 - 垂体 - 性腺轴的变化

间质细胞合成和分泌睾酮的功能受到下丘脑 - 腺垂体 - 睾丸轴精确的神经内分泌调控。下丘脑以脉冲的形式分泌促性腺激素释放激素（gonadotropin-releasing hormone，GnRH），后者作用于腺垂体，使其以脉冲的方式分泌 LH。LH 刺激睾丸间质细胞合成睾酮。睾酮可以通过反馈作用于下丘脑和腺垂体，调节 GnRH 和 LH 的释放。机体内的睾酮浓度呈脉冲式变化，但维持在一个稳定的波动范围内。任何因素造成的 GnRH 和 LH 分泌脉冲频率和幅度异常均会影响睾酮的生成[5]。

（二）LH 诱导的 cAMP-PKA 信号传导通路的变化

LH 刺激睾丸间质细胞生成环磷酸腺苷（cyclic adenosine monophosphate，cAMP），进而激活蛋白激酶 A（protein kinase A，PKA），cAMP-PKA 信号传导通路是睾酮生物合成过程中胆固醇侧链裂解酶（cytochrome P450 cholesterol side chain cleavage enzyme，P450scc）、3β- 类固醇脱氢酶（3β-hydroxysteroid dehydrogenase，3β-HSD）、微粒体酶 P450c17、17β- 羟基类固醇脱氢酶（17β-hydroxysteroid dehydrogenase，17β-HSD）等关键酶表达所必需的。活化的 PKA 也可以激活调节类固醇合成快速调节蛋白（steroidogenic acute regulatory protein，StAR）基因表达的转录因子，同时参与 StAR 的磷酸化过程，从而使其发挥生物功能。

衰老的睾丸间质细胞表面 LH 受体数量的减少并且受体与 LH 的亲和力下降，并且衰老的睾丸间质细胞存在以 cAMP 合成减少和 PKA 活性下降为特点的信号传导通路障碍。腺苷酸环化酶（adenyl cyclase）被 G 蛋白激活后可催化 cAMP 的生成。实验发现，用腺苷酸环化酶激活剂直接作用于衰老的睾丸间质细胞所产生 cAMP 的数量与青年对照组相同，说明衰老的睾丸间质细胞中的腺苷酸环化酶并不存在功能障碍。对G蛋白的进一步研究表明，抑制G蛋白并不能改变衰老间质细胞中cAMP含量减少现象，用霍乱毒素激活G蛋白虽然可以阻止衰老间质细胞中cAMP含量的减少，但不同年龄组之间G蛋白含量上并不存在显著性差异[6]。因此，衰老的睾丸间质细胞中经LH诱导的cAMP含量减少的具体机制还有待更深入的探讨。

（三）睾酮合成过程的变化

睾酮合成是一个十分复杂的过程。腺垂体分泌的LH与间质细胞膜上的LH受体相结合，作用于间质细胞产生胞内第二信使cAMP，依赖于cAMP的PKA活化，进一步调节睾酮合成相关基因的表达以及使相关底物蛋白磷酸化而发挥生物学作用。外周型苯二氮卓受体（peripheral benzodiazepine receptor，PBR）和StAR等作用因子把细胞中胆固醇池内的胆固醇或细胞外低密度脂蛋白中可以利用的胆固醇分子转运到线粒体内膜上，在P450scc的作用下，转化成孕烯醇酮。孕烯醇酮通过扩散作用转移至滑面内质网，在3β-HSD的作用下形成黄体酮，黄体酮在P450c17、17β-HSD的作用下生成睾酮。这些蛋白的表达量及活性受到各种因素的影响随着年龄的变化而改变，从而直接影响睾丸间质细胞睾酮的合成量。

胆固醇是间质细胞合成睾酮的原料，研究表明，随着年龄的增加，大鼠睾丸间质细胞胆固醇酯类释放的胆固醇明显减少，可能是由中性胆固醇酯酶活性降低所引起。与此同时，胆固醇合成限速酶羟甲基戊二酸单酰辅酶A（3-hydroxy-3-methylglutaryl coenzyme A，HMGCoA）的活性也随年龄的增加而下降。这两个变化均可使间质细胞的睾酮合成的原料——游离胆固醇供应量减少[7]。而StAR是合成类固醇激素过程中重要的限速步骤，它起着把细胞内储存胆固醇转运到线粒体的内膜的作用[8]。Takahashi等将^{3}H标记的孕烯醇酮作为底物，体外检测大鼠间质细胞中的睾酮合成情况发现，老年和成年间质细胞中的睾酮生成量相差不多。再对包括中间产物在内的睾丸中9种类固醇进行检测，发现类固醇含量显著减少，这9种类固醇含量反映了细胞中孕烯醇酮的储存量[9]。因此，抑制胆固醇的转运和抑制线粒体的孕烯醇酮供应可能是衰老时睾酮生成减少的主要原因之一。

（四）间质细胞的损伤

虽然老龄化过程中睾酮水平降低受诸多因素影响，但更为重要的是，受睾丸本身功能损伤的影响，而且老年人一系列生理状态的变化或者是其他疾病影响，都可以造成供应睾丸的血流量减少，由于缺氧改变了类固醇合成酶的活性或间质细胞合成睾酮的能力。另外，机体衰老时生物体内产生的自由基增多，尤其是活性氧（reactive oxygen species，ROS），具有很强的生物活性，引起蛋白质、基因的损伤，直接损害或者通过一系列过氧化链式反应而引起广泛的细胞、组织和器官的破坏[10]。值得注意的是，ROS可以伴随睾酮的合成过程而生成，睾酮的合成可使细胞中的ROS含量增加。

（五）其他因素

生长激素（growth hormone，GH）和甲状腺激素均随着年龄的增加而分泌减少，而糖皮质激素随着年龄的增加而分泌增多。GH除了对睾丸间质细胞的发育起重要作用外，还单独或者与LH协同作用于间质细胞的睾酮合成过程。甲状腺素可以逆转老年雄性大鼠间质细胞体积的减小、固醇类合成能力的降低以及血清睾酮水平的下降，甲状腺激素也可以增加间质细胞中StAR基因的表达[11]。糖皮质激素通过抑制小鼠间质细胞P450scc的表达而抑制睾酮的合成，还可通过抑制磷脂酶 A2（phospholipase A2，PLA2）的活性来阻止花生四烯酸（arachidonic acid，AA）的释放，AA 及其代谢产物在 StAR 基因表达过程中具有重要调节作用[12]。

除激素之外，许多细胞因子也随着年龄的变化而变化，并对睾酮的生物合成有着不同的影响。IL-1、IL-6、INF-γ、TGF-β1 和 TNF 的含量均随着年龄的增长而逐渐增加[13]。IL-1 和 IL-6 通过抑制 P450c17 和 P450scc 的表达从而抑制睾酮的生物合成。INF-γ 可抑制大鼠间质细胞 StAR 基因的表达，并呈现出一定的剂量反应关系；同时 INF-γ 还可抑制猪间质细胞 P450c17 和 P450scc 的表达。睾丸中的 TGF-β1 随着年龄的增长持续增加，TGF-β1 的增加会减少 LH 受体的数量、cAMP 的生成以及降低 P450c17 的活性。TNF 是睾酮合成的强抑制剂，可抑制 StAR、3β-HSD、P450c17 和 P450scc 基因的表达，研究发现 TNF 的抑制作用与一些孤儿核受体有关。血清胰岛素样生长因子 I（insulin-like growth factor I，IGF-I）含量随着年龄的增加而减少，IGF-I 能够刺激间质细胞的睾酮合成过程，在 IGF-I 缺失的环境中，小鼠间质细胞内 StAR 蛋白以及类固醇合成酶含量减少，睾酮合成能力下降[14]。

综上所述，老年男性睾酮水平的下降是多种因素共同作用的结果。目前，老年男性睾酮水平的下降机制并未完全阐明，需要更多专家学者进行更加深入的研究，从而尽快找到一种较好的方法来延缓或消除这一现象，促进老年男性的健康状况，提高生活质量。

三、鱼胶原肽与增龄性睾酮合成水平降低

地球上的水产资源丰富，漫长的进化过程使得水产生物在很多方面都与陆地生物存在明显差异，其生物体内含有丰富的结构、功能独特的蛋白质活性成分。通过生物酶解技术从水产生物中提取出的活性肽，营养价值非常高，许多研究显示从鱼中提取的生物活性肽具有抗菌、抗氧化、降血压、抗肿瘤、调节免疫等特殊的生理功能[15-16]。因此，尽管水产生物活性肽的研发历史较短，却已经成为活性肽研究领域的热点，也成了药品、保健食品研究开发领域的焦点之一。

鱼皮中含有丰富的胶原蛋白、氨基酸等，但以往作为水产加工的下脚料通常被废弃，即造成资源浪费又影响环境。鱼胶原肽是以鱼皮为主要原料，采用复合偶联酶解技术生产的小分子寡肽混合物，迄今为止，通过生物酶解方法得到的鱼活性肽主要来源于鱼肉蛋白，而从鱼皮中分离的活性肽非常少。北京大学李勇教授课题组的研究中充分利用传统渔业生产中的下脚料鱼皮作为资源，通过复合偶联酶解和多级膜分离等技术分离出一种寡肽——鱼胶原肽，经高效液相色谱法和质谱分析显示其相对分子量在 100 ~ 860，主要集中在 300 ~ 860 Da，占到总成分的 86% 左右，是一种寡肽混合物，推测其主要结构为 2 ~ 6 肽，鱼胶原肽较小的分子量决定了其具有吸收快、水溶性好以及黏度低的特点，更利于其发挥营养作用以及各种生理调节作用[16]。

目前临床上对血清睾酮水平降低所引起的一系列症状和疾病的治疗手段主要为睾酮补充治疗（testosterone supplement therapy，TST）。但由于睾酮对身体的多个系统或器官均有影响，包括前列腺、肝功能、脂质代谢、糖代谢、骨骼矿化和红细胞生成等，在长期睾酮补充治疗时，可能发生一些比较严重的不良反应，如前列腺增生、肝功能损害和脂质代谢

紊乱等。因此，开发一些功能食品，通过一系列的早期干预手段对老年人群进行干预，调节老年男性睾酮的合成，提高睾酮水平，对预防一些相关症状和疾病的发生、提高老年人的生活质量和实现健康老龄化具有重大的科学意义，是当前生物医学领域研究的重大课题之一。

自由基和氧化损伤是目前解释睾酮合成下降的重要学说之一。在老年大鼠的间质细胞中伴随着酶性和非酶性抗氧化剂的减少，将导致过度氧化应激和增加氧化损伤，由于过度氧化损伤促成了跟年龄相关的睾酮分泌下降。已有研究显示，鱼胶原肽具有一定的抗氧化功能[15-16]，因此其在预防老年男性体内睾酮合成水平降低领域可能有一定的应用前景，值得进一步探索研究。

Free radicals and oxidative damage are currently one of the important theories explaining the decline in testosterone synthesis. In the interstitial cells of aged rats，the reduction of enzymatic and non-enzymatic antioxidants will lead to excessive oxidative stress and increase oxidative damage. The excessive oxidative damage contributes to the decline of age-related testosterone secretion. Studies have shown that fish collagen peptide has a certain antioxidant function[15-16], so it may have certain application prospects in the field of preventing the decrease of testosterone synthesis in elderly men，and it is worthy of further exploration and research.

第二节 鱼胶原肽对增龄性睾酮合成水平降低作用的研究进展
Advance in effects of fish collagen peptides on decreased testosterone synthesis levels with aging

北京大学李勇教授课题组以三文鱼鱼皮为原料，用生物酶解的方法生产小分子混合寡肽类，采用雄性SD大鼠和雄性快速老化倾向小鼠（senescence accelerated mouse prone 8，SAMP8）作为研究对象，以期明确动物血清睾酮水平随年龄增长的变化趋势。同时以FCPs喂饲两种模型鼠，以期明确FCPs对老龄动物血清睾酮水平的调节作用，并探讨其可能的作用机制，为探讨天然、安全、有效的PADAM防治新途径提供参考。

一、鱼胶原肽对增龄性睾酮合成水平降低改善作用的研究方法

基于人群研究的复杂性，很难避免人群的健康状况、生活习惯等因素的影响，

而动物实验可以较好地控制这些因素，在相同遗传背景和生活环境下更为真实地揭示事物本质。用于衰老研究的模型动物有多种，如草履虫、线虫、果蝇等。在对人类衰老过程的研究中，灵长类动物是最理想的衰老研究模型动物，因其与人类最为接近，其外推结论也更准确。但因灵长类动物不易获得且费用昂贵，因此不易广泛应用。在衰老研究中应用最多的哺乳类动物是大鼠、小鼠等啮齿类动物。啮齿类动物具有饲养繁殖容易、费用低廉等诸多好处，但实验周期长，耗费人力、物力和财力。

（一）动物模型的选择

该研究选取了两种动物模型，即自然衰老的SD远交群大鼠和快速老化模型鼠（senescence accelerated mouse，SAM）中的SAMP8亚系小鼠，用来研究增龄引起的动物血清中睾酮水平的变化以及探讨FCPs对其的影响。

SD远交群大鼠是由美国的Sprague和Dawley农场的R.W. Dawley用杂合的雄性大鼠和Wistar雌性大鼠杂交后育成的一个白化封闭群大鼠，1992年自美国国立卫生研究院引入中国科学院上海实验动物中心。其生长发育快，繁育性能好，对性激素敏感，对呼吸道疾病有较强的抵抗力，多用于营养学、内分泌学和安全性实验有关的研究。

快速老化模型鼠是一近交系小鼠群，其特征为出现快速老化症候群，高龄期频繁出现在人类老年常见的与老化相关病态。SAM寿命较短，仅为1年左右，而普通小鼠寿命为2 ~ 2.5年。因其寿命短、衰老症状自然发生，实验周期短，节省人力、物力等优点，近年来在衰老研究中备受关注。SAM以老化为主要特征，根据老化的速度分为快速老化倾向（senescence accelerated mouse-prone，SAM-P）及抗快速老化（senescence accelerated mouse-resistance，SAM-R）。SAM-P系与SAM-R系在成长、性成熟期没有差异，但SAM-P在渡过一段正常生长期（4 ~ 6月龄）后迅速出现行动反应迟缓、被毛光泽减退、脱毛、皮肤溃疡、眼周损害、角膜溃疡、白内障、脊柱弯曲等老化特征，老化过程开始早、发展快，多发各种与衰老相关的疾病。SAM-R表现为正常衰老，一般作为SAM-P的正常对照。快速老化痴呆模型小鼠SAM-P8是SAM-P中的一个亚系，主要以学习、记忆能力障碍为老化特征，其寿命约为12.1个月，是目前公认的比较理想的自然衰老痴呆模型。

（二）血清睾酮含量测定

该研究采用Abbott公司的AXSYM全自动快速免疫分析系统以及与其配套的睾酮酶免疫检测试剂盒测定血清中睾酮的含量。Abbott公司的AXSYM全自动快速免疫分析系统，综合使用了微粒子捕捉酶免疫分析法（microparticle enzyme immunoassay，MEIA）和荧光偏振免疫分析技术，可用于测定激素、肿瘤标志物、肝炎、病毒标志物、维生素和各种治疗药物浓度等。全部自动定标、自动测试完成，试剂与仪器配套使用，有高度特异性和灵敏性。

（三）血清抗氧化指标的测定

使用南京建成生物工程研究所生产的试剂盒，血清中谷胱甘肽过氧化物酶（glutathioneperoxidase，GSH-Px）活力、超氧化物歧化酶（superoxide dismutase，SOD）、丙二醛（malondialdehyde，MDA）含量的测定步骤均严格按照说明书中操作。

（四）睾丸相关指标检测

动物处死后，立即取双侧睾丸，剥离周围脂肪组织和结缔组织，准确称重，计算脏器系数；取部分睾丸组织浸泡在10%甲醛溶液中4℃固定24 h，常规石蜡包埋后进行切片，经HE染色制备成病理组织标本片，光镜下观察睾丸间质细胞形态；采用反转录聚合酶链反应（reverse transcription-polymerase chain reaction，RT-PCR）检测睾丸组织LH受体、StAR、P450scc、3β-HSD、P450c17、17β-HSD mRNA的表达情况。

二、鱼胶原肽对增龄性睾酮合成水平降低改善作用的研究进展

北京大学李勇教授课题组采用两种实验动物（雄性 SD 大鼠和雄性 SAM-P8 小鼠）作为研究对象，对 FCPs 对老龄鼠睾酮合成的调节作用进行了研究，并探讨其可能的作用机制。①初断乳 SPF 级健康雄性 SD 大鼠 48 只，适应性饲养 1 周后，将 SD 大鼠按照体重随机分为对照组和低、中、高 3 个 FCPs 干预组，每组 12 只动物。对照组喂饲普通基础饲料，另外 3 个 FCPs 干预组分别给予 FCPs 替换基础饲料中 2.25%、4.50% 和 9.00% 的粗蛋白特殊加工饲料。分别在大鼠 12 月龄、18 月龄和 24 月龄时取 1 ml 尾血，室温静置 2 h 后，4℃、3500 r/min 离心 15 min，分离血清，测定血清中睾酮、GSH-Px、SOD、MDA 含量。② 6 月龄 SPF 级健康雄性 SAM-P8 小鼠 40 只，按体重随机分为对照组和低、中、高 3 个 FCPs 干预组，分别给予 FCPs 替换基础饲料中 0.000%、0.225%、0.450% 和 1.350% 的粗蛋白特殊加工饲料。喂饲 4 个月后，另外领取 6 月龄 SPF 级健康雄性 SAM-P8 小鼠 10 只，作为成年对照组。处死所有动物，留取样本进行指标测定。主要包括血清中睾酮、MDA 含量测定及睾丸脏器系数、病理观察和应用 RT-PCR 法检测睾酮组织中 LH 受体、StAR、P450scc、3β-HSD、P450c17、17β-HSD mRNA 的表达。研究结果阐述如下。

（一）雄性 SD 大鼠

1．老龄雄性 SD 大鼠血清睾酮水平变化

如图 15-1 所示，与 12 月龄相比，18 月龄和 24 月龄时雄性 SD 大鼠的血清睾酮水平显著降低，分别为 12 月龄血清睾酮含量的 65.03% 和 33.99%，差异具有统计学意义（$P < 0.05$）；24 月龄时大鼠的血清睾酮水平显著低于 18 月龄时，差异具有统计学意义（$P < 0.05$）。随着年龄的增长，老年雄性 SD 大鼠血清睾酮水平呈递减趋势。

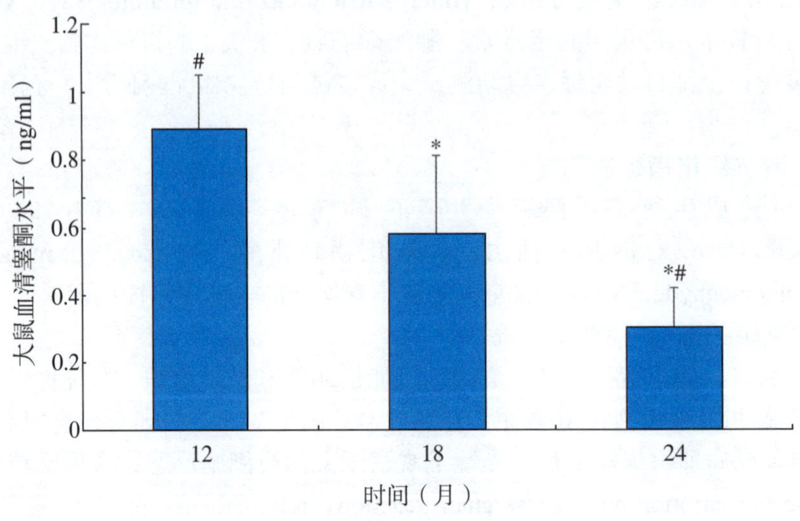

图 15-1 老龄雄性 SD 大鼠血清睾酮水平变化

与 12 月龄相比差异有显著性，*$P < 0.05$；与 18 月龄相比差异有显著性，#$P < 0.05$

2．FCPs 对雄性大鼠血清睾酮含量的影响

如图 15-2 所示，12 月龄时，4.50% 剂量组血清睾酮含量显著高于对照组，而 9.00% 剂量组血清睾酮含量却显著减少，为对照组的 73.03%，差异具有统计学意义（$P < 0.05$）。18 月龄时，4.50%、9.00% 剂量组血清睾酮含量与对照组相比仍保持 12 月龄时的趋势，但差异无统计学意义。与 12 月龄相比，18 月龄时对照组和 3 个剂量组的血清睾酮含量均显著降低，差异具有统计学意义（$P < 0.05$）。以上研究结果表明，在 3 个剂量组中，4.50% 剂量的 FCPs 延缓老龄 SD 大鼠睾酮水平降低的作用效果最佳。

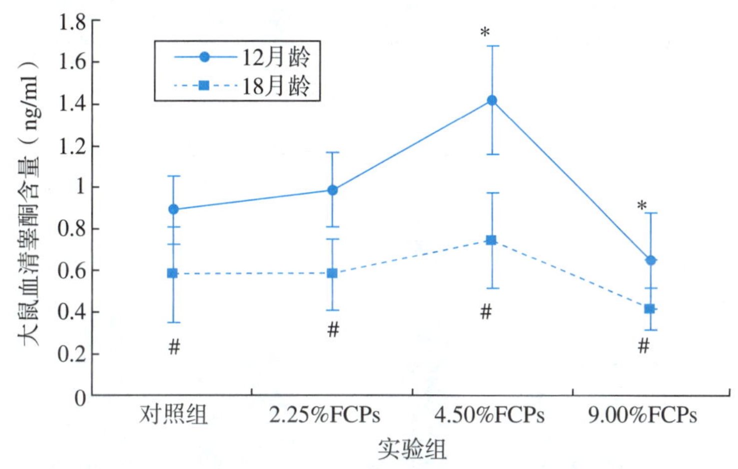

图 15-2 FCPs 对雄性大鼠血清睾酮含量的影响

与对照组相比差异有显著性，$^*P < 0.05$；与 12 月龄同剂量组相比差异有显著性，$^\#P < 0.05$

3．FCPs 对雄性大鼠血清抗氧化指标的影响

（1）FCPs 对雄性大鼠血清 GSH-Px 活性的影响：12 月龄时，与对照组相比，2.25%、4.50% 和 9.00% FCPs 剂量组大鼠血清 GSH-Px 活性分别升高 15.15%、11.65% 和 13.88%，差异具有统计学意义（$P < 0.05$）。18 月龄时，3 个剂量组大鼠血清 GSH-Px 活性与对照组相比，差异无统计学意义。随着年龄的增长，对照组和 3 个剂量组大鼠血清 GSH-Px 活性均呈现下降趋势（图 15-3）。

（2）FCPs 对雄性大鼠血清 SOD 活性的影响：12 月龄与 18 月龄时，与对照组相比，3 个 FCPs 剂量组大鼠血清 SOD 活性均显著升高，差异具有统计学意义（$P < 0.05$）。随着年龄的增长，对照组和 3 个剂量组大鼠血清 SOD 活性均呈现下降趋势（图 15-4）。

（3）FCPs 对雄性大鼠血清 MDA 含量的影响：12 月龄时，2.25%、4.50% 和 9.00% FCPs 剂量组大鼠血清 MDA 含量显著低于对照组，分别为对照组的 87.13%、81.55% 和 90.74%，差异具有统计学意义（$P < 0.05$）。18 月龄时，4.50%、9.00% 剂量组大鼠血清 MDA 含量仍显著低于对照组，差异具有统计学意义（$P < 0.05$）。随着年龄的增长，对照组和 3 个剂量组大鼠血清 MDA 含量均呈现上升趋势（图 15-5）。

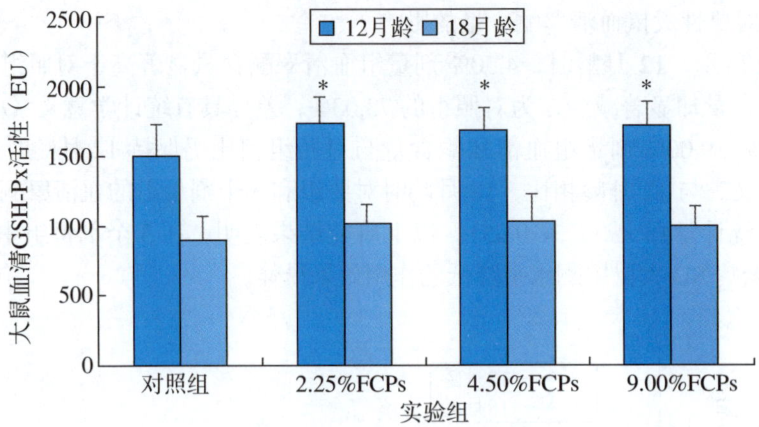

图 15-3 FCPs 对雄性大鼠血清 GSH-Px 活性的影响

与对照组比较差异有显著性，$^{*}P < 0.05$

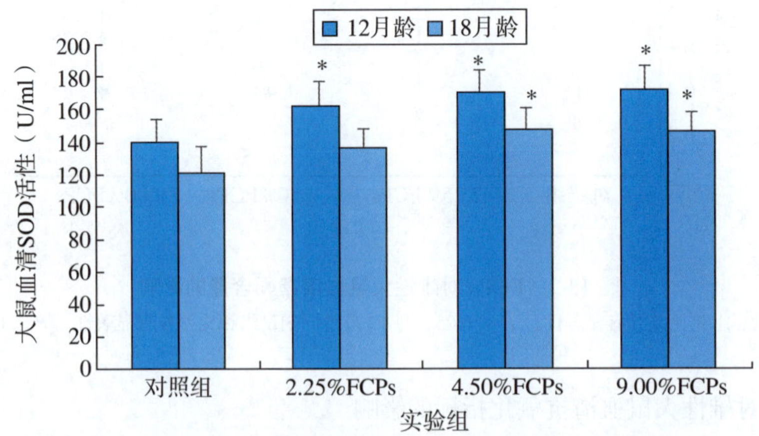

图 15-4 FCPs 对雄性大鼠血清 SOD 活性的影响

与对照组比较差异有显著性，$^{*}P < 0.05$

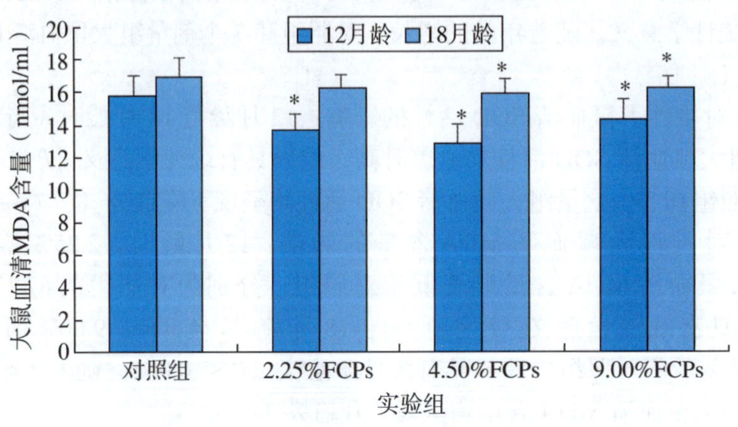

图 15-5 FCPs 对雄性大鼠血清 MDA 含量的影响

与对照组比较差异有显著性，$^{*}P < 0.05$

（二）雄性 SAM-P8 小鼠

1．FCPs 对雄性 SAM-P8 小鼠睾丸重量的影响

如表 15-1 所示，成年对照组 SAM-P8 小鼠体重显著低于老年对照组，睾丸重 / 体重比值显著高于老年对照组，差异具有统计学意义（$P < 0.05$）。三个 FCPs 剂量组小鼠体重、睾丸重及睾丸重 / 体重比值与老年对照组相比差异无统计学意义。与成年对照组相比，三个 FCPs 剂量组小鼠体重显著升高，睾丸重 / 体重比值显著降低，差异具有统计学意义（$P < 0.05$）。

表 15-1　FCPs 对雄性 SAM-P8 小鼠睾丸 / 体重比的影响（$\bar{x} \pm s$，$n = 10$）

组别	体重（g）	睾丸重（mg）	睾丸重 / 体重（mg/g）
老年对照组	$35.62 \pm 3.50^{\#}$	210.50 ± 9.31	$5.91 \pm 0.14^{\#}$
0.225% FCPs	$35.95 \pm 4.86^{\#}$	206.60 ± 11.06	$5.75 \pm 0.31^{\#}$
0.450% FCPs	$36.37 \pm 4.08^{\#}$	214.20 ± 12.80	$5.89 \pm 0.21^{\#}$
1.350% FCPs	$36.21 \pm 3.66^{\#}$	208.70 ± 9.58	$5.78 \pm 0.23^{\#}$
成年对照组	$33.24 \pm 2.99^{*}$	216.09 ± 10.85	$6.51 \pm 0.10^{*}$

与老年对照组比较差异有显著性，$^{*}P < 0.05$；与成年对照组比较差异有显著性，$^{\#}P < 0.05$

2．FCPs 对雄性 SAM-P8 小鼠血清睾酮含量的影响

如图 15-6 所示，成年对照组 SAM-P8 小鼠血清睾酮含量显著高于老年对照组，为老年对照组的 2.23 倍，差异具有统计学意义（$P < 0.05$）。0.450%、1.350% 两个 FCPs 剂量组血清睾酮含量分别较老年对照组升高 32.86% 和 59.29%，差异具有统计学意义（$P < 0.05$）。三个 FCPs 剂量组血清睾酮含量均显著低于成年对照组，差异具有统计学意义（$P < 0.05$）。表明 0.450%、1.350% 两个 FCPs 剂量组均可显著延缓增龄引起的血清睾酮含量下降，但与成年对照组之间仍然具有显著性的差异，表明 FCPs 并不能完全阻止增龄引起的血清睾酮含量下降这一现象。

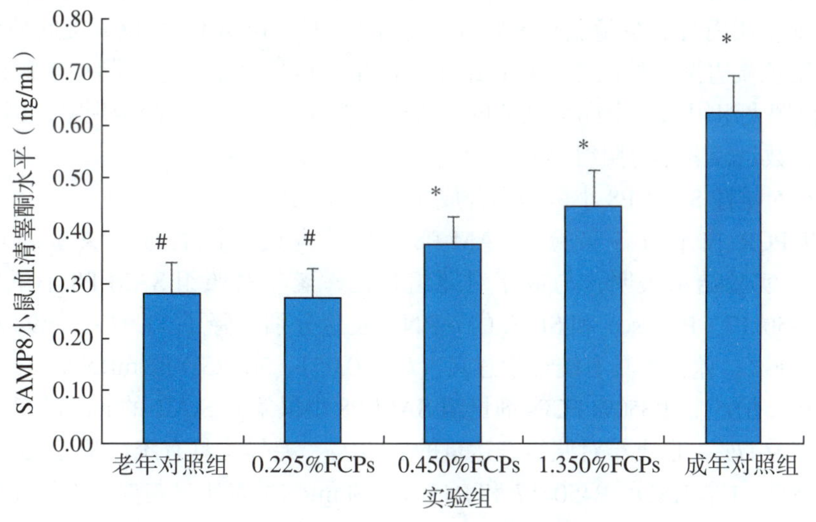

图 15-6　FCPs 对雄性 SAM-P8 小鼠血清睾酮含量的影响

与老年对照组比较差异有显著性，$^{*}P < 0.05$；与成年对照组比较差异有显著性，$^{\#}P < 0.05$

3．FCPs 对雄性 SAM-P8 小鼠血清 MDA 含量的影响

如图 15-7 所示，成年对照组 SAM-P8 小鼠血清 MDA 含量显著低于老年对照组，为老年对照组的 74.86%，差异具有统计学意义（$P < 0.05$）。0.450%、1.350% FCPs 剂量组血清 MDA 含量显著低于老年对照组，分别为老年对照组的 86.87% 和 81.58%，差异均具有统计学意义（$P < 0.05$）。0.225%、0.450% FCPs 剂量组血清 MDA 含量显著高于成年对照组，差异均具有统计学意义（$P < 0.05$）。

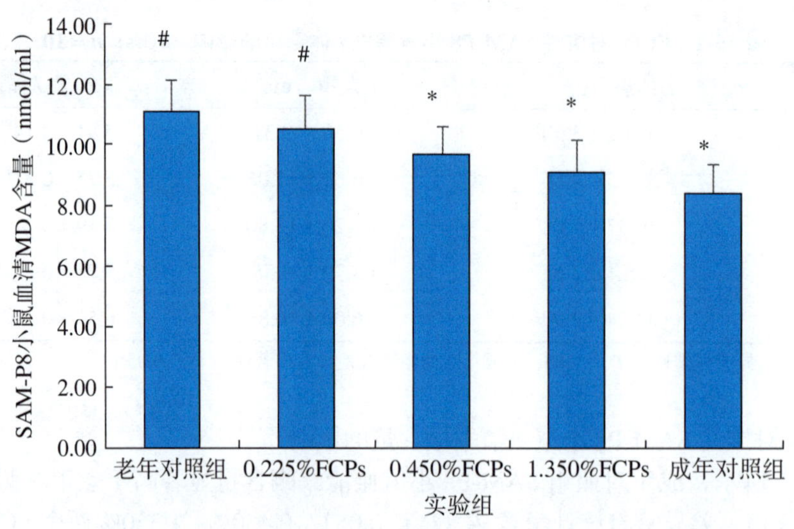

图 15-7 FCPs 对雄性 SAM-P8 小鼠血清 MDA 含量的影响

与老年对照组比较差异有显著性，$^{*}P < 0.05$；与成年对照组比较差异有显著性，$^{\#}P < 0.05$

4．FCPs 对雄性 SAM-P8 小鼠睾丸组织学的影响

光学显微镜下可见，成年对照组 SAM-P8 小鼠睾丸间质细胞成团分布，呈圆形或多角形，体积较大，细胞核呈圆形或卵圆形，核内染色质较少，核仁明显；细胞质呈嗜酸性，着色均匀，细胞质内含有少量脂褐素颗粒。老年对照组 SAM-P8 小鼠睾丸间质细胞的体积变小，可见染色质边聚及核固缩现象；细胞质淡染，可见大量空泡和脂褐素颗粒。FCPs 组 SAM-P8 小鼠睾丸组织切片中亦可见染色质边聚、核固缩及细胞质淡染现象，但胞质内空泡和脂褐素颗粒数量较老年对照组有所减少（图 15-8，彩图 15-8）。

5．FCPs 对雄性 SAM-P8 小鼠睾酮合成相关基因 mRNA 表达的影响

采用 RT-PCR 技术对各实验组 SAM-P8 小鼠睾丸内睾酮合成相关基因 mRNA 的表达进行检测。实验结果表明，与成年对照组相比，老年对照组 SAM-P8 小鼠睾丸 LH-R、17β-HSD、P450c17、P450scc 和 StAR 的 mRNA 表达分别下降了 11.97%、6.94%、19.05%、13.70% 和 20.06%，差异均具有统计学意义（$P < 0.05$），3β-HSD 的 mRNA 表达量差异无统计学意义（$P < 0.05$）。1.350% FCPs 剂量组 SAM-P8 小鼠睾丸 StAR 的 mRNA 表达量比老年对照组升高了 9.47%，是成年对照组表达量的 87.51%，差异均具有统计学意义（$P < 0.05$）；LH-R、3β-HSD、17β-HSD、P450c17 和 P450scc 的 mRNA 表达量与老年对照组相比差异无统计学意义（见图 15-9）。

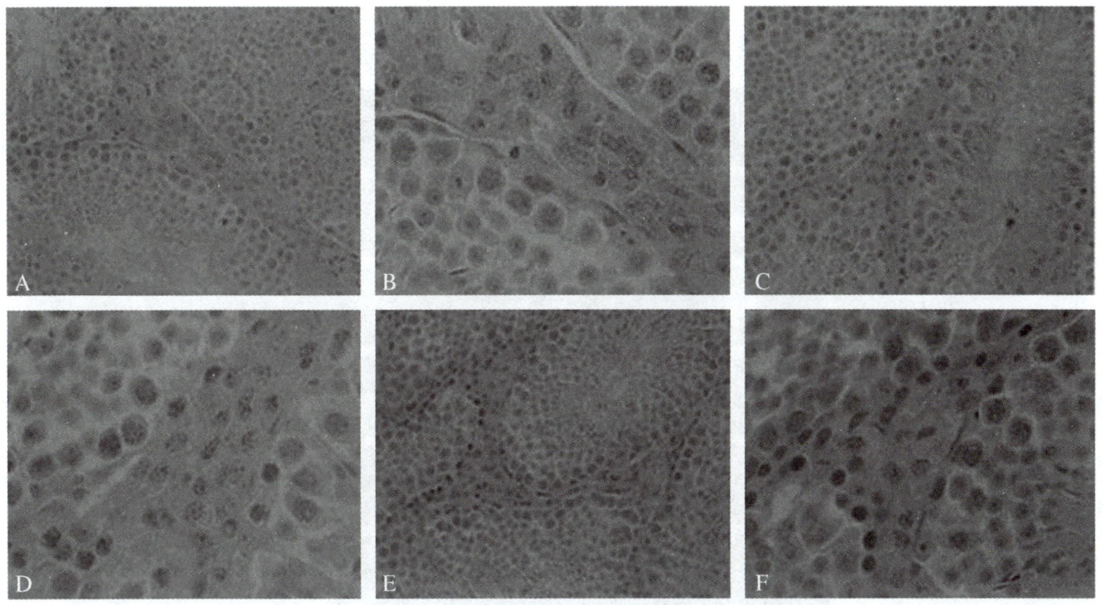

图 15-8　SAM-P8 小鼠睾丸组织 HE 染色图

A、B．老年对照组；C、D．1.350% FCPs；E、F．成年对照组。A、C、E：×40；B、D、F：×100

由以上结果可知，随着年龄的增长，雄性 SD 大鼠和雄性 SAM-P8 小鼠血清睾酮水平均呈现出下降趋势，并且这种现象可能和体内抗氧化能力的降低以及睾酮合成过程相关基因的表达降低有关。而 FCPs 可显著延缓增龄引起的老龄鼠血清睾酮含量下降，提高机体的抗氧化能力，同时能够调节 StAR 的 mRNA 表达，改善胆固醇的跨线粒体膜的转运障碍，这可能是其延缓增龄引起的血清睾酮含量下降的重要机制。

From the above results，serum testosterone levels of male SD rats and male SAM-P8 were decreasing while aging and the possible mechanism might be related to their descending antioxidative capacity and expressions of key genes participated in testosterone synthesis. Fish collagen peptides could postpone the decline of serum testosterone in aged rodents. The possible mechanism might be related to its antioxidative capacity and its beneficial effects on StAR expression，which were associated with the transmembrane transport of cholesterol.

三、鱼胶原肽对增龄性睾酮合成水平降低改善作用的应用前景

生物衰老是生物界存在的普遍规律，是不以人类意志为转移的生物学法则。任何生物，包括人类，当其生长发育达到成熟期以后，随着年龄的增长，在形态结构和生理功能方面都必然要出现一系列退行性变化，并且这些变化往往是全身性的、多方面的、循序渐进的。伴随着年龄的增加，人体的各个系统的器官和组织均逐渐发生一系列的变化，造成某些方面的功能障碍，严重者会导致各种系统相关的疾病，严重影响老年人的健康状况和生活质量。关注老年疾病，提高老年人生活质量，延长寿命，已成为全球关注的医学重要问题。

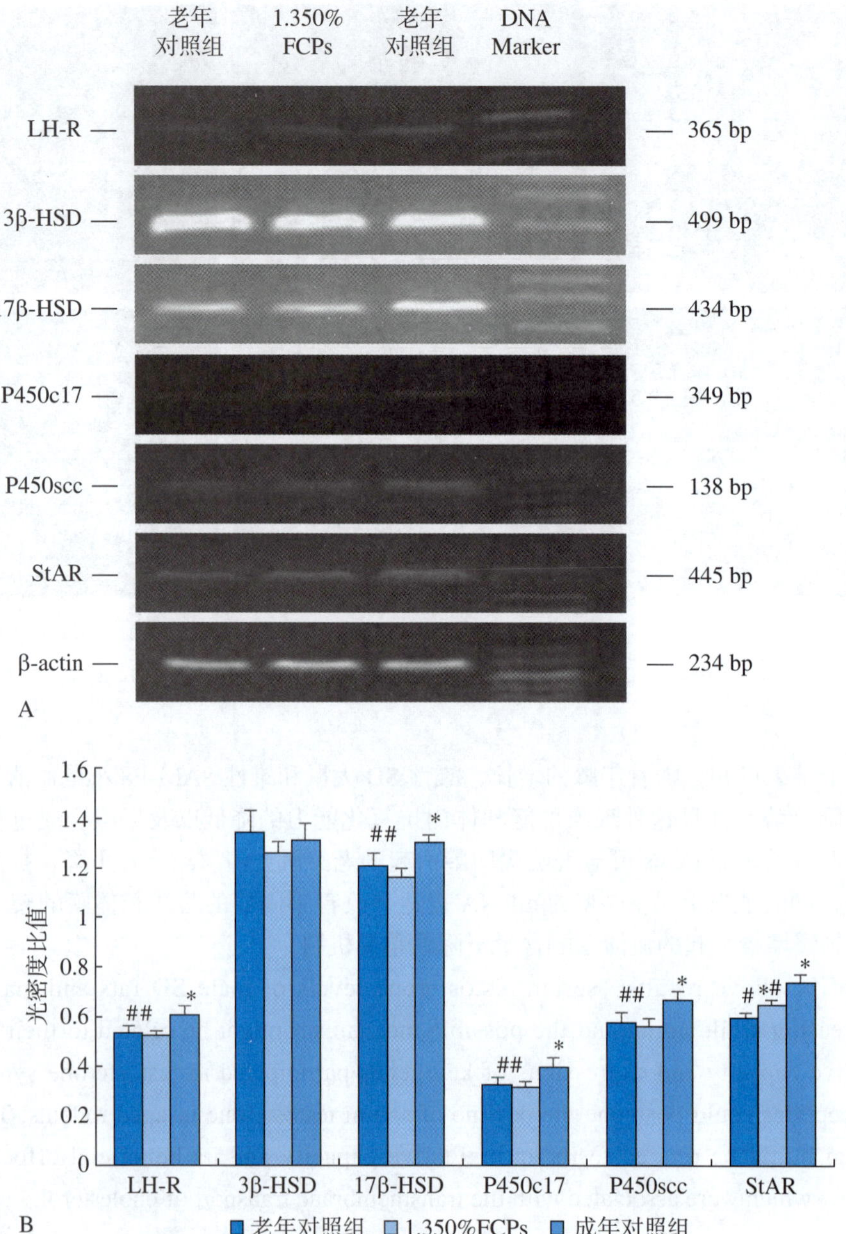

图 15-9 FCPs 对雄性 SAM-P8 小鼠睾酮合成相关基因 mRNA 表达的影响

A．RT-PCR 表达条带；B．灰度分析结果。与老年对照组比较差异有显著性，$^{*}P<0.05$；与成年对照组比较差异有显著性，$^{\#}P<0.05$

随着年龄的增加，老年男性雄激素水平下降和靶器官对睾酮及其活性代谢产物敏感性降低所导致的一系列临床症状，类似女性更年期表现。此外，老年男性体内睾酮水平的变化，还可导致一些睾酮相关的其他疾病发生，如前列腺炎、前列腺增生等，这些疾病可影响老年男性的健康状况，使生活质量下降。

北京大学李勇教授课题组采用雄性 SD 大鼠和雄性 SAM-P8 小鼠作为研究对象，探究动物血清睾酮水平随年龄增长的变化趋势，结果发现，随着年龄的增长，雄性 SD 大鼠和雄性 SAM-P8 小鼠血清睾酮水平均呈现出下降趋势，并且这种现象可能和体内抗氧化能力的降低以及睾酮合成过程相关基因的表达降低有关。用 FCPs 喂饲两种模型鼠，发现 FCPs 可显著延缓增龄引起的老龄鼠血清睾酮含量下降，FCPs 能够提高机体的抗氧化能力，同时能够调节 StAR 的 mRNA 表达，改善胆固醇的跨线粒体膜的转运障碍，这可能是其延缓增龄引起的血清睾酮含量下降的重要机制。该研究的结果为探讨天然、安全、有效的 PADAM 防治途径提供了新思路，同时，也为海洋资源的进一步开发和有效利用提供了理论依据。

小结

睾丸雄激素合成功能随着年龄的增加会逐步衰退，这对身体的多个系统或器官均有不良影响。在长期睾酮补充治疗时，则可能引发一些严重的不良反应。因此，开发一些功能食品，通过适当的早期干预，调节男性体内睾酮的合成，提高睾酮水平，对预防相关症状和疾病的发生、提高老年人的生活质量和实现健康老龄化具有一定意义。北京大学李勇教授课题组的研究发现 FCPs 可显著延缓增龄引起的老龄鼠血清睾酮含量下降，其机制可能与提高机体的抗氧化能力，同时能够调节 StAR 的 mRNA 表达，改善胆固醇的跨线粒体膜的转运障碍有关，这为 FCPs 应用于增龄性睾酮合成水平下降的预防和辅助治疗提供了有力的理论依据。

The testicular androgen synthesis function will gradually decline with age，which has adverse effects on many systems or organs of the body. In long-term testosterone supplementation treatment，it may cause some serious adverse reactions. Therefore，the development of some functional foods，through appropriate early intervention，regulates the synthesis of testosterone in men，and increases the level of testosterone，which has a certain significance in preventing the occurrence of some related symptoms and diseases，improving the quality of life of the elderly and achieving healthy aging. Peking University Professor Li Yong's research group found that fish collagen peptides could postpone the decline of serum testosterone in aged rodents. The possible mechanism might be related to its antioxidative capacity and its beneficial effects on StAR expression，which were associated with the transmembrane transport of cholesterol. The results of animal experiments provide a strong theoretical basis for walnut peptides as a means of sexual dysfunction prevention and adjuvant therapy.

参考文献

[1] 刘志刚，裴新荣，张召锋，等. 老龄雄性 SD 大鼠血清睾酮水平变化及海洋胶原肽对其影响的研究. 中国食品卫生杂志，2009，21（2）：103-105.

[2] Feldman HA，Longcope C，Derby CA，et al. Age trends in the level of serum testosterone and other hormones in middle-aged men：longitudinal results from the Massachusetts male ageing study. J Clin Endocrinol Metab，2002，87（2）：589-598.

[3] Harman SM，Metter EJ，Tobin JD，et al. Longitudinal effects of ageing on serum total and free testosterone levels in healthy men. J Clin Endocrinol Metab，2001，86（2）：724-731.

[4] Blaya R，Blaya P，Rhoden L，et al. Low testosterone levels and metabolic syndrome in aging male. Curr Pharm Des，2017，23（30）：4470-4474.

[5] Roelfsema F，Yang RJ，Liu PY，et al. Feedback on LH in testosterone-clamped men depends on the mode of testosterone administration and body composition. J Endocr Soc，2018，3（1）：235-249.

[6] Chen H，Liu J，Luo L，et al，Dibutyryl cyclic adenosine monophosphate restores the ability of aged Leydig cells to produce testosterone at the high levels characteristic of young cells. Endocrinology，2004，145：4441-4446.

[7] Selvaraj V，Stocco DM，Clark BJ. Current knowledge on the acute regulation of steroidogenesis. Biol Reprod，2018，99（1）：13-26.

[8] Luo L，Chen H，Zirkin BR. Leydig cell aging：steroidogenic acute regulatory protein（StAR）and cholesterol side-chain cleavage enzyme. J，Androl，2001，22：149-156.

[9] Takahashi J，Higashi Y，Lanasa JA，et al. Studies of the human testis. XVIII. Simultaneous measurement of nine intratesticular steroids：evidence for reduced mitochondrial function in testis of elderly men. J Clin Endocrinol Metab，1983，56：1178-1187.

[10] Lacoste MG，Ponce IT，Golini RL，et al. Aging modifies daily variation of antioxidant enzymes and oxidative status in the hippocampus. Exp Gerontol，2017，88：42-50.

[11] Somade OT，Ugbaja RN，Adeyi OE，et al. Thyroid and reproductive hormones disruption as well as kallikrein-3 level in dimethyl nitrosamine-induced toxicity：Effects of ascorbate treatment in male wistar rats. Biochim Open，2016，3：40-46.

[12] Qi J，Li J，Wang Y，et al. Novel role of CXCL14 in modulating STAR expression in luteinized granulosa cells：implication for progesterone synthesis in PCOS patients. Transl Res，2021，230：55-67.

[13] Roubenoff R. The “cytokine for gerontologists” has some company. J Gerontol A Biol Sci Med Sci，2014，69（2）：163-164.

[14] Yeap BB，Hui J，Knuiman MW，et al. Associations of plasma IGF1，IGFBP3 and estradiol with leucocyte telomere length，a marker of biological age，in men. Eur J Endocrinol，2020，182（1）：23-33..

[15] 李勇，蔡木易．肽营养学．北京：北京大学医学出版社，2007.

[16] 李勇．肽临床营养学．北京：北京大学医学出版社，2012.

第十六章 鱼胶原肽与胃肠消化功能

Fish collagen peptides and gastrointestinal digestive function

营养物质的消化和吸收对于生物体的生存必不可少，是胃肠道系统复杂而特定的任务。人体细胞代谢需要营养物质，食物的消化对于人类的营养、健康至关重要。随着人们的物质条件得到改善，饮食结构、生活方式的改变和社会心理压力的增长等因素，消化不良症状和胃肠道消化性疾病在人群中普遍存在，并导致发病率增高和医疗保健费用增加。如今，临床药物的治疗表现出疗效的同时，对身体产生不同程度的不良反应，寻求安全有效能够改善胃肠消化性疾病与促进胃肠消化功能的生物活性成分，具有很重要的科研价值与现实意义。本章将从胃肠消化功能的特点和消化不良的发病机制入手，重点介绍鱼胶原肽对胃肠消化功能的影响。

The digestion and absorption of nutrients are essential for the survival of organisms and is a complex and specific task for the gastrointestinal system. Human cell Metabolism needs nutrients，food digestion for human nutrition，health is essential. With the improvement of people's material conditions，the change of diet structure，lifestyle，and the increase of social-psychological pressure，the symptoms of dyspepsia and gastrointestinal digestive diseases are prevalent in the population and lead to increased morbidity and massive health care costs. Now，clinical drug treatment shows the efficacy of different degrees of adverse reactions to the body，looking for safe and effective can improve gastrointestinal digestive diseases and promote the gastrointestinal digestive function of bioactive ingredients，it has very important scientific research value and practical significance. This chapter will start with the characteristics of gastrointestinal digestive function and the pathogenesis of dyspepsia，focusing on the effect of fish collagen peptide on gastrointestinal digestive function.

第一节 概述 Introduction

蛋白质、脂肪和淀粉等营养物质在消化道内被分解为可吸收的小分子物质，称为消化。胃肠道对营养物质的消化有两种形式：一种是化学性消化，即通过消化腺分泌消化液，消化液中的酶分别把蛋白质、脂肪和淀粉分解为可吸收的小分子物质；另一种是机械性消化，即通过胃肠道肌肉的收缩和舒张作用，将食物研磨碎，使之与消化液充分混合，同时把食物不断地向消化道的远端推送。上述两种消化方式同时进行、相互配合、共同作用，为机体的新陈代谢提供源源不断的养料和能量。当胃肠动力不佳，胃感觉异常或发生胃和十二指肠炎症，以及心理因素均可能引起消化不良症状。功能性消化不良（functional dyspepsia，FD）是最普遍的功能性胃肠疾病之一，几乎所有患者的生活质量都可能受到严重影响。基于功能性消化不良的不同生理病理和亚型，临床最常采用药物治疗，如促动力药物、抑酸药物、根除幽门螺杆菌（*Helicobacter pylori*，Hp）药物以及精神药物。非药物治疗现居于次要地位，对消化不良症状表现出一定的疗效。源于鱼类的生物活性肽具有多样的生理功能[1]，作为营养保健品和功能食品的重要活性成分，在胃肠消化功能方面具有潜在的保健作用。

一、胃肠道消化运动生理概述

在进餐结束后 1.5 ~ 2 h，被消化的食物已通过远端小肠，胃部停止运动，进入消化间期，胃肠道具有周期性活动，在静止期与剧烈运动和分泌活动期之间交替变化。这种定型模式的功能，被称为消化间期移行性运动复合体（migrating motor complex，MMC），因为在空腹期间能有效清除肠道内的食物残渣以及脱落的上皮细胞等，它被认为是肠道清道夫[2]。MMC 的特征是以间歇性强力收缩伴有较长的静止期，在进食期时被抑制，在消化间期时发生。

当进食开始时，消化系统受到刺激，导致消化间运动模式的抑制和消化过程的激活。事实上在摄入食物之前，消化系统就已经开始了一系列的准备过程，例如，预期进食会刺激唾液和胃液分泌。在消化间期胃壁会收缩，在进餐阶段，食物进入胃部引起胃部容受性舒张以及分泌。具有蠕动研磨作用的胃窦泵被激活后，从而启动研磨过程，将食物由粗糙的颗粒状态转化为液体状。在餐后阶段，胃的蠕动波使胃内压升高，当胃内压高于十二指肠压并产生足够的压力差时，胃收缩运动以适当的速度将食糜推入十二指肠，这个过程称为胃排空。腔内营养能调节肠道的活性（运动、分泌、吸收），使其适应消化过程的局部要求。

餐后消化过程很大程度上是通过刺激肠道受体和激活神经体液通路引起的。一些肠道受体是营养素特异性的。进入肠道的营养素会根据营养物质的类型和所刺激的肠道区域而引起各种反射，这很可能构成一种精细的反馈控制，以使营养物质的输送速率适应肠道的加工能力。胃的调节由迷走神经反射调节，包括释放 5- 羟色胺（5-hydroxytryptamine，5-HT），随后激活抑制性氮能运动神经元以产生胃底舒张。胃肠的活动适应消化过程的需要，这些消化过程从口腔开始，一直延伸到回肠末端，最终未被充分吸收的食物残留物到达结肠[2]。

二、功能性消化不良发生机制

随着社会经济水平的提高，人们的物质条件得到改善，饮食结构和生活方式的改变以及社会心理压力的增长等因素，消化不良症状越来越常见。FD 是世界各个地区越来越多的消化不良症状的最常见原因，是指一组目前尚无器质性原因可究的持续性或反复发作性的消化不良症候群[4]。FD 分为两个亚组：上腹痛综合征（epigastric pain syndrome，EPS）和餐后窘迫综合征（postprandial distress syndrome，PDS），其症状主要包括餐后饱胀、早饱不适、上腹疼痛、上腹部烧灼。大规模研究[5]报告显示，全世界 FD 的患病率介于 12% ~ 30%。尽管 FD 的存在不会降低预期寿命，但它会严重影响患者的生活质量。FD 是一种异质性疾病，与该疾病相关的各种症状很可能通过多种病理生理机制引发，FD 的病理生理学一直处于研究中，具体机制表现如下。

（一）胃排空异常

胃排空延迟历来被认为是功能性消化不良和特发性胃轻瘫症状的主要病理生理因素之一。当胃电 - 机械失偶联、胃窦及十二指肠的不协调运动等可引起胃排空延迟或是加速。根据不同研究[6]，消化不良患者胃排空延迟的百分比范围为 20% ~ 50%。总体而言，FD 患者胃中固体的排空速度比对照组慢 1.5 倍，并且有 40% 的人明显延迟了排空时间。

（二）胃容受性舒张降低

正常胃的容受性舒张是指人在进食后，在吞咽食物的过程中，食物刺激到咽部和食管的感受器，通过调节迷走神经的反射从而使近端胃发生舒张，便于容纳食物的过程。胃的容受性舒张中起主要介导作用的是 NO 或血管活性肠肽，NO 可以使胃肠平滑肌收缩受到抑制，从而进一步降低近端胃的张力。迷走反射中的任一环节出现异常均可导致胃容受性舒张受损。在人体中已经开发和评估了几种评估胃部适应性的方法。

（三）内脏的高敏感性

内脏的高敏感性主要表现为痛觉超敏、痛觉过敏以及对自发痛的反应增强，并且对疼痛的阈值有所降低，它是导致 FD 发生的重要发病机制之一。胃胀过敏与餐后疼痛和嗳气症状之间存在关联，有部分 FD 患者存在对胃扩张的高敏感，明确有内脏高敏感性的患者对胃机械扩张的敏感性增强。

（四）胃酸的影响

临床上抑酸治疗是治疗消化不良患者的主要手段，它可使部分 FD 患者的症状有所缓解，故多数学者认为胃酸水平异常参与 FD 的发病。随后，显示 FD 患者表现出对酸灌注的十二指肠运动反应受损，从而导致外源性酸从十二指肠球的清除率降低。因此认为胃酸与这些症状相关，胃酸增多可能诱发消化不良症状的发生。

（五）十二指肠的改变

FD 的症状通常因富含脂肪的膳食而加剧，增加对十二指肠脂质的敏感性可能是 FD 的机制之一。在多达 40% 的 FD 患者中观察到十二指肠炎症，特别是细微的十二指肠嗜酸性粒细胞增多症，在某些情况下，在十二指肠能观察到邻近神经的嗜酸性粒细胞过多和嗜酸性粒细胞脱粒，说明十二指肠炎症性改变与 FD 有关。

（六）感染因素

感染可能会导致 FD。当肠道感染胃或近端小肠引起发炎时，就会出现 FD，而远端小肠或结肠受累可能会发生肠易激综合征。在 FD 中，有报道发现部分 FD 患者中存在 Hp 感染，Hp 感染可能参与 FD 的发病，人们一直认为 Hp 相关的胃炎可能通过酸分泌、运动和神经内分泌信号传导的多种紊乱而引起消化不良症状。目前国内外提出对 Hp 阳性的 FD 患者进行根除 Hp 治疗是一种重要共识。

（七）中枢神经系统失调与心理因素

中枢神经系统（central nervous system，CNS）的异常被认为是FD一种可能的机制。胃肠道的感觉信息通过迷走神经传入到CNS，而中枢神经通过迷走神经到达肠道神经系统（enteric nervous system，ENS）的传出信号则上调了胃肠道的运动和分泌，并下调了交感神经的活动。心理社会因素在功能性疾病中受到较多的关注，消化不良患者常常伴随精神疾病，尤其是焦虑症、抑郁症和躯体化障碍等精神心理障碍[7]。

（八）胃肠激素异常

胃肠激素在调节胃肠动力方面有重要意义，可以通过改变的胃肠激素应答影响胃十二指肠生理学。例如，GAS能刺激胃酸、胃蛋白酶的分泌，营养胃黏膜，促进胃肠肌的收缩，加强胃肠动力。胃肠激素作为神经递质或调节物质作用于胃肠道感觉神经末梢或平滑肌细胞的相应受体，起到对胃肠功能的调控作用，具有成为FD治疗靶点的潜力。

三、功能性消化不良的治疗

FD是一种多因素且复杂的疾病，并且基于其发病机理的进行治疗具有一定的难度。对该病治疗方法的研究一直在持续，因此目前针对FD的临床治疗策略大多基于临床经验性，根据其临床症状特征进行对症治疗。根据FD的不同症状类型，传统疗法包括改变生活方式、酸抑制治疗、促胃肠动力药物的治疗、根除Hp的治疗、抗抑郁药的治疗、补充替代疗法以及心理疗法。

（一）酸抑制药物

质子泵抑制剂（proton pump inhibitors，PPI）被认为是诊断为FD患者的首选治疗方法。尽管许多研究和荟萃分析报告了PPI的有效性，但仅约14%的消化不良患者表现出改善[8]。通常，FD和对照组之间的酸分泌功能没有差异。有报道称，胃酸注入十二指肠可降低十二指肠的动力和清除率，FD患者上腹部的各种症状可能更为严重[9]。最近的一项研究报道，PPI抑制FD患者的十二指肠嗜酸性粒细胞增多[10]。

（二）促胃肠动力药物

促动力剂是主要通过放大和协调胃肠道肌肉收缩来增强协调的胃肠道运动和胃肠道内容物传递的药物。有研究[11]发现，约40%的FD患者出现了胃排空异常延迟，并且动力学也影响胃的适应性和敏感性，可使用促动力药物来治疗这种情况。先前的研究使用西沙必利，由于罕见的心血管副作用，2000年西沙必利已被撤出市场。目前使用最广泛的促动力药是甲氧氯普胺和多潘立酮。

（三）抗抑郁药

在FD治疗中使用抗抑郁药较为常见。已经公认焦虑症的存在使患者的胃肠机能紊乱比在普通人群患病率高。荟萃分析比较了选择性5-HT再摄取抑制剂和三环抗抑郁药的功效和安全性，发现三环类抗抑郁药可有效缓解FD症状，选择性5-HT再摄取抑制剂也表现出明显的疗效。阿米替林对患有溃疡样上腹痛且胃排空正常的患者效果比较显著[12]。丁螺环酮是一种抗抑郁药物，是5-HT1A受体部分激动剂，可以促进胃底和身体的放松，显著降低FD的总体症状严重程度[13]。

（四）根除幽门螺杆菌

在最近发布的美国胃肠学院联合加拿大胃肠病学协会（ACG/CAG）临床指南中，Hp 根除建议作为一线治疗方案。大量人群研究表明，消化不良患者 Hp 感染比健康对照组更常见，根除 Hp 方法已显示，可导致约 10% FD 群体症状有明显改善。在一项包括 14 项随机对照研究的荟萃分析中，治疗组在 1 年后对消化不良症状的改善明显优于对照组，且对于男性和体重指数较高者效果更明显[14]。在地理区域的亚组分析中，欧洲、亚洲、美国的根除 Hp 治疗比未根除治疗更有利于改善消化不良[15]。

（五）非药物疗法

在中国，已经许多关于针灸治疗消化不良的文章报道。一项 RCT 比较了经皮电针刺和正常针刺，发现前者对于难治性 FD 患者消化不良有效[16]。其他研究表明，在 FD 的治疗中，胃肠道特异性针刺优于非特异性针刺[17]。

各种研究已经评估了草药提取物治疗 FD 的功效。在对草药制剂 STW5 进行的荟萃分析中，发现与安慰剂相比，接受 STW5 治疗的患者在治疗 4 周后症状明显改善[18]。饥饿素（ghrelin）增强剂日本草药 Rikkunshito 已在数项临床试验中进行了研究，在 FD 中也被证明优于安慰剂，并在解决上腹部疼痛和餐后饱胀方面似乎特别有效[19]。尽管已显示生姜可促进 FD 患者的胃排空和胃窦收缩，但对胃肠道症状没有影响。Menthacarin 是一种专有的薄荷和香菜油的组合制剂，给药 2 周可明显改善 FD 的 EPS 和 PDS 亚组的生活质量和症状[20]。

（六）改善饮食生活方式

有 RCT 报告称，高脂、短链碳水化合物饮食和含麸质的食物会引起消化不良。小麦蛋白、牛奶蛋白、果汁、辣椒、咖啡和酒精可能会导致胃肠道感觉异常并影响胃肠道运动，从而引起消化不良症状[21]。有研究发现，内脏性肥胖与 FD 风险呈正相关关系，并且每周食用罐头食品和饮酒等高脂肪和高盐饮食与诱发 FD 症状有关。FD 症状可能会受到个人生活方式的影响，而改善生活方式可能会缓解消化不良症状[22]。因此，症状在治疗后仍然存在的患者应尝试改变不良饮食和生活方式。

四、生物活性肽与功能性消化不良

几乎所有活生物体中都存在多种生物活性肽，消费者对功能性食品及其健康促进意识的增强，也促使研究人员追求食品衍生的生物活性肽作为人类疾病治疗和预防的疗法。更重要的是，与治疗类药物相比，生物活性肽的高选择性、稳定性、安全性、生物利用度和耐受性使其成为更好的替代品。肽易于合成、优化和评估，可作为多种疾病的潜在疗法。肽的这些基本特性近年来吸引了政府、企业和学者对开发基于肽疗法的关注。已有许多研究报道了内源性胃肠肽在功能性消化不良的作用。

在经典的病理生理模型中，功能性胃肠道疾病（functional gastrointestinal disease，FGID）被认为是异质性疾病，症状归因于运动障碍、内脏超敏反应、黏膜免疫激活和肠脑信号处理的改变，这些被认为是肠脑交互作用改变的标志[23]。已有大量研究表明脑肠轴的激素参与胃肠蠕动的调节。最近有证据表明[24]，营养特异性的胃肠肽激素在 FD 患者中释放增强，这与引起相关症状的强度相关[25]。目前针对脑肠某些肽类的药物治疗轴被认为是

FGID的一种新型治疗方法。

（一）胃泌素

胃泌素由胃窦的G细胞以及胃底的壁细胞分泌，是胃酸分泌的主要刺激物。通常在FD中作为一线治疗使用的抑酸疗法可能会增加胃泌素水平，目前尚不清楚研究在多大程度上可以严格排除这种混杂因素。

（二）生长抑素

生长抑素不仅在胃中释放，而且在小肠中释放，对胃肠蠕动和分泌有很强的抑制作用。在FD患者中也发现了同样的情况，但FD患者较高的症状负担与较高的空腹生长抑素水平相关，且生长抑素水平与胃灼热严重程度评分相关，并且结果显示与匹配的对照组相比，FD患者出现了一个快速、短暂的生长抑素峰值。在健康受试者中，生长抑素类似物奥曲肽可减缓胃排空，增加空腹胃体积并抑制进餐引起的体积增加。

（三）胃动素

胃动素能给予胃窦收缩一种强烈的刺激，并具有饥饿信号功能。Russo等报道，与PDS患者相比，EPS患者空腹胃动素血浆水平更高[26]。众所周知，胃动素血浆水平随着消化间运动而波动，在胃第Ⅲ阶段达到最高。Russo等的研究并没有纠正运动复合物（MMC）的迁移，这可能是一个主要的混杂因素，因为PDS患者发生的胃Ⅲ期的情况较少。在无法解释的食欲缺乏的FD患者中，胃Ⅲ期收缩被抑制，提示胃动素血浆水平较低[27]。目前已开发出许多无抗生素但具有胃动素受体激动特性的大环内酯类药物，用于治疗FD。

（四）5-HT

5-HT是重要的胃肠道信号分子。它是肠嗜铬（entero-chromaffin，EC）细胞所利用的旁分泌信使，其起着传感器的作用。5-HT由胃肠道的肠道内分泌细胞释放，在调节肠蠕动、感觉和分泌中起重要作用。它通过14种已知的5-HT受体发挥作用。虽然5-HT4激动剂增强了胃的适应性和胃排空，但5-HT3拮抗剂对这些功能没有明显影响，而5-HT1A激动剂增强了胃的适应性并倾向于减慢胃排空[28]。几种5-HT受体激动剂和拮抗剂，例如西沙必利（5-HT4激动剂，5-HT2和5-HT3拮抗剂）、替加色罗（5-HT4和5-HT1激动剂，5-HT2a/b拮抗剂）、莫沙必利（5-HT4激动剂，5-HT3拮抗剂）和瑞舒必利（5-HT4激动剂）可用于治疗消化不良，但并非所有研究都显示出疗效[29]。有荟萃分析显示，与安慰剂相比，使用5-HT受体激动剂治疗的FD患者有更好的症状反应[30]。

胃肠肽作为一种内源性的生物活性肽，是一种很有价值的功能性成分，有大量研究表明，在机体组织中正常表达的主要胃肠肽对于FD的起重要作用，并阐述了在调节食物摄入和肠蠕动中发挥的生理功能[25-30]。目前尚缺乏外源性生物活性肽对FGID的作用，鱼胶原肽由于其独特氨基酸组成与结构，具备多种生物特性，如抗氧化、降血压、免疫调节以及修复组织缺陷的能力等，在促进胃肠消化和改善FD方面具有很大潜能，本章重点探讨FCPs对胃肠道消化功能的作用。

第二节　鱼胶原肽对胃肠消化功能作用的研究进展
Advances in effects of fish collagen peptides on gastrointestinal digestive function

胶原蛋白是最丰富的动物蛋白，占动物体内总蛋白的近 30%。从生物学上看，胶原蛋白具有良好的生物相容性、可降解性和免疫原性。鱼类是一种胶原蛋白丰富的物种，从鱼类胶原蛋白中制备的 FCPs 具有广泛的生物活性，它们具有抗微生物、抗氧化、抗焦虑、心脏保护作用、免疫调节、抑制食欲和神经保护等作用已引起营养和制药行业的关注[31]。目前尚缺乏 FCPs 对胃肠消化功能方面的研究报道，基于 FCPs 的以上生物特性，探究 FCPs 对于胃肠道促消化作用具有很大的研究价值。

一、功能性消化不良模型动物的选择

动物模型已被广泛用于确定病理机制并开发包括 FD 在内的人类疾病的新疗法。现有研究已经进行了许多尝试来模拟 FD 的各个方面。这些动物研究的结果有益于人们对这种疾病的病理生理学的理解，并有助于确定潜在的治疗方法。FD 动物模型将继续在药物筛选和治疗开发中发挥关键作用，最终可能导致 FD 患者的潜在治疗策略。当前的临床前研究中采用了各种类型的 FD 动物模型。主要使用的 FD 模型动物可分为以下几类。

Animal models have been widely used to identify pathological mechanisms and to develop new therapies for human diseases，including FD. Many attempts have been made to simulate aspects of FD. The results of these animal studies contribute to the understanding of the disease and to the identification of potential treatments，said Pathophysiology，director of the National Center for Disease Control at the University of California，San Diego. FD animal models will continue to play a key role in drug screening and treatment development and may eventually lead to potential treatment strategies for FD patients. Various types of FD animal models have been used in current preclinical studies. The main FD model animals used can be divided into the following categories.

（一）药物造模

1．洛哌丁胺

洛哌丁胺是一种合成的哌替啶衍生物，作为一种温和的阿片受体激动剂（主要类型受体），但主要用于治疗腹泻。洛哌丁胺在肠道中起强力阿片受体激动剂的作用，降低肠道运动，导致肠道运输减慢，增加水和电解质的吸收。洛哌丁胺于 1976 年在美国被批准使用，至今仍被广泛用于治疗由胃肠炎引起的急性腹泻以及炎症性肠病引起的慢性腹泻。目前，盐酸洛哌丁胺已被用于在啮齿动物模型中引起消化不良症状。在一项研究中，洛哌丁胺可导致小鼠中的胃排空延迟和肠动力降低[32]。可以将洛哌丁胺溶液经皮下或腹膜内注射，或者通过灌胃的方式直接建立胃肠运动功能障碍模型。

2．可乐定

该模型的基本原理在于胃动力的交感神经和副交感神经控制是去甲肾上腺素和乙酰胆碱的相反作用。众所周知，去甲肾上腺素和乙酰胆碱都是胃肠动力的重要调节剂。据报道，抑制乙酰胆碱的降解可增强胃动力。作为α2-肾上腺素受体激动剂，可乐定被用来抑制乙酰胆碱从胆碱能神经元释放。这可能最终导致肠道运输动力不足和胃排空延迟[33]。

通常将可乐定经皮下给药于动物，建立可乐定诱导胃肠运动功能障碍模型。可乐定注射主要通过抑制乙酰胆碱的活性导致运动功能障碍，包括运动不足和胃排空延迟。没有报道表明该模型可用于诱发FD的其他病理特征，例如胃底适应性受损或内脏超敏反应。另外，可乐定引起的运动功能障碍在动物中是暂时的，因此在服用可乐定后应立即评估胃肠道的运动能力。

3．阿托品

乙酰胆碱对胃肠道收缩力的影响主要受毒蕈碱乙酰胆碱受体的调节，因此毒蕈碱型乙酰胆碱受体的活性直接与胃肠动力有关。阿托品是一种毒蕈碱型乙酰胆碱受体拮抗剂，可用于诱导胃肠道转运的延迟。

建立阿托品诱导的FD动物模型有不同方法，阿托品可以皮下或腹膜内注射，用于诱导胃肠道转运延迟。这是一种通过直接作用于胆碱能系统发挥作用的胃肠道运动功能障碍模型，通过直接作用于胆碱能系统发挥作用。它同样只持续很短的时间，并且只能导致胃肠道运输的延迟。

4．多巴胺

多巴胺抑制乙酰胆碱的释放和胃肠蠕动，并被认为可能是胃放松的一种神经递质。多巴胺的作用被认为是通过多巴胺2受体和多巴胺3受体介导的。因此，在FD动物研究中，多巴胺可用于诱导胃排空延迟。通过将多巴胺通过腹腔内给予动物建立模型[34]。这也是短暂的延迟胃排空FD模型。随着多巴胺的降解，延迟的胃排空将再次恢复正常。

5．5-HT

5-HT在胃肠动力的调节中起着重要作用，5-HT主要通过胆碱能途径增加胃肠道收缩幅度。此外，5-HT3受体和5-HT1受体或5-HT2受体负责引起胃肠道收缩。通常将5-HT经腹膜内注射到动物体内建立模型。5-HT常用于诱导胃排空和降低小肠蠕动。这是一种短期FD模型，仅专注于胃肠道动力受损。

（二）应激刺激造模

1．压力

心理和生理压力（如约束压力）已显示可抑制动物的肠运动和胃排空。胃排空延迟与压力诱导的交感神经激活有关，并伴随着压力激素的增加与饥饿素的活跃，应激激素和活跃的饥饿素在调节胃运动中起着关键作用。该模型常见的建立方法是将动物限制在通风良好的圆柱形不锈钢管中，每天一次，持续60天或90分钟，全程7天[35]。在该模型中，生理和心理压力用于诱导进食抑制和胃排空延迟。由于应激状态持续7天，因此在该动物模型中建立了慢性应激状态。

2．尾夹

大量研究发现压力会导致胃肠蠕动障碍，尾巴夹紧会激怒动物并引起争斗，这可能导致类似焦虑的行为并延迟胃排空[36]。常见的模型建立方法是用海绵镊子将动物的尾巴向远端夹紧，以激怒它们并引起战斗。一次执行 30 分钟，此过程应当避免造成受伤。连续 7 天，每天重复 4 次该过程[37]。在该模型中，动物表现出沮丧、易怒、紧张和焦虑情绪，并在夹住尾巴后失去食欲。动物的胃肌电主要频率，功率和慢波对偶性百分比明显降低，夹尾还会引起胃排空的延迟和血清氧化亚氮的增加[38]。这是将精神和身体压力结合在一起的慢性压力模型。

（三）特殊动物模型

1．弗林德斯敏感线大鼠

弗林德斯敏感线（Flinders sensitive line，FSL）大鼠（因对胆碱能刺激过敏而被选择性饲养）最初被提议作为抑郁症的遗传动物模型。与抑郁的人相同，FSL 大鼠对胆碱能激动剂表现出过敏反应，活动度较低，表现出更高的快速眼动睡眠，并对抗抑郁药物有反应。焦虑和抑郁与 FD 相关，在某些人中可能先于消化不良疾病发作。由于 FSL 大鼠与 FD 患者表现出某些行为相似性，因此该物种可用于 FD 模型。FSL 大鼠胃动力紊乱，表现为胃扩张期间胃容纳率和胃容量增加，进而导致胃排空延迟。尽管 FSL 大鼠显示出与某些 FD 患者相似的特征，但 FSL 大鼠胃适应性的增加与 FD 患者中经常看到的适应性降低相反。FSL 大鼠模型可能有助于研究 FD 的某些方面，例如抑郁和胃排空延迟。

2．Wistar 京都大鼠

Wistar 京都（WKY）大鼠是一种对药理高度敏感的高焦虑动物品系，也是公认的胃调节受损动物模型。WKY 大鼠表现出一些 FD 患者的病理生理特征，例如胃适应性受损和焦虑。WKY 大鼠在胃胀期间胃内容积变小，表明胃适应性受损。在 WKY 中看到的胃适应性受损与胃迷走神经的胆碱能活性增加有关，并且在 WKY 大鼠中，平滑肌适应性障碍可能不是胃肠道的普遍现象，而是一种局部紊乱。WKY 大鼠可能有助于研究既有胃适应性障碍又有焦虑症的 FD 患者。

二、鱼胶原肽促消化作用研究进展

北京大学李勇教授课题组首次探究罗非鱼胶原低聚肽对胃肠消化功能的调节作用。罗非鱼作为世界主要养殖鱼类，是世界动物性蛋白质的主要来源之一，其鱼鳞、鱼皮、鱼骨胶原蛋白含量丰富，是制备 FCPs 的理想来源。罗非鱼胶原低聚肽（FCPs）是利用生物酶解技术从罗非鱼鳞中得到的小分子活性肽的混合物。具体实验方法如下。实验分别采用健康 SPF 级 6 ～ 8 周龄 ICR 雌性小鼠 72 只和雄性 SD 大鼠 60 只，动物适应性喂养 1 周后，按体重将小鼠随机分为 6 组，分别为空白对照组、模型对照组、乳清蛋白组［500 mg/kg（bw）］和 FCPs 低、中、高剂量组［250、500、1000 mg/kg（bw）］，将大鼠随机分为 5 组，分别为空白对照组、乳清蛋白组和 3 个 FCPs 剂量组。小鼠灌胃干预 14 天，干预结束后，模型组和受试物组采用盐酸洛哌丁胺建立小鼠功能性消化不良模型，随后进行小肠运动和胃排空功能实验，测定小鼠血清胃肠激素指标物质、血管活性肠肽、胃泌素含量；大鼠连续灌胃干预 30 天，期间每周观察大鼠体重和体重增重，计算摄食量和食物利用率。实验结束后，采用幽门结扎法收集大鼠胃液，测定胃液胃蛋白酶活性、胃液 pH、游离酸、总酸浓度，检测大鼠胃组织胃肠动力相关因子5-HT、一氧化氮合成酯（nitric oxide synthase evos）水平。所有实验数据均使用SPSS 24.0软件进行单因素方差分析，以 $P < 0.05$ 为差异具有统计学意义。

（一）FCPs对大鼠体质量及增重、摄食量和食物利用率的影响

由表16-1可知，FCPs各实验组间初始体重未见明显差异，在用FCPs喂养干预30天后，与空白对照组相比，FCPs中、高剂量组终末体重与摄食量明显增高，差异具有统计学意义（$P < 0.05$）。FCPs各实验组大鼠体重增重与空白对照组相比明显增高（$P < 0.05$）。与乳清蛋白组相比，FCPs高剂量组终末体重、体重增重与食物利用度明显增高（$P < 0.05$）。但在干预期间，各实验组之间食物利用率并差异无统计学意义。

表16-1 FCPs对大鼠总增重、进食量及食物利用率的影响（Mean ± SD，$n = 12$）

组别	初始体重（g）	终末体重（g）	体重增重（g）	摄食量（g）	食物利用率（%）
空白对照组	208.21 ± 13.90	383.54 ± 30.88	175.33 ± 24.32	702.79 ± 30.37	24.95 ± 3.46
乳清蛋白组	206.08 ± 10.31	389.04 ± 30.01	182.96 ± 31.37	712.79 ± 20.40	25.67 ± 4.40
FCPs低剂量组	207.54 ± 10.38	403.54 ± 21.56	196.00 ± 17.91[a]	737.67 ± 29.79	26.57 ± 2.43
FCPs中剂量组	206.58 ± 13.36	407.67 ± 27.96[a]	204.42 ± 27.32[ab]	753.33 ± 38.68[a]	27.14 ± 3.63
FCPs高剂量组	208.54 ± 12.50	415.29 ± 22.52[ab]	206.75 ± 21.46[ab]	761.67 ± 34.95[ab]	27.14 ± 2.83

食物利用率 =（终末体重 − 初始体重）/ 摄食量 ×100%。与空白对照组比较差异有显著性，[a]$P < 0.05$；与乳清蛋白组比较差异有显著性，[b]$P < 0.05$

进入胃肠道的食物和营养物质在经机械性和化学性消化的共同作用后，变成可吸收的小分子物质被机体利用以促进生长，因此消化功能与体重、摄食量和食物利用率密切相关。该研究结果显示，在给SD大鼠连续灌胃FCPs 30天后，FCPs中、高剂量组大鼠与空白对照组比较终末体重、体重增重与摄食量明显增高；FCPs高剂量组大鼠终末体重、体重增重与摄食量明显高于乳清蛋白组。该结果说明FCPs有助于增强大鼠食欲和促进体重生长，其中FCPs高剂量组优于乳清蛋白组，效果最显著。

（二）FCPs对大鼠胃液量、胃蛋白酶和胃酸的影响

由表16-2可知，与空白对照组相比，FCPs中、高剂量组每小时胃液量、胃蛋白酶排出量均明显升高（$P < 0.05$）；此外，FCPs高剂量组比乳清蛋白组每小时胃液量、胃蛋白酶排出量明显增多（$P < 0.05$）；与空白对照组和乳清蛋白组相比，FCPs高剂量组的胃蛋白酶活性明显上升（$P < 0.05$）。与空白对照组和乳清蛋白组相比，FCPs高剂量组大鼠胃液pH明显下降，游离酸、总酸明显增多，差异具有统计学意义（$P < 0.05$）。

表 16-2　FCPs 对大鼠胃液量、胃蛋白酶和胃酸的影响（Mean ± SD，$n = 12$）

组别	每小时胃液量（ml）	胃蛋白酶活性单位（U/ml）	胃蛋白酶排出量（U/h）
空白对照组	1. 52 ± 0. 50	70. 31 ± 36. 40	106. 87 ± 55. 33
乳清蛋白组	1. 82 ± 0. 68	72. 75 ± 38. 24	132. 41 ± 69. 59
FCPs 低剂量组	2. 14 ± 0. 71	89. 43 ± 57. 38	191. 38 ± 122. 80
FCPs 中剂量组	2. 34 ± 1. 02[a]	92. 60 ± 55. 88	216. 69 ± 130. 76[a]
FCPs 高剂量组	2. 68 ± 0. 89[ab]	124. 45 ± 58. 67[ab]	333. 53 ± 157. 24[ab]

与空白对照组比较差异有显著性，$^aP < 0.05$；与乳清蛋白组比较差异有显著性，$^bP < 0.05$

胃液含有的主要物质包括盐酸、胃蛋白酶和黏液，胃酸、胃蛋白酶的分泌量体现了胃的化学性消化功能，在整个食物消化吸收过程中发挥重要的作用，胃酸的分泌受内分泌细胞和神经元的复杂系统调控[39]。从胃蛋白酶实验结果来看，与空白对照组和乳清蛋白组相比，FCPs 高剂量组大鼠胃蛋白酶活性显著性提高，同时，FCPs 中、高剂量组胃蛋白酶排出量均明显升高，提示 FCPs 可通过增加胃液分泌量和提高胃蛋白酶活性，增强胃的消化功能。

（三）FCPs 对大鼠胃液 pH、游离酸和总酸的影响

由表 16-3 可知，与空白对照组和乳清蛋白组相比，FCPs 高剂量组大鼠胃液 pH 值明显下降，游离酸、总酸明显增多，差异具有统计学意义（$P < 0.05$）。

表 16-3　FCPs 对大鼠胃液 pH、游离酸和总酸的影响（Mean ± SD，$n = 12$）

组别	pH	游离酸（mmol/L）	总酸（mmol/L）
空白对照组	2.56 ± 0.39	47.48 ± 19.22	126.67 ± 39.69
乳清蛋白组	2.43 ± 0.49	50.56 ± 16.67	114.62 ± 13.54
FCPs 低剂量组	2.40 ± 0.48	51.81 ± 22.28	125.45 ± 43.21
FCPs 中剂量组	2.25 ± 0.55	52.72 ± 26.11	130.90 ± 41.10
FCPs 高剂量组	1.88 ± 0.36[ab]	80.45 ± 19.03[ab]	163.63 ± 39.57[ab]

与空白对照组比较差异有显著性，$^aP < 0.05$；与乳清蛋白组比较差异有显著性，$^bP < 0.05$

胃酸是胃黏膜壁细胞分泌的一种强酸，在胃液中主要以游离酸和与蛋白质结合的结合酸两种形式存在，两者合称总酸。且胃蛋白酶的活化和营养物质的吸收依赖于胃中的酸性 pH。胃酸能将进入胃中的食物大分子蛋白质分解为小分子的肽，在进入小肠后，胃酸还可刺激肠腔内多种消化酶分泌，促进小肠对各营养物质的吸收。从大鼠胃液检测结果来看，与空白对照组相比，经 FCPs 喂养干预的大鼠胃液 pH 呈现下降趋势，其中，FCPs 高剂量组 pH 值明显降低，游离酸、总酸含量显著增加。提示 FCPs 的促消化作用与可能与胃酸的分泌相关。

（四）FCPs 对大鼠胃肠动力相关因子的影响

由表 16-4 可知，相比于空白对照组和乳清蛋白组，FCPs 中、高剂量组大鼠胃组织

5-HT、eNOS 含量明显升高（$P < 0.05$）；FCPs 高剂量组大鼠胃组织 eNOS 含量与空白对照组和乳清蛋白组相比明显上升（$P < 0.05$）。

表 16-4 FCPs 对大鼠胃组织 5-HT、eNOS 的影响（Mean ± SD，$n = 12$）

组别	5-HT（ng/mg）	eNOS（ng/μg）
空白对照组	2.90 ± 0.51	185.67 ± 43.66
乳清蛋白组	3.16 ± 0.64	215.10 ± 54.25
FCPs 低剂量组	3.29 ± 0.59	219.27 ± 45.32
FCPs 中剂量组	3.61 ± 0.36^{ab}	236.16 ± 33.72^{a}
FCPs 高剂量组	4.21 ± 0.42^{ab}	263.98 ± 58.55^{ab}

与空白对照组比较差异有显著性，$^{a}P < 0.05$；与乳清蛋白组比较差异有显著性，$^{b}P < 0.05$

5-HT 是大脑和肠道神经系统中重要的神经递质，5-HT 一旦释放，可以激活内源性和外源性初级传入神经元，影响肠道信息传递到中枢神经系统，是胃肠运动的组成部分 [40]。5-HT 不仅直接作用于胃肠道平滑肌，还能通过刺激乙酰胆碱释放来促进胃肠运动。氧化亚氮合酶（nitricoxidesynthases，NOS）是 NO 合成过程中唯一的限速酶。其活性的变化可直接影响 NO 的产生及其生物学效应 [41]。NOS 异常会导致 NO 水平失衡，影响肠道功能并导致消化不良症状 [42]。在正常情况下，血管内皮细胞中的 NO 主要来自 eNOS，eNOS 是心血管稳态的重要调节剂，它可以改善内皮功能障碍，并维持血管系统健康稳定的内环境。在消化系统中参与调节胃肠黏膜分泌功能和胃肠肌肉群，并起到保护胃肠黏膜，缓解胃肠消化障碍作用。该研究结果显示，与空白对照组相比，FCPs 中、高剂量组大鼠胃组织 5-HT、eNOS 含量明显增多，其中 FCPs 高剂量组大鼠胃组织中 eNOS 的含量明显高于乳清蛋白组，提示 FCPs 能通过该促进 5-HT、eNOS 的途径增强大鼠胃肠运动，促进胃肠道消化功能。

（五）FCPs 对小鼠肠推进功能的影响

由表 16-5 可知，相对于空白对照组，模型对照组小鼠的墨汁推进长度和墨汁推进率显著降低，（$P < 0.01$），这说明小鼠造模成功。与模型对照组比较，FCPs 低剂量组小鼠墨汁推进率明显增加（$P < 0.05$），FCPs 中、高剂量组小鼠墨汁长度和推进率显著增加（$P < 0.01$）；相对于乳清蛋白组，FCPs 高剂量组小鼠墨汁推进率明显增加（$P < 0.05$）。

表 16-5 FCPs 对小鼠肠推进功能的影响（Mean ± SD，$n = 12$）

组别	墨汁推进长度（cm）	小肠总长度（cm）	墨汁推进率（%）
空白对照组	39.87 ± 6.62	50.95 ± 3.50	78.25 ± 10.90
模型对照组	18.29 ± 2.10^{a}	51.65 ± 3.35	35.55 ± 4.70^{a}
乳清蛋白组	22.37 ± 4.80	51.84 ± 3.49	43.56 ± 11.49
FCPs 低剂量组	20.70 ± 1.99	49.94 ± 5.32	41.60 ± 3.20^{b}
FCPs 中剂量组	24.30 ± 3.95^{b}	50.33 ± 5.57	48.77 ± 9.32^{b}
FCPs 高剂量组	28.56 ± 5.03^{b}	51.68 ± 4.25	55.74 ± 11.66^{bc}

与空白对照组比较差异有显著性，$^{a}P < 0.05$；与模型对照组比较差异有显著性，$^{b}P < 0.05$；与乳清蛋白组比较差异有显著性，$^{c}P < 0.05$

盐酸洛哌丁胺是一种 μ 阿片受体激动剂，阻断胃肠道的 μ 阿片受体和拮抗钙调蛋白是洛哌丁胺影响肠动力作用的两个主要分子机制 [42]。本次实验中，与模型对照组相比，FCPs 干预可明显提高小鼠小肠墨汁推进率，其中高剂量组墨汁推进效果尤为显著。提示 FCPs 可以明显增强小肠节律性蠕动。

（六）FCPs 对胃排空功能的影响

由表 16-6 可知，相对于空白对照组，模型对照组小鼠的胃内残留率显著提高（$P < 0.01$），这说明小鼠胃排空障碍模型构建成功。FCPs 各干预组小鼠胃内残留率随剂量的增加呈递减趋势；与模型对照组比较，FCPs 高剂量组胃内残留率明显减低（$P < 0.05$）。

表 16-6　FCPs 对小鼠胃排空功能的影响（Mean ± SD，$n = 12$）

组别	胃总质量（mg）	胃净质量（mg）	胃内残留率（%）
空白对照组	304.40 ± 49.61	184.44 ± 32.07	23.24 ± 5.25
模型对照组	362.44 ± 70.19	175.13 ± 18.52	36.28 ± 13.38[a]
乳清蛋白组	353.00 ± 69.23	184.00 ± 28.92	32.73 ± 12.40
FCPs 低剂量组	350.22 ± 40.49	176.87 ± 26.17	33.57 ± 7.554
FCPs 中剂量组	339.52 ± 31.83	184.90 ± 29.46	29.95 ± 8.11
FCPs 高剂量组	325.92 ± 24.77	185.64 ± 33.39	27.17 ± 7.60[b]

与空白对照组比较差异有显著性，[a]$P < 0.05$；与模型对照组比较差异有显著性，[b]$P < 0.05$

胃排空实验结果显示，与空白对照组相比，模型对照组小肠墨汁推进率明显降低，胃内残留率增高，说明小鼠功能性消化不良模型建立。胃排空是食物进入十二指肠的过程，大多数 FD 患者患有胃肠动力障碍都与胃排空延迟有关 [44]。一项以胃电图为基础的临床研究发现，延迟的肠道运动与胃排空障碍之间存在密切联系 [45]。在胃排空方面，与模型对照组相比，模型对照 FCPs 高剂量组小鼠的胃内残留率降低。提示 FCPs 可以通过增强胃排空功能起到促消化作用。

（七）FCPs 对小鼠胃肠激素的影响

由表 16-7 可知，相比于空白对照组，模型对照组小鼠血清胃泌素（gastrin，GAS）、胃动素（motilin，MTL）、P 物质（substance P，SP）含量明显下降，血管活性肠肽（vasoaltive intestinal peptide，VIP）含量明显上升。与模型对照组相比，FCPs 高剂量组小鼠血清 GAS、MTL、SP 含量明显升高（$P < 0.05$），VIP 含量明显降低（$P < 0.05$）。

表 16-7　FCPs 对小鼠胃肠激素的影响（Mean ± SD，$n = 12$）

组别	GAS（Pg/ml）	MTL（pmol/L）	SP（Pg/ml）	VIP（Pg/ml）
空白对照组	44. 30 ± 10. 69	13. 10 ± 5. 22	124. 09 ± 16. 40	66. 10 ± 20. 84
模型对照组	31. 51 ± 6. 53[a]	5. 47 ± 5. 48[a]	102. 08 ± 20. 38[a]	88. 81 ± 20. 30[a]
乳清蛋白组	35. 85 ± 9. 09	5. 94 ± 2. 90	115. 56 ± 22. 73	77. 11 ± 20. 16
FCPs 低剂量组	35. 53 ± 8. 34	5. 86 ± 4. 49	112. 01 ± 17. 35	78. 50 ± 28. 40
FCPs 中剂量组	38. 66 ± 9. 22	7. 58 ± 6. 07	115. 79 ± 12. 35	75. 08 ± 23. 91
FCPs 高剂量组	40. 28 ± 11. 78[b]	9. 83 ± 5. 38[b]	119. 66 ± 21. 99[b]	69. 26 ± 20. 66[b]

与空白对照组比较差异有显著性，[a]$P < 0.05$；与模型对照组比较差异有显著性，[b]$P < 0.05$

胃肠道运动和胃消化酶分泌受胃肠激素的调节。GAS是幽门腺某些细胞分泌的多肽激素，主要是通过作用于壁细胞刺激胃酸和胃蛋白酶的分泌。有研究表明，胃泌素还可能在胃舒张和胃内压中发挥作用[46]。MTL的主要功能是增加GI运动的迁移肌电复合物成分并刺激胃蛋白酶的分泌并促进肠道蠕动，并且MTL水平的变化与胃排空异常密切相关。以上表明，MTL水平降低会引起胃肠道的运动性减弱而诱发消化不良。SP是速激肽神经肽家族的成员，其直接作用于胃肠平滑肌引起收缩，促进胃肠蠕动。不平衡的速激肽会导致胃肠运动和分泌紊乱。有研究表明，在FD患者中，胃窦SP浓度与胃胀时的不适和痛觉阈值呈显著负相关。VIP是一种胃肠抑制激素，它参与胃肠的分泌和运动，可以减弱胃酸的分泌过程，并具有血管舒张作用，可以通过放松平滑肌，抑制圆形平滑肌层的蠕动反射，延迟胃排空并抑制小肠蠕动[47]。该实验结果显示，与空白对照组相比，模型对照组小鼠血清GAS、MTL、SP含量明显下降，VIP含量明显上升。与模型对照组相比，FCPs高剂量组小鼠血清GAS、MTL、SP含量明显升高，VIP含量明显降低，乳清蛋白组未显示出该作用。该结果提示FCPs可以通过调节小鼠体内胃肠激素水平以起到促进胃肠道消化的作用。

三、鱼胶原肽在促消化方面的研究前景

消化是将摄入食物中的营养成分转化为可被胃肠道吸收形式的过程。涉及机械性消化和化学性消化两个独立的过程，消化过程中任何一方面的缺陷都可能导致以消化不良为代表的胃肠道症状并影响某些营养素的有效吸收。FD是一种常见的功能性胃肠疾病，对社会医疗费用和个人生活质量造成重大负担。尽管FD的患病率很高，但由于其病理生理机制较为复杂且仍处于研究中，当前治疗FD的指南建议使用质子泵抑制剂、根除Hp、促动药和精神药物。这些药理疗法选择有限且疗效不能令人满意，并且表现出副作用，导致传统疗法的依从性较低。在缺乏有效的FD药物治疗的情况下，许多医生和FD患者都在寻求非药物方法，包括改变生活方式、心理疗法、饮食干预、医疗食品、针灸以及电刺激和调节。

在人们广泛寻求新颖的预防和治疗消化不良疾病策略的大背景下，源自鱼类的胶原肽类表现出广泛的生物活性，包括抗氧化、抗微生物、抗衰老、免疫调节等活性，作为新型疗法具有很大的研究及应用的价值。在当今的全球市场上，对水产生物各种形式的需求都在迅速增长。例如，鱼类加工后会产生大量的废弃物，包括鱼皮、鱼鳞、鱼骨和鱼鳍在内的鱼类组织约占加工废品的60%，这些鱼类废弃物中含有丰富的胶原蛋白，若加以有效利用不仅能开发其巨大的生物活性资源，还能减轻其造成的环境污染。寻找适当的方式将这些海洋废渣转化为可利用的胶原肽产品具有重要意义，在获利能力和成本效益方面也具有很强的吸引力。FCPs由于良好的吸收消化机制和独特的氨基酸组成与结构，不仅具备多种生理功能，还具有优越的生物相容性、无毒性和吸收性，基于以往对胶原蛋白及其鱼类胶原蛋白肽的研究，推测FCPs在胃肠消化功能改善方面具有较大潜力。

北京大学李勇教授课题组发现FCPs可明显增加大鼠终末体重与摄食量，提高大鼠胃蛋白酶活性，降低大鼠胃液pH，增加胃液游离酸、总酸含量，升高大鼠胃组织5-HT、eNOS含量，并通过建立功能性消化不良小鼠模型探讨FCPs对FD小鼠胃肠运动和脑肠肽的影响，结果显示FCPs能明显增进小肠推进率与胃排空，升高小鼠血清GAS、MTL、SP水平与降

低 VIP 水平，对功能性消化不良小鼠胃肠激素具有调节作用。综上所述，小分子 FCPs 能有效改善胃肠消化不良症状，具有增强胃肠蠕动与促消化的作用，拥有成为具有治疗 FD 制剂的潜力，但相应效果需要在人群试验中进行更为深入的探讨与验证。

小结

消化是通过机械运动和酶促反应将食物分解为可吸收到血液中的物质的过程。通过消化过程，这些食物中主要的营养素被分解成可以穿过肠上皮并进入血液供人体使用的分子。机械性消化或化学性消化中的缺陷都会导致营养缺乏和消化不良为主要症状的胃肠道疾病。FD 是目前最为常见的一种功能性胃肠道疾病，几种已被提出的机制包括：胃容受性舒张降低、胃排空延迟、内脏超敏反应、幽门螺杆菌感染、过敏十二指肠脂质或酸暴露、社会以及心理因素。源于鱼类的胶原蛋白肽因显现出多样的生理功能得到了学术界广泛的关注，由于其优越的生物相容性、无毒性和吸收性，在功能性消化不良疾病预防与保健有较大潜力。北京大学李勇教授课题组通过幽门结扎术收集大鼠胃液和建立功能性消化不良小鼠模型，系统探讨了 FCPs 对大鼠和小鼠胃肠消化功能的影响，结果显示 FCPs 通过促进大鼠体重和摄食量增长，提高胃液中的胃蛋白酶活性和胃酸分泌，提升胃组织 5-HT、eNOS 胃肠动力相关因子的水平，促进 FD 模型小鼠小肠运动和胃排空功能，调节小鼠血清胃肠激素等机制促进了胃肠道的分泌作用与胃肠道运动，表明 FCPs 具有促消化的作用。

Digestion is the process by which food is broken down into substances that can be absorbed into the blood through mechanical movement and enzymatic reactions. Through digestion, the main nutrients in these foods are broken down into molecules that can pass through the intestinal epithelium and into the blood for use by the body. Deficiencies in either mechanical or chemical digestion can lead to the gastrointestinal disease characterized by nutritional deficiencies and dyspepsia. FD is one of the most common functional gastrointestinal diseases. Several mechanisms have been proposed, including stomach containment disorder, delayed gastric emptying, visceral hypersensitivity, *Helicobacter pylori* infection, allergic duodenum lipid or acid exposure, social and psychological factors. Collagen peptides derived from fish have attracted wide attention in the academic field for their diverse physiological functions, due to their superior Biocompatibility, non-toxicity and absorbability, in the functional dyspepsia disease prevention and health care has greater potential. The research group of Professor Li Yong of Peking University collected gastric juice from rats by pylorus ligation and established a mouse model of functional dyspepsia to systematically investigate the effects of fish collagen peptide on gastrointestinal digestive function in rats and mice, respectively, the results showed that fish collagen peptide could promote the growth of body weight and food intake, increase pepsin activity in gastric juice and the level of gastric acid, 5-HT and eNOS gastrointestinal motility-related factors in gastric tissue, the mechanism of promoting intestinal movement and gastric emptying in FD model mice and regulating serum gastrointestinal hormones in FD mice promoted the secretion and movement of the gastrointestinal tract，which indicated that fish collagen peptide had the effect of promoting digestion.

参考文献

[1] Gevaert B，Veryser L，Verbeke F，Wynendaele E，et al. Fish hydrolysates：a regulatory perspective of bioactive peptides. Protein Pept Lett，2016，23（12）：1052-1060.

[2] Deloose E，Tack J. Redefining the functional roles of the gastrointestinal migrating motor complex and motilin in small bacterial overgrowth and hunger signaling. Am J Physiol Gastrointest Liver Physiol，2016，310（4）：G228-G233.

[3] Boeckxstaens G，Camilleri M，Sifrim D，et al. Fundamentals of neurogastroenterology：physiology/motility - sensation. Gastroenterology，2016，150（6）：1292-1304.

[4] Talley NJ，Ford AC. Functional dyspepsia. N Engl J Med，2015，373（19）：1853-1863.

[5] Ford AC，Marwaha A，Sood R，et al. Global prevalence of，and risk factors for，uninvestigated dyspepsia：a meta-analysis. Gut，2015，64（7）：1049-1057.

[6] Mahadeva S，Goh KL. Epidemiology of functional dyspepsia：a global perspective. World J Gastroenterol，2006，12（17）：2661-2666.

[7] Sarnelli G，Caenepeel P，Geypens B，et al. Symptoms associated with impaired gastric emptying of solids and liquids in functional dyspepsia. Am J Gastroenterol，2003，98（4）：783-788.

[8] Gathaiya N，Iii GL，Camilleri M，et al. Novel associations with dyspepsia：a community-based study of familial aggregation，sleep dysfunction and somatization. Neurogastroenterol Motil，2010，21（9）：922-e69.

[9] Pinto-Sanchez MI，Yuan Y，Hassan A，et al. Proton pump inhibitors for functional dyspepsia. Cochrane Database Syst Rev，2017，11（11）：Cd011194.

[10] Oshima T，Okugawa T，Tomita T，et al. Generation of dyspeptic symptoms by direct acid and water infusion into the stomachs of functional dyspepsia patients and healthy subjects. Aliment Pharmacol Ther，2012，35（1）：175-182.

[11] Potter MDE，Wood NK，Walker MM，et al. Proton pump inhibitors and suppression of duodenal eosinophilia in functional dyspepsia. Gut，2019，68（7）：1339-1340.

[12] Chen SL，Ji JR，Xu P，et al. Effect of domperidone therapy on nocturnal dyspeptic symptoms of functional dyspepsia patients. World J Gastroenterol，2010，16（5）：613-617.

[13] Ford AC，Luthra P，Tack J，et al. Efficacy of psychotropic drugs in functional dyspepsia：systematic review and meta-analysis. Gut，2017，66（3）：411-420.

[14] Talley NJ，Locke GR，Saito YA，et al. Effect of Amitriptyline and escitalopram on functional dyspepsia：a multicenter，randomized controlled study. Gastroenterology，2015，149（2）：340-349.

[15] Eusebi LH，Zagari RM，Bazzoli F. Epidemiology of Helicobacter pylori infection. Helicobacter，2014，19（Suppl 1）：1-5.

[16] Zheng H，Xu J，Sun X，et al. Electroacupuncture for patients with refractory functional dyspepsia：a randomized controlled trial. Neurogastroenterol Motil，2018，30（7）：e13316.

[17] Lima FA，Ferreira LE，Pace FH. Acupuncture effectiveness as a complementary therapy in functional dyspepsia patients. Arq Gastroenterol，2013，50（3）：202-207.

[18] Ottillinger B，Storr M，Malfertheiner P，et al. STW 5（Iberogast®）—a safe and effective standard in the treatment of functional gastrointestinal disorders. Wien Med Wochenschr，2013，163：65-72.

[19] Suzuki H，Matsuzaki J，Fukushima Y，et al. Randomized clinical trial：rikkunshito in the treatment of functional dyspepsia—a multicenter，double-blind，randomized，placebo-controlled study. Neurogastroenterol Motil，2014，26（7）：950-961.

[20] Rich G，Shah A，Koloski N，et al. A randomized placebo-controlled trial on the effects of Menthacarin，a proprietary peppermint- and caraway-oil-preparation，on symptoms and quality of life in patients with functional dyspepsia. Neurogastroenterol Motil，2017，29：e13132.

[21] Duncanson KR，Talley NJ，Walker MM，et al. Food and functional dyspepsia：a systematic review. J Hum Nutr Diet，2018，31（3）：390-407.

[22] Simrén M，Törnblom H，Palsson OS，et al. Visceral hypersensitivity is associated with GI symptom severity in functional GI disorders：consistent findings from five different patient cohorts. Gut，2018，67（2）：255-262.

[23] Jung JG，Yang JN，Lee CG，et al. Visceral adiposity is associated with an increased risk of functional dyspepsia. J Gastroenterol Hepatol，2016，31（3）：567-574.

[24] Russo F，Chimienti G，Clemente C，et al. Gastric activity and gut peptides in patients with functional dyspepsia：postprandial distress syndrome versus epigastric pain syndrome. J Clin Gastroenterol，2017，51（2）：136-144.

[25] Khoo J，Rayner CK，Feinle-Bisset C，et al. Gastrointestinal hormonal dysfunction in gastroparesis and functional dyspepsia. Neurogastroenterol Motil，2010，22（12）：1270-1278.

[26] Bharucha AE，Camilleri M，Burton DD，et al. Increased nutrient sensitivity and plasma concentrations of enteral hormones during duodenal nutrient infusion in functional dyspepsia. Am J Gastroenterol，2014，109（12）：1910-1921.

[27] Tack J，Deloose E，Ang D，et al. Motilin-induced gastric contractions signal hunger in man. Gut，2016，65（2）：214-224.

[28] Kessing BF，Smout AJ，Bennink RJ，et al. Prucalopride decreases esophageal acid exposure and accelerates gastric emptying in healthy subjects. Neurogastroenterol Motil，2014，26（8）：1079-1086.

[29] Tack J，Van Den Houte K，Carbone F. The unfulfilled promise of prokinetics for functional dyspepsia/postprandial distress syndrome. Am J Gastroenterol，2019，114（2）：204-206.

[30] Jin M，Mo Y，Ye K，et al. Efficacy of serotonin receptor agonists in the treatment of functional dyspepsia：a meta-analysis. Arch Med Sci，2019，15（1）：23-32.

[31] Lee MC，Ha W，Park J，et al. Effects of Lizhong Tang on gastrointestinal motility in mice. World J Gastroenterol，2016，22（34）：7778-7786.

[32] Salvatore L，Gallo N，Natali ML，et al. Marine collagen and its derivatives：versatile and sustainable bio-

resources for healthcare. Mater Sci Eng C Mater Biol Appl，2020，113：110963.

[33] Asano T，Aida S，Suemasu S，et al. Aldioxa improves delayed gastric emptying and impaired gastric compliance，pathophysiologic mechanisms of functional dyspepsia. Sci Rep，2015，5：17519.

[34] Jin SW，Choi CY，Hwang YP，et al. Betulinic acid increases eNOS phosphorylation and NO synthesis via the calcium-signaling pathway. J Agric Food Chem，2016，64（4）：785-791.

[35] Asano T，Aida S，Suemasu S，et al. Anethole restores delayed gastric emptying and impaired gastric accommodation in rodents. Biochem Biophys Res Commun，2016，472（1）：125-130.

[36] Abdel-Aziz H，Wadie W，Zaki HF，et al. Novel sequential stress model for functional dyspepsia：efficacy of the herbal preparation STW5. Phytomedicine，2015，22（5）：588-595.

[37] Kellow JE，Langeluddecke PM，Eckersley GM，et al. Effects of acute psychologic stress on small-intestinal motility in health and the irritable bowel syndrome. Scand J Gastroenterol，1992，27（1）：53-58.

[38] Zhang G，Xie S，Hu W，et al. Effects of electroacupuncture on interstitial cells of Cajal（ICC）ultrastructure and connexin 43 protein expression in the gastrointestinal tract of functional dyspepsia（FD）rats. Med Sci Monit，2016，22：2021-2027.

[39] 郭璇，朱洁，孙好璞，等. 舒胃汤对功能性消化不良大鼠小肠推进功能及 CNP/cGMP 信号通路的影响. 中药新药与临床药理，2019，30（3）：276-281.

[40] Martinsen TC，Fossmark R，Waldum HL. The phylogeny and biological function of gastric juice-microbiological consequences of removing gastric acid. Int J Mol Sci，2019，20（23）：6031.

[41] Penkova NI，Nikolova JG，System D. Serotonin and its functions as gastrointestinal hormone. J Gastrointest Dig Sys，2017，7（6）：1-7.

[42] 阙任烨，方慧琪，沈艳婷. NO 及 NOS 与气阴两虚型功能性便秘相关性及芪榔方的干预作用. 世界中西医结合杂志，2017，12（4）：520-523.

[43] 姚一博，王迪，王钱陶，等. 盐酸洛哌丁胺诱导的小鼠慢传输型便秘模型的实验研究. 中国实验动物学报，2020，28（3）：370-375.

[44] Guo WJ，Yao SK，Zhang YL，et al. Impaired vagal activity to meal in patients with functional dyspepsia and delayed gastric emptying. J Int Med Res，2018，46（2）：792-801.

[45] Hayakawa N，Nakamoto Y，Chen-Yoshikawa TF，et al. Gastric motility and emptying assessment by magnetic resonance imaging after lung transplantation：correlation with gastric emptying scintigraphy. Abdom Radiol（NY），2017，42（3）：818-824.

[46] Iijima K，Koike T，Abe Y，et al. Cutoff serum pepsinogen values for predicting gastric acid secretion status. Tohoku J Exp Med，2014，232（4）：293-300.

[47] Martins AB，Garnica-Siqueira MC，Zaia DM，et al. Oxytocin participates on the effects of vasoactive intestinal peptide on food intake and plasma parameters. Mol Cell Biochem，2018，437：177-183.

第十七章 鱼胶原肽与胃肠黏膜损伤
Fish collagen peptides and gastrointestinal mucosa injury

胃肠黏膜损伤性疾病是困扰人类的常见疾病之一。胃中过多的酸分泌、胃黏膜血流减少、乙醇、吸烟、非甾体抗炎药（nonsteroidal anti-inflammatory drugs，NSAIDs）、压力等因素的持续存在被认为是胃肠黏膜损伤的主要原因。胃肠黏膜损伤在临床上主要表现为有症状的胃肠黏膜炎症、胃肠黏膜溃疡，甚至有可能是胃肠道肿瘤的发生发展，其并发症胃穿孔和出血可急性或慢性发生。针对引起胃肠黏膜损伤的不同的内源性和外源性侵袭因子，目前传统的临床药物治疗会有一定的不良反应，以生物活性肽为代表的非药物功能食品由于其高安全性、天然性和更广泛的生物活性而成为了研究热点，其在改善胃肠黏膜损伤方面具有重大潜力。本章从胃肠黏膜损伤的防护屏障和致病因素角度入手，重点探讨鱼胶原肽对于胃肠黏膜损伤的潜在保护作用及可能机制。

Gastrointestinal mucosa injury is one of the most common diseases that perplex human beings. Excessive acid secretion in the stomach decreased gastric mucosal blood flow. The persistent presence of non-steroidal anti-inflammatory drugs，alcohol，smoking，and stress are thought to be the main causes of gastrointestinal mucosa injury. The main clinical manifestations of gastrointestinal mucosa injury are symptomatic gastrointestinal mucosa inflammation，gastrointestinal mucosa ulcer，and even the development of gastrointestinal tract tumors，the complications of perforation and bleeding may occur in both acute and chronic conditions. Because of the endogenous and exogenous invasion factors that cause different gastrointestinal mucosa injury，the current conventional clinical drug treatment will have adverse reactions to the human body. Non-drug functional foods，represented by bioactive peptides，have become a research hotspot because of their high safety，naturalness，and extensive bioactivity and have great potential in improving gastrointestinal mucosa injury. Therefore，this chapter focuses on the potential protective effects and possible mechanisms of fish collagen peptides on gastrointestinal mucosal injury from the protective barrier and pathogenic factors.

第一节 概述 Introduction

胃肠道作为物质进入体内的第一道防线，尤其容易受到各种毒素破坏。当机体处于正常情况下，侵袭因子和构成胃肠黏膜屏障的防御机制之间的平衡，维持了胃肠黏膜的完整性。胃肠道黏膜损伤是多种损伤因子作用的结果，其病理生理学基础是胃肠黏膜防御因素与攻击性因素之间的不平衡[1]。侵袭性因素主要分为内源性和外源性，内源性攻击因子包括盐酸、胃黏膜分泌的胃蛋白酶以及胆汁和胰酶。在外源性侵袭性因子中，酗酒、吸烟、NSAIDs、幽门螺杆菌是最常见的致病因素。如今，随着 NSAIDs 的应用越来越广泛、幽门螺杆菌的传播以及酗酒人群的日趋增多，胃肠道损伤越来越常见。研究表明，NSAIDs 通过抑制前列腺素的合成而具有胃肠黏膜毒性，幽门螺杆菌的感染会引起胃肠黏膜造成广泛的炎性损害，高浓度酒精可通过直接破坏胃肠黏膜屏障而引起黏膜充血、水肿、甚至糜烂、坏死。综上所述，胃肠道长期在侵袭因子的作用下很容易发生各种病变，导致多种胃肠疾病，包括急慢性胃肠炎等，损伤因素持续存在时，可发展为消化性溃疡，甚至诱发胃癌。

一、胃肠黏膜防御体系

胃十二指肠黏膜具有多种防御机制，可保护自身免受氧化应激、幽门螺杆菌引起的损伤，也可保护其免受 NSAIDs 和酗酒抽烟等不良生活方式引起的损伤。黏膜屏障的完整性是一个动态、复杂和多因素的过程，涉及生理和解剖功能之间的相互作用。胃肠黏膜防御机制包括活性氧（ROS）的中和、黏液分泌、黏膜血流的调节、抑制细胞凋亡和炎症细胞因子释放等。

（一）黏液屏障

黏液屏障是胃十二指肠上皮细胞分泌的黏液层，是胃肠黏膜防御体系的第一道防线。黏液是一种具有黏附性的弹性层，可保护下层组织免受腐蚀性损害。它在胃中的平均厚度为 190 ~ 275 μm，在十二指肠中的平均厚度为 170 μm。它的特性取决于其在胃肠道上的位置[2]。水充当其他成分的溶剂或介质，而黏蛋白赋予其黏弹性和电化学性能。黏液屏障的其他关键成分包括蛋白质（溶菌酶、乳铁蛋白）和免疫球蛋白（IgA），有助于发挥其防御功能。黏蛋白是黏液层不可或缺的部分，分为膜结合型和分泌型。膜结合的黏蛋白锚定在细胞膜上，分泌的黏蛋白被包装到排泄小泡中并被释放。膜结合的黏蛋白具有细胞黏附、病原体结合和信号转导的功能。分泌的黏蛋白主要负责胃黏液层的黏弹性[3]。

（二）黏膜表面上皮

胃黏膜由具有基底膜的单层分泌柱状上皮细胞排列。这一上皮层持续分泌碳酸氢盐，调节胃黏液层的 pH 梯度，从而防止胃上皮细胞的腐蚀性损伤。胃黏膜是抵御胃内 H^+ 的第二道防线。胃上皮表面是疏水的，它排斥酸和水溶性物质。

胃柱状细胞之间的连接方式是紧密连接（tight junction），其同时以紧密连接胃黏膜细胞，从而保持完整性并防止细胞之间的 H^+ 离子回流。它们还在细胞分化和上皮增殖的过程中发挥作用[4]。不同的蛋白质复合物构成紧密连接结构，例如 claudins、cadherins、occludins、肌动蛋白、ZO-1 等。claudins 在紧密连接渗透性、细胞信号传导、细胞周期调节、维持细胞极性和囊泡运输中起主要作用。它们主要负责调节细胞旁通透性。临床研究已经鉴定出 27 种不同的 claudins，每种均具有维持黏膜选择性和完整性的特征。

（三）血流和激素介质

维持恒定的血流对于保持胃肠黏膜表面的完整性至关重要。血流量减少会通过剥夺细胞中的必需氧和营养以及降低黏膜屏障厚度而导致损伤发生[5]。各种介质维持足够的血液流向胃壁，这些介质包括前列腺素、气体介质（NO 和 H_2S）和刺激血管舒张的传入神经。前列环素通过增加黏液和 HCO_3^- 的分泌以及促进血管舒张来加强黏膜防御能力，从而增加血流量。PGE_2 刺激 K-ATP 通道，导致血管舒张。已知非甾体抗炎药会通过抑制环氧化酶（cyclooxyganese，COX）系统来影响胃血流量[6]。

氧化亚氮（NO）由氧化亚氮合酶产生，在内皮细胞上发现了内皮型氧化亚氮合酶（endothelial nitric oxide synthase，eNOS），已知内皮细胞产生的氧化亚氮可改善溃疡的愈合，并通过刺激上皮 cGMP 信使系统分泌黏液来维持上皮屏障的完整性。它具有直接的血管扩张作用，能促进碳酸氢盐、营养物质和氧气的输送。它还在胃酸分泌、中性粒细胞聚集和黏附的过程中发挥作用，从而减少损伤。硫化氢（H_2S）是另一种具有保护胃功能的气体介质，它能抑制白细胞黏附和脂质过氧化，减少胃损伤，并通过增加 SOD 和谷胱甘肽过氧化物酶活性，产生抗氧化剂，增加对氧化性缺血 - 再灌注诱导的胃黏膜损伤的抵抗[7]。

（四）生长因子和激素

生长因子如表皮生长因子受体（epidermal growth factor，EGF）和血管内皮生长因子（vascular endothelial growth factor，VEGF）是刺激上皮再生和损伤修复的重要因子[8]。有研究发现它们位于愈合溃疡的边缘，并在每天接受 H_2S 供体的大鼠中表达增加[9]。神经生长因子在血管生成和上皮细胞增殖中也起作用[10]。各种激素通过上述机制起作用，有助于胃肠黏膜保护。已知乙酰胆碱和血清素可促进内皮细胞产生 NO，诸如乙酰胆碱、胃泌素和组胺之类的激素可刺激 MUC5a 的产生，以及产生表皮生长因子和肝细胞生长因子之类的旁分泌介质。

胃十二指肠黏膜层是一个复杂而动态的环境，在暴露于不同有害物质的情况下，不同胃十二指肠保护因子的相互作用有助于维持结构和功能稳态。黏液层起半透膜的作用，限制了各种分子通过上皮细胞。当胃十二指肠上皮受损时，有效的修复过程可使胃肠内环境迅速恢复。该过程的介体包括不同的激素和生长因子，它们发出信号并协调不同的分子以重新建立上皮的完整性和连续性。

二、胃肠黏膜损伤主要致病因素

传统上，分泌过多的胃酸、饮食因素或压力被认为是导致大多数胃肠黏膜损伤的原因，但是在随着 20 世纪下半叶发现了幽门螺杆菌以及 NSAIDs 的使用日益广泛，目前已知大多数胃肠黏膜损伤病例与幽门螺杆菌感染、使用 NSAIDS 或过度酗酒等饮食习惯有关[11]。幽门螺杆菌是一种革兰氏阴性细菌，定植在胃黏膜中，可诱发胃炎和消化性溃疡，和胃癌的发生也可有一定关系。非甾体抗炎药可导致包括消化性溃疡在内的胃肠道不良事件的风险增加。此外，过量饮酒会导致胃肠黏膜糜烂、出血。下文主要对以上常见的致病因素进行详细介绍。

（一）乙醇

高浓度乙醇具有脱水作用，能凝固组织蛋白。乙醇与黏膜直接接触可以诱导许多代谢和功能变化，导致血管通透性增加、黏膜水肿和上皮细胞损伤。乙醇作为一种有机溶剂，具有很强的腐蚀性，能破坏表面黏液层和黏液细胞，进而破坏胃黏膜正常代谢所需的生理环境。此外，胃部存在的乙醇脱氢酶可以催化乙醇在胃黏膜转化为乙醛，乙醛与胃蛋白结合，参与了对胃黏膜的损伤。此过程中，乙醇代谢的中间物质也可损害抗氧化酶的功能。

氧自由基和脂质过氧化链反应是胃肠黏膜损伤的重要机制之一。过量饮酒使乙醇在体内不能及时氧化代谢，可通过酶或非酶系统产生氧自由基，并引起脂质过氧化。氧自由基可引起黏膜细胞中不饱和脂肪酸发生氧化反应，增强毛细血管内皮细胞的渗透性，使细胞膜顺应性降低，从而破坏胃黏膜上皮细胞。乙醇引起的细胞氧化反应，使胞内线粒体通透性发生改变并引起线粒体去极化，加速了胃黏膜细胞死亡[12]。

酒精性胃十二指肠损伤常伴随着炎症反应的加剧。饮酒后，乙醇扩散到胃肠黏膜中。乙醇可通过引起白细胞的入侵和促炎因子的释放触发胃肠道黏膜的炎症信号通路，从而间接地引起胃肠黏膜损害。在乙醇诱导的胃肠组织的病理切片中可以观察到上皮细胞缺失、黏膜下水肿和浸润的白细胞。此外，氧自由基的出现会进一步促进炎症发展。乙醇能增加胃壁细胞中 H^+-K^+-ATP 酶的表达，促进了胃酸与胃蛋白酶的分泌，这是胃黏膜损伤的关键因素之一。有研究表明，慢性酒精摄入减少了内分泌细胞（G 细胞）的数量，同时增加了实验动物的胃泌素血浆水平，胃泌素能促进胃酸分泌。目前治疗乙醇所致胃黏膜损伤主要措施之一是减少胃酸分泌。

乙醇对胃肠黏膜的另一损伤机制是导致防御因子功能减弱。黏液 - 碳酸氢盐 - 磷脂屏障是胃组织抵抗外部刺激的防御系统，其阻止消化酶（如胃蛋白酶）扩散到胃肠壁。肠屏障主要由一层通过紧密连接（tight junctions，TJ）连在一起的肠上皮细胞形成。基本上，黏液凝胶对胃蛋白酶等大分子具有非常低的渗透性，但乙醇可增加其渗透性，引起血管活性产物的释放，并最终导致血管损伤，最后出现碳酸氢盐分泌失衡和黏液分泌。肠上皮紧密连接是肠通透性的主要调节剂，因此改变紧密连接蛋白的表达或功能肯定会影响肠道的屏障功能。

胃黏膜微循环障碍可导致胃黏膜屏障受损，通过毛细血管的黏膜微循环对于输送氧气和营养素是必不可少的。前列腺素（prostaglandin，PG）及 NO 是公认的血管舒张因子和重要的黏膜调控介质。两者可抑制血小板聚集和血栓形成，加速胃肠道黏膜微循环流动，介导适应性免疫保护功能，增加蛋白质合成和细胞更新，最后增强受损黏膜的修复能力[13]。乙醇主要通过血栓素 A_2 介导的血管收缩，减少 PGE_2 生成，乙醇还能通过抑制环氧合酶 -2（cyclooxygenase-2，COX-2）的表达，使花生四烯酸无法转化为 PGE_2，使体内 PGE_2 的水平降低，使黏膜微循环的血流量减少，造成黏膜微循环障碍。

胃肠道上皮细胞增殖和凋亡之间的平衡对于上皮屏障的正常功能至关重要。作为细胞凋亡的主要内在途径之一，线粒体相关的凋亡途径可能由线粒体的氧化应激启动。在酒精性胃损伤中，乙醇能通过上调 Bax 蛋白的表达与下调 Bcl-2 的表达以及 caspase-3 的活性增加，促进胃黏膜细胞凋亡并抑制其增殖[14]。

（二）NSAIDs

NSAIDs 可通过全身和局部机制损伤胃十二指肠黏膜，但其主要机制是对组成性表达的 COX-1 来源的前列腺素进行全身抑制，它削弱了上皮屏障功能并导致继发性酸相关性胃肠黏膜溃疡。COX-1 负责保护胃肠黏膜的正常生理功能。它负责合成前列腺素，保护胃黏膜免受胃酸的侵蚀，维持胃黏膜的血流量，并产生碳酸氢盐。另一种同工型 COX-2 是由细胞损伤、各种促炎细胞因子和肿瘤因子触发产生的。NSAIDS 引起的胃肠黏膜损伤主要是抑制 COX-1 引起的，这与黏膜前列腺素含量降低与黏液和碳酸氢盐分泌减少、细胞增殖抑制、黏膜血流减少有关，COX-1 对维持黏膜完整性至关重要。有研究表明，给予外源性前列腺素可减少黏膜损伤[15]。

NSAIDs 也对胃黏膜细胞有直接的细胞毒性作用，引起病变和损伤。一些研究表明，直接的细胞毒性独立于对 COX 活性的抑制[16]。这种局部损伤在酸性 NSAIDs 中已被观察到，导致电离的非甾体抗炎药积累，这种现象被称为“离子捕获”。这表明 NSAIDs 引起细胞膜通透性增加，导致上皮屏障被破坏，并诱导胃黏膜细胞坏死和凋亡。NSAIDs 抑制 PG 合成，可同时激活脂氧合酶途径和增加白三烯合成。白三烯可引起炎症和组织缺血，导致胃黏膜损伤。与此同时，也增强了促炎介质（如肿瘤坏死因子）的产生。这进一步导致胃微血管阻塞，导致胃血流减少，释放氧衍生自由基。游离自由基与黏膜多不饱和脂肪酸发生反应，导致脂质过氧化和组织损伤。

NSAIDs 通过破坏黏液磷脂或细胞膜，以及解除线粒体氧化磷酸化，引发细胞黏膜损伤。随着黏膜完整性的丧失，紧接着胃酸、胃蛋白酶、食物、胆汁和幽门螺杆菌等腔内物质放大了原本的组织反应。因此，COX 衍生的前列腺素抑制、血管损伤和局部作用是 NSAIDs 引起的溃疡发病机制的主要参与者。

（三）幽门螺杆菌

幽门螺杆菌是如何在胃十二指肠黏膜中引起不同类型病变的病理生理基础还不完全清楚。与幽门螺杆菌感染相关的炎症可导致胃分泌盐酸减少或增多，从而决定形成胃肠黏膜溃疡病变的类型。然而，10% ~ 15% 的幽门螺杆菌感染患者存在胃窦为主的胃炎，并伴有十二指肠溃疡和由高胃泌素血症引起的胃分泌增加以及胃窦生长抑素含量降低。生长抑素的抑制和随后的胃泌素的刺激增加了肠嗜铬样细胞的组胺分泌，导致胃壁细胞和胃主细胞的酸或胃蛋白酶分泌增加。在这一过程中，生长抑素和胃泌素之间相互作用的重要性很明显，因为在十二指肠溃疡患者的胃窦组织中，D 细胞的数量和生长抑素水平降低，而 G/D 细胞比值和胃泌素 / 生长抑素比值升高。

随着社会经济和医学的进步，人类疾病谱已发生较大变化。许多原来不太被重视的饮食和生活方式、情绪和应激等因素，使急性、慢性胃黏膜疾病的发病率明显升高，尤其是不良饮酒习惯造成的酒精性胃损伤更为常见，当前胃肠黏膜损伤性病变已经成为影响人们健康甚至生命的主要疾病之一。

三、胃肠黏膜损伤的临床治疗

上消化道损害可以通过多种方式得到缓解，比如 NSAIDs 诱导的胃肠黏膜损伤最有效的方法是中止使用药物，或选择毒性较小的NSAIDs，质子泵抑制剂（PPI）能有效抑制强酸以及对幽门螺杆菌作用，也为减少胃肠黏膜损伤提供了方法和机会。目前临床上的治疗手段主要依靠药物治疗，包括H_2-受体拮抗剂（H_2-receptor antagonist，H_2RA）、质子泵抑制剂和前列腺素类似物，它们各自具有作为胃肠道保护剂的不同功效，并且其中一些因自身副作用会引起进一步的问题。常见疗法如下。

（一）H_2受体拮抗剂（H_2RA）

H_2RA阻断壁细胞中H^+-K^+-ATP酶产生酸。H_2RA具有高度选择性，抑制H_2受体并且不影响H_1受体。与H_2RA相比，PPI早被证明可以促进消化性溃疡的愈合。当发现患有幽门螺杆菌相关性溃疡的患者在接受抗生素治疗后进行测试以确认根除幽门螺杆菌时，使用PPI可能导致假阴性测试结果。因此建议在根除幽门螺杆菌之前的2周内，患者改用H_2RA而非PPI进行治疗。位于胃腺体壁细胞的H_2受体受到外源性或内源性组胺作用后，细胞内的第二信使cAMP被激活，与Ca^{2+}结合后通过质子泵刺激胃酸的分泌。所以抑制H_2受体在一定程度上能减少胃酸分泌，使黏液层的pH升高。H_2RA选择性阻断了该种机制，并能拮抗促胃液素和乙酰胆碱所产生的泌酸作用。目前临床上常用如雷尼替丁、西咪替丁、法莫替丁进行治疗，而新一代的尼扎替丁及罗沙替丁效果更好，产生的不良效果更少。

（二）质子泵抑制剂（PPI）

自从在80年代后期医疗实践中引入，PPI已经从根本上改变了消化溃疡病的治疗方法，已知PPI是目前可用于抑制胃酸分泌的最有效药物。消化性溃疡诊断后给药PPI的时间取决于溃疡的病因、位置和相关并发症。PPI治疗的最终目标是通过抑制酸促进溃疡愈合，同时解决溃疡的潜在病因。幽门螺杆菌阳性检测提示需治疗感染，PPI与抗生素协同具有抗幽门螺杆菌的疗效。需要持续NSAIDs治疗的消化性溃疡患者在治疗期间建议继续使用PPI联合治疗。

（三）幽门螺杆菌治疗

尽管已使用替代疗法（包括植物成分和益生菌）来改善根除效果，但目前的治疗仍依赖于抗微生物剂（如阿莫西林、克拉霉素、甲硝唑和左氧氟沙星）和抗分泌剂（如PPI）的组合。由PPI和两种抗生素（克拉霉素和阿莫西林或甲硝唑）组成的标准三联疗法被广泛用作治疗感染的一线方案[15]。若一线治疗失败，二线治疗不应包括初始治疗中使用的抗生素，铋四联疗法或左氧氟沙星三联疗法应是下一个治疗选择。对包括左氧氟沙星在内的抗生素的耐药性增加可能会限制此类方案的适用性。

四、生物活性肽与酒精性胃肠黏膜损伤

由于胃肠道黏膜损伤性疾病的病因与发病机制十分复杂，因此常规有效的临床治疗策略有限。例如，针对特定炎症细胞因子或抑制胃酸分泌的药物和生物疗法显示出低效或不良副作用。因此，需要开发替代策略来恢复肠黏膜稳态。食物和非食物来源的许多生物活性肽已显示出对健康的积极影响，当前有关营养补充的研究表明，日常食物中必需的营养或提取的内、外源性生物活性肽成分具有缓解胃肠道黏膜损伤的潜力[18-30]。

三叶肽（trifoliate factor，TFF）是具有一个或两个独特三叶结构域的分泌型多肽类家族。

为了抵抗各种内、外源性因素引起的损害，TFF 由胃肠道产生黏液的上皮细胞组成性分泌，并与黏蛋白相互作用，形成稳定保护性黏液屏障。TFF 在黏膜损伤部位上调，促进血管生成，防止修复细胞凋亡，并刺激上皮细胞转变为迁移表型并迁移到黏膜损伤区域，促进损伤黏膜的修复。有研究发现在损伤前 2 小时给予口服外源性 TFF，可明显防止乙醇和吲哚美辛诱导的胃损伤[18]。此外，有研究表明异常的 TFF 水平与胃肠道炎症和胃肠道恶性肿瘤进展相关[19]。

表皮生长因子（epidermal growth factor，EGF）是由 53 个氨基酸残基和 3 个分子内二硫键组成的单链多肽，由 Stanley Cohen 博士于 1962 年发现。EGF 在调节细胞生长、存活、迁移、凋亡、增殖和分化中起重要作用。EGF 在肠细胞表面结合可诱导表皮生长因子受体（epidermal growth factor receptor，EGFR）的二聚化，从而激活各种信号转导途径，促进细胞增殖和分化，有助于肠道发育和肠道黏膜修复[16]。先前的证据表明，EGF 在肠道发育中起着重要作用，包括增加绒毛高度和隐窝深度，增强肠上皮细胞增殖。胃十二指肠黏膜损伤的愈合需要上皮细胞迁移（以完成上皮再生）和上皮细胞增殖，细胞增殖和迁移受 EGF 和其他生长因子触发和调节，已有研究证明外源性 EGF 可促进实验动物和人类胃十二指肠溃疡的愈合[21]。

生长抑素（somatostatin，SST）是一种含有 14 个氨基酸的肽类。它在生长激素分泌和许多胃肠道功能中都具有抑制作用。内源性生长抑素分别抑制 G 细胞和类肠嗜铬细胞的胃泌素和组胺分泌，从而对胃酸产生明显的抑制作用[17]。外源性生长抑素抑制胃酸、胃泌素和胃蛋白酶的分泌并刺激黏液产生。这些不同的作用构成了生长抑素在胃肠黏膜损伤疾病中治疗潜力的基础。从理论上讲，生长抑素具有减少胃十二指肠黏膜血流和胃蛋白酶分泌以及抑制胃酸分泌的优势，这些影响可能对胃肠黏膜损伤性疾病患者具有治疗价值。已有大量研究表明三联疗法联合生长抑素治疗对消化性溃疡合并上消化道出血患者具有更好的疗效，可有效改善患者胃肠道炎性反应以及氧化应激状态，促进胃肠功能恢复，提高凝血功能，证明生长抑素比雷尼替丁或安慰剂能更快地控制出血，并且在预防再出血方面也更有效[18]。

食物蛋白由于其生物功能和天然来源而被广泛选择为合成药物，目前已分离鉴定和表征了多种具有生理功能的肽。一方面，已有研究证明食源性肽类同样具备胃肠黏膜保护作用；另一方面，食品衍生的肽通常比市场上通常可用的药物更安全。胶原是构成皮肤和黏膜的重要组成成分，李伟娜等发现类人胶原及其系列重组人源型Ⅰ型、Ⅲ型胶原 α1 链均可用于胃溃疡黏膜的修复[19]。王志聪等从鳕鱼皮中提取的胶原多肽，能通过增强胃黏膜屏障和降低氧化应激，对大鼠急性胃黏膜损伤具有保护作用[20]。舒聪涵等研究表明金枪鱼骨胶原肽能明显改善葡聚糖硫酸钠诱发的急性结肠炎，金枪鱼骨胶原肽通过减轻黏膜屏障中的内毒素和二胺氧化酶以及增加 SOD 和 GSH-Px 的水平发挥抗氧化能力等机制起到结肠炎保护作用[21]。

小麦肽是目前针对胃肠黏膜损伤领域研究较多的食源性生物活性肽，小麦肽是从小麦蛋白中利用酶解技术制备的生物活性肽。在各种细胞系和和体内研究都发现小麦肽具有良好的抗氧化活性，并显示了小麦肽对胃肠黏膜损伤具有良好的保护效果。潘兴昌等发现小麦肽能通过上调大鼠小肠黏膜氨基肽酶和 Na^+-K^+-ATP 酶活力，显著改善大鼠胃肠道上皮细胞，使其连接紧密，饱满整齐，促进胃肠道上皮细胞的生长[22]。此外，有研究表明小麦肽通过改善胃微循环和抑制由NF-κB信号转导途径介导的炎症反应，从而保护大鼠胃黏膜免受乙醇诱导的损伤[23]。Kan等采用小麦肽和岩藻依聚糖（wheat peptides and fucoidan，WPF）的新型组合物对乙醇诱导胃黏膜损伤的大鼠进行灌胃干预，结果显示可逆剂量依赖性地减轻乙醇引起的胃黏膜损伤，溃疡指数和病理指数均有改善，主要通过降低胃黏膜氧化应激水平、炎症反应，增加PGE_2、EGF和EGFR的水平等机制对胃黏膜起到保护作用[24]。Yin等在NSAIDs诱导的大鼠小肠损伤模型中评估了小麦肽的保护作用，与模型对照组相比，施用小麦肽可明显减轻水肿和小肠损伤，并显著降低小肠黏膜中肿瘤坏死因子（TNF-α）的水平和增加谷胱甘肽过氧化物酶（GSH-Px）活性，提示小麦肽可能是保护小肠组织免受NSAIDs引起的小肠损伤和氧化应激的有效物质。

北京大学李勇教授课题组评估了核桃低聚肽（walnut oligopeptides，WOPs）在酒精诱导的大鼠胃黏膜损伤模型中的保护作用及其机制[25]。研究发现，通过预先使用核桃肽，可以明显减轻大鼠由乙醇引起的胃黏膜出血性病变，并降低GUI、PG1、PG2和NO水平，增高黏蛋白和PGE_2水平。另外，WOPs通过降低TNF-α、IL-6、IL-1β和增加IL-10等炎症因子的水平来抑制胃部炎症反应，并通过增加超氧化物歧化酶、谷胱甘肽和过氧化氢酶的活性，同时减少丙二醛含量，显示出良好的抗氧化特性。并且WOPs还能显著下调Bax、caspase-3和NF-κB p65的表达，同时上调Bcl-2和NF-κB抑制蛋白α（NF-κB inhibitor alpha，IκBα）的表达，显现出对胃黏膜上皮的抗凋亡作用。

第二节 鱼胶原肽对胃肠黏膜损伤作用的研究进展
Advances in effects of fish collagen peptides on gastrointestinal mucosa injury

鱼胶原肽通过化学水解或酶促水解从水产鱼类生物胶原衍生而来的具有多种生物活性的肽类。源自鱼类的生物活性蛋白包含各种生物活性肽序列，这些肽经水解或酶解后释放出来，表现出广泛的生物活性，具有很高的潜在营养价值和医用价值。根据先前研究，已表明FCPs具有抗氧化活性、促进新细胞形成和伤口愈合的活性，结合酒精性胃肠损伤发生机制，推测FCPs在胃肠黏膜损伤保护作用方面具有较大潜力。北京大学李勇教授课题组以SD大鼠为研究对象，采用FCPs对胃十二指肠黏膜损伤的保护作用及可能机制展开了一系列研究。

一、鱼胶原肽对胃肠黏膜损伤保护作用的研究方法

动物模型在胃肠黏膜损伤性疾病的研究中发挥了重要作用，随着胃肠病变得越来越普遍，通过实验动物了解其病理生理学基础十分必要。只有动物生理学能够接近临床病理和新疗法的效果，它们有助于确定胃肠黏膜防御和修复的基本机制。由于考虑到伦理和相关成本，非人类灵长类动物很少用于胃肠道疾病诱导模型，啮齿动物（老鼠、大鼠、豚鼠）

和人类有非常相似的胃肠道和肠道神经系统，最为常用。胃肠黏膜损伤是一种多因素疾病，因此通过选择合适的动物模型和造模方式，不仅可以研究新药物对胃肠黏膜损伤的疾病过程和作用，而且对于推动胃肠黏膜损伤的预防和治疗的发展有着重要的意义。常用的胃肠黏膜损伤模型主要有以下几种。

（一）乙醇诱发的溃疡模型

将动物禁食 24 小时，可自由饮水，随后动物接受 70% ～ 100% 浓度乙醇的喂饲，乙醇给药后 1 小时，处死动物。与用新型疗法预先治疗过的动物相比，常用于急性胃肠黏膜损伤研究，可以对溃疡的大小进行急性监测，该方法容易执行且死亡率低[26]。

（二）NSAIDs 诱发的溃疡模型

将动物禁食 24 小时，可自由饮水。可通过皮下注射 NSAIDs（如吲哚美辛）溶液（50 mg/kg）、给动物灌胃或多次口服一定剂量的 NSAIDs 溶液诱发溃疡[27]。与采用新型疗法预先治疗过的动物相比，该模型可以对溃疡的大小进行急性监测，该实验确定吲哚美辛的作用比乙醇的作用慢，在皮下给药后 8 小时才诱发溃疡。NSAIDs 的给药通常在早晨进行，在给药 8 小时后，处死动物[28]。

（三）幽门结扎溃疡模型

急性剖腹手术暴露胃部后，结扎幽门区域。该模型与采用新型疗法预先治疗过的动物相比，可以对溃疡的大小进行急性监测与观察评估[29]。由于通过使用手术平衡内源酸的产生而诱发溃疡，因此构建模型的有效性较低。

（四）乙酸诱发的溃疡模型

进行急性剖腹手术以暴露动物的胃后，在多个部位将 20% ～ 60% 乙酸注入胃窦的黏膜下层，或将酸施加到主体的浆膜表面。可以通过内窥镜技术在体型较大的动物中进行监测，或通过测量治疗后溃疡的大小，来评价新型药物的作用。某些动物的溃疡可能会自发复发，因此可以急性或反复给药。

总而言之，治疗和预防胃肠溃疡策略的发展依赖于建立模拟生理性病变的模型。每种模型都提供了建立可重复损伤的机会，在研究和治疗急性胃肠黏膜病变时应考虑不同的模型。

目前常用的急性胃十二指肠黏膜损伤的宏观评价方法如下：将大鼠全胃沿胃大弯剪开，十二指肠沿肠系膜对侧剪开，用冷生理盐水漂洗内容物。将胃肠组织摊平，表面朝上，对胃十二指肠黏膜的损伤情况进行 Guth 评分（表 17-1）。

表 17-1　急性胃黏膜损伤镜下 Guth 评分

损伤程度	1 分	2 分	3 分	4 分	
出血点	1 个	—	—	—	
出血带长度	＜ 1 mm	1 ～ 2 mm	2 ～ 3mm	3 ～ 4 mm	＞ 4 mm 分段计
出血带宽度	＞ 2 mm 分数 ×2				
总积分 = 出血点分值 + 长度分值 +（宽度分值 ×2）					

损伤抑制率（%）=（A − B）/A × 100%（A、B 分别为模型组与实验组的损伤积分）

拍摄十二指肠的黏膜侧，主要拍摄立体显微镜下的十二指肠特定损伤区域的照片，十二指肠溃疡程度评价方法[30]为：0 分为无损伤病变；1 分为溃疡面积最长直径＜ 2 mm；2 分为最长直径 2 ～ 5 mm；3 分为最长直径 6 ～ 8 mm；4 分为最长直径＞ 9 mm；5 分为溃疡穿孔。

常用的急性胃十二指肠黏膜损伤的病理学评价方法如下：大鼠处死后，分别将胃、十二指肠组织在 10% 甲醛溶液中固定，24 小时后进行脱水、石蜡包埋、切片、HE 染色，用光学显微镜进行胃肠黏膜全层区域的病理观察与评估。对胃黏膜损伤进行镜下评分，评分标准及病变总积分公式见表 17-2。

表 17-2　急性胃黏膜损伤镜下评分标准

病变	1 分	2 分	3 分	4 分	5 分
充血	＜ 1/5	1/5 ～ 2/5	2/5 ～ 3/5	3/5 ～ 4/5	上皮全层
出血	＜ 1/5	1/5 ～ 2/5	2/5 ～ 3/5	3/5 ～ 4/5	上皮全层
上皮细胞变性坏死	＜ 1/5	1/5 ～ 2/5	2/5 ～ 3/5	3/5 ～ 4/5	上皮全层
病变总积分 = 充血积分 + 出血积分 ×2+ 上皮细胞变性坏死积分 ×3					

对十二指肠黏膜损伤进行镜下评分，常采用 Chiu 氏 6 级评分法评价损伤程度：0 分为正常肠黏膜绒毛结构；1 分为肠黏膜绒毛顶端上皮下间隙增宽；2 分为绒毛上皮下间隙进一步扩大，绒毛尖端上皮抬高与固有层剥离；3 分为绒毛两侧上皮成块脱落；4 分为上皮完全脱落，仅存固有层结构；5 分为黏膜固有膜崩解，出现出血、溃疡。

目前有许多研究构建多种模型的诱导性消化性溃疡中研究了传统药物或食物功能性成分在预防损伤或加速愈合方面的作用。根据具体情况合理使用动物模型和胃肠损伤评价方法对于研究胃肠黏膜急性损伤病理以及评估治疗效果至关重要。

二、鱼胶原肽对酒精性胃十二指肠损伤保护作用的研究进展

北京大学李勇教授课题组首次研究了来源于罗非鱼的 FCPs 对酒精性胃十二指肠损伤的保护作用。罗非鱼是世界上渔业和水产养殖食品领域最具代表性的物种之一，衍生自罗非鱼的 FCPs 在医疗保健和食品领域具有极大的应用前景。该实验选用健康 SPF 级 6 ～ 8 周龄 SD 大鼠雄性 72 只，体重 160 ～ 180 g。大鼠适应性喂养 1 周，按照体重随机分为 6 组：空白对照组、模型对照组、乳清蛋白对照组［500 mg/kg（bw）］和 FCPs 低、中、高剂量组［250 mg/kg（bw）、500 mg/kg（bw）和 1000 mg/kg（bw）］，每日经灌胃给予受试样品，空白对照组和模型对照组给予高压消毒蒸馏水，乳清蛋白组和 FCPs 组给予相应浓度受试物。受试样品连续给予 30 天，第 30 天给药后全部实验动物严格禁食（不禁水）24 h，此期间也禁止给予受试物。次日，各剂量组给药 1 h 后，除空白组外，其他各组用无水乙醇 5 ml/kg 灌胃建立大鼠急性酒精性胃十二指肠黏膜损伤模型，1 h 后用戊巴比妥麻醉后处死。

后续进行相关指标的测定。

将大鼠剖腹，将胃取出沿胃大弯将标本剪开，收集胃液。离心收集胃液上清液，测定上清液的体积与胃液 pH。按照试剂盒说明用比色法检测胃、十二指肠组织中 SOD、GSH-Px、CAT、MDA 等氧化因子含量。采用酶联免疫吸附试验（enzyme linked immunosorbent，tLiSA）法测定胃、十二指肠组织中 IL-1β、TNF-α、IL-10、MPO 等炎症因子水平。按照试剂盒说明用 ELISA 法测定胃、十二指肠组织中 PGE_2、NO 水平，并测定大鼠血清中 PG1、PG2 和胃泌素水平。最后采用免疫印迹法（Western Blot）测定胃、十二指肠组织 Bcl-2、Bax、caspase-3 的水平。

（一）FCPs 对大鼠初始体重和终末体重的影响

FCPs 灌胃干预 30 天后，对大鼠初始体重和终末体重的影响如图 17-1 所示，各实验组间初始体重无明显差异；FCPs 各剂量组大鼠终末体重与空白对照组、模型对照组相比明显增高，差异具有统计学意义（$P < 0.05$），该结果表明 FCPs 能促进大鼠体重的增长。

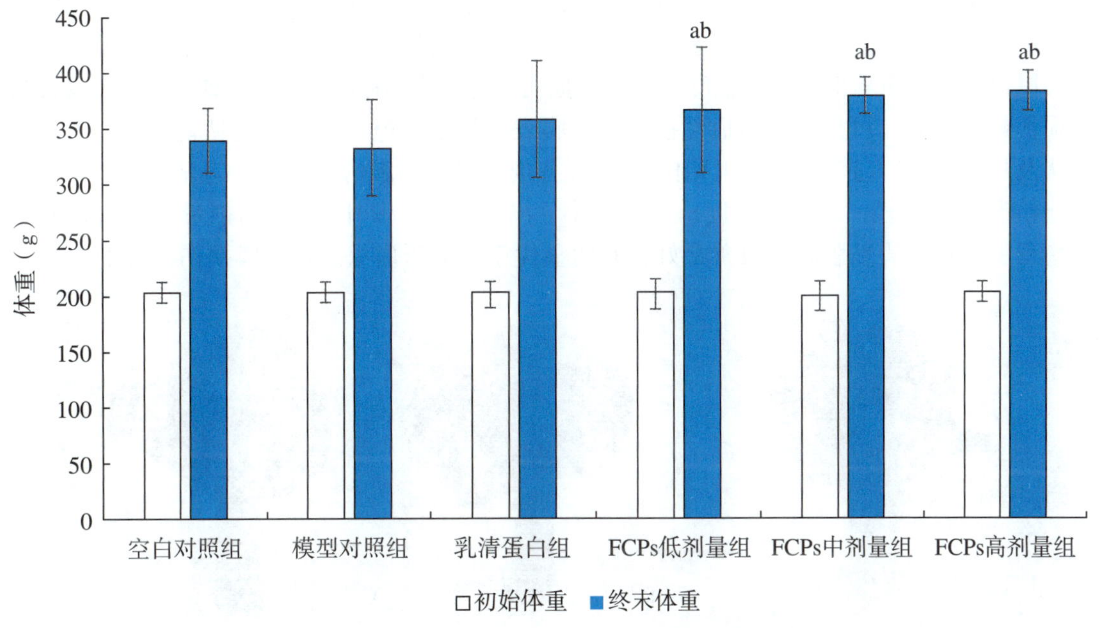

图 17-1　FCPs 对大鼠初始体重和终末体重的影响

与空白对照组比较差异有显著性，$^aP < 0.05$；与模型对照组比较差异有显著性，$^bP < 0.05$

（二）FCPs 对大鼠大鼠总增重、摄食量及食物利用率的影响

如表 17-3 所示，FCPs 灌胃干预 30 天后，FCPs 高剂量组大鼠的摄食量明显高于空白对照组和模型对照组（$P < 0.05$），FCPs 中、高剂量组大鼠的体重增重和食物利用率明显高于空白对照组和模型对照组（$P < 0.05$）。

表 17-3 **FCPs 对大鼠总增重、摄食量及食物利用率的影响（Mean ± SD，*n* = 12）**

组别	体重增重（g）	摄食量（g）	食物利用率（%）
空白对照组	131.17 ± 29.54	608.92 ± 41.09	21.54 ± 4.85
模型对照组	128.9 ± 42.67	606.72 ± 44.63	21.25 ± 7.03
乳清蛋白组	156.38 ± 46.57	646.92 ± 58.40	24.17 ± 7.20
FCPs 低剂量组	164.88 ± 54.43	645.75 ± 67.21	25.53 ± 8.43
FCPs 中剂量组	179.46 ± 23.18[ab]	629.79 ± 56.21	28.49 ± 3.68[ab]
FCPs 高剂量组	181.80 ± 21.06[ab]	653.29 ± 52.18[ab]	27.82 ± 2.05[ab]

食物利用率 =（终末体重 – 初始体重）/ 进食量 ×100%。与空白对照组比较差异有显著性，$^{a}P < 0.05$；与模型对照组比较差异有显著性，$^{b}P < 0.05$

（三）FCPs 对大鼠胃、十二指肠黏膜外观和损伤积分指数的影响

如图 17-2（彩图 17-2）所示，对大鼠胃组织肉眼观察发现，空白对照组大鼠胃黏膜表面呈粉红色，无充血及水肿，胃黏膜光滑、完整、走向规则。在无水乙醇灌胃造模后，各组大鼠胃黏膜组织均出现不同程度的损伤，损伤发生率为 100%。其中模型对照组大鼠胃黏膜损伤最为严重，可见明显出血性损伤，黏膜表面呈暗红色，甚者可见黏膜糜烂，出现条索状及片状出血。与模型对照组相比，FCPs 各剂量组胃黏膜的溃疡面积明显减少，胃黏膜损伤情况明显减轻，出血带长度、宽度变小，出血较少。其中 FCPs 高剂量组大鼠胃黏膜损伤程度最轻，胃黏膜状态改善最好，并明显优于乳清蛋白组。胃黏膜损伤指数如表 17-4

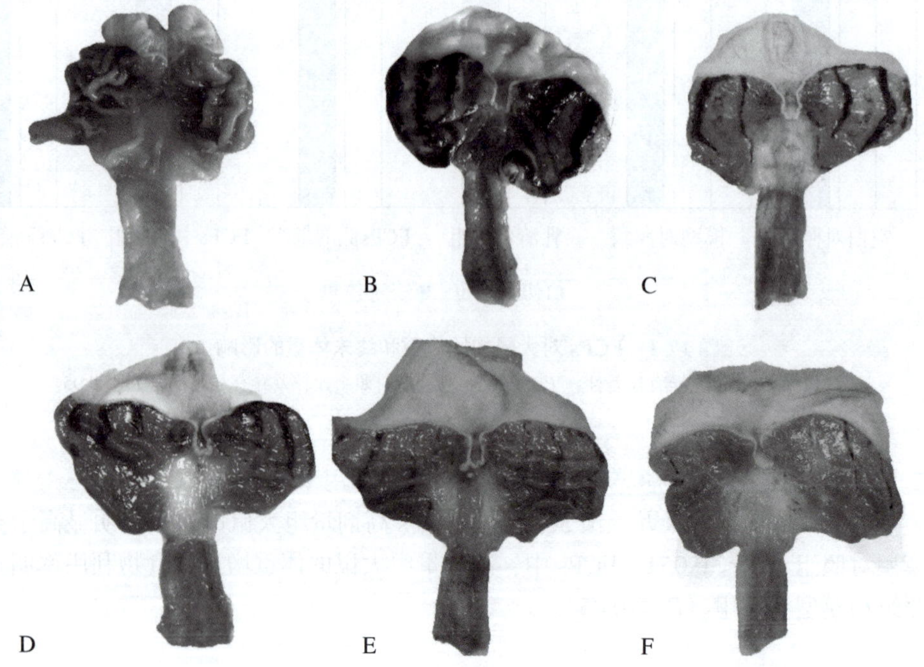

图 17-2 **FCPs 对大鼠胃十二指肠黏膜损伤程度的影响**

A. 空白对照组；B. 模型对照组；C. 乳清蛋白组；D. FCPs 低剂量组；E. FCPs 中剂量组；F. FCPs 高剂量组

所示，与模型对照组相比，FCPs 剂量组损伤积分指数显著降低（$P < 0.05$），其中 FCPs 高剂量组大鼠的胃黏膜主要以点状出血为主，且损伤积分指数也明显低于乳清蛋白组（$P < 0.05$），胃损伤抑制率达到了 41.96%。结果显示，乙醇对大鼠的胃黏膜具有很强的损伤作用，FCPs 预处理的大鼠胃黏膜损伤以及损伤积分指数明显降低（$P < 0.05$）。

对大鼠十二指肠组织肉眼观察发现，与空白对照组相比，其他各剂量组均可观察到出血与溃疡损伤。与模型对照组相比，FCPs 预处理的大鼠十二指肠出血性损伤有着不同程度的减轻。十二指肠黏膜损伤指数如表 17-4 所示，模型对照组损伤积分显著高于空白对照组（$P < 0.05$），FCPs 可明显降低乙醇诱导的大鼠十二指肠黏膜损伤分数（$P < 0.05$），其中 FCPs 高剂量组抑制率达到 35.69%，抑制损伤效果最好。

表 17-4　FCPs 对无水乙醇诱导的大鼠胃、十二指肠损伤积分指数的影响（Mean ± SD，$n = 12$）

组别	胃		十二指肠	
	损伤积分指数	损伤抑制率（%）	损伤积分指数	损伤抑制率（%）
空白对照组	—	—	—	—
模型对照组	119.58 ± 36.35	—	3.67 ± 0.98	—
乳清蛋白组	92.33 ± 35.31[a]	22.79	3.08 ± 1.00	16.08
FCPs 低剂量组	76.58 ± 23.74[a]	35.96	2.75 ± 0.87[a]	25.07
FCPs 中剂量组	74.91 ± 26.57[a]	37.36	2.67 ± 0.78[a]	27.25
FCPs 高剂量组	69.40 ± 21.44[ab]	41.96	2.36 ± 0.92[a]	35.69

损伤抑制率（%）=（A − B）/A × 100%（A、B 为模型组与实验组的损伤积分）；与模型对照组比较差异有显著性，[a]$P < 0.05$；与乳清蛋白组比较差异有显著性，[b]$P < 0.05$

（四）FCPs 对无水乙醇诱导的大鼠胃十二指肠组织形态学的影响

如图 17-3（彩图 17-3）所示，组织学观察显示，在空白对照组中，大鼠胃黏膜各层结构完整清晰，胃黏膜光滑，细胞形态、腺体结构完整规则，未见出血和黏膜下水肿。与空白对照组相比，模型对照组大鼠胃黏膜层细胞大量坏死，细胞内水肿，腺体结构不完整，排列不规则，有黏膜下水肿和炎细胞浸润。乳清蛋白组中，大鼠胃黏膜部分细胞排列松散，黏膜层中有少量炎细胞浸润，相较模型对照组而言，胃黏膜损伤程度变浅。FCPs 组胃黏膜表面部分上皮细胞坏死脱落，胃黏膜组织有小面积损伤，细胞内充血及水肿较模型组有所减轻。与模型组相比，FCPs 低、中、高剂量组大鼠胃黏膜形态均有不同程度改善，充血及水肿均有所减轻，胃黏膜上皮细胞仅有较轻损伤，腺体排列较整齐。其中 FCPs 高剂量组改善效果最显著，胃黏膜形态更接近正常组。镜下评分显示乳清蛋白组与 FCPs 剂量组损伤评分明显低于模型对照组（$P < 0.05$），FCPs 高剂量组损伤程度明显轻于乳清蛋白组（$P < 0.05$）。

空白对照组大鼠十二指肠黏膜组织学观察显示，黏膜组织结构清晰完整，肠绒毛密集而排列规则，中央乳糜管清晰可见，细胞与肠腺整齐排列，无炎症细胞浸润。模型对照组中观察到十二指上皮结构不完整，肠绒毛严重破坏，绒毛出现不同程度的缩短、断裂和脱

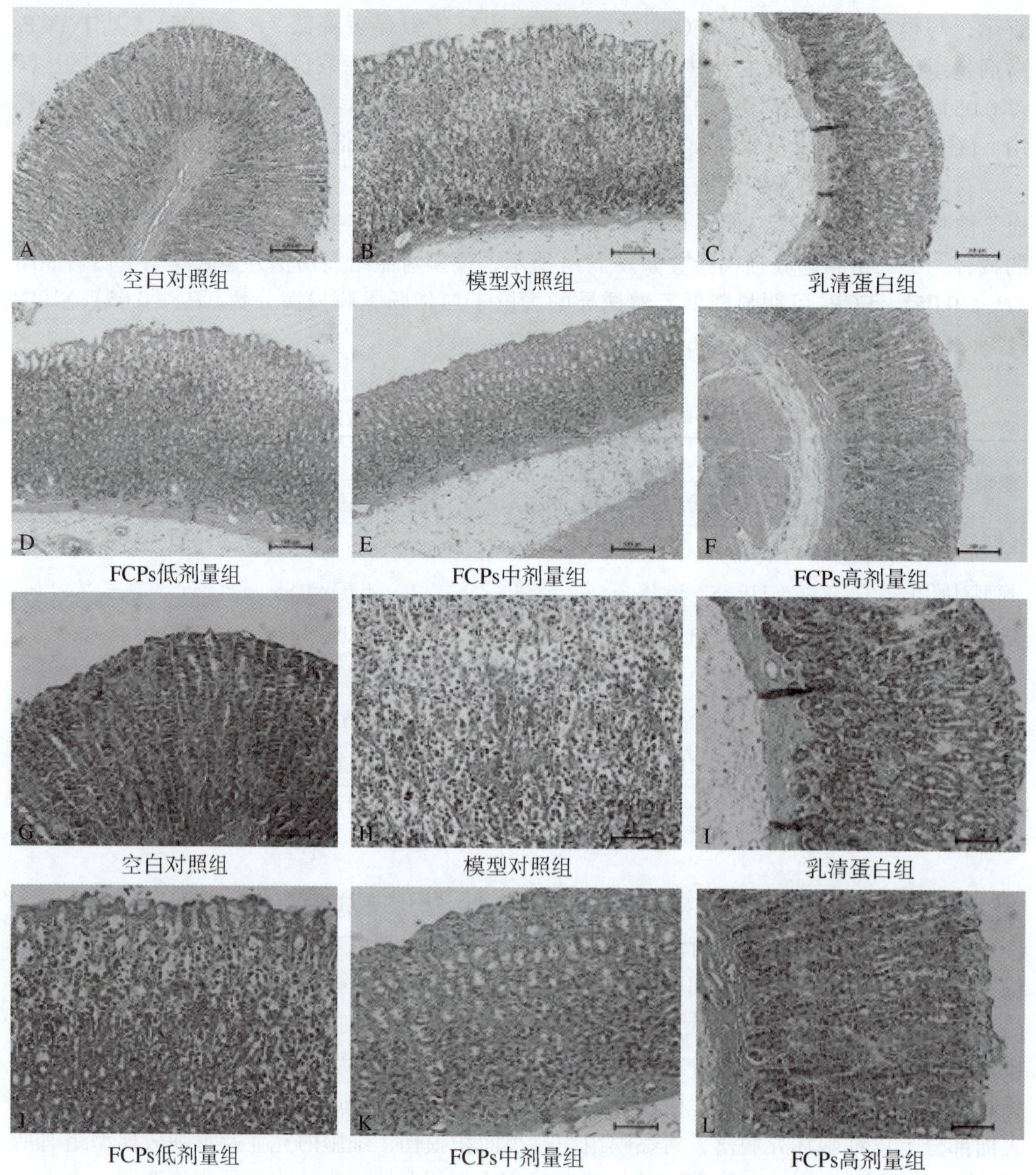

图 17-3 FCPs 对无水乙醇诱导的大鼠胃、十二指肠黏膜损伤情况观察

A ~ F. 显示各组胃的组织学结构（×10）；G ~ L. 显示各组胃的组织学结构（×20）

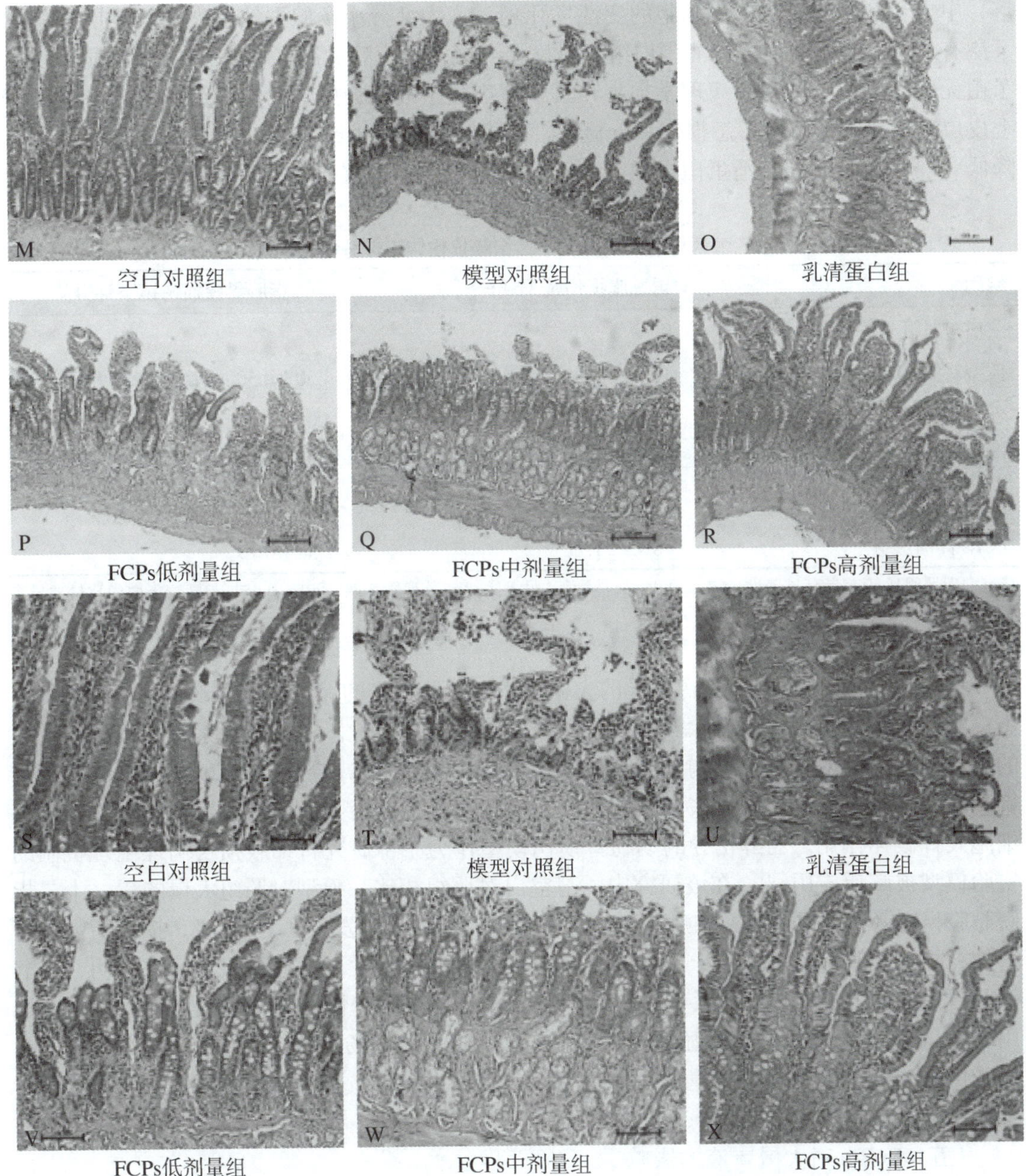

图 17-3（续）　FCPs 对无水乙醇诱导的大鼠胃、十二指肠黏膜损伤情况观察

M ~ R．显示各组十二指肠的组织学结构（×10）；S ~ X．显示各组十二指肠的组织学结构（×20）

落，中央乳糜管消失，上皮细胞的变性坏死剥落，大部分小肠腺裂解消失，固有层和黏膜下层有炎症细胞的浸润。乳清蛋白组相对模型组受损程度略微减轻，FCPs的干预显著改善了由无水乙醇引起的组织病理学损害，其中高剂量组效果最好，肠绒毛结构清晰，肠黏膜上皮层基本完整。组织形态损伤评分显示，与模型对照组相比，FCPs剂量组损伤评分明显降低（$P < 0.05$）；与乳清蛋白组相比，FCPs中、高剂量组损伤评分明显降低（$P < 0.05$）。

表 17-5　FCPs对无水乙醇诱导的大鼠胃、十二指肠损伤镜下评分的影响（Mean ± SD，$n = 12$）

组别	胃黏膜损伤镜下评分	十二指肠黏膜损伤镜下评分
空白对照组	0	0
模型对照组	18.33 ± 3.06^{a}	4.50 ± 0.50^{a}
乳清蛋白组	13.00 ± 1.41^{ab}	4.00 ± 0.87^{a}
FCPs 低剂量组	12.75 ± 1.26^{ab}	3.25 ± 0.50^{ab}
FCPs 中剂量组	10.50 ± 1.29^{ab}	2.75 ± 0.50^{abc}
FCPs 高剂量组	8.75 ± 1.71^{abc}	2.38 ± 0.75^{abc}

与空白对照组比较差异有显著性，$^{a}P < 0.05$；与模型对照组比较差异有显著性，$^{b}P < 0.05$；与乳清蛋白组比较差异有显著性，$^{c}P < 0.05$

该实验研究了FCPs对乙醇诱导的大鼠胃十二指肠损伤的保护作用。该实验设置了乳清蛋白组作为阳性对照，以消除额外摄入蛋白质对研究的影响。在破坏因素中，乙醇是重要的外部因素。乙醇在分子结构上同时具有疏水性烷基和亲水性羟基，可破坏胃黏膜屏障防御系统，削弱胃黏膜防御胃酸、胆汁和许多消化酶入侵的能力，从而对胃、十二指肠黏膜细胞发挥破坏作用。乙醇诱导的动物胃损伤模型作为一种研究胃黏膜损伤病理生理机制的实验模型被广泛应用[31]。在该研究中，与空白对照组相比，模型对照组大鼠的胃、十二指肠黏膜损害（包括整体观察和病理组织学）明显严重，损伤发生率为100%，损伤指数显著增加。导致肉眼可见的胃、十二指肠组织出血、水肿和糜烂，病理组织学评估表明，乙醇引起严重的充血，上皮细胞丢失、腺体紊乱、固有层黏膜侵蚀以及炎性细胞浸润。当大鼠用FCPs进行了预处理，可明显减少乙醇引起的胃、十二指肠组织出血性等改变，胃、十二指肠的病变程度明显得到改善，其中高剂量组效果最好。这证实FCPs对乙醇诱导的胃、十二指肠损伤具有有益的作用。

（五）FCPs对大鼠胃液的影响

如表17-6所示，与空白对照组大鼠相比，无水乙醇明显降低了胃液的pH并促进了胃液的分泌量，与模型对照组和乳清蛋白组相比，FCPs高剂量组的胃液pH明显升高（$P < 0.05$），FCPs中、高剂量胃液体积明显降低（$P < 0.05$）。

表 17-6 FCPs 对大鼠胃液的影响（Mean ± SD，$n = 12$）

组别	pH	体积（ml）
空白对照组	3.29 ± 0.89	0.96 ± 0.64
模型对照组	1.86 ± 0.46^{a}	2.81 ± 0.90^{a}
乳清蛋白组	2.16 ± 0.53^{a}	2.55 ± 0.91^{a}
FCPs 低剂量组	2.27 ± 0.67^{a}	2.27 ± 0.90^{a}
FCPs 中剂量组	2.42 ± 0.54^{a}	1.83 ± 0.82^{abc}
FCPs 高剂量组	2.72 ± 0.42^{abc}	1.54 ± 0.67^{bc}

与空白对照组比较差异有显著性，$^{a}P < 0.05$；与模型对照组比较差异有显著性，$^{b}P < 0.05$；与乳清蛋白组比较差异有显著性，$^{c}P < 0.05$

酒精可能会增加细胞膜上 H^{+}-K^{+}-ATP 酶的表达，乙醇可刺激胃壁细胞过量产生胃酸，从而降低胃液 pH 并增加胃液量。该研究结果显示，FCPs 预先处理的大鼠胃液分泌量明显降低，胃液 pH 有着不同程度的上升，与模型对照组存在显著差异，该结果与先前的研究变化趋势一致。说明 FCPs 可通过影响胃液分泌减少胃酸对胃十二指肠黏膜的侵袭，产生较好的胃十二指肠组织保护作用。

（六）FCPs 对大鼠胃、十二指肠组织抗氧化和脂质过氧化指标的影响

如表 17-7 所示，与空白对照组相比，模型对照组大鼠胃组织 SOD、CAT、GSH-Px 活性显著降低，MDA 含量明显升高（$P < 0.05$）。与模型对照组相比，FCPs 中、高剂量组 SOD、CAT、GSH-Px 活性明显升高（$P < 0.05$），MDA 含量明显降低（$P < 0.05$）。与乳清蛋白组相比，FCPs 高剂量组 SOD、CAT、GSH-Px 活性明显升高（$P < 0.05$），FCPs 中、高剂量组 MDA 含量明显降低（$P < 0.05$）。

表 17-7 FCPs 对大鼠胃组织抗氧化和脂质过氧化指标的影响（Mean ± SD，$n = 12$）

组别	CAT（U/mg）	SOD（U/mg）	GSH-Px（U）	MDA（nmol/mg）
空白对照组	23.07 ± 6.14	96.63 ± 10.98	40.45 ± 8.41	0.14 ± 0.81
模型对照组	14.23 ± 4.38^{a}	69.28 ± 12.64^{a}	29.08 ± 9.51^{a}	0.88 ± 0.11^{a}
乳清蛋白组	16.75 ± 4.84^{a}	78.96 ± 15.20^{a}	31.87 ± 6.85^{a}	0.78 ± 0.16^{a}
FCPs 低剂量组	17.11 ± 2.83^{a}	82.52 ± 14.96^{a}	33.88 ± 8.20	0.67 ± 0.12^{ab}
FCPs 中剂量组	19.54 ± 5.09^{b}	86.55 ± 17.42^{b}	36.62 ± 7.58^{b}	0.57 ± 0.14^{abc}
FCPs 高剂量组	22.24 ± 5.10^{bc}	91.52 ± 16.50^{bc}	37.22 ± 8.65^{b}	0.46 ± 0.16^{abc}

与空白对照组比较差异有显著性，$^{a}P < 0.05$；与模型对照组比较差异有显著性，$^{b}P < 0.05$；与乳清蛋白组比较差异有显著性，$^{c}P < 0.05$

如表 17-8 所示，与空白对照组相比，模型对照组大鼠十二指肠组织 SOD、CAT、GSH 活性显著降低（$P < 0.05$），MDA 含量明显升高（$P < 0.05$）；与模型对照组相比，FCPs 中、高剂量组十二指肠组织 SOD、CAT、GSH-Px 活性明显升高（$P < 0.05$），MDA 含量明显降低（$P < 0.05$），与乳清蛋白组相比，FCPs 中、高剂量组十二指肠组织 SOD 活性明显升高

（$P < 0.05$），FCPs 中、高剂量组 MDA 含量明显降低（$P < 0.05$）。

表 17-8 FCPs 对大鼠十二指肠组织抗氧化和脂质过氧化指标的影响（Mean ± SD，$n = 12$）

组别	CAT（U/mg）	SOD（U/mg）	GSH-Px（U）	MDA（nmol/mg）
空白对照组	24.19 ± 8.01	93.31 ± 10.50	56.13 ± 14.65	1.01 ± 0.56
模型对照组	12.67 ± 7.36^{a}	67.14 ± 14.97^{a}	37.99 ± 12.07^{a}	4.82 ± 0.74^{a}
乳清蛋白组	16.17 ± 8.06^{a}	72.51 ± 12.69^{a}	43.79 ± 14.77	4.55 ± 0.92^{a}
FCPs 低剂量组	18.22 ± 8.06	78.05 ± 11.92^{ab}	46.42 ± 17.82	4.06 ± 0.97^{a}
FCPs 中剂量组	19.89 ± 9.16^{b}	82.17 ± 8.93^{abc}	50.86 ± 12.48^{b}	3.82 ± 1.17^{abc}
FCPs 高剂量组	21.38 ± 8.77^{b}	85.45 ± 9.08^{bc}	51.90 ± 15.99^{b}	3.03 ± 0.71^{abc}

与空白对照组比较差异有显著性，$^{a}P < 0.05$；与模型对照组比较差异有显著性，$^{b}P < 0.05$；与乳清蛋白组比较差异有显著性，$^{c}P < 0.05$

急性酒精诱导的氧化应激参与胃肠道黏膜损伤的发病机制已被多项研究证实，乙醇可通过包括生成活性氧在内的多种途径引发氧化应激，氧化应激的产生在诸如胃腺癌、消化性溃疡或胃炎等胃部疾病的出现和发展中起着重要作用。在这方面，胃肠黏膜层可通过一系列内源性抗氧化剂防御系统抵御有害物质的侵袭。非酶和酶抗氧化剂具有抗氧化防御作用，乙醇能抑制这些酶在胃肠黏膜中的活性，导致过氧化氢的积累和脂质的氧化，这最终将导致膜完整性的丧失。其中 SOD 和 CAT 是重要的抗氧化酶，SOD 和 CAT 水平是清除自由基能力的重要指标，其活性反映了生物体抗氧化能力。此外，GSH-Px 作为体内重要的抗氧化酶之一，其主要生理功能是清除体内的自由基。乙醇诱导的胃肠损伤常伴随着 GSH 水平的显著下降，这种减少主要是由于乙醇诱导的超氧化物生成后导致 GSH-Px 的氧化，或由于酒精氧化生成的乙醛与 GSH-Px 结合所导致的[32]。脂质过氧化被认为是酒精诱导的胃肠黏膜氧化性损伤进展的重要因素，MDA 是衡量脂质过氧化水平的重要指标。在该研究中，模型对照组 SOD、CAT、GSH-Px 活性显著降低，MDA 含量明显升高，表明大鼠胃十二指肠部发生了显著的氧化应激损伤及脂质过氧化反应。FCPs 各剂量组胃十二指肠组织 SOD、CAT、GSH-PX 的活性明显增强，MDA 水平明显降低，表明 FCPs 预处理可显著增强大鼠组织中的抗氧化酶的活性，抑制脂质过氧化，能有效消除急性乙醇诱导的胃十二指肠黏膜氧化应激。

（七）FCPs 对大鼠胃组织炎症因子的影响

如表 17-9、表 17-10 所示，与空白对照组相比，模型对照组胃、十二指肠组织 TNF-α、IL-1β、MPO 水平明显升高（$P < 0.05$），IL-10 水平明显降低（$P < 0.05$）。与模型对照组相比，FCPs 各剂量组胃、十二指肠组织 TNF-α、IL-1β 含量明显降低（$P < 0.05$），IL-10 含量明显升高（$P < 0.05$）。FCPs 各剂量组胃组织 MPO 含量相较模型对照组明显降低（$P < 0.05$），FCPs 中、高剂量组十二指肠组织 MPO 含量相较模型对照组明显降低（$P < 0.05$）。与乳清蛋白组相比，FCPs 各剂量组胃、十二指肠组织 TNF-α、IL-1β 含量明显降低（$P < 0.05$），胃组织 IL-10 含量明显升高（$P < 0.05$），十二指肠组织 MPO 含量明显降低（$P < 0.05$）。

表 17-9　FCPs 对大鼠胃组织炎症因子含量的影响（Mean ± SD，$n = 12$）

组别	TNF-α（pg/mg）	IL-1β（pg/mg）	IL-10（pg/mg）	MPO（U/g）
空白对照组	37.48 ± 7.01	60.52 ± 8.60	36.00 ± 7.49	3.20 ± 0.84
模型对照组	104.58 ± 7.38^{a}	97.75 ± 15.97^{a}	16.61 ± 8.15^{a}	6.34 ± 1.28^{a}
乳清蛋白组	77.11 ± 6.25^{ab}	86.88 ± 15.23^{ab}	21.77 ± 8.40^{a}	4.59 ± 0.79^{ab}
FCPs 低剂量组	76.85 ± 9.36^{ab}	82.50 ± 14.92^{ab}	24.57 ± 8.51^{ab}	4.57 ± 0.88^{ab}
FCPs 中剂量组	68.69 ± 8.40^{abc}	75.08 ± 9.80^{abc}	28.01 ± 5.17^{abc}	4.12 ± 0.78^{ab}
FCPs 高剂量组	66.46 ± 7.72^{abc}	72.08 ± 8.44^{abc}	30.45 ± 5.39^{bc}	4.05 ± 0.86^{ab}

与空白对照组比较差异有显著性，$^{a}P < 0.05$；与模型对照组比较差异有显著性，$^{b}P < 0.05$；与乳清蛋白组比较差异有显著性，$^{c}P < 0.05$

表 17-10　FCPs 对大鼠十二指肠组织炎症因子含量的影响（Mean ± SD，$n = 12$）

组别	TNF-α（pg/mg）	IL-1β（pg/mg）	IL-10（pg/mg）	MPO（U/g）
空白对照组	33.03 ± 6.69	103.62 ± 11.61	80.24 ± 21.89	2.19 ± 0.46
模型对照组	94.48 ± 6.44^{a}	188.71 ± 19.91^{a}	29.57 ± 13.72^{a}	3.47 ± 0.52^{a}
乳清蛋白组	88.57 ± 6.15^{a}	167.05 ± 25.03^{ab}	58.85 ± 19.65^{ab}	3.22 ± 0.56^{a}
FCPs 低剂量组	82.86 ± 6.67^{ab}	159.49 ± 21.00^{ab}	67.04 ± 24.26^{b}	3.09 ± 0.19^{a}
FCPs 中剂量组	75.24 ± 7.33^{abc}	143.92 ± 13.22^{abc}	69.93 ± 22.76^{b}	2.92 ± 0.44^{ab}
FCPs 高剂量组	69.33 ± 9.55^{abc}	138.69 ± 23.38^{abc}	73.55 ± 22.87^{b}	2.76 ± 0.42^{abc}

与空白对照组比较差异有显著性，$^{a}P < 0.05$；与模型对照组比较差异有显著性，$^{b}P < 0.05$；与乳清蛋白组比较差异有显著性，$^{c}P < 0.05$

乙醇对胃肠黏膜造成的线性和点状损伤，除了对黏膜细胞膜产生直接破坏作用外，还可通过刺激炎症途径而导致对胃肠产生间接损害作用。炎症是胃肠损伤的重要发病机理。当胃肠受到酒精刺激后，炎症细胞过度反应产生大量的炎症因子。TNF-α 和 IL-1β 均为重要的炎症细胞因子。外部刺激物可能会刺激先天免疫系统，导致炎症性细胞因子（如 TNF-α 和 IL-1β）释放，TNF-α 通过促进氧自由基和通过胱天蛋白酶级联途径增强细胞凋亡和中性粒细胞迁移，并最终导致严重的胃肠黏膜损伤[33]。炎症组织中会有大量的中性粒细胞浸润，而中性粒细胞中含有髓过氧化物酶 MPO，MPO 参与了炎症的发展，因此 MPO 是中性粒细胞浸润的标志物，能表示炎症的程度。IL-10 能通过增强抗炎细胞因子以及减缓促炎细胞因子的产生，预防自身免疫性疾病的发生，在下调炎症级联反应中发挥着重要作用。胃肠黏膜损伤后，TNF-α、IL-1β 和 MPO 可能大量表达[34]。在该研究中，乙醇刺激胃十二指肠黏膜导致损伤和炎症后，模型对照组大鼠胃、十二指肠组织中 TNF-α、IL-1β、MPO 的含量显著增加，IL-10 水平明显降低，而 FCPs 干预明显降低了大鼠胃、十二指肠组织的炎症因子水平，改善了炎细胞浸润程度，减轻了炎症反应，显示出良好的抗炎作用，从而抑制胃十二指肠的损伤。

（八）FCPs 对大鼠血清中黏膜屏障功能相关指标的影响

如表 17-11 所示，与空白对照组相比，模型对照组大鼠血清中 PG1、PG2、GAS 含量明显升高，PGR 明显降低（$P < 0.05$）。与模型对照组相比，FCPs 各剂量组 PG1、PG2、GAS 含量明显降低，PGR 明显升高（$P < 0.05$）。与乳清蛋白组相比，FCPs 高剂量组 PG1 含量明显降低，FCPs 中、高剂量组 GAS 含量降低（$P < 0.05$）。

表 17-11 FCPs 对大鼠血清中黏膜屏障功能相关指标的影响（Mean ± SD，$n = 12$）

组别	PG1（ng/ml）	PG2（ng/ml）	PGR	GAS（pg/ml）
空白对照组	173.58 ± 18.09	7.30 ± 0.81	24.10 ± 3.98	38.56 ± 4.23
模型对照组	258.48 ± 23.65[a]	12.96 ± 0.88[a]	19.99 ± 1.99[a]	66.81 ± 4.64[a]
乳清蛋白组	232.53 ± 15.70[ab]	9.77 ± 1.27[ab]	24.17 ± 3.37[b]	48.53 ± 5.11[ab]
FCPs 低剂量组	238.17 ± 16.48[ab]	9.77 ± 0.88[ab]	24.48 ± 1.95[b]	49.74 ± 5.32[ab]
FCPs 中剂量组	238.49 ± 13.15[ab]	9.64 ± 0.75[ab]	24.89 ± 2.41[b]	44.72 ± 3.66[abc]
FCPs 高剂量组	214.01 ± 11.66[abc]	9.21 ± 0.75[ab]	23.39 ± 2.47[b]	42.20 ± 3.27[abc]

与空白对照组比较差异有显著性，[a]$P < 0.05$；与模型对照组比较差异有显著性，[b]$P < 0.05$；与乳清蛋白组比较差异有显著性，[c]$P < 0.05$

胃蛋白酶原是胃黏膜主细胞分泌的一种蛋白酶前体，是胃蛋白酶的无活性前体。并且在生化和免疫化学上分类为 PG1 和 PG2，在胃酸或已活化的胃蛋白酶的作用下转变为具有活性的胃蛋白酶，PG1、PG2 及 PG1 与 PG2 的比值（PGR）水平反映了胃黏膜的功能和形态状态。胃蛋白酶原对胃黏膜的损伤较敏感，一般来说，当 PG1、PG2 与 PGR 高于正常值时，患有消化性溃疡的可能性较高。在该研究中，乙醇诱导的模型对照组比空白对照组胃蛋白酶原含量明显增多，而采用 FCPs 预先干预后，大鼠胃组织蛋白酶原水平明显降低，说明 FCPs 可通过降低胃蛋白酶原水平的机制来保护胃黏膜。GAS 可刺激胃酸分泌，胃酸的分泌过多可导致胃黏膜壁的通透性改变并加速其溃疡形成。在该研究中，模型对照组的 GAS 水平显著增加，但是 GAS 水平在 FCPs 各剂量组中明显降低，说明 FCPs 通过减低 GAS 水平起到了保护胃肠黏膜的效果。

（九）FCPs 对大鼠胃肠组织 PGE2、NO 含量的影响

如表 17-12 所示，与空白对照组相比，模型对照组大鼠胃、十二指肠组织 PGE_2、NO 含量明显降低（$P < 0.05$）。与模型对照组相比，FCPs 各剂量组大鼠胃、十二指肠组织 PGE_2、NO 含量明显增加（$P < 0.05$）。与乳清蛋白组相比，FCPs 中剂量组大鼠胃组织 PGE_2 含量明显增多，FCPs 高剂量组 NO 含量明显增多，FCPs 中、高剂量组大鼠十二指肠 PGE_2 含量明显增多，FCPs 各剂量组 NO 含量明显增多（$P < 0.05$）。

表 17-12　FCPs 对大鼠胃、十二指肠组织 PGE2、NO 含量的影响（Mean ± SD，$n = 12$）

组别	胃		十二指肠	
	PGE_2（pg/mg）	NO（μmol/L）	PGE_2（pg/mg）	NO（μmol/L）
空白对照组	170.70 ± 10.31	3.21 ± 0.36	248.23 ± 7.45	12.96 ± 0.88
模型对照组	120.18 ± 10.10^{a}	1.09 ± 0.27^{a}	167.31 ± 5.97^{a}	7.30 ± 0.81^{a}
乳清蛋白组	140.32 ± 7.36^{ab}	2.01 ± 0.26^{ab}	200.09 ± 4.41^{ab}	9.62 ± 0.71^{ab}
FCPs 低剂量组	139.97 ± 4.73^{ab}	2.61 ± 0.26^{ab}	201.96 ± 5.85^{ab}	10.02 ± 0.76^{abc}
FCPs 中剂量组	153.26 ± 12.49^{abc}	2.76 ± 0.34^{ab}	211.57 ± 5.82^{abc}	11.07 ± 0.98^{abc}
FCPs 高剂量组	146.13 ± 8.79^{ab}	2.88 ± 0.45^{abc}	209.95 ± 5.45^{abc}	10.12 ± 0.76^{abc}

与空白对照组比较差异有显著性，${}^{a}P < 0.05$；与模型对照组比较差异有显著性，${}^{b}P < 0.05$；与乳清蛋白组比较差异有显著性，${}^{c}P < 0.05$

多种 PG 有助于维持黏膜的完整性，这种现象被称为“胃细胞保护”，它包括黏膜血流、黏液产生、碳酸氢盐分泌和酸分泌几个方面。PGE_2 促进胃黏膜微循环的流动，促进碳酸氢盐的分泌，介导适应性免疫保护功能，增加蛋白质的合成和细胞更新，增强胃黏膜细胞对强刺激物的抵抗力[35]，并最终增强受损胃肠黏膜的修复能力。NO 和 PGE_2 是体内公认的血管扩张因子，可以抑制血小板聚集和血栓形成，加速胃肠道黏膜微循环的流动。NO 被认为与 PGE_2 一起作用于胃黏膜完整性和酸性的调节，并参与中性粒细胞聚集的抑制和血流量的增加。该实验结果显示，与空白对照组相比，模型对照组 PGE_2、NO 水平明显降低，说明乙醇抑制内源性 NO 和 PGE_2 的合成和分泌，参与对胃十二指肠的损害；而 FCPs 在急性酒精性胃十二指肠损伤模型中可以增加 PGE_2、NO 水平，在维持胃十二指肠微循环、胃肠道屏障和减少胃十二指肠损伤中起到明显的作用。

（十）FCPs 对大鼠胃肠组织相关蛋白表达活性的影响

如图 17-4、图 17-5 所示，与空白对照组相比，模型对照组大鼠胃、十二指肠组织 Bcl-2 表达明显降低（$P < 0.05$），Bax 和 caspase-3 表达明显增加（$P < 0.05$）。与模型对照组相比，FCPs 各剂量组大鼠胃、十二指肠组织 Bcl-2 表达明显增加（$P < 0.05$），Bax 和 caspase-3 水平明显降低（$P < 0.05$）。与乳清蛋白组相比，FCPs 高剂量大鼠胃十二指肠组织 Bcl-2 水平明显升高（$P < 0.05$），Bax 和 caspase-3 水平明显降低（$P < 0.05$）。

先前有研究表明，乙醇诱导的胃肠损伤与细胞凋亡密切相关，过度凋亡会破坏胃肠道黏膜屏障，并最终导致消化性溃疡[36]。乙醇诱导的胃黏膜凋亡可能归因于 Bax 和 caspase-3 活性的增加。通过抑制 caspase-3 活性和细胞色素 C 的释放来减少细胞凋亡，从而增加 Bcl-2 的表达，能有效改善胃肠道的病变。固有的凋亡途径与线粒体功能障碍和线粒体膜蛋白（例如 Bcl-2 家族蛋白）有关。抗凋亡的 Bcl-2 家族成员能阻止细胞色素 C 的释放，并且 Bcl-2 与促凋亡蛋白结合或直接与 Bax 相互作用以防止线粒体孔形成。Bcl-2 保护细胞免受线粒体氧化应激，并阻断线粒体 caspase-3。在该研究中，与空白对照组相比，模型对照组大鼠胃十二指肠组织 Bax 和 caspase-3 蛋白表达明显增加，Bcl-2 蛋白表达明显降低，这说明了乙醇诱导的胃十二指肠损伤与细胞凋亡机制相关。与模型对照组相比，用 FCPs 预处理可

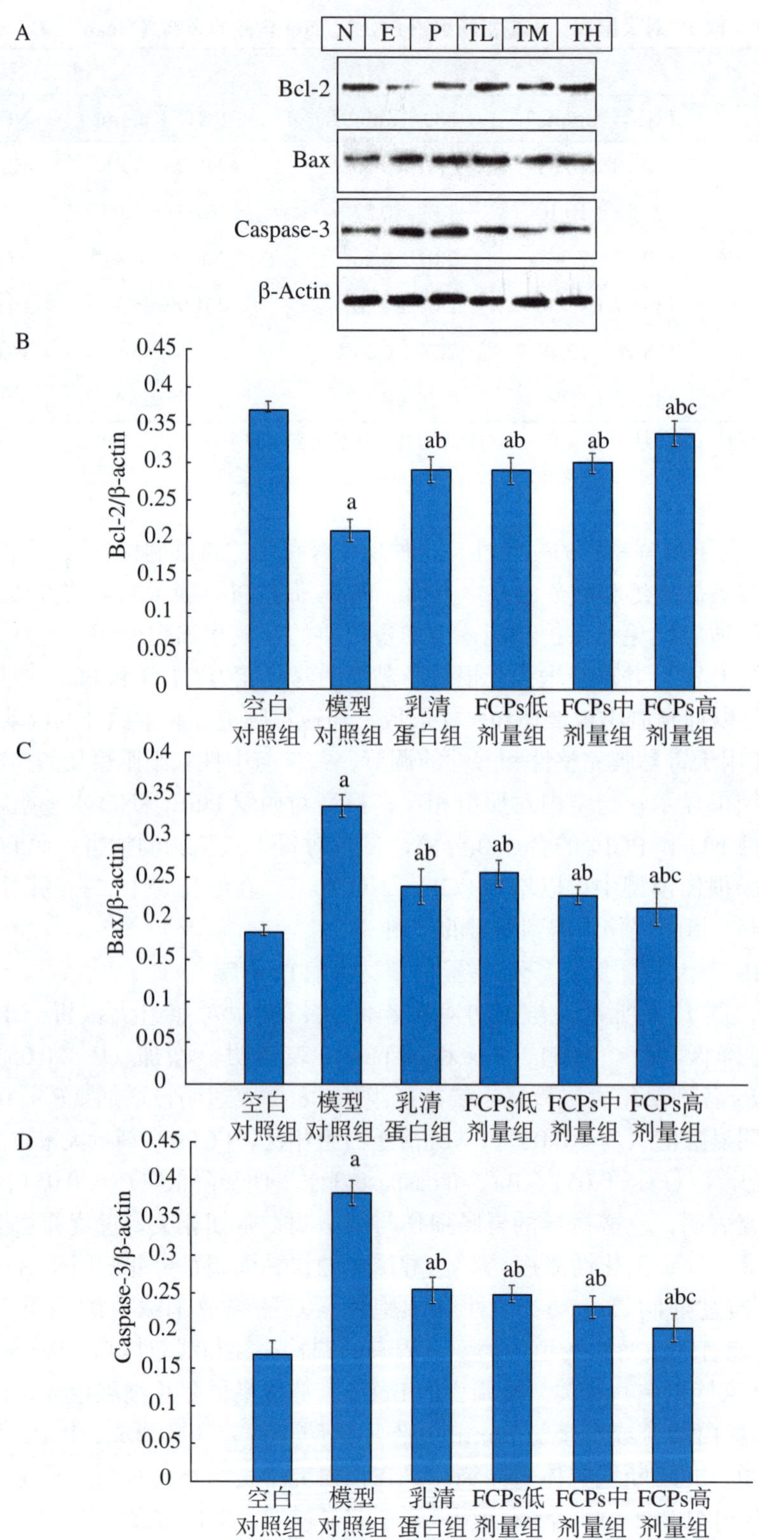

图 17-4　FCPs 对大鼠胃组织相关蛋白表达活性的影响

A．TCOPs 对大氧胃组织凋亡相关蛋白表达的影响；B．Bcl-2 在大鼠胃组织中的表达；C．Bax 在大鼠胃组织中的表达；D．Caspase-3 在大鼠胃组织中的表达。与空白对照组比较差异有显著性，$^{a}P < 0.05$；与模型对照组比较差异有显著性，$^{b}P < 0.05$；与乳清蛋白组比较差异有显著性，$^{c}P < 0.05$

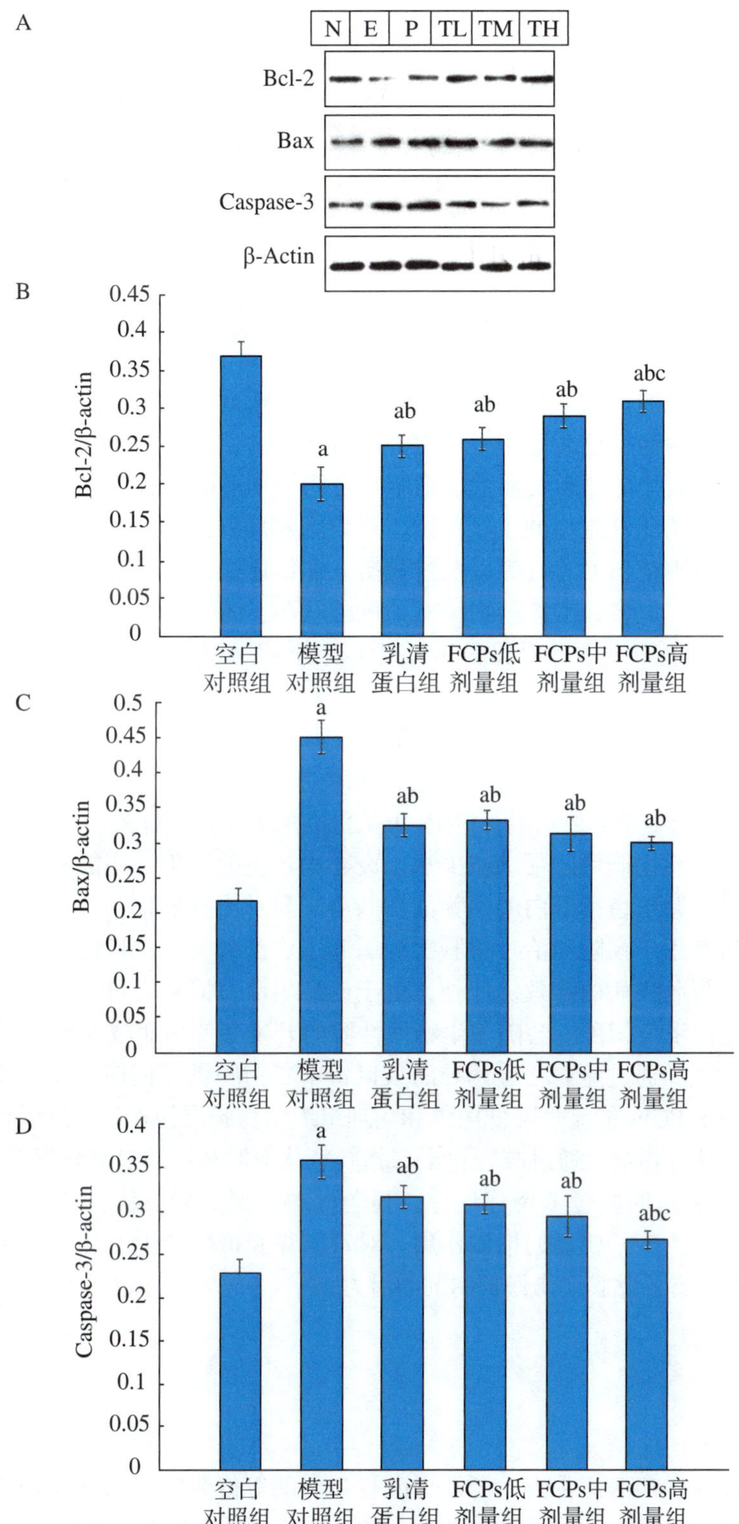

图 17-5　FCPs 对大鼠十二指肠组织相关蛋白表达活性的影响

A．TCOPs 对大鼠十二指肠组织凋亡相关蛋白表达的影响；B．Bcl-2 在大鼠十二指肠组织中的表达；C．Bax 在大鼠十二指肠组织中的表达；D．Caspase-3 在大鼠十二指肠组织中的表达。与空白对照组比较差异有显著性，$^{a}P < 0.05$；与模型对照组比较差异有显著性，$^{b}P < 0.05$；与乳清蛋白组比较差异有显著性，$^{c}P < 0.05$

明显降低促凋亡的Bax蛋白表达并增加了抗凋亡的Bcl-2蛋白表达，表明FCPs减少了乙醇引起的线粒体介导的细胞凋亡。此外，用FCPs预处理可降低乙醇诱导大鼠胃、十二指肠组织中的caspase-3表达。表明FCPs通过减少胱天蛋白酶依赖性细胞凋亡来抵抗乙醇诱导的凋亡效应。此外，FCPs高剂量组在抗凋亡蛋白Bcl-2和促凋亡蛋白Bax和caspase-3的调节效果最好。因此，该研究结果提示，罗非鱼FCPs对乙醇诱导的胃十二指肠黏膜损伤有保护作用并与降低细胞凋亡效应相关。

三、鱼胶原肽在酒精性胃损伤方面的应用前景

胃肠损伤是常见的消化系统疾病，涉及胃肠黏膜病变，严重影响全世界人类的健康福祉。它们主要是由内源性侵袭因子（如胃酸、胃蛋白酶、回流的胆汁盐）与消化道的防御因素（如黏液碳酸氢盐屏障和表面上皮细胞）之间的不平衡引起的。20世纪80年代初期，发现幽门螺杆菌是消化性溃疡的主要原因，对胃肠疾病的治疗产生了重大影响。此外，心理压力、吸烟、与酒精相关的行为以及过量摄入非甾体类抗炎药等其他因素也增加了胃肠黏膜损伤的发生率。大多数市售药物，例如抗胆碱药、H_2受体拮抗剂（H_2RA）、质子泵抑制剂（PPI）和其他抗酸药物，对胃肠黏膜损伤损伤性疾病的疗效有限，并且经常伴有严重的副作用。

在此背景下，鱼类衍生的蛋白质和肽类由于其多样化的生物活性和天然丰度，引起人们越来越多的关注，而且它们来自于未充分利用的水产自然资源，有极大潜力成为营养保健食品、生物医学行业的重要材料。FCPs可从鱼类加工废料（骨头、鱼鳞和皮肤）中获得，这些副产品的回收利用既可以帮助减少这类废弃物产生的污染，还能将其转变为具有高功能价值的新产品。源于鱼类蛋白的生物活性肽由于显示出抗氧化、抗炎抗菌和抗血栓等多样生理活性，将其用于预防和治疗胃肠病症引起了广泛的关注。目前已有大量研究证实了生物活性肽对于胃肠疾病的疗效。此外，由于不良生活习惯和人口老龄化的影响，未来几年对卫生保健的经济负担可能会随着生物活性肽的开发和使用而减少[37]。北京大学李勇教授课题组研究发现，通过建立乙醇诱导的大鼠胃十二指肠黏膜损伤动物模型，经生物酶解作用提取的小分子FCPs能显著降低肉眼和病理组织学胃肠损伤程度，降低胃部和十二指肠损伤积分和镜下评分指数，通过减轻胃十二指肠氧化应激和脂质过氧化发挥了抗氧化作用，抑制了炎症因子表达而减轻了炎症反应，显著保护胃肠黏膜屏障并改善了微循环，对胃十二指肠细胞凋亡产生了明显的抑制作用，对胃肠黏膜损伤产生了显著的保护作用。FCPs具备成为一种新型胃肠黏膜损伤保护制剂的潜力。

小结

胃肠黏膜损伤性疾病通常由内源性胃酸胃蛋白酶等侵袭因素和黏膜防御屏障之间的不平衡导致。随着人们的饮食生活方式和疾病谱的改变，饮酒吸烟、NSAIDs的滥用、幽门螺杆菌感染、社会心理压力都成为了引起胃肠黏膜损伤的病因。临床上常采用H_2RA、PPI等

抑酸剂和幽门螺旋杆菌根治法进行治疗，但不可避免对人体健康产生负面影响。通过生物酶解技术提取并纯化而来的小分子生物活性肽，因其吸收机制优于氨基酸而具有多种独特的生理调节功能，能够有效降低疾病风险或预防疾病发生，在营养和食品科学领域中尤其受到关注，在预防和治疗胃肠黏膜损伤方面具有广阔的发展前景。北京大学李勇教授课题组通过建立急性酒精性胃肠损伤动物模型，评估了 FCPs 对乙醇所诱导胃肠黏膜损伤产生的影响，结果显示 FCPs 可通过抗氧化、抗炎症、抗细胞凋亡、保护胃肠黏膜屏障和改善微循环等多方面机制对胃十二指肠黏膜损伤产生明显的保护效果。

Gastrointestinal mucosal lesions are usually caused by an imbalance between endogenous gastric acid pepsin and the mucosal defense barrier. With the change of people's diet，lifestyle，and disease spectrum，the abuse of alcohol，smoking，non-steroidal anti-inflammatory drugs（NSAIDs），Helicobacter pylori infection，and psychosocial stress have all become the causes of gastrointestinal mucosal injury. Clinically，H_2RA，PPI，and other acid suppressants，as well as radical treatment of H. pylori are often used for treatment，but it inevitably has negative effects on human health. Through biological enzymolysis extraction and purification technology of small molecule biological active peptide，due to its absorption mechanism is better than that of amino acids and has much unique physiological regulation function，can effectively reduce disease risk or prevention of disease，especially in the field of nutrition and food science focus，in terms of the prevention and treatment of gastrointestinal mucosa damage has broad development prospects. Beijing university professor li yong group through the establishment of acute alcoholic gastrointestinal injury animal model，evaluated the original isinglass peptide on ethanol-induced gastric mucosal damage. The impact results showed isinglass the original peptide can be anti-oxidation，anti-inflammatory，and anti-apoptosis and protect gastrointestinal mucous membrane barrier and improve microcirculation mechanism of gastroduodenal mucosa damage produced a significantly protective effect.

参考文献

[1] Magierowska K，Wojcik D，Chmura A，et al. Alterations in gastric mucosal expression of calcitonin gene-related peptides，vanilloid receptors，and heme oxygenase-1 mediate gastroprotective action of carbon monoxide against ethanol-induced gastric mucosal lesions. Int J Mol Sci，2018，19（10）：2960.

[2] Bansil R，Turner BS. The biology of mucus：Composition，synthesis and organization. Adv Drug Deliv Rev，2018，124：3-15.

[3] Leal J，Smyth HDC，Ghosh D. Physicochemical properties of mucus and their impact on transmucosal drug delivery. Int J Pharm，2017，532（1）：555-572.

[4] Balda MS，Matter K. Tight junctions as regulators of tissue remodelling. Curr Opin Cell Biol，2016，42：94-101.

[5] Saxena B，Singh S. Comparison of three acute stress models for simulating the pathophysiology of stress-

related mucosal disease. Drug Discov Ther，2017，11（2）：98-103.

[6] Shore R，Björne H，Omoto Y，et al. Sex differences and effects of oestrogen in rat gastric mucosal defence. World J Gastroenterol，2017，23（3）：426-436.

[7] Ribeiro AR，Diniz PB，Pinheiro MS，et al. Gastroprotective effects of thymol on acute and chronic ulcers in rats：The role of prostaglandins，ATP-sensitive K（+）channels，and gastric mucus secretion. Chem Biol Interact，2016，244：121-128.

[8] Magierowski M，Magierowska K，Hubalewska-Mazgaj M，et al. Exogenous and endogenous hydrogen sulfide protects gastric mucosa against the formation and time-dependent development of ischemia/reperfusion-induced acute lesions progressing into deeper ulcerations. Molecules，2017，22（2）：295.

[9] Alese MO，Adewole SO，Akinwunmi KF，et al. Aspirin-induced gastric lesions alters EGFR and PECAM-1 immunoreactivity in wistar rats：Modulatory action of flavonoid fraction of musa paradisiaca. Open Access Maced J Med Sci，2017，5（5）：569-577.

[10] Magierowski M，Magierowska K，Hubalewska-Mazgaj M，et al. Cross-talk between hydrogen sulfide and carbon monoxide in the mechanism of experimental gastric ulcers healing，regulation of gastric blood flow and accompanying inflammation. Biochem Pharmacol，2018，149：131-142.

[11] Tarnawski AS，Ahluwalia A，Jones MK，et al. Expression of nerve growth factor in rat stomach. Implications for interactions between endothelial，neural and epithelial cells. J Physiol Pharmacol，2016，67（6）：879-883.

[12] Lanas A，Chan FK . Peptic ulcer disease. Lancet，2017，390（10094）：613-624.

[13] Ajiboye TO. Standardized extract of vitex doniana sweet stalls protein oxidation，lipid peroxidation and DNA fragmention in acetaminophen-induced hepatotoxicity. J Ethnopharmacol，2015，164：273-282.

[14] Qin S，Yin J，Huang S，et al. Astragaloside IV protects ethanol-induced gastric mucosal injury by preventing mitochondrial oxidative stress and the activation of mitochondrial pathway apoptosis in rats. Front Pharmacol，2019，10：894.

[15] Brzozowski T，Tarnawski A，Hollander D et al. Comparison of prostaglandin and cimetidine in protection of isolated gastric glands against indomethacin injury. J Physiol Pharmacol，2005，56（Suppl 5）：75-88.

[16] Mizushima T. Strategy for development of NSAIDs with lower risk for side effects. Yakugaku Zasshi，2008，128（2）：255-261.

[17] Bjorkman D J，Steenblik M. Best Practice Recommendations for diagnosis and management of helicobacter pylori-synthesizing the guidelines. Curr Treat Options Gastroenterol，2017，15（4）：648-659.

[18] Babyatsky M W，Debeaumont M，Thim L，et al. Oral trefoil peptides protect against ethanol- and indomethacin-induced gastric injury in rats. Gastroenterology，1996，110（2）：489-497.

[19] Leung WK，Yu J，Chan FK，et al. Expression of trefoil peptides（TFF1，TFF2，and TFF3）in gastric carcinomas，intestinal metaplasia，and non-neoplastic gastric tissues. J Pathol，2002，197（5）：582-588.

[20] Wee P，Shi H，Jiang J，et al. EGF stimulates the activation of EGF receptors and the selective activation of major signaling pathways during mitosis. Cell Signal，2015，27（3）：638-651.

[21] Guglietta A，Sullivan PB. Clinical applications of epidermal growth factor. Eur J Gastroenterol Hepatol，1995，7（10）：945-950.

[22] Schubert ML. Physiologic，pathophysiologic，and pharmacologic regulation of gastric acid secretion. Curr Opin Gastroenterol，2017，33（6）：430-438.

[23] 职鹏．三联疗法联合生长抑素治疗 Hp 阳性消化性溃疡合并上消化道出血的疗效及对炎性因子水平的影响．临床医学，2020，40（12）：104-106.

[24] 李伟娜，尚子方，段志广，等．毕赤酵母高密度发酵产Ⅲ型类人胶原蛋白及其胃黏膜修复功能．生物工程学报，2017，33（4）：672-682.

[25] 王志聪，孙京沙，倪鑫，等．鳕鱼皮胶原蛋白肽的抗酒精性胃溃疡作用．中国海洋药物，2012，31（5）：17-22.

[26] 舒聪涵，相兴伟，孙继鹏，等．金枪鱼骨胶原肽对葡聚糖硫酸钠诱导急性结肠炎小鼠的预防效果．食品工业科技，2021，42（8）：7.

[27] 潘兴昌，印虹，谷瑞增，等．小麦肽对大鼠氮代谢以及胃肠黏膜结构和功能的影响．食品科学，2013，34（5）：264-269.

[28] Yu L，Li R，Liu W，et al. Protective effects of wheat peptides against ethanol-induced gastric mucosal lesions in rats：vasodilation and anti-inflammation. Nutrients，2020，12（8）：2355.

[29] Yin H，Pan X-C，Wang S-K，et al.Protective effect of wheat peptides against small intestinal damage induced by non-steroidal anti-inflammatory drugs in rats. J Integr Agric，2014，13（9）：2019-2027.

[30] Kan J，Hood M，Burns C，et al. A novel combination of wheat peptides and fucoidan attenuates ethanol-induced gastric mucosal damage through anti-oxidant，anti-inflammatory，and pro-survival mechanisms. Nutrients，2017，9（9）：978.

[31] Liu R，Hao YT，Zhu N，et al. The gastroprotective effect of small molecule oligopeptides isolated from walnut（Juglans regia L.）against ethanol-induced gastric mucosal injury in rats. Nutrients，2020，12（4）：1138.

[32] Mousa A M，El-Sammad N M，Hassan S K，et al. Antiulcerogenic effect of cuphea ignea extract against ethanol-induced gastric ulcer in rats. BMC Complement Altern Med，2019，19（1）：345.

[33] Kwon D A，Kim Y S，Baek S H，et al. Protective effects of a standardized extract（HemoHIM）using indomethacin- and ethanol/HCl-induced gastric mucosal injury models. Pharm Biol，2019，57（1）：543-549.

[34] Johnson AC，Greenwood-Van Meerveld B. Critical evaluation of animal models of gastrointestinal dsorders. Handb Exp Pharmacol，2017，239：289-317.

[35] Meng J，Chen T，Zhao Y，et al. Study of the mechanism of anti-ulcer effects of virgin coconut oil on gastric ulcer-induced rat model. Arch Med Sci，2019，15（5）：1329-1335.

[36] Akinbo F，Eze G. Combined effects of medicinal plants on induced upper gastrointestinal tract injury in wistar rats. Ethiop J Health Sci，2016，26（6）：573-580.

[37] Tu PS，Tung YT，Lee WT，et al. Protective effect of camellia oil（Camellia oleifera Abel.）against ethanol-induced acute oxidative injury of the gastric mucosa in mice. J Agric Food Chem，2017，65（24）：4932-4941.

[38] Zhang Y，Xiu M，Jiang J，et al. Novokinin inhibits gastric acid secretion and protects against alcohol-induced gastric injury in rats. Alcohol，2016，56：1-8.

[39] 张书，时昭红．微米大黄炭对乙醇诱导大鼠急性胃黏膜损伤的保护作用及炎症因子的影响．中国医院药学杂志，2017，37（10）：926-928.

[40] Suo H，Zhao X，Qian Y，et al. Lactobacillus fermentum suo attenuates HCl/ethanol induced gastric injury in mice through its antioxidant effects. Nutrients，2016，8（3）：155.

[41] Takeuchi K，Amagase K. Roles of cyclooxygenase，prostaglandin E2 and EP receptors in mucosal protection and ulcer healing in the gastrointestinal tract. Curr Pharm Des，2018，24（18）：2002-2011.

[42] Raish M，Ahmad A，Ansari MA，et al. Momordica charantia polysaccharides ameliorate oxidative stress，inflammation，and apoptosis in ethanol-induced gastritis in mucosa through NF-kB signaling pathway inhibition. Int J Biol Macromol，2018，111：193-199.

[43] Toldrá F，Reig M，Aristoy MC，et al. Generation of bioactive peptides during food processing. Food Chem，2018，267：395-404.

第十八章 鱼胶原肽与生长发育
Fish collagen peptides and growth and development

人类的生长发育周期是一个多环节、精密调控的过程，从严格意义上来讲，生长和发育有着不同的侧重，生长是指身体各器官、系统的长大和形态变化，侧重于量的改变；发育是指细胞、组织和器官的分化完善与功能上的成熟，侧重于质的改变。但两者密切相关，生长是发育的物质基础，而发育成熟状况又反映出生长的量的变化。健康与疾病的发育起源学说（DOHaD 理论）认为，生命早期是生长发育的关键期，膳食营养会影响儿童的体格发育、体能、大脑和心理行为发展。生长发育性疾病更是影响人一生，并且成年期一些慢性疾病的发生与胎儿时期营养及发育不良有关，其不良影响甚至会持续好几代人。随着生物活性肽研究的广泛开展，其在生长发育领域的作用已经越来越受到人们的重视。鱼胶原肽是一类来源广泛并且被证实有多重功效的生物活性肽。北京大学李勇教授课题组经过数十年的研究，揭示了 FCPs 具有促进生长发育的作用。

Human growth and development cycle are a multi-link and precise regulation process. Strictly speaking，growth and development have different emphasis. Growth refers to the growth and morphological changes of various organs and systems of the body，focusing on the change of quantity. Development refers to the differentiation and functional maturation of cells，tissues，and organs with emphasis on qualitative change. However，they are closely related. Growth is the material basis of development，and development and maturity reflect the change of growth quantity. According to DOHaD theory，early life is a critical period for growth and development，and dietary nutrition will affect children's physical development，physical ability，brain and psychological behavior development. Growth and development diseases affect one's whole life. In addition，the occurrence of some chronic diseases in adulthood，related to fetal malnutrition and bradygenesis，can influence several generations. With the development of bioactive peptides，their role in growth and development had been concerned. Fish collagen peptides from a wide range of sources have been proved to possess multiple bioactivity. After decades of research from Professor Li Yong and his team in Peking University revealed that fish collagen peptide has the function of promoting growth and development.

第一节　概述 Introduction

一、生长发育的规律和过程

（一）生长发育是一个有阶段性的连续过程

从受精卵形成的一刻开始，遗传、环境因素就开始影响新生命的延续。个体的生长发育是一个连续的过程（胎儿期、新生儿期、婴儿期、幼儿期、学龄前期、学龄期、青春期），各个生长发育阶段具有各自的特点，具有一定的阶段性。婴儿期为人类生长发育的第一个高峰期；幼儿期生长发育速度较婴儿期有所减慢，但大脑皮质功能进一步完善，语言表达能力逐渐丰富；学龄前期体格发育速度减慢，智能发育进一步加快；学龄期的儿童除生殖系统以外大部分器官已发育成熟，器官功能（特别是大脑）发育更加完善；青春期是儿童逐渐发育成为成年人的过渡时期，青春期是人体迅速生长发育的关键时期，也是继婴儿期后，人类的第二个生长发育高峰期。

（二）各系统器官发育不平衡但统一协调

各系统器官的发育有先有后，快慢不一。如神经系统发育较早，生殖系统发育较晚，淋巴系统则先快而后回缩，皮下脂肪发育先快后慢，以后再度加快。肌肉系统到学龄期才加速发育。在同一个系统中，各个器官的发育也不平衡，有先后之分，例如在神经系统中大脑优先发育。

1．神经精神发育

神经精神发育的基础是神经系统的生长发育，而神经精神活动是神经系统对内外刺激反应的表现，包括感知、反射、动作、语言及对周围人的感情反应等。神经精神活动的发展取决于神经系统（特别是大脑）的成熟程度，出生时脑重为体重的 20% ~ 25%，6 个月时约达成人脑重的 50%，10 岁时约达成人脑重的 90%。出生时脊髓、中脑、脑桥及延髓已发育较好，许多皮层下中枢发育也较早，从而保证了婴儿出生时有较好的循环、呼吸等生命功能。丘脑及下丘脑在出生后数月内发育较快，与体温调节、饥饱等反应有关。婴儿大脑皮质较成人薄，各层细胞已开始分化，到 3 岁时皮质细胞大致分化完成；8 岁时已与成人无多大区别，但细胞功能却随着年龄的增长和发育日益复杂化。除了大脑皮质的分层及细胞分化外，传导神经的髓鞘形成对神经系统的反应也有意义。

2．免疫系统发育

（1）非特异性免疫系统：①单核吞噬细胞系统：血液中具有吞噬功能的细胞，主要为中性多核粒细胞和单核细胞，胎儿期开始发育，至出生后可达 8×10^9 ~ 13×10^9/L（8 000 ~ 13 000/mm^3），72 h 后下降至 0.4×10^9/L（400/mm^3），维持一定低水平，2 ~ 3 周后再度上升达正常。②屏障作用：小儿皮肤黏膜屏障功能差，尤其是新生儿期，易因皮肤黏膜感染而患败血症。血脑屏障发育不成熟，易患颅内感染。胎盘屏障的发育也较差，尤其是前 3 个月，此时若孕妇感染病毒，可通过胎盘引起胎儿先天性病毒感染，常见者有风疹、疱疹、巨细胞病毒等。

（2）特异性免疫系统：①体液免疫：免疫球蛋白是体液免疫的物质基础。IgG 是免疫球蛋白中含量最高者，也是唯一可以通过胎盘传给胎儿的免疫球蛋白。10 ~ 12 周胎龄可自身合成 IgG，含量甚微，但因母体 IgG 可通过胎盘传递给胎儿，而且其含量也随着胎龄增长而不断增加，胎龄 8 个月时 IgG 为成人的 56%，9 个月时为 88%，足月新生儿脐血 IgG 含量可超过母体，而早产儿 IgG 含量较足月儿低得多。出生后 IgG 逐步消耗，而自身合成能力尚不足。至 1 ~ 3 岁相当于成人的 60%，10 ~ 12 岁后基本达成人水平。IgA 在胎龄 30 周左右开始合成，但此时合成量极少，IgA 不能通过胎盘，新生儿的 IgA 来自母亲初乳。生后一个月，IgA 含量仅为成人的 2.6% 左右，10 岁左右达成人水平。IgM 于胎龄 10 ~ 12 周开始合成，出生时约为成人的 10%，以后逐渐上升，1 ~ 2 岁达成人水平。IgD 在胎龄 31 周开始出现，其自身合成较少，生后脐血含量仅为成人的 1%，1 岁为 10%，2 ~ 3 岁达成人水平。IgE 于胎龄 11 周开始合成，7 岁左右达成人水平。②细胞免疫：胎龄 15 周时，T 细胞即随血流从胸腺迁移至全身周围淋巴组织，并参与细胞免疫反应，但其功能尚未成熟。出生时，T 细胞功能已近完善，但因从未接触过抗原，因而需较强抗原刺激才有反应。Th 淋巴细胞功能在新生儿期尚不成熟，因此辅助 B 淋巴细胞合成抗体能力较差。

3．骨骼生长发育

骨组织发生的过程包括了骨组织形成和吸收两个方面。人类生长的前 20 年是骨的形成时期，叫做构建。在这个时期主要是骨的生长发育，骨的形成速度超过骨的吸收速度。骨组织的生长、发育表现为骨量的增加，而在组织学上则以骨构建进行，表现为骨组织细胞的分化、增殖、凋亡和转型，骨转换加快，且骨形成占优势，因此骨量稳定增长。人体出生时骨骼重量为 70 ~ 95 g，到青春期结束时，累计骨骼平均总重女性达 2400 g、男性则达到 3300 g。骨骼的生长包括线性生长与骨量累积，儿童期以线性生长为主，增长的平均速度为每年 5 ~ 6 cm。青少年时期尤其是青春期，以骨量累积为主，成人骨量 40% ~ 60% 在青少年时期达成，到 18 岁时已累积完成峰值骨量的 90%。同时，骨骼的生长发育具有性别差异，9 ~ 13 岁女孩线性生长速度稍快于男孩，于 12 岁左右达线性生长速率高峰；男孩线性生长高峰则在 15 岁左右，且较女孩具有更长的骨骼生长期、更高的骨生长速率，同时性激素存在差异，因此男性骨皮质更厚、峰值骨量更高[1]。下文将简单介绍各个骨骼组织的生长发育规律。

（1）头颅发育：在头颅生长过程中，颅骨领先于面骨，婴儿出生时颅骨缝分开，后囟门已接近闭合，前后两侧囟多已经闭合。前囟门位于两顶骨与额骨间，呈菱形，6 个月后逐渐骨化而变小，至 1 ~ 1.5 岁闭合颅骨缝。继颅骨之后，面骨开始加速生长发育，鼻骨、面骨变长，下颌骨向前凸出，下颌角倾斜度逐渐减少，使婴儿期的额面比例及面形发生变化。

（2）脊柱发育：脊柱的变化反映椎骨的发育。在出生后 1 年，小儿脊柱生长比四肢快，以后则反之。新生儿脊柱无弯曲，出生后 3 个月小儿能够抬头时，脊柱出现第一个弯曲，即颈椎前凸，6 ~ 7 个月会坐时，出现胸椎后凸（第二个弯曲），1 岁会走时，出现脊柱的第三个弯曲，即腰椎前凸。到 6 ~ 7 岁时，脊椎的自然弯曲才为韧带的发育所固定。脊椎的生长完成后，椎间盘的继续形成使青春期后期躯干继续增长。

（3）胸骨发育：儿童少年时期胸骨骨骺尚未愈合，胸骨柄、胸骨体、胸骨剑突连在一起但不牢固，至 20 ~ 25 岁才完全愈合。

（4）骨盆发育：小儿时期骨盆尚未定型，髋骨尚未形成一整体，而是由软骨、骨骼、耻骨、坐骨等相连在一起，一般到 19 ~ 24 岁才成为一整体。男女出现骨盆形态差别在 10 岁左右，女性宽而短，男性狭而长。

（5）骨化中心：人体各部有许多骨化中心，这些骨化中心从出生到青春期大体按一定的时间和顺序先后出现，并伴形状变化。干骺愈合到 22 ~ 25 岁才最终完成，身高、坐高停止生长。在胎儿发育过程中，继跟骨、距骨之后，股骨远端、胫骨近端、骰骨、肱骨近端等骨骺中心先后出现，在婴儿出生时股骨远端和胫骨近端骨骺的骨化是胎儿成熟的标志之一。肱骨小头与骨干的融合标志着女性成熟高潮已经过去。

二、影响生长发育的因素

影响生长发育的因素多种多样，除了特异的内分泌激素外，都可归为遗传因素和环境因素两大类。遗传对生长发育的影响很大，但遗传潜力的发挥主要取决于环境因素，环境因素主要指自然环境和社会环境两个方面。其中营养是非常重要的自然环境因素。

食物中的蛋白质被人体消化吸收后，主要用于合成新的组织（尤其是对于婴幼儿、青少年、孕妇、乳母）以及维持组织蛋白质分解代谢与合成代谢的动态平衡。蛋白质营养不良，骨骼肌和骨髓等组织也受到影响，可出现肌肉萎缩和贫血等。在婴幼儿时期，由于各组织均处于旺盛的生长发育阶段，严重的蛋白质缺乏也可影响中枢神经系统的发育，引起智力障碍。蛋白质对儿童及青少年的骨代谢作用体现在摄入蛋白质对某些激素的合成和分泌至关重要[2-3]。生长发育调控因素主要包括生长激素（GH）/ 胰岛素样生长因子 1（IGF-1）系统、维生素 D/ 甲状旁腺调节系统、甲状腺激素、雌激素、雄激素、糖皮质激素、瘦素等。蛋白质的水解产物，即肽类物质，对生长发育有重要的作用，此部分内容将在下文进行详细介绍。

在影响儿童生长发育和健康的各营养素中，除蛋白质外，维生素和矿物质对生长发育也有很大影响。

钙是人体含量最多的矿物元素，对保证婴幼儿骨骼的正常生长发育和维持骨骼健康发挥至关重要的作用。婴幼儿缺钙可导致神经、肌肉兴奋性增高，造成手足抽搐、震颤、惊厥等症状；严重缺钙可引起牙齿、骨骼发育不良，导致软骨病、佝偻病的发生。佝偻病是婴幼儿时期常见的一种慢性营养不良性疾病，是由于体内缺钙和维生素 D，引起全身钙、磷代谢失常和以骨骼改变为主的一系列变化，严重者致骨骼畸形，影响儿童正常生长发育。镁可促进人体骨形成和所有生长过程及细胞形成[4]，同时，镁缺乏可使血钙浓度降低而且可以影响甲状旁腺激素（parathyroid hormone，PTH）的分泌[5]。锌的缺乏可使食欲减低，消化吸收减少，抑制骨骼中原胶原纤维形成，同时使碱性磷酸酶活力降低，从而使骨骼钙化延迟，另外导致生长激素分泌减少。因此，使生长发育、骨骼生长落后，体重减轻，骨骼、性腺发育迟缓以及第二性征发育不全。铁的缺乏可导致缺铁性贫血，对小儿的体格发育、智能发育及学习能力等有影响。碘缺乏可导致甲状腺激素合成不足，甲状腺激素促进组织发育、分化，对骨的发育和代谢起主要作用。儿童缺碘除了对体格、骨骼发育产生不利影响，还影响儿童智力发育，造成智力缺陷，儿童严重缺乏碘可患呆小症，其表现为大脑发育不全，智力低下，常伴有骨形成和成熟障碍，形成侏儒。

一般情况，钙缺乏常伴随着维生素 D 的缺乏。维生素 D 可促进肠道对钙、磷的吸收、转运，并调节钙、磷代谢，促进婴幼儿骨骼的生长发育[6-7]。维生素 K_2 参与骨骼代谢，具有降低骨吸收的作用[8]。对于水溶性维生素 C，有利合成胶原质，参与维持牙齿、骨骼、血管和肌肉的正常功能，增强对疾病的抵抗力。因此，维生素 C 不足会影响婴幼儿骨骼发育。

三、生物活性肽与生长发育

生物活性肽对于生长发育的影响率先在动物饲养日粮添加中展开。研究表明，生物活性肽在营养代谢中占据着重要的地位，动物要获得最佳生产性能，必须要在日粮中添加一定量的生物活性肽。生物活性肽具有促进蛋白质合成、提高矿物质元素的吸收率、提高动物的免疫力、改善饲料的适口性等功能[9]，大大提高了饲料的利用率，并改善了动物的生产性能。近年来有报道指出，学龄儿童奶粉中添加食源性生物活性肽能够提高腹腔巨噬细胞的吞噬能力、NO 释放量和淋巴细胞的增殖能力[10]。

（一）生物活性肽促进免疫系统生长发育

酪蛋白磷酸肽（casein phosphopeptides，CPPs）具有促进机体免疫功能，具体机制是通过调节 IL-6 和 IL-5 的分泌水平，进而刺激 B 淋巴细胞增殖并分化成 IgA 生成细胞。乳清蛋白肽（whey protein peptides，WPPs）对婴幼儿免疫系统功能具有积极影响，可以显著增加健康小鼠 IgA、IL-2 和 IFN-γ 的分泌[11]。对于来源广泛的植物源生物活性肽，常见的种类为粮谷类、豆类蛋白制备的生物活性肽。李睿珺等[12]证实鹰嘴豆肽对环磷酰胺所致免疫低下小鼠的多项免疫功能均有显著的改善作用。Xu 等[13]研究发现富硒大米蛋白酶解物可以增强 RAW264.7 巨噬细胞吞噬能力，降低铅引起的免疫细胞毒性。

北京大学李勇教授课题组对于生物活性肽促进免疫系统功能方面做了一系列研究，其结果表明，无论是来源于水生动物类制备的生物活性肽（包括鱼胶原肽、海参肽）[14-15]还是植物来源的生物活性肽（包括燕麦肽、核桃肽、人参肽）[16-18]均可以通过调节机体免疫器官或组织的生长发育、免疫细胞的活性与功能、迟发型变态反应、抗体产生、细胞因子的分泌与表达以及免疫相关信号分子的释放等机制起到调节机体免疫功能的作用。

Professor Li Yong's team from Peking University has conducted a series of extensive studies on the promotion of immune system function of bioactive peptides. The results show that bioactive peptides both from aquatic animals（including fish collagen peptide and sea cucumber peptide）and from plants（including oat peptide，walnut peptide，ginseng peptide）can regulate the immune function by promoting immune organs or tissues growth and development and antibody production，improving the activity and function of immune cells，cytokines secretion and expression，and stimulating the release of immune-related signal molecules.

（二）生物活性肽促进体格、骨骼发育

CPPs 在中性和碱性条件下，可以促进矿物质的吸收。因此，它可以作为铁、钙、镁等矿物质营养补充剂，可作为矿物载体，而且能够影响人体对矿物质的生物利用度。来源于

鮸鳅鱼骨的胶原肽，促进成骨细胞的生长以及胶原和矿物质合成的上调，提高骨量[19]。北京大学李勇教授课题组揭示了 WPPs 具有很强的体外持钙活性，能增加骨密度和骨钙含量[20]。

（三）生物活性肽促进胃肠发育

食源性抗菌肽多来自于乳源蛋白，同时，酪蛋白酶解物和特定衍生物也具有较好的抗菌活性，均可作为抗菌肽。抗菌肽在婴幼儿肠道中发挥着抗菌与促进免疫的作用，因此，可以促进胃肠发育[21]。

（四）生物活性肽促进神经系统发育

据报道，海洋胶原肽可以通过降低大脑中的氧化损伤和乙酰胆碱酯酶活性以及减少海马神经元的丢失，增加海马磷酸化和脑源性神经营养因子的表达来促进围产期窒息雌性大鼠的长期学习和记忆能力，有效改善围产期窒息雌性大鼠的生理和神经行为发育[22]。

北京大学李勇教授课题组对生物活性肽促进认知发育的研究取得了显著进展。该团队采用健脑佳品——核桃制备的核桃低聚肽作为干预物，对初断乳 C57BL/6J 雄性小鼠进行干预，结果显示，核桃低聚肽可以增强幼年小鼠学习和空间记忆能力、主动及被动回避能力[23]。另采用乳清蛋白低聚肽混合物喂食 C57BL/6J 小鼠，结果显示，乳清蛋白低聚肽能显著提高实验动物的空间学习记忆能力[24]。

Professor Li Yong's team from Peking University has made remarkable progress of bioactive peptides with promotion cognitive development. Walnut oligopeptide from walnut，a brain-healthy food，was subject for C57BL/6J male mice，and the results showed that walnut oligopolypeptide could enhance the learning and spatial memory ability，active and passive avoidance ability of young mice. In addition，C57BL/6J mice were fed a mixture of whey peptides，which showed that whey peptides could significantly improve the spatial learning and memory ability of mice.

第二节 鱼胶原肽对生长发育作用的研究进展
Advances in effects of fish collagen peptides on growth and development

婴幼儿和学龄青少儿处于生长发育旺盛的群体，其生长发育关系到人类未来的健康与素质水平，也是国家强盛、民族兴旺的保障。促进生长发育是亘古不变的研究课题。目前研究应用较多的当属乳蛋白及其衍生物（包括乳蛋白肽）。随着科学家们向着蓝海进发，北京大学李勇教授课题组揭示了水生动物的营养价值和生理功效。其中，由鱼类副产物——鱼皮、骨、鳞制备而成的鱼胶原肽被证实具有促进生长发育的作用，其促进作用包括：骨骼系统、免疫系统在内的多个组织器官的发育和功能的增进，其研究成果为促进生长发育的认知以及营养干预开辟了新前景。

一、鱼胶原肽对生长发育促进作用的研究方法

目前，探讨 FCPs 对生长发育的促进作用多停留在动物实验和细胞实验，涉及多个器官组织的生长发育，但是由于目标人群的特殊性，加之对安全性的高度要求，还未在人群中有规模化的开展。因此，这也在一定程度上限制了 FCPs 的应用。

（一）骨生长发育细胞实验

骨组织主要包括骨髓间充质干细胞、成骨前体细胞、成骨细胞、破骨细胞和骨细胞等多种与骨骼发育及骨骼形成相关的细胞类型。骨骼形成主要由成骨细胞介导（图 18-1），最后分化为骨细胞进而形成骨骼[25]。因此，成骨细胞的发生、增殖、分化和成熟与骨骼的正常生长发育密切相关。

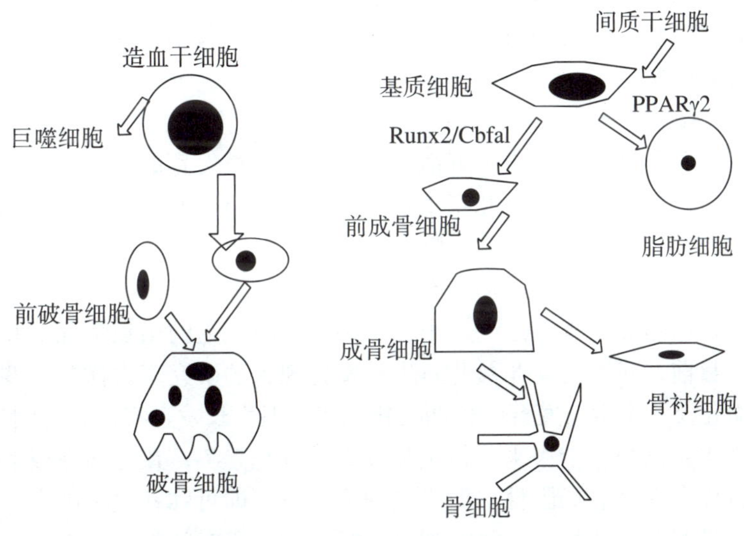

图 18-1　骨细胞体系及其形成过程

目前对于骨细胞的分化、增殖、成熟、凋亡等变化，多采用成骨细胞模型进行。针对成骨过程中不同阶段的细胞开展细胞实验较为常见。多采用骨髓基质干细胞（bone marrow stromal stem cell，BMSC）、骨髓间充质干细胞（bone marrow mesenchyml stem cell，BMMSC）[19]、前成骨细胞 MC3T3-E1[26]、前骨细胞 MLO-A5[27]、骨样细胞系 MLO-Y4、成骨样细胞 MG-63[28] 探讨骨细胞的分化、增殖。同时，作为破骨细胞系中前破骨细胞单核细胞系，RAW264.7 也较为常见[29]。

（二）动物实验

生长发育包括体格、生理和神经系统发育等方面。

1．体格生长发育动物实验

体格发育最直观的指标是身长、体重。因此选用身长和体重作为改善生长发育功能作用的评价指标。实验动物选用断乳大鼠，单一性别。受试物干预时间 42 天。对于动物实验，需要检测的指标为体重、身长、食物利用率。若机体摄入营养不足，会影响机体和骨

骼的生长发育，表现为体重、身长、骨长、骨重、骨钙含量及骨密度的降低。因此针对骨骼生长发育的评判中，在体格发育评判指标基础上增加股骨重量、股骨骨密度、骨钙含量等指标。

2．免疫系统生长发育动物实验

免疫系统发育及功能的促进，评价指标一般包括：体重、脏器/体重比值测定（胸腺/体重比值和脾/体重比值）、细胞免疫功能测定（小鼠脾淋巴细胞转化实验和迟发型变态反应实验）、体液免疫功能测定（抗体生成细胞检测和血清溶血测定）、单核巨噬细胞功能测定（小鼠碳廓清实验和小鼠腹腔巨噬细胞吞噬鸡红细胞实验）和NK细胞活性测定。当细胞免疫功能、体液免疫功能、单核巨噬细胞功能、NK细胞活性四个方面中的任意两方面结果呈现阳性，可判定受试物增加了免疫力功能。

3．神经系统发育动物实验

对于神经系统的发育，开展最普遍的是学习记忆功能的评价。动物实验一般采取正常动物或者记忆障碍模型。主要通过行为学实验进行评价，包括跳台实验、穿梭箱实验、水迷宫实验、避暗实验等。

（三）人群试验

在人群干预试验开展之前，需了解欲干预的人群生长发育的状况。因此，需要开展生长发育情况的评价。通过评价群体儿童生长发育状况能反映儿童发育的长期趋势，也是衡量该地区疾病控制情况、营养供应、医疗卫生保健工作质量优劣的指标。生长发育调查大体上分为两大类，即横向调查和纵向调查。

横向调查也称横断面调查，是测量小儿在某一时间点上的生长情况，并对此时的发育状况进行评价。目前，我国婴幼儿及儿童生长发育现状的研究多为横断面调查，从群体水平上揭示了婴幼儿及儿童生长发育的长期变化趋势。但生长发育特征具有明显的个体差异，利用横断面调查得到的数据结果来分析生长发育的变化趋势，在全面探究婴幼儿和儿童的生长发育规律方面存在某些局限性。而纵向的追踪研究即可弥补这一缺点，纵向调查是一种动态观察法，是判断小儿从某一时点到另一时点的一段时间内的发育情况。纵向调查研究一般以少量儿童为对象，在一个比较长的时间内进行连续多次的调查，以观察被调查者的发育动态。通过长期观察可找出生长发育的规律，并研究某因素对生长发育的影响。因此，干预研究多采用纵向调查的方法[30]。

对于小儿生长发育评价指标，身高、体重、头围、胸围、上臂围、体内脂肪、皮褶厚度、坐高等指标较为常用，由于这些指标又与营养有密切关系，故又可反映儿童的营养状况。身高是生长长度的重要指标，是正确估计身体发育特征和评价生长速度时不可缺少的依据。体重在一定程度上说明儿童的骨骼、肌肉、皮下脂肪和内脏重量增长的综合情况。胸围表示胸廓的容量以及胸部骨骼、肌肉和脂肪层的发育，在一定程度上说明身体形态及呼吸器官的发育情况。头围主要反映大脑和颅骨的发育。

同时，对于骨骼发育，也常常参考骨龄和骨量作为评判指标。

1．骨龄

骨的成熟与生长有直接关系，骨化中心的出现和骨骺与骨干的融合标志着骨的生长结束，故骨龄（骨成熟龄）是衡量生长发育的较好指标，精准性较高。身体所有部分的骨骼都能够衡量骨龄，并且腕、手与身体其他部位对比优势较明显。一般选择发育成熟的桡骨骺干视为身体机能发育成熟的关键标志。

2．骨量

骨组织的形成与吸收是骨骼形成的基本方式，人体骨骼系统的形成是一个动态持续过程。骨密度和骨矿物含量可作为骨量的评价指标，骨密度（bone mineral density，BMD）包括面积骨密度（单位面积骨矿物含量）和体积骨密度（单位体积骨矿物含量）。骨密度检测常见部位有桡骨远端 1/3 处、腰椎、髋部股骨、足跟以及全身测量等，其中腰椎和股骨近端被视为骨密度检测最重要的部位。双能 X 线吸收测定（dual energy X-ray absorptiometry，DEXA）被视为骨密度检测的“金标准”，也是儿童青少年骨密度检测的首选方法。

在人群试验中，关于认知发育的评价工具，配合着体格测量指标，通常还根据量表评估其发育状况。常用的发育量表包括：贝利婴幼儿发育量表、盖泽尔发育量表、儿童神经心理行为检查表、丹佛发育筛查测试、年龄与发育进程问卷等。

二、鱼胶原肽对生长发育促进作用的研究进展

北京大学李勇教授课题组分别采用断乳 SD 大鼠和雌性 BALB/c 小鼠动物模型，给予 FCPs 进行干预，开展生长发育和免疫功能评价实验。在生长发育研究中，给予 SD 大鼠 FCPs 干预 42 天，干预期间每周测量大鼠体重和身长，并计算食物利用率，干预 42 天后对大鼠生长发育指标和骨密度进行检测。免疫功能评价实验中，以 FCPs 为干预物，探讨其对免疫系统发育的作用。研究以 BALB/c 小鼠为动物模型，观察不同干预剂量对细胞免疫功能、体液免疫功能、单核巨噬细胞功能、NK 细胞活性、脾 T 淋巴细胞亚群以及血清中细胞因子进行测定和评价[31]。下文将就主要研究发现进行介绍。

（一）FCPs 对免疫系统功能的促进作用

结果表明，FCPs 对 ConA 诱导的小鼠淋巴细胞增殖能力和足趾肿胀度均有显著性提高效果，抗体生成细胞数和小鼠半数溶血值有显著提高，小鼠 NK 细胞活性显著增强。FCPs 干预后，小鼠 $CD4^+T$ 细胞亚群百分比有显著提高，小鼠血清中的 IL-2、IL-5 和 IL-6 浓度以及 IFN-γ 浓度均明显增加。以上结果提示，FCPs 具有促进小鼠细胞免疫功能、体液免疫功能、NK 细胞活性功能的作用，其可能是通过增强 Th 细胞功能以及刺激细胞因子分泌而实现的[35]。关于研究方法、研究结果的详细介绍见第八章。

（二）FCPs 促进骨骼发育

北京大学李勇教授课题组采用野生大马哈鱼鱼皮制备的 FCPs 作为受试物，探讨其对骨骼生长发育促进作用。该 FCPs 是分子量小于 1000 的寡肽。受试动物采用出生 22 天的雌雄大鼠，根据人群推荐剂量的 2.5 倍、5 倍、10 倍计算，设置了 3 个 FCPs 剂量组，分别为 1.125、2.25 和 4.5 g/kg（bw），FCPs 干预时间为 30 天。干预结束后，对血清骨代谢指标、股骨重量以及骨密度、骨矿含量进行测定，同时通过三点弯曲实验对股骨力学指标进行评价，综合评估 FCPs 对骨骼生长发育的促进作用[1]。

1．FCPs 促进大鼠股骨物理参数的增加

由表 18-1 可知，对于雄性大鼠，FCPs 高剂量组股骨长度显著高于对照组（$P < 0.05$），

FCPs 中、高剂量组股骨直径显著高于对照组（$P < 0.05$），FCPs 高剂量组大鼠股骨的干重和灰重均显著高于对照组（$P < 0.05$）。但对于雌性大鼠，与对照组相比，各干预组股骨的各项特征均未呈现统计学差异，但是表征骨骼有机质质量的指标——干重－灰重，中、高剂量 FCPs 干预雌性大鼠均显著高于对照组（$P < 0.05$）。

表 18-1 FCPs 对幼年 SD 大鼠股骨物理参数的影响（Mean ± SD，$n = 10$）

性别	组别	长度（mm）	直径（mm）	干重（g）	灰重（g）	干重－灰重（g）
雄性	对照组	30.74 ± 0.84	1.96 ± 0.18	0.4271 ± 0.0478	0.2460 ± 0.0288	0.1811 ± 0.0148
	FCPs 低剂量组	31.02 ± 0.72	2.14 ± 0.28	0.4376 ± 0.0191	0.2493 ± 0.0139	0.1883 ± 0.0125
	FCPs 中剂量组	30.58 ± 1.33	2.20 ± 0.24*	0.4217 ± 0.0523	0.2367 ± 0.0312	0.1849 ± 0.0218
	FCPs 高剂量组	31.85 ± 1.04*	2.27 ± 0.23*	0.4863 ± 0.0356*	0.2714 ± 0.0131*	0.2150 ± 00191**
雌性	对照组	28.75 ± 0.56	1.70 ± 0.26	0.3800 ± 0.0142	0.2223 ± 0.0046	0.1577 ± 0.0097
	FCPs 低剂量组	28.92 ± 0.50	1.67 ± 0.24	0.3813 ± 0.0322	0.2233 ± 0.0197	0.1581 ± 0.0147
	FCPs 中剂量组	29.36 ± 0.66	1.75 ± 0.29	0.4123 ± 0.0272	0.2334 ± 0.0191	0.1789 ± 0.0098*
	FCPs 高剂量组	29.60 ± 1.07	1.94 ± 0.16	0.4247 ± 0.0510	0.2436 ± 0.0327	0.1811 ± 0.0190**

与对照组比较差异有显著性，*$P < 0.05$，**$P < 0.01$

2．FCPs 增加大鼠股骨骨矿物质含量和骨密度

骨骼是一种天然合成物，主要由矿物质（主要是羟磷灰石）和有机质（主要是 I 型胶原蛋白）和水组成。其中矿物质主要有助于骨骼的坚硬，而胶原蛋白则负责骨骼的柔韧性。矿物质是骨骼发育不可缺少的营养元素。婴幼儿、少年儿童和青春期，骨骼快速生长，而矿物质的吸收具有重要的作用。由表 18-2 可知，对于雄性大鼠，FCPs 高剂量组股骨的钙和铬含量均显著高于对照组（$P < 0.05$），FCPs 中、高剂量组股骨的镁、锌、锰、铜含量显著高于对照组（$P < 0.05$），但对于雌性大鼠，不同干预组与对照组没有统计学差异。

由图 18-2 可知，对于雄性大鼠，FCPs 高剂量组的股骨颈和股骨远心端的 BMD 显著高于对照组（$P < 0.05$）。

3．FCPs 增加大鼠股骨生物力学强度

骨生物力学的研究不仅能反应骨组织在外力作用下的力学特性，而且能反映出骨组织在受力后所产生的生物学效应，单位体积内骨量减少、骨质内部结构（包括骨小梁结构、密度等）的改变均能影响骨生物力学，从而降低骨生物力学强度。生物力学性能包括骨组织的结构力学和材料力学，常见指标包括最大载荷、弹性模量等，是评价骨质量的一项可靠指标。极限载荷和极限应力反映了骨骼“刚”的特性，屈服载荷和屈服应力反映了骨骼“韧”的特性。

由图 18-3 可知，对于雄性大鼠，FCPs 高剂量组的极限载荷和屈服载荷均显著高于对照组（$P < 0.05$）。而对于雌性大鼠，FCPs 高剂量组极限载荷显著高于对照组（$P < 0.05$）。

表 18-2　FCPs 对幼年 SD 大鼠股骨矿物质含量的影响（Mean ± SD，$n = 10$）

性别	组别	钙 [mg/g (ash)]	磷 [mg/g (ash)]	镁 [mg/g (ash)]	锌 [μg/g (ash)]	锰 [μg/g (ash)]	铜 [μg/g (ash)]	铬 [μg/g (ash)]
雄性	对照组	167.71 ± 9.71	82.50 ± 5.33	3.23 ± 0.25	2.91 ± 0.99	0.70 ± 0.13	1.67 ± 0.36	0.39 ± 0.09
	FCPs 低剂量组	168.16 ± 11.29	82.61 ± 8.02	3.25 ± 0.31	3.24 ± 0.71	0.85 ± 0.10	1.79 ± 0.24	0.43 ± 0.15
	FCPs 中剂量组	170.55 ± 15.46	83.96 ± 7.15	3.53 ± 0.29*	3.62 ± 0.56*	1.12 ± 0.23*	2.19 ± 0.19*	0.33 ± 0.07
	FCPs 高剂量组	183.24 ± 13.44*	87.52 ± 7.44	3.72 ± 0.28*	3.81 ± 0.44*	1.12 ± 0.38*	2.18 ± 0.41*	0.23 ± 0.09*
雌性	对照组	169.17 ± 39.11	83.56 ± 17.53	3.32 ± 0.85	2.79 ± 0.85	0.90 ± 0.27	1.36 ± 0.13	0.27 ± 0.06
	FCPs 低剂量组	186.57 ± 9.98	92.16 ± 6.34	3.77 ± 0.33	2.69 ± 0.67	0.80 ± 0.10	1.61 ± 0.21	0.33 ± 0.13
	FCPs 中剂量组	188.05 ± 18.66	92.89 ± 9.57	3.48 ± 0.33	2.81 ± 0.89	0.70 ± 0.15	1.43 ± 0.23	0.25 ± 0.15
	FCPs 高剂量组	187.31 ± 7.51	93.43 ± 3.52	3.67 ± 0.20	3.01 ± 0.71	0.71 ± 0.36	1.53 ± 0.38	0.24 ± 0.13

与对照组比较差异有显著性，$^{*}P < 0.05$

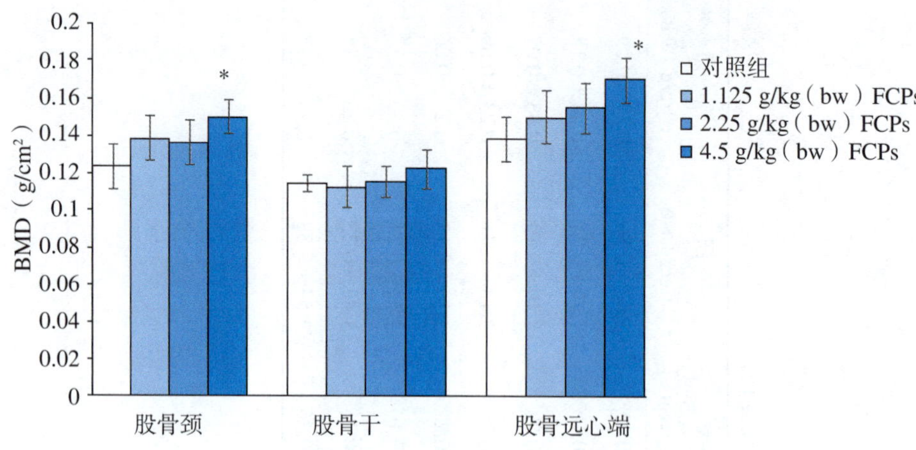

图 18-2　FCPs 对幼年 SD 雄性大鼠股骨密度的影响

与对照组比较差异有显著性，*$P < 0.05$

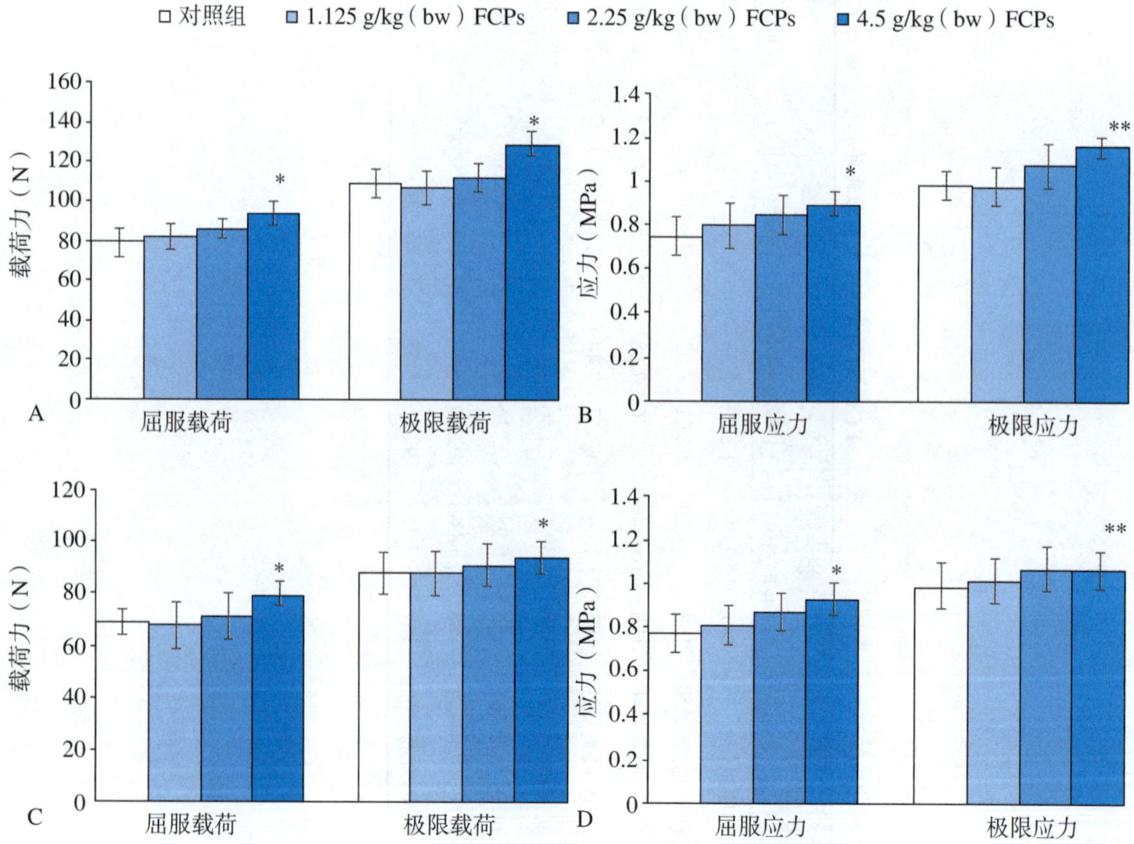

图 18-3　FCPs 对幼年 SD 大鼠股骨机械强度的影响

A、B．雌性 SD 大鼠；C、D．雄性 SD 大鼠。与对照组比较差异有显著性，*$P < 0.05$，**$P < 0.01$

4．FCPs 增加大鼠骨形成抑制骨吸收

骨转换标志物是骨组织本身的代谢产物。在正常人不同年龄段以及不同疾病状态时，血循环或尿液中的骨转换标志物水平会发生不同程度的变化，代表了全身骨骼代谢的动态状况。骨钙素和碱性磷酸酶反映骨生成，而Ⅰ型胶原 N- 末端交联肽反映骨吸收。由表 18-3 可知，对于雄性大鼠，血清中钙和Ⅰ型胶原 N- 末端交联肽在 FCPs 干预组和对照组中并未出现差异。但是 FCPs 中、高剂量干预组，骨钙素和碱性磷酸酶显著高于对照组。对于雌性大鼠，Ⅰ型胶原 N- 末端交联肽和碱性磷酸酶在各组之间未出现统计学差异，但是，FCPs 高剂量干预组的骨钙素显著高于对照组。

表 18-3　FCPs 对幼年 SD 大鼠血液中代谢参数的影响（Mean ± SD，$n = 10$）

性别	组别	钙（mmol/L）	Ⅰ型胶原 N- 末端交联肽（ng/ml）	碱性磷酸酶（U/L）	骨钙素（ng/ml）
雄性	对照组	2.60 ± 0.08	170.19 ± 4.61	142.11 ± 29.03	62.78 ± 5.08
	FCPs 低剂量组	2.61 ± 0.06	166.42 ± 7.21	153.61 ± 34.78	64.74 ± 3.07
	FCPs 中剂量组	2.60 ± 0.06	172.91 ± 9.23	159.65 ± 37.16	76.03 ± 5.78[a]
	FCPs 高剂量组	2.61 ± 0.05	169.90 ± 10.10	162.29 ± 19.17[a]	78.22 ± 4.44[b]
雌性	对照组	2.58 ± 0.06	159.17 ± 9.18	121.21 ± 19.88	47.46 ± 5.24
	FCPs 低剂量组	2.50 ± 0.16	158.64 ± 10.21	126.01 ± 16.71	49.66 ± 4.97
	FCPs 中剂量组	2.56 ± 0.04	162.42 ± 8.09	127.61 ± 24.15	51.80 ± 5.21
	FCPs 高剂量组	2.68 ± 0.14	166.19 ± 7.21	130.15 ± 27.16	53.13 ± 4.18[b]

与对照组比较差异有显著性，[a]$P < 0.05$，[b]$P < 0.01$

至此，北京大学李勇教授课题组证实了 FCPs 干预可以增加生长期雄鼠股骨重量、骨密度、骨矿物质含量，同时增加骨骼的韧度和弹性，推测 FCPs 作用机制可能与成增加骨细胞的活性、促进骨生成有关。

So far，Professor Li Yong and his team from Peking University confirmed that fish collagen peptide intervention can increase femoral weight，bone density，bone mineralization，and bone toughness and elasticity in male rats during growth period. It is speculated that the increase in bone mineral density may be related to the increased activity of osteoblasts to promote bone formation.

三、鱼胶原肽在促进生长发育方面的应用前景

新生命的降生牵动着整个家庭的心，一直到生命的终结，都将是人类为之心动、为之努力去谱写的原动力，是希望的孕育，也是希望的实现。婴幼儿个体的生长发育决定其一生的健康状态，婴幼儿群体的生长发育则极大地影响着人类的未来发展。

生物活性肽作为一种新兴的高活性营养物质，具有多种生理功能（包括促进生长发育、提高免疫系统功能、调节肠道菌群以及促进学习记忆功能等），现已广泛应用在保健食品、

药品中，而正是其在普通食品中的应用，彰显了其作为基础营养物质的科学认知和广阔接受度。幼年，尤其是新生儿的免疫系统发育还非常不完善，因此在某种程度上增强其体液免疫和细胞免疫功能对于降低新生儿死亡率和促进婴幼儿发育具有重要的现实意义。目前，国内外已从酶解的植物、乳类、水生动物等天然食物中发现了诸多具有免疫调节活性的肽类成分。FCPs 来自鱼类的鱼皮（实则属于可食部分）、鱼骨等加工副产物（部分可食），因此，具有高度安全性。同时由于鱼类含有丰富的胶原蛋白，其作为人类肌骨系统的重要组成部分，因此，FCPs 具有较高生物相容性、不易引起过敏等特点。目前，FCPs 已经被证实具有促进生长发育，增强免疫系统功能，构建健康肠道等功效，在婴幼儿、学龄儿童和青少年的保健领域的应用前景广阔。

但因为婴幼儿人群的特殊性，其对产品的安全性、有效性要求极高，尚缺乏大规模的人群研究数据，所以 FCPs 作为婴幼儿功能食品的研发还处于起步阶段。未来 FCPs 的发展还需在基础和应用两个方面做进一步突破。一方面，基础研究仍将继续发力：①进一步筛选具体的活性成分、关键核心序列，确定量 - 构 - 效，为进一步开展应用提供理论依据；②建立并开启 FCPs 的下游研究，例如，添加方式、剂型选择、稳定性以及生物效能的研究，为 FCPs 的应用提供数据支撑；③开展大规模 FCPs 的安全性和有效性的人群试验，为进一步应用和推广提供临床依据。另一方面，应用转化需要针对不同的细化功能应用在目标人群中，并且根据产品的目的和食用方式，选择合适的 FCPs 添加形式和发挥作用方式。随着研究的深入以及科技的发展，在不久的将来，可以在普通食品、功能食品以及医用食品完成 FCPs 的营养转化，使我们的生命在特殊阶段开出营养之花，生命历程结满健康果实，实现整个人类的健康梦。

小结

FCPs 对于生长发育的影响通过临床前研究（即哺乳动物实验）得到广泛证实。已经发现的作用包括促进幼年动物的体格发育、神经行为发育、骨骼发育、免疫系统发育等。北京大学李勇教授课题组对 FCPs 在促进体格生长发育（尤其是骨骼发育）方面的研究已经取得了丰硕的成果，相信随着基础研究的深入，将会开发出更加安全有效的 FCPs。以进一步深入研究至人群试验，并最终推广应用在临床上，达到促进目标人群生长发育的目的，为人类的进步和健康做出贡献。

The effects of fish collagen peptides on growth and development including physical，neurobehavioral，skeletal and immune system development have been widely confirmed by preclinical studies in animal experiments. The team of Professor Li Yong from Peking university has been achieved fruitful results for fish collagen peptides in promoting physical growth and development，especially the bone development. It’s believed that with the deepening of the basic research，fish collagen peptide with more safe and effective will be developed，which will be investigated test to population trail，and eventually applied in clinic in the future to achieve the purpose of promoting the growth and development of the target population.

参考文献

[1] Stagi S，Cavalli L，Iurato C，et al. Bone metabolism in children and adolescents：main characteristics of the determinants of peak bone mass. Clin Cases Miner Bone Metab，2013，10（3）：172-179.

[2] Weaver CM，Gordon CM，Janz KF，et al. The National Osteoporosis Foundation's position statement on peak bone mass development and lifestyle factors：a systematic review and implementation recommendations. Osteoporos Int，2016，27（4）：1281-1386.

[3] Jesudason D，Clifton P. The interaction between dietary protein and bone health. J Bone Miner Metab，2011，29（1）：1-14.

[4] Shapiroa R，Heaney RP. Co-dependence of calcium and phosphorus for growth and bone development under conditions of varying deficiency. Bone，2003，32（5）：532-540.

[5] Aydin H，Deyneli O，Yavuz D，et al. Short-term oral magnesium supplementation suppresses bone turnover in postmenopausal osteoporotic women. Biol Trace Ztem Res，2010，133：136-143.

[6] Winzenberg T，Jones G. Vitamin D and bone health in childhood and adolescence. Calcif Tissue Int，2013，92（2）：140-150.

[7] Winzenberg T，Powell S，Shaw KA，et al. Effects of vitamin D supplementation on bone density in healthy children：systematic review and meta-analysis. BMJ，2011，342：7254.

[8] VanSummeren MJ，VanCoeverden SC，Schurgers LJ，et al. Vitamin K status is associated with childhood bone mineral content. Br J Nutr，2008，100（4）：852-858.

[9] Liu ZZ，Udenigwe CC，Role of food derived opioid peptides in the central nervous and gastrointestinal system. J Food Biochem，2019，43（1）：e12629.

[10] 尹曼，王一侠，唐秉华，等．学龄儿童奶粉中添加食源性生物活性肽对免疫调节作用的影响．中国食物与营养，2016，22（10）：75-79.

[11] Saint-Sauveur D，Gauthier SF，Boutin Y，et al. Immunomodulating properties of a whey protein isolate，its enzymatic digest and peptide fractions. Int Dairy J，2008，18（3）：260-270.

[12] 李睿珺，秦勇，周雅琳，等．鹰嘴豆肽对免疫低下小鼠免疫功能的影响．食品科学，2020，41（31）：133-139.

[13] Xu Z，Fang Y，Chen Y，et al. Protective effects of Se-containing protein hydrolysates from Se-enriched rice against Pb^{2+}-induced cytotoxicity in PC12 and RAW264.7 cells. Food Chem，2016，202：396-403.

[14] 杨睿悦，张召锋，裴新荣，等．海洋蛋白肽对小鼠免疫调节作用的实验研究．中华预防医学杂志，2008，42（4）：221-225.

[15] 胡佳妮，李勇．海洋胶原肽活性及其应用研究进展．食品工业科技，2021，42（18）：407-412.

[16] 珠娜，毛瑞雪，刘睿，等．燕麦肽缓解小鼠体力疲劳作用及机制．中国公共卫生，2018，34（9）：1242-1245.

[17] Mao R，Wu L，Zhu N，et al. Immunomodulatory effects of walnut（Juglans regia L.）oligopeptides on innate and adaptive immune responses in mice. J Funct Foods，2020，73：104068.

[18] 何丽霞，刘睿，任金威，等．吉林人参低聚肽的免疫调节作用．科技导报，2015，33（18）：62-67.

[19] Elango J，Robinson J，Zhang J，et al. Collagen peptide upregulates osteoblastogenesis from bone marrow mesenchymal stem cells through MAPK-Runx2. Cells，2019，8（5）：e446.

[20] Xu YJ，Han XL，LiY. Effect of marine collagen peptides on long bone development in growing rats. J Sci Food Agric，2010，90（9）：1485-1491.

[21] Srinivas S，Prakash V. Bioactive peptides from bovine milk α-casein：isolation，characterization and multifunctional properties. Int J Pept Res Ther，2010，16：7-15.

[22] 徐琳琳，董文红，赵洁，等. 海洋胶原肽对窒息仔鼠神经认知功能改善作用. 中国公共卫生，2012，28（1）：61-63.

[23] 杜倩，乌兰，刘睿，等. 核桃肽对幼年小鼠学习记忆能力的影响. 中国生育健康杂志，2017，28（6）：538-542.

[24] 徐琳琳，马奕，许雅君，李勇. 乳清蛋白肽对幼年大鼠生长发育的影响. 食品科学，2010，31（1）：227-231.

[25] Robling AG，Bonewald LF. The osteocyte：new insights. Annu Rev Physiol，2020，82：485-506.

[26] Wu WJ，Gao H，Jin JS，et al. A comparatively study of menaquinone-7 isolated from Cheonggukjang with vitamin K1 and menaquinone-4 on osteoblastic cells differentiation and mineralization. Food Chem Toxicol，2019，131：192-199.

[27] Yang DQ，Turner AG，Wijenayaka A R，et al. 1,25-Dihydroxyvitamin D3 and extracellular calcium promote mineral deposition via NPP1 activity in a mature osteoblast cell line MLO-A5. Mol Cell Endocrinol，2015，412：140-147.

[28] Sollazzo V，Palmieri A，Pezzetti F，et al. Effects of pulsed electromagnetic fields on human osteoblastlike cells（MG-63）：a pilot study. Clin Orthop Relat Res，2010，468（8）：2260-2277.

[29] Sun Y，Chen Z，Chen X，et al. Diamagnetic levitation promotes osteoclast differentiation from RAW264.7 cells. IEEE Trans Biomed Eng，2015，62（3）：900-908.

[30] Anitha S，Kane-Potaka J，Tsusaka TW，et al. Acceptance and Impact of millet-based mid-day meal on the nutritional status of adolescent school going children in a peri urban region of karnataka state in India. Nutrients，2019，11（9）：145-150.

[31] Yang R，Zhang Z，Pei，et al. Immunomodulatory effects of marine oligopeptide preparation from Chum Salmon（Oncorhynchus keta）in mice. Food chem，2009，113（2）：464-470.

第十九章 鱼胶原肽与骨质疏松症
Fish collagen peptides and osteoporosis

骨质疏松症（osteoporosis，OP）是中老年群体多发疾病，多表现为骨微观结构退化和骨量减少。骨质疏松症患者骨脆性增加，易引发骨折，病症严重影响患者生活质量。随着我国人口的老龄化，骨质疏松症患者增多。骨质疏松症的发病率高，涉及的人群广泛，其有效的防治方法已成为国内外学者探讨和研究的热点问题。虽然，近年来对于骨质疏松症治疗药物相继问世，也有不错的疗效，但是治疗骨质疏松症的药物普遍具有较强的副作用，不能长期服用，具有潜力的防治骨质疏松症的天然产物更受医务工作者和患者的青睐。科研工作者除对中药组方、生物黄酮和皂苷等植物来源的天然产物在防治骨质疏松症方面进行了大量研究[1-2]，高活性以及具有广泛生理功能的生物活性肽已经成为一种潜在的可预防骨质疏松症的生物提取物。

我国拥有资源丰富的水产品，并且随着水产品养殖和加工能力的提高，产生的大量副产品——鱼鳞、鱼骨和鱼皮等带来环境负担，但正是这些副产品富含优质的胶原蛋白，胶原蛋白是骨骼的基本组成物质，源自鱼类的胶原蛋白包含各种生物活性肽序列，这些肽经水解或酶解后释放出来，表现出广泛的生物活性。北京大学李勇教授课题组对鱼胶原肽的研究证实其具有包括防治骨质疏松症在内的多种生物活性，并且相比其他来源的胶原肽，具有更高的生物活性。

China has a abundant resources of aquatic products. With improvement of the aquaculture and processing capacity，the large number of by-products，such as fish scales，bones and skins，bring environmental burdens. while also contain high content of collagen. Collagen，bone basic component，derived from the fish contains various bioactive peptide sequence，which was hydrolyed with enzyme showed a wide range of biological activity. The research on fish collagen peptide by professor Li Yong from Peking University confirmed that it has variety bioactivities including prevention and treatment of osteoporosis，which has higher biological activities than similar types of collagen peptides from other sources.

第一节 概述 Introduction

一、骨质疏松症及其流行病学

骨质疏松症是一种以骨量低下，骨微结构损坏，导致骨脆性增加，易发生骨折为特征的全身性骨病[3]。骨质疏松症分为三类。第一类，原发性骨质疏松症，其分为两型，I 型为绝经后骨质疏松症，为高转换型骨质疏松症，以松质骨变化为主，故常见脊椎和腕部骨折；II 型为老年性骨质疏松症，为低转换型，皮质骨及松质骨均有变化，易发生髋部骨折，一般发生在 65 岁以上的老人。第二类，继发性骨质疏松症，是由其他疾病或药物等一些因素所诱发的骨质疏松症，其中药物以糖皮质激素（以下简称激素）最为常见。第三类，特发性骨质疏松症，多见于 8 ～ 14 岁的青少年或成人，多伴有遗传家庭史。

Osteoporosis（OP）is a systemic bone disease characterized by low bone mass and damage of bone microstructure，resulting in increased bone fragility and easy fracture. Osteoporosis divides into three categories. The first，primary osteoporosis，is divided into two types. Type Ⅰ（high conversion type osteoporosis）for postmenopausal osteoporosis shows cancellous bone changes，which lead to the spine and wrist fractures. Type Ⅱ（senile osteoporosis）for low transformation shows cortical and cancellous bone changes，which prone to hip fracture generally occur in male at more than 65-year-old. The secondary osteoporosis is caused by some factors such as other diseases or drugs（glucocorticoids）. The third type，idiopathic osteoporosis，is most common in adolescents and adults between the ages of 8 and 14 years and is associated with a genetic family history.

骨质疏松症是一种与增龄相关的骨骼疾病，发病率随着年龄增长而增高。随着人类寿命延长和老龄化社会的到来，骨质疏松症已成为人类的重要健康问题。研究表明，2016 年中国 60 岁以上老年人骨质疏松症患病率 36%，其中男性为 23%，女性为 49%[4]。骨质疏松症患病率最明显的特征是性别导致的差异。早在 1996 年，一项关于欧洲骨质疏松症患病率的调查中显示，在 50 ～ 59 岁人群，女性骨质疏松症患病率高于 30%，而男性仅仅为 3% ～ 6%[5]。2008 年中国香港地区调查显示，年龄超过 50 岁的女性发病率为 34.1% ～ 37%，而在同年龄组的男性发病率仅为 7%[6]。患病率的此种差异原因是女性的骨峰值较男性低，而且妇女除了发生与年龄相关的骨丢失过程外，还有绝经后骨吸收加速的过程，骨丢失率较男性高。绝经后骨质疏松症常发生在绝经后 5 ～ 10 年，发病人群为 55 ～ 65 岁的女性，约 1/3 绝经后妇女患有骨质疏松症[7]。

骨质疏松症最严重的后果是骨质疏松性骨折，骨质疏松性骨折的常见部位是椎体、髋部、前臂远端、肱骨近端和骨盆等，其中最常见椎体骨折。根据流行病学调查，2010 年我国骨质疏松性骨折患者达 233 万，其中椎体骨折 111 万，髋部骨折 36 万，其他骨质疏松性骨折 86 万。据推测，2035 年我国主要骨质疏松性骨折（腕部、椎体和髋部）约为 483 万例次，至 2050 年，我国骨质疏松性骨折患病人数将增加至 599 万例次[8]。

二、骨质疏松症的发病机制

骨质疏松症及其骨折的发生是遗传因素和非遗传因素交互作用的结果（图 19-1）。遗传因素主要影响骨骼大小、骨量、结构、微结构和内部特性。峰值骨量的 60% ~ 80% 由遗传因素决定，多种基因的遗传变异被证实与骨量调节相关。非遗传因素主要包括环境因素、生活方式、疾病、药物、跌倒相关因素等。骨质疏松症是由多种基因 - 环境因素等微小作用积累的共同结果。

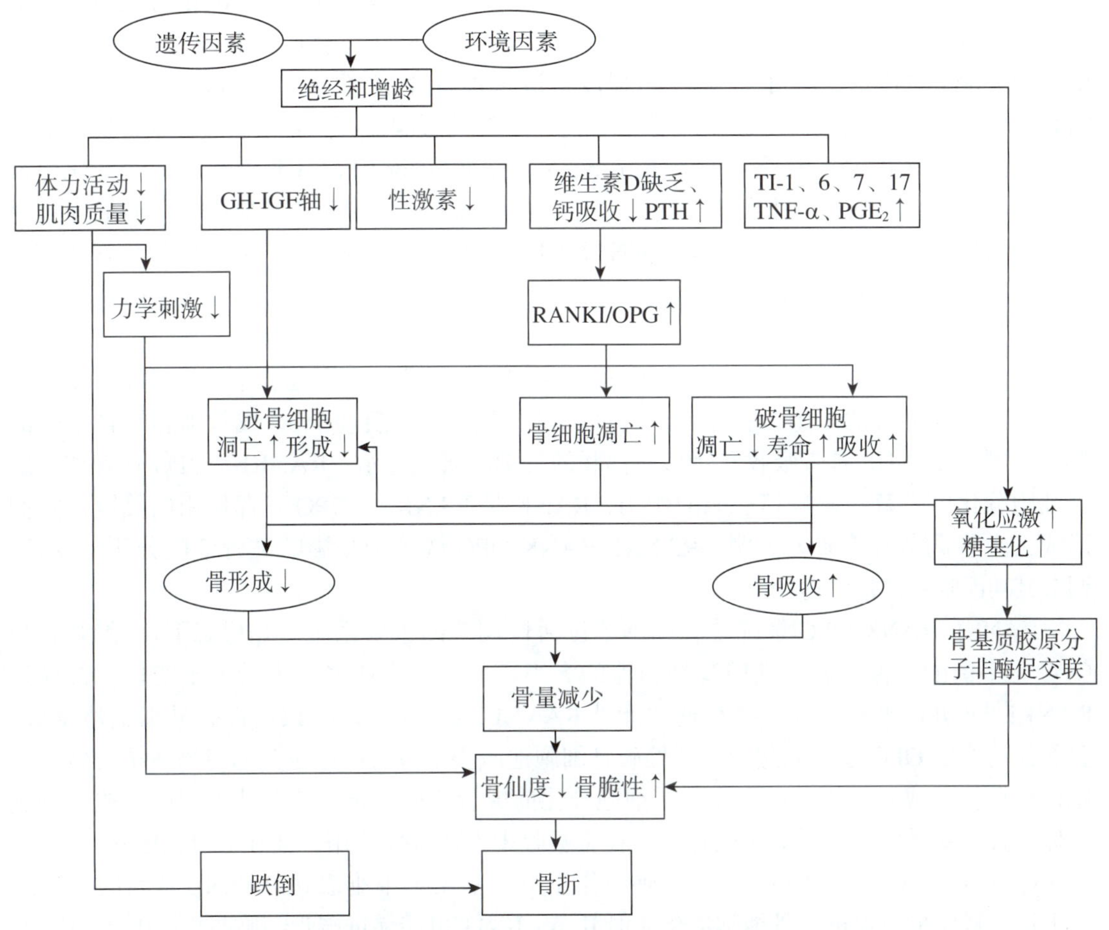

图 19-1　原发性骨质疏松症的发病机制[14]

近年来，分子生物学研究表明 OP 与雌激素受体（estrogen receptors，ER）基因变异有密切关系。ER 属于能与小分子疏水配体结合的核受体超家族成员。它可分为 ERα 和 ERβ 两个亚型。纯合子 BBAA 基因型个体绝经后出现骨密度降低的几率比较大[7]，若对这部分高危人群及早采取防治措施，对预防原发性 OP 具有重要意义。

骨骼的完整性由不断重复、时空偶联的骨吸收和骨形成过程维持，此过程称为“骨重建”。适当的力学刺激和负重有利于维持骨重建，修复骨骼微损伤，避免微损伤累积和骨折。分布于哈佛管周围的骨细胞（占骨骼细胞的 90% ~ 95%）可感受骨骼的微损伤和力学刺激，并直接与邻近骨细胞，或通过内分泌、自分泌和旁分泌的方式与其他骨细胞联系[10]。力学刺激变化或微损伤贯通板层骨或微管系统，通过影响骨细胞的信号转导，诱导破骨细胞前体的迁移和分化。破骨细胞生成的关键调节步骤包括：成骨细胞产生的 NF-κB 受体活化体配体（nucleus factor Kappa B receptor activation factor ligands，RANKL）与破骨细胞前体细胞上的 RANK 结合，从而激活 NF-κB，促进破骨细胞分化。破骨细胞的增生和生存有赖于成骨细胞源性的巨噬细胞集落刺激因子（macrophage colony stimulating factor，M-CSF）与破骨细胞的受体 c-fms 相结合。成骨细胞分泌的护骨素（osteoprotegerin，OPG），也作为可溶性 RANKL 的受体，与 RANK 竞争性结合 RANKL，从而抑制破骨细胞的生成。RANKL/OPG 的比值决定了骨吸收的程度，该比值受甲状旁腺素（parathyroid hormone，PTH）、1,25- 双羟维生素 D、前列腺素和细胞因子等的影响[11-12]。骨吸收后，成骨细胞的前体细胞能感知转化生长因子 -β1（transforming growth factor-β1，TGF-β1）的梯度变化而被募集。成骨细胞由间充质干细胞分化而成，负责骨形成，并可随骨基质的矿化而成为包埋于骨组织中的骨细胞或停留在骨表面的骨衬细胞。成骨细胞分泌富含蛋白质的骨基质，包括 I 型胶原和一些非胶原的蛋白质（如骨钙素）等，再经过数周至数月，羟基磷灰石沉积骨基质上完成矿化[13]。

最近研究发现，多种因子通过 RANKL-RANK-OPG 调节轴引起骨量丢失，导致发生骨质疏松。在人体骨的重塑过程中，破骨细胞是骨重塑的“启动子”，成骨细胞是骨重塑的“调节者”，RANKL 是骨吸收和骨形成偶联的关键。研究显示，RANKL、OPG 具有调节破骨细胞分化、发育、影响其功能的作用，RANK 是 RANKL、OPG 发挥作用的关键，它们形成一个骨调节轴。研究表明，RANKL-RANK-OPG 调节轴是影响破骨细胞分化、发育、调节其功能唯一的最终途径[15-16]。

RANKL-RANK-OPG 系统是骨细胞单位活性调节的重要系统。在稳态下，RANKL 与 OPG 是平衡的，保持着活性破骨细胞池的大小。一旦一个或多个上游因子变化，将导致 RANKL 与 OPG 平衡破坏，要么使功能性 RANKL 过分表达，导致活性破骨细胞池增大；要么使功能性 OPG 过分表达导致活性破骨细胞池减小。成骨细胞也是通过该系统对破骨细胞进行调控。成骨细胞是由间充质干细胞分化前成骨细胞后进一步分化形成的，成骨细胞前体通过接受骨吸收诱导分子的信号，在骨吸收中发挥重要作用。如在 IL-1、IL-6、IL-11、IL-13、IL-16、IL-17、TNF-α 等信号刺激作用下，基质干细胞表达 RANKL 基因的表达水平上调，从而最终促进破骨细胞活化。但 IL-6、IL-11 也能促进破骨细胞凋亡。IL-8、Il-12、TNF、BMP-2 上调成骨细胞 OPG 表达，其中 TNF 也可以刺激基质成骨样细胞合成 IL-6、IL-11 以及 RANKL 表达促进破骨细胞发育。TGF-β1 可以通过时间浓度依赖性方式增加 OPG mRNA 表达，同时抑制 RANKL mRNA 表达。血管内皮生长因子（vascular endothelial growth factor，VEGF）参与 RANKL 刺激破骨细胞作用。进一步的研究发现，体内调控破骨细胞的多种因子和激素几乎都是通过影响 OPG 和 RANKL 的分泌，使 OPG/RANKL 比率失衡。例如，成骨细胞系在抑制骨吸收和促进骨形成的细胞因子，如［TGF-α、TGF-β、IL-

1β、IL-18、1,25（OH）$_2$D$_3$ 及 BMP-2］的刺激下，OPG 的 mRNA 和蛋白表达量明显升高，相反，在促进骨吸收和抑制骨形成的细胞因子和药物的作用下，OPG 的 mRNA 和蛋白表达量降低。可见，在体内骨吸收和骨形成的平衡关系中，OPG/RANKL 比值是一个重要的杠杆[17]。

根据以上论述，随着年龄的增长，中老年人骨丢失大于骨重建，其机制一方面是由于破骨细胞的吸收增加；另一方面是由于成骨细胞功能的衰减导致骨量减少，这就是 OP 的细胞学基础。而由于老年人特殊的生理变化以及生活状态，引起中老年人骨质丢失的因素十分复杂，近年来研究认为增龄引起的骨质疏松症与下列因素密切相关。

第一，中、老年人性激素分泌减少是导致 OP 的重要原因之一。绝经后雌激素水平下降，致使骨吸收增加已是公认的事实。其主要发病机制是雌激素缺乏导致破骨细胞增殖分化，破骨细胞功能活跃，同时抑制破骨细胞凋亡，从而使骨吸收速度超过骨形成速度，造成骨质有机物和无机物成比例地减少。

第二，随着年龄的增长，钙调节激素的分泌失调致使骨代谢紊乱。人体有三种钙调节激素，即降钙素（calcitonin，CT）、甲状旁腺激素（parathormone，PTH）及［1,25-(OH)$_2$D$_3$］。CT 是由甲状腺“C 细胞”所分泌，可降低骨转换，抑制骨吸收，促进骨形成。PTH 使骨代谢活跃，促进骨吸收。1,25-(OH)$_2$D$_3$ 促进钙的吸收利用。老年人肾功能显著下降，肌酐清除率降低，导致血磷升高，继发性使 PTH 上升，骨吸收增加，骨钙下降，老年人“C 细胞”功能衰退，CT 分泌减少，骨形成下降。

第三，老年人由于牙齿脱落及消化功能降低，进食少，多有营养缺乏，致使蛋白质、钙、磷、维生素及微量元素摄入不足。研究表明，蛋白质摄入不足或过量都对钙的平衡和骨钙含量起负性调节作用，而我国老年人膳食结构中蛋白质摄入量大都偏低。动物实验证实，单纯蛋白质摄入不足可导致骨量和骨强度减低。低蛋白饮食还会通过减少 IGF-I 而影响骨骼的完整性。IGF-I 通过刺激肾无机磷运转和 1，25-（OH）$_2$D$_3$ 的产生而在钙磷代谢中起重要作用。同时，IGF-I 对骨小梁和骨皮质的形成亦有重要的促进作用[18]。我国传统膳食属低钙食谱，钙来源主要依靠谷类及蔬菜，由于老年人牙齿缺失较多，而蔬菜、水果、瘦肉不易咀嚼，造成它们的摄入量减少，呈现“负钙平衡”，反馈性 PTH 分泌上升，动员骨钙溶解，血钙上升。血磷含量与年龄呈明显负相关，老年人由于血磷降低，使 Ca/P 比值增大，导致成骨作用的降低。此外，维生素 K 缺乏可影响 OC 的羧化，未羧化的 OC 升高，可加速骨量丢失，易致骨折[19]。

第四，随着年龄的增长，户外运动减少也是老年人易患 OP 的重要原因。研究表明，机构负荷可以增加骨转换率，刺激成骨细胞生物活性，增加骨的重建和骨量的积累。长期坚持有规律的负重行走或跑步、爬楼梯，可以增加椎体的骨矿物质密度（bone mineral density，BMD）[20]。部分老年人行动不便，户外运动及日照减少，使维生素 D 合成降低，维生素 D 的减少可使肠道钙磷的吸收下降，使骨形成及骨矿化降低。

三、骨质疏松症防治措施

（一）原发性骨质疏松症的早期症状和诊断

疼痛（腰背疼痛或周身骨骼疼痛）、脊柱变形和发生脆性骨折（低能量或者非暴力骨折）是骨质疏松症最典型的临床表现。但许多骨质疏松症患者早期常无明显的症状，往往在骨折发生后经 X 线或骨密度检查时才发现已有骨质疏松症。目前通用的骨质疏松症诊断指标基于 DXA 测量骨密度。对于绝经后女性、50 岁及以上男性，建议参照 WHO 推荐的诊断标准：T 值≥ –1.0，正常；–2.5 ＜ T 值＜ –1.0，低骨量；T 值≤ –2.5，骨质疏松；T 值≤ –2.5+ 脆性骨折，严重骨质疏松。其中，T 值 =（实测值 – 同种族同性别正常青年人峰值骨密度）/ 同种族同性别正常青年人峰值骨密度的标准差。对于儿童、绝经前女性和 50 岁以下男性，其骨密度水平的判断建议用同种族的 Z 值表示，Z 值 =（骨密度测定值 – 同种族同性别同龄人骨密度均值）/ 同种族同性别同龄人骨密度标准差。将 Z 值≤ -2. 0 视为"低于同年龄段预期范围"或低骨量。

原发性骨质疏松症是一种可以预防的退行性病变。需加强对危险人群的早期筛查与识别，尽早预防，延缓其发生和发展。

（二）骨质疏松症的危险因素

骨质疏松症是一种受多重危险因素影响的复杂疾病，危险因素分为不可控因素与可控因素。

1．不可控因素

主要有种族（患骨质疏松症的风险：白种人＞黄种人＞黑种人）、老龄化、女性绝经、脆性骨折家族史。

2．可控因素

不健康生活方式：包括体力活动少、吸烟、过量饮酒、过多饮用含咖啡因的饮料、营养失衡、蛋白质摄入过多或不足、钙和（或）维生素 D 缺乏、高钠饮食、体质量过低等。

影响骨代谢的疾病：包括性腺功能减退症等多种内分泌系统疾病、风湿免疫性疾病、胃肠疾病、血液系统疾病、神经肌肉疾病、慢性肾病及心肺疾病等。

影响骨代谢的药物：包括糖皮质激素、抗癫痫药物、芳香化酶抑制剂、促性腺激素释放激素类似物、抗病毒药物、噻唑烷二酮类药物、质子泵抑制剂和过量甲状腺激素等[20]。

（三）骨质疏松症的防治措施

1．骨质疏松症的治疗

治疗 OP 的基本原则是：缓解骨痛、增加骨量，减少骨折。OP 的发生是一个逐步发展的过程。虽然 OP 后期所致骨骼病变尚无法根本治愈，但是临床上对 OP 治疗方法的准确选择和有效实施，对 OP 的个体化治疗十分重要。不论是哪种 OP，治疗的关键在于抓住病因。如果是继发性 OP，首先要了解病因，一旦控制了病因，OP 也就有可能得到治疗。对于原发性 OP 治疗的根本方法在于抑制破骨细胞，激活成骨细胞，促进人体骨组织新陈代谢。

目前治疗 OP 的药物按作用机制可分为骨吸收抑制剂、骨形成促进剂、其他机制类药物及传统中药（表 19-1）。

表 19-1 防治骨质疏松症主要药物

骨吸收抑制剂	骨形成促进剂	其他机制类药物	中药
双磷酸盐	甲状旁腺激素类药物	活性维生素 D 及其类似物	骨碎补总黄酮制剂
降钙素		维生素 K_2 类	淫羊藿苷类制剂
雌激素		锶盐	人工虎骨制剂
选择性雌激素受体调节剂			
RANKL 抑制剂			

但药物往往避免不了一定的副作用。其不良反应包括：双磷酸盐引发的胃肠不良反应和肾脏毒性；性激素的使用需要权衡对心血管病和乳腺癌产生的利弊；长期大量服用维生素 D_3 可引起维生素 D_3 中毒。

近几年来随着对治疗骨质疏松症的研究深入，对骨质疏松同时具有预防和治疗作用的天然产物得到广泛关注和研究。这些天然产物主要分布在桔梗科、伞形科、菊科、毛茛科、豆科、五加科、玄参科、小檗科等植物中，具有防治骨质疏松作用的成分有大豆黄酮和异黄酮、小檗碱、黄瓜籽多肽、植物皂苷类等[2]。也有少部分研究关注到动物来源的天然产物，如鹿茸的胶原酶解产物、人工虎骨、龟壳、壳聚糖等[21]。北京大学李勇教授课题组多年来致力于生物活性肽的研究，揭示了多种生物活性肽对于骨质疏松的防治具有诸多优势，且效果显著，其研究结果将在下文详细阐述。

2．骨质疏松症的预防

OP 给患者生活带来极大不便和痛苦，治疗收效很慢，一旦骨折又可危及生命，因此，要特别强调落实三级预防。

（1）一级预防：应从儿童、青少年做起，如注意合理膳食营养，多食用富含 Ca、P 的食品，如鱼、虾、虾皮、海带、牛奶（250 ml 牛奶含 Ca 300 mg）、乳制品、骨头汤、鸡蛋、豆类、精杂粮、芝麻、瓜子、绿叶蔬菜等。尽量摆脱“危险因子”，坚持科学的生活方式，如坚持体育锻炼，多接受日光浴，不吸烟、不饮酒、少喝咖啡、浓茶及含碳酸饮料，少吃糖及食盐，动物蛋白也不宜过多，晚婚、少育，哺乳期不宜过长，尽可能保存体内钙质，丰富钙库，将骨峰值提高到最大值是预防生命后期 OP 的最佳措施。加强 OP 的基础研究，对有遗传基因的高危人群，重点随访，早期防治。

（2）二级预防：人到中年，尤其妇女绝经后，骨丢失量加速，此时期应每年进行一次骨密度检查，对骨量快速减少的人群，应及早采取防治对策。近年来，欧美各国多数学者主张在妇女绝经后 3 年内即开始长期激素补充治疗（hormone replacement therapy，HRT），同时坚持长期预防性补钙或用固体骨肽制剂、骨肽片进行预防，以安全、有效地预防 OP。日本则多主张用活性维生素 D 及钙预防 OP，注意积极治疗与 OP 有关的疾病，如糖尿病、类风湿性关节炎、脂肪泻、慢性肾炎、甲旁亢或甲亢、骨转移癌、慢性肝炎、肝硬化等。

（3）三级预防：对退行性 OP 患者应抑制骨吸收（雌激素、CT、Ca），促进骨形成（活性维生素 D），采用骨肽片等药物治疗，还应加强防摔、防碰、防绊、防颠等措施。对中老年骨折患者应积极手术，实行牢固内固定，早期活动，进行体疗、理疗、心理干预、营养、补钙、止痛、促进骨生长、遏制骨丢失，提高免疫功能及整体素质等综合治疗。

结合 OP 的特点，我们有必要探索新的预防策略。寻找具有预防 OP 效果、副作用小、可以长期服用的生物提取物已经成为研究的热点。

四、生物活性肽与骨质疏松症

外源性生物活性肽按照来源可分为植物生物活性肽和动物生物活性肽。乳类富含蛋白质、钙、磷、维生素 A 及 B 族维生素，是公认的优质蛋白质和优质钙的重要来源。乳类的发酵产物多含有肽类物质。采用开菲尔酸奶长达 6 个月的人群干预表明其能显著增加骨质疏松症患者骨密度，促进骨转化[22]。CPPs 是以牛奶酪蛋白为原料制备而成的生物活性肽。CPPs 能促进机体肠黏膜对钙、铁、锌、硒，尤其是钙的吸收和利用，被誉为“矿物质载体”。早在 1996 年，动物实验已证实 CPPs 可以提高去卵巢大鼠的骨密度[23]。颅骨细胞实验表明，CPPs 可提高 ALP 活性、骨钙素的含量，促进矿化，其作用是通过磷酸化 Akt 通路上调 ALP、骨钙素以及 I 型胶原蛋白基因的表达实现[24]。WPPs 是来源于乳类的另一种生物活性强大的活性肽。潘道东以乳清蛋白水解肽给予 ICR 小鼠长达 4 周的干预，同时以低钙饲料喂养和补钙为空白对照组和实验对照组。实验表明，乳清蛋白水解肽干预组的股骨长度、股骨密度、股骨干重、股骨钙含量显著高于空白对照组和实验对照组。证实乳清蛋白水解肽对钙吸收有显著促进作用[25]。胶原蛋白是广泛存在于动物结缔组织中的生物大分子，以畜禽源及水产动物源的皮、骨等组织为天然胶原蛋白和胶原肽的主要来源。近年来，从胶原肽中分离鉴定出多种具有促进骨健康的功能肽段。已有大量研究表明，胶原肽具有良好的预防骨质疏松症功效。胶原肽的摄入可以有效改善模型动物的骨密度、骨小梁微结构，提高骨生物力学性能，同时改变与骨代谢相关的生物标志物含量及活性。Zhang 等[26]采用去卵巢大鼠模型，连续口服 12 周牦牛骨胶原肽，可以观察到大鼠骨密度、骨微结构、骨代谢水平的改善。也有研究发现术前一个月给小鼠补充胶原肽可有效防止术后两周骨密度的下降[27]。Wauquier 等[28]研究表明牛胶原肽饮食组对去卵巢大鼠骨质流失的预防作用显著优于含酪蛋白饮食的对照组。Zhang 等[23]发现摄食鲢鱼皮胶原肽对老年大鼠骨代谢的改善显著优于摄食胶原蛋白全水解物或脯氨酸的对照组，这也表明胶原肽的成骨活性并非得益于氨基酸本身。北京大学李勇教授课题组以健康雄性 SD 大鼠为模型动物，探讨单独补充碳酸钙，或碳酸钙与维生素 D 和（或）胶原肽联合补充对大鼠骨密度的影响。采用相应的饲料喂养 12 周，结果表明，单独补充碳酸钙，或碳酸钙与维生素 D 和（或）胶原肽联合补充均能够促进雄性大鼠骨量，可能的机制是胶原肽通过促进钙的吸收，同时抑制骨吸收[30]。

第二节　鱼胶原肽对骨质疏松症作用的研究进展
Advances in effects of fish collagen peptides on osteoporosis

随着鱼产业的迅猛发展，产生了大量的鱼皮、鱼鳞和鱼骨等废弃物，其中含有丰富的胶原蛋白。对鱼胶原蛋白经酶解等技术分解制备而成的小分子低聚肽，容易经消化道吸收。

目前国内外对鱼胶原肽的研究多集中在多肽方面，已经证实其具有良好的促进骨健康的作用。北京大学李勇教授课题组对于鱼胶原低聚肽做了大量的研究，通过一系列关于骨结构、骨生物力学的特征来评估鱼胶原低聚肽防治骨质疏松症的效果，同时深入分子层面探讨了其作用机制。对 FCPs 作为骨质疏松症的功能因子提供了理论支持，为其作为骨质疏松症的膳食营养策略建立了实验依据。

With the rapid development of the fish industry，a large number of fish skin，scales，bones and other waste contains rich collagen are produced. The oligopeptides，prepared by enzymatic hydrolysis of fish collagen，are easily absorbed. At present，the researches on fish collagen peptides are mostly focused on polypeptides，which has been confirmed to have a good effect on promoting bone health. However，the research on fish collagen oligopeptides is mainly carried out by Professor Li Yong's team from Peking University. The effect of fish collagen oligopeptides on the prevention and treatment of osteoporosis was evaluated through a series of researches including characteristics of bone structure and bone biomechanics，and the mechanism was explored at the molecular level. This study provided the theoretical support for fish collagen peptide as a functional factor of osteoporosis and established experimental basis for its use as a dietary nutrition strategy for osteoporosis.

一、鱼胶原肽对骨质疏松症改善作用的研究方法

目前，探讨骨质疏松症改善效果的 FCPs 多停留在动物实验和细胞实验，也有少量的人群干预试验，人群试验是评价受试物功效最为直观、最具说服力的手段，动物实验可以模拟疾病的情况并且具有很好的重复性和可靠性，而细胞实验多为探讨受试物对疾病的作用机制。

（一）人群试验

FCPs 防治骨质疏松症的作用在部分临床试验中得到了肯定。田雨佳对 138 例老年骨质疏松症患者进行了海洋鱼骨胶原肽联合阿仑膦酸钠治疗，干预 12 个月，结果表明，干预后腰椎正位、左股骨颈的骨密度均明显高于非干预组，干预组患者血清 BALP 及血磷改善水平较非干预组组更明显[31]。谌红姗对济南某社区中老年人给予海洋骨胶原肽干预，干预后男性骨密度增加，血清钙、ALP 水平显著增加；女性骨密度增加显著[32]。刘厚福等[33]对 185 位老年人进行了为期一年的膳食干预（每人每日食用 6 g 海洋鱼骨胶原肽粉），结果表明，鱼骨胶原肽可有效改善 OP 组和非 OP 组老年人的骨密度及血清骨代谢指标。

（二）细胞模型

体内与骨代谢相关的细胞包括成骨细胞和破骨细胞，有关胶原肽预防骨质疏松症的体外功效评价多针对成骨方面。成骨细胞负责骨形成过程中基质的合成、分泌和矿化，其在体内成熟的过程中有四种不同的形态，依次为前成骨细胞、成骨细胞、骨细胞和队形细胞。而针对胶原肽成骨活性的体外功效评价多选用小鼠胚胎前成骨细胞（MC3T3-E1），用其代替人原代成骨细胞最为可靠[34]。此外，也有部分研究利用人成骨肉瘤细胞系（MG-63）[35]、人 SV40 转染成骨细胞（hFOB1.19）[36]、直接从幼鼠体内分离的原代骨细胞[37]或骨髓间充

质干细胞（BMSCs）模型[38]。BMSCs 具有成骨、脂肪、软骨、神经等多向分化潜能，可用于探究胶原肽促进其成骨分化的作用。

（三）动物模型

预防骨质疏松症功效评价的动物模型多选用去卵巢大鼠，此模型可以模拟女性因绝经后体内雌激素水平急剧下降而造成的绝经后骨质疏松症，也是最常见、患者基数最大的一类骨质疏松症[6,39]。除此之外，还有部分运用维 A 酸模型[40]、地塞米松诱导的骨质疏松症模型[41]、模拟老年型骨质疏松症的衰老模型[29,42-43]等来进行相应的研究。在骨质疏松的动物研究中，选取的动物模型在病因、发病机理、病理变化及症状应尽量与临床接近。虽然以上造模方法均可模拟人体骨代谢失衡及骨质疏松症症状，但也存在许多差异。

为了评价 FCPs 防治骨质疏松症的作用，北京大学李勇教授课题组采用去卵巢动物模型进行评估，并对其作用机制进行了深入探讨。去卵巢动物模型是目前最常用的绝经后骨质疏松动物模型，且与临床绝经后骨质疏松症比较相似。绝经后骨质疏松动物模型于 1969 年首先由 Saville 用大鼠建立，后经反复证实，现在去势雌鼠骨质疏松模型已成为标准化的公认的绝经后骨质疏松症经典病理模型。雌性大鼠卵巢切除后，松质骨的骨转换加快、骨量减少、骨强度下降，这种特点类似于人类正常绝经后的骨丢失状态。切除卵巢的雌性大鼠经给予合适的雌激素进行替代实验时并不增加骨转换和骨丢失，这与绝经后妇女对雌激素替代法的反应相一致；另外，手术后雌性大鼠在骨质疏松性骨折和骨量减少部位上也表现出与人类很大的相似性。另外，大鼠易于饲养，自然寿命为 2 ～ 3 年。由于这些优点，雌性大鼠被推荐用于骨质疏松症研究。

（四）测定指标

1．BMD

骨质疏松症是以骨量减少为特征的，而反映主要指标是 BMD。其测量是评价骨质丢失、诊断疏松的重要手段之一。WHO 曾发布过有关文件，推荐人体 BMD 测量与骨质疏松症的诊断标准。目前世界上公认的诊断骨质疏松症的金标准是利用双能 X 线吸收法检测骨质代谢活跃、骨折易发生的腕、股骨、腰椎 BMD，其优点为精确度、稳定性高、放射线剂量低。

2．形态剂量学指标

目前骨组织形态计量学的测量指标包括：骨小梁相对体积、骨小梁类骨质表面占骨小梁总表面百分比、骨小梁吸收表面占骨小梁总表面百分比、骨小梁平均骨壁厚度、骨小梁骨矿化率、骨内膜骨矿化率、骨量体积、成骨细胞表面积、类骨质体积、矿化表面积、矿化沉积率、平均骨小梁宽度、平均骨小梁间距、骨小梁节点数、骨小梁游离末端数、骨皮质平均厚度、骨小梁骨生成率等[44]。

3．力学特性

一般较常用的力学特性通过特定的实验进行表征，常采用的实验包括：压痕实验、三点弯曲实验等。北京大学李勇教授课题组采用纳米压痕（又称深度敏感压痕）技术，基于 Micro-CT 建立的微有限元分析模型，评价离体骨小梁生物力学参数。

4．骨转换标志物

见表 19-2。

表 19-2　骨转换生化标志物

骨形成标志物	骨吸收标志物
血清碱性磷酸酶（ALP）	空腹 2 h 尿钙 / 肌酐比值（UCa/Cr）
血清骨钙素（OC）	血清抗酒石酸性磷酸酶（TRACP）
血清骨特异性碱性磷酸酶（BALP）	血清 I 型胶原 C- 末端肽交联（S-CTX））
血清 I 型原胶原 C- 端前肽（PICP）	尿吡啶啉（Pyr）
血清 I 型原胶原 N- 端前肽（PINP）	尿脱氧吡啶啉（D-Pyr）
	尿 I 型胶原 C- 末端肽交联（U-CTX）
	尿 I 型胶原 N- 末端肽交联（U-NTX）

二、鱼胶原肽对骨质疏松症改善作用的研究进展

北京大学李勇教授课题组采用卵巢切除术建立骨质疏松症模型，具体方法如下。3 月龄雌性 SD 大鼠 98 只，随机分为假手术组、去卵巢组和 5 个 FCPs 干预组。干预 90 天后进行相关分析和测定：股骨长度、BMD 和骨矿物质含量（bone mineral content，BMC）的测定；Micro-CT 对胫骨进行形态计量学的测定；骨代谢生物指标的测定有两部分：血液中 IL-6、IL-1β、TNF-α、OC、BALP，尿液中 U-NTX、U-CTX、D-Pyr；RT-PCR 法检测 RANKL 和 OPG 基因的表达情况；通过 Ansys 软件对小梁骨进行有限元分析。研究结果表明，FCPs 干预在一定程度上降低了去卵巢大鼠的骨吸收，可能主要是通过调节 RANKL 和 OPG 的表达来影响破骨细胞的分化和活性，进而影响骨重建的过程。提示 FCPs 干预具有预防去卵巢大鼠骨丢失的作用。

（一）FCPs 改善骨组织形态参数和 BMD 的作用

由表 19-3 可知，FCPs 可以明显地增加去卵巢大鼠股骨的长度和横径。对于长度，1.500 g/kg（bw）FCPs 组、3.000 g/kg（bw）FCPs 组和 6.000 g/kg（bw）FCPs 组的股骨长度明显高于去卵巢组（$P < 0.05$）。所有 FCPs 与假手术组的股骨长度相比，不具有显著性差异（$P > 0.05$）。对于横径，3.000 g/kg（bw）FCPs 组和 6.000 g/kg（bw）FCPs 组与去卵巢组相比都明显增加（$P < 0.05$）。除 0.375 g/kg（bw）FCPs 组显著低于假手术组外（$P < 0.05$），其他 FCPs 组的横径与假手术组没有显著性差别。

由表 19-3 可以看到，FCPs 可以明显地增加去卵巢大鼠股骨的 BMD。在股骨近端，3.000 g/kg（bw）FCPs 组的 BMD 明显高于去卵巢组（$P < 0.05$）。在股骨远端，虽然所有 FCPs 组 BMD 没有达到假手术组的水平，3.000 g/kg（bw）FCPs 组明显高于去卵巢组（$P < 0.05$），其他 FCPs 剂量组同去卵巢组相比没有显著性的差异。在股骨中段，各个 FCPs 组与假手术组和去卵巢组相比都没有显著性差异。这说明，3.000 g/kg（bw）FCPs 干预削弱了由于卵巢切除而引起的松质骨的骨转换加快、骨量减少。同时发现股骨中段的 BMD 在各组之间并没有显著性差异。股骨中段主要以皮质骨为主，而股骨的近端和远端主要以松质骨为主。其他研究者的研究表明，在大鼠去卵巢后，骨量的减少主要发生在松质骨为主的部位，而以皮质骨为主的部位所受的影响相对较小。

表 19-3 FCPs 对去卵巢大鼠体重、子宫重量、股骨长度、股骨横径和密度的影响（Mean ± SD，$n = 14$）

指标	假手术组	去卵巢组	0.375 g/kg（bw）FCPs	0.750 g/kg（bw）FCPs	1.500 g/kg（bw）FCPs	3.000 g/kg（bw）FCPs	6.000 g/kg（bw）FCPs
体重增加（g）	102.92 ± 3.13	98.53 ± 7.13	90.16 ± 2.10	102.81 ± 3.12	93.27 ± 2.13	116.07 ± 2.34	99.02 ± 2.76
子宫重量（g）	0.66 ± 0.15^b	0.15 ± 0.12^a	0.10 ± 0.03^a	0.12 ± 0.03^a	0.16 ± 0.17^a	0.13 ± 0.03^a	0.11 ± 0.03^a
股骨长度（mm）	39.53 ± 0.76^b	38.84 ± 0.35^a	38.82 ± 0.76	38.73 ± 0.84	39.28 ± 0.69^b	40.08 ± 0.97^b	39.74 ± 0.88^b
股骨直径（mm）	4.55 ± 0.19^b	4.34 ± 0.23^a	4.33 ± 0.23^a	4.41 ± 0.21	4.51 ± 0.26	4.56 ± 0.19^b	4.57 ± 0.30^b
BMD							
胫骨近端（g/cm^2）	0.25 ± 0.02^b	0.21 ± 0.01^a	0.22 ± 0.02^a	0.22 ± 0.02^a	0.22 ± 0.01^a	0.24 ± 0.02^{ab}	0.22 ± 0.02^a
股骨中端（g/cm^2）	0.18 ± 0.10	0.16 ± 0.07	0.16 ± 0.01	0.16 ± 0.10	0.16 ± 0.01	0.16 ± 0.01	0.17 ± 0.01
股骨颈（g/cm^2）	0.22 ± 0.02^b	0.20 ± 0.01^a	0.20 ± 0.01^a	0.20 ± 0.02^a	0.21 ± 0.02	0.21 ± 0.02^b	0.21 ± 0.02

与去卵巢组比较差异有显著性，$^aP < 0.05$；与假手术组比较差异有显著性，$^bP < 0.05$

（二）FCPs 对骨形态剂量特性的改善作用

该研究利用 μCT80 型 Micro-CT，它是近年兴起的高分辨率 Micro-CT，作为一种无损检测手段，本研究选取大鼠左侧胫骨，在距生长板 1.5 mm 处选取感兴趣区（volume of interest，VOI）（见图 19-2）。选取分辨率 10 μm，增量 10 μm，通过系统自动测量骨的形态剂量，根据 Micro-CT 图像，能够对所检测的材料和试件进行影像学三维重建和形态结构分析，在不破坏材料内部结构的基础上，直接获取和描述材料。其测定结果如表 19-3 所示。

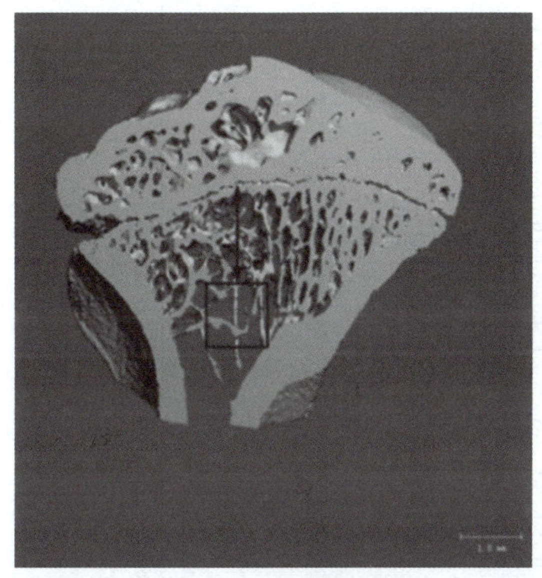

图 19-2　胫骨近端感兴趣区

由表 19-4 可见，去卵巢后胫骨近端的 Tb.N、Tb.Th. 和 BV/TV 值明显下降，同时 Tb.Sp. 明显增高。这与其他研究者的结果一致[45]。但是 3.000 g/kg（bw）FCPs 干预组的 BV/TV 值与 OVX 组相比有了显著提高（$P < 0.05$）。相应的 Tb.N.、Tb.Th. 在 3.000 g/kg（bw）FCPs 组明显提高，而 Tb.Sp. 明显降低（$P < 0.05$）。同时，Conn. D. 值在 1.500 g/kg（bw）、3.000 g/kg（bw）和 6.000 g/kg（bw）FCPs 组显著提高（$P < 0.05$）。Conn. D. 值反映的是骨小梁之间的连接紧密程度，Tb.Th. 值反映的是在感兴趣区中骨小梁的平均厚度。从这两个指标的结果来看，FCPs 干预后骨小梁之间的连接程度有所改善，同时骨小梁的厚度有所增加。Tb.N. 值反映的是骨小梁的数量，从这一指标的结果来看，FCPs 预防了由于去卵巢而导致的骨小梁的数量的急剧减少。Tb.Sp. 值反映的是骨小梁之间的平均间距，表明 FCPs 预防了大鼠去卵巢后骨小梁间的间距的快速增大，骨小梁的变异程度下降，同时出现较细骨小梁的概率也明显下降。

（三）FCPs 对骨生物力学增强作用

有限元分析主要是分析物体在受力过程中，内部和外结构所受应力的变化情况。也就是说有限元分析主要侧重于对与结构与应力相关关系的分析。从有限元的分析结果来看，去卵巢组的最大主应力与假手术组相比有了明显增加。0.750 g/kg（bw）、3.000 g/kg（bw）和 6.000 g/kg（bw）FCPs 组的最大主应力与去卵巢组相比明显减小（见图 19-3）。同样，0.750 g/kg

表 19-4 **FCPs 对去卵巢大鼠胫骨形态剂量学指标的影响（Mean ± SD，n = 14）**

指标	假手术组	去卵巢组	0.375 g/kg（bw）FCPs	0.750 g/kg（bw）FCPs	1.500 g/kg（bw）FCPs	3.000 g/kg（bw）FCPs	6.000 g/kg（bw）FCPs
BV（mm^3）	0.30 ± 0.012^{a}	0.14 ± 0.01^{b}	0.14 ± 0.01^{b}	0.14 ± 0.01^{b}	0.17 ± 0.01^{b}	0.18 ± 0.01^{a}	0.16 ± 0.01^{b}
BV/TV（%）	28.71 ± 1.06^{a}	13.34 ± 0.95^{b}	13.26 ± 0.86^{b}	13.40 ± 1.90^{b}	16.44 ± 1.02^{b}	17.39 ± 1.29^{ab}	15.16 ± 1.89^{b}
Conn. D.（1/mm^3）	85.04 ± 6.49^{a}	9.79 ± 3.02^{b}	10.21 ± 3.24^{b}	10.42 ± 4.10^{b}	22.75 ± 4.79^{ab}	69.66 ± 5.89^{ab}	35.07 ± 6.48^{ab}
SMI	1.21 ± 0.31^{a}	2.79 ± 0.46^{b}	2.59 ± 0.34^{b}	2.29 ± 0.50^{b}	2.05 ± 0.28	2.06 ± 0.80	2.03 ± 0.57
Tb.N.（1/mm）	5.39 ± 0.35^{a}	2.02 ± 0.52^{b}	2.63 ± 0.60^{b}	2.86 ± 0.58^{b}	3.51 ± 0.64^{b}	4.96 ± 0.42^{a}	3.49 ± 0.31^{b}
Tb.Th.（μm）	92.30 ± 5.13^{a}	47.10 ± 5.12^{b}	61.90 ± 4.16^{b}	73.20 ± 3.16^{b}	80.90 ± 4.15^{b}	85.50 ± 2.13^{ab}	83.90 ± 3.45^{ab}
Tb.Sp.（mm）	0.16 ± 0.10^{a}	0.39 ± 0.15^{b}	0.35 ± 0.19^{b}	0.38 ± 0.17^{b}	0.24 ± 0.10	0.16 ± 0.07^{a}	0.17 ± 0.09

BV 为骨体积（bone volume），BV/TV 为骨容积比，SMI 为结构模型指数（structure model index），Tb.N. 为骨小梁数目，Tb.Th. 为骨小梁厚度，Tb.Sp. 为骨小梁间隙。与去卵巢组比较差异有显著性，$^{a}P < 0.05$；与假手术组比较差异有显著性，$^{b}P < 0.05$

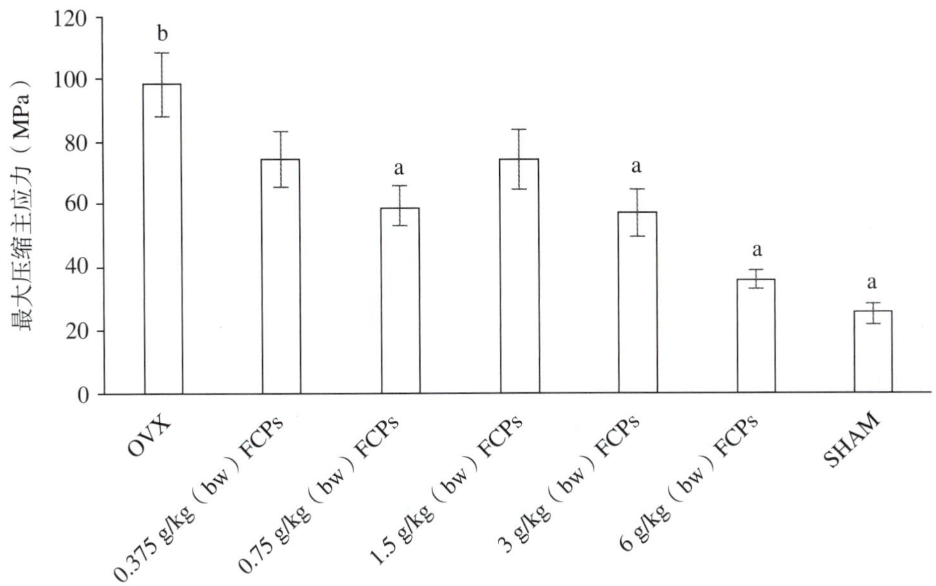

图 19-3　最大主应力的分析结果

OVX：去卵巢组；SHAM：假手术组。与去卵巢组比较差异有显著性，$^{a}P < 0.05$；与假手术组比较差异有显著性，$^{b}P < 0.05$

(bw)、3.000 g/kg（bw）和 6.000 g/kg（bw）FCPs 组的 Von Mises 应力与去卵巢组相比明显减小（图 19-4，图 19-5，彩图 19-5）。同时，由图 19-6 可见，在 1.500 g/kg（bw)、3.000 g/kg（bw）和 6.000 g/kg（bw）FCPs 组 Von Mises 应力分布比较平均，出现较大应力的区域与去卵巢组相比减小。Von Mises 应力反映的是当物体在受到外力作用的时候，除去静水压力以外，对物体造成扭曲、变形和形态变化的应力的综合效应。也就是说 Von Mises 应力主要反映的是外力对物体的形变作用，而这与骨骼发生骨折密切相关。大量研究表明，在骨小梁水平上的应力变异程度是决定松质骨力学性能的重要指标。骨骼经常是首先在应力最高的部位断裂，然后这种断裂向其他部分扩散[46]。研究中发现海洋鱼骨寡肽的干预对去卵巢大鼠的松质骨的力学性能起到了保护作用。同时，从图 19-5 中也可以看出 3.000 g/kg（bw）FCPs 和 6.000 g/kg（bw）FCPs 组的应力分布更加的均匀。以上结果说明，FCPs 预防了由于去卵巢而导致的骨小梁最大主应力和 Von Mises 应力增高，同时使应力集中于某些部位，所以骨小梁发生断裂进而造成骨折的风险有所降低。

有限元分析主要是分析物体在受力过程中，物体内部和外部结构所受应力的变化情况。也就是说，有限元分析主要侧重于结构与应力相关关系的分析。在分析的过程中，将物体的材料特性作为一个常量来考虑，在该研究中就是这样进行分析。所以在进行有限元分析之前，对大鼠骨小梁的弹性模量和硬度进行了测定。FCPs 干预组和去卵巢组的骨小梁纳米硬度相比未见显著性差异（图 19-7）。同时，FCPs 干预组和去卵巢组的弹性模量相比也未见显著性差异（图 19-8）。

纳米压痕的检测结果表明，骨小梁的弹性模量和硬度没有显著性差异。以上结果说明，

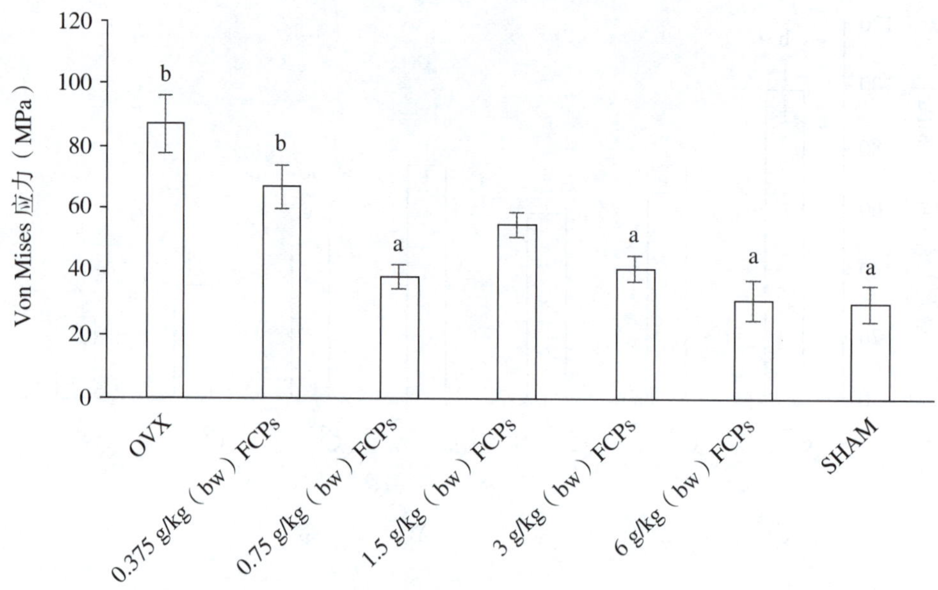

图 19-4 Von Mises 应力的分析结果

OVX：去卵巢组；SHAM：假手术组。与去卵巢组比较差异有显著性，$^{a}P < 0.05$；与假手术组比较差异有显著性，$^{b}P < 0.05$

大鼠的骨小梁材料特性在去卵巢之后并没有变化。FCPs 干预也没有改变骨小梁的材料特性。也就是说去卵巢后，其力学性能的改变，如最大主应力和 Von Mises 应力的升高和集中在某一部位，主要是由于结构上的改变，并不是由于材料变化造成。以上结果也进一步提示，FCPs 对骨小梁力学性能的保护主要是从保护骨小梁微结构的角度进行，而没有对骨小梁的弹性模量和硬度等材料特性造成影响。

（四）FCPs 对骨代谢标志物的作用

1．FCPs 对骨生成的作用

OC 作为直接反映骨形成的特异性指标，可用来监测 OP 和判断其他代谢性骨病治疗效果。OC 的检测结果表明，各组之间没有显著性差异（图 19-9）。实验结果表明，FCPs 干预并没有显著促进成骨细胞的活性。

2．FCPs 对骨吸收的作用

DPD 是比较理想的衡量骨吸收的生化指标，其特异性较强，仅存在于骨骼中，在骨吸收时被释放且在排出时性质无改变。去卵巢组的 NTX、CTX 和 DPD 水平分别比假手术组增高了 80%，61% 和 107%。在实验结束时，CTX 和 DPD 在 3.000 g/kg（bw）FCPs 和 6.000 g/kg（bw）FCPs 组表现出明显的降低（$P < 0.05$）。NTX 值与去卵巢组相比有明显下降（$P < 0.05$）（图 19-10A）。反映骨代谢的相关指标的检测结果从另外一个角度印证了以上的形态计量学和有限元分析的结果。DPD、NTX 和 CTX 的检测结果都说明 FCPs 干预抑制了由于去卵巢所导致的骨吸收。从另一个角度说明破骨细胞的活性被抑制。

TNF-α、IL-1β 和 IL-6 作用于破骨细胞或其前体，以协同或独立的方式促进破骨细胞活性。IL-1β 的分析结果表明，除 0.375 g/kg（bw）组以外其他组的 IL-1β 水平与去卵巢组

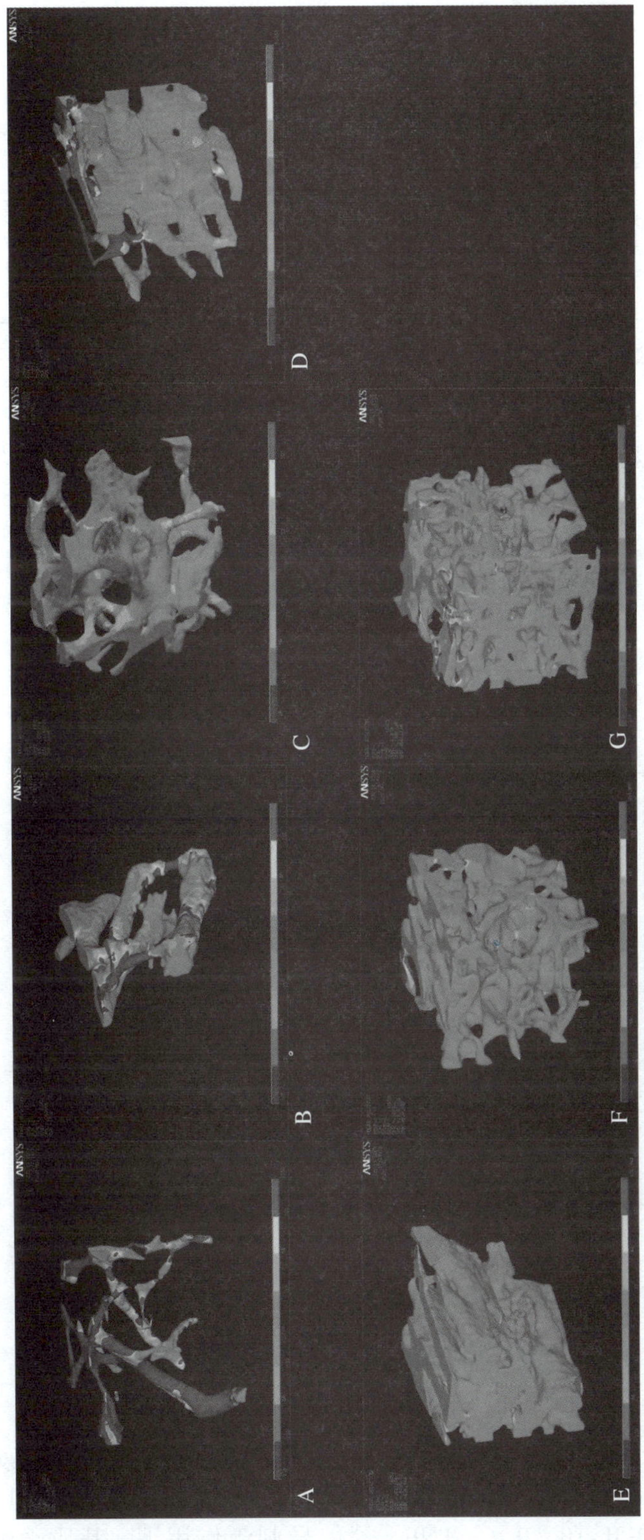

图 19-5　**Von Mises 应力的分布图**

A. 去卵巢组；B. 0.375 g/kg（bw）FCPs组；C. 0.750 g/kg（bw）FCPs组；D. 1.500 g/kg（bw）FCPs组；E. 3.000 g/kg（bw）FCPs组；F. 6.000 g/kg（bw）FCPs组；G. 假手术组

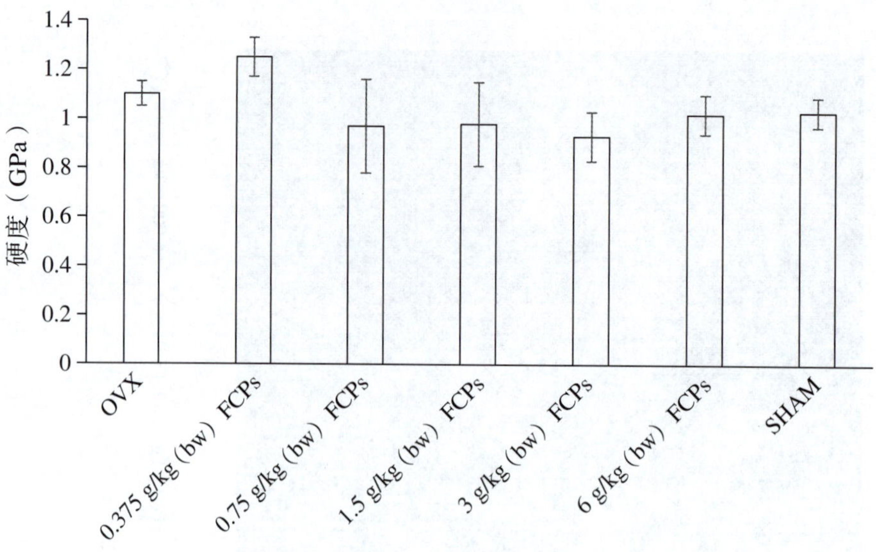

图 19-6　硬度的分析结果

OVX：去卵巢组；SHAM：假手术组

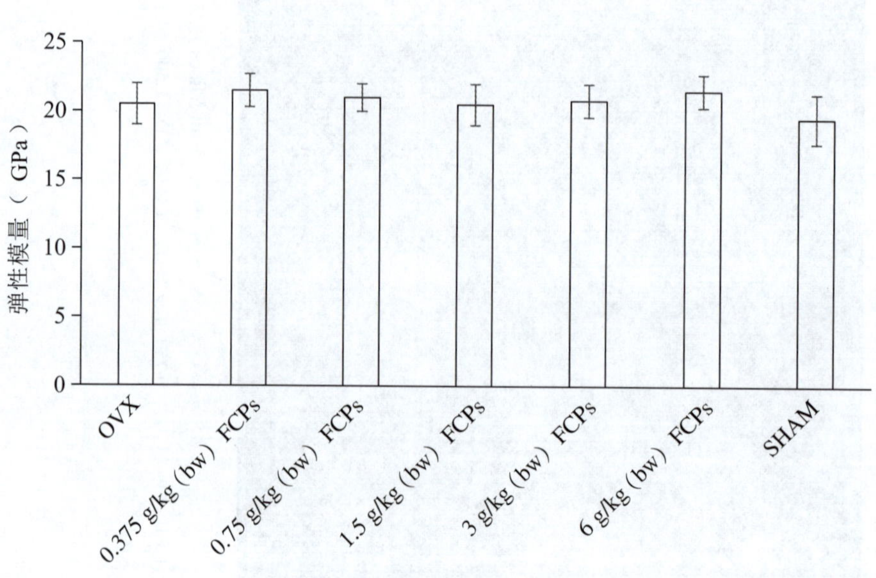

图 19-7　弹性模量的分析结果

OVX：去卵巢组；SHAM：假手术组

相比都有明显的降低。对于IL-6，在1.500 g/kg（bw）、3.000 g/kg（bw）和6.000 g/kg（bw）FCPs组都表现出明显的降低。与去卵巢组相比，3.000 g/kg（bw）和6.000 g/kg（bw）FCPs组TNF-α水平明显降低。在IL-1β、IL-6、TNF-a等信号刺激作用下，基质干细胞表达

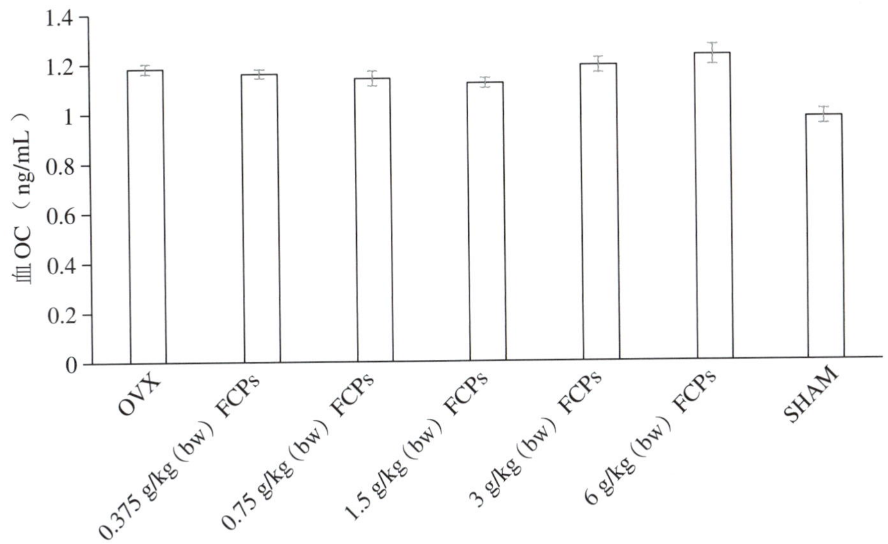

图 19-8　OC 的测定结果

OVX：去卵巢组；SHAM：假手术组

RANKL 基因的表达水平上调，从而最终促进破骨细胞活化。以上结果表明，这些前炎性因子对 RANKL 和 OPG 的生成起调控作用，同时通过调节 OPG-RANKL-RANK 调节轴对破骨细胞和成骨细胞活性进行调节。同时，这些因子主要的作用是增强 RANKL 的作用。以上结果表明，通过抑制骨细胞对前炎性因子的释放来预防骨丢失，对成骨细胞和破骨细胞的活性进行调节可能是 FCPs 干预发挥功效的机制之一（图 19-11）。

（五）FCPs 通过 RANK-OPG 通路发挥对骨质疏松症的改善作用

在人体骨的重塑过程中，破骨细胞是骨重塑的“启动子”，成骨细胞是骨重塑的“调节者”，RANKL 是骨吸收和骨形成偶联的关键。多项研究相继显示[35,39]，RANKL、OPG 具有调节破骨细胞分化、发育、影响其功能的作用，RANK 是 RANKL、OPG 发挥作用的关键，它们形成了一个骨调节轴。研究表明，RANKL-RANK-OPG 轴是影响破骨细胞分化、发育、调节其功能唯一的最终途径[17,39,41]。

在该研究中，发现去卵巢后大鼠的 OPG 表达明显增加，但是在各个干预组之间差异没有显著性。但是，观察到 RANKL 和 RANKL/OPG 明显降低。由于 RANK-RANKL-OPG 调节轴被认为是对破骨细胞和成骨细胞活性进行调节的最核心的一条途径，多数调节破骨细胞和成骨细胞活性的因子、治疗 OP 的药物和诱发 OP 或骨骼石化症的物质都是通过这一途径来发挥作用[47]。所以，以上结果说明，FCPs 干预可能主要是通过调节 RANKL/OPG 来影响破骨细胞的分化和活性，进而影响骨重建的过程。这使得成骨细胞和破骨细胞的相对活性得到了调节，使得由于去卵巢所引起的破骨细胞活性增强得到了一定程度的抑制，成骨细胞和破骨细胞的活性更加趋向于正平衡。同时结合脱氧吡啶啉（DPD）、胶原交联 N 端肽（NTX）和胶原交联 C 端肽（CTX）的检测结果，可以说明破骨细胞的活性得到抑制。所

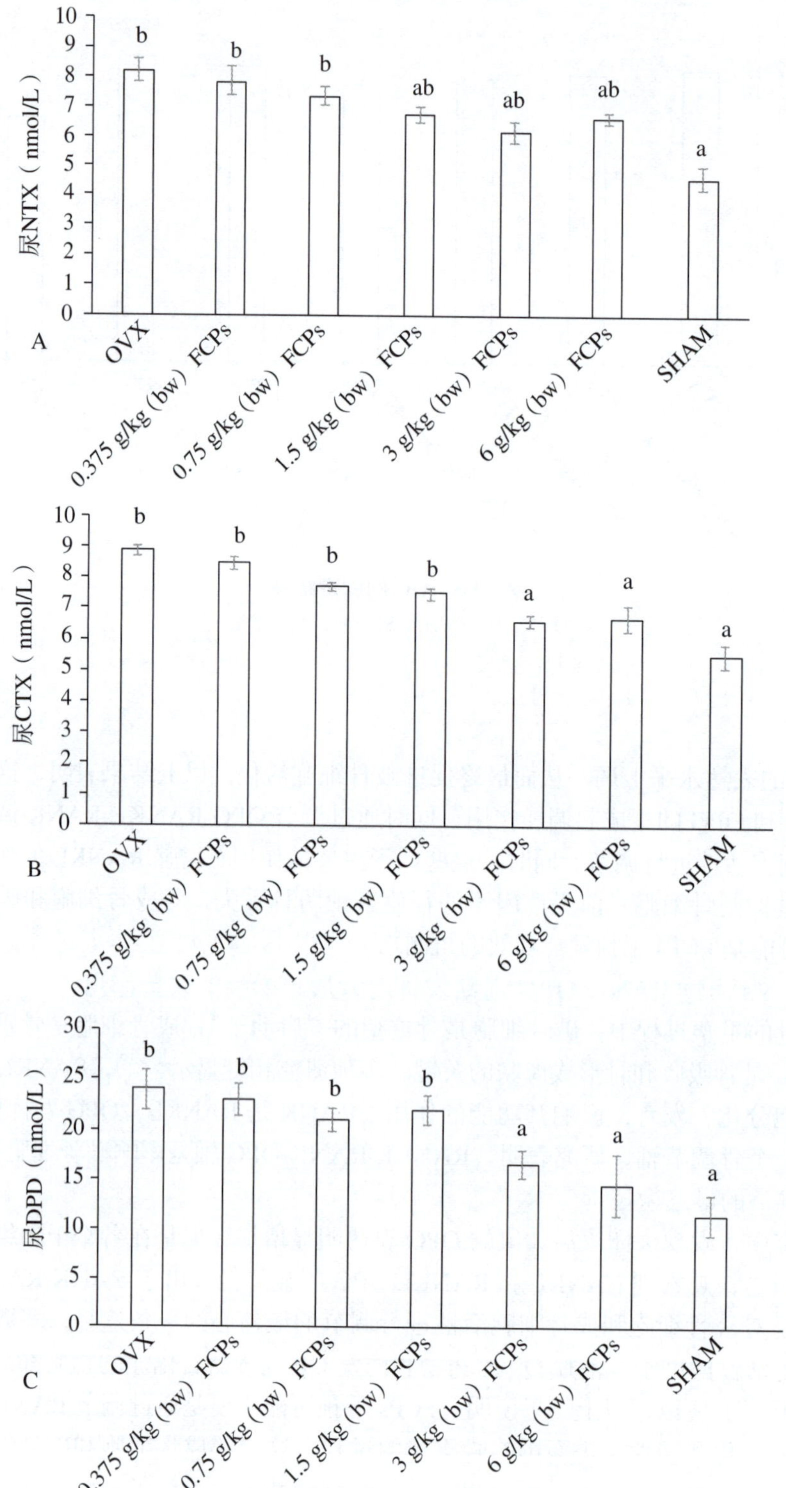

图 19-9 NTX、CTX 和 DPD 的测定结果

A．NTX；B．CTX；C．DPD。OVX：去卵巢组；SHAM：假手术组。与去卵巢组比较差异有显著性，$^{a}P < 0.05$；与假手术组比较差异有显著性，$^{b}P < 0.05$

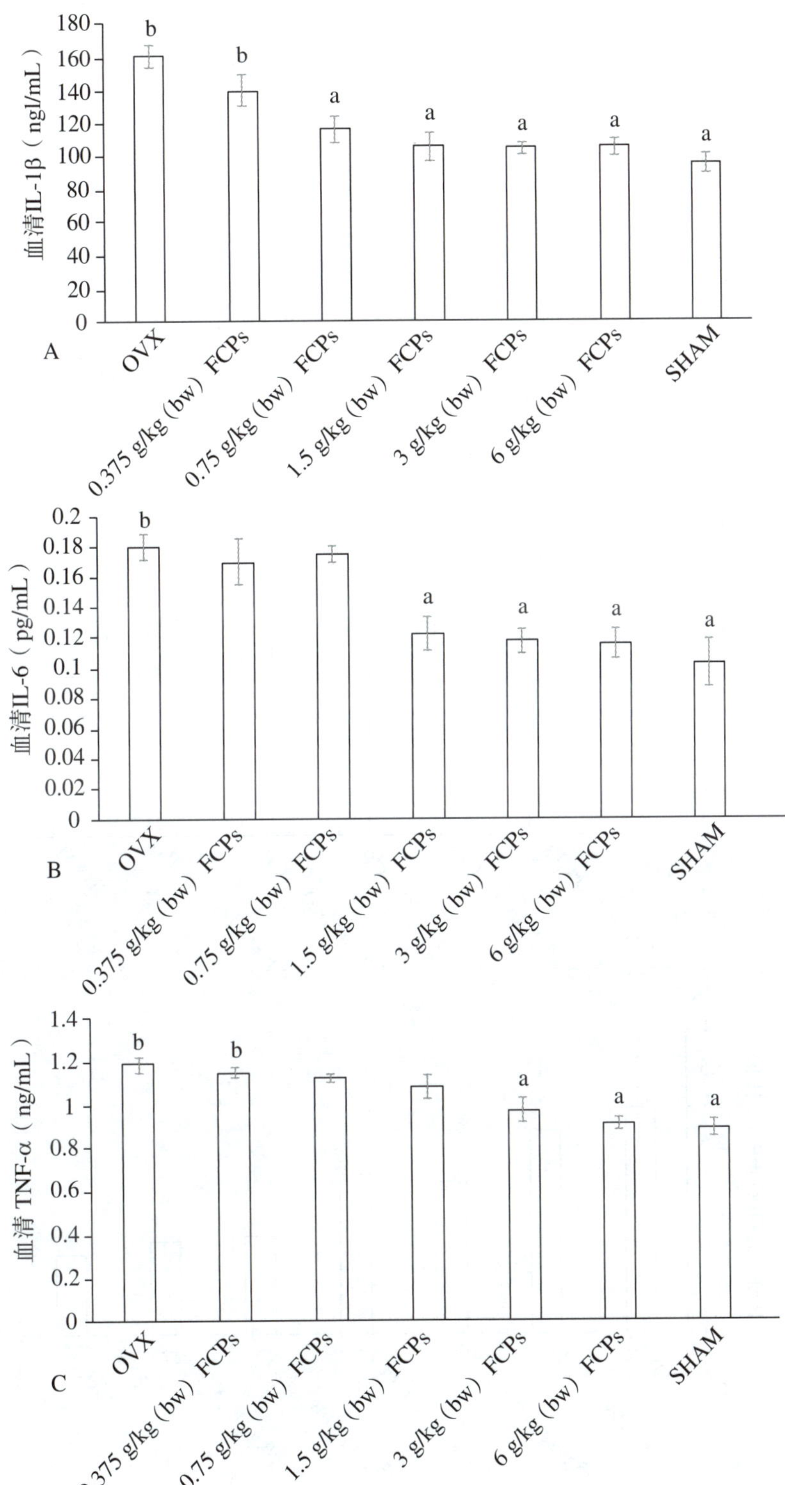

图 19-10　IL-1β、IL-6 和 TNF-α 的测定结果

A．IL-1β；B．IL-6；C．TNF-α。OVX：去卵巢组；SHAM：假手术组。与去卵巢组比较差异有显著性，$^{a}P < 0.05$；与假手术组比较差异有显著性，$^{b}P < 0.05$

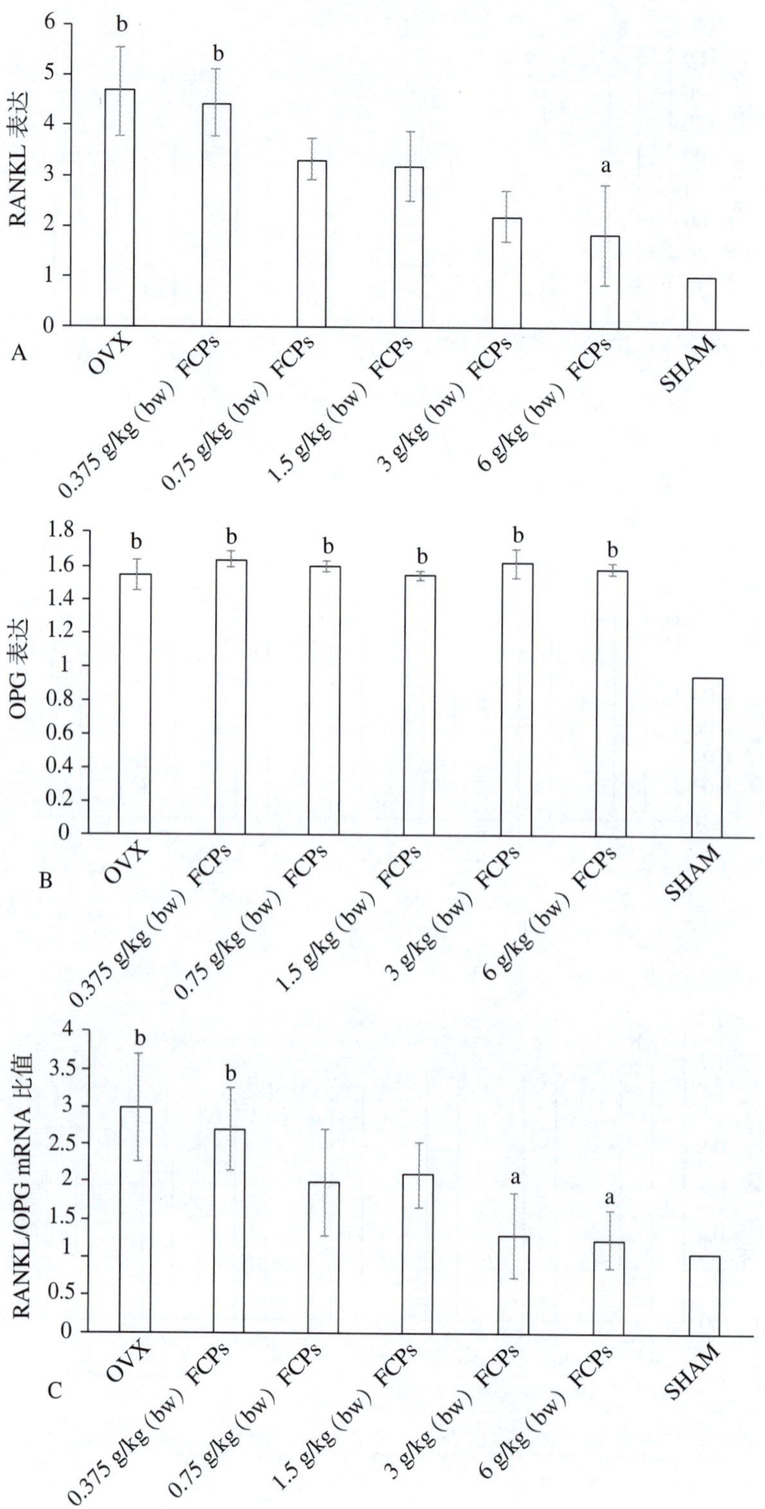

图 19-11 RANKL 和 OPG 基因的表达情况

A. RANKL；B. OPG；C. RANKL/OPG。OVX：去卵巢组；SHAM：假手术组。与去卵巢组比较差异有显著性，[a]$P < 0.05$；与假手术组比较差异有显著性，[b]$P < 0.05$

以，骨重建的正平衡有利于保持松质骨的骨小梁微观结构（见图 19-12）。

综上所述，FCPs 干预在一定程度上降低了去卵巢大鼠的骨吸收，可能主要是通过调节 RANKL 和 OPG 的表达来影响破骨细胞的分化和活性，进而影响骨重建的过程。提示 FCPs 干预具有预防去卵巢大鼠骨丢失的作用。

In conclusion，the intervention of fish collagen peptide can reduce bone resorption in ovariectomized rats，which may result from the inhibiting the differentiation and activity of osteoclasts mainly by regulating the expression of RANKL-OPG axis，and then affecting bone remodeling process.It is suggested that the fish collagen peptide can prevent bone loss in ovariectomized rats.

三、鱼胶原肽在健康骨骼方面的应用前景

胶原蛋白是骨骼中含量最多的蛋白质，已有大量研究表明胶原酶解物——胶原肽可以改善骨代谢，且具有来源广、生物利用度高、安全无副作用等优点，是预防骨质疏松症的良好天然食源性成分。近年来，鱼类加工产业快速发展的同时，对其生产加工过程中产生的大量富含胶原蛋白废弃物的综合利用，无疑具有重大的经济价值与社会意义。

随着 FCPs 酶解与分离纯化技术日益成熟，且具有良好的溶解度、吸收性及保湿性等物理特性与防治骨质疏松的生物活性，在保健食品及生物医药等领域中的应用愈加广泛。对于 FCPs 未来的发展方向，其主要在基础研究方面：①进一步筛选出优势肽段，对其中具体的活性成分、关键核心序列进行分离鉴定并明确其量 - 构 - 效，为进一步开展应用提供科学理论依据；②采用分子对接技术，制备能精准发挥作用的目标肽段，明确其作用靶点、作用机制，并且采用稳态化技术，提高其活性，精确开展针对不同类型和表型的 OP 预防、治疗策略和方案；③开展大规模的 FCPs 安全性和有效性的人群试验，完成立体营养的落地阶段。

小结

随着科研的深入和技术的提高，OP 的发病机理和治疗目前取得了很大的进展。然而，治疗 OP 的药物普遍具有较强的副作用，不能长期服用。因此，寻找副作用小的生物提取物成为当务之急。胶原蛋白是骨骼中含量最多的蛋白质，已有大量研究表明胶原酶解物——胶原肽可以改善骨代谢，我国是全球水产品消费最大的国家，也是水产进出口大国，将废弃物鱼骨、皮和鱼鳞制备成为 FCPs，既可以解决环境污染问题，也可以发挥其有益于人体健康的生理活性，同时也将提升加工产品的附加值，延伸农业产业链，推动农业经济的发展。相信随着基础研究的深入，将会开发出更多有益于人体骨骼健康的 FCPs，将其应用于保健品或者普通食品中，甚至药品中，更好地服务于人类骨骼健康。

With the deepening of scientific research and the improvement of technology，the great progress has been obtained in the pathogenesis and treatment of osteoporosis（OP）. However, the drugs used as treating OP generally have strong side effects and should not be taken for a long time. Therefore，it is high time to find the bioactive extracts with less side effects. Collagen is the most important component in bone，and its hydrolysate collagen peptide have shown that can improve the bone metabolism. China is the largest country consumption of aquatic products in the world，and its import and export of aquatic products is large. The bones，skin and scales were prepared collagen peptide，which can reduce the environmental pollution as well as play its physiological activity for health. Developing fish collagen peptide will enhance the added value of products，extension industrial chain，promote the development of agricultural economy. With the deepening of basic research，it is believed that more fish collagen peptides will be developed and applied in health products or ordinary food，even medicine，which will serve human health better.

参考文献

[1] 郑杨康，刘海金，侯蕾等．原发性骨质疏松疼痛症的中医药治疗新进展．中国骨质疏松杂志，2018，24（8）：1080-1087.

[2] Hong GJ，chen ZQ，Han XR，et al.Anovel RANKL-fargeted flavonoid glycoside prevents osteoporosis through inhibiting NFATcl and reactive oxygen species.Clin Transl Med，2021，11（5）：392.

[3] Compston J. Glucocorticoid induced osteoporosis：an update. N Engl J Med，2018，61（1）：7-16.

[4] 贺丽英，孙蕴，要文娟，等．2010—2016 年中国老年人骨质疏松症患病率 Meta 分析．中国骨质疏松杂志，2016，22（12）：1590-1596

[5] Tavana S，Masouros SD，Baxan N，et al. The effect of degeneration on internal strains and the mechanism of failure in human intervertebral discs analyzed using digital volume correlation（dvc）and ultra-high field MRI. Front Bioeng Biotechnol，2021，8：610907.

[6] Black DM，Rosen CJ. Clinical practice. Postmenopausal vsteoporosis. N Engl J Med，2016，374（3）：254-262.

[7] Wang J，Wang Y，Liu WD，et al. Hip fractures in Hefei，China：the Hefei osteoporosis project. J Bone Miner Metab，2014，32：206-214.

[8] Si L，Winzenberg TM，Jiang Q，et al. Projection of osteoporosis-related fractures and costs in China：2010-2050. Osteoporos Int，2015，26（7）：1929-1937.

[9] 李勇．肽临床营养学．北京：北京大学医学出版社，2010.

[10] Curtis EM，Moon RJ，Dennison EM，et al. Recent advances in the pathogenesis and treatment of osteoporosis. Clin Med，2016，16（4）：360-364.

[11] Amin N，Clark CCT，Taghizadeh M，et al. Zinc supplements and bone health：the role of the RANKL-RANK axis as a therapeutic target. J，Trace Elem Med Biol，2020，57：146-151.

[12] Franceschi C，Campisi J. Chronic inflammation（inflammaging）and its potential contribution to age-associated diseases. J Gerontol A Biol Sci Med Sci，2014，69（S1）：S4-S9.

[13] Starup-Linde J，Vestergaard P. Management of endocrine disease：diabetes and osteoporosis：cause for

concern？ Eur J Endocrinol，2015，173（3）：93-99.

[14] 中华医学会骨质疏松和骨矿盐疾病分会．原发性骨质疏松症诊疗指南．中华骨质疏松和骨矿盐疾病杂志，2017，10（5）：415.

[15] Czupkallo L，Rahnama M，Kielbowicz D，et al. Bone metabolism and RANKL/RANK/OPG trail in periodontal disease. Curr Issues Pharm Med Sci，2016，29（4）：171-175.

[16] Bonnet N，Bourgoin L，Biver E，et al. RANKL inhibition improves muscle strengh and insulin sensitivity-1 and restores bone mass. J clin Invest，2019，129（8）：3214-3223.

[17] 韩晓龙．海洋鱼骨寡肽预防去卵巢大鼠骨质疏松的研究．北京：北京大学，2009.

[18] Schulman RC，Weiss AJ，Mechanick JI. Nutrition bone and aging：an integrative physiology approach. Curr Vsteoporos Rep，2011，9（4）：184-195.

[19] Tsugawa N，Shiraki M. Vitamin K mttrition and bone health. Nutrients，2020，12（7）：1909-1925.

[20] Orimo H，Nakamura T，Hosoi T，et al. Japanese 2011 guidelin for prevention and treatment of osteoporosis-executire summary. Arch Osteoporosis，2012，7（1）：3-20.

[21] Zhang LZ，Xin JL，Zhang XP，et al. The anti osteoporotic effect of velvet antler polypeptides from cervus elaphus Linnaeus in ovariectomized rats. J Ethnopharmacol，2013，150（1）：181-186.

[22] Tu MY，Chen HL，Tung YT，et al. Short-term effects of kefir-fermented milk consumption on bone mineral density and bone metabolism in a randomized clinical trial of osteoporotic patients. Plos One，2015，10（12）：e0144231.

[23] Tsuchita H，Goto T，Shimizu T，et al. Dietary casein phosphopeptides prevent bone loss in aged ovariectomized rats. J Nutr，1996，126：86-93.

[24] Reddi S，Kumar N，Vij R，et al. Akt drives buffalo casein-derived novel peptide-mediated osteoblastdifferentiation. J Nutr Biochem，2016，38：134-144.

[25] 潘道东，陆皓茜．乳清蛋白肽对骨密度和骨钙含量的影响．营养学报，2010，32（4）：350-353.

[26] Zhang CH，Jia W，Shen QS，et al. Metabolomics strategy reveals the osteogenic mechanism of yak（bos grunniens）bone collagen peptides on ovariectomy-induced osteoporosis in rats. Food Funct，2020，11（2）：1498.

[27] Guillerminet F，Fabien-Soule V，Even PC，et al. Hydrolyzed collagen improves bone status and prevents bone loss in ovariectomized C3H/HeN Mice. Osteoporos Int，2012，23：1909-1919.

[28] Wauquier F，Daneault A，Granel H，et al. Human enriched serum following hydrolysed collagen absorption modulates bone cell activity：from bedside to bench and vice versa. Nutrients，2019，11（6）：1249.

[29] Zhang L，Zhang SQ，Song HD，et al. Effect of collagen hydrolysates from silver carp skin（hypophthalmichthys molitrix）on osteoporosis in chronologically aged mice：increasing bone remodeling. Nutrients，2018，10（10）：14.

[30] 陈晓文，朱小语，律颖，等．联合补充维生素 D 胶原肽和钙对大鼠骨骼发育影响的实验研究．中国预防医学杂志，2016，17（7）：509-513.

[31] 田雨佳，韩岩峰，宋瑛世，等．骨胶原肽对老年骨质疏松症患者骨密度和骨代谢指标的影响．中国骨质疏松杂志，2019，25（10）：1425-1428.

[32] 谌红珊．基于骨胶原肽的饮食干预对中老年人骨转换指标的影响研究．山东：山东大学，2015.

[33] 刘厚福，赵钊，胡藩，等．骨胶原肽对老年人骨密度和骨代谢指标的影响．营养学报，2016，38（2）：124-127.

[34] 孙中洋，李东韬，赵学武，等．成骨细胞体外培养模型的研究进展．中国骨质疏松杂志，2015，21(6)：733-736

[35] Hu CH，Yao CH，Chan TM，et al. Effects of different concentrations of collagenous peptide from fish scales on osteoblast proliferation and osteoclast resorption. Chin J Physiol，2016，59（4）：191-201.

[36] Fu X，Zhao XH. In vitro responses of hfob1.19 cells towards chum salmon（oncorhynchus keta）skin gelatin hydrolysates in cell proliferation，cycle progression and apoptosis. J Funct Foods，2013，5（1）：279-288.

[37] 蒋智然．胶原肽的制备及其促进成骨细胞增殖分化活性研究．广西：广西大学，2014.

[38] Liu C，Sun J. Potential application of hydrolyzed fish collagen for inducing the multidirectional differentiation of rat bone marrow mesenchymal stem cells. Biomacromolecules，2014，15（1）：436-443.

[39] Han X，Xu Y，Wang J，et al. Effects of cod bone gelatin on bone metabolism and bone microarchitecture in ovariectomized rats. Bone，2009，44（5）：942-947.

[40] Wang H，Chen NY，Shen SR，et al. Peptide TQS169 prevents osteoporosis in rats by enhancing osteogenic differentiation and calcium absorption. J Funct Foods，2018，49：113-121.

[41] 满帅．狭鳕鱼皮胶原蛋白肽防治地塞米松致大鼠骨质疏松作用研究．山东：青岛大学，2016

[42] Okiura T，Oishi Y，Takemura A，et al. Effects of collagen hydrolysate on the tibialis anterior muscle and femur in senescence-accelerated mouse prone 6. J Musculoskeletal Neuronal Interact，2016，16（2）：161-167.

[43] Song HD，Zhang SQ，Zhang L，et al. Ingestion of collagen peptides prevents bone loss and improves bone microarchitecture in chronologically aged mice. J Funct Foods，2019，52：1-7.

[44] Manhard MK，Nyman JS，Does MD. Advances in Imaging approaches to fracture risk evaluation. Transl Res，2017，181：1-14.

[45] Li M，Lv F，Zhang ZL，et al．Establishment of a normal reference value of parathyroid hormone in a large healthy Chinese population and evaluation of its relation to bone turnover and bone mineral density. Osteoporos Int，2016，27（5）：1907-1916.

[46] Lin L，Oon HY，Lin W，Qin YX. Principal trabecular structural orientation pnedicted by quantitative wltrasound is strongly correlated with μFEA determined anisotropic apparent stiffness. Biomech Model Mechanobiol，2014，13（5）：961-971.

[47] Mario P S，José MSM，Barros-Angueira F，et al. RANK/RANKL/OPG role in distraction osteogenesis. Oral Surg Oral Med Oral Pathol Oral Radiol Endod，2010，109（5）：679-686.

第二十章 鱼胶原肽与外科术后康复

Fish collagen peptides and postoperative surgery rehabilition

外科疾病是一类以损伤、感染、肿瘤或肿块、畸形以及其他表现（如梗阻、结石、静脉曲张等）为主要临床特征的疾病。手术是外科系统治疗疾病的一种重要手段。外科手术往往会影响食物的摄入，或影响食物的正常消化吸收，易引起术后蛋白质能量营养不良。有报道指出，手术术后康复不良会引起死亡、疼痛、切口裂开感染等并发症，增加了患者的急诊就诊次数、平均住院时间、再手术次数甚至死亡，而目前全世界的外科术后寿命损失高达 3.13 亿次 / 年[1]，已成为亟待解决的临床问题。

Surgical disease is a type of disease characterized mainly by injury，infection，tumor or mass，deformity，and other manifestations（such as obstruction，calculus，varicose veins，etc.）. Surgery is an important means of surgical system to treat diseases. Surgical operations often interfere with the intake of food，or affect the normal digestion and absorption of food，easy to cause post-operative protein-energy malnutrition. Reports have pointed out that bad postoperative rehabilitation and can cause complications such as death，pain，infection of incision dehiscence，increase the number of emergency department patients，the average length of hospital stay，the number of reoperation，and even death，and now the world's surgical postoperative life lost as much as 313 million times per year[1]，has become a clinical problem to be solved.

研究发现，通过对外科疾病患者进行合理的营养支持，可以改善患者的营养状况，促进蛋白质合成和组织修复，减少胃肠液的分泌，促进肠黏膜增殖、代偿，改善肠黏膜的屏障功能，调节患者的免疫功能，促进术后伤口愈合，最终对患者疾病的治疗效果和康复产生积极的作用。因此，目前临床营养支持已经成为重症患者救治中不可缺少的重要措施。

The study found that through reasonable nutrition support in patients with surgical diseases，can improve the nutritional status of patients，promote the synthesis of protein and tissue repair，reduce the secretion of gastric intestinal juice，promote the intestinal mucosal proliferation，compensatory，improve the intestinal mucosal barrier function，adjust the immune function of patients，promote postoperative wound healing，the effect of treatment and rehabilitation of disease to patients have a positive effect. Therefore，at present，clinical nutritional support has become an indispensable and important measure in the treatment of critical patients.

生物活性肽（bioactive peptides，BAP）是以氨基酸为基本成分，具有多种生物活性的肽类物质的总称。近年来，生物医学科技的飞速发展，生物活性肽在药物筛选、功能食品因子等领域的应用取得了长足的进展。鱼胶原肽酶解源于水产鱼类的主副产物，表现出广泛的生物活性，是BAP的典型代表。本章将主要从营养状况支持、免疫调节和伤口愈合几方面，对FCPs促进外科术后康复作用的研究进展进行介绍。

Bioactive peptides（BAP）are peptides with a variety of biological activities，which are composed of amino acids. In recent years，with the rapid development of biomedical science and technology，great progress has been made in the application of bioactive peptides in drug screening，functional food factors and other fields. Fish collagen peptides（FCPs），a typical representative of BAP，are enzymatic hydrolyzed from the main and by-products of Fish，showing a wide range of biological activities. In this chapter，the research progress on the role of FCPS in promoting postoperative rehabilitation is reviewed from the aspects of nutritional status support，immune regulation and wound healing.

第一节　概述 Introduction

一、术后机体营养状态

外科手术所致的创伤及并发症等能兴奋交感神经系统，减少胰岛素分泌，增加肾上腺素、去甲肾上腺素、胰高血糖素分泌，这些神经 - 内分泌系统改变可加强机体自身脂肪、肌肉及内脏的蛋白质分解用于产能，由此产生显著的负氮平衡、血浆白蛋白减少、细胞外液过多、红细胞体积缩小、维生素及微量元素缺乏等一系列的病理变化，表现为贫血、低蛋白血症、营养不良性水肿、维生素和微量元素缺乏等营养缺乏状态，此时如果不及时补充足够的营养，易导致营养不良，影响组织、器官的结构和功能以及机体的康复，严重者将会发生多器官功能衰竭，从而影响病人的预后。据统计有 20% ~ 40% 的住院病人有营养不良，尤其是那些消耗性或慢性病患者，营养不良的发生率更高[2]。

临床营养支持途径包括肠内营养（enteral nutrition，EN）与肠外营养（parenteral nutrition，TPN）。肠内营养是经口服或管饲来提供代谢需要的营养物质及营养素的营养支持方式，根据组成不同，分为整蛋白型肠内营养、氨基酸型肠内营养和短肽型肠内营养。而肠外营养，是经静脉为无法经胃肠摄取和利用营养物质的患者提供包括氨基酸、脂肪、糖类、维生素及矿物质在内的营养素，以满足患者对能量和营养素的需要。如果胃肠功能允许，应首选肠内营养。

无论是肠外或肠内途径，营养物质均应由少量逐渐增多，注意热量不宜超过 125.52 kJ/（kg · d）。血糖量宜调控在正常范围（4.4 ~ 6.1 mmol/L），防止蛋白质糖异生而节省蛋白质、脂肪等营养物质，补充充足可以防止肌肉萎缩、皮下组织消耗和伤口愈合不良。除维持机体代谢所需的能量外，还需额外增加部分营养底物，如 146.44 kJ/（kg · d）热量和 0.2 ~ 0.25 kg/d 氮量可补充机体在前一阶段的耗损，维持适度的正氮平衡（0 ~ 2 g）。

研究发现，生长激素可通过调节胰岛素样生长因子 -1（IGF-1）的合成和释放，促进蛋白质更新及代谢，减少经肠营养摄入引起的副作用[2]。谷氨酰胺是蛋白质、核苷酸、谷胱甘肽等成分的前体，可提高肠道分泌型Ig水平，维持肠道上皮完整性，利于营养物质的消化吸收，术后补充可纠正患者负氮平衡[3]。Wang等人通过肠内途径给予胃肠癌患者中链脂肪乳和蛋白质，发现干预组前白蛋白水平升高，住院时间缩短[4]。碳水化合物、蛋白质、脂肪、维生素、矿物质和水这六大类营养素分解代谢产生能量，或组成机体结构物质或用于维持躯体运动。

二、术后机体免疫力

人体免疫系统是人体保持健康、避免发生各种疾病的防御系统。它由胸腺、骨髓、脾脏、淋巴结等免疫器官和T细胞、B细胞、自然杀伤（NK）细胞、巨噬（Mϕ）细胞等免疫细胞以及亿万个免疫细胞因子（白介素、干扰素、各类刺激因子等）组成。手术创伤后引起机体一系列的病理生理变化和代谢变化，使得机体处于免疫抑制状态。因此通过营养支持来提高免疫力，对促进伤口愈合起着重要的作用。最常用的免疫营养产品包括精氨酸、谷氨酰胺、多不饱和-3脂肪酸、核苷酸和抗氧化剂微量营养素（维生素E、维生素C、胡萝卜素、锌和硒）的组合[5]。

谷氨酰胺是人体最广泛存在的氮源，经实验证实，它能使免疫细胞增生。么改琦等通过添加谷氨酰胺双肽全胃肠外营养可维持腹部手术患者氮平衡、维持血浆谷氨酰胺浓度，减少肌肉蛋白分解、肠道功能衰退及免疫力下降，进而缩短患者住院时间[6]。研究发现，胸腺肽α1通过促进T细胞的分化成熟、增强NK细胞和树突状细胞的活性、增加细胞因子及其受体的表达来提高免疫力，主要用于治疗各种免疫缺陷病及自身免疫性疾病，也被用于肿瘤患者的辅助治疗[2]。精氨酸、谷氨酰胺和半胱氨酸是伤口应激的必需氨基酸。研究发现，L-精氨酸可通过激活胰岛素样生长因子并提高机体免疫力，谷氨酰胺是纤维细胞和表皮细胞的能源物质，促进胶原在伤口沉积，促进伤口愈合[5-6]。Liu证实免疫增强型肠内营养能改善全胃切除术后进展期胃癌患者的营养状况和免疫功能，延缓机体病变[7]。Zhao等研究发现含精氨酸的肠内营养能够显著改善胃癌患者的营养不良以及免疫功能，进而提高生存率[8]。邵峰等用益生菌、谷氨酰胺、深海鱼油和短肽肠内营养组成的免疫微生态肠内营养制剂可以提高糖尿病合并胃肠肿瘤患者的免疫状态，降低胰岛素抵抗，促进术后恢复[9]。

临床营养研究和实践结果证实，对较大术后病人提供及时、合理的营养支持、代谢支持，可提高机体对手术、创伤等的耐受力，促进组织修复，可降低并发症和改善生命质量。

三、术后伤口愈合

术后伤口感染是外科手术后的常见并发症，严重影响伤口的愈合，给患者带来极大的痛苦和心理负担，并会延长住院时间，增加患者的经济负担，重症切口感染甚至会引起患者死亡。了解伤口愈合的过程、机制与危险因素，对促进伤口愈合活性物质的筛选与开发具有现实意义。

（一）伤口愈合的过程与机制

伤口愈合是由血小板、中性粒细胞、巨噬细胞、淋巴细胞、成纤维细胞等细胞、蛋白激酶和细胞因子相互协调作用修复伤口。皮肤切口的愈合过程一般经过 4 个时期。

1．血管反应期

外科手术后，组织切口会发生组织破坏，血管收缩减少出血，血小板聚集脱颗粒，激发凝血因子Ⅻ激活内源性凝血途径，使凝血酶原激活物将凝血酶原转变为凝血酶，后者使纤维蛋白原转化为纤维蛋白，迁移至伤口部位，使伤口边缘对合，并形成抗感染屏障。此时激活纤维蛋白溶解系统，分解纤维蛋白凝块，防止凝块过大，有利于伤口细胞的迁移，使愈合进入下一阶段。

2．炎症期

嗜碱性粒细胞释放包括组织胺和 5-HT 在内的炎性介质，引起血管扩张和细胞通透性增加，使中性粒细胞、单核细胞和淋巴细胞向创面聚集。血运增加有利于清除毒素及坏死组织碎屑。毛细血管通透性增加有利于渗出反应，以便营养和清洗组织坏死后感染的创面。单核吞噬细胞转化为巨噬细胞，以吞噬细胞碎屑和细菌，在伤口愈合过程中至关重要。随着血管舒张和血管渗透力的增加、白细胞的浸润，出现白细胞和巨噬细胞的快速聚集。早期伤口的清洁是通过白细胞释放的氧自由基和溶酶体来促进细菌和异体碎屑的移除。此过程还有大量的生长因子释放和细胞质分裂，包括 TGF-β、血小板源性生长因子（platelet-derived growth factor, PDGF）、表皮生长因子（EGF）、IL-1、成纤维细胞生长因子（fibroblast growth factor，FGF）、PG、TNF 等。伤口愈合时，促炎细胞因子 IL-1α、IL-1β、IL-2 及 IL-6 在伤口先升高后降低，抗炎细胞因子 IL-4、IL-10、IL-13 先升高后降低，加速炎症反应。血清中集落刺激因子 G-CSF 和 GM-CSF 含量先升高后降低，加速炎症细胞募集。当伤口感染或经创伤部位的角质形成细胞诱导产生单核细胞趋化因子 Ccl2，可以与其受体 CCR2 结合聚集单核细胞，杀死细菌或清除外来物质和组织碎片，也可募集 T 细胞和肥大细胞，但 Ccl2 过表达也会引起炎症反应和组织细胞坏死。血清中血管内皮生长因子（vascular endothelial growth factor，VEGF）蛋白含量增加，或 CD31 阳性表达明显增加，新生血管形成，提供血供，促进伤口愈合。由血小板、巨噬细胞和成纤维细胞等产生抗炎细胞因子 TGF-β 促进伤口胶原合成、参与免疫细胞调节因子的分泌，细胞外基质的合成与张力大小及疤痕密度有一定的关系。低表达量的 TNF-α 可间接调节炎性细胞的黏附和迁移，从而刺激炎症反应，又可促进成纤维细胞和角质形成细胞的增殖，加快新生血管和胶原的形成，从而促进创伤愈合。细胞因子通过增强、协同或抑制等互动方式，对愈合过程产生多样化作用，它的缺乏会严重影响伤口愈合。同样，大量 TNF-α 会导致机体释放炎症细胞因子或者趋化因子，加重持续的炎症反应，会释放金属蛋白酶（MMMP-1，MMP-2）破坏胶原纤维，破坏表皮细胞，最终引起慢性伤口或伤口愈合不良。此期一般 3 ～ 7 天，出现组织坏死或感染时，此期可延长并影响愈合，导致形成瘢痕。

3．增殖期

这一过程包括基质产物、血管内皮和上皮的生成，最终白细胞被巨噬细胞和成纤维细胞取代。在 FGF、PDGF、TGF-β 的作用下，巨噬细胞介导的细胞移动和增殖使伤口形成愈合基质，同时这些细胞还具有对抗微生物的作用。该阶段主要特征为形成肉芽组织，包括纤维蛋白、纤连蛋白、胶原蛋白、蛋白聚糖、糖胺聚糖（glycosaminoglycan，GAG）及其他糖蛋白的构成。在这一阶段，上皮细胞开始生长，角蛋白从上皮周围移动穿过伤口表面。基膜缓慢延续，直至表皮层完全闭合。成纤维细胞迅速增殖，并具有很高的活性，可以合成细胞外蛋白沉积于伤口，促进伤口愈合，分泌生长因子和血管生成因子调节细胞增殖和血管形成。上皮基底细胞黏附性开始丢失，细胞以越级或行列的方式迁移并穿过临时基质，遇到其他细胞后停止移动，即发生接触抑制。增殖期最后一个特征是伤口收缩，成纤维细胞和肌成纤维细胞产生收缩力，将拉紧周围结缔组织和基质组织，减少细胞外基质，缩短愈合时间。

4．塑形期

该过程起始于伤口的成纤维细胞在基质中的成熟程度和集中数量的增加。成纤维细胞在生长因子的刺激下生长、分裂并产生胶原蛋白和氨基葡萄糖，构成细胞外框架。伤口塑形的控制可归因于复杂的调节过程，细胞外基质和胶原的翻转，胶原增加而继续进行，最后达到平衡，形成一个有力稳定的瘢痕，即相对无血管和无细胞的胶原团块，能恢复组织的连续性，一定程度恢复拉伸强度和功能，但其强度小于正常组织，并不能完全恢复。

创伤愈合可以分为止血、炎症反应、细胞增殖和组织重构几个基本阶段（图 20-1）。其中炎症期最为关键，包括炎性细胞的募集和调节、细胞因子的合成和释放等，如果炎症期

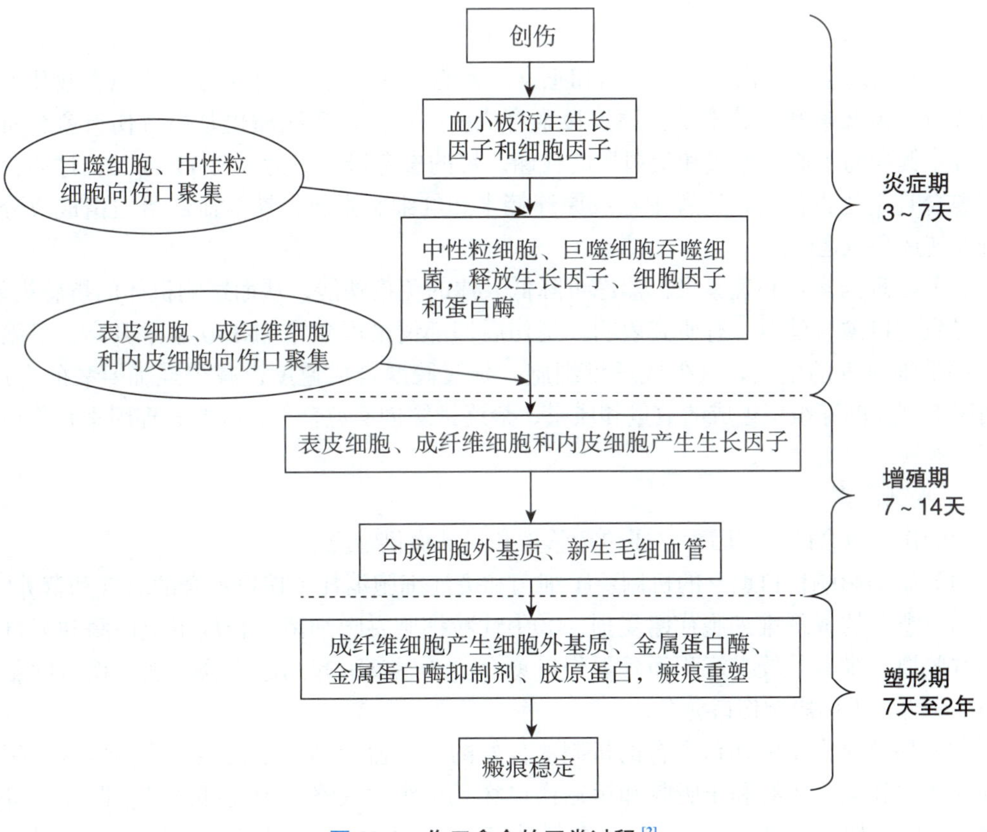

图 20-1 伤口愈合的正常过程[2]

受到抑制不能进入修复期，将导致外伤的迁延不愈或者愈合不良。中断或延长（超过 3 周）炎症期会导致伤口愈合转向慢性愈合、愈合受损，或最终形成更多瘢痕。炎症期结束，细胞增殖和迁移活动才能开始，从而进入创伤修复的下一个阶段。

（二）伤口愈合的影响因素

伤口愈合是一个由多种细胞因子、生长因子及多种类型皮肤细胞共同介导完成的复杂生理过程，因此基础疾病、手术治疗、长期压力或烧伤等并发症都会通过影响生长因子的作用推迟伤口愈合[2]。一般将影响伤口愈合的因素分为全身因素、局部因素和其他因素。

1．全身因素

（1）基础疾病：代谢性疾病如糖尿病影响着伤口愈合，糖尿病伤口愈合不良的生理因素有生长因子合成减少、血管新生降低、巨噬细胞数量减少及功能受损、胶原沉积减少、新生肉芽组织数量减少、角质细胞和成纤维细胞迁移以及增殖减弱等，使伤口愈合减慢。其次，自身免疫性疾病（如系统性红斑狼疮、痛风等疾病）也可影响伤口的愈合，因为患者免疫功能低下，伤口易感染，影响愈合。

（2）营养状态：营养不良对于手术后患者的预后会产生严重的不良影响，主要表现为伤口愈合不良。与伤口愈合相关的常见主要营养素有碳水化合物、蛋白质、维生素和矿物质。通过适当的围术期营养和代谢支持，及时改善病人的营养状况，增加机体营养储备，满足体内营养需求，提高机体免疫力，调节机体炎症反应，对促进术后伤口愈合具有重要的临床意义。研究发现[2]，维生素 A 可保护表皮细胞，促进成纤维细胞的分化和胶原合成，摄入减少易导致伤口愈合延迟和易感染。维生素 C 是合成胶原、构成新生伤口床必需的营养物质，其缺乏会造成伤口愈合延迟和感染。辅酶类（B 族维生素）是三大营养物质产能的必要成分。硫胺素和核黄素是胶原连接素合成所必需的。矿物质也是患者伤口愈合所必需的，其中锌参与胶原的形成和蛋白质的代谢。锌的参考摄入量为 8 ~ 11 mg/d，过高会抑制伤口愈合且干扰铜代谢，后者参与胶原连接素和红细胞生成。铁是血红蛋白组成成分，参与胶原转运和氧运输。

（3）心理因素：心理紧张、焦虑可降低人体的免疫功能，从而影响机体的抗感染能力，最终导致伤口愈合延迟。有研究表明，烧伤后抑郁情绪可介导 TNF-α 水平升高，可限制创面局部毛细血管的生成，减少成纤维细胞，延缓胶原合成速度，减少羟脯氨酸的合成量，进而影响创面肉芽组织生成的数量和质量，最终延缓创面愈合[2]。因此心理因素是伤口愈合中不容忽视的因素之一。

2．局部因素

影响伤口愈合的局部因素主要包括感染和局部血供情况。

（1）感染影响伤口愈合的机制：①细菌和炎症细胞消耗了伤口愈合的氧气和营养物质，使促伤口愈合的成纤维细胞代谢受损。②中性粒细胞吞噬细菌后释放出蛋白酶和氧自由基可溶解胶原纤维，其较少沉积而延迟伤口愈合。③感染引起的渗出物增加及伤口肿胀可增加局部张力，进而影响伤口愈合。

（2）局部血供影响伤口愈合的机制：良好的局部血液循环不仅能供应伤口修复所需要的营养物质和氧，还有利于吸收和运输伤口坏死组织，最终控制局部感染。因此，目前常用物理治疗（如负压封闭引流技术、电刺激疗法、低强度脉冲超声波、微波等）、局部药物治疗、适宜的医用敷料和组织工程皮肤等方式，皆是以局部因素为主要控制点的促进伤口愈合的方法。

3．其他相关因素

排除全身和局部因素外，药物的使用和手术术式、时机以及手术过程中的诸多因素也会对伤口愈合造成影响。

四、生物活性肽与外科术后康复

大自然中生物体大多含有黄酮、多酚、皂苷等功效物质，具有抗炎、抗氧化和提高免疫力的功能，进而可以促进手术伤口的愈合。随着分离、纯化及产品制备技术的发展，包括超临界流体萃取、双液相萃取、灌注层析、分子蒸馏、膜分离等现代分离技术，提高化合物活性的分子修饰、组合化学技术，加速药物研制的计算机辅助药物设计技术等，生物活性物质的功效成分不断被分离、纯化、鉴定及验证功能，有些尚在研究阶段，有些已经被应用到医药领域，如辣木、壳聚糖、海藻酸钠、鱼油等。

BAP 是由氨基酸组成的寡肽或多肽构成，种类多、营养全面、使用安全、具有高吸收、运转率、抗氧化、抗菌、提高机体的免疫力等作用，可协助细胞产生胶原蛋白，促使皮肤细胞正常生长，促进伤口愈合。随着越来越多 BAP 被发现、分离和鉴定，以及对其结构、功能和作用机理的深入研究，生物活性肽在提高机体营养状况、增强免疫力等全身作用和促进伤口愈合的局部作用日益受到人们的重视。

（一）BAP 在术后临床营养支持中的作用

肽比蛋白质分子小，前者吸收速度快、耗能低、不易饱和，且各种肽之间运转无竞争性与抑制性，同时有效避免由蛋白质非功能区的氨基酸差异引起的排斥反应和保持自身稳定性，可作为氮源直接参与蛋白质代谢，是术后营养支持的良好选择。

BAP 作为临床营养支持物质的一种，通过提供氮源和增强免疫力促进患者术后蛋白质合成，纠正患者因代谢异常、机体消耗增加、摄入减少引起的营养不良，具有丰富的营养价值，不仅为创面愈合提供营养基质，而且可以减少创面感染。北京大学李勇教授课题组用 FCPs 作为营养补充剂干预胃肠外科手术后患者，发现干预组患者体重和上臂围的下降幅度显著低于对照组的下降幅度，而人血白蛋白、前白蛋白和转铁蛋白的水平升高幅度则显著高于对照组的升高幅度，说明 FCPs 可以提高术后营养状况。百普素（散剂）和百普力（混悬剂）等短肽制剂具有保护肠黏膜屏障功能、提高机体免疫力的作用，适用于消化吸收功能有一定损伤的病人。

抗菌肽、干扰素、白介素及生物防御素等生物活性肽通过调整外周血淋巴 T 细胞亚群数目和功能，提高机体免疫力。Sande 发现 β 酪蛋白肽（193 ~ 209）可上调巨噬细胞抗原表位的表达和吞噬活性，刺激细胞因子释放，提高机体免疫力。北京大学李勇教授课题组的研究发现，通过生物酶解的方法从深海鱼组织中提取的 FCPs 通过提高巨噬细胞的抗原提呈能力，可显著提高脾淋巴细胞中 $CD4^+$ Th 细胞的百分比，可显著提高 Th1 型细胞因子 IL-2 和 IFN-γ 以及 Th2 型细胞因子 IL-5 和 IL-6 的分泌水平，从而增强机体的免疫功能。还有实验表明[2]，海洋胶原蛋白肽通过提高淋巴细胞增殖能力、CD_3^+/CD_4^+ T 细胞百分比，增加辐射小鼠血清免疫刺激因子 IL-12 的分泌水平，降低血清炎症因子 IL-1α 和免疫抑制因子 IL-10 的水平，缓解因辐射引起的免疫功能抑制，进而提高 ^{60}CO 辐射小鼠的存活率和存活时间。研究发现，与 SAMP-8 对照组比，0.22%、0.44% 剂量组 FCPs 可显著提高 SAMP8 小鼠脾脏的 $CD4^+$ T 细胞亚群百分比，进而影响免疫力。北京大学李勇教授课题组用 FCPs 作为营养补充剂干预胃肠外科手术后患者，发现干预组血清中 IgG、IgM 和淋巴细胞总数的水平恢复得更快，而且血清中 CRP 的降低也和 FCPs 干预有统计学上的关联，因此得出 FCPs 能够提高机体免疫功能，改善术后患者的营养状况恢复。

除了提供营养物质、增加免疫力，胶原寡肽还可清除体内的自由基，减少炎症反应，活性胶原蛋白能直接渗入肌肤底层，且与周围组织的亲和性好，可协助细胞制造成胶原蛋白，促使皮肤细胞正常成长，可能缩短手术伤口愈合的时间，客观上缩短手术后患者的住院时间。

（二）BAP 对术后伤口愈合的调节作用

经动物实验证实，一些内源性肽 LL-37 可促进伤口新生血管的生成和表皮细胞形成。其他的免疫激发肽，如抗菌肽 Cecropin B.A 和 palmitoyl hexapeptide-14，被证明可激发免疫功能刺激细胞迁移、胶原合成和成纤维细胞的增殖和变形。Wang 等证明乳清肽能够通过抗氧化和降低炎症反应促进大鼠产后伤口的愈合 [11]；Ebaid 等证明骆驼奶多肽通过协调氧化还原状态和免疫反应促进糖尿病大鼠的伤口愈合 [12]。蛋清粉多肽 INFEKL 可有效促进人角质形成细胞迁移和增殖，通过提高胞外或胞内型 Hsp90α 蛋白水平促进皮肤细胞迁移，加快小鼠创面上皮化进程，加速小鼠皮肤创面愈合 [13]。朱文侠等研究发现，降钙素基因相关肽 C（calcitonin gene related peptide，CGRP）具有促进犬类术后伤口愈合的作用，可能是因为 CGRP 可增加毛细血管、保护血管内皮细胞和刺激血管内皮细胞增殖。来源于鸵鸟蛋清的抗氧化肽（DG-10 肽）软膏具有良好的抗氧化作用，对成年 Wistar 大鼠创面有促愈合作用 [14]。在多肽两亲体凝胶 PA 中添入精氨酸、甘氨酸、天冬氨酸、丝氨酸形成 RGDS-PA 复合物质，作用于烧伤创面，发现其在伤口第 7 ~ 28 天显著促进再生上皮的形成，加速深度部分烧伤创面的恢复 [15]。陆地蜗牛隐花虫生物活性肽具有抗病原菌和真菌的能力，可以加快细胞迁移，促进 Wistar 白化大鼠创面愈合 [16]。CAP37 是一种在人中性粒细胞中组成性表达的蛋白，它能诱导角膜上皮细胞迁移，具有抗菌和脂多糖结合活性，能有效愈合小鼠模型角膜感染和非感染伤口 [17]。研究发现，臭蛙皮肤分泌物的新型肽（OM-LV20）有微弱的抗氧化作用，可以刺激人角质形成细胞（HaCaT 细胞）和人皮肤成纤维细胞（human skin fibroblast，HSF）生长，分泌 TNF、TGF-β1 和 EGFR，促进小鼠全层皮肤创面愈合，有望成为创面愈合促进剂 [18]。眼镜王蛇的 OH-CATH30（OH30）肽可以选择性调节先天免疫，创造有利于无瘢痕愈合的抗炎微环境。羧甲基壳聚糖纳米颗粒（CMCS-OH30 NP）包裹 OH30，防止 OH30 的酶促消化和控释，通过诱导稳定的抗炎细胞因子 IL-10 表达，下调几种促炎细胞因子的表达，诱导上皮化和形成新生血管化成分，促进肉芽组织生长，促进创面愈合 [19]。抗菌肽（antimicrobial peptide，AMPs）是在几乎所有生物的皮肤中都存在的生物分子，可抵御病原体感染，Brevinin 超家族由蛙皮衍生物 AMPs 组成，具有抗癌、低溶血活性、刺激胰岛素释放和伤口愈合等特性。Brevinin-2R 具有极低的溶血活性、抗菌活性、阳离子性和抗癌活性，刺激胰岛素分泌、树突细胞成熟，从而诱导内皮细胞增殖和迁移到受损部位促进伤口愈合，通过激活溶酶体 - 线粒体死亡途径杀死一些肿瘤细胞系，对哺乳动物毒性很小，但 Brevinins 在循环中的半衰期较短，严重限制了其全身用药和外用。虽然科学家已对 Brevinin 超家族的不同成员进行了大量的研究，但它们对病原体和癌细胞作用的分子机制仍需要进一步的研究，其细胞摄取机制也不清楚[20]。HB-50 是一种两亲性的 α- 螺旋型阳离子肽，由 Helix BioMedix 公司开发，具有广谱活性和快速杀菌能力，对革兰氏阳性和革兰氏阴性细菌均有作用，能在几分钟内杀死 5 ~ 7 个对数级的细菌，对耐万古霉素和莫匹罗星的金黄色葡萄球菌也具有较强的活性，这些特性使 HB-50 成为预防伤口感染的理想候选药物，还可以防止大鼠皮肤伤口感染而不抑制伤口愈合。因其易开发、低生产成本，HB-50 是非常好的局部抗菌药物。

BAP 调节机体免疫反应、预防肠源性感染，可有效减少感染和促进伤口愈合，最终客观地缩短外科患者的住院时间，减轻患者的经济负担，具有广阔的发展前景。

第二节 鱼胶原肽对外科术后康复作用的研究进展
Advances in effects of fish collagen peptides on postoperative surgery rehabilitation

鱼类、海藻、海绵和水母等海洋生物含有丰富的高营养品质胶原蛋白，是具有开发价值的“蓝色资源”。鱼胶原肽是由深海鱼类的皮、骨、肉为原料，经水解产生的一组分子量在 200 ~ 1000 的小分子肽，是生物活性肽的一种，具有生物活性肽的特点和功能，并且来源广，无污染。如今已成为食品原料和配料领域的新宠。北京大学李勇教授课题组利用葡聚糖凝胶 Sephadex G-25 层析柱粗分、HPLC 法细分、835-50 型氨基酸自动分析仪分析分子量，从鱼皮中提取到了高纯度的胶原肽，并对 FCPs 促进伤口愈合的功能进行了深入探索，为 FCPs 在临床术后营养支持、促进伤口愈合和辅助治疗中的应用提供了的数据支持。

一、鱼胶原肽对外科术后康复促进作用的研究方法

（一）术后患者机体整体恢复评估

术后患者机体整体恢复评估主要包括以下几个方面，疾病及饮食史、体格测量和患者客观指标的评估（例如患者营养状况指标、免疫系统指标、神经系统功能、凝血功能以及患者自身疾病相关的指标）。术后患者机体整体恢复评估方法常见如下[21]。

1．疾病及饮食史

疾病史包括急、慢性疾病回顾及既往营养丢失情况。饮食史多采用 24 小时膳食回顾或 3 天连续食物称重法，应该同时考虑食物的数量和质量，将能量、蛋白质和微量元素与推荐摄入量（DRIs）进行比较。

2．体格测量

包括体重、皮褶厚度测量和中臂围等指标。

3．生化指标

①蛋白质营养状况包括白蛋白、前白蛋白、转铁蛋白、纤维连接蛋白、血红蛋白、肌酐和其他（3- 甲基组氨酸测定也可以反映肌肉蛋白储备和运转情况、肝脏中酶活性及电解质）。②免疫功能测定，包括外周血总淋巴细胞计数（T lymphocyte count，TLC）、迟发型超敏反应皮肤试验和外周血 T 细胞亚群检测。

4．营养平衡研究

对氮、无机盐、维生素、微量元素等多种物质进行平衡研究。最常见的是氮平衡测定，摄入氮减去通过尿液、粪便、皮肤及其他途径（汗液、分泌液等）流失的氮。

5．复合型营养评定方法

包括主观全面营养评估法（subjective global assessment，SGA）、预后营养指数（prognosis nutritional evapotranspiration index，PNI，用人血白蛋白、三头肌皮褶厚度、血清转铁蛋白、迟发型超敏反应皮肤试验评价营养状态与外科手术患者预后相关性）和微型营养评定（MNA）。

（二）伤口愈合的常见研究方法

1．动物模型建立与伤口愈合评估参数

大鼠和小鼠是伤口愈合常用动物模型。常用的建模方法为切开型伤口模型和切除型伤口模型两种模型。切开型伤口模型是用手术刀、剪刀或刀片切割动物皮肤，产生深至皮下的线形切口；切除型伤口模型是用打孔器、剪刀或手术刀将实验动物一定面积的全层皮肤切除。常用实验动物伤口评估表（EWAT）来评估伤口面积、渗液类型、渗液量、伤口基底类型、坏死组织类型、坏死组织量、肉芽组织生长情况以及伤口周围皮肤状态，进而计算伤口评估得分，分数越高表明伤口状态越差[22]。伤口及其周围组织的创伤反应定性评定为：①Ⅰ期反应，伤口有轻度肿胀；②Ⅱ期反应，伤口及周围组织轻度水肿，皮下有散在淤血斑；③Ⅲ期反应，切口有少量血痂附着，伤口及周围组织明显水肿。

同时，也可用伤口的愈合率、愈合时间、总蛋白含量、羟脯氨酸含量、病理组织切片和免疫组化等指标来评估伤口愈合情况。常见检测指标包括伤口愈合时间、伤口愈合（完全上皮化）标准、组织结构观察、血管横断面面积与镜下肉芽组织面积的比值、胶原重建（Masson 染色、脯氨酸测定胶原含量）、拉伸强度检测、血管生成等。

2．体外伤口愈合模型的构建

体外模型中通常采用细胞或器官培养，研究最多的细胞是成纤维细胞、角质形成细胞、巨噬细胞和内皮细胞。研究对象和细胞或组织共培养的方式，通过观察成纤维细胞、角质细胞和内皮细胞或组织的迁移、增殖以及生长情况和测定细胞代谢物、氨基酸等进行评价。目前较为成熟的细胞实验为成纤维细胞迁移和增殖实验。可选择的愈合评价指标有：pH 和氧分压、基质金属蛋白酶和锌、湿度、血红蛋白含氧量以及伤口面积。

3．人体试验的开展与评价

局部伤口评估主要包括伤口产生原因、位置、大小、深度、气味、颜色、渗液量、基底情况、窦道、潜行及周围皮肤情况，按照“一视二嗅三触四量五摄六录”的方法实施。较好的伤口愈合主要表现为伤口处快速止血、适当炎症、表皮再生、血管生成及胶原适当、快速合成和沉积。常用评估参数包括愈合组织、肉眼观察愈合、不同伤口愈合的标记测量、细胞反应和免疫反应的生物力学和生化研究。

二、鱼胶原肽对外科术后康复促进作用的研究进展

北京大学李勇教授课题组从人体试验和动物实验两个层次分别研究了 FCPs 对外科术后康复与伤口愈合的作用，并初步探讨了其可能的作用机制，为进一步开展 FCPs 的应用及其合理开发提供了理论依据。

（一）FCPs 对外科手术患者营养状况和免疫功能的调节作用

北京大学李勇教授课题组对 FCPs 是否能够改善胃肠外科手术患者的营养状况和免疫功能进行了人体临床研究。研究选取 2006 年 10 月至 2007 年 11 月在北京大学深圳医院胃肠外科接受胃肠手术治疗并符合纳入标准的外科手术患者共 96 人，随机分成 FCPs 组（给予常规治疗、普通肠内营养治疗和 FCPs 干预）和对照组（只给予常规治疗和普通肠内营养治疗）。干预和观察时间为手术前 1 天到手术后 8 天。收集并记录每例患者的性别、年龄、临床诊断、手术日期。并分别在入院后手术前 1 天、手术后第 1 天和手术后第 7 天在禁食 8 ~ 12 小时后，空腹抽取外周静脉血 5 ml，检测血清总蛋白、白蛋白、前白蛋白和转铁蛋白等营养指标的水平以及血清免疫球蛋白（IgG、IgM 和 IgA）水平以及淋巴细胞总数；量取体重、上臂围、腰围、臀围等指标。

研究发现：①体重和上臂围是衡量机体营养状况的重要指标。FCPs 组患者的体重和上臂围的下降幅度显著低于对照组的下降幅度（$P < 0.05$）。而人血白蛋白、前白蛋白和转铁蛋白的水平也是衡量机体状况的重要血液指标。该研究中，人血白蛋白、前白蛋白和转铁蛋白升高的幅度则显著高于对照组的升高幅度（$P < 0.05$），以上说明 FCPs 组患者在手术后营养状况改善的效果显著优于对照组。②血清免疫球蛋白水平和淋巴细胞总数是衡量机体免疫状况的重要血液指标。患者手术前后和治疗前后的血清免疫球蛋白水平和淋巴细胞总数，发现血清中 IgG、IgM 和淋巴细胞总数的水平恢复得更快（$P < 0.05$）。而血清中 C 反应蛋白水平作为急性时相反应的一个灵敏指标，在急性创伤和感染时其血浓度会急剧升高。该研究中，C 反应蛋白的降低也和 FCPs 干预有统计学上的关联（$P < 0.05$），这可能和胶原肽改善营养、增强抗氧化性有一定的关系。③ FCPs 组平均住院天数（17.1 ± 5.9 天）明显短于对照组（20.7 ± 8.7 天），说明 FCPs 作为肠内营养支持补充物质的应用和手术后患者平均住院日的缩短存在着统计学上的关联（$P < 0.05$）（表 20-1）。

表 20-1 FCPs 对胃肠道外科手术患者营养状况及免疫功能的改善作用（Mean ± SD）

观察指标	对照组（$n = 48$）			FCPs 组（$n = 48$）		
	术后 1 天	术后 7 天	变化百分比（%）	术后 1 天	术后 7 天	变化百分比（%）
体重（kg）	55.2 ± 7.9	53.3 ± 8.3	-3.44	56.8 ± 9.2	55.8 ± 9.3	-1.58*
上臂围（cm）	22.4 ± 2.8	21.4 ± 3.1	-4.91	22.5 ± 2.8	22.2 ± 2.8	-1.35*
总蛋白（g/L）	58.2 ± 9.2	61.6 ± 7.6	5.84	59.9 ± 10.1	65.3 ± 6.9	9.01
白蛋白（g/L）	35.1 ± 6.4	37.1 ± 5.2	5.70	33.6 ± 5.1	39.0 ± 5.7	16.1*
前白蛋白（g/L）	0.22 ± 0.07	0.21 ± 0.07	4.54	0.22 ± 0.09	0.31 ± 0.21	40.9*
转铁蛋白（g/L）	2.32 ± 0.65	2.44 ± 0.79	5.60	2.44 ± 0.65	3.08 ± 1.28	26.2*
IgM（g/L）	1.18 ± 0.98	1.28 ± 0.94	8.47	0.98 ± 0.72	1.40 ± 1.12	42.8*
IgG（g/L）	8.31 ± 2.89	8.62 ± 2.85	3.73	8.23 ± 2.21	10.11 ± 3.19	22.8*
IgA（g/L）	1.98 ± 1.00	2.11 ± 1.03	6.56	1.76 ± 0.77	2.33 ± 0.95	32.4*
淋巴细胞总数（$\times 10^9$）	1.01 ± 0.38	1.34 ± 0.62	31.7	1.09 ± 0.61	1.69 ± 0.64	55.0*
C 反应蛋白（mg/L）	22.8 ± 27.3	19.4 ± 23.4	-15.0	31.5 ± 39.3	14.5 ± 25.2	-53.9*

与对照组比较差异有显著性，$^*P < 0.05$

经以上研究发现，FCPs 作为具有特殊生理活性的活肽，能够增强皮肤切口的胶原纤维表达和抗张力强度，促进伤口恢复；且具有提高人血白蛋白合成速度、改善营养状况、提高人体免疫能力的功效。

（二）FCPs 对大鼠伤口愈合的促进作用

北京大学李勇教授课题组首先并成功建立了临床术后伤口愈合的动物试实验模型[23]研究 FCPs。具体方法为剃去麻醉大鼠背部皮肤，常规皮肤消毒，背部两侧分别切一个 2 cm 长的纵行切口，同时切开肌肉，深达腹腔，然后逐层缝合肌肉和皮肤。又采用生物酶法从深海鱼的鱼皮中提取 FCPs，以 0.667 g/kg（bw）、2.0 g/kg（bw）、6.0 g/kg（bw）和 12 g/kg（bw）FCPs（相当于人体推荐剂量的 3.3 倍、10 倍、30 倍和 60 倍）经口灌胃，干预健康清洁级雄性 SD 大鼠，体重 230 ~ 250 g，分别于第 3 天、7 天、14 天处死大鼠。各时间点处死 8 只动物。术后每日观察伤口的愈合情况，进行 HE 染色、Masson 染色，皮肤切口抗张力强度测定和羟脯氨酸测定。研究发现，经口给予术后大鼠不同浓度的 FCPs 后，各个浓度的 FCPs 都能够提高术后伤口的抗张力值、胶原纤维、羟脯氨酸的表达水平，表明 FCPs 能够促进术后大鼠的伤口愈合程度，同时发现随着浓度的增加，FCPs 促进伤口愈合的效果逐渐增强。具体结果如下。

1．大鼠术后伤口愈合的肉眼观察结果

肉眼观察发现，术后第 3 天，对照组大鼠伤口多数有血痂附着，伤口及周围组织明显水肿，而 FCPs 组大鼠伤口的水肿程度明显减轻（表 20-2，图 20-2，彩图 20-2）。术后第 7（图 20-3，彩图 20-3）和 14 天（图 20-4，彩图 20-4），FCPs 各组大鼠伤口愈合明显优于对照组大鼠。FCPs 组大鼠比对照组大鼠伤口提前 1 ～ 2 天愈合，同时发现 6.0 g/kg（bw）和 12 g/kg（bw）剂量组愈合最佳（表 20-3）。

表 20-2 各组伤口创伤反应情况比例（%）

组别	例数	Ⅰ期	Ⅱ期	Ⅲ期
对照组	24	6（25）	7（29.2）	11（45.8）
0.667 g/kg（bw）FCPs	24	6（25）	9（37.5）	9（37.5）
2.0 g/kg（bw）FCPs	24	8（33.3）	8（33.3）	8（33.3）
6.0 g/kg（bw）FCPs	24	10（41.6）	7（29.2）	7（29.2）
12 g/kg（bw）FCPs	24	11（45.8）	7（29.2）	6（25）

表 20-3 各组伤口恢复情况比例（%）

组别	第 7 天（16 只 / 组）			第 14 天（8 只 / 组）		
	优	良	差	优	良	差
对照组	3（18.75）	6（37.5）	7（43.75）	4（50）	3（37.5）	1（12.5）
0.667 g/kg（bw）FCPs	5（31.25）	5（31.25）	6（37.5）	5（62.5）	2（25）	1（12.5）
2.0 g/kg（bw）FCPs	6（37.5）	6（37.5）	4（25）	5（62.5）	2（25）	1（12.5）
6.0 g/kg（bw）FCPs	8（50）	4（25）	4（25）	6（75）	2（25）	0
12 g/kg（bw）FCPs	8（50）	5（31.25）	3（18.7）	7（87.5）	1（12.5）	0

2．FCPs 对大鼠术后伤口皮肤愈合的组织学观察结果

组织学结果发现（图 20-5，彩图 20-5），观察术后第 7 天组织切片发现，对照组伤口表皮囊性增生为主，瘢痕组织较多，炎症细胞浸润明显多于 FCPs 组，而成纤维细胞和毛细血管则明显少于 FCPs 组。观察术后第 14 天组织切片发现，对照组伤口表皮以增生为主，瘢痕组织和炎性细胞还是多于 FCPs 组，而各个 FCPs 组伤口表皮完整，瘢痕组织明显少于对照组，炎性细胞明显减少，其中以 6.0 g/kg（bw）剂量组效果最佳。

3．Masson 染色光镜组织学观察

Masson 染色将结缔组织和胶原纤维染成绿色，平滑肌染成红色，细胞核染成褐色。术后第 3 天切口各个组之间的胶原纤维数量没有明显差异。术后第 7 天结果显示，FCPs 组胶原纤维数量明显多于对照组，以 6.0 g/kg（bw）和 12 g/kg（bw）剂量组最佳。术后第 14 天同样发现 FCPs 组胶原纤维数量明显多于对照组（图 20-6，彩图 20-6）。

4．术后不同时间伤口抗张力比较

术后第 7、14 天各组伤口抗张力值见表 20-4。由结果可知，第 7 天和第 14 天 FCPs 组与对照组伤口的抗张力强度均有差异，并有统计学意义（$P < 0.05$）。

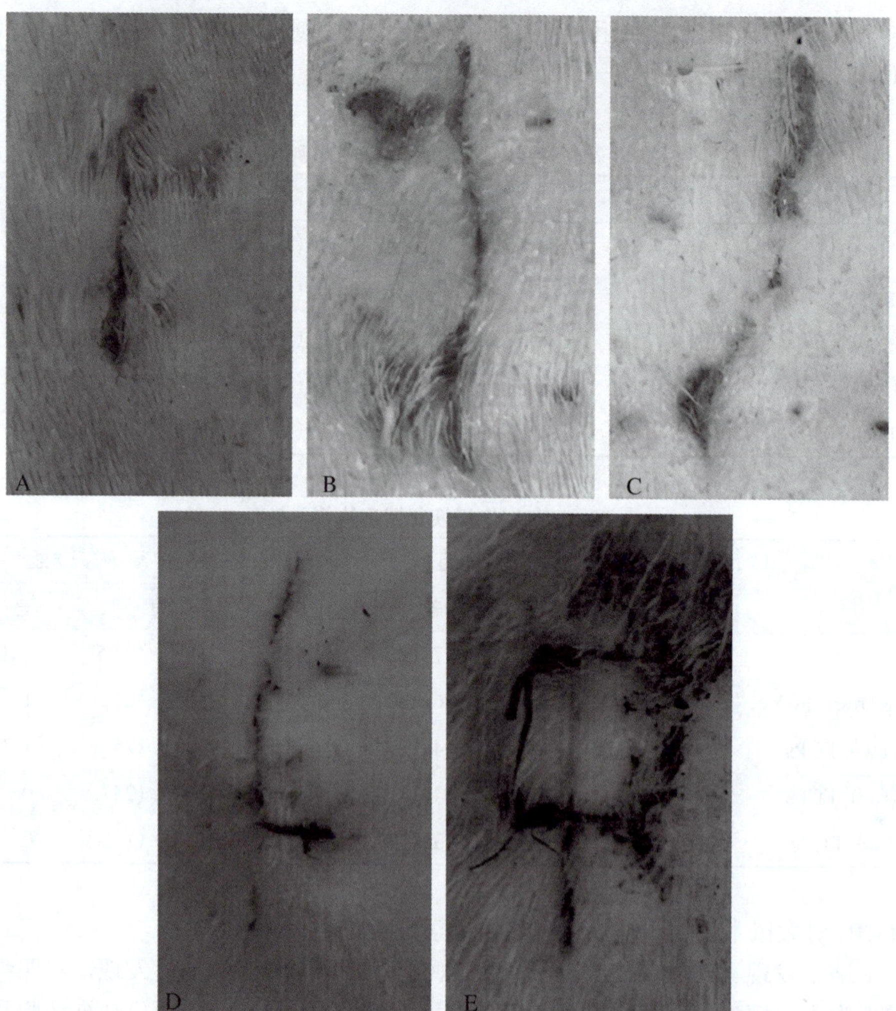

图 20-2 术后第 3 天大鼠伤口愈合肉眼观察情况

A．对照组；B．0.667 g/kg（bw）FCPs；C．2.0 g/kg（bw）FCPs；D．6.0 g/kg（bw）FCPs；E．12 g/kg（bw）FCPs

表 20-4 术后各组伤口抗张力值（g/mm^2，Mean ± SD）

时间	对照组	0.667 g/kg（bw）FCPs	2.0 g/kg（bw）FCPs	6.0 g/kg（bw）FCPs	12 g/kg（bw）FCPs
术后第 7 日	15.19 ± 2.23	18.23 ± 3.62*	19.56 ± 3.16*	22.87 ± 5.23*	23.18 ± 4.54*
术后第 14 日	47.56 ± 5.65	52.74 ± 6.43*	55.59 ± 6.28*	58.17 ± 5.94*	59.71 ± 7.80*

与对照组比较差异有显著性，*$P < 0.05$

5．切口肉芽组织羟脯氨酸结果

术后第 7、14 天各组伤口羟脯氨酸检测结果见表 20-5。结果发现第 7 天和第 14 天 FCPs 组与对照组伤口羟脯氨酸表达水平均有差异，并有统计学意义（$P < 0.05$）。

图 20-3　术后第 7 天大鼠伤口愈合肉眼观察情况

A．对照组；B．0.667 g/kg（bw）FCPs；C．2.0 g/kg（bw）FCPs；D．6.0 g/kg（bw）FCPs；E．12 g/kg（bw）FCPs

表 20-5　术后各组羟脯氨酸表达水平（μg/mg，Mean ±SD）

时间	对照组	0.667 g/kg（bw）FCPs	2.0 g/kg（bw）FCPs	6.0 g/kg（bw）FCPs	12 g/kg（bw）FCPs
术后第 7 日	7.84±2.17	9.21±3.04	9.67±2.48*	10.43±3.35*	11.03±3.97*
术后第 14 日	8.43±2.45	10.57±3.81*	11.83±3.29*	12.89±3.74*	13.73±2.43*

与对照组比较差异有显著性，*$P < 0.05$

该实验发现，可通过促进伤口皮肤胶原蛋白的合成促进伤口愈合。通过组织病理学结果发现，FCPs 能够趋化诱导炎症细胞到伤口处，刺激成纤维细胞增殖和分化，促使细胞合成分泌细胞外基质（如胶原等）。这也可能是 FCPs 促进伤口愈合的机制之一。通过近几年

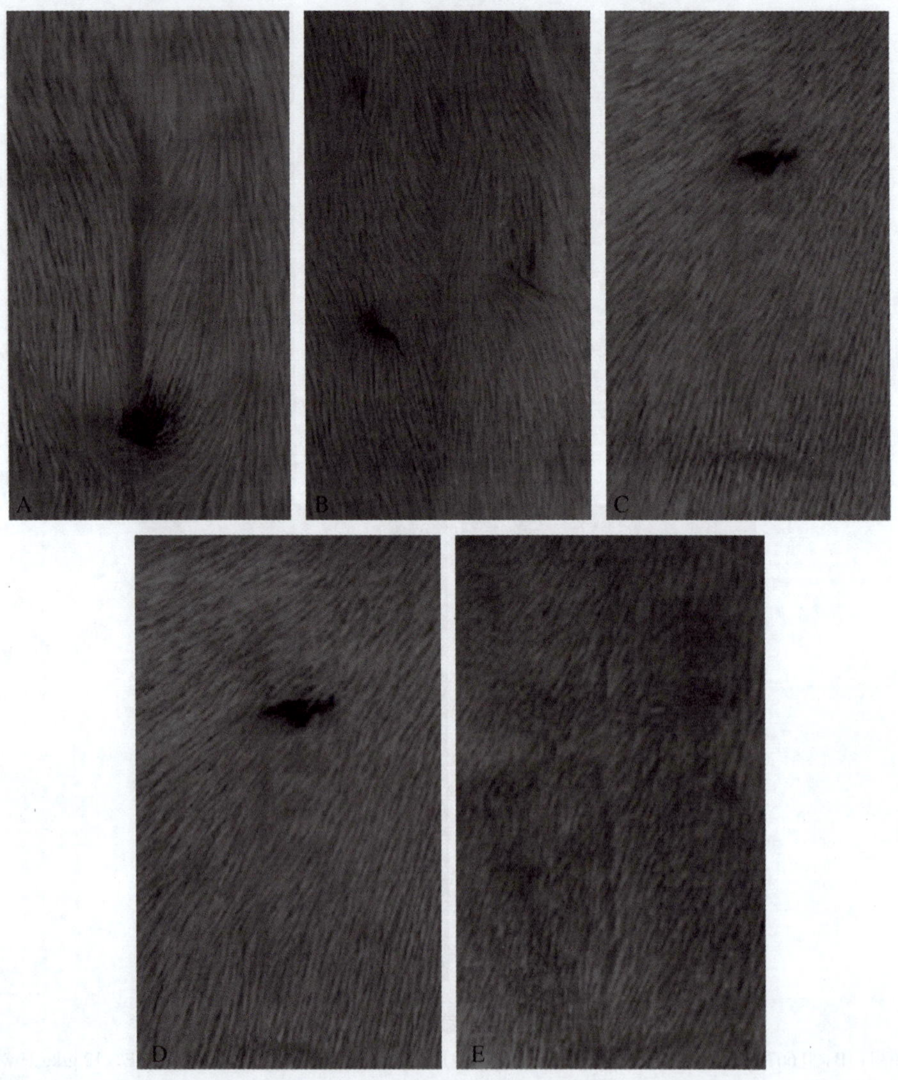

图 20-4 术后第 14 天大鼠伤口愈合肉眼观察情况

A. 对照组；B. 0.667 g/kg（bw）FCPs；C. 2.0 g/kg（bw）FCPs；D. 6.0 g/kg（bw）FCPs；E. 12 g/kg（bw）FCPs

来对伤口愈合相关文献的紧密追踪，发现以前对伤口愈合的研究模型主要是采用动物皮肤伤口打孔手术模型和单纯皮肤切口手术模型，这仅仅针对皮肤进行损伤，只能反应皮肤的愈合过程。该项目的一大特色是建立深达腹腔的手术模型，可以模拟临床外科手术的整个过程，在国内尚属首次报道，以更加全面地反映手术后患者身体变化的动态过程。

三、鱼胶原肽在外科术后康复促进领域中的发展前景

全世界的术后死亡负担高达 3.13 亿次 / 年[1]，由于疾病和手术创伤，机体会发生氧化应

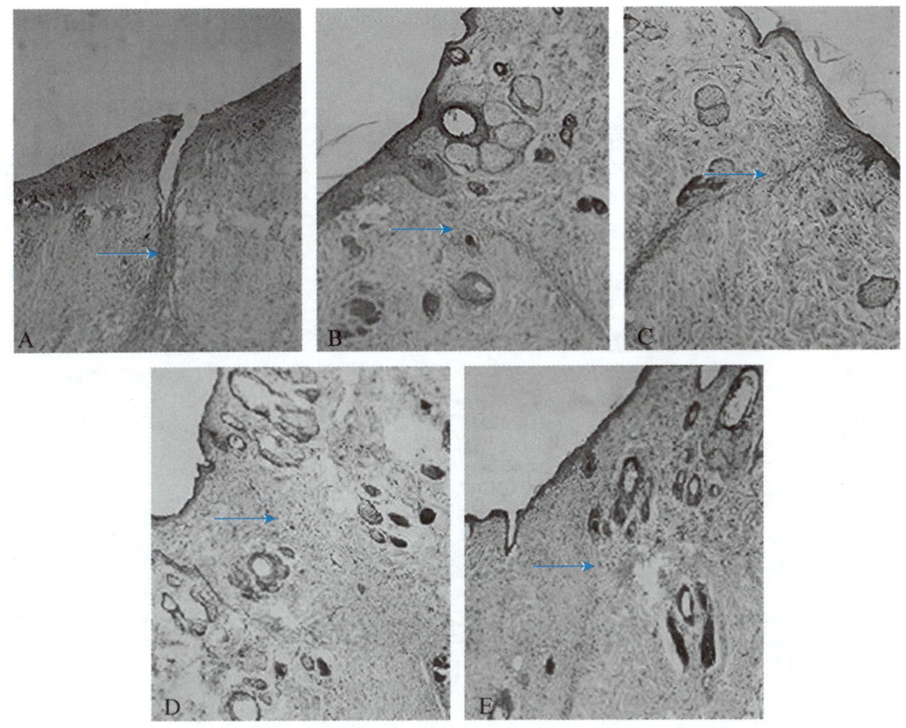

图 20-5　术后第 7 天大鼠伤口愈合组织学观察情况

A．对照组；B．0.667 g/kg（bw）FCPs；C．2.0 g/kg（bw）FCPs；D．6.0 g/kg（bw）FCPs；E．12 g/kg（bw）FCPs

激、炎症反应和明显的代谢改变，容易导致患者术后康复不良，会引起死亡、疼痛、切口裂开感染等并发症，严重影响伤口的愈合，给患者带来极大的痛苦和心理负担，增加了患者的急诊就诊次数、平均住院时间、再手术的次数和患者的经济负担，重症切口感染甚至会引起患者死亡。目前促进伤口愈合的方法主要集中在伤口外用敷料和促进伤口愈合药物两方面[24]，该研究首次从营养支持的角度探讨 FCPs 作为一种肠内营养制剂的补充剂对于手术后伤口愈合的影响。

FCPs 是从海洋中的鱼皮、鱼鳞、鱼骨和鱼鳍提取的胶原蛋白，作为生物组织细胞外基质（extracellular matrix，ECM）的关键成分，可为组织和器官提供拉伸强度和柔韧性，因其具有抗氧化、抗菌、增强免疫力、抗皮肤衰老、促进组织修复、调节血糖血压活性而被广泛应用于营养保健食品、食品工业和生物医药行业。FCPs 具有促进伤口愈合的作用，可结合化学、药理学、生物化学、材料学等学科，有望开发为新型伤口愈合贴来作用于伤口、创伤愈合，另外术后营养不良、机体免疫力低是住院患者普遍存在的问题，FCPs 来源广、安全性高、吸收性好、生理功能多，可作为优质氮源成为“医用食品”被应用于临床营养支持。然而 FCPs 仍处于基础研究和初步临床研究阶段，仍需深入研究其生理功能、释放机制、结合靶点、代谢过程及其类似物的结构和活性，同时还可结合基因工程、蛋白质工程和酶工程等技术手段，优化已有肽的产量和纯度，不断发现和鉴定新的 FCPs，充分开发利

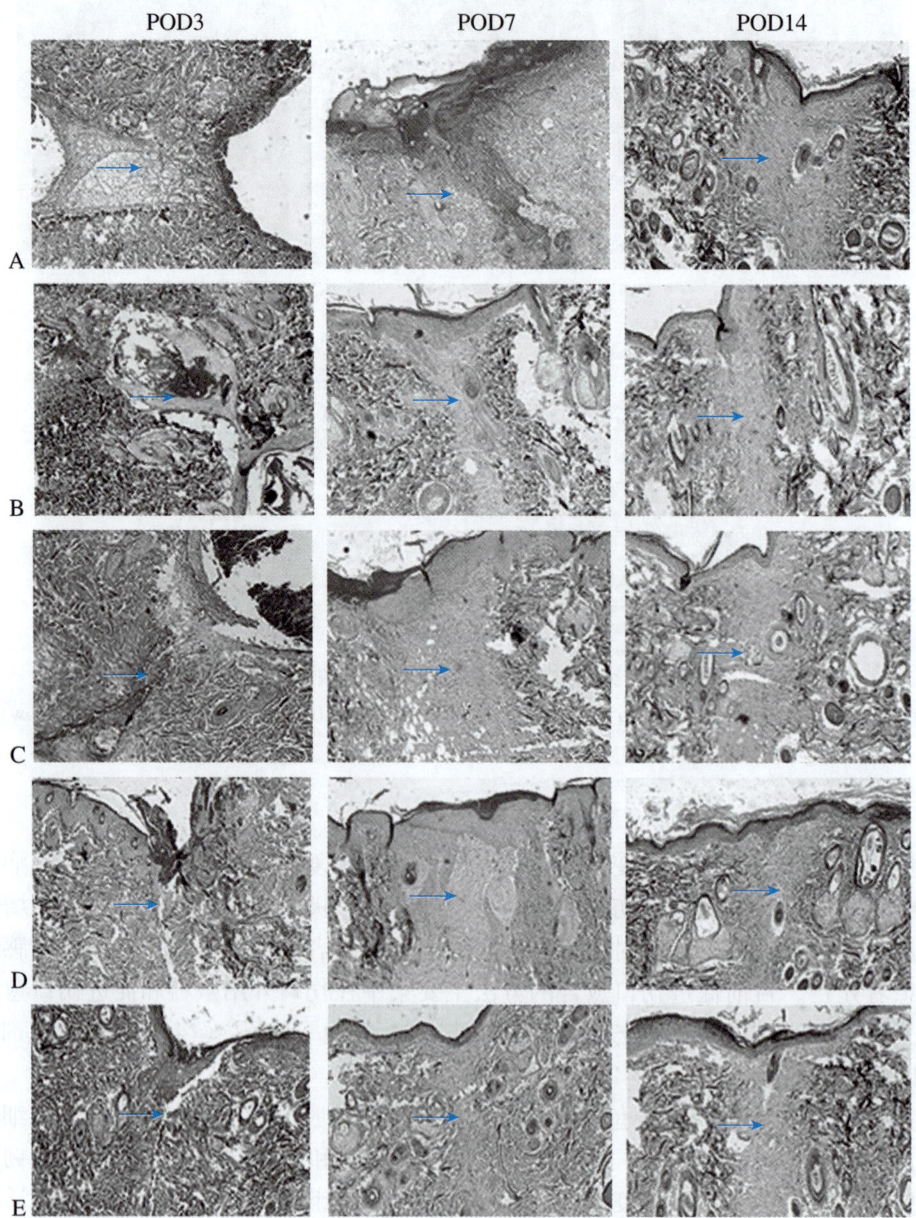

图 20-6　术后第 3、7、14 天大鼠伤口愈合胶原纤维表达情况

A. 对照组；B. 0.667 g/kg（bw）FCPs；C. 2.0 g/kg（bw）FCPs；D. 6.0 g/kg（bw）FCPs；E. 12 g/kg（bw）FCPs

用广袤的海洋资源，尤其是鱼皮、鱼骨等剩余废料，为人类生命健康做出应有的贡献。

小结

本章从外科术后伤口的分类、愈合机制、治疗发展及营养支持的关系，以理论与研究实例相结合的方式，对生物活性肽在外科疾病手术治疗中的应用进行了简要的介绍。由于FCPs具有易吸收、吸收快等特点，作为比较理想的氮源在临床营养制剂中得到了广泛的应用。与此同时，由于FCPs具有降血脂、增强免疫力、增加骨密度、抗氧化等生物活性，可改善外科手术患者的营养状况、免疫功能和促进伤口愈合，缩短患者的住院时间。因此FCPs具有很广泛的发展前景。

Starting with the classification of postoperative wound，healing mechanism，treatment development and the relationship between nutritional support in this chapter and combining theory with research examples，the application of bioactive peptides in surgical treatment of surgical diseases are briefly introduced. Because having the characteristics of easy absorption and fast absorption，fish collagen peptide has been widely used in clinical nutrition preparations as an ideal nitrogen source. At the same time，because of the ability to lower blood lipids，enhance immunity，increase bone density and antioxidant activities，the fish collagen peptide can improve the nutritional statue and immune function of surgical patients，promote wound healing and shorten the patient's hospital stay. Therefore，fish collagen peptides have broad development prospects.

参考文献

[1] GBD 2016 Causes of Death Collaborators. Global，regional，and national age-sex specific mortality for 264 causes of death，1980-2016：a systematic analysis for the Global Burden of Disease Study 2016. Lancet，2017，390（10100）：1151-210.

[2] 李勇．肽临床营养学．北京：北京大学医学出版社，2012.

[3] 钱晶，王小红，魏本忠，等．谷参肠安辅助肠内营养支持治疗老年胃癌术后患者的临床研究．辽宁中医药大学学报，2021，23（6）：1-10.

[4] Wang XY，Zhang P，Wu GH，et al. Enteral nutrition improves clinical outcome and shortens hospital stay after cancer surgery. J Invest Surg，2010，23（6）：309-313.

[5] Mariette C，De Botton ML，Piessen G. Surgery in esophageal and gastric cancer patients：what is the role for nutrition support in your daily practice？ Ann Surg Oncol，2012，19（7）：2128-2134.

[6] 么改琦，朱曦，薄世宁，等．谷氨酰胺双肽对腹部手术后患者负氮平衡及免疫功能的影响．中国临床营养杂志，2007，15（4）：223-227.

[7] Liu H，Ling W，Shen ZY，et al. Clinical application of immune-en-hanced enteral nutrition in patients with advanced gastric cancer after total gastrectomy. J Dig Dis，2012，13（8）：401-406.

[8] Zhao HY，Zhao HY，Wang Y. Randomized clinical trial of arginine-supplemented enteral nutrition versus standard enteral nutrition in patients undergoing gastric cancer surgery. J Cancer Res Clin Oncol，2013，139(9)：1465-1470.

[9] 邵峰，杨成刚，刘鑫，等．免疫微生态肠内营养在合并糖尿病的胃肠道肿瘤患者中的应用．中华胃肠外科杂志，2012，15（5）：476-479.

[10] 胡艳红，胡盼，臧家涛，等．腹部外科术后切口愈合不良风险因素与防治分析．局解手术学杂志，2019，28（10）：837-842.

[11] Wang JB，Zhao M，Liang R，et al. Whey peptides improve wound healing following caesarean section in rats. Br J Nutr，2010，104（11）：1621-1627.

[12] Hossam E，Bahaa A，Iftekhar H，et al. Camel milk peptide improves wound healing in diabetic rats by orchestrating the redox status and immune response. Lipids Health Dis，2015，14（1）：132.

[13] 李艳菊．蛋清粉多肽促进皮肤伤口愈合及其作用机制的研究．吉林：吉林大学，2019.

[14] Homayouni-Tabrizi M，Asoodeh A，Abbaszadegan MR，et al. An identified antioxidant peptide obtained from ostrich（Struthio camelus）egg white protein hydrolysate shows wound healing properties. Pharm Biol，2015，53（8）：1155-1162.

[15] Zhou S，Hokugo A，McClendon M，et al. Bioactive peptide amphiphile nanofiber gels enhance burn wound healing. Burns，2019，45（5）：1112-1121.

[16] Ulagesan S，Sankaranarayanan K，Kuppusamy A. Functional characterisation of bioactive peptide derived from terrestrial snail Cryptozona bistrialis and its wound-healing property in normal and diabetic-induced Wistar albino rats. Int Wound J，2018，15（3）：350-362.

[17] Kasus-Jacobi A，Noor-Mohammadi S，Griffith GL，er al. A multifunctional peptide based on the neutrophil immune defense molecule，CAP37，has antibacterial and wound-healing properties. J Leukoc Biol，2015，97（2）：341-350.

[18] Li X，Wang Y，Zou Z，et al. OM-LV20，a novel peptide from odorous frog skin，accelerates wound healing in vitro and in vivo. Chem Biol Drug Des，2018，91（1）：126-136.

[19] Sun T，Zhan B，Zhang W，et al. Carboxymethyl chitosan nanoparticles loaded with bioactive peptide OH-CATH30 benefit nonscar wound healing. Int J Nanomedicine，2018，25（13）：5771-5786.

[20] Homayouni-Tabrizi M，Asoodeh A，Abbaszadegan MR，et al. An identified antioxidant peptide obtained from ostrich（Struthio camelus）egg white protein hydrolysate shows wound healing properties. Pharm Biol，2015，53（8）：1155-1162.

[21] 蔡威．临床营养学．上海：复旦大学出版社，2012.

[22] ROLima，Fechine FV，Lisboa MR，et al. Development and validation of the experimental wond assessment tool（EWAT）for pressure ulcer in laboratory animals. J Pharmacol Toxicol Methods，2018，90：13-18.

[23] 张召锋，韩晓龙，杨睿悦，等．海洋胶原肽促进大鼠术后伤口愈合的实验研究．中国食品科学技术学会第八届年会暨第六届东西方食品业高层论坛论文摘要集，2011.

[24] 鲍雷，肖杨，李迪，等．牛骨胶原低聚肽促进皮肤切口手术模型小鼠术后伤口愈合的机制研究．食品工业科技，2018，39（13）：292-295.

第二十一章 鱼胶原肽与剖宫产术后康复

Fish collagen peptides and postoperative recovery in cesarean delivery

剖宫产（cesarean section，C-section）是产科解除和（或）拯救母婴安危常用的手术之一，虽能发挥积极作用，但也是一把“双刃剑”，若使用不当、术后护理不当，可导致对母婴和未来妊娠不利的不良反应和并发症，所以一直备受关注。

由于我国人口众多，在特殊的历史背景下，剖宫产的问题尤为突出，发生率甚高，是世界剖宫产大国。2013 年，知名医学杂志 *Lancet* 发表国际机构对我国抽样调查的结果，显示剖宫产率为 46%，实际为 50% ~ 60%[1]。2015 年 12 月 11 日，国家卫生和计划生育委员会（现国家卫生健康委员会）新闻发布会指出，2014 年我国剖宫产率为 35%，这与 WHO 要求的＜ 15% 相距甚远。此现象涉及诸多原因。一次剖宫产后增加了再次剖宫产的可能性。现在我国实施三孩生育政策，许多原先做过剖宫产的女性又萌生生育二胎、三胎的愿望，但多数因年龄增长，再孕的并发症、合并症增多，又有瘢痕子宫，继发不孕不育、瘢痕子宫妊娠、大出血、子宫破裂的危害均增大，给围生相关学科和部门带来新的挑战和压力。各级卫生行政机构、医院、围生医务人员等均要以此为中心，紧跟国家政策和群众要求，做好思想、物质、技术、宣传、管理等方面的工作。因此，探索适宜的策略，促进符合剖宫产适应证产妇的术后康复，对母婴健康和未来妊娠奠定良好的基础至关重要。本章将主要就剖宫产术后康复的主要影响因素和鱼胶原肽对剖宫产术后康复促进作用的研究进展进行介绍。

第一节 概述 Introduction

剖宫产的经典定义是指将胎儿及其附属物从孕妇腹部及子宫壁上的切口娩出的一种外科手术。随着医学的发展，剖宫产的定义也不断被完善，德国学者狄索普（Desopo）将剖宫产定义为凡剖腹切开子宫，取出体重达到或超过 500 g 的胎儿者称为剖宫产术，而体重在 500 g 以下者为子宫切开术。我国学者江森则将剖宫产定义为妊娠 28 周后切开腹壁及子宫壁，取出胎儿、胎盘及胎膜的手术。

Cesarean section，is a surgical procedure in which one or more incisions are made through a mother's abdomen (laparotomy) and uterus (hysterotomy) to deliver one or more babies, or, rarely, to remove a dead fetus. A late-term abortion using cesarean section procedures is termed a hysterotomy abortion and is very rarely performed. A cesarean section is usually performed when a vaginal delivery would put the baby's or mother's life or health at risk, although in recent times it has been also performed upon request for childbirths that could otherwise have been natural.

自然阴道分娩是人类繁衍生息的自然生理过程。然而由于孕期合并症、分娩并发症以及胎儿体位等因素会影响阴道分娩过程，造成自然分娩不能正常进行，进而可能危及产妇和胎儿的生命。人类正是在处理这些异常分娩的过程中通过不断探索发明了剖宫产术。因此，剖宫产最初仅作为一种急救手术，其根本目的是替代分娩，用以解决难产和某些高危妊娠问题，挽救围产儿和孕产妇的生命。然而，剖宫产分娩手术的过程对于产妇来说是一种侵入性损伤，手术过程中以及术后可能引发感染、出血、损伤等并发症，对产妇的健康产生危害。同时，由于剖宫产分娩违背了人类生命过程的自然规律，胎儿未经产道挤压等阴道分娩过程，可能对新生儿出生后的生长发育及相关系统功能的完善产生不利影响，尤其是对于无医学适应证的剖宫产。因此，近年来关于剖宫产分娩的合理应用以及剖宫产后产妇及新生儿的健康等一直是人们争议和关注的焦点。

本书第二十章已经就生物活性肽在外科术后康复中的应用进行了阐述，剖宫产本身属于一种腹部外科手术，但因为剖宫产手术的对象是孕妇，而孕妇在怀孕期间的机体代谢和体内激素水平有明显的改变，另外剖宫产手术过程中还会涉及胎儿及其附属物，因此剖宫产又具有与普通腹部外科手术不同的特点。

一、剖宫产概述

（一）剖宫产术现状

作为一种产科急救手术，剖宫产的实施必须有严格的临床适应证。国际妇产科医师联盟 2007 年指出剖宫产的实施应该有严格的医学适应证，只有在可能增加母婴健康和改善预后的情况下才能实施，而盲目选择剖宫产可能会对母婴带来不良影响。因此 WHO 于 1985 年提出人群中剖宫产率不应超过 15%，2008 年 WHO、联合国儿童基金会（United Nations International Children's Emergency Fund，UNICEF）、联合国人口活动基金会（United Nations Fund for Population Activities，UNFPA）共同建议最佳剖宫产率应控制在 5% ~ 15%[2-5]。

然而，近几十年来，全球范围内人群中的实际剖宫产率却一直呈现日益增高的趋势。在欧美发达国家，这种趋势的高峰出现在 20 世纪 70 年代末及 80 年代初，达 25% 左右，虽于 80 年代后期开始努力降低剖宫产率，但效果并不理想。最新资料显示，美国剖宫产率已从 1970 年的 5.5% 急剧增长至 2007 年的 31.8%，加拿大、澳大利亚、墨西哥以及许多欧洲、拉丁美洲国家的剖宫产率均已达到 20% ~ 30%，某些医院的剖宫产率甚至高达 80%，而其中无绝对医学适应证的选择性剖宫产占绝大部分。我国自 90 年代以来，剖宫产率逐年上升并仍有持续上升的趋势。1991—2002 年，我国农村地区的剖宫产率由 1% 迅速增至 17%，而城市地区剖宫产率则由 1990—1992 年的 18.2% 急剧增加至 1998—2002 年的 39.5%，目前虽无全国统计数据，但大多数城市医院报道的剖宫产率约在 40% ~ 60%，高者甚至达 60% ~ 80%，大有取代阴道分娩而成常规分娩方式之势。2010 年 2 月，*Lancet* 发表了 WHO 对三大洲（亚洲、拉丁美洲、非洲）的调查结果，显示 2007—2008 年 2 月，平均剖宫产率为 25.7%，其中亚洲为 27.3%，越南为 35.6%，但非医学适应证剖宫产仅占 1%。

大量研究提示，造成剖宫产率日益增高的原因一方面是由于剖宫产手术技术的日臻完善、麻醉技术的改进、抗生素及镇痛技术的应用等，剖宫产手术的安全性大大提高，而产妇术后痛苦也大大减少。此外，随着城市化进程的加速，产妇对阴道分娩缺乏信心，对分娩的恐惧心理增加，产妇分娩承受能力下降，产妇对剖宫产及自然分娩缺乏科学认识，认为剖宫产比自然分娩安全而且对婴儿有好处，由于迷信思想造成的择期分娩要求增加以及妊娠分娩高危因素（高龄产妇、巨大儿、妊娠并发症等）发生率增加等医学和社会心理因素也是剖宫产率居高不下的重要原因。此外，人口政策造成的独生子女、初产比例增加，医疗机构方面概念的误导及助产技术的衰退，为避免医疗纠纷而对孕产妇的要求妥协或纵容，以及片面追求医院效益等社会因素也是造成这一现象的原因之一[6-11]。

（二）剖宫产术的临床适应证与术式

从本质上讲，剖宫产术是一种外科手术，与其他手术一样，必须有一定的适应证。但剖宫产又不同于一般的外科手术，它涉及孕妇和胎儿两个方面，同时还可能对出生后的新生儿及婴幼儿产生影响，因此其手术适应证十分广泛，只要存在可能影响正常分娩或母体健康，或者需要胎儿及时娩出的情况，均可实施剖宫产完成分娩。因此，临床上通常将剖宫产术的适应证分为两类。①孕妇因素：孕妇的情况不适宜经阴道分娩，常见适应证包括妊娠并发症、妊娠合并症、产道异常、曾接受过剖宫产术或子宫手术的孕妇，但目前关于这点仍存在争议。②胎儿因素：胎儿状况存在异常，经剖宫产分娩比经阴道分娩危险性小；需要实施阴道助产术，可能发生产伤者；双胎或多胎、异常胎先露等；胎儿需要及时娩出，如脐带脱垂、胎儿窘迫等。

由于通过剖宫产术需要解决的问题往往涉及孕妇及胎儿两方面，因此在选择剖宫产分娩时，必须从孕妇及胎儿双方慎重考虑有无足够的剖宫产术适应证。剖宫产术虽然没有绝对的禁忌证，但一般原则上不施行于死胎以及畸胎。此外，如果孕妇患有严重的内外科合并症（如心脏病、重度高血压或凝血障碍等）难以接受手术时，剖宫产术可增加其原发疾病的危险性，需要待病情稳定后实施，但孕妇如果有适应证显示不及时结束分娩将危及孕妇生命时亦可采用，但患者须经适当控制并予以监护。另外，有学者指出剖宫产术的重要禁忌证就是缺乏恰如其分的适应证，这一观点应该引起临床医师的重视，这种无医学适应证剖宫产正是造成剖宫产率持续上升的重要原因。

目前常用的剖宫产术式主要有以下几种：子宫下段剖宫产术、子宫体部剖宫产术和腹膜外剖宫产术（extraperitoneal cesarean section）。

（三）剖宫产术对产妇的影响

尽管随着医学技术的不断发展，剖宫产的手术安全性大大提高，但是剖宫产手术毕竟对母体是一种侵入性创伤，手术过程中及手术后存在着多种潜在的危险因素，可能导致分娩并发症的发生率升高，严重者可能危及产妇生命，并且可以对产妇将来的健康和生活质量产生远期影响[12-14]。

1．剖宫产术对产妇的近期影响

包括手术过程中和手术后可能发生的不良影响。①剖宫产手术过程中可能发生：仰卧位低血压综合征、出血及血肿、邻近器官损伤、羊水栓塞（amnionic fluid embolism，AFE）等一系列症状严重的综合征；②剖宫产手术后可能发生腹壁及子宫切口愈合不良、产褥感染、术后晚期出血、肠梗阻、盆腔、下肢静脉血栓和围生期子宫切除发生率增加等不良影响。

2．剖宫产术对产妇的远期影响

主要包括以下几个方面。①盆腔粘连；②子宫内膜异位症；③剖宫产术后对子宫解剖结构的影响；④剖宫产术后对再次妊娠的影响；⑤剖宫产瘢痕部位妊娠（cesarean scar pregnancy，CSP）；⑥剖宫产术后对身体及各器官的影响，虽然较为罕见，但一旦发生会有致命性大出血和子宫破裂的风险；⑦其他：由于手术损伤或术后切口愈合不良或感染等原因、因素影响，还可能发生腹壁子宫瘘、膀胱输尿管子宫瘘等。

3．剖宫产术对产妇泌乳的影响

研究发现，相对于自然分娩的产妇来说，剖宫产术后母亲容易发生泌乳时间延迟，并且泌乳量减少，主要原因如下。①新生儿吸吮乳头可反射性地引起催乳素分泌增加，从而促进产后泌乳，但剖宫产的母婴皮肤接触及新生儿首次吸吮乳头明显较自然分娩晚；②剖宫产手术前后均需禁食，且在恢复饮食后摄食的种类受到限制，因此相对于自然分娩者，剖宫产产妇的营养摄入不足；③术后的外科热等因素容易造成产妇体液丢失过多；④产妇术后因切口疼痛、长时间卧床、活动不便等造成睡眠时间相对不足，情绪和健康状况较差，并且降低了自我护理和照顾新生儿的能力，使新生儿吸吮次数减少；⑤手术对机体造成一定的创伤，引起应激反应。

（四）剖宫产对婴幼儿的影响

近三十年，剖宫产对母婴安全以及对婴儿、甚至儿童的影响一直是医学学者及社会关注的热点。自然分娩是人类繁衍生息的必然生理过程，而剖宫产只是解决难产和需要迅速终止妊娠的一种非自然分娩方式，对母婴来说都并非绝对安全。事实上，剖宫产对儿童的生长发育及身心健康可能存在近期或远期的影响[15-20]。

1．剖宫产术与新生儿窒息

新生儿窒息（neonatal asphyxia）是指由于产前、产时或产后的各种病因，使胎儿缺氧而发生宫内窘迫或娩出过程中发生呼吸、循环障碍，导致生后1分钟内无自主呼吸或未能建立规律呼吸的缺氧状态。窒息是造成新生儿缺氧缺血脑病（hypoxic-ischemic encephalopathy，HIE）、新生儿死亡和发生后遗症的主要原因。

HIE是指围产期缺氧缺血所致的脑损伤，根据症状严重程度分为轻、中、重三度。轻度患儿主要表现为兴奋、易激惹，肌张力正常、拥抱反射活跃、吸吮反射正常、呼吸平稳、无惊厥，多在3天内逐渐消失，预后良好。中度患儿表现为嗜睡或神经抑制、肌张力降低、吸吮反射和拥抱反射减弱，约半数患儿会出现惊厥。重度患儿多处于昏迷状态、肌张力极度低下，拥抱反射、腱反射消失，瞳孔不等大、对光反应差，前囟隆起，惊厥频繁，呼吸不规则或暂停，甚至出现呼吸衰竭，病死率高，而且存活者多数留有后遗症。

国外研究提示[2-5]，当剖宫产率从10%以下增加到一定程度（20%～30%）时，的确可降低围产儿死亡率，但剖宫产率上升到一定水平后（40%～50%），围产儿死亡率反而升高，其原因可能归结于剖宫产增加了新生儿窒息和新生儿湿肺、呼吸窘迫综合征、持续肺动脉高压等疾病的发生率。剖宫产术分娩的新生儿较自然分娩的新生儿更容易出现窒息，而窒息对新生儿的影响非常严重，因为窒息时脑的供氧量减少和脑血流下降，使脑组织能量代谢异常而发生一系列的病理生理改变，从而导致缺血缺氧性脑损伤。严重的围产期窒息可导致死亡或者不同程度的大脑损伤，引发慢性神经疾患，如肌肉痉挛、癫痫、弱智等，而中度窒息与注意缺陷多动综合征和轻微的大脑紊乱有关。

窒息引起大脑不可逆性损伤是引起儿童远期运动、行为和认知障碍问题发生的重要原因。一项西班牙的研究显示[21]，中度围产期窒息的新生儿在青少年期容易出现神经心理学疾病。除此之外，Marlow[22] 等也证实曾患新生儿 HIE 的 7 岁学龄儿童容易出现神经心理和教育问题。Dixon[23] 等开展的澳大利亚大规模人群病例对照研究结果提示，出生时患有 HIE 的 1 ～ 2 岁儿童 Griffith 精神发育量表得分明显低于正常儿童。Robertson 和 Finer[24] 随访 1992—1994 年特伦特新生儿调查数据库中的 2 个出生时患有 HIE 的婴儿队列至 7 岁，通过使用第 2 版英国能力测试（British ability scale：second edition，BAS-II）和神经心理学测验（Neuropsychological Assessment，NEPSY）等一系列量表评价儿童的智力及神经心理状况，结果发现，出生时患有重度 HIE 的儿童更容易出现多动、注意力不集中等行为问题，而且认知能力也显著比正常儿童差。

2．剖宫产术对儿童感觉统合能力的影响

正常阴道分娩时的子宫收缩及胎儿通过软产道的过程对儿童的感知觉发育具有重要意义。剖宫产是干预性分娩，没有胎儿主动参与，没有适应阴道分娩的必要刺激和考验，是造成大脑对外界环境协调及应变能力缺陷的潜在因素，可能使儿童的视、听、触、嗅、前庭平衡等能力受到影响。

3．剖宫产术与精神疾病

国外流行病学调查发现，产科并发症与精神分裂症病史有关，尤其是早发的精神分裂症（22 岁前起病），有剖宫产出生史者的发病率比晚发精神分裂症高 10 倍，揭示剖宫产可能引起神经发育的异常。

4．剖宫产术与新生儿免疫功能

分娩方式可影响新生儿免疫系统的功能和发育。剖宫产儿体内免疫因子（如免疫球蛋白、补体等）水平明显低于阴道分娩儿，IL-6、IL-13、TNF-α 水平增高，IL-2 水平降低，血液中性粒细胞、单核细胞和 NK 细胞水平亦较高。产妇产道、羊水和粪便中双歧杆菌是新生儿肠道微生物群落的最早来源，剖宫产儿双歧杆菌定植晚于阴道分娩儿，且达优势化时间也延迟，从而影响免疫系统的成熟。有学者[25] 认为剖宫产母亲阴道微生物在新生儿体内定居的缺乏影响了正常 T 淋巴细胞的成熟，可能是导致胃肠疾病、变态反应和儿童期哮喘的部分因素。有研究发现[26]，剖宫产儿 3 岁前过敏性哮喘发生率是阴道分娩儿的 3 倍。此外，由于剖宫产产妇泌乳时间延迟，故纯母乳喂养率低于自然分娩者，对新生儿免疫系统的影响也不容忽视。基于以上因素，剖宫产娩出的新生儿对感染的抵抗力低于产道分娩的新生儿，易患感染性疾病，且病死率高，过敏性疾病的发病风险亦增加。

二、剖宫产后康复及其影响因素

剖宫产术后康复不佳引起的相关并发症已成为人们非常关注的临床问题。熟知剖宫产围术期的营养代谢特点和术后子宫切口的愈合过程及相关影响因素，促进剖宫产术后康复，减少剖宫产所致的近期和远期并发症，对保障母婴健康和女性生殖健康具有重要的临床意义和实践价值[27]。

（一）剖宫产术围术期的营养代谢特点

剖宫产术前，母体处于妊娠状态，其生理代谢特点与正常妊娠期代谢改变类似。但需要注意的是，实施剖宫产术的孕妇往往伴有妊娠合并症或其他与母体及胎儿相关的疾病或异常，这些相关的疾病或异常会引起生理代谢方面的改变。而在剖宫产术后，母体除了具有正常哺乳期的生理代谢改变外，还由于手术本身创伤应激以及术后对母体的生理、心理影响等因素的作用，营养代谢也发生相应的改变。

1．妊娠期的营养代谢特点

妊娠是一个复杂的生理过程，孕妇在妊娠期间需进行一系列的生理调整，以适应胎儿在体内的生长发育、吸收母体营养和排泄废物。主要包含内分泌改变和营养代谢改变两个方面，而营养代谢受内分泌相关激素改变的影响。

妊娠后，母体的合成代谢增加，基础代谢率自妊娠中期逐渐增高，至妊娠后期可增高15% ~ 20%。对碳水化合物、脂肪和蛋白质的利用也有改变。作为胎儿主要能源的葡萄糖可通过胎盘以糖原的形式贮存，并经扩散作用自胎盘转运至胎儿；氨基酸可通过胎盘主动转运；而脂肪酸则可通过胎盘扩散转运到胎儿。接近妊娠末期足月时，胎儿每日需利用35 g 葡萄糖、7 g 氨基酸和 1.7 g 脂肪酸以满足能量需要。妊娠末期蛋白质分解产物排出减少，以利于合成组织所需之氮储留。

2．剖宫产术后的营养代谢特点

无论是阴道自然分娩还是剖宫产分娩，母体在胎儿娩出后即进入哺乳期，在哺乳期母体代谢发生一系列改变以适应乳汁分泌的需要，主要包括内分泌改变和营养代谢改变两个方面。

（1）内分泌代谢：乳汁分泌受到多种因素的影响，是一个十分复杂的过程（图 21-1）。由乳腺腺泡细胞分泌，而腺泡又联结许多导管，导管、腺泡周围是脂肪、结缔组织和血管。妊娠期间乳房较正常增大 2 ~ 3 倍，同时乳腺腺泡、导管处于分泌乳汁的准备状态。分娩后，当婴儿开始吸吮乳头时，刺激垂体产生催乳素（prolactin），引起乳腺腺泡分泌乳汁，并存集于乳腺导管内，这一过程称为产奶反射（milk production reflex）。在婴儿吸吮乳头的同时，还刺激垂体产生催产素（oxytocin），引起腺泡周围的肌肉收缩，促使乳汁沿乳腺导管流向乳头，称为下奶反射（let-down reflex）。催产素同时还作用于子宫，引起子宫肌肉收缩，从而可帮助停止产后出血，促进子宫复原。

（2）营养代谢改变：乳母对营养的需要主要用于满足母体恢复健康的需要，以及保证乳汁的正常分泌并维持乳汁中各种营养成分的稳定。由于乳汁中各种营养成分全部来自母体，倘若母体营养素摄入不足，则将动用体内的营养素贮备以维持乳汁营养成分的恒定。

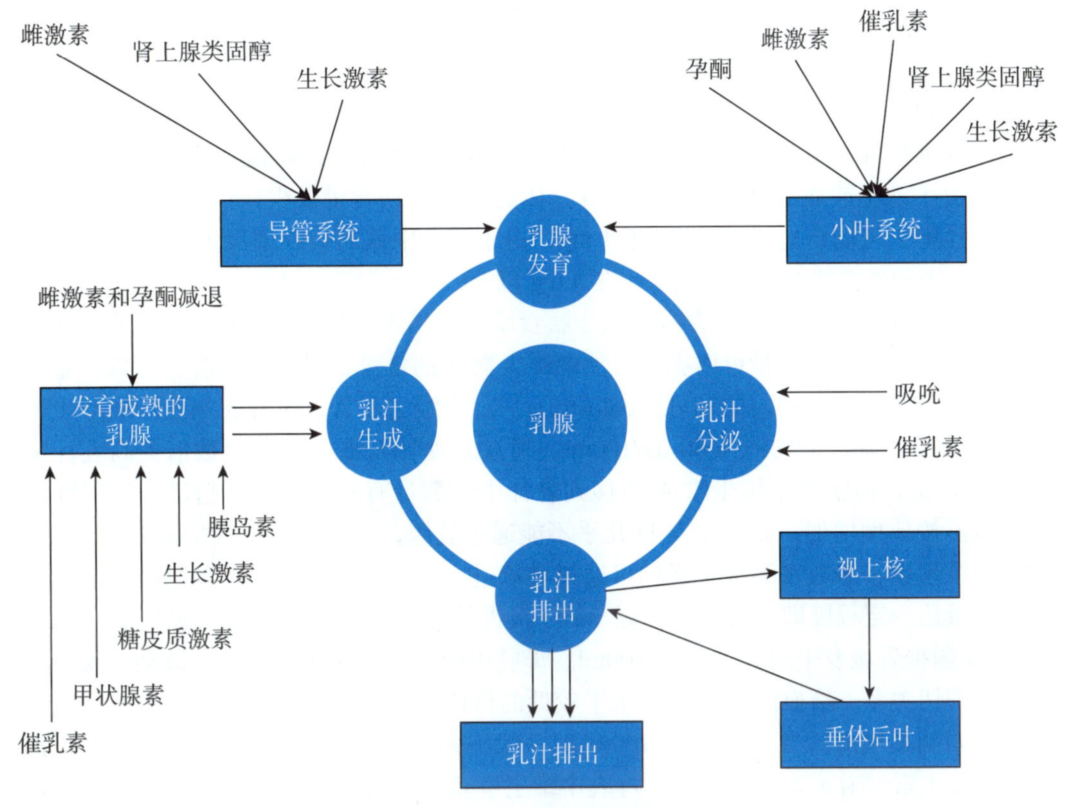

图 21-1　乳汁分泌的调节

如果母体长期营养不良，乳汁分泌量将减少，而乳汁成分除蛋白质含量可降低外，其余基本保持恒定。

1）能量：母体对能量的需要量增加，以满足泌乳的能量消耗和提供乳汁本身的能量。人乳的热能含量为约 280 ~ 320 kJ（67 ~ 77 kcal）/100ml，平均为 285 kJ（70 kcal）/100ml，而母体膳食热能转换为乳汁热能的有效转换率（生乳的能量效率）大约为 80%，因此每产生 100 ml 乳汁需要 356 kJ（85 kcal）热量。哺乳前 6 个月泌乳量平均每日为 750 ml，需热能 2670 kJ（643 kcal）/d，而母体在孕期贮存的脂肪可在哺乳期被消耗以提供热能，以哺乳期 6 个月、贮存脂肪 4 kg 计，则每日可贮存脂肪提供热能 837 kJ（200 kcal），故还需从膳食中增加热能摄入量才能满足需要。

2）蛋白质：人乳蛋白质平均含量为 1.2 g/100ml，正常情况下每日泌乳量约 750 ml，所含蛋白质量则为 9 g 左右，但母体膳食蛋白质转变为乳汁蛋白质的有效率为 70%，故 750 ml 乳汁需消耗膳食蛋白质 13 g。若膳食蛋白质的生理价值不高，则转变为乳汁蛋白质的效率将更低。因此，除满足母体正常需求量外，每日需额外补充 20 ~ 30 g 蛋白质以保证乳汁中蛋白质的含量。

3）脂肪：人乳的脂肪含量在一天之内和每次哺乳期间均有变化，当每次哺乳临近结束时，人乳中脂肪含量较高，有利于控制婴儿的食欲。膳食中脂肪的种类会影响乳汁的脂肪成分，如摄入含多不饱和脂肪酸的植物油较多，则乳汁中亚油酸的含量也高。

4）矿物质和微量元素：人乳钙含量较稳定，一般为 34 mg/100ml。当膳食摄入钙不足时，不会影响乳汁的分泌量及乳汁中钙含量，但可能消耗母体的钙贮存，母体骨骼中的钙将被动用以维持乳汁中钙含量的恒定。母体每日泌乳 850 ml，则通过乳汁分泌损失的钙近 300 mg。由于铁不能通过乳腺输送到乳汁，因此人乳中铁含量极少，仅为 0.05 mg/100ml。每日由乳汁中丢失的铁总量为 0.3 ~ 0.4 mg，由于膳食中铁的吸收率仅为 10% 左右，因此每日从膳食中额外增加的供给量至少应在 4 mg 以上。

5）维生素：人乳中维生素含量取决于膳食维生素摄入量及体内贮存量。①脂溶性维生素：母体维生素 A 的摄入量可以影响乳汁中维生素 A 的含量，因为维生素 A 可以少量通过乳腺进入乳汁，产后 2 周内的初乳（colostrum）富含维生素 A，随着成熟乳汁的产生，维生素 A 的含量下降，平均约为 60 μg/100ml。通过膳食补充维生素 A 可数倍提高乳汁中维生素 A 的含量，但膳食中维生素 A 转移到乳汁中的数量有一定限度，超过一定限度则乳汁中含量不按比例增加。而维生素 D 几乎不能通过乳腺，因此母乳中维生素 D 含量很低。②水溶性维生素：多数水溶维生素均可通过乳腺进入乳汁，但乳腺可控制调节其含量，当乳汁中含量达一定程度即不再增加。据 WHO 报告母乳中维生素 C 含量全球平均为 5.2 mg/100ml，我国报告城乡平均为 4.7 mg/100ml。母乳中维生素 C 浓度有季节性波动，反映其与膳食有着密切关系。给血清维生素 C 水平较低的母体口服补充大量维生素 C 后，母乳中维生素 C 含量明显增加，当达到 8 mg/100ml 时一般不再增加，而对血清维生素 C 水平正常的母体给予维生素 C 补充后，未观察到母乳中维生素 C 含量有何变化。每 100 ml 母乳所含硫胺素与核黄素平均为 0.02 mg 及 0.03 mg。不论母体的营养状况如何，补充硫胺素后乳汁中含量均可增高，且充足的维生素 B_1 有促进乳汁分泌的作用。母体硫胺素严重摄入不足可导致婴儿易患脚气病。母乳中叶酸含量为 5 ~ 6 μg，以母乳喂养的婴儿其血清和红细胞叶酸浓度均较母血叶酸浓度高，而且与母乳中的叶酸含量成比例。营养不良的母亲补充叶酸后可增加乳汁中叶酸的含量，但对营养良好的母亲则无此效果。

（二）剖宫产术后伤口愈合过程及影响因素

剖宫产术后伤口愈合包含子宫的伤口愈合和皮肤的伤口愈合两个层面。有关皮肤伤口愈合的内容已在本书第二十章进行了深入介绍，本章将主要介绍剖宫产术后特殊的子宫伤口愈合部分。有关影响剖宫产子宫伤口愈合的因素较多，归纳起来主要有全身因素、切口局部因素、剖宫产手术因素和施术操作技术因素几个方面。

1．全身因素

影响腹壁切口愈合的全身因素，同样也影响子宫切口的愈合。

（1）年龄：年龄是不可纠正的影响因素，年龄越大，组织再生功能越差，子宫肌细胞数量减少和功能退化，伤口愈合越慢，愈合时间越长。

（2）机体营养状态不佳：营养是机体健康和术后恢复的重要基石。机体营养状态不佳将直接影响剖宫产术后的康复。

1）营养不良：主要由低蛋白血症所致。蛋白质缺乏可减慢切口新生血管的形成，影响成纤维细胞增殖和胶原合成，同时影响细胞吞噬功能，免疫力低下，组织修复减慢，伤口不易愈合。微量元素锌、铁、铜、锰等缺乏影响许多酶的活性，与切口愈合不良也有关系，缝合不良也影响切口局部血供和营养。

2）维生素缺乏：影响伤口愈合的主要是维生素 A、B 和 C。维生素 A 缺乏，影响上皮细胞再生。B 族维生素缺乏，降低细胞酶的活性，影响组织新陈代谢，胶原肽链交联手足，影响伤口修复。维生素 C 缺乏可影响细胞间质、胶原纤维和黏多糖的合成，降低组织抗感染能力，影响糖和蛋白质代谢，还可使毛细血管脆性增加，发生伤口出血倾向。上述因素均阻碍子宫切口愈合。

(3）机体免疫力低下：合并胶原性或结缔组织（自身免疫性）疾病，如皮肌炎、硬皮病、系统性红斑狼疮、类风湿关节炎等，长期应用免疫抑制药，机体免疫功能低下，全身和切口局部感染概率增加。艾滋病及其他免疫缺陷性疾病，如 B 细胞缺陷性疾病、T 细胞缺陷性疾病、T 细胞和 B 细胞联合缺陷性疾病，由于机体细胞免疫及体液免疫功能均受影响，易致感染，切口愈合不良。

(4）全身基础性疾病：如合并心肺疾病，组织缺血缺氧，伤口不易愈合。合并肝病，血浆白蛋白下降，影响组织再生和修复能力。慢性肾病患者往往合并贫血，伴有酸碱平衡失调和血电解质紊乱，影响组织代谢和修复功能。并发妊娠期高血压疾病者，组织局部水肿，渗出增加，伤口不易愈合。合并结核病患者由于长期慢性消耗性因素，多种营养素缺乏，严重影响伤口愈合。

1）肥胖：高 BMI 肥胖孕妇，由于腹壁脂肪肥厚，影响手术视野暴露，增加手术操作难度，子宫切口缝合困难，手术时间延长，影响子宫切口愈合。

2）贫血：患者血红蛋白水平低下，氧合血红蛋白减少，血液携氧功能减退，组织缺氧，影响伤口愈合。

3）妊娠合并糖尿病：高血糖使血管内皮增生，局部供血供氧能力降低。糖尿病患者的血白细胞游走及组织吞噬功能减退，组织局部免疫功能低下，伤口易于感染，不易愈合。

4）凝血功能障碍：如合并再生障碍性贫血、特发性血小板减少性睾酮、血友病、白血病等血液病，凝血功能不良，切口局部易渗血甚至形成血肿，继发感染，影响伤口愈合。

(5）产科相关因素

1）低氧：如在高原低氧环境或合并心肺疾病患者，血氧饱和度下降，组织氧含量不足，影响组织代谢，不利于伤口愈合。

2）滞产：产程过长，产妇体力消耗较大，甚至全身衰竭，抵抗力下降，增加伤口感染概率，致伤口愈合不良。

3）产科出血、休克：产科出血并发失血性休克和失血性贫血，组织血液灌注不良，缺血、缺氧，局部免疫和再生功能下降，易致伤口感染和愈合不良。

4）糖皮质激素和化疗药物的应用：糖皮质激素通过抑制成纤维细胞的增生和胶原的合成，同时抑制机体免疫功能，干扰子宫伤口肉芽形成和纤维结缔组织的再生。化疗药物的不良反应严重影响机体免疫功能，增加伤口感染概率。

2．子宫切口局部因素

子宫切口的局部因素也将直接影响剖宫产术后子宫的伤口愈合，具体因素包括再次剖宫产、切口缺血、切口出血、感染、异物刺激等。

3．剖宫产手术因素和施术操作技术因素

剖宫产手术因素和施术操作技术因素也将影响剖宫产术后子宫的伤口愈合。剖宫产手术因素包括手术适应证、手术时机、手术方式和缝线种类等。施术操作技术因素包括操作技术、切口位置的高低、切口缝合方法和术后处理等。

三、生物活性肽与剖宫产术后康复

（一）生物活性肽在剖宫产术后营养支持中的应用

营养支持是临床上重要的辅助治疗手段，尤其是对于外科手术患者，通过营养支持可以为机体提供营养底物，维持细胞、器官与组织的代谢，使之发挥正常的功能，参与机体免疫功能、生理功能的调控，加速组织的修复、促进病人的康复。剖宫产术属于腹部外科手术的一种，但由于剖宫产术前、术后涉及妊娠和哺乳两个特殊的生理过程，同时还会影响到母体和新生儿的健康，因此在实施营养支持时应该充分考虑母体与新生儿的生理代谢特点以及哺乳期的特殊营养需要，同时结合一般外科疾病的代谢特点和营养支持原则，选择适宜的营养支持制剂及方式对剖宫产术后的患者进行营养支持（见本书第二十章）。一般来说，营养制剂需要在为机体提供足够的热量、氮量、电解质等营养物质的同时，具有良好的胃肠耐受性和吸收率。然而由于技术限制及外科疾病患者身体机能限制，目前临床上所用的营养制剂多存在吸收代谢缓慢、肠道不耐受、机体负担较重等问题，这使得临床营养支持无法达到预期效果。近年来，随着生物医学科技的飞速进步，生物活性肽（BAP）在功能性食品等领域的应用取得了长足的发展。生物活性肽是指分子结构介于氨基酸和蛋白质之间的物质，是蛋白质的结构和功能片段，其本身具有较强的生物活性。随着对其结构、功能和作用机理的深入研究，生物活性肽在临床疾病治疗中的作用日益受到人们重视。与氨基酸相比，肠道对肽的吸收具有吸收率高、转运快、耗能低、无竞争抑制等优点。同时肽作为蛋白质合成的中间产物，可以直接被利用参与蛋白质的调节和合成过程。目前，利用酶解的手段从动物、植物和微生物中分离出的生物活性肽，被发现具有广泛的生理活性，如免疫调节、降糖、抗氧化、抗炎和神经保护作用等，作为比较理想的氮源在临床营养制剂中得到了广泛的应用[28-32]。

（二）生物活性肽在剖宫产术后伤口愈合中的应用

伤口愈合不良是剖宫产术后常见的并发症之一。伤口愈合不良将给产妇带来术后出血、术后切口感染、切口裂开、产妇患病（慢性盆腔痛、盆腔粘连易位症、继发不育、流产）率高、剖宫产瘢痕妊娠等风险。剖宫产瘢痕妊娠虽然发病率较低，一旦发生，产妇会有致命性大出血和子宫破裂的风险，严重影响产妇的术后康复和生活质量。

由于伤口愈合的机制十分复杂，所以造成伤口愈合不良的原因也非常复杂，主要包括：营养不良、局部感染、脂肪液化、无菌性毒性反应、年龄较大、用药不当和血液循环不良等，其中营养不良和局部感染是造成手术伤口愈合不良非常重要的原因。在临床实践中，常常会有一些手术妨碍食物的摄入，或影响食物在胃肠道的正常消化吸收。另外手术所致的创伤及并发症或伴发的感染等会使机体处于高代谢状态，造成机体相对的营养不足。机体动用自身脂肪、肌肉及内脏的蛋白质作为供能来源，由此产生机体一系列的病理变化，如显著的负氮平衡、血浆白蛋白减少、细胞外液过多等，从而影响细胞的代谢、生理生化功能及机体的免疫功能等。

目前，国内外对于伤口愈合不良的防治方法集中在伤口外用敷料和使用促进伤口愈合的药物两方面。但临床实践证明，这些方法存在着很多弊端和不足，主要体现在以下几方面。①术后患者没有得到合理的营养支持。传统的观念认为，腹部手术后会有持续 3 天左右的肠麻痹，阻碍小肠对营养物质的吸收，容易引起术后患者营养不良。②促进伤口愈合的外用敷料以及药物成分和作用比较单一，效果不甚理想。正常的伤口愈合过程是一个非常复杂的生物学过程，此过程需要各种生长因子的综合调控，使伤口在一定时间内得以愈合。如果缺乏某些生长因子、胶原蛋白的合成与降解平衡紊乱，将会影响愈合过程，引起组织过度增生和瘢痕形成，或者减慢甚至终止愈合过程。③目前促进创伤再生的药物价格昂贵，会给患者带来巨大的经济负担。

近期研究表明，小分子生物活性肽可明显改善氮吸收，提高内脏蛋白水平，增加体重，改善患者的免疫功能，且不会造成病人肠道不耐受，是临床营养制剂的良好原料，并可应用于促进伤口愈合。神经肽在炎症、增殖和迁移中起关键作用，这在整个伤口愈合的过程中是非常重要的。此外，抗菌肽（antibacterial peptide，AMP）通过控制微生物增殖和调节宿主对各种生物或物理损伤的免疫应答，可以阻碍伤口感染从而促进伤口愈合。源自细胞外基质中的骨桥蛋白的 SV 肽能够通过刺激血管生成、细胞迁移和成纤维细胞的肌纤维母细胞分化刺激肉芽来促进伤口愈合。北京大学李勇教授课题组前期对生物活性肽的生物学功能进行了大量的研究，初步建立了正常大鼠皮肤伤口愈合模型，并发现应用乳清蛋白肽灌胃剖宫产术后 SD 大鼠可通过提高大鼠人血白蛋白水平及白球比值、增加伤口组织中羟脯氨酸（hydroxyprolin，Hyp）含量、促进伤口组织毛细血管生成等机制来促进大鼠剖宫产术后皮肤伤口的愈合。另外研究还发现 FCPs 可通过提高机体抗氧化活性而延缓 D- 半乳糖所致 SD 大鼠的皮肤衰老，同时能够延缓衰老引起的皮肤胶原纤维减少，影响皮肤胶原纤维的代谢。这些结果提示肽类物质可能在伤口愈合方面发挥促进功效。因此，开发具有促进剖宫产术后康复的生物活性肽有着广泛的应用前景以及科学意义。

第二节　鱼胶原肽对剖宫产术后康复作用的研究进展
Advances in effects of fish collagen peptides and postoperative recovery in cesarean delivery

我国 FCPs 产量丰富。通过对水产鱼类的副产品进行生物酶解得到的小分子 FCPs 具有较高的营养价值、良好的安全性，并且具有易吸收、吸收快的特点，可作为良好的临床营养制剂使用。其不单可以提供优质的营养底物，快速有效地纠正营养物的异常代谢。此外，作为一种生物活性肽，具有多种生物功效，如免疫调节、抗炎、抗氧化、抗肿瘤、增强学习记忆功能、促进伤口愈合等。因此，FCPs 显示出可促进剖宫产后康复的良好能力。北京大学李勇教授课题组通过建立大鼠剖宫产手术模型，从营养支持的角度观察了不同剂量

FCPs 对剖宫产大鼠皮肤和子宫愈合的影响，并探究了其作用机制[33]。

一、鱼胶原肽促进剖宫产术后康复的研究方法

（一）大鼠剖宫产术模型的建立

剖宫产在产科中应用广泛，其中剖宫产术后伤口愈合对于减少近期、远期并发症，减轻疾病负担，提高生活质量有重要意义。建立合适的动物模型已成为研究伤口愈合机制的关键因素之一。对孕鼠进行剖宫产手术，建立剖宫产术动物模型，形成组织形态和生物学特性与人剖宫产术近似的伤口组织，并通过肉眼观察、伤口组织测量及病理组织学检查等观察伤口愈合的情况对于评价外源物质对伤口愈合的作用具有重要意义。此外，通过检测皮肤伤口组织张力以及子宫破裂压力等客观的力学指标来反映伤口愈合后的强度，使得评价结果更加科学，可信度更强。该课题组通过预实验的探索，对文献描述的大鼠剖宫产术方法及术后处理等进行了改进和完善，大大提高了大鼠术后成活率，成功地建立了大鼠剖宫产术模型。具体的模型建立方法如下。

选用孕 19 天大鼠，以 1% 苯巴比妥钠腹腔注射麻醉，在下腹部沿腹中线切开 3 cm 纵切口，打开腹腔，在两侧子宫背对肠系膜侧的中部各做 2 cm 的纵向切口，挤出大鼠幼崽和胎盘。用 5-0 可吸收性外科肠线连续缝合子宫，深腹腹肌、筋膜、腹膜用 4-0 丝线缝合，皮肤用 4-0 丝线缝合。术后涂 2% 碘酊，注射青霉素 0.1 ml，放回鼠笼里，注意保暖，术后禁食 1 天，正常饮水。

（二）剖宫产术后相关指标的检测

1．一般指标

实验过程中，观察大鼠的一般行为体征、进食、饮水等情况，测量并记录体重、进食量、腰围等指标，通过肉眼观察记录伤口愈合的时间和愈合程度，并于实验结束时通过大体解剖观察大鼠腹部的粘连情况，称量子宫重量。

2．力学指标

伤口皮肤张力：取长 1 cm、宽 0.5 cm 的皮肤组织，固定于仪器（Pclab-UE 生物医学信号采集处理系统，北京微信斯达科技发展有限责任公司）两端，拉开皮肤，直至拉断，记录张力最大值。

子宫破裂压力：将生物医学信号采集处理系统的导管插入子宫腔，并在合适的部位结扎固定。导管的近端与仪器连接，匀速向子宫腔内注入生理盐水，直至子宫爆裂或者液体渗出，所记录的最高压力为破裂压力。

3．Hyp 含量的测定

取皮肤和子宫的伤口组织，采用样本碱水解法测定 Hyp 含量。

4．病理组织学检查

将伤口皮肤和子宫切口组织用 10% 中性甲醛固定后，常规包埋，石蜡切片，采用 HE 染色、胶原染色方法评估伤口形成后第 7、14、21 天伤口组织的再上皮化、炎症细胞浸润、肉芽组织、新生血管形成和胶原纤维密度的情况。

5．免疫组化法检测细胞因子的表达

大鼠皮肤伤口组织经 10% 中性甲醛固定，常规脱水，石蜡包埋，切片（载玻片用 APES 处理）。用免疫组织化学染色的方法来检测术后不同时间点伤口组织中成纤维细胞生长因子（fibroblast growth factor，FGF）、CD31、TGF-β 的表达水平。

二、鱼胶原肽促进剖宫产后康复的研究进展

北京大学李勇教授课题组采用雌性 SD 孕鼠，通过建立剖宫产术后模型，研究了 FCPs 对剖宫产大鼠术后伤口愈合的影响及可能机制，为 FCPs 在剖宫产术后康复提供了实验数据。具体实验方法为：96 只孕 16 天的 SD 大鼠，随机分为 4 组，每组 24 只，均给予基础饲料。经过适应性喂养 3 天后，在孕 19 天进行剖宫产手术，手术当天在基础饲料的基础上灌胃给予不同剂量的 FCPs［0.13 g/kg（bw）、0.38 g/kg（bw）、1.15 g/kg（bw）］。另设空白对照组，术后每天灌胃相同体积的生理盐水。在术后第 7 天、第 14 天、第 21 天每组分别取 8 只大鼠，颈椎脱臼法处死动物，取伤口皮肤、子宫组织称重后，1/2 用于测量力学指标，1/4 放入液氮中迅速冷冻，－80℃冰箱中保存。剩下的 1/4 组织用 10% 中性甲醛固定后，用于相关病理和免疫组化相关指标检测。

（一）FCPs 对剖宫产大鼠伤口愈合的影响

1．一般情况观察

实验期间大鼠的生长及活动正常，行为、毛色、精神状况、饮食、饮水、粪便、体重增长、腰围、子宫重量及腹部粘连情况与对照组相比均未见明显异常，也没有出现拒食、死亡等现象。肉眼观察伤口愈合良好，未发现红肿、积液、皮肤坏死、切口破裂等不良反应。伤口严重影响组织修复的进度，如何尽快消除伤口是伤口愈合的重点之一。该研究观察结果发现，伤口的平均愈合时间为 6 ～ 7 天（图 21-2），FCPs 组大鼠伤口愈合的时间明显短于对照组（比对照组大鼠伤口缩短 1 ～ 2 天），且伤口愈合后表面光滑无结痂（图 21-3，

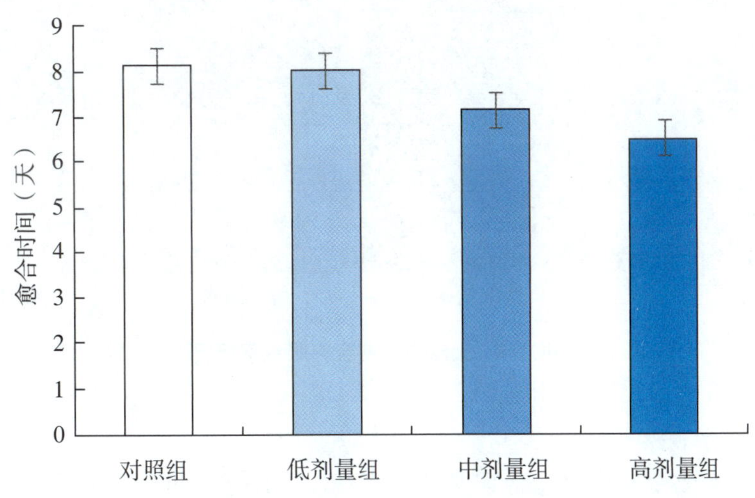

图 21-2　FCPs 对伤口愈合时间的影响

彩图 21-3）。对大鼠腹部的粘连情况进行分级，大鼠多为中度粘连，采用单向有序分类变量秩和检验，检验统计量 $Hc = 0.359$，$P > 0.05$，可以认为，各实验组大鼠腹部粘连情况的差异没有统计学意义。这一结果如果能够应用于人类剖宫产，则对于减少住院时间，降低医疗费用有一定的意义。

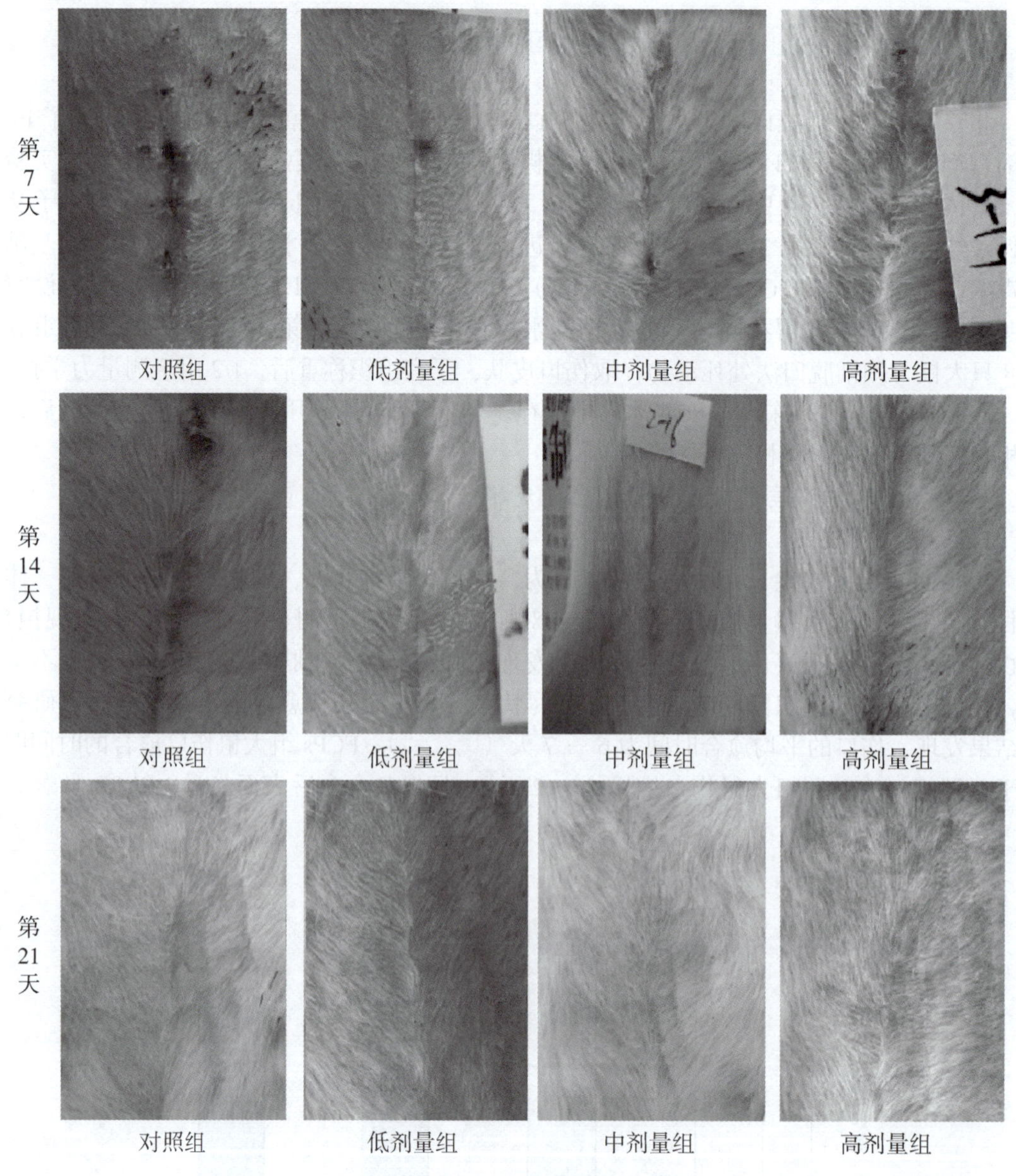

图 21-3 大鼠伤口愈合肉眼观察情况

2．病理组织学观察

组织形态学的改变是伤口愈合重要指标之一。伤口愈合可分为血管反应期、炎症期、增殖期和塑形期，组织修复和创伤修复有赖于组织细胞的再生和增殖，特别是依靠成纤维细胞的增殖和胶原合成形成肉芽组织来完成的。肉芽组织主要由新生毛细血管和成纤维细胞、巨噬细胞等构成。通过对伤口组织的病理学检查（图 21-4，图 21-5，彩图 21-4，彩图 21-5），观察伤口组织愈合过程中的动态变化，术后第 7 天，FCPs 组大鼠伤口组织中可见有新生的毛细血管芽和成纤维细胞增生，而对照组细胞间质疏松，新生的毛细血管芽和成纤维细胞增生不明显。术后第 14 天，FCPs 组大鼠伤口组织镜下可见大量细长梭状纤维细胞和大量束状排列胶原纤维增生，而对照组仍有较多炎性细胞浸润，细长梭状的纤维细胞排列紊乱。术后第 21 天，FCPs 组大鼠伤口表皮完整，瘢痕组织明显少于对照组，炎性细胞明显减少，对照组伤口表皮以增生为主，瘢痕组织较多，炎性细胞浸润较多。此外，FCPs 可以明显增加胶原纤维数量，并且能够促进胶原蛋白的交联和排列。结果提示，FCPs 能增加早期伤口组织中新生毛细血管和成纤维细胞的生成，缩短伤口愈合过程中的炎症反应期，促进伤口组织成纤维细胞形成，促进血管再生，从而改善伤口组织中的微循环，增加局部供氧，促进微血管和胶原生成，加快伤口愈合。

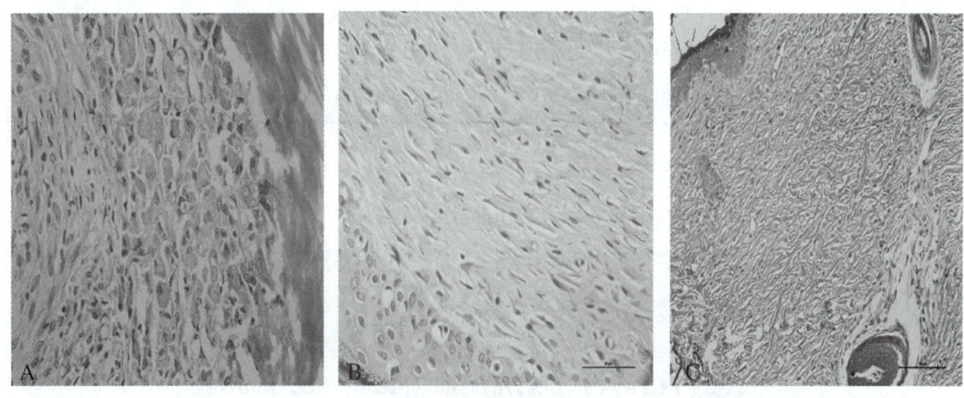

图 21-4 术后第 21 天对照组皮肤病理图

A、B．HE 染色；C．胶原染色

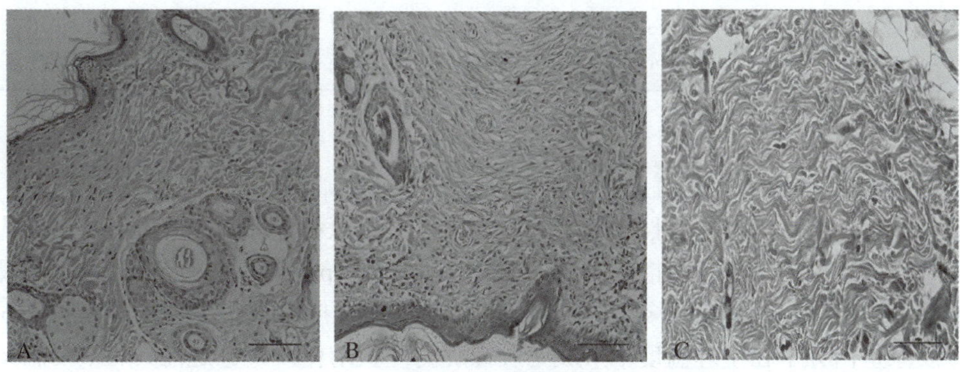

图 21-5 术后第 21 天高剂量组皮肤病理图

A、B．HE 染色；C．胶原染色

（二）FCPs 对剖宫产大鼠皮肤张力和子宫压力的影响

力学性质是反应伤口愈合情况的重要因素，术后伤口皮肤力学指标的升高对于剖宫产女性来说极为重要。术后伤口皮肤张力和子宫破裂压力的增加，意味着产妇术后伤口愈合良好，皮肤的伸展性恢复得较好，抗拉力强度增大，可以承受剖宫产术后再次妊娠，从而减少 CSP 的发生，降低剖宫产术后再次妊娠的风险。

对皮肤张力的测量结果显示，FCPs 可以增加皮肤伤口组织愈合后的张力，FCPs 中剂量组术后第 21 天、高剂量组术后第 7 天和第 21 天的皮肤张力均高于对照组，具有统计学意义（$P < 0.05$）（表 21-1）。

表 21-1 FCPs 对皮肤张力的影响（Mean ± SD，g/mm^2）

分组	术后第 7 天	术后第 14 天	术后第 21 天
对照组	165.44±29.82	377.79±108.86	684.52±220.16
低剂量组	212.68±70.32	567.51±283.67	761.25±183.43
中剂量组	198.96±19.03	528.14±148.24	936.59±56.27*
高剂量组	354.45±200.45*	631.35±193.97	978.23±20.40*

与对照组比较差异有显著性，*$P < 0.05$

对子宫压力的测量结果显示，FCPs 可以促进子宫切口的愈合，增加子宫愈合后的破裂压力，FCPs 高剂量组在术后第 7 天、第 21 天时子宫压力明显高于对照组，差异有统计学意义（$P < 0.05$）（表 21-2）。

表 21-2 FCPs 对子宫压力的影响（Mean ± SD，mmHg）

分组	术后第 7 天	术后第 14 天	术后第 21 天
对照组	379.21±171.46	480.23±344.66	511.92±86.48
低剂量组	689.07±431.26	467.90±333.05	759.39±120.91
中剂量组	818.97±222.95	779.98±356.09	754.29±155.11
高剂量组	874.63±293.51*	750.30±238.18	818.20±227.52*

与对照组比较差异有显著性，*$P < 0.05$

（三）FCPs 对剖宫产大鼠皮肤中羟脯氨酸含量的影响

创伤愈合的重要过程是酸性成纤维细胞利用氨基酸原料，合成胶原蛋白，如果其物质基础氨基酸原料供给不足，必将造成愈合延迟。脯氨酸（proline，Pro）和 Hyp 是构成结缔组织胶原的重要成分，其含量多少与结缔组织的抗拉力强度有很大关系。特别是 Hyp 的存在，对胶原蛋白分子在生理温度下形成三股螺旋的绳状结构及其稳定性具有重要意义。因此，伤口中 Hyp 的测定是检查组织修复状况的重要指标。该研究中 Hyp 含量测定结果表明，FCPs 可以提高皮肤伤口组织中 Hyp 的含量，在术后第 7、14、21 天时，FCPs 高剂量组大鼠皮肤伤口组织中的 Hyp 含量明显高于对照组（$P < 0.05$）。提示 FCPs 能够促进皮肤伤口

组织中胶原蛋白的合成，进而促进伤口愈合，并增加胶原蛋白分子的稳定性，增强皮肤的抗拉力强度，促进组织修复。但子宫切口组织中 Hyp 含量没有明显改变，这可能与子宫的结构有关，子宫壁由浆膜、黏膜和平滑肌层构成，其中 Hyp 的含量本身低于皮肤组织，因此其愈合机制可能也与皮肤组织存在差异。

（四）FCPs 对剖宫产大鼠组织炎性指标的影响

伤口的愈合是一个复杂的生物学过程，这一过程不仅取决于受损组织、细胞的再生能力，同时还受许多细胞因子及其他因素的调控。在众多参与伤口愈合过程的细胞因子中，TGF-β1 的作用最为广泛。TGF-β1 是一种多功能的细胞因子，创伤形成后，血小板进入损伤部位后，其富含的 TGF-β1 和血小板源性生长因子（platelet-derived growth factor，PDGF）被释放出来，进入组织，TGF-β1 趋化成纤维细胞和炎症细胞向伤口聚集，炎症细胞到达伤处后以自分泌方式表达 TGF-β1，并在局部维持较高浓度，在促进创伤修复中起重要作用。该实验的研究结果发现术后第 14、21 天高剂量组 TGF-β1 的表达明显高于对照组（图 21-6，彩图 21-6，表 21-3），这提示在伤口的愈合过程中，FCPs 增强 TGF-β1 的表达，可能通过促进产生胶原纤维和细胞外基质（extracellular matrix，ECM），诱导肉芽组织生长和表皮形成来促进伤口的愈合。

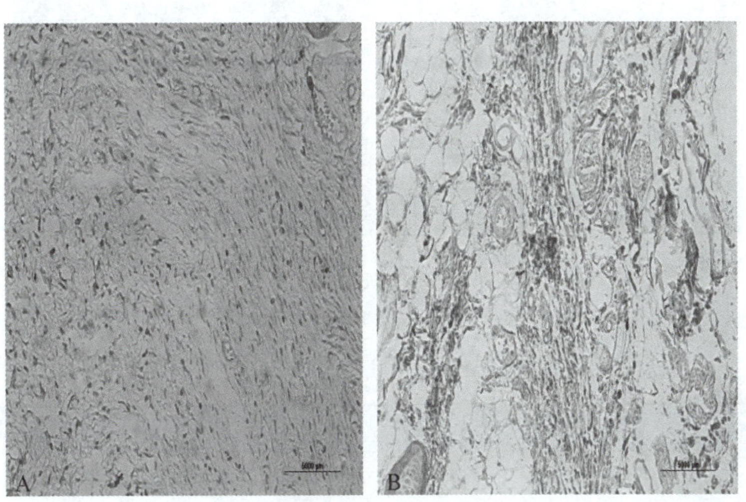

图 21-6 术后第 14 天 TGF-β1 的表达

A．对照组；B．FCPs 高剂量组

表 21-3 皮肤伤口组织中 TGF-β1 的表达水平（Mean ± SD）

分组	术后第 7 天	术后第 14 天	术后第 21 天
对照组	3.00 ± 0.70	2.40 ± 0.89	2.00 ± 1.00
高剂量组	4.00 ± 1.22	5.60 ± 1.51**	4.20 ± 0.83*

与对照组比较差异有显著性，$^{*}P < 0.05$，$^{**}P < 0.01$

（五）FCPs 对剖宫产大鼠组织血管新生的影响

碱性成纤维细胞生长因子（basic fibroblast growth factor，bFGF）是第一个被确认的血管生成因子，其在血管形成中发挥关键的正向调节作用。不但具有促 DNA 合成、细胞分化分裂等分裂原活性，而且具有舒张血管、神经调节等内分泌激素样活性，在组织器官发育、血细胞生成、伤口愈合、肿瘤发生等过程中均起重要作用。该实验术后第 7、14 天 FCPs 高剂量组伤口组织中 bFGF 的表达均高于对照组（图 21-7，彩图 21-7，表 21-4），这可能与伤口愈合早期伤口组织中炎症细胞数量较多，释放 bFGF 增多有关。这说明 FCPs 可增强伤口组织中 bFGF 的表达，并维持在较高的水平，从而增加新生血管的形成，促进血管平滑肌细胞、内皮细胞增生，参与炎症反应和组织修复，缩短伤口愈合时间，促进伤口的愈合。

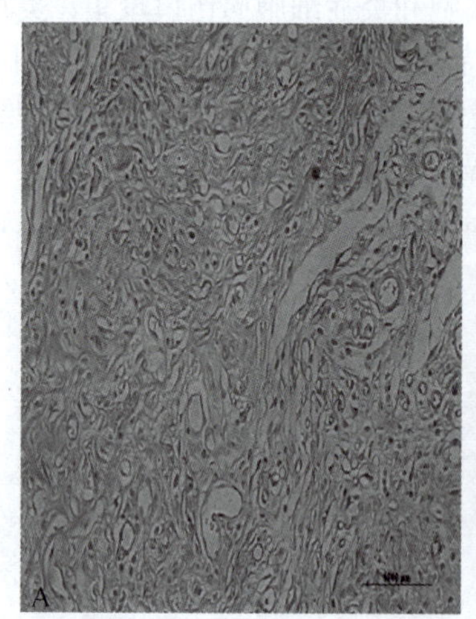

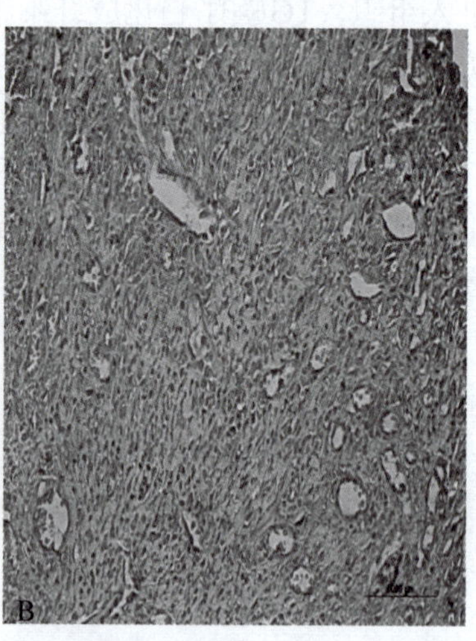

图 21-7　术后第 14 天 bFGF 的表达水平

A．对照组；B．FCPs 高剂量组

表 21-4　皮肤伤口组织中 bFGF 的表达水平（Mean ± SD）

分组	术后第 7 天	术后第 14 天	术后第 21 天
对照组	2.20 ± 0.83	3.20 ± 0.83	3.60 ± 1.14
高剂量组	4.80 ± 1.09**	4.20 ± 0.44*	4.60 ± 0.54

与对照组比较差异有显著性，$^{*}P < 0.05$，$^{**}P < 0.01$

血管生成也是创伤修复的重要环节，多种细胞和调控因子参与了此过程，当出现损伤后，创面发生出血、坏死及炎症反应，导致局部促血管生成因子［如血管内皮生长因子（vascular endothelial growth factor，VEGF）、PDGF、FGF 等］增加，从而刺激损伤周围组织的血管芽生成和血管构成细胞的前体细胞转化启动血管生成过程。同时间质中的间充质干细胞激活转化为成纤维细胞、肌纤维母细胞等共同在损伤创面形成肉芽组织，达到修复创面的目的，在此过程中。血管生成以第 7 天时最为明显，此后间质中的成纤维细胞等开始产生胶原等细胞间质成分，连接、稳固创面，新生微血管部分开始闭塞、数量逐步减少。这与该研究发现微血管计数（CD31 标记）第 7 天时达到峰值，病理学观察发现术后第 7 天各组毛细血管数量均快速增加，之后便呈减少趋势相一致（图 21-8，彩图 21-8，表 21-5）。FCPs 高剂量组微血管计数在第 7 天时显著高于对照组，而且病理学观察发现术后第 7 天 FCPs 高剂量组毛细血管数量最多，说明 FCPs 能增加毛细血管的数量，为创面的快速愈合提供了良好的血供，从而促进伤口的愈合。

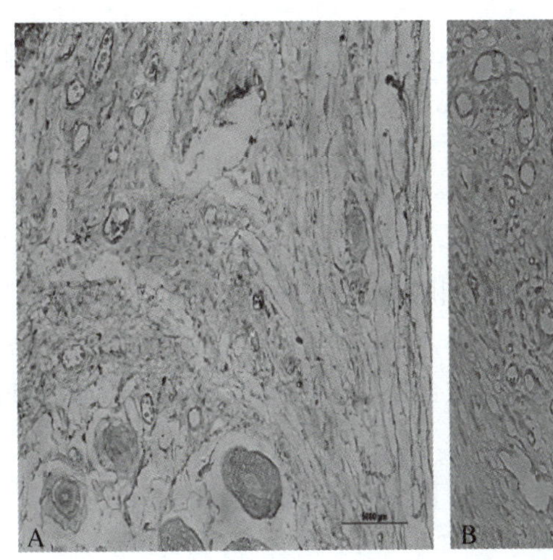

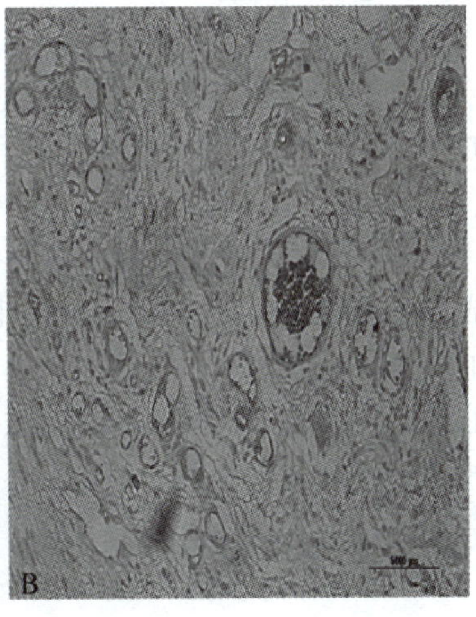

图 21-8　术后第 7 天 CD31 的表达水平

A．对照组；B．FCPs 高剂量组

表 21-5　皮肤伤口组织中 CD31 的表达水平（Mean ± SD）

分组	术后第 7 天	术后第 14 天	术后第 21 天
对照组	15.20 ± 1.92	10.60 ± 2.30	9.80 ± 2.48
高剂量组	20.40 ± 3.20*	14.20 ± 3.42	11.40 ± 3.64

与对照组比较差异有显著性，$^{*}P < 0.05$

通过对上述结果进行综合分析归纳，发现 FCPs 具有促进剖宫产术后皮肤伤口愈合的作用，同时也发现 FCPs 能增加子宫切口愈合后的抗压能力，但没有发现子宫切口愈合组织中 Hyp 及细胞因子的改变，因此对于 FCPs 对子宫切口的作用机制仍需进一步研究探讨。

关于 FCPs 促进皮肤伤口愈合作用的可能机制主要包括以下五个方面。

1．增加氨基酸原料的供给

创伤愈合的一个重要过程是酸性成纤维细胞利用氨基酸原料，合成胶原蛋白，如果其物质基础氨基酸原料供给不足，必将造成愈合延迟。FCPs 氨基酸组成均衡、全面，体内吸收快、利用率高。该实验中高剂量组的 Hyp 含量显著高于对照组，说明 FCPs 能够提供充足的氨基酸原料，促进伤口中 Hyp 含量增加，从而利于胶原蛋白的合成，促进伤口愈合。

2．促进伤口愈合的修复细胞的形成，特别是增加参与肉芽组织形成的成纤维细胞

该实验伤口第 7 天的病理学检查和免疫组化结果均表明成纤维细胞的数量和胶原纤维的含量明显增加，FCPs 可通过增加成纤维细胞的数量和胶原纤维的含量，从而促进伤口的愈合。

3．为皮肤提供营养物质

伤口愈合的过程需要以营养为基础，而 FCPs 可以增加新生血管的形成，改善血循环，增加伤口组织局部营养，为伤口愈合提供充足的营养。

4．FCPs 可在早期增加伤口组织中炎症细胞的浸润，缩短愈合过程中的炎性反应期，从而缩短愈合时间，促进伤口愈合

其机制可能为增强伤口组织中 bFGF 和 TGF 的表达，早期促进成纤维细胞的有丝分裂，促进处于 G1 期限制点内的细胞及早进入 S 期，调节修复细胞的增殖与分化，并在早期刺激内皮细胞合成 DNA。

5．促进生长因子表达

该实验结果表明 FCPs 可以增强 TGF-β1、bFGF、CD31 的表达，趋化诱导炎症细胞到伤口处，刺激成纤维细胞增殖和分化，促使细胞合成 ECM 和胶原，诱导肉芽组织生长和表皮形成；促进血管平滑肌细胞、内皮细胞增生，参与炎症反应和组织修复，缩短伤口愈合时间；增加新生毛细血管生成，为创面的快速愈合提供了良好的血供；从而促进伤口的愈合。

三、鱼胶原肽在剖宫产术后康复方面的发展前景

剖宫产作为产科解除和（或）拯救母婴安危常用的手术之一，虽能发挥积极作用，但也是一把“双刃剑”，若使用不当或术后护理不当可导致对母婴和未来妊娠不利的不良反应和并发症。由于我国人口众多，剖宫产的发生率甚高，是世界剖宫产大国。尤其，现在我国实施三孩生育政策，许多原先做剖宫产的妇女又萌生生育二胎、三胎的愿望，但多数因年龄增长，再孕的并发症、合并症增多，又有瘢痕子宫，则继发不孕不育、瘢痕子宫妊娠、大出血、子宫破裂的危害均增大，给围生相关学科和部门带来新的挑战和压力。因此，探索适宜策略，促进符合剖宫产适应证产妇的术后康复，对母婴健康和未来妊娠奠定良好的基础至关重要。

良好的临床营养制剂在促进剖宫产产妇术后康复方面具有重要的积极意义。生物活性肽安全、易吸收、生物利用率高，为人体活动提供所需的能源物质，具有维持内环境稳定、增强机体抗氧化能力、调节免疫和促进伤口愈合等多种功能。北京大学李勇教授课题组的研究选用小分子 FCPs 作为受试物，其动物实验结果表明，FCPs 对剖宫产术后伤口愈合具有积极作用。下一步，北京大学李勇教授课题组将对 FCPs 促进剖宫产术后康复的分子机制进行深入研究，同时，通过人群研究进一步探究营养干预对于剖宫产术后的母婴和生殖健康问题的正向影响，为 FCPs 更好地应用于临床辅助治疗提供科学研究依据。

小结

本章从剖宫产术的历史及现状、常见的母婴并发症、剖宫产术后康复及其影响因素，以理论与研究实例相结合的方式，对 FCPs 在剖宫产术后营养支持及促进伤口愈合中的应用进行了简要的介绍。由于 FCPs 具有易吸收、吸收快等特点，其作为比较理想的氮源在临床

营养制剂中得到了广泛的应用。与此同时，FCPs还具有促进剖宫产术后伤口愈合以及促进幼年大鼠生长发育的作用。因此，FCPs在剖宫产术后母亲和新生儿及婴幼儿营养补充产品中具有较好的应用前景。

A major abdominal surgery，cesarean section，is focused on in this chapter. Its history，present status as well as rehabilitation and its influencing factors in cesarean section are described briefly，so as to prevent the risks for mother and baby following cesarean section. Owing to the easy and quick absorption，the fish collagen peptides have been widely used in nutraceutical as a good nitrogen source. What's more，the fish collagen peptides have many benefits on wound healing and offspring's growth and development following cesarean section. Thus，fish collagen peptides will have a good prospect in nutrition supplement products.

参考文献

[1] Souza JP，Gülmezoglu AM，Vogel J，et al. Moving beyond essential interventions for reduction of maternal mortality（the WHO Multicountry Survey on Maternal and Newborn Health）：a cross-sectional study. Lancet，2013，381（9879）：1747-1755.

[2] Boerma T，Ronsmans C，Melesse DY，et al. Global epidemiology of use of and disparities in caesarean sections. Lancet，2018，392（10155）：1341-1348.

[3] Leone T，Padmadas SS，Matthews Z. Community factors affecting rising caesarean section ratesin developing countries：an analysis of six countries. Soc Sci Med，2008，67（8）：1236-1246.

[4] World Health Organization. Appropriate technology for birth. Lancet，1985，2（8452）：436-437.

[5] Betrán AP，Temmerman M，Kingdon C，et al. Interventions to reduce unnecessary caesarean sections in healthy women and babies. Lancet，2018，392（10155）：1358-1368.

[6] Betrán AP，Merialdi M，Lauer JA，et al. Rates of caesarean section：analysis of global，regional and national estimates. Paediatr Perinat Epidemiol，2007，21（2）：98-113.

[7] MacDorman MF，Menacker F，Declercq E. Cesarean birth in the united states：epidemiology，trends，and outcomes. Clin Perinatol，2008，35（2）：293-307.

[8] Sandall J，Tribe RM，Avery L，et al. Short-term and long-term effects of caesarean section on the health of women and children. Lancet，2018，392（10155）：1349-1357.

[9] Klemetti R，Che X，Gao Y，et al. Cesarean section delivery among primiparous women in rural China：an emerging epidemic. Am J Obstet Gynecol，2010，202（1）：65.e1-65.e6.

[10] Halvorsen L，Nerum H，Sørlie T，et al. Does counsellor's attitude influence change in a request for a caesarean in women with fear of birth？ Midwifery，2010，26（1）：45-52.

[11] Chen CS，Lin HC，Liu TC，et al. Urbanization and the likelihood of a cesarean section. Eur J Obstet Gynecol Reprod Biol，2008，141（2）：104-110.

[12] Daniel JA，Carroll JA，Keisler DH，et al. Evaluation of immune system function in neonatal pigs born vaginally or by cesarean section. Domest Anim Endocrinol，2008，35（1）：81-87.

[13] Vaillancourt C，Berger N，Boksa P. Effects of vaginal birth versus caesarean section birth with general anesthesia on blood gases and brain energy metabolism in neonatal rats. Exp Neurol，1999，160（1）：142-150.

[14] Kolås T，Saugstad OD，Daltveit AK，et al. Planned cesarean versus planned vaginal delivery at term：comparison of newborn infant outcomes. Am J Obstet Gynecol，2006，195（6）：1538-1543.
[15] Adams-Chapman I. Long-term neurologic outcome of infants born by cesarean section. Clin Perinatol，2008，35（2）：437-454.
[16] 黄旭，王梦龙，静进，等．应用本顿视觉保持测验评估非医学适应证剖宫产儿童的认知功能特征．中国临床康复，2005，9（44）：7-9.
[17] 郭玉芹，闫吉荣，孙秀珍，等．儿童感觉统合失调的原因、训练方法及其疗效研究．中国妇幼保健，2000，15（12）：766-767.
[18] Fogelson NS，Menard MK，Hulsey T，Ebeling M. Neonatal impact of elective repeat cesarean delivery at term：a comment on patient choice cesarean delivery. Am J Obstet Gynecol，2005，192（5）：1433-1436.
[19] Foley ME，Alarab M，Daly L，et al. Term neonatal asphyxial seizures and peripartum deaths： lack of correlation with a rising cesarean delivery rate. Am J Obstet Gynecol，2005，192（1）：102-108.
[20] Wadhawan R，Vohr BR，Fanaroff AA，et al. Does labor influence neonatal and neurodevelopmental outcomes of extremely-low-birth-weight infants who are born by cesarean delivery？ Am J Obstet Gynecol，2003，189（2）：501-506.
[21] Laptook AR，Shankaran S，Tyson JE，et al. Effect of therapeutic hypothermia initiated after 6 hours of age on death or disability among newborns with hypoxic-ischemic encephalopathy：a randomized clinical trial. JAMA，2017，318（16）：1550-1560.
[22] Marlow N，Doyle LW，Anderson P，et al. Assessment of long-term neurodevelopmental outcome following trials of medicinal products in newborn infants. Pediatr Res，2019，86（5）：567-572.
[23] Dixon BJ，Reis C，Ho WM，et al. Neuroprotective strategies after neonatal hypoxic ischemic encephalopathy. Int J Mol Sci，2015，16（9）：22368-22401.
[24] Robertson CM，Finer NN. Long-term follow-up of term neonates with perinatal asphyxia. Clin Perinatol，1993，20（2）：483-500.
[25] 钱丽娟．生命早期环境微生物暴露对肠道菌群定植及成年后免疫、代谢功能的影响．江苏：东南大学，2019.
[26] 廖予妹，耿正惠．中国剖宫产现状及其远期影响．中国实用妇科与产科杂志，2010，26（8）：630-632.
[27] 李勇．营养与食品卫生学．北京：北京大学医学出版社，2005.
[28] 李勇．肽营养学．北京：北京大学医学出版社，2007.
[29] Yang RY，Zhang ZF，Pei XR，et al. Immunomodulatory effects of marine oligopeptide preparation from Chum Salmon（Oncorhynchus keta）in mice. Food Chem，2009，113（2）：464-470.
[30] Pei XR，Yang RY，Zhang ZF，et al. Marine collagen peptide isolated from chum salmon（oncorhynchus keta）skin facilitates learning and memory in aged C57BL/6J mice. Food Chem，2010，118（2）：333-340.
[31] 徐琳琳，马奕，许雅君，李勇．乳清蛋白肽对幼年大鼠生长发育的影响．食品科学，2010，31（1）：227-231.
[32] Wang JB，Zhao M，Liang R，et al. Whey peptides improve wound healing following caesarean section in rats. Br J Nutr，2010，104（11）：1621-1627.
[33] Wang J，Xu M，Liang R，et al. Oral administration of marine collagen peptides prepared from chum salmon（Oncorhynchus keta）improves wound healing following cesarean section in rats. Food Nutr Res，2015，59：26411.

第二十二章 鱼胶原肽与认知障碍
Fish collagen peptides and cognitive impairment

认知障碍是伴随增龄老年患者常见的一种神经退行性症状，在临床上多表现为学习记忆能力、语言、执行力、注意力等功能的衰退。认知障碍可随其症状的加重发展为脑退行性疾病，如阿尔茨海默病（Alzheimer's disease，AD）等，严重威胁着老年人群的健康及生命质量。随着世界人口老龄化的到来，各种与年龄相关的问题引起各界重视，而认知障碍的改善将成为提升老年人生活福祉必不可少的一环。本章将从认知障碍的病因和发病机制入手，重点介绍鱼胶原肽对认知障碍的防治作用。

Cognitive impairment is a common neurodegenerative symptom in elderly patients with aging，which is clinically manifested as the decline of learning and memory ability，language，executive power，attention and other functions. Cognitive impairment can develop into degenerative brain diseases with the aggravation of its symptoms，such as Alzheimer's disease，which seriously threatens the health and quality of life of the elderly. With the aging of the world's population，various age-related issues need to be paid attention to，and the improvement of cognitive impairment will become an indispensable part of improving the well-being of the elderly. This chapter will start with the etiology and pathogenesis of cognitive impairment，focusing on the prevention and treatment of fish collagen peptides on cognitive impairment.

第一节　概述 Introduction

随着人口老龄化，老年记忆障碍现已成为严重危害人类健康的社会问题，给个人、家庭和社会带来了沉重的精神和经济负担。目前全世界老年记忆障碍患者人数约 2000 万，我国患者人数已达 500 万～600 万，65 岁以上的老年人中，大约有 5% 罹患记忆障碍，年龄在 85 岁以上的老年人中，这一比例接近 50%。由于记忆是大脑高级认知功能的重要内容之一，到目前为止，医药学界还未找出行之有效的治疗方法。记忆减退除了影响生活之外，也是老年认知功能障碍性疾病（如 AD、帕金森病等）的早期表现之一。研究显示单纯记忆障碍的老年人有相当一部分经过几年发展成为痴呆[1]。AD 是一种慢性的大脑退行性疾病，主要表现为进行性记忆力、注意力、定向力及计算能力丧失，并累及语言功能，最后可导致完全失去生活自理能力，死于多种并发症。而且 AD 病程漫长，可持续 20 年之久，对个人、家庭和社会都是沉重的负担和痛苦。

在西方国家，以认知障碍为代表症状的 AD 已成为继心血管疾病、恶性肿瘤和脑卒中之后的第 4 位死因。随着我国人口老龄化社会的来临，AD 也将成为我国一个具有重要意义的公共卫生问题。最新资料显示，我国 60 岁以上人口中，AD 患病率约 5%，即我国已有 AD 患者 600 万左右。因此 AD 已经成为当今社会严重威胁我国老年人生命的主要疾病之一[2-3]。

As the population ages，brain degenerative diseases and cognitive decline will become the “number one killer” of human beings，especially the elderly. It is reported that about 50% of middle-aged and elderly people complain of memory loss. The abnormal rate of memory in objective memory examination was 32% ~ 78% according to different test methods. At present，the number of elderly patients with memory disorders in the world is about 20 million，and the number of patients in China has reached 5 ~ 6 million. About 5% of the elderly over 65 years old suffer from memory disorders，and the proportion of the elderly over 85 years old is close to 50%. In addition to affecting the quality of life，memory loss is also one of the early manifestations of senile cognitive dysfunction diseases（such as dementia，Parkinson's disease，etc.）. Studies have shown that a considerable number of elderly people with simple memory impairment develop dementia within a few years. Alzheimer's disease（AD）is a chronic brain degenerative disease，mainly manifested as progressive loss of memory，attention，orientation and calculation ability，and involving language function，which can lead to complete loss of self-care and eventually death from multiple complications. Moreover，the long course of AD can last for 20 years，which is a heavy burden and pain to individuals，families and society.

In Western countries，AD，which is represented by cognitive impairment，has become the fourth leading cause of death after cardiovascular disease，malignancy and stroke. With the advent of China's aging society，AD will also become a significant public health problem in China. The latest data show that the prevalence of AD in the population over 60 years old in China is about 5%，that is，there are about 6 million AD patients in China. Therefore，AD has become one of the major diseases that seriously threaten the lives of the elderly in today's society.

一、认知障碍的病因和发病机制

生物衰老是生物界存在的普遍规律，是不以人类意志为转移的生物学法则。任何生物，包括人类，当其生长发育达到成熟期以后，随着年龄的增长，在形态结构和生理功能方面都必然出现一系列退行性变化，并且这些变化往往是全身性的、多方面的、循序渐进的。认知障碍是衰老过程中最常见的和最早出现的症状之一。目前对于认知功能受损机制的研究尚未完全明确，已有研究主要集中在以下几方面。

（一）自由基的作用

正常情况下，机体会产生少量自由基，但它们迅速被抗氧化酶系统破坏。随着年龄的增长，机体内物质代谢发生变化，酶活性改变从而使自由基产生过多或清除能力下降，对机能造成损害。实验研究发现，老年鼠在衰老过程中，由于自由基的作用而导致海马神经元死亡，而海马是动物认知功能的重要神经解剖学结构，故导致认知障碍的出现[4]。

（二）认知功能相关脑区（如海马、内侧隔核、杏仁核、前额叶等）突触形态和功能发生改变

突触是神经细胞传递化学信号的重要部位，突触素是突触囊泡膜上的特异 蛋白质，突触素在神经元发育过程中起调节突触前神经末梢形成的作用。大量实验证明，衰老记忆障碍与脑内（尤其是学习记忆相关脑区）突触数量、突触素含量减少具有相关性，衰老时突触结构的变化可能是产生衰老记忆障碍的结构基础[5]。神经元膜完整性是细胞间通讯的生化基础，衰老机体突触体膜流动性明显降低，膜受体活动范围减少，活性降低，从而严重影响各种与传递相关的细胞膜内过程，也是导致衰老性认知功能减退的原因之一。此外突触可塑性是神经系统可塑性的一个主要方面，突触传递长时程增强现象（long-term potentiation，LTP）被认为是突触可塑性的一种重要模式，是学习和记忆的神经基础。突触传递长时程增强改变在衰老性认知障碍的发生中也起着重要的作用[6-7]。

（三）中枢神经递质的改变

老年认知功能受损时胆碱能神经递质合成和释放减少。此外，氨基酸类神经递质的改变尤其是以谷氨酸（glutamic acid，Glu）为代表的兴奋性氨基酸在学习记忆中的作用成为研究的焦点。Glu 在一定范围内释放可通过多环节，如 N- 甲基 -D- 天冬氨酸（N-methyl-D-aspartic acid，NMDA），受体将其激活而诱导学习记忆相关基因的表达、促进 LTP 形成等增强认知功能。然而，Glu 浓度过高时则具有神经毒性，其升高使 NMDA 受体过度激活，引起神经元能量障碍以及神经元的死亡等。神经递质受体介导了神经细胞间的信息传递，受体活性的变化、受体数目的增减都会对突触效能产生明显的影响。其中 NMDA 受体被看做维持正常认知功能的关键物质。NMDA 受体通道是化学、电压双门控通道，即不但需要有适当的神经递质存在，还必须有从另一通路传来的信号使膜电位去极化，或预先的兴奋使其去极化，通道才能开放。当神经元的膜电位接近静息电位时，与该受体偶联的离子通道被镁离子所阻滞。当用高频刺激作用于传入纤维，使突触后膜的膜电位去极化到一定程度时，镁离子的阻滞作用即可被去除，神经递质与受体的结合就会使 NMDA 受体通道打开。NMDA 受体通道开放时，除了有 Na^+、K^+ 的跨膜流动外，还有大量 Ca^{2+} 通过此通道流入细胞。Ca^{2+} 可作为第二信使，通过钙调蛋白的作用，进一步触发细胞内的一系列生化反应，其中可能包括蛋白激酶的激活以及早期基因的启动等[8]。

（四）Ca^{2+} 的调节作用

Ca^{2+} 与认知功能关系密切，参与突触前递质释放或影响突触后膜 NMDA 受体发挥作用。参与 LTP 形成，促进 *c-fos* 基因表达等，是控制神经可塑性的重要因素。衰老可使 Ca^{2+} 内流时间延长，致脑内 Ca^{2+} 浓度升高，引起记忆减退，诱发认知功能障碍。动物实验显示，出现认知障碍的老年鼠海马结构、突触体内 Ca^{2+} 浓度明显增高[9]。Ca^{2+} 超载使海马突触蛋白质合成减少，膜流动性显著降低，还可激活多种 Ca^{2+} 依赖的蛋白酶，造成神经元损伤而显著影响学习记忆过程。

（五）神经营养的改变

神经营养因子（neurotrophic factors，NTFs）在脑内主要维持基底前脑胆碱能神经元向

海马和大脑皮质投射，并加强这些通路的突触间联系。动物实验显示，NTFs 能明显改善老年认知障碍鼠的学习记忆能力，并促进海马突触重建[10]。

此外，某些基因表达的改变，如 *c-fos*、*c-jun* 等基因表达的改变也是引起衰老性认知障碍的重要原因之一。

二、认知障碍的治疗研究进展

认知障碍是 AD 早期的典型症状，认知障碍的治疗方式包括多种方法，依据其病情发展可分为非药物治疗及药物治疗。

非药物治疗是适用于轻度认知障碍（mild cognitive impairment，MCI）患者的治疗方式。针对 MCI 患者，认知功能训练是提高认知能力并减缓认知能力持续下降的重要治疗方式。认知功能训练是指通过具体的认知指导及实践，持续训练患者的记忆力、注意力、执行力、语言表达能力，并以此达到预防并缓解认知障碍的作用。Ren 等研究证实[10]，对出现认知障碍的患者进行以思维功能、注意力、直觉功能及定向功能为训练方向的早期认知康复训练指导，能够显著改善其社会认知力、生活自理力、括约肌控制力，并提高其简易智力状态检查量表（mini-mental state examination，MMSE）总分，提示认知功能训练具有改善认知障碍的作用。目前认知训练被证实可在短期内对认知障碍患者发挥有效治疗作用，但其对老年患者的功能改善及其长期疗效仍有待证实。其他非药物治疗方式还包括增强社交活动、自主神经训练、有氧运动、高压氧舱治疗、针灸治疗等[11-13]。

药物治疗方式适用于罹患 AD 风险较高者或确诊 AD 者。目前临床上应用于缓解认知障碍、治疗 AD 相关认知功能衰退的药物可根据其药理机制分为以下几种。①胆碱酯酶抑制剂：目前常用的药物包括多奈哌齐、利凡斯的明和加兰他敏。AD 相关认知障碍的出现多被认为与胆碱能神经系统异常相关，其表现为乙酰胆碱的合成减少、分解增加及摄取不足。乙酰胆碱酯酶抑制剂可用于增强突触间隙内的胆碱能神经递质传递，在老年患者认知功能、日常活动及行为方面提供适度的改善作用。临床研究证实，应用胆碱酯酶抑制剂可减轻患者脑白质丢失、改善脑萎缩并减缓功能衰退速度，对认知障碍的治疗具有重要意义。② NMDA 受体拮抗剂：代表药物美金刚。谷氨酸是大脑皮层及海马神经元中主要的兴奋性氨基酸神经递质，NMDA 受体是被谷氨酸激活的受体之一，其在学习及记忆功能中发挥重要作用。认知障碍患者脑内多存在着过度的 NMDA 刺激，致使兴奋性神经毒性产生。而使用 NMDA 受体拮抗剂可以对大脑皮层及海马的兴奋性神经毒性具有保护作用，且具有较好的耐受性，目前被批准用于治疗 AD 引起的中度至重度痴呆症。Paul 等在一项对出现认知功能障碍全脑放疗患者的随机双盲安慰剂试验中应用美金刚进行预防性干预，结果显示美金刚可以改善患者认知功能，特别是延迟认知功能下降的时间，并缓解患者记忆、执行能力及处理问题速度下降的程度[14-16]。

除了药物、认知功能训练及有氧训练等治疗方式外，饮食作为缓解认知障碍持续下降的新途径受到了越来越多研究者的关注。目前，老年人认知功能的损伤多被认为与机体持续的氧化应激损害相关，因此抗氧化剂饮食干预被认为可在认知障碍的治疗中提供帮助。例如，研究表明，摄入维生素 E 可以延缓轻度认知障碍向 AD 进展，具有潜在的神经保护作用[17]。此外，多项研究证实，地中海膳食模式有助于缓解认知功能方面的损伤[18]。地中海膳食是指以橄榄油作为主要烹饪油，并摄入大量水果、坚果、蔬菜、豆制品及粗制谷物等植物性食物，肉类来源以鱼类、海鲜类及禽类为主，习惯性定期适量饮酒的一种饮食模式。Elena 等研究发现，通过对具有高认知障碍发生风险的人群进行地中海饮食营养干预，可提高其 MMSE 评分，具有潜在预防并改善认知功能障碍作用[19]。

In addition to drugs，cognitive function training and aerobic training，diet as a new way to alleviate the continuous decline of cognitive impairment has attracted more and more researchers' attention. At present，cognitive impairment in the elderly is often associated with the sustained oxidative stress damage，so antioxidant dietary intervention is considered to be helpful in the treatment of cognitive impairment. For example，vitamin E is a nutrient with antioxidant activity found in a variety of foods. Studies have shown that vitamin E intake can delay the progression of mild cognitive impairment to AD and has a potential neuroprotective effect. In addition，several studies have shown that the Mediterranean dietary pattern is helpful in mitigating impairment in cognitive function. The Mediterranean diet refers to the use of olive oil as the main cooking oil，high consumption of plant foods such as fruits，nuts，vegetables，soy products and coarse grains，fish，seafood and poultry as the main source of meat，and regular and moderate alcohol consumption. Elena et al. found that nutritional intervention of the Mediterranean diet can improve MMSE scores of people with high risk of cognitive impairment，which has a potential role in preventing and improving cognitive dysfunction.

三、生物活性肽与认知障碍

生物活性肽（BAP）是分子结构介于氨基酸及蛋白质之间的化合物，是食品蛋白质功能性片段经酶解产生的，多数含有 2 ~ 20 个氨基酸，通常富含疏水性氨基酸。机体通过口服正常摄取的物质会被口腔、胃及肠中的消化酶代谢，由于人体存在多种蛋白水解酶，摄入含蛋白质的物质会不可逆地改变其肽谱。从蛋白质食物成分中提取的生物活性肽，通常能够抵抗胃肠道的消化，经口服摄取的生物活性肽可以确保其利用度，并在组织水平发挥生物效用。在吸收方面，人们普遍认为大分子肽及蛋白质会被蛋白酶消化，只有氨基酸能够穿过肠上皮屏障被机体吸收利用，而大分子蛋白质直接被吸收会诱发食物过敏。然而研究发现，许多生物活性肽能够穿透肠上皮屏障，直接进入循环系统发挥全身作用，因此相较于蛋白质具有更高的吸收性且不易过敏的特点[20]。例如，研究表明含有脯氨酸和羟脯氨酸的肽能够抵抗消化酶的降解，具有肠道稳定性和较高的吸收性[21]。此外，生物活性肽被证明具有高选择性、稳定性、耐受性、安全性，且吸收耗能低，不宜饱和，转运无竞争及抑制性。多项研究证实，肽类物质具有激素作用、免疫调节、降血糖、抗高血压、抗肿瘤等生物活性，食物提取的生物活性肽具有安全、好吸收、代谢效率高等特点，这为其辅助解决机体功能异常及相关营养干预提供了广阔的应用前景[22]。

认知功能中，学习与记忆是大脑的一种高级神经活动，其机制一直是神经学家研究的热点。研究者认为学习记忆与神经元及突触传递功能的正常维持相关，同时海马被认为是空间记忆功能维持的重要结构，因此通过小分子调节神经元及突触传递，提高海马区功能作用能够为改善学习记忆障碍提供有效途径，在实验中通常利用Morris水迷宫实验、穿梭箱实验及跳台实验等评价个体空间学习记忆能力的改善效果。目前，已有研究证实，小分子生物活性肽能够通过降低脑内氧化应激损伤、减少海马区神经元凋亡丢失、促进神经营养因子表达并促进胆碱递质合成，起到改善机体学习记忆能力的作用[23]。Kousaku等[24]研究报道，利用从牛乳中提取的β-乳球蛋白（β-lactoglobulin），经糜蛋白酶分解后可得到四肽β-Lactotensin（His-Ile-Arg-Leu），在小鼠避暗实验中口服或侧脑室注射β-Lactotensin能够显著改善其避暗潜伏期。机制研究发现，β-Lactotensin是一种天然神经降压素，能够激活海马中的多巴胺受体D2，刺激细胞外多巴胺的释放，加强突触功能，进而加强小鼠的学习与记忆能力。刘卫云等[25]探究了小分子大豆肽对AD模型小鼠认知功能改善的能力，结果显示，大豆肽干预能够显著缩短小鼠Morris水迷宫实验逃避潜伏期，并可增加穿越原跳台位置次数和所在象限停留时间。与模型组相比，大豆肽干预组脑组织内抗氧化酶超氧化物歧化酶（superoxide dismutase，SOD）、谷胱甘肽过氧化物酶（glutathione peroxidase，GSH-Px）及总抗氧化能力（total antioxidant capacity，T-AOC）水平升高，丙二醛（malondialdehyde，MDA）含量减少，且海马神经元凋亡数量减少，海马组织内CytC、caspase-3及Bax蛋白表达水平显著下降，Bal-2蛋白水平上调。提示大豆肽可改善AD小鼠学习记忆障碍功能，机制可能与清除自由基改善脑内氧化应激水平，并减少神经元凋亡相关。在乳清蛋白肽抗氧化研究方面，齐微微等[26]利用碱性蛋白酶水解制得到乳清蛋白肽，并用其对自然衰老小鼠进行了灌胃干预，结果证实，乳清蛋白肽干预组血清、肝脏及脑组织中SOD及GSH-Px活性显著高于模型组及阳性对照组，另外血清MDA水平及蛋白质羰基浓度显著低于老年模型组，证实了乳清蛋白肽具有清除堆积自由基及阻止脂质过氧化的抗氧化潜力。在乳清蛋白肽改善学习记忆研究方面，徐琳琳等[27]研究了乳清蛋白肽对幼年C57BL/6J小鼠学习记忆能力的干预作用，实验对初断乳的小鼠喂饲了30天的乳清蛋白肽饲料（低剂量组0.225%，中剂量组0.45%，高剂量组1.35%）干预，实验结束后进行了行为学实验的检测。跳台实验及穿梭箱实验结果表明，乳清蛋白干预组电击次数、电击时间及主动回避时间均强于对照组，提示其能够提高动物的主动回避能力。水迷宫实验表明，乳清蛋白肽能显著改善小鼠的学习记忆能力，提示了乳清蛋白肽具有改善学习记忆、干预认知障碍的作用。

北京大学李勇教授课题组进行了核桃低聚肽的学习记忆能力改善研究，其结果显示，核桃肽干预可以缩短实验小鼠Morris水迷宫逃避潜伏期，并增加目标象限停留时间及穿台次数。在跳台实验中，核桃肽干预组小鼠停留潜伏期较长、错误次数减少，穿梭箱实验干预组主动逃避次数增加且点击次数减少，同时核桃肽可以提升小鼠血清抗氧化指标T-SOD、GSH-Px活性，并降低丙二醛浓度[28]。该课题组先前的研究表明，小分子核桃肽能够增强机体抗氧化应激水平，并减少脂质过氧化物堆积来保护机体免受自由基堆积损伤，从而起到保护脑组织、提高认知能力的作用。

综上可知，认知障碍是伴随增龄脑老化常见的功能衰退症状，其发生风险的增加及疾病进程的加重与AD发病率居高不下密切相关，严重威胁老龄人群的生命质量。目前，许多研究发现生物活性肽具有抗氧化、减少海马神经凋亡的效果，这对于改善现有认知障碍的治疗方式具有重要意义。

In conclusion, cognitive impairment is a common symptom of functional decline associated with aging brain. The increased risk of its occurrence and the aggravation of disease progression are closely related to the high incidence of AD, which seriously threatens the quality of life of the elderly population. At present, many studies have found that bioactive peptides have the effect of anti-oxidation and reducing hippocampal nerve apoptosis, which is of great significance for improving the existing treatment methods of cognitive impairment.

第二节 鱼胶原肽对认知障碍改善作用的研究进展
Advance in effects of fish collagen peptides on cognitive impairment improvement

鱼类是水产资源中具有大量营养物质的代表性动物。鱼皮中含有丰富的胶原蛋白、氨基酸等，但以往作为水产加工的下脚料通常被废弃，既造成资源浪费又影响环境。鱼胶原肽是以深海鱼的鱼皮为主要原料，采用复合偶联酶解技术生产的小分子寡肽混合物。研究发现，小分子寡肽在人体内不需消化可直接吸收，且能够参与蛋白质合成，提高机体对蛋白质的利用率。目前对鱼类蛋白的研究主要集中在鱼肉蛋白方面，而关于鱼皮 FCPs 的研究相对较少。目前已有研究表明[29]，从不同鱼类资源中提取的 FCPs 具有抗氧化活性，具备 2,2- 聚苯基 -1-1 苦基肼基（2,2-Diphenyl-1-picryhyclrazy1，DPPH）自由基清除能力、氧自由基清除能力，并能够起到神经保护作用，在干预认知障碍的应用方面有较好的前景。北京大学李勇教授课题组通过对小鼠采用喂饲含量的 FCPs 饲料进行干预，观察了 FCPs 对认知障碍的改善作用，并探寻其发挥作用的最佳剂量，为 FCPs 作为预防和缓解认知障碍发生发展的功能性食品提供了实验依据。

一、认知障碍改善作用的研究方法

随着人类进入老龄化社会，对于认知功能障碍相关疾病防治手段的研究迫在眉睫，因而寻找合适的动物模型对于深入研究学习和记忆功能的机制有着十分重要的意义。缺少标准、可靠的动物模型已经成为制约学习和记忆相关药物研发及功能食品开发的重要因素之一。认知功能障碍是一种病因不明确且无法彻底治愈的脑损伤症状，也是神经退行性疾病 AD 的主要初期症状，研究认知障碍发生的病因及缓解手段具有重要意义。

自然老化模型动物被一致认为是研究自然衰老及病理性衰老的最好模型。认知功能中，学习和记忆能力随着年龄的增加而逐渐下降，相关的神经退行性疾病（如 AD 和帕金森病）的发病率逐渐上升，65 岁以上的老年人中，大约有 5% 罹患记忆障碍，而年龄在 85 岁以上的老年人中这一比例接近 50%。北京大学李勇教授课题组选择了 20 月龄的 C57BL/6J 小鼠作为研究模型，相当于人 60 ~ 65 岁，此时进行 FCPs 干预，探讨早期饮食干预对认知功能中学习和记忆能力下降及记忆障碍发生的预防功作用。

尽管自然老化模型具有造模简单、接近人类衰老相关认知障碍发生的生理过程等优点，但由于自然衰老模型不能完全模拟AD病变中认知障碍的病理特征，且老龄动物难以大批量饲养、造模时间较长、易在造模中发生动物死亡，因此目前临床研究中多使用药物造模干预的方式，目前主流的模型包括以下几类。

（一）D-半乳糖模型

D-半乳糖广泛存在于食物当中，当摄入过量时可在半乳糖氧化酶的催化下转化为醛糖及过氧化氢，由此诱发细胞渗透压增长、细胞体积变异，并促进活性氧的产生并诱发氧化应激损伤，具有类似自然衰老的生理生化特征。目前，D-半乳糖模型常被用于模拟增龄相关认知障碍的研究当中。研究报道[30]，D-半乳糖的过量供应在啮齿类动物体内的表现不仅是内脏及循环水平活性氧（reactive oxygen species，ROS）的累积造成的器官组织代谢异常，同时也会对大脑产生神经毒性，诱发学习和记忆能力的下降与认知障碍，其机制与ROS水平上升造成的氧化应激损伤、神经炎症反应、胆碱能机能障碍、神经发生减少及神经元凋亡等相关。D-半乳糖的大量摄入会造成机体内源性抗氧化防御机制下降及大分子的氧化损伤，在脑组织中可具体表现为脂质过氧化物及蛋白质羰基产物的累积，加速脑衰老并诱发大脑功能受损。D-半乳糖构造的衰老模型可以模拟老年人伴随增龄出现的学习记忆及认知功能障碍，近年来已被广泛应用于研究年龄依赖性神经退行性疾病[31]。

（二）脂多糖模型

神经炎症被认为是神经退行性疾病及症状发生的关键促成因素，引起脂多糖诱导的神经炎症模型也经常被用于研究认知功能障碍。脂多糖又称内毒素，是革兰氏阴性细菌细胞外膜的组成部分。研究表明，脂多糖可结合小胶质细胞膜上的CD14，导致促炎性细胞因子IL-1、IL-6、TNF-α和趋化因子等的释放。小鼠通过脑室中央输注或全身性输注的方式慢性暴露于脂多糖可诱发记忆和学习障碍，具体机制为海马集中的炎症损伤，出现内嗅皮层及海马齿状回神经元丢失及突触可塑性功能的受损，产生类似AD的认知功能障碍[32]。

（三）东莨菪碱模型

认知障碍患者通常伴随着胆碱能系统损害，基于胆碱能假说，东莨菪碱引起的记忆障碍模型已被广泛应用于改善认知功能损伤及AD药物的快速筛查工具。东莨菪碱是一种毒蕈碱胆碱能拮抗剂，可以阻断M胆碱受体，抑制胆碱能正常信号功能，对中枢神经系统的功能具有较强的抑制作用，可干扰动物的学习及记忆能力，引发记忆缺陷及认知障碍的产生。

（四）β-淀粉样蛋白（amyloid β-protein，Aβ）模型

认知障碍症状的不断加重最终会导致AD发病，各界学者认为Aβ在大脑内的蓄积和聚集形成的淀粉样蛋白斑块是AD发生发展的罪魁祸首。Aβ在脑内产生及清除的不平衡会导致生理功能的异常，并促进疾病发展。目前，通过对啮齿类动物脑内或脑室内注射Aβ来模拟AD样认知功能障碍已成为被广泛应用的动物模型，Aβ持续慢性给药能够迅速阻断突触可塑性的长期性增强作用，促进小胶质细胞活化、脑性炎症发生、氧化应激增加及局部细胞凋亡，并能够抑制机体正常学习和记忆功能，产生认知功能障碍。

二、鱼胶原肽对认知障碍改善作用的研究进展

北京大学李勇教授课题组首次研究了 FCPs 对认知障碍的改善作用，实验选用鲑鱼鱼皮通过复合偶联酶解和多级膜分离等技术提取的 FCPs 作为干预物，其 90% 以上 FCPs 分子量小于 1000 Da，具有吸收快、水溶性好及黏度低等特点，更利于其发挥营养及生理调节作用，是 FCPs 中的一种主流代表。实验通过给予老龄小鼠不同剂量的 FCPs 水溶液进行干预，观察 FCPs 对认知障碍的影响。具体实验方法为：采用 20 月龄 C57BL/6J 小鼠 100 只，按体重随机分为老年对照组和 3 个 FCPs 干预组，每组 20 只，分别喂饲 0.22%、0.44% 和 1.32% FCPs 特殊加工饲料，另设 3 月龄青年对照组，喂饲普通小鼠生长饲料，干预 6 个月后应用跳台实验、穿梭箱实验和 Morris 水迷宫实验进行行为学检测。实验结束后，应用 nissl 染色法及 TUNEL 方法观察老龄小鼠海马神经元数目、形态及凋亡情况；检测肝 SOD 活力及 MDA 含量；检测海马 BDNF、PSD95、p-NMDAR 和 p-CAMK Ⅱ表达情况。

（一）FCPs 可改善老龄小鼠学习记忆能力

由表 22-1 可见，老年对照组与青年对照组相比，跳台潜伏期延长，并且差异有显著性（$P < 0.01$）。FCPs 可不同程度地延长老年鼠停留在平台上的潜伏期，减少衰老所引起的错误次数的增加，中、高剂量组 FCPs 干预后，潜伏期与老年对照组相比明显延长（$P < 0.05$），与青年对照组无显著性差异。各组间错误次数无显著性差异。

表 22-1 FCPs 对跳台潜伏期和错误次数的影响

组别	*n*	跳台潜伏期（s）	错误（次 /5 分钟）
老年对照组	15	90.93 ± 28.81^{b}	1.67 ± 0.67
0.22% FCPs	16	104.6 ± 21.80^{a}	1.53 ± 0.52
0.44% FCPs	16	$143.5 \pm 34.70^{*}$	1.38 ± 0.50
1.32% FCPs	16	$140.69 \pm 33.55^{*}$	1.44 ± 0.51
青年对照组	16	$153.00 \pm 20.25^{**}$	1.38 ± 0.62

与老年对照组比较差异有显著性，$^{*}P < 0.05$，$^{**}P < 0.01$；与青年对照组比较差异有显著性，$^{a}P < 0.05$，$^{b}P < 0.01$

由表 22-2 可见随着训练天数的增加，各组动物的主动回避反应率（active avoidance reaction，AAR）逐渐提高。实验第 1 天，各组之间的 AAR 无显著差别，第 2 天至第 6 天青年对照组小鼠主动回避反应率明显高于老年对照组（$P < 0.05$）。试验第 4 天时，0.44% FCPs 干预组小鼠 AAR 水平明显高于老年对照组（$P < 0.05$），试验第 5 天和第 6 天，0.44%、1.32% FCPs 干预组小鼠主动回避反应率同老年对照组相比明显升高（$P < 0.05$）。3 个 FCPs 干预组 AAR 水平与青年对照组相比无显著性差异。

表 22-2 **FCPs 对主动回避反应（ARR）的影响**

组别	*n*	AAR 水平（%）					
		第 1 天	第 2 天	第 3 天	第 4 天	第 5 天	第 6 六
老年对照组	15	15.33 ± 10.60	20.67 ± 8.83	28.67 ± 11.26[b]	29.33 ± 14.37[b]	30.67 ± 14.37[b]	31.33 ± 15.05[a]
0.22% FCPs	16	18.67 ± 11.87	24.67 ± 9.90	36.00 ± 10.56	38.00 ± 12.65	39.33 ± 13.87	37.33 ± 17.09
0.44% FCPs	16	18.75 ± 9.57	25.33 ± 7.43	36.88 ± 10.147	40.63 ± 9.98*	42.50 ± 12.38*	43.75 ± 14.08*
1.32% FCPs	16	17.33 ± 11.63	24.00 ± 9.10	34.01 ± 8.28	36.67 ± 14.47	40.67 ± 12.29*	43.33 ± 15.43*
青年对照组	16	19.38 ± 8.54	28.13 ± 12.23	43.13 ± 11.96**	44.38 ± 17.50**	46.25 ± 15.44*	44.37 ± 15.90*

与老年对照组比较差异有显著性，$^{*}P < 0.05$，$^{**}P < 0.01$；与青年对照组比较差异有显著性，$^{a}P < 0.05$，$^{b}P < 0.01$

逃避潜伏期结果分析表明随着时间的延长，各组小鼠的逃避潜伏期均逐渐缩短［F（5，370）= 210.32，$P < 0.01$］；时间与组间无交互作用［F（20，370）= 0.728，$P > 0.05$］；各组间的逃避潜伏期差异有显著性［F（4，74）= 9.71，$P < 0.01$］，采用多重比较法方法对各组间的潜伏期两两比较发现，3 个 FCPs 干预组和青年对照组小鼠的逃避潜伏期均显著低于老年对照组（$P < 0.01$），0.22%、1.32% FCPs 干预组与青年对照组相比，潜伏期延长，并且差异有显著性（$P < 0.05$）（图 22-1）。游泳距离结果分析表明，随着训练时间的延长，各组小鼠的游泳距离逐渐缩短［F（5，370）= 292.13，$P < 0.01$］，时间与组间无交互作用［F（20，370）= 1.20，$P > 0.05$］。各组间游泳距离的差异有显著性［F（4，74）= 21.36，$P < 0.01$］，LSD 法进行两两比较发现，与老年对照组相比，3 个 FCPs 干预组和青年对照组游泳距离缩短，差异具有显著性（$P < 0.01$）。FCPs 干预组与青年对照组相比，游泳距离显著延长（$P < 0.05$）（图 22-2）。由图 22-3 所见，空间探索实验中，与老年对照组相比，0.44% FCPs 干预后，小鼠在目标象限持续时间延长，1.32% FCPs 干预后穿越平台的次数增加。

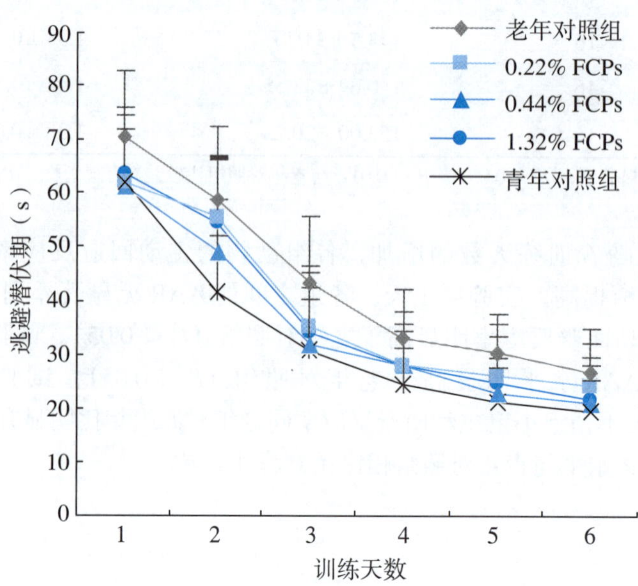

图 22-1 **Morris 水迷宫实验中，FCPs 对逃避潜伏期的影响**

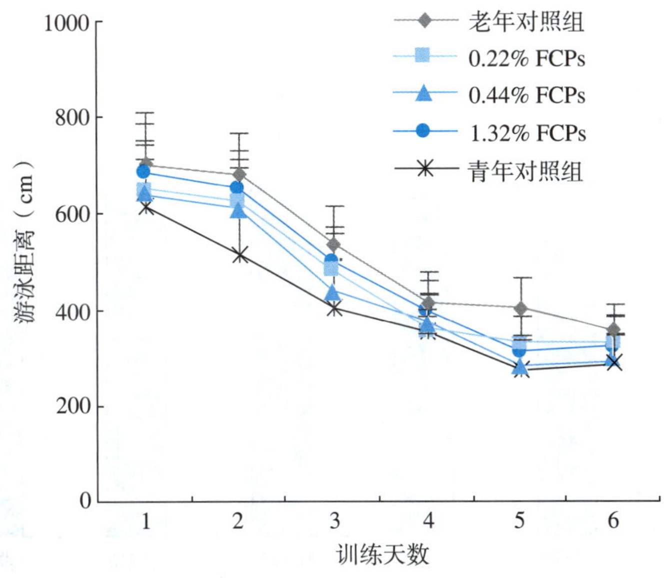

图 22-2 Morris 水迷宫实验中，FCPs 对游泳距离的影响

学习和记忆行为学实验是营养与脑功能研究中的一个重要领域。营养在脑发育、脑功能和脑的疾病预防方面起着不可忽视的作用。该研究应用跳台实验、穿梭箱实验和 Morris 水迷宫这三种行为学实验，系统观察了饮食中添加 FCPs 干预 6 个月，对老龄 C57BL/6J 小鼠学习和记忆功能的影响。

跳台实验是用于检测动物被动回避能力的一种常用实验方法，其原理是动物受到电击后会跳上反应箱内绝缘的平台以避免伤害性刺激，多数动物可能再次或多次跳至铜栅上，受到电击又迅速跳回平台，训练 5 min，24 h 后重做测验，记录动物跳下平台的潜伏期和动物受到电击的次数，此即记忆保持测验。该研究在跳台实验中观察到，FCPs 干预 6 个月后，小鼠的跳台潜伏期延长，错误次数有不同程度的减少，其中 0.44%、1.32% FCPs 干预组的跳台潜伏期与老年对照组相比有显著差异，并且与青年对照组相比差异无显著性，说明 FCPs 可改善老年动物的被动回避能力，中、高剂量效果最好。

穿梭箱主动回避测试被认为是检测非陈述性记忆的标准实验方法，其原理是根据条件反射原理，训练动物逃避电击的能力。动物在遭受电击后即逃避，跑到对侧，挡住光电管后便可中断电击，在每次电击前给予声音作为刺激条件，反复训练，使动物在接受条件刺激后即跳向对侧而逃避电击，此为主动回避反应，此试验可以检测动物逃避电击的学习和记忆能力。该研究利用穿梭箱实验检测各组小鼠的主动回避能力，结果发现，随着训练天数的增加，各组动物的主动回避能力均有所增强，但 FCPs 干预组小鼠主动回避反应率提高的幅度要高于老龄对照组，说明 FCPs 可不同程度地预防老龄鼠主动回避反应能力的下降。

利用 Morris 水迷宫直接对动物的行为学进行检测，是一种评价动物学习和记忆能力（尤其是空间记忆功能）较为客观而准确方法。在 Morris 水迷宫定位航行实验中，动物需要通过反复学习、认识迷宫周围物体的空间位置，寻找记忆里接近迷宫中平台的最佳路线，

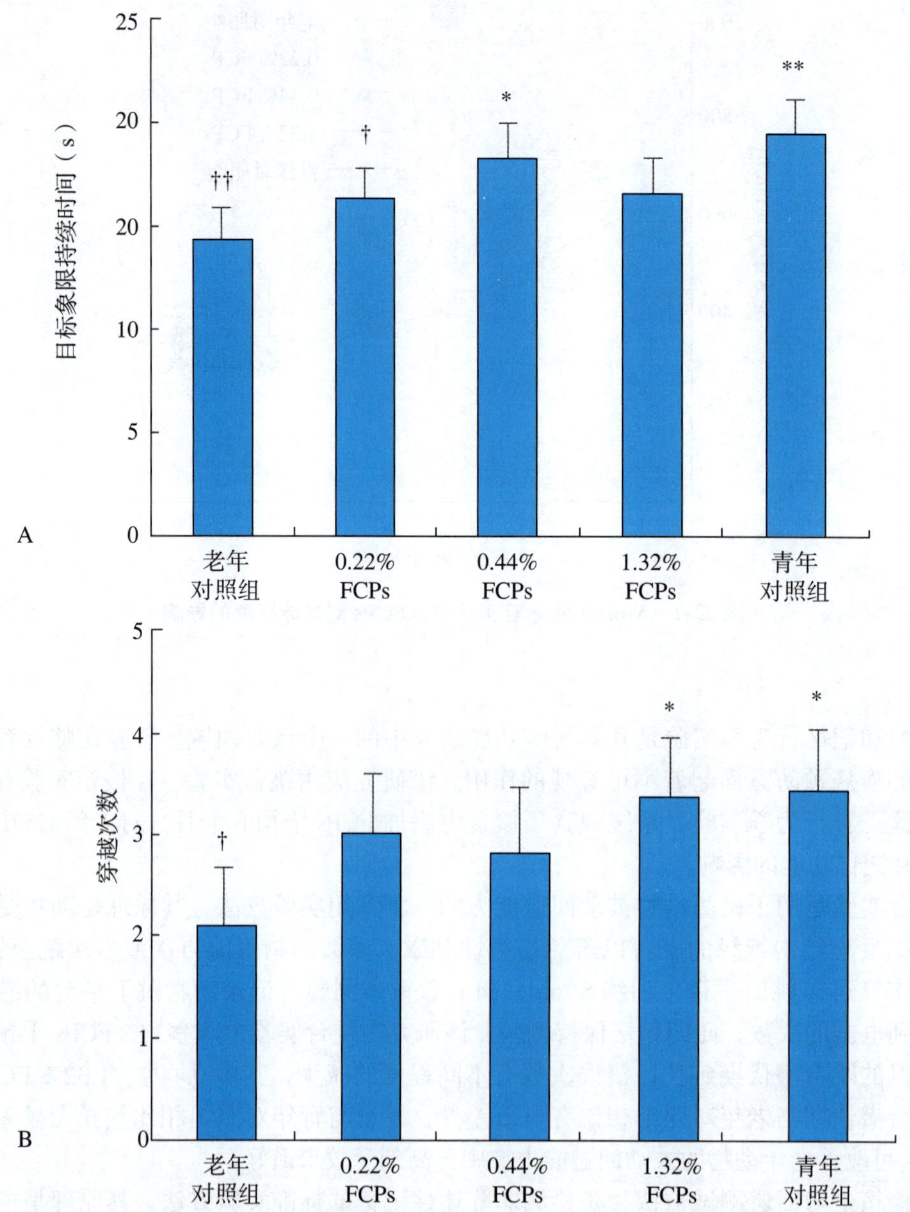

图 22-3 空间探索实验中，FCPs 对目标象限持续时间（A）和穿越次数（B）的影响

与老年对照组比较差异有显著性，$^{*}P < 0.05$，$^{**}P < 0.01$；与青年对照组比较差异有显著性，$^{\dagger}P < 0.05$，$^{\dagger\dagger}P < 0.01$

用最短时间找到并爬上平台。若动物的空间学习记忆能力下降，其逃避潜伏期将延长。空间探索实验用于测量动物学会寻找平台后，对平台空间位置记忆的能力[33]。该研究也应用 Morris 水迷宫对各组小鼠的空间学习记忆能力进行了检测，结果发现，各组动物的游泳速度无显著性差异，定位航行实验中，随着训练天数的增加，各组动物的逃避潜伏期和游泳距离均逐渐缩短，应用重复测量的方差分析进行统计，发现 3 个 FCPs 干预组小鼠的逃避潜伏期及游泳距离均显著低于老年对照组。空间探索实验中，干预组小鼠在目标象限持续的时间及穿越次数也有不同程度的增加，其中 0.44% FCPs 干预组目标象限持续时间及 1.32% FCPs 干预组穿越次数同老年对照组相比有显著性差异。说明 FCPs 干预后，小鼠的空间学习记忆能力明显增强，认知障碍明显改善。

（二）FCPs 可改善老龄小鼠氧化应激水平

由表 22-3 可见，老年对照组肝 SOD 活性明显低于青年对照组，而 MDA 含量明显升高（$P < 0.01$），表明老龄小鼠体内氧化损伤比青年动物严重。给予 FCPs 干预 6 个月后，各组小鼠肝 SOD 活性同老年对照组相比有不同程度升高，其中 0.44% FCPs 干预后，SOD 活性与老年对照组相比有显著性差异（$P < 0.05$）。0.22% 和 0.44% FCPs 干预组肝 MDA 含量明显低于老龄对照组（$P < 0.05$）。

表 22-3 FCPs 对小鼠肝 SOD 和 MDA 含量的影响

组别	*n*	SOD（U/mg）	MDA（nmol/mg）
老年对照组	15	81.56 ± 23.18^{b}	2.67 ± 0.27^{b}
0.22% FCPs	15	87.13 ± 25.02^{a}	$2.18 \pm 0.24^{*a}$
0.44% FCPs	16	$105.37 \pm 18.82^{*}$	$1.78 \pm 0.33^{*}$
1.32% FCPs	15	95.00 ± 21.39^{a}	2.31 ± 0.63^{a}
青年对照组	16	$122.87 \pm 13.08^{**}$	$1.67 \pm 0.52^{**}$

与老年对照组比较差异有显著性，$^{*}P < 0.05$，$^{**}P < 0.01$；与青年对照组比较差异有显著性，$^{a}P < 0.05$，$^{b}P < 0.01$

衰老是一个多环节的生物学过程，是机体在退化时期功能下降和紊乱的综合表现，近年来随着现代遗传学、分子生物学、细胞生物学及分子免疫学等学科的飞速发展，人们对衰老机制的认识有了长足的进步，提出了许多新的学说，其中自由基学说被认为是最有说服力的衰老学说之一。许多研究表明，衰老引起的学习和记忆能力的下降与自由基损伤密切相关，衰老人群的脑组织中神经元细胞质、星型胶质细胞中 MDA 的含量明显增高，用免疫电镜可观察到神经元中 MDA 的沉积，而青年人群中几乎检测不到 MDA 的沉积[34]。Kasapoglu 等对不同年龄段的人血清中 SOD 和 MDA 等指标进行测定，发现 60 岁以上老年人血清中 SOD 活性降低，而 MDA 含量升高[35]。正常情况下，自由基的产生和消除速率维持着一种动态平衡，随着年龄的增加，体内抗氧化酶的活性逐渐下降，使得清除自由基的能力下降，氧自由基在体内增多，由于脑具有较高的耗氧量，含有丰富的不饱和脂肪酸，因此更容易受到自由基攻击，功能下降，引起学习和记忆能力的降低。北京大学李勇教授课题组的研究发现，同青年对照组小鼠相比，老龄对照组小鼠肝 SOD 活性明显下降，机体清除自由基的能力下降，自由基氧化产物 MDA 含量升高，最终引起神经元损伤，导致学习和记忆能力的降低，FCPs 干预后，体内抗氧化酶 SOD 活性明显增强，而过氧化产物 MDA 含量下降，提示 FCPs 可以提高老龄小鼠的抗氧化能力，防止自由基对神经元的损伤可能是 FCPs 改善老龄小鼠认知功能的机制之一。

（三）FCPs 可改善老龄小鼠海马神经元形态

由图 22-4（彩图 22-4）可见，青年对照组锥体细胞排列整齐、密集，尼氏体含量丰富。同青年对照组相比，老年对照组锥体细胞排列较松散，尼氏体减少，而 FCPs 干预后，与青年对照组无明显差异。细胞计数发现，青年对照组和 3 个 FCPs 干预组海马 CA1、CA3 和 DG 区神经元数目与对照组相比有不同程度的增多，但无统计学差异（表 22-4）。

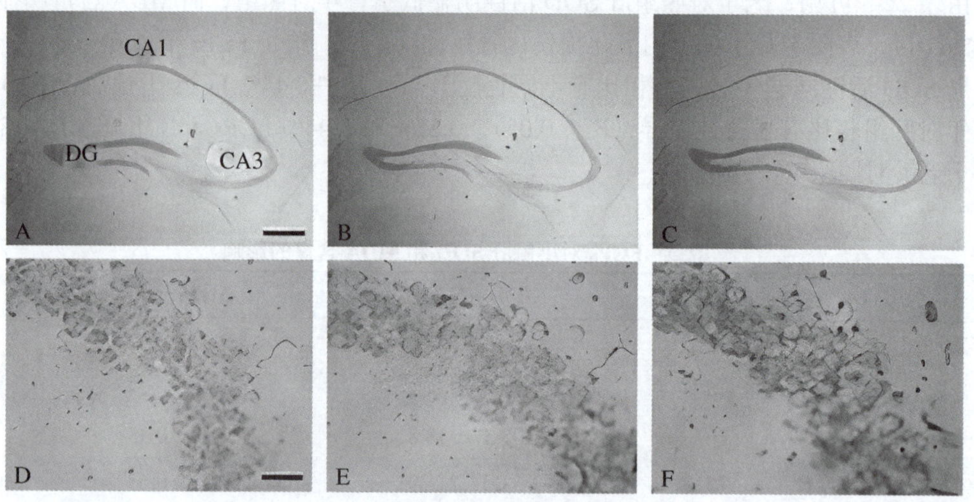

图 22-4　海马锥体细胞尼氏染色图

A、D. 老年对照组；B、E. 0.44% FCPs 干预组；C、F. 青年对照组。A、B、C：x10；D、E、F：×400

表 22-4　FCPs 对海马 CA1、CA3 和 DG 区锥体细胞数的影响

组别	锥体细胞数（mm^2）		
	CA1	CA3	DG
老年对照组	7591±1392	5164±665	17822±996
0.22% FCPs	7811±1217	5314±857	18302±1292
0.44% FCPs	7915±1050	5639±591	18115±1026
1.32% FCPs	7050±1149	5505±586	17989±1134
青年对照组	7972±759	6213±1128	18044±1058

海马一直是研究学习和记忆功能的重要脑区，因为海马是大脑边缘系统的重要组成部分，参与外界信息向中枢传导的整合，在学习、记忆以及情欲活动的调节中起着重要作用，一直以来是神经科学研究领域的焦点。研究已证实小鼠记忆保持能力与海马密切相关，所以在该实验中，以海马组织为形态学研究对象，进行尼氏染色，观察神经元的变化。从形态学结果分析可见，年龄对海马神经元无明显的影响。以往关于自然衰老过程中神经元数目变化的研究不尽一致，尽管有研究提示正常衰老过程中神经元的丢失是引起认知障碍发生的主要原因，但是最近很多应用体视学的方法对人及哺乳动物的研究表明衰老过程中海

马神经元的数目没有明显变化[36]。该实验中关于海马神经元形态学的观察同这些研究相似，在各组动物之间未观察到海马神经元数目的明显差别，认知能力的改变可能跟相关脑区神经元功能的变化有关。

（四）FCPs 可改善老龄小鼠海马神经元细胞凋亡情况

显微镜下细胞核为棕黄色的为凋亡细胞，青年对照组海马神经元偶见 TUNEL 染色阳性细胞，而老年对照组海马神经元凋亡细胞较多见。FCPs 干预 6 个月后，凋亡细胞数减少，0.44% FCPs 干预组与老龄对照组相比，凋亡细胞数显著减少（$P < 0.05$）（表 22-5，图 22-5，彩图 22-5）。

表 22-5　FCPs 对老龄小鼠海马凋亡细胞的影响

组别	n	TUNEL 染色阳性细胞数（/100 个细胞）
老年对照组	15	$7.80 \pm 4.71^{\#\#}$
0.22% FCPs	15	4.40 ± 2.51
0.44% FCPs	16	$3.60 \pm 2.70^{*}$
1.32% FCPs	15	4.20 ± 3.19
青年对照组	16	$1.20 \pm 1.30^{**}$

与老年对照组比较差异有显著性，$^{*}P < 0.05$，$^{**}P < 0.01$；与青年对照组比较差异有显著性，$^{\#\#}P < 0.01$

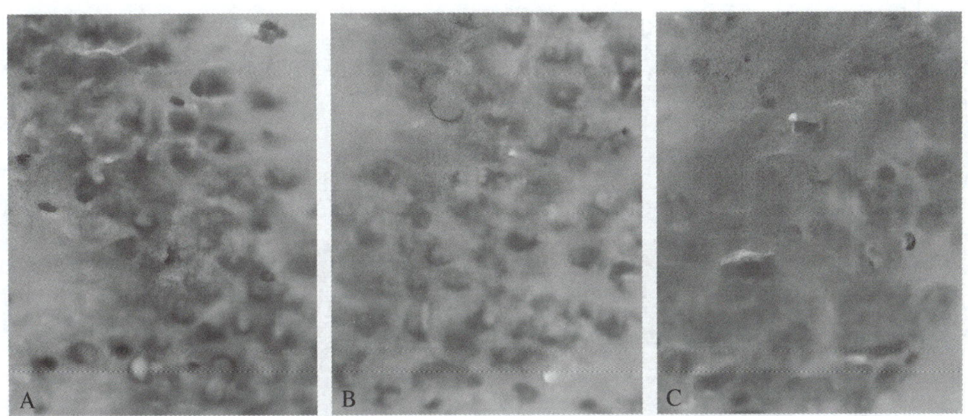

图 22-5　FCPs 对老龄小鼠海马 CA3 区细胞凋亡的影响（×400）

A．老龄对照组；B．0.44% FCPs 干预组；C．青年对照组

细胞凋亡是由基因控制的细胞自主有序的主动死亡过程，是依赖能量的细胞内死亡，是程序活化而致的细胞自杀，涉及细胞基因信息编码机制的活化，在一定的生理或病理条件下，某些信号系统被激活，导致一系列基因的表达发生改变，基因表达的蛋白产物改变，从而促进或者抑制细胞凋亡的发生。凋亡过程将含不可修复 DNA 的细胞主动清除，从而维持了机体的正常运行。凋亡失常是机体衰老及导致脑退行性疾病的重要因素[37]。

TUNEL染色法是分子生物学与形态学相结合，常被应用于检测细胞凋亡的研究方法，其对完整的凋亡细胞核或凋亡小体进行原位染色，能够准确地反映细胞凋亡最典型的生物化学和形态学特征，并且可检测出极少量的凋亡细胞。该研究使用TUNEL染色法检测凋亡细胞断裂DNA的末端，发现青年对照组小鼠海马组织有少量凋亡细胞，说明凋亡在正常脑功能的维持中起着重要的作用。老年对照组凋亡细胞数目明显增多，核变化明显，不同剂量的FCPs干预6个月后，凋亡细胞数不同程度减少，尤其以0.44% FCPs干预效果最显著，凋亡细胞的百分率与老年对照组相比显著下降，说明FCPs可预防年龄所引起的脑神经元的凋亡。

氧自由基等的神经毒性可诱导神经细胞发生凋亡，大量自由基会引起脑神经细胞膜脂质过氧化损伤，影响膜通透性及离子转运，触发Ca^{2+}内流，造成Ca^{2+}超载，进一步干扰线粒体氧化磷酸化过程，以至能量产生障碍，并引起蛋白酶活性的病理性增加，使细胞膜结构分解，神经元骨架被破坏导致细胞死亡[38]。该研究结果表明FCPs具有一定的抗氧化功能，可提高机体抗氧化酶SOD的活性，减轻机体的过氧化损伤，对抗自由基损伤，从而减少了细胞的凋亡。

（五）FCPs可改善老龄小鼠海马BDNF表达情况

采用RT-PCR及Western blot的方法检测各组动物海马区BDNF mRNA和蛋白的表达水平。RT-PCR的结果显示，老年对照组海马BDNF mRNA的表达较弱，青年对照组及FCPs干预组表达增强（图22-6）。Western blot结果显示，同青年对照组相比，老年对照组小鼠海马BDNF蛋白的表达下降了30%，两者具有显著性差异（$P<0.05$）；0.44%和1.32%FCPs干预6个月后，老龄小鼠海马BDNF蛋白的表达分别升高了29%和26%，与老龄对照组相比具有显著性差异（$P<0.05$），3个FCPs干预组小鼠海马BDNF的表达与青年对照组相比无显著性差异（图22-7）。

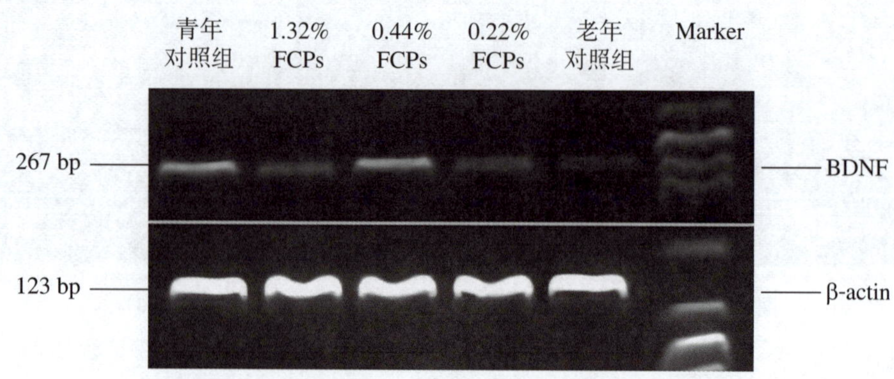

图22-6 **BDNF在各组小鼠海马区的表达水平（RT-PCR）**

神经营养因子（neurotrophic factors，NTFs）是一类小分子多肽物质，在神经系统的发生、发育过程中能够促进细胞的增殖、生长、分化、存活及功能表达，影响突触可塑性，在成熟的神经系统中具有维持神经细胞生存的作用。在神经系统损伤的情况下，具有神经保护与修复的作用。目前已发现的神经营养因子有20多种，其中对脑源性神经营养因子

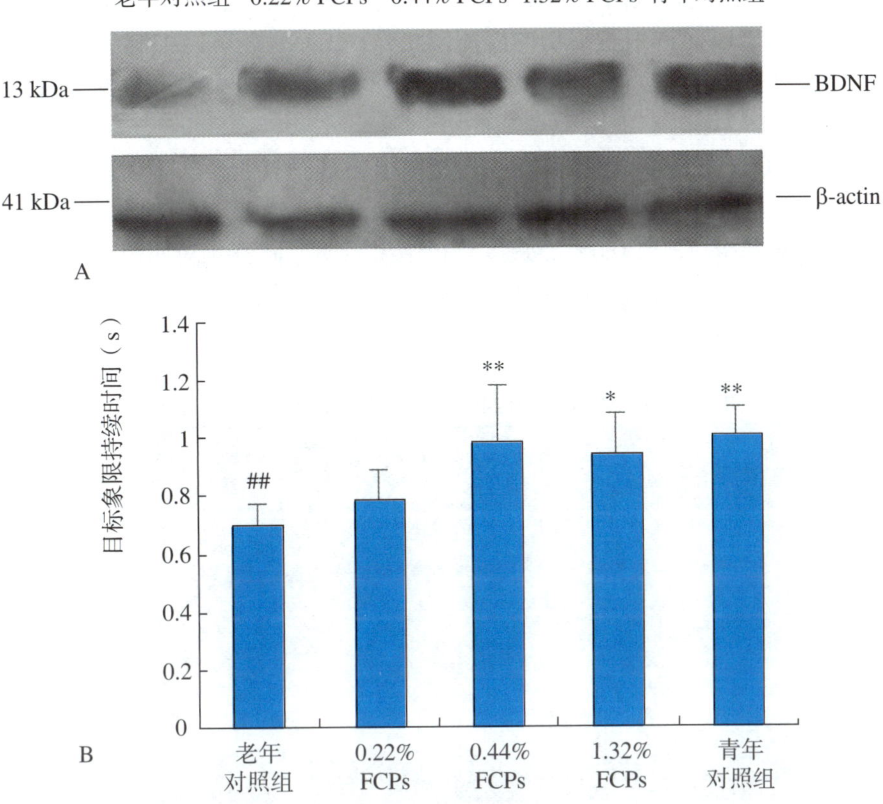

图 22-7 BDNF 在各组小鼠海马区的表达水平（Western blot）

A．Western blot 表达表带；B．灰度分析结果。与老年对照组比较差异有显著性，$^{*}P < 0.05$，$^{**}P < 0.01$；与青年对照组比较差异有显著性，$^{\#\#}P < 0.01$

（brain-derived neurotrophic factor，BDNF）的研究最为多见。BDNF 是具有促进神经生长活性的一种蛋白质，中枢神经系统及周围神经系统的多种神经元均有 BDNF 蛋白的表达，以海马和皮层含量最高，其认为是记忆形成过程中的关键蛋白之一，可作用于突触前膜和突触后膜，发挥生物学效应主要有赖于和其特异性受体 TrkB 的结合[39]。

该研究中，应用 RT-PCR 和 Western blot 方法对各组动物海马区 BDNF mRNA 和蛋白的表达水平进行了检测，结果发现，青年组小鼠海马组织 BDNF mRNA 和蛋白的表达水平明显高于老龄对照组，而 FCPs 干预后，BDNF 的表达水平同老龄对照组相比有不同程度的增加。该研究的研究结果证实，26 月龄的老年 C57BL/6J 小鼠海马 BDNF 的表达水平只有青年对照组的 70%，两者具有显著的差异，表明机体 BDNF 水平随增龄而衰退。0.44% 和 1.32% FCPs 干预 6 个月后，小鼠海马 BDNF 的表达水平同老龄对照组相比分别升高了 29% 和 26%。BDNF 在认知的学习和记忆功能保持中具有重要的意义，能促进多种神经元的存活和生长发育，可以提高神经元的生物活性，减少损伤后神经元的自然死亡，还能促进突触的可塑性，改变脑内神经元的形态，增加突触终末的密度和促进树突和轴突的生长。BDNF 还参与了长时程增强效应和学习的可塑性机制，同时 BDNF 还可以通过调节细胞内钙结合蛋白，稳定细胞内钙浓度，从而保护神经元免受损伤。BDNF 也可以通过提高细胞内抗氧化酶活性，对抗自由基以促进细胞损伤的修复，此外，BDNF 还可以抑制细胞凋亡[40]，所以 FCPs 促进 BDNF 的表达可能是其改善老年记忆的重要机制之一，也是其减少神经元凋亡的重要原因。

（六）FCPs 可改善老龄小鼠海马 LTP 相关蛋白表达情况

由图 22-8 可见，老年对照组小鼠海马 PSD95、p-NMDAR1、p-CAMK Ⅱ蛋白的表达水平明显低于青年对照组（$P < 0.05$）。灰度分析结果表明，同青年对照组相比，老年对照组小鼠海马 PSD95、p-NMDAR1、p-CAMK Ⅱ表达水平分别下降了 34%、42% 和 51%，两者有显著性差异（$P < 0.05$）。

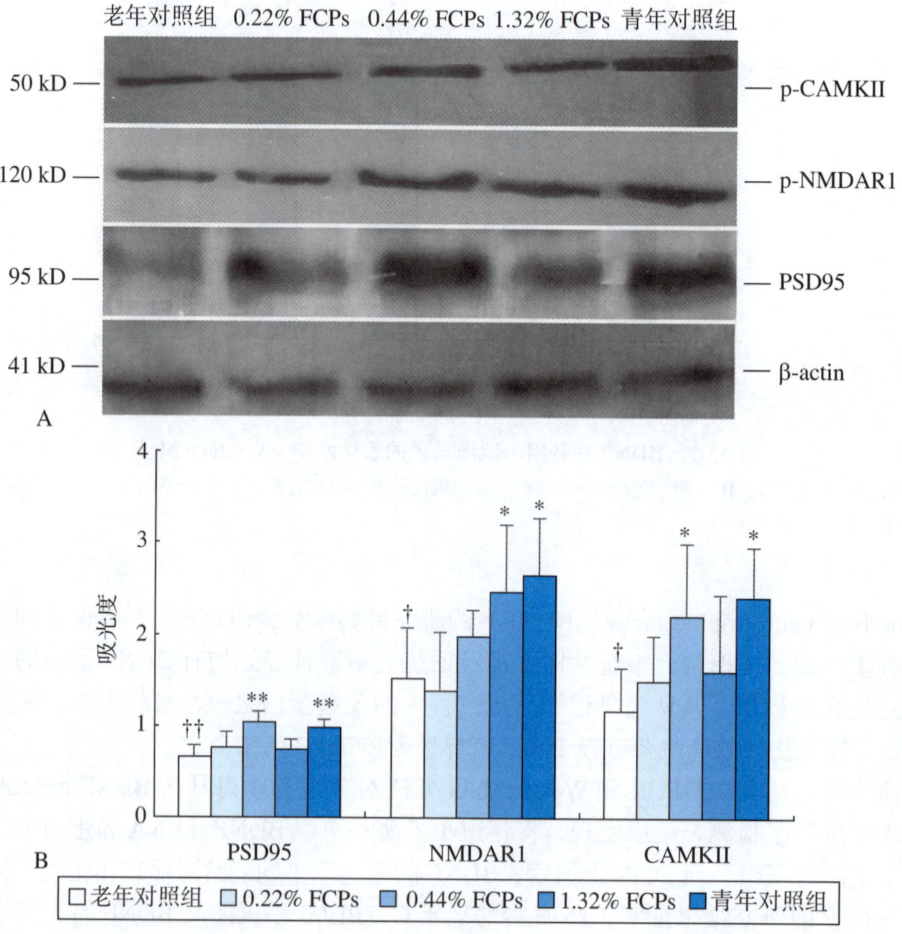

图 22-8 **FCPs 对海马 PSD95、p-NMDAR1、p-CAMKⅡ表达的影响（Western blot）**

A．Western blot 表达表带；B．灰度分析结果。与老年对照组比较差异有显著性，$^{*}P < 0.05$，$^{**}P < 0.01$；与青年对照组比较差异有显著性，$^{\dagger}P < 0.05$，$^{\dagger\dagger}P < 0.01$

FCPs 干预后，PSD95、p-NMDAR1、p-CAMK Ⅱ蛋白的表达水平均有不同程度的升高。灰度分析结果显示，0.44%FCPs 干预 6 个月后，同老年对照组相比海马 PSD95 和

p-CAMK Ⅱ的表达水平分别升高了38%和35%，与青年对照组相比无显著性差异。1.32% FCPs干预6个月后，同老年对照组相比，海马p-NMDAR1的表达水平升高了38%，与青年对照组相比无显著性差异。

突触可塑性是指突触在一定条件下调整功能、改变形态和增减数目的能力，包括突触传递效能的变化和突触形态结构的变化，涉及神经元和突触部位的某些蛋白质、受体、神经递质等物质的变化。突触可塑性变化是学习记忆的神经生物学基础，是学习记忆的机制之一，目前对突触可塑性的研究主要集中在长时程增强（long-term potentiation，LTP）和长时程抑制（long-term depression，LTD）等功能方面。LTP被公认为是记忆的突触可塑性模式，指在条件刺激（多为高频率的强直刺激）后，相同的测试刺激所引起的诱发突触反应时间长时间（一般长于半小时）明显增大的现象。由于LTP是发生在突触部位的功能改变，它的形成机制涉及多种神经递质的改变及蛋白和基因表达的改变。因此，该实验中应用Western blot的方法检测了LTP形成及维持过程相关的3种蛋白——PSD95、p-NMDAR1和p-CAMK Ⅱ的表达，观察年龄及FCPs对突触功能可塑性的影响。

突触后致密物（postsynaptic density，PSD）是位于中枢神经系统突触后膜下的特化区，在介导和整合突触信号传递中发挥重要的作用。PSD95是PSD中的一种特殊的胞质内蛋白质，其本身无蛋白酶活性，但可通过不同的结构域串集NMDA受体及其相关分子，形成信号复合物，在突触水平对NMDA受体信号进行整合。有研究表明，在共转染实验中，PSD95能够与NMDA受体发生明显的簇集反应，保证突触信号传递的有效进行，结合信号分子，组织并介导NMDA受体的信号级联反应，在LTP产生及维持的过程中具有关键性的作用[41]。

NMDA受体是一种谷氨酸的配基和电压双门控离子通道，是调节突触可塑性的关键进程，是诱导LTP、LTD的基本因素之一。NR1亚单位是组成NMDA受体离子通道的必需配件，有研究者将大鼠CA1区NR1亚基敲除后，该区由NMDA受体介导的LTP明显削弱，大鼠空间学习记忆的精确性受到损害。NDMA受体在LTP的产生过程中，起着重要的作用。高频刺激时释放出大量的谷氨酸，突触后细胞发生去极化，Mg^{2+}对NMDA受体的阻碍作用被解除，激活的NMDA受体通道可使大量的Ca^{2+}内流，流入的Ca^{2+}控制着各种与Ca^{2+}有关的酶活性，其中之一为蛋白磷酸酶CAMK Ⅱ。由于NR1亚基是NMDA受体的功能亚基，在NMDA受体的激活中是必需成分。由于受体的激活以磷酸化或去磷酸化为主要形式，而丝氨酸896位点（Ser896）是NR1亚单位发生磷酸化的主要位点之一[42]，因此在该实验中选择此位点磷酸化的NR1亚基的表达作为检测年龄和FCPs对NMDA受体表达的影响。

Ca^{2+}/钙调蛋白依赖性蛋白激酶（Ca^{2+}/calmodulin-dependent protein kinases Ⅱ，CAMK Ⅱ）是构成突触后致密物含量较多的一种成分，其活性依赖于Ca^{2+}和钙调蛋白（Calmodulin，CaM），再通过自身的磷酸化而进入活性状态，而后无须Ca^{2+}仍然能保持长时间的活性状态。此外，自身磷酸化的CAMK Ⅱ和NMDA受体结合，移行到PSD处，通过LTP诱导，自身磷酸化的CAMK Ⅱ的数量增加，活性也继续增加[17]。CAMK Ⅱ和NMDA受体是突触可塑性上分子记忆储存的开关。该实验中，对各组动物海马组织PSD95以及896位点丝氨酸磷酸化的NMDAR1和286位点苏氨酸磷酸化的CAMK Ⅱ的表达水平进行检测发现，同青年对照组相比，老年对照组小鼠海马PSD95、p-NR1和p-CAMK Ⅱ的表达分别下降了

34%、42% 和 51%，说明随着年龄的增长，小鼠的突触功能可塑性逐渐下降，是导致学习记忆能力下降的重要原因。

0.22%、0.44% 和 1.32%FCPs 干预 6 个月后，老年小鼠海马 PSD95 的表达分别增加了 13%、38% 和 12%，其中 0.44%FCPs 干预组与老年对照组相比有显著差异，PSD95 表达的增加，使得更多的 NMDA 受体被锚定在突触活性区，发生簇集反应，产生更强的信号级联反应，增强 LTP，调节突触可塑性。0.22% 和 1.32% 的 FCPs 虽然能够增强 PSD95 的表达，但是与老年对照组相比没有显著性差异，说明只有合适的剂量才可以促进 PSD95 的表达，剂量过高或过低时对于其表达无明显影响。0.44% 和 1.32%FCPs 干预后，p-NR1 表达分别增强了 23% 和 38%，p-CAMK Ⅱ 的表达增强了 47% 和 27%。NMDA 受体和 CAMK Ⅱ 是 LTP 产生及维持过程中的重要蛋白，这两种分子活性形式表达的增加，说明在 FCPs 具有增强 LTP 的作用，但低剂量 FCPs 的这种作用并不明显，说明在 FCPs 提高突触功能可塑性具有一定的阈剂量范围。

三、鱼胶原肽对认知障碍的应用前景

认知障碍是一种病因暂未明确且无无法治愈的疾病，近年来通过临床研究发现了一些治疗方式可以对认知功能衰退进行预防，并减缓认知障碍发展进程，包括认知功能训练、有氧运动、胆碱酯酶抑制剂、NMDA 受体拮抗剂等。研究证实[12]，非药物治疗方式在认知障碍初期可以起到有效作用，然而在认知障碍发展后期或出现 AD 相关病理改变时无法起到效益。目前应用于中、重度认知障碍及 AD 的药物虽针对性较强，但存在许多毒副作用，如疲乏、肌肉震颤甚至昏迷等。

近期越来越多的研究发现[23]，许多生物活性肽具有预防并干预认知障碍的潜力。小分子肽段相较于蛋白质具有高消化性，其吸收速率高于蛋白质及氨基酸，且耗能较低，不易过敏，在体内转运不具有竞争性及抑制性，能够减轻蛋白质代谢对肾脏产生的负担。地球上的水产资源丰富，包含鱼类、甲壳动物、软体动物等，其中现存的渔业资源中海洋及淡水鱼类种类高达 2 万多种，产量较高且体内多含有不同于陆地生物的丰富蛋白质活性成分。通过生物酶解技术从海洋及淡水生物中提取出的活性肽，营养价值非常高，许多研究显示水产生物中提取的生物活性肽具有抗菌、抗氧化、降血压、抗肿瘤、调节免疫等特殊的生理功能[29]。因此，尽管海洋及淡水资源中提取的生物活性肽的研发历史较短，却已经成为活性肽研究领域的热点，海洋及淡水生物活性物质也成了药品、保健食品研究开发领域的焦点之一。鱼类是水产资源中被研究最广的一种，迄今为止，通过生物酶解方法得到的渔业资源活性肽主要来源于鱼肉蛋白，而从鱼皮中分离的活性肽非常少。

北京大学李勇教授课题组的研究充分利用了传统渔业生产中的下脚料——鱼皮作为资源，通过复合偶联酶解和多级膜分离等技术提取出 FCPs，发现 FCPs 能够改善小鼠衰老性学习及记忆功能下降，具有抗氧化活性、抑制神经细胞凋亡、促进神经营养因子表达并改善突触可塑性相关蛋白表达，具有良好的改善认知障碍功能。因此，FCPs 类产品具有被开发为新型辅助预防和减缓认知障碍的功能性食物潜能。该研究中使用的鱼类为深海鲑鱼，由于鱼类产地及品种的不同，其鱼皮蛋白质含量及氨基酸组成也存在差异，由于技术限制，目前尚无法确定各种鱼类间提取的肽类产品中能更好改善认知障碍并预防 AD 发生的品种，这一课题仍需进一步研究探讨，为其推广应用提供更多科学依据。

小结

本章阐述了认知障碍相关的实验研究进展，其中重点介绍了 FCPs 可以改善 C57BL/6J 自然衰老小鼠的认知功能，恢复机体抗氧化防御机制，抑制脂质过氧化，促进脑内营养因子表达，提高突触可塑性，并减少神经细胞凋亡。北京大学李勇教授课题组研究表明，FCPs 具有改善增龄相关脑老化的潜力，这对于认知障碍的防治具有重大意义。

In this chapter，the experimental research progress related to cognitive impairment is reviewed，especially the introduction that marine collagen peptide can improve the cognitive function of C57BL/6J natural aging mice，restore the body's antioxidant defense mechanism，inhibit lipid peroxidation，promote the expression of nutritional factors in the brain，improve synaptic plasticity，and reduce nerve cell apoptosis. Professor Li Yong's research group at Peking Universiy's study shows that marine collagen peptide has the potential to improve age-related brain aging，which is of great significance for the prevention and treatment of cognitive impairment.

参考文献

[1] Harman D. Alzheimer's disease pathogenesis：role of aging. Ann N Y Acad Sci，2006，5：454-460.

[2] 王改凤．补肾益智方对 D- 半乳糖联合 β- 淀粉样蛋白 25-35 致老年痴呆模型大鼠的作用及机制．中国组织工程研究，2016，20（49）：7307-7313.

[3] Downey D. Pharmacologic management of Alzheimer disease. J Neurosci Nurs，2008，40（1）：55-59.

[4] Perluigi M，Swomley AM，Butterfield DA. Redox proteomics and the dynamic molecular landscape of the aging brain. Ageing Res Rev，2014，13：75-89.

[5] Burke SN，Barnes CA. Neural plasticity in the ageing brain. Nat Rev Neurosci，2006，7（1）：30-40.

[6] 吕书仪，胡薇．学习的生物学基础——突触可塑性．生物学教学，2020，45（1）：77-78.

[7] Miller DB，O'Callaghan JP. Aging，stress and the hippocampus. Aging Res Rev，2005，4（2）：123-140.

[8] Giese KP，Mizuno K. The roles of protein kinases in learning and memory. Learn Mem，2013，20（10）：540-552.

[9] 詹向红，吕茹，王慧霞，等．长期负性情绪应激对大鼠学习记忆及海马 Ca^{2+}/CaM-CaMKⅡ-CREB 信号通路的影响．中国老年学杂志，2019，39（4）：886-889.

[10] Hwang IK，Yoo KY，Jung BK，et al. Correlations between neuronal loss，decrease of memory，and decrease expression of brain-derived neurotrophic factor in the gerbil hippocampus during normal aging. Exp Neurol，2006，201（1）：75-83.

[11] 任杰瑜．早期认知康复训练在脑卒中后认知障碍治疗中的应用效果分析．中西医结合心血管病电子杂

志，2018，6（36）：88.

[12] Eshkoor SA，Hamid TA，Mun CY，et al. Mild cognitive impairment and its management in older people. Clin Interv Aging，2015，10：687-693.

[13] 赵晋萱，沙睿，宓天昊，等．轻度认知障碍的诊断与康复治疗进展．阿尔茨海默病及相关病杂志，2020，3（2）：147-153.

[14] Cummings JL，Tong G，Ballard C. Treatment combinations for Alzheimer's disease：current and future pharmacotherapy options. J Alzheimers Dis，2019，67（3）：779-794.

[15] 张雯艳，陆媛．老年轻度认知功能障碍患者相关病因及治疗的研究进展．国际老年医学杂志，2021，42（1）：57-61.

[16] Brown PD，Pugh S，Laack NN，et al. Memantine for the prevention of cognitive dysfunction in patients receiving whole-brain radiotherapy：a randomized，double-blind，placebo-controlled trial. Neuro Oncol，2013，15（10）：1429-1437.

[17] Murakoshi H，Shin ME，Parra-Bueno P，et al. Kinetics of endogenous CaMKⅡ required for synaptic plasticity revealed by optogenetic kinase inhibitor. Neuron，2017，94（1）：37-47.

[18] Arvanitakis Z，Shah RC，Bennett DA. Diagnosis and management of dementia：review. JAMA，2019，322（16）：1589-1599.

[19] Martínez-Lapiscina EH，Clavero P，Toledo E，et al. Mediterranean diet improves cognition：the PREDIMED-NAVARRA randomised trial. J Neurol Neurosurg Psychiatry，2013，84（12）：1318-1325.

[20] Majumder K，Wu J. Purification and characterisation of angiotensin I converting enzyme（ACE）inhibitory peptides derived from enzymatic hydrolysate of ovotransferrin. Food Chem，2011，126（4）：1614-1619.

[21] Chai TT，Law YC，Wong FC，et al. Enzyme-assisted discovery of antioxidant peptides from edible marine invertebrates：a review. Mar Drugs，2017，15（2）：42.

[22] Wang Y，Huang Q，Kong D，et al. Production and functionality of food-derived bioactive peptides：a review. Mini Rev Med Chem，2018，18（18）：1524-1535.

[23] Ohinata K，Sonoda S，Inoue N，et al. β-Lactotensin，a neurotensin agonist peptide derived from bovine β-lactoglobulin，enhances memory consolidation in mice. Peptides，2007，28（7）：1470-1474.

[24] Park H，Kaang BK. Balanced actions of protein synthesis and degradation in memory formation. Learn Mem，2019，26（9）：299-306.

[25] 刘卫云，程志国，徐宛玲，等．大豆肽改善阿尔茨海默病小鼠学习记忆行为的抗氧化应激和抗凋亡机制．中国老年学杂志，2020，40（8）：1727-1732.

[26] 齐微微，卞辑，于广吉，等．乳清蛋白肽对自然衰老小鼠抗氧化效果及脑内乙酰胆碱脂酶的影响．中国乳品工业，2016，44（2）：4-7.

[27] 徐琳琳，马奕，许雅君，等．乳清蛋白肽改善C57BL/6J小鼠学习记忆功能研究．现代预防医学，2011，38（6）：1090-1092.

[28] 杜倩，乌兰，刘睿，等．核桃肽对幼年小鼠学习记忆能力的影响．中国生育健康杂志，2017，28（06）：538-543.

[29] Abel A，Anoland G. Bioactive peptides from marine sources：pharmacological properties and isolation procedures. J Chromatogr B，2004，803：41-45.

[30] Ho SC, Liu JH, Wu RY. Establishment of the mimetic aging effect in mice caused by D-galactose. Biogerontol, 2003, 4 (1): 15-18.

[31] Nam S, Seo M, Seo JS, et al. Ascorbic acid mitigates D-galactose-induced brain aging by increasing hippocampal neurogenesis and improving memory function. Nutrients, 2019, 11 (1): 176.

[32] Nazem A, Sankowski R, Bacher M, et al. Rodent models of neuroinflammation for Alzheimer's disease. J Neuroinflammation, 2015, 12: 74.

[33] Liu J, Head E, Gharib AM, et al. Memory loss in old rats is associated with brain mitochondrial decay and RNA/DNA oxidation: partial reversal by feeding acetyl-L-carnitine and/or R-alpha-lipoic acid. Proc Natl Acad Sci U S A, 2002, 99 (4): 2356-2361.

[34] Wang S, Irving G, Jiang L, et al. Oxidative Stress Mediated hippocampal neuron apoptosis participated in Carbon disulfide-induced rats cognitive dysfunction. Neurochem Res, 2017, 42 (2): 583-594.

[35] Kasapoglu M, Ozben T. Alteration of antioxidant enzymes and oxidative stress markers in aging. Exp Geronlol, 2001, 36 (2): 209-220.

[36] Nyffeler M, Zhang WN, Feldon J, et al. Differential expression of PSD proteins in age-related spatial learning impairments. Neurobiol Aging, 2007, 28 (1): 143-155.

[37] Sharma K, Mehra RD. Long-term administration of estrogen or tamoxifen to ovariectomized rats affords neuroprotection to hippocampal neurons by modulating the expression of Bcl-2 and Bax. Brain Res, 2008, 1204: 1-15

[38] Tamagno E, Parola M, Guglielmotto M, et al. Multiple signaling events in amyloid-induced, oxidative stress-dependent neuronal apoptosis. Free Radic Biol Med, 2003, 35 (1): 45-58.

[39] Sharma P, Kumar A, Singh D. Dietary flavonoids interaction with CREB-BDNF pathway: an unconventional approach for comprehensive management of epilepsy. Curr Neuropharmacol, 2019, 17 (12): 1158-1175.

[40] Choy KH, de Visser Y, Nichols NR, et al. Combined neonatal stress and young-adult glucocorticoid stimulation in rats reduce BDNF expression in hippocampus: effects on learning and memory. Hippocampus, 2008, 8: 351-358

[41] Head E, Corrada MM, Kahle-Wrobleski K, et al. Synaptic proteins, neuropathology and cognitive status in the oldest-old. Neurobiol Aging, 2009, 30 (7): 1125-1134.

[42] Fan MM, Raymond LA. N-Methyl-D-aspartate (NMDA) receptor function and excitotoxicity in Huntington's disease. Prog Neurobiol, 2007, 81 (5-6): 272-293.

第二十三章 鱼胶原肽与寿命

Fish collagen peptides and lifespan

全世界范围内人口老龄化正在加速，世界各地的老年人口所占比例和绝对数量都在急剧增加。根据世界卫生组织定义，一个国家或地区 60 岁以上人口比例达到 10%，65 岁及以上人口比例达到 7% 以上，即被称为老龄化社会。我国自 2000 年迈入老龄化社会之后，我国人口老龄化的程度持续加深。第七次全国人口普查结果显示，2020 年我国 60 岁及以上人口分别为 2.64 亿和 1.91 亿，占总人口的 18.7% 和 13.5%[1]。人口老龄化给我国乃至全球的公共卫生都带来了重大挑战。老年人以多种方式为社会做出贡献。但是，随着年龄的增长老年人获得人力和社会资源的份额以及可获得的机遇都取决于他们的健康状况。延长寿命的同时保持身体健康，对每个人乃至整个社会都会产生深远的影响。为延缓衰老或预防衰老相关疾病的发生，研究并开发有效的抗衰老生物活性物质对提高老年人群的生活质量、减轻个人和社会负担均具有重要的现实意义。因此，高效且毒副作用小的天然活性物质的开发将成为抗衰老食品研究的热门。

The aging of the population around the world is accelerating，and the proportion and absolute number of elderly people around the world are increasing sharply. According to the definition of the World Health Organization，the proportion of people aged over 60 in a country or region reaches 10%. The proportion of people aged 65 and over reaches more than 7%，which is called an aging society. Since China entered the aging society in 2000，the degree of population aging continues to deepen. According to the results of the seventh national census，the number of people aged 60 and over in China in 2020 was 264 million and 191 million respectively accounting for 18.7% and 13.5% of the total people. The aging population has brought great challenges to the public health of our country and even the whole world. The elderly contributes to society in many ways. However，as they age，the amount of human and social resources available to older persons and the opportunities available depend on their health. To prolong life while maintaining a healthy body will have a far-reaching impact on everyone and even the whole society. In order to delay aging or prevent the occurrence of aging-related diseases，the research and development of effective anti-aging bioactive substances has important practical significance to improve the quality of life of the elderly and reduce the personal and social burden. Therefore，the development of natural active substances with high efficiency and low side effects will become the trend of anti-aging food research.

胶原蛋白是人体内发挥重要生物学作用的蛋白质之一。近年来，胶原蛋白及胶原肽因其良好的生物相容性与生物活性，已经在医学材料与食品工业领域占据了一席之地，而水产胶原蛋白及肽因污染少、来源广、产量较高且无疾病传播风险，受到消费者的喜爱[2]。鱼胶原肽是鱼胶原蛋白经酶解等技术分解制备的小分子低聚肽，容易经消化道吸收，具有多种生物活性，且效果明确[3]。鱼胶原蛋白和胶原肽与人类胶原蛋白结构具有同源性，通过胃肠道屏障的高生物利用度和有效的生物活性已被广泛用作功能性食品或膳食补充剂[4]。近年来，丰富的水生生物资源受到广泛关注，绝大部分水生生物活性物质具有很强的抗氧化活性，如鱼胶原肽、扇贝多肽、虾青素、海藻β-胡萝卜素等，对于延缓衰老有一定的帮助。有研究表明，罗非鱼胶原肽可以减轻D-半乳糖诱导的衰老小鼠对肝和肾的伤害，其作用机制可能与其对氧化应激的减弱和免疫功能的增强有关[5]。因此，鱼胶原肽用于抗衰老具有一定的优势，探寻抗衰老的鱼胶原肽类生物活性物质将成为现代食品研究领域中的重要课题。本章将主要就FCPs在此领域的研究进展和应用前景进行介绍。

第一节 概述 Introduction

随着世界各国人口老龄化形势的持续加重，老年人口比例不断增大。2020年我国60岁及以上人口分别为2.64亿和1.91亿，占总人数的18.7%和13.5%[1]。老年人合理补充营养有助于延缓衰老进程、促进健康和预防慢性退行性疾病，并提高生命质量。

一、衰老和衰老机制

衰老广义上被定义为生物体的时间依赖性的功能衰退，其特征是生理完整性逐渐被破坏，导致组织器官功能受损、环境适应性降低和死亡风险增加。这种衰退是癌症、糖尿病、心血管疾病以及神经退行性疾病的主要危险因素[6]。随着世界范围内人口老年龄化加重，有关衰老以及抗衰老的研究对延缓人类衰老、延长寿命具有重要意义。

（一）端粒学说

端粒是真核细胞染色体末端的特殊结构，端粒由6个碱基串联重复序列（TTAGGG）和结合蛋白组成，具有保护染色体结构完整性和调节细胞正常生长的功能。在细胞分裂过程中，随着DNA的不断复制，端粒为保护染色体末端而不断被消耗，长度逐渐变短。衰老的端粒学说由Olovmikov提出，他认为细胞分裂过程中端粒DNA不能被DNA聚合酶完全复制，每分裂一次，此序列缩短一次。当端粒缩短到一定的程度后，细胞停止分裂，逐渐衰老、死亡。端粒酶是一种反转录酶，由RNA和蛋白质组成，可以以自身RNA为模板，合成端粒重复序列，加到新合成DNA链末端[8-9]。端粒DNA富含鸟嘌呤，易受氧化应激攻击引起DNA氧化性损伤和单链断裂，导致端粒缩短。研究报道，电离辐射、活性氧自由基、环境污染物均可诱发机体的炎性反应和氧化应激，加速端粒缩短，引发机体的衰老[10]。

（二）自由基与氧化损伤学说

人体衰老的机制十分复杂，衰老不仅发生在个体层面，包括细胞水平及分子水平都会随着生物体的衰老发生变化。已经有临床研究证实氧自由基与人体疾病密切相关，可引起糖尿病、老年痴呆等多种疾病的发生，甚至可能导致机体发生癌症和死亡[11]。机体的防御系统具有高度活性，各种抗氧化酶及非酶抗氧化剂的存在能够有效清除体内多余自由基从而使机体处于一种动态平衡，但是随着年龄增加或者外界攻击，自身防御系统不能完全清除自由基时，细胞内的核酸、蛋白质、脂质等被氧化，生物膜及DNA等也遭到破坏，机体出现不可逆性损伤[12]。

（三）线粒体衰老学说

线粒体衰老学说普遍认为线粒体是自由基浓度最高的细胞器，线粒体DNA（mitochondrial DNA，mtDNA）裸露，易发生突变。而线粒体对生命至关重要，其参与ATP产生、细胞凋亡、脂肪酸β氧化等重要生理过程。哺乳动物线粒体基因组编码13种蛋白质、22种tRNA和2种rRNA。哺乳动物线粒体蛋白质组包括1200多种蛋白质，而几乎所有这些蛋白质都是由核DNA编码，释放至细胞质后再导入到线粒体。线粒体DNA仅编码线粒体蛋白质组的1.1%，但这些蛋白质是氧化磷酸化（oxidative phosphorylation，OXPHOS）复合物的关键成分，对线粒体发挥正常功能必不可少。随着年龄的增长，线粒体的形态、丰度和OXPHOS活性发生变化。研究报道，衰老的细胞中线粒体体积增大、数量增加、mtDNA突变、拷贝数增加2～4倍，减少线粒体或mtDNA含量可以拮抗衰老和衰老相关分泌表型（senes-cence-association secretory phenotype，SASP）[13]。有研究认为mtDNA损伤的持续积累可能与衰老有关[14]，mtDNA突变会导致细胞能量转换的严重损伤和组织功能障碍，这种损伤包括线粒体脆性增加、膜电位紊乱、呼吸链能力逐渐下降、电子传递链复合物活性下降，氧化损伤升高。mtDNA突变使呼吸链功能受损，进一步引起自由基堆积，导致衰老[15]。此外，mtDNA突变也与年龄相关疾病的病理生理学和衰老过程本身有关[16]。

（四）表观遗传调控

生物遗传信息表达正确与否，既受控于DNA序列，又受制于表观遗传学信息。表观遗传改变是指在不影响碱基对水平DNA序列的情况下，实现基因表达调控，包括DNA甲基化、染色质重塑（由组蛋白翻译后修饰和ATP依赖的染色质重塑复合物引起）和非编码RNA。这些表观遗传机制的改变可影响绝大多数分子进化过程，包括基因转录和沉默、DNA复制和修复、细胞周期进展、端粒和着丝粒的结构和功能等[17]。衰老是一个多元化的过程，其特征在于基因组中的遗传和表观遗传变化，而表观遗传机制现已成为衰老的基因组结构和功能改变的关键因素，也与早老症（progeria）、动脉粥样硬化等衰老相关疾病的发生密切相关[18]。研究发现，含有转座子和其他重复元件的染色质区域的表观遗传改变以及转座因子的转录激活似乎是真核生物中衰老细胞的保守特征，而组蛋白去乙酰化酶对DNA损伤的重新定位则可能会导致衰老期间的表观遗传变化和基因组不稳定[19]。关于表观遗传学与衰老之间关系的广泛证据确实表明，人类寿命主要取决于表观遗传调控，而不是基因预测，同时饮食和其他环境影响可以通过改变表观遗传来影响寿命[20]。

（五）其他衰老相关机制

衰老的机制非常复杂，除上述分子机制外，还有许多因素能够加速机体衰老。如*p53*和*Rb*等肿瘤抑制基因的激活、*LMNA*基因点突变、内分泌功能减退、免疫系统和蛋白质稳态破坏、饮食控制和 mTOR 信号通路等均与衰老的发生密切相关。此外，Zhu 等[21]研究发现 FasL/Fas 信号传导促进了卵母细胞的衰老。Fu 等[22]证明在严重的退行性椎间盘中，其酸性环境可通过调节 p38 MAPK 途径促进髓核细胞衰老，该研究提供了一种在椎间盘退变过程中驱动髓核细胞衰老的新机制。Song 等[23]报道 17β- 雌二醇能够通过 p53 信号通路调节自噬，从而抑制人脐带血管内皮细胞的衰老。另有研究发现，肠道菌群依赖性代谢物三甲胺 -N- 氧化物通过氧化应激加速内皮细胞衰老和血管老化[24]。

二、抗衰老物质的研究进展

许多研究表明，衰老过程及衰老相关疾病的发生可以通过基因治疗或控制饮食的手段进行延缓。但是基因疗法可能涉及许多伦理问题，而控制饮食的可实践性不强，仅对少数自律性强的人群可能有效，同时过度节食还可能引起营养不良等问题。而有研究表明，一些药物或者膳食补充剂可以预防或延缓心血管疾病、神经退行性疾病及肿瘤的发生及发展，从而具有延长寿命的作用[25]。

（一）抗氧化物质

抗氧化物质的抗衰老作用是基于衰老的自由基学说。衰老的自由基学说认为，氧自由基是体内代谢的必然产物。体内的自由基具有广泛的作用，在正常情况下 机体通过低分子化合物和酶的作用维持自由基的动态平衡。在衰老的过程中，自由基生成过多而清除过少时，过多的自由基极易侵害细胞脂质中的不饱和脂肪酸，形成脂质自由基，使细胞脂质过氧化，破坏细胞内外的膜性结构，抑制细胞分裂修复，引起蛋白的变性和交联，使酶失去活性。自由基还可以引起染色体变异、染色体断裂和交联[26]。在细胞内清除自由基的酶有超氧化物歧化酶（SOD）、谷胱甘肽过氧化物酶（GSH-Px）、谷胱甘肽硫转移酶（GST）、过氧化氢酶（CAT）和醛酮还原酶（AR）等[27]。Ames 等的研究发现，黑腹果蝇长寿群体的抗氧化酶（如 SOD、CAT、GSH-Px 等）的表达水平显著高于短寿群体[28]。因此，清除过多的自 由基及提高抗氧化酶的活性是延缓机体衰老的主要机制之一。研究发现，血清中 β- 胡萝卜素、α- 生育酚、玻尿酸的水平及 SOD 酶的活性与生存时间呈正相关。饲料中添加高剂量的 α- 生育酚可以显著延长 50% 雄性大鼠的生存时间，并降低恶性自发肿瘤的发生率，延长肿瘤的潜伏期[29]。一些人工合成的抗氧化剂，如半胱氨酸盐酸盐、巯基乙醇等，也可以延长果蝇、小鼠等的生存时间[30]。

（二）蛋白交联的抑制剂

生物大分子的增龄性改变和修饰是普遍存在的老化现象。皮肤、眼、血管、肺叶、肾小球基底膜等组织的细胞间质组织的胶原交联硬化，可逐渐对器官功能造成损害。一些实验证明，与增龄相关的交联现象存在于胶原、弹性蛋白及核染色质[31]。而能量限制对延长寿命的作用机制也发现，与减少增龄性胶原蛋白的交联作用有关。一些自由基捕获剂及山黧豆素的抗衰老作用被发现与抑制胶原蛋白交联的形成有关[32]。Kevin 等发现，生长激素分泌功能缺陷小鼠的寿命延长与延缓免疫系统和胶原的交联有关[33]。

（三）免疫调节剂

免疫功能的增龄性失调可引起感染性疾病、肿瘤及自身免疫性疾病的发生率增加。根据衰老的免疫学理论，胸腺提取物及其他免疫调节剂可抑制免疫系统的衰老性改变，并显著延长果蝇、小鼠和大鼠的寿命[34]。

（四）激素调节剂

激素疗法被广泛用于老年功能衰退综合征，包括褪黑素、生长激素（GH）、性激素、脱氢表雄甾酮（DHEA）等。

三、水生生物活性物质抗衰老作用的研究进展

近些年来，海洋及淡水生物一直是国内外研究的热点领域之一。我国水资源丰富，使得海洋等水产资源成为开发天然活性食品资源的新领域[35]。水生生物活性物质种类很多，主要包括多肽、多糖、不饱和脂肪酸等。研究发现，这些生物活性成分不仅具有降血脂、抗疲劳、抗癌、降血糖等多种功能特性，还具有抗衰老作用。

（一）水生生物活性物质

生物活性肽是对生物有机体有特殊生理功能的多肽，其功能取决于氨基酸序列和组成，与蛋白质相比较，海洋生物活性肽分子量更小（一般小于6000），易吸收，生物利用率高，且具有很强的抗氧化活性，能清除机体多余的自由基，是目前作为机体抗衰老物质的最佳选择之一[37]。多糖是生命物质基础的重要组成部分，海洋生物来源的多糖因其潜在的营养价值和功能特性引起了人们的关注，多糖的生物活性与它的化学性质密切相关，分子量大小、分子类型、单糖组成比例以及糖苷键等特征都会影响多糖的生物活性。此外，多糖能为机体供能，具有调控免疫细胞间的信息传递、维持细胞生长和正常的生理代谢等多种功能[38-39]。不饱和脂肪酸是机体构成脂肪不可缺少的一种脂肪酸，根据双键的个数，分为单不饱和脂肪酸和多不饱和脂肪酸两种，根据双键的位置及功能，又将多不饱和脂肪酸分为n-6系列和n-3系列。n-3多不饱和脂肪酸在海洋鱼类中含量较为丰富（主要是鱼油），主要包括α-亚麻酸（α-linolenic acid，ALA）、二十碳五烯酸（eicosapentaenoic acid，EPA）及二十二碳六烯酸（docosahexaenoic acid，DHA）等。不饱和脂肪酸具有很强的抗氧化活性，对延缓衰老、促进婴儿智力发育和改善老年人退行性疾病等具有重要意义[40]。除了生物活性多肽、多糖和不饱和脂肪酸，水生生物中含有的牛磺酸、磷脂和虾青素等活性物质也具有抗衰老的功效，其作用机制大多与抗氧化、氧化应激、糖脂代谢和衰老基因的调控等方面有关[41]。水生生物抗衰老活性物质主要有多肽、多糖、磷脂、鱼油和虾青素等，目前大多采用线虫、小鼠、果蝇等生物模型进行抗衰老作用的研究，其延缓衰老作用机制主要是通过清除自由基、提高抗氧化酶活性、抑制脂质过氧化以及调控衰老相关基因的表达等。

（二）水生生物活性物质抗衰老的可能机制

1．通过调控AMPK-mTOR-ULK1信号通路延缓衰老

人体的衰老实际上是细胞的衰老。随着人体组织器官的不断老化，机体细胞清除代谢废物的能力也随之下降，导致蛋白质的分解及利用和细胞器的功能下降，细胞的生存能力下降，造成机体衰老。因此，细胞自噬是影响衰老的主要原因之一。AMP活化蛋白激酶（AMP-activated protein kinase，AMPK）是一种高度保守的感受器，在机体细胞以及所有组织器官水平上都是新陈代谢的重要调节因子，ULK1是一种苏氨酸激酶，需要AMPK介导

的磷酸化来完全激活，它们共同在诱导细胞自噬过程中起到关键作用[42]。AMPK 可以通过两种不同的机制抑制 mTOR 复合物（MTORC1）的活性，一种是直接磷酸化 mTORC1 的调控成分 Raptor，另一种是通过磷酸化结节硬化症（tuberous sclerosis，TSC）来抑制 mTORC1 的活性，进而抑制 mTOR 的活性[43]。有研究表明，ULK1 由 mTOR 和 AMPK 调控，它们分别抑制和激活 ULK1 的活性[44]。mTOR 是众所周知的自噬负调控因子，mTOR 通过与 ULK1/ATG13/FIP200 复合物结合，直接磷酸化 ULK1，从而抑制其蛋白激酶活性。而 AMPK 通过 Raptor 组分的磷酸化将 ULK1 从 mTORC1 中解离出来，是自噬的正调控因子。因此，AMPK 信号的缺失可能会影响 ULK1 解离 mTORC1 的途径，从而调控细胞的自噬清除。房其军等[45]用人近端肾小管上皮细胞（HK-2）进体外细胞实验，研究褐藻多糖硫酸酯（fucoidan，FPS）的抗衰老功效。结果发现，FPS 能有效改善 D- 半乳糖诱导的细胞衰老，并能调控 D- 半乳糖诱导的细胞 LC3II、p-AMPK 以及 p-ULK1 蛋白表达水平，也就是抑制自噬相关 AMPK-ULK1 信号通路活性，表明衰老的分子机制可能与抑制自噬相关 AMPK-ULK1 信号通路活性有关。因此，AMPK-mTOR-ULK1 作为衰老过程中必不可少的调节器，海洋褐藻藻酸双酯钠能有效调控该信号通路，延缓机体衰老。

2．通过增加端粒酶活性延缓衰老

端粒是位于每条染色体两端的特殊 DNA- 蛋白质结构，保护基因组免受核溶解、不必要的重组、修复和染色体间融合的影响，端粒 DNA 的合成和维持除了需要 DNA 聚合酶外，还需要一种被称为端粒酶的特殊反转录酶[46]。端粒酶是一种负责染色体 DNA 端粒区域复制的酶，当端粒酶被抑制时，细胞分裂过程中的 DNA 合成会导致端粒 DNA 的合成逐渐受损[47]。因此，端粒在保护基因组中的信息方面起着至关重要的作用。在一个正常的细胞过程中，每次细胞分裂都会丢失小部分端粒 DNA，当端粒长度达到临界极限时，细胞将经历衰老和凋亡。因此，端粒长度可以作为生物钟来决定细胞和机体的寿命。有研究表明，端粒长度随着年龄的增长而缩短，而端粒的进行性缩短会导致体细胞的衰老、凋亡或致癌转化，影响个体的健康和寿命，端粒越短，疾病的发病率越高，存活率越低[48]。机体每次 DNA 复制时都会发生端粒缩短，如果持续下去会导致染色体退化和细胞死亡，端粒缩短的速率受特定的生活方式等因素调控，调节日常饮食、活动以及摄入对机体有益的活性物质对于降低端粒缩短率、防止端粒过度磨损、延迟年龄相关疾病发病时间和延长寿命具有重要意义。Ramin 等[49]探讨了海洋 n-3 脂肪酸与端粒老化的关系，发现 n-3 脂肪酸的摄入量与端粒缩短速率之间存在负相关关系，提高 n-3 脂肪酸的摄入量或许能保护冠心病患者抵抗细胞衰老。

3．调节抗氧化酶活性减轻氧化损伤

正常情况下，机体内部代谢整体处于动态平衡，以此保证了机体的健康状态，但是在机体自身或外界因素干扰下，机体细胞产生过多的活性氧会导致机体内环境紊乱，引发机体产生氧化应激反应。氧化应激是由于活性氧的产生和细胞通过抗氧化途径修复或消除受损分子来减轻活性氧损伤的能力之间的不平衡造成的，氧化应激会造成细胞老化损伤、组织器官功能减退或病变，从而引发机体衰老。机体内主要参与抗氧化的酶有 SOD、CAT、GSH-Px 等，通过调节抗氧化酶的活性，能有效清除过氧化氢和脂质过氧化物，保护机体免受氧化应激的损害。抗氧化活性成分可以提高机体内抗氧化酶活性，并能调节抗氧化相关基因的表达，提高机体抗氧化水平，减少氧化应激对机体的损害，从而延缓衰老的发生。张亚[50]研究羊栖菜多糖对黑腹果蝇的抗衰老作用时发现，机体SOD、CAT、GSH等抗氧化酶的活性均显著提高，MDA含量下降，果蝇的生存率提高，并发现在0.167%的浓度下，羊栖菜多糖能明显激活mRNA水平的Nrf2/ARE信号通路，提高Nrf2基因表达量，激活下游抗氧化基因HO-1、NADPH、GCLC等的表达，并加速了甘油三酯的分解代谢，延长了果蝇的寿命。Li等[51]通过构建D-半乳糖导致的衰老小鼠肝肾损伤动物模型，研究罗非鱼胶原肽（分子量小于3000）对机体的修复和保护作用，结果表明，罗非鱼胶原肽能提高衰老损伤小鼠的肝、肾SOD、CAT、GSH-Px的活性，并抑制丙二醛和诱导型一氧化氮合酶的表达，改善D-半乳糖所致的肝、肾损伤。

综上可知，衰老的机制可能与抗氧化指标联系，调节机体内抗氧化酶的活性能增强机体的抗氧化能力，有效缓解氧化应激带来的损伤，维持细胞、组织和器官的正常代谢，从而延缓衰老。

4．清除自由基减缓细胞凋亡

自由基也称游离基，含有未配对的电子，因此性质极不稳定，过多自由基会使机体内抗氧化稳态失衡，造成细胞结构破坏、细胞程序性死亡、功能丧失、基因突变以及活性氧水平的升高和细胞组成成分的氧化损伤，活性氧包括超氧阴离子（$\cdot O^{2-}$）、过氧化物、羟自由基（$\cdot OH$）和单线态氧（$^1O_2$），这些分子通过激活细胞增殖和凋亡的生存信号，并能损伤DNA（碱基损伤、单链和双链断裂、DNA和蛋白质交联、DNA和染色体畸变）、膜脂、蛋白质、胶原结构和线粒体功能，从而导致机体抗氧化防御系统失衡，这种失衡常常伴随各种疾病的发生和发展，包括加速衰老、癌症、冠心病等[52]。因此，活性氧自由基失衡可能是衰老发生的主要原因之一，清除机体内多余的自由基能有效维持机体内环境稳态，避免机体产生氧化应激，使细胞凋亡，组织器官发生病变，从而有效缓解衰老的发生。徐晓珍[53]研究了海带多糖对自然皮肤衰老的延缓机制，发现海带多糖能显著增加衰老皮肤抗氧化酶SOD、CAT、GSH-Px的活性，提高抗氧化能力，减少皮肤中的氧自由基，从而延缓皮肤的衰老。海洋生物多糖往往具有很强的抗氧化活性，能有效清除机体内多余的自由基，提高机体内抗氧化酶活性，维持机体内环境稳态，延缓机体的衰老。

5．恢复肠道稳态调控衰老相关代谢紊乱

肠道菌群是人体胃肠道内环境的主要组成部分，对维持机体稳态有着重要意义。肠道菌群可分为有益菌群和有害菌群。有益菌群能使肠道充分吸收和利用营养组分，有助于合成生物活性物质，使机体排出有害物质，同时还能与有害菌形成竞争关系，避免病原菌的侵害。而有害菌群会产生有害代谢物质，阻碍肠道吸收营养物质，破坏机体的健康状态[54]。正常情况下，肠道菌群与机体之间处于动态平衡，但随着机体自身的衰老以及生活、饮食方式的改变，会使有害菌群的比例增加，导致发生衰老相关的一系列疾病，同时机体的衰老还会改变肠道菌群的组成，从而改变肠道菌群的代谢能力。因此，维持机体肠道菌群的平衡对调节机体健康有着极其重要的意义。研究表明，炎症的发生是导致帕金森病和阿尔茨海默病等神经退行性疾病的原因之一，肠道功能紊乱会引起机体炎症，这表明胃肠道系统和认知功能障碍存在联系，而通常衰老也会伴随认知功能障碍[55]。基于这一观点，衰老的机制研究可以肠道微生物为靶点，通过观察肠道菌群产物、炎症介质和免疫系统之间的相互影响，干预和调节生理性和非病理性的衰老过程。胡晨熙研究了羊栖菜多糖对衰老小鼠肠道菌群的调控作用，通过 16S rDNA 高通量测序，结果发现，羊栖莱多糖能改善小鼠肠道菌群的多样性和分布均匀度，使厚壁菌门（Firmicutes）和拟杆菌门（Bacteroidetes）的比值降低，促进有益菌的生长。该研究还发现衰老的发生与 Nrf2/ARE 信号通路有关，且随着小鼠年龄的增加，NCAT、SOD-2、NQO1 和 HO-1 基因的表达量降低，SFPS 的干预能够显著上调抗衰老相关基因，起到抗衰老的作用。因此，通过研究海洋生物活性成分对肠道菌群的干预作用，并结合肠道菌群所调节的衰老相关生理和生化指标，将成为抗衰老研究的新思路。

（三）鱼胶原肽及其生理功能

FCPs 是海洋鱼皮、鱼软骨与鱼骨经生物酶解而得的寡肽，富含甘氨酸、谷氨酸、脯氨酸和羟脯氨酸。前期的研究发现，FCPs 具有多种多样的生物活性，如抗高血压、抗溃疡、抗皮肤衰老和维持骨骼完整性的作用等[56]。此外，体外研究发现鱼皮胶原肽具有抗氧化活性，能捕获自由基和抑制脂质过氧化反应[57]。FCPs 作为海洋生物活性肽的重要组成部分，其对动物的抗衰老作用也得到了广泛证实[58]。下节将对 FCPs 抗衰老作用的研究进行介绍。

第二节 鱼胶原肽延长寿命的研究进展
Advances in prolonging life of fish collagen peptides

肽是分子量介于氨基酸和蛋白质之间的一类化合物。多肽和寡肽在生物体内的含量很少，但却具有重要的生理活性，对维持人体正常的生理功能发挥重要作用。鱼胶原蛋白经酶解后制备成胶原肽，因其具有低聚性和易吸收性，不仅能为生长发育提供必要的营养物质，还参与机体的物质与能量代谢。大量研究表明 FCPs 具有多种生物活性，有利于调节机体的生理功能[31]。北京大学李勇教授课题组通过研究 FCPs 长期干预对大鼠生存时间的影响发现，FCPs 能显著延长大鼠的寿命[58]。

一、鱼胶原肽终生干预对 SD 大鼠寿命的影响

（一）FCPs 终生干预对大鼠一般状况、体重及食物摄入量的影响

在对大鼠的日常观察中，未发现 FCPs 终生干预对大鼠的一般状况产生显著影响。如 SD 大鼠体重随年龄的变化曲线（图 23-1）所示，在两种性别大鼠中均未发现 FCPs 对大鼠的体重变化趋势产生显著影响。大鼠各月龄的体重均无显著的组间差异和剂量反应相关性。如图 23-2 所示，就各组动物的食物摄入量而言，也未发现 FCPs 对大鼠摄食量有明显影响，即 FCPs 干预组的摄食量与对照组相比无显著性差异。虽然在 3 月龄时，2.25% 和 9% FCPs 干预组的进食量显著低于对照组（$P < 0.05$），但是没有明显的剂量反应关系。在大鼠的终生喂养过程中，在相同的年龄段各组大鼠的食物利用率也保持在相近的水平（表 23-1），未呈现显著的组间差异。因而在各组平均摄食量与食物利用率没有显著组间差异的情况下，各组大鼠在终生喂养过程中的 FCPs 摄入量与在饲料中的 FCPs 添加含量呈显著的正相关性

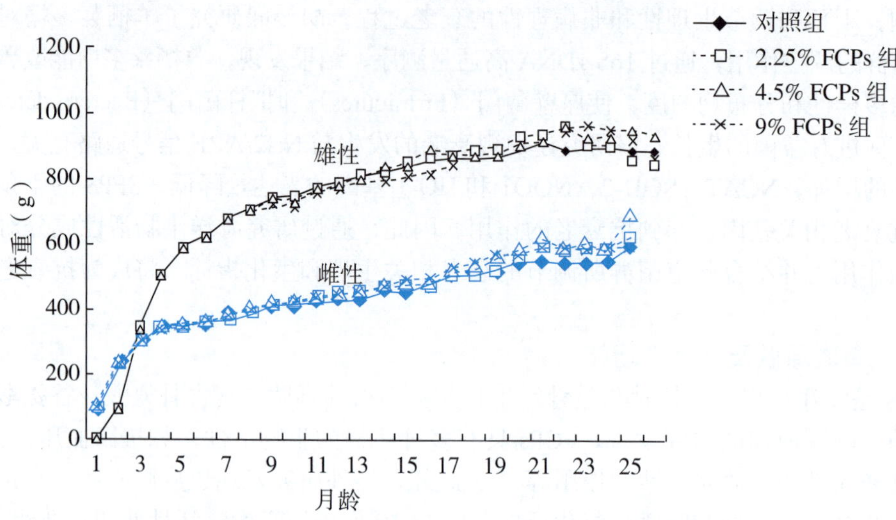

图 23-1 FCPs 长期干预对 SD 大鼠体重变化的影响

体重用均值表示，数据采用单因素方差分析（ANOVA）。采用多重比较 Dunnett's t 检验评价 FCPs 治疗组与对照组的差异。每组雌雄鼠各 20 只。与对照组比较，所有组 $P > 0.05$

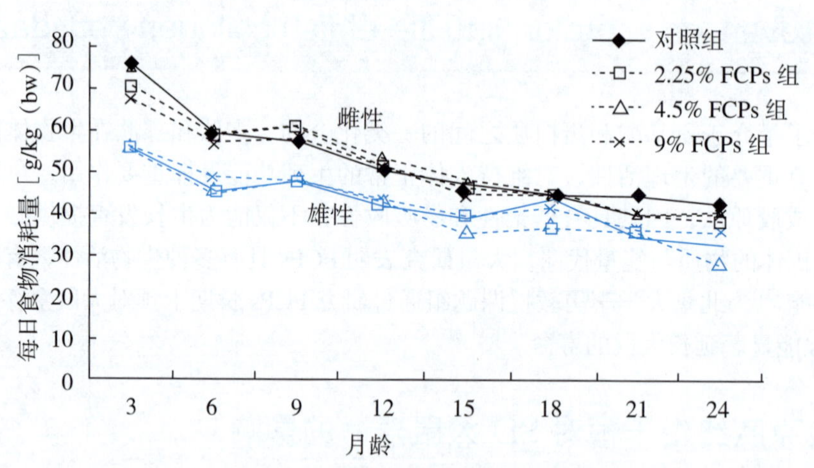

图 23-2 FCPs 长期干预对大鼠食物摄入量的影响

体重用均值表示，数据采用单因素方差分析（ANOVA）。采用多重比较 Dunnett's t 检验评价 FCPs 治疗组与对照组的差异。每组雌雄鼠各 20 只。与对照组比较，所有组 $P > 0.05$

（表 23-2）。

衰老的自由基学说认为，衰老是基于时间的渐进性积累，使疾患和死亡的概率增加。大量证据表明衰老过程中产生的氧自由基所导致的对生物大分子蛋白质、脂质和 DNA 的损伤与大多数慢性退行性疾病、心脏病、白内障、老年性痴呆症及肿瘤等衰老相关性疾病的发生有关[59]。研究表明衰老相关疾病及肿瘤的发生率与体重和能量摄入呈正相关[60]。能量控制可减少在衰老过程中产生的氧自由基，而有益于延长生存时间[61]。在北京大学李勇教授课题组的研究中，FCPs 对大鼠进食量和体重没有明显的影响。虽然在 3 月龄时，雌性 FCPs 干预组的进食量与对照组相比有一定程度的下降，但是缺乏剂量反应关系。另外，在其他观察时间点未发现类似的变化趋势。未观察到 FCPs 在饲料中的添加对大鼠整个生存时间内能量的摄入和体重变化产生影响。因此，FCPs 对 SD 大鼠生存时间的影响与大鼠在干预过程中体重和摄食量的变化无关。

表 23-1 各组大鼠在不同月龄的食物利用率（Mean ± SD）

性别	FCP（%）	*n*	6 月龄 食物利用率（g/100g）	*n*	12 月龄 食物利用率（g/100g）	*n*	18 月龄 食物利用率（g/100g）	*n*	24 月龄 食物利用率（g/100g）
雌鼠	0	20	3.54 ± 1.41	20	2.04 ± 5.80	16	–0.86 ± 5.82	10	–0.02 ± 0.08
	2.25	20	2.21 ± 1.50	20	2.74 ± 6.57	19	0.42 ± 3.15	10	0.04 ± 0.06
	4.5	20	2.74 ± 1.98	20	4.04 ± 2.49	18	–0.35 ± 2.49	10	0.03 ± 0.05
	9	20	3.53 ± 2.24	20	3.50 ± 5.11	19	0.99 ± 2.22	10	0.01 ± 0.04
雄鼠	0	20	2.13 ± 1.46	20	2.11 ± 3.00	18	0.76 ± 1.46	9	–0.12 ± 0.30
	2.25	20	3.05 ± 2.40	20	4.48 ± 1.66	19	0.57 ± 1.57	10	–0.09 ± 0.14
	4.5	20	2.78 ± 2.86	20	2.79 ± 2.45	19	1.55 ± 2.82	10	0.00 ± 0.02
	9	20	3.33 ± 1.75	20	3.02 ± 2.44	18	–0.50 ± 2.57	10	–0.02 ± 0.07

各组大鼠在不同月龄的食物利用率以（均值 ± 标准差）表示，采用单因素方差分析（ANOVA）进行统计分析

表 23-2 SD 大鼠 12 月龄与 24 月龄食物摄入量与 FCPs 摄入量（$n = 20$）

月龄	剂量（%）	每日食物摄入量[a] [g/kg（bw）] 雌鼠	每日食物摄入量[a] [g/kg（bw）] 雄鼠	每日 FCPs 摄入量[b] [g/kg（bw）] 雌鼠[e]	每日 FCPs 摄入量[b] [g/kg（bw）] 雄鼠
12	0	65.4 ± 5.7	51.7 ± 4.9	0.000	0.000
	2.25	63.7 ± 8.9	51.3 ± 4.6	1.290	1.039
	4.5	65.2 ± 9.2	50.6 ± 5.8	2.641	2.049
	9	61.4 ± 6.2	50.7 ± 5.8	4.973	4.107
24	0	57.0 ± 3.9	43.7 ± 3.9	0.000	0.000
	2.25	52.5 ± 4.1	44.8 ± 3.2	1.063	0.907
	4.5	54.7 ± 7.7	44.4 ± 3.8	2.216	1.798
	9	56.9 ± 4.9	42.2 ± 3.4	4.609	3.418

[a] 代表（均值 ± 标准差），采用单因素方差分析进行统计分析。[b] 代表均值，与对照组相比，无统计学差异

（二）FCPs 终生干预对大鼠血尿生化指标的影响

由表 23-3 可见，在干预 12 个月时，大鼠血清 ALT、AST、TP、ALB、BUN 和 CR 的水平在各组间未出现显著性差异或剂量相关性。当 FCPs 干预 24 个月时，9% FCPs 雄性干预组血清 CR 的水平与雄性对照组相比明显增高，但是差异不具有显著性。此外，9% FCPs 雄性干预组血清 TP 的水平显著升高（$P < 0.05$），但是在雌性大鼠中未发现有类似的变化趋势。研究还发现，对照组血清 TC 和 TG 水平表现出与衰老相关的升高趋势，这与文献中的报道是一致的。在干预 12 个月后，2.25% 和 4.5%FCPs 干预的雌性大鼠中，血清 TG 的水平与对照组相比显著下降（$P < 0.05$）。但是在雄性各组中未发现血清 TG 水平有显著的组间差异。同样，血清 TC 水平在两种性别的 FCPs 干预组中均未发现其受到明显影响。干预 24 个月后，对照组的血清 TG 水平开始出现明显的上升（$P < 0.05$），但是 FCPs 表现出对衰老过程中 TG 水平升高的抑制性作用。与对照组相比，血清 TG 的水平在雌性 4.5% 及 9% FCPs 干预组及三个剂量的 FCPs 雄性干预组中均呈现显著的下降趋势（$P < 0.05$）。血清 TC 的水平在 4.5% 和 9% FCPs 干预组中也明显低于对照组，但是在雌性各组中却没有发现显著的组间差异（$P < 0.05$）。此外，在 12 个月和 24 个月干预后均未发现 FCPs 对血糖水平产生显著的影响，在各 FCPs 干预组与对照组间均有显著的差异（$P < 0.05$）。

（三）FCPs 终生干预对大鼠尿常规的影响

对大鼠在 12 个月和 24 个月时，尿常规检查结果显示，FCPs 的终生干预对尿常规分析指标未产生明显影响，尿液体积、pH 和比重等各项尿常规检查指标均在正常的范围内，说明 FCPs 长期干预对肾功能无明显影响。

（四）FCPs 终生干预对大鼠血清抗氧化相关指标的影响

该研究中对大鼠衰老过程中血清抗氧化相关指标进行了动态观察。在大鼠 6、12、18 和 24 个月时分别对大鼠血清抗氧化酶 GSH-Px、SOD 的活性及 MDA 的水平进行了检测（表 23-4、表 23-5、表 23-6）。该实验中对照组的血清 MDA 的水平在衰老的过程中呈升高的趋势，而抗氧化酶 SOD 和 GSH-Px 的活性则在衰老过程中呈下降趋势。MDA 可引起 DNA 损伤和突变，是大鼠的致癌因素 [62]。抗氧化系统的削弱和过氧化产物水平的增加与包含肿瘤在内的衰老相关疾病的增加有关 [63]。而 SOD 活性长期下降则可导致 DNA 损伤概率的增加与肿瘤发生率的增加 [65]。大量的研究发现，SOD 等抗氧化酶的高表达可增加对氧化应激的抵抗能力，能够使转基因果蝇的寿命延长 20% ~ 40%[64]。Melov 等以人工合成的 SOD 和 CAT 进行干预可以提高秀丽隐杆线虫的抗氧化酶系统的活性，使线虫的平均寿命延长 44%[66]。而 GSH-Px1 基因敲除小鼠则表现为更易受到氧化应激的损伤，致死率增加 [67]。缺乏 GSH-Px 基因表达的小鼠细胞在培养过程中出现细胞的衰老样表现 [68]。Soerensen 等对 1650 名长寿老人的研究表明，Mn-SOD 与 GSH-Px 的基因多态性与衰老和长寿相关 [69]。抗氧化物质或自由基捕获物质可通过减少细胞过氧化损伤而抑制肿瘤的发生和发展。在该实验中，FCPs 的长期干预可明显抑制衰老过程中 MDA 水平的升高和抗氧化酶活力的下降。在前期研究中也发现 0.22%、0.44% 和 1.32%FCPs 干预 3 个月能显著提高 C57BL/6J 小鼠血清 SOD 和 GSH-Px 活性，并降低 MDA 的水平 [70]。在对 FCPs 的自由基捕获实验和亚油酸过氧化系统等体外抗氧化能力的实验中发现，FCPs 具有氧自由基的捕获能力和抗脂质过氧化的活性。因而，FCPs 可能具有抑制衰老过程中脂质过氧化物的产生和提高抗氧化酶活性

表 23-3 FCPs 干预对 SD 血清生化指标的影响（Mean ± SD）

月龄	指标	雌鼠				雄鼠			
		0%	2.25%	4.5%	9%	0%	2.25%	4.5%	9%
12	n	10	10	10	10	10	10	10	10
	ALT（U/L）	61.80±12.17	59.95±16.43	67.79±18.09	70.27±11.39	63.15±16.78	58.40±9.77	65.36±14.71	58.07±19.87
	AST（U/L）	126.15±38.96	137.70±31.27	130.38±28.35	134.67±27.07	151.10±45.51	134.13±37.31	163.00±42.07	125.50±45.85
	ALB（g/L）	37.96±5.24	38.66±2.41	39.49±3.94	39.65±3.12	31.64±2.03	31.55±1.48	31.20±2.88	29.37±3.26
	TP（g/L）	80.00±4.62	77.70±5.11	80.81±3.99	82.38±5.39	70.00±2.81	68.06±6.09	69.50±4.45	65.87±6.33
	BUN（mmol/L）	9.36±2.57	8.14±1.71	9.43±1.82	9.93±1.87	6.09±1.05	5.56±0.87	6.73±1.68	6.90±2.68
	CR（μmol/L）	74.85±13.63	78.65±10.80	75.19±11.86	83.07±12.60	68.85±4.90	67.25±3.00	71.46±5.21	72.07±8.97
	TC（mmol/L）	2.57±1.63	2.42±0.56	2.43±1.01	2.52±0.39	2.95±1.44	2.31±0.33	2.54±1.36	2.67±0.78
	TG（mmol/L）	4.14±2.09	2.47±1.64*	2.87±2.11*	3.09±1.65	2.45±1.35	2.03±1.01	1.81±1.01	2.13±1.54
	GLU（mmol/L）	6.27±0.69	6.27±0.52	6.50±0.37	6.66±0.44	6.07±1.65	6.25±0.41	6.04±0.62	6.24±0.31
24	n	10	10	10	10	9	10	10	
	ALT（U/L）	41.89±13.93	41.30±5.95	45.30±12.28	43.17±5.50	43.50±13.09	41.66±10.34	41.87±7.92	
	AST（U/L）	152.11±26.94	181.70±47.22	162.70±30.79	153.17±38.39	164.77±67.26	132.57±40.56	160.89±27.29	
	ALB（g/L）	37.39±2.65	37.38±2.64	35.00±2.12	35.07±2.13	28.67±2.60	28.19±2.64	29.74±3.10	
	TP（g/L）	75.11±7.46	78.33±5.10	73.80±6.07	76.54±4.34	63.00±4.90	64.11±4.43	69.44±5.48*	
	BUN（mmol/L）	6.76±1.55	6.41±1.35	6.64±1.59	6.08±2.33	6.06±1.55	7.06±3.21	5.83±0.82	
	CR（μmol/L）	67.22±5.14	71.10±5.32	66.90±5.02	72.01±4.36	56.44±6.37	58.46±3.47	60.56±3.20	
	TC（mmol/L）	2.61±0.58	2.49±0.42	2.48±0.35	2.79±0.38	4.02±1.32	3.49±0.76	2.98±0.49*	
	TG（mmol/L）	4.33±1.37	3.63±0.88	2.48±1.11*	2.96±1.34*	3.99±2.07	2.67±0.85*	2.31±1.02*	
	GLU（mmol/L）	5.27±0.46	5.06±1.09	4.73±0.82	5.58±0.40	4.82±0.65	4.63±0.93	5.53±0.69	

FCPs 干预对 SD 血清生化指标的影响以（均值 ± 标准差）表示采用单因素方差分析（ANOVA）进行统计分析。与对照组比较差异有显著性，$^{*}P < 0.05$

的作用。与该研究结果一致，Mendis 等 [55] 的研究也表明鱼皮明胶水解产物能够提高人肝癌细胞抗氧化酶的活性，其机制与调节细胞微环境氧化状态有关。基于此原因，笔者认为 FCPs 对自发肿瘤的抑制作用和延长生存时间的作用与 FCPs 对衰老相关的过氧化状态的抑制作用有关。但是 FCPs 对于抗氧化酶产生作用的机制目前还不十分明确。

表 23-4 FCP 终生干预对血清 GSH-Px 酶活性的影响（Mean ± SD）

性别	FCP（%）	GSH-Px 活性（U/ml）							
		n	6 月龄	*n*	12 月龄	*n*	18 月龄	*n*	24 月龄
雄鼠	0	8	1940.85±211.96	8	1353.00±109.82	8	999.00±178.52	8	886.56±223.69
	2.25	8	1956.20±184.53	8	1460.74±222.41	8	1151.68±186.90	8	1074.60±148.74
	4.5	8	1902.83±178.30	8	1695.41±162.50*	8	376.56±197.44*	8	1299.68±220.89**
	9	8	1923.81±183.74	8	1700.27±200.45*	8	1571.69±242.54***	8	1343.59±199.52***
雌鼠	0	8	1934.58±171.77	8	1323.14±166.01	8	1183.03±168.68	8	945.34±106.03
	2.25	8	1969.34±187.23	8	1552.03±225.13*	8	1289.05±165.12	8	1159.46±213.59*
	4.5	8	2115.42±135.39	8	1622.66±169.04**	8	1444.71±184.29**	8	1243.84±160.70**
	9	8	1955.20±213.82	8	1568.66±101.11**	8	1659.81±207.43***	8	1251.51±111.37**

各组值以（均值 ± 标准差）表示，采用单因素方差分析（ANOVA）进行统计分析。与对照组比差异有显著性，$^{*}P < 0.05$，$^{**}P < 0.01$，$^{***}P < 0.001$

表 23-5 FCP 终生干预对血清 SOD 酶活性的影响（Mean ± SD）

性别	FCP（%）	SOD 活性（U/ml）							
		n	6 月龄	*n*	12 月龄	*n*	18 月龄	*n*	24 月龄
雄鼠	0	8	237.76±17.27	8	173.18±11.84	8	132.93±17.07	8	142.89±12.30
	2.25	8	236.05±15.90	8	178.20±10.42	8	156.79±21.74*	8	153.33±11.51
	4.5	8	241.71±18.25	8	187.83±12.86	8	172.61±19.43**	8	159.62±10.83*
	9	8	251.02±13.10	8	183.89±15.31	8	163.81±22.78**	8	160.32±14.94*
雌鼠	0	8	243.76±23.31	8	177.70±13.91	8	141.73±10.73	8	138.66±20.30
	2.25	8	255.41±18.60	8	184.36±12.48	8	160.75±22.60	8	153.58±11.77
	4.5	8	253.71±14.44	8	191.09±13.32	8	171.61±18.88**	8	168.03±14.77**
	9	8	259.26±14.12	8	186.60±15.71	8	169.03±22.71**	8	166.64±15.34**

各组值以（均值 ± 标准差）表示，采用单因素方差分析（ANOVA）进行统计分析。与对照组比较差异有显著性，$^{*}P < 0.05$，$^{**}P < 0.01$

表 23-6　FCP 终生干预对大鼠血清 MDA 水平的影响（Mean ± SD）

性别	FCPs（%）	MDA（nmol/ml）							
		n	6 月龄	*n*	12 月龄	*n*	18 月龄	*n*	24 月
雄鼠	0	8	15.35 ± 0.39	8	20.59 ± 1.92	8	28.97 ± 1.12	8	27.93 ± 1.21
	2.25	8	15.28 ± 0.36	8	19.05 ± 2.03	8	25.84 ± 1.27**	8	26.09 ± 1.32**
	4.5	8	15.37 ± 0.39	8	16.74 ± 1.89**	8	27.36 ± 1.69*	8	25.98 ± 1.10**
	9	8	14.98 ± 0.41	8	18.52 ± 1.90*	8	25.73 ± 1.96**	8	26.16 ± 1.55*
雌鼠	0	8	14.95 ± 0.17	8	20.18 ± 2.19	8	27.76 ± 2.40	8	29.01 ± 2.22
	2.25	8	15.21 ± 0.25	8	19.11 ± 1.10	8	24.67 ± 1.70**	8	26.70 ± 2.05*
	4.5	8	15.08 ± 0.25	8	16.72 ± 2.03**	8	25.79 ± 1.55*	8	25.84 ± 0.99**
	9	8	14.93 ± 0.37	8	18.07 ± 2.58*	8	25.58 ± 1.72*	8	27.08 ± 1.19*

各组值以（均值 ± 标准差）表示，采用单因素方差分析（ANOVA）进行统计分析。与对照组比较差异有显著性，*$P < 0.05$，**$P < 0.01$

（五）FCPs 终生干预对大鼠肉眼可见病变的影响

表 23-7 所示为 SD 大鼠各器官的肉眼可见改变。一定程度的病理改变在大体解剖时可用肉眼观察到。如中重度的肝细胞脂肪变肉眼可观察到肝的黄色变，肝细胞重度的纤维化改变肉眼可看到肝表面的粗糙和结节样改变，并可伴有腹水的形成。脾的严重造血功能异常在肉眼可观察到脾脏的异常增大或肿大。肾表面结节及黄色变、白色变多与肾纤维化及慢性肾病有关。垂体腺的异常增大与充血在镜下多表现为垂体腺瘤等。该研究观察到肝的脂肪性黄色变及皮下肿瘤的发生率在 FCPs 干预组中有一定的下降趋势，但是与对照组的差异在雌雄大鼠中均未见显著性。此外，4.5% 和 9% FCPs 雌性干预组脑底垂体肉眼可见的异常增大率与对照组相比有显著下降，与脑垂体瘤在 FCPs 干预组的发生率下降的结果一致。

表 23-7　各组 SD 大鼠各器官系统肉眼可见主要病变

部位	损伤	雌性 FCPs（%）				雄性 FCPs（%）			
		0（*n* = 20）	2.25（*n* = 20）	4.5（*n* = 20）	9（*n* = 20）	0（*n* = 20）	2.25（*n* = 20）	4.5（*n* = 20）	9（*n* = 20）
肺	肺不张	2	0	1	0	1	0	1	1
	充血	3	1	2	1	0	1	0	0
心	肥大	2	1	0	0	0	0	0	0
眼	白内障	1	1	0	0	1	0	1	1
肝	泛黄	8	7	4	4	6	3	2	4
	充血区	2	0	1	0	1	1	1	0
	粗糙表面	1	2	0	0	1	0	1	0
	质量	5	1	0	3	4	2	1	1

续表

部位	损伤	雌性 FCPs（%）				雄性 FCPs（%）			
		0（$n=20$）	2.25（$n=20$）	4.5（$n=20$）	9（$n=20$）	0（$n=20$）	2.25（$n=20$）	4.5（$n=20$）	9（$n=20$）
肾	细粒度的萎缩	2	1	0	0	2	2	0	1
	泛黄	2	1	0	0	0	0	0	1
	白色的变色	0	0	0	0	0	1	0	1
	充血	0	0	1	1	0	0	1	0
胰腺	充血	1	0	1	0	0	0	1	0
	质量	1	0	1	0	3	2	2	0
胃	充血	1	0	1	0	1	0	1	0
肠	肠梗阻	1	0	0	0	0	0	1	0
脾	扩大	2	0	2	1	1	0	2	0
皮肤 / 乳腺	溃疡	1	0	0	0	2	0	0	1
	质量	13	10	9	7	4	4	3	3
垂体	充血	1	2	2	1	3	1	2	0
	扩大	17	15	10*	9*	10	8	6	5
肾上腺	扩大	8	6	3	4	7	5	3	4
	充血	1	0	0	0	0	0	1	0
子宫	扩大	5	4	3	3				
卵巢	囊肿	0	1	0	1				
睾丸	萎缩					6	5	4	5
前列腺	增生					0	0	0	0
膀胱	微积分	1	0	0	0	0	0	0	0
腹腔	腹水	0	1	0	0	0	1	0	1
	质量	1	0	1	0	1	1	0	0

与对照组比较差异有显著性，$^*P < 0.05$

（六）FCPs 终生干预对各组大鼠的死因构成的影响

如表 23-8 和表 23-9 所示，大鼠死亡的原因可以大体分为肿瘤性与非肿瘤性两类。在进行死因分析时，有一些动物的死亡可能由于一系列复杂的病理改变引起而无法判断主要死因，在这种情况下则被定义为不确定的死因。在各组中，不确定的死因的比例在各组中没有显著的差异，各组中可确定死亡原因的动物占各组样本数的 80%，该研究的死因分析即基于样本中 80% 的动物进行。在各组的主要死因为肿瘤性病变所引起的死亡，其在雄性对照组与 FCPs 各剂量干预组中分别占 50%、30%、15% 和 15%，在雌性对照组与 FCPs 干预组中，分别为 65%、45%、35% 和 15%。良性肿瘤死因占全部肿瘤死因的 68%，主要为垂体瘤、乳腺瘤和皮下腺瘤。雌雄对照组大鼠中，死因为垂体瘤的比例分别为 30% 和 20%。如文献所描述，在 SD 大鼠中，当垂体瘤的平均直径超过 7 mm 时，将会对脑部产生压迫[46]。与对照组相比，FCPs 干预组中由垂体瘤所引起的死亡比例的下降与 FCPs 的剂量增加有一定的相关性（Fisher 精确检验，$\chi^2 = 9.655$，$P = 0.087$）。对于雌性大鼠，乳腺肿瘤是第二位引起死亡的原因之一。此外，一些皮肤及皮下肿瘤在雌雄大鼠中也是死亡原因之一。乳腺及皮下肿瘤由于体积较大引起动物摄食困难或者由于肿瘤破溃引起溃疡、感染、坏死。与对照组相比，因乳腺及皮肤肿瘤死亡的比例在 FCPs 干预组有一定程度的下降。

此外，恶性肿瘤及系统性肿瘤（白血病和淋巴瘤）由于其转移性和对重要器官的侵袭性而具有致死性。与对照组相比，与恶性肿瘤和系统性肿瘤有关的死因构成在 FCPs 干预组中也呈明显下降（Fisher 精确检验，$\chi^2 = 6.605$，$P = 0.088$）。对于一些荷瘤动物，当其肿瘤性质或其发展阶段为非致死性时，一些非肿瘤性病变也可能是其主要的死因。因此，在荷有非致死性肿瘤及非荷瘤动物，死因主要与非肿瘤性病变有关，如慢性肾病、肺气肿和肝硬化等。结果显示，FCPs 干预组由非肿瘤性病变所引起的死因明显高于对照组（$P < 0.05$）。

表 23-8 各组雄性 SD 大鼠主要死因分析

死因		FCPs（%）			
		0（$n = 20$）	2.25（$n = 20$）	4.5（$n = 20$）	9（$n = 20$）
	肿瘤病变				
良性	脑下垂体	4[a]	3	2	2
	皮肤和皮下组织	2	1	0	1
	总计	6	4	2	3
恶性	肝	1			
	胰腺	1	1	1	
	腹部转移	1	1		
	白血病	1			
	总计	4	2	1	
总共		10	6	3	3
	非肿瘤病变				
	慢性肾病	3	5	4	5
	肺气肿	1	2	3	3
	肝硬化	1	1	2	2
	肝脂肪变性	2	1	2	2
	巨脾			1	
	肠梗阻		1	1	1
总计		7	10	13	13
不确定的死因		3	4	4	4

[a] 表示死亡数

表 23-9 各组雌性 SD 大鼠主要死因分析

死因		FCPs（%）			
		0（$n = 20$）	2.25（$n = 20$）	4.5（$n = 20$）	9（$n = 20$）
瘤性病变					
良性	脑下垂体	6[a]	4	1	1
	乳腺	3	2	2	1
	皮肤和皮下组织		1	1	
	总计	9	7	4	2
恶性	乳腺	1	1		
	胰腺	1		1	
	淋巴瘤	1			
	腹部转移	1	1	1	1
	总计	4	2	2	1
总计		13	9	6	3
非瘤性病变					
	慢性肾病	2	3	3	4
	肺气肿	1	1	2	2
	肝硬化		2	1	2
	肝脂肪变性	2	2	3	3
	巨脾			1	1
	糖尿病				1
总共		5	8	10	13
不确定的死因		2	3	4	4

[a] 表示死亡数

（七）FCPs 终生干预对大鼠生存时间的影响

对 FCPs 干预组与对照组大鼠的生存时间从以下几个方面进行分析：全部动物、荷瘤动物和非肿瘤动物。

1．全部动物的平均生存时间分析

表 23-10 显示，FCPs 干预大鼠的平均生存时间在一定程度上比对照组有所延长。当把两种性别的动物合并后进行生存分析时，发现三个剂量 FCPs 干预组的生存时间均显著长于对照组（对数秩检验，$\chi^2 = 9.146$，$P = 0.027$；2.25% FCPs *vs.* 对照组，$P = 0.016$；4.5% FCPs *vs.* 对照组，$P = 0.051$；9% FCPs *vs.* 对照组，$P = 0.008$）。但是当对两种性别进行单独分析时，由于样本量小的原因，显著性有所减弱。生存分布如表 23-11 所示，FCPs 对于生存时间较长的亚群比生存时间较短的亚群有更明显的延长寿命作用。与该结果一致，大鼠生存时间的分布图（图 23-3）显示，在大鼠 28 月龄时，各组生存分布开始出现差异。FCPs 干预组的存活动物数开始明显多于对照组，在雄性动物中出现统计学差异（Fisher 精确检验，$\chi^2 = 9.366$，$P = 0.027$；9% FCPs *vs.* 对照组，$P < 0.05$）。与雄性对照相比，2.25%、4.5%

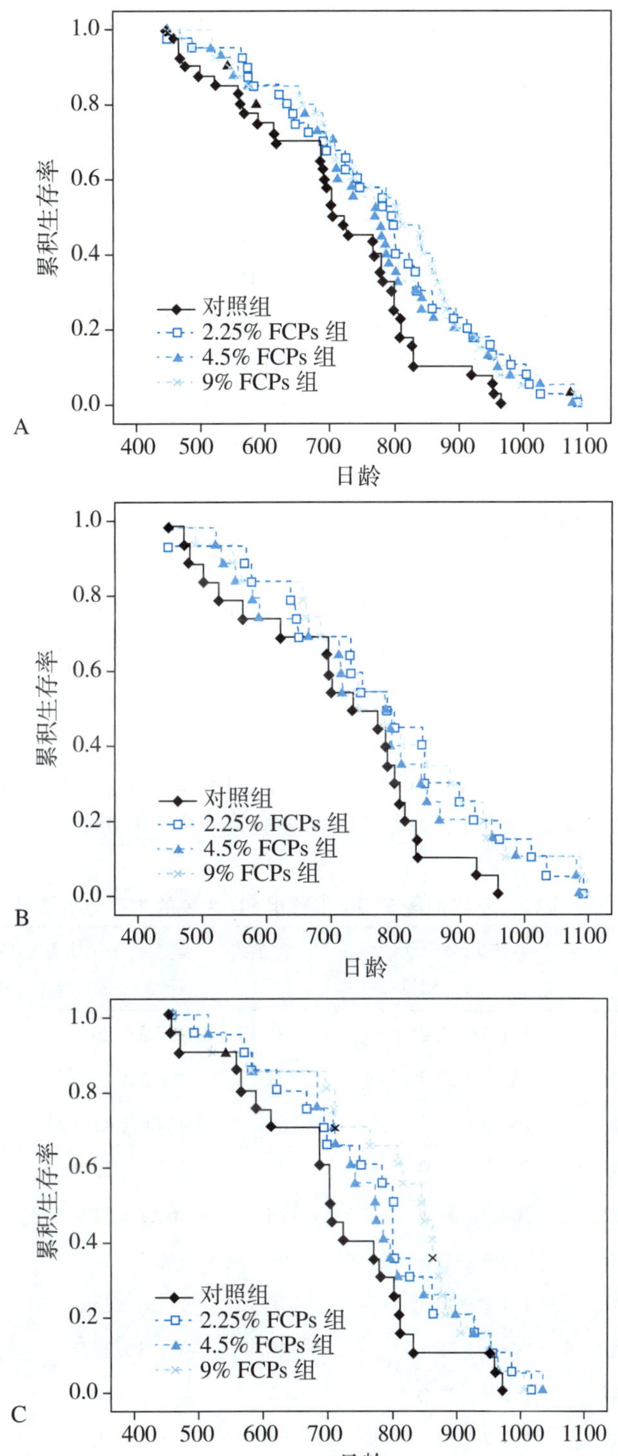

图 23-3　FCPs 长期干预对各组 SD 大鼠生存曲线的影响

A．雌鼠和雄鼠；B．雌鼠；C．雄鼠。应用 Kaplan-Meier 生存分析进行数值分析

和9% FCPs干预组最后30%存活动物的平均生存时间比对照组分别延长了2.30个月（69天，+8.0%）、2.34个月（70.3天，+8.2%）和2.19个月（65.8天，+7.6%）。在该研究中，雌性2.25%、4.5%和9% FCPs干预组比对照组分别延长了4.1个月（123.2天，+14.4%，$P < 0.05$），3.56个月（106.7天，+12.4%，$P < 0.05$）和4.2个月（126.4天，+14.7%，$P < 0.05$），提示FCPs对雌性大鼠寿命的延长作用更明显。当将两种性别的动物进行合并后，FCPs干预的各组动物的最后30%存活动物的平均生存时间均显著延长（$P < 0.05$）。雄性对照组动物最长生存时间为967天（32.2个月），而在相同的生存时间内，2.25%、4.5%和9% FCPs雄性干预组存活率分别为10%、5%和5%，最长生存时间分别比对照组延长了44天、62天和33天（1.47个月、2.07个月、1.1个月）。对于雌性大鼠，对照组最长生存时间为954天（31.8个月），而在相同时间下，雌性FCPs干预组均有15%的动物存活。具体来讲，在2.25%、4.5%和9% FCPs干预组中，最长生存时间分别为133天、125天和138天（4.43个月、4.17个月、4.6个月）。

2．荷瘤动物与非荷瘤动物的生存分析

对于荷瘤动物而言，雄性动物平均生存时间为（813.1±28.9）天，雌性为（792.4±23.4）天。非荷瘤动物的生存时间要明显短于荷瘤动物，雄性为728.6±16.2天，雌性为712.5±28.1天（对数秩检验，$P < 0.05$）。如荷瘤动物的生存曲线所示（图23-4），FCPs对雌雄荷瘤动物的生存时间均有显著影响。干预组荷瘤动物的平均生存时间的延长程度与FCPs剂量有一定的相关性，在9% FCPs剂量组出现显著性差异（对数秩检验，$P < 0.05$）。而对于非荷瘤动物（图23-5），9% FCPs雄性干预组和2.25%、4.5% FCPs雌性干预组的生存时间与对照组相比，呈显著延长趋势（对数秩检验，$P < 0.05$）

表23-10 不同剂量FCPs干预组SD大鼠的生存分析结果

性别	FCPs（%）	n	平均寿命（天）（Mean±SE）	中位数（天）	剩余30%生存鼠的平均寿命天（Mean±SE）	最大寿命（天）
雌鼠	0	20	711.8±32.2[a]	731	857.3±26.1	954
	2.25	20	783.9±37.7	782	980.5±29.9*	1087
	4.5	20	766.9±37.8	780	964.0±41.5*	1079
	9	20	783.1±37.9	738	983.7±33.9*	1092
雄鼠	0	20	709.9±30.9	703	861.7±31.9	967
	2.25	20	773.4±31.5	799	930.7±25.7	1011
	4.5	20	771.1±30.4	770	932.0±25.6	1029
	9	20	795.2±32.1	840	927.5±20.9	1000
雄鼠+雌鼠	0	40	710.8±22.0	707	859.5±19.7	967
	2.25	40	778.7±24.3*	795	955.6±20.3**	1087
	4.5	40	769.0±24.0	772	948.0±23.7*	1079
	9	40	789.2±24.5**	806	955.6±20.8*	1092

[a] 表示（均数 ± 标准误）ISE，数据系用Kaplan-Meier生存分析，时序检验用来评估干预组对照组的差异。与对照组比较差异有显著性，*$P < 0.05$，**$P < 0.01$

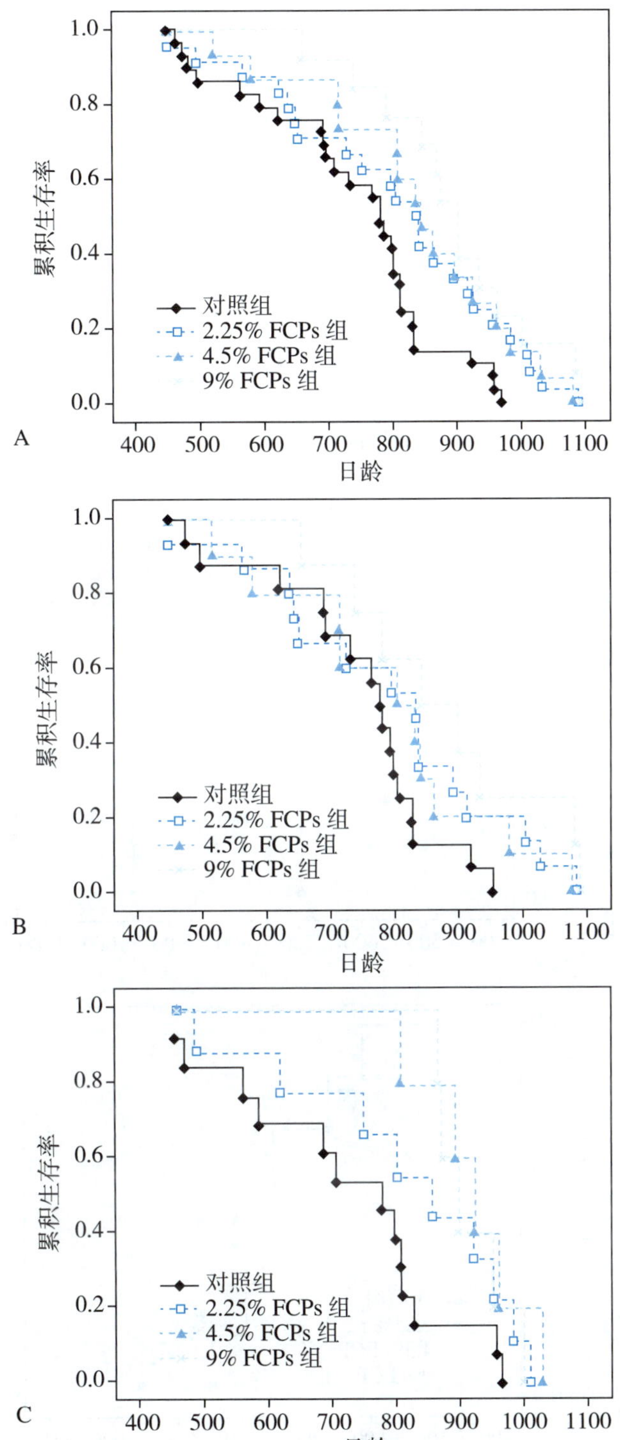

图 23-4　FCPs 长期干预对各组荷瘤 SD 大鼠生存曲线的影响

A．雌鼠和雄鼠；B．雌鼠；C．雄鼠。应用 Kaplan-Meier 生存分析进行数值分析

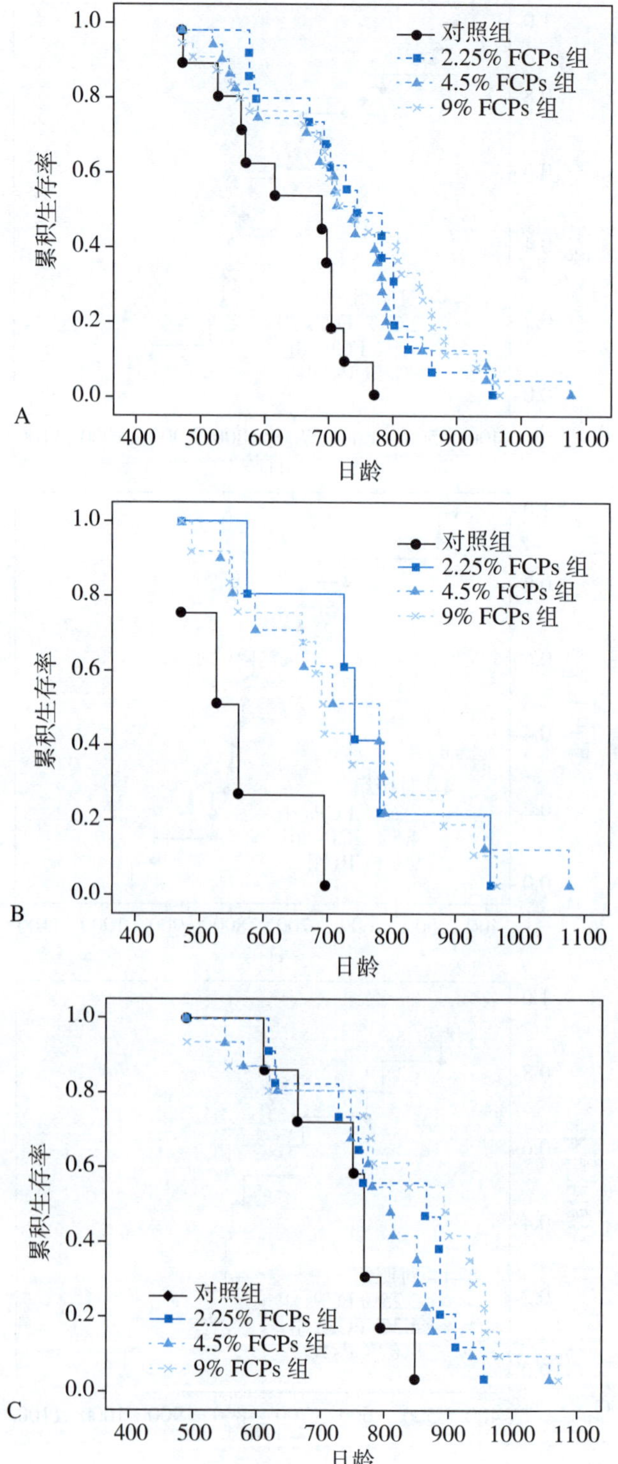

图 23-5 FCPs 长期干预对各组非荷瘤 SD 大鼠生存曲线的影响

A．雌鼠和雄鼠；B．雌鼠；C．雄鼠。应用 Kaplan-Meier 生存分析进行数值分析

表 23-11　不同 FCPs 干预组 SD 大鼠生存时间的分布

分组 FCPs（%）	性别	在不同（月龄）存活鼠的数目															
		14	16	18	20	22	24	26	28	30	31	32	33	34	35	36	37
0	雄鼠	20	18	18	15	14	9	7	2	2	2	1	0				
	雌鼠	20	18	16	15	14	11	8	2	2	1	0					
2.25	雄鼠	20	20	19	17	16	13	12	6	4	3	2	1	0			
	雌鼠	20	19	19	17	14	14	11	6	5	4	3	3	2	1	1	0
4.5	雄鼠	20	20	19	17	17	13	9	6	4	3	2	1	1	0		
	雌鼠	20	20	18	15	15	11	11	6	4	4	3	2	2	2	0	
9	雄鼠	20	19	18	17	17	14	13	11*	3	3	1	1	0			
	雌鼠	20	20	19	17	16	12	10	8	5	5	3	2	2	2	2	0

与对照组比较差异有显著性，*$P < 0.05$（Fisher 检验和卡方检验）

（八）FCPs 抗衰老作用的模式分析

根据抗衰老剂对大鼠寿命及自发肿瘤的影响，Emanuel 等将抗衰老剂分为三类[64]：①抗衰老剂对群体中所有个体的生存均会产生影响，导致了生存曲线的平行右移，表现为平均生存时间及最大生存时间均有所延长；②抗衰老剂可降低长寿群体的死亡率，而表现为最长生存时间的延长；③抗衰老剂延长短寿群体的死亡率，而对最长生存时间不产生影响（图 23-6）。

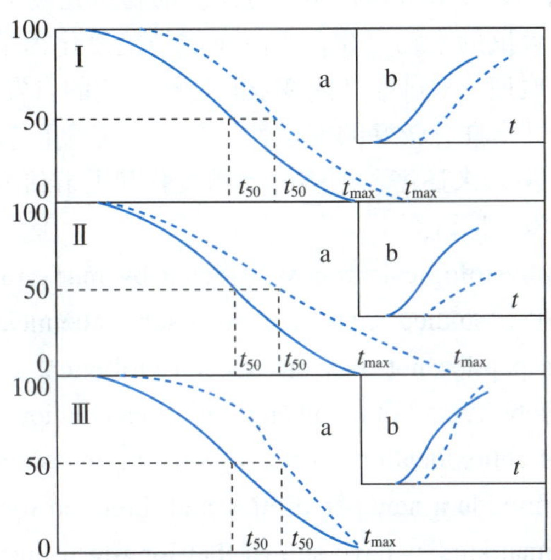

图 23-6　抗衰老剂对衰老延缓的类型及对肿瘤发生率的影响

a 表示动物的存活率（%）；b 表示肿瘤的发生率（%）。实线代表对照组，虚线代表抗衰老剂干预组。t_{50} 表示平均生存时间；t_{max} 表示最大生存时间

该研究中，FCPs 对 SD 大鼠的抗衰老作用与第二种模式相近，即对最长生存时间及老

年亚群的延寿作用较平均寿命的延长更为明显，且同时对自发肿瘤率也有一定的抑制作用。Anisimov 等认为这种作用模式可能与延缓衰老的过程及与抑制与衰老相关的病理改变有关[34]。该研究中，FCPs 对荷瘤与非荷瘤动物的生存时间均产生一定的延长作用，表明 FCPs 对衰老相关的肿瘤与非肿瘤病变均可能产生一定的抑制作用。

二、鱼胶原肽未来的应用前景和展望

衰老是涉及人体变化的自然过程，随着年龄增长，皮肤的形态、结构和功能逐渐恶化。FCPs 在许多实验中表现出良好的持水、保湿以及抗皮肤老化的能力，在保健食品行业中，作为皮肤抗衰老的天然膳食补充剂将具有很大市场。此外，FCPs 由于具有多种生物学特性，包括抗氧化、抗菌、促进组织修复、调节免疫、降血压和血糖抗衰老等，加之良好的生物相容性、无毒性和高吸收率，FCPs 在食品、保健品等行业抗衰老产品开发方向具有广阔的市场。

小结

衰老是受多因素影响的复杂生理过程，其形成机制还有待进一步研究。FCPs 与化学合成的一些抗衰老成分相比，不仅具有特殊的生物活性，还具有高吸收率和生物利用度等优势，可通过提高抗氧化酶活性、清除自由基、调控衰老相关基因等途径达到抗衰老的目的，能够为抗衰老功能性食品的开发提供新视角和方向。动物研究表明，FCPs 在一定剂量下长期干预可以显著延长 SD 大鼠的平均寿命，提高血清中抗氧化因子水平，对大鼠体重、摄食量、肝肾功能、血脂、血糖、非肿瘤性病变及肿瘤性病变的自发率均未观察到不良作用。证明 FCPs 的长期摄入对机体具有较好的安全性。总之，综合目前的科学研究来看，FCPs 具有较好的抗衰老作用，但未来还需要更多的动物实验和人群研究，来对鱼胶原肽的抗衰老作用及其机制方面进行深入探讨。

Aging is a complex physiological process affected by many factors，and its formation mechanism needs to be further studied. Compared with some chemically synthesized anti-aging components，fish collagen peptide not only has special biological activity，but also has high absorption rate and bioavailability and other advantages. It can achieve the purpose of anti-aging by increasing the activity of antioxidant enzymes，scavenging free radicals and regulating aging-related genes，which can provide a new perspective and direction for the development of anti-aging functional food. Animal studies have shown that long-term intervention of fish collagen peptide at a certain dose can significantly prolong the average life span of SD rats and increase the level of antioxidant factors in serum；long-term intervention of fish collagen peptide has no adverse effects on body weight and food intake，liver and kidney function，blood lipids，blood glucose，non-tumorous lesions and tumor lesions，indicating that long-term intake of fish collagen peptide is safe for the body. In short，according to the current scientific research，fish collagen peptide has a good anti-aging effect, but more animal experiments and population studies are needed in the future to explore the anti-aging effect and mechanism of fish collagen peptide.

参考文献

[1] 国家统计局 国务院第七次全国人口普查领导小组办公室．第七次全国人口普查公报（第五号）——人口年龄构成情况．中国信息报，2021-05-12（002）．

[2] 李娜．鳕鱼鳔胶原蛋白和胶原肽特性及对细胞衰老进程干预作用与机制．上海：上海海洋大学，2019.

[3] Chalamaiah M，Dinesh KB，Hemalatha R，et al. Fish protein hydrolysates：proximate composition，amino acid composition，antioxidant activities and applications：a review. Food Chem，2012，135（4）：3020-3038.

[4] Senevirathne M，Kim SK. Development of bioactive peptides from fish proteins and their health promoting ability. Adv Food Nutr Res，2012，65：235-248.

[5] Li DD，Li WJ，Kong SZ，et al. Protective effects of collagen polypeptide from tilapia skin against injuries to the liver and kidneys of mice induced by D-galactose. Biomed Pharmacother，2019，117：109204.

[6] Lopez-Otin C，Blasco MA，Partridge L，et al. The hallmarks of aging. Cell，2013，153（6）：1194-1217.

[7] Olovnikov AM. Telomeres，telomerase，and aging：origin of the theory. Exp Gerontol，1996，31（4）：443-448.

[8] Takubo K，Aida J，Izumiyama-Shimomura N，et al. Changes of telomere length with aging. Geriatr Gerontol Int，2010，10（Suppl 1）：S197-S206.

[9] Jaskelioff M，Muller FL，Paik JH，et al. Telomerase reactivation reverses tissue degeneration in aged telomerase-deficient mice. Nature，2011，469（7328）：102-106.

[10] Herbert KE，Mistry Y，Hastings R，et al. Angiotensin II-mediated oxidative DNA damage accelerates cellular senescence in cultured human vascular smooth muscle cells via telomere-dependent and independent pathways. Circ Res，2008，102（2）：201-208.

[11] 李玲孺，王济，李英帅，等．氧化应激机制在痰湿体质研究中的应用探索．南京中医药大学学报，2013，29（1）：5-8.

[12] 卢春雪，杨绍杰，陶荟竹，等．衰老机制研究进展．中国老年学杂志，2018，38（1）：248-250.

[13] Correia-Melo C，Marques FD，Anderson R，et al. Mitochondria are required for pro-ageing features of the senescent phenotype. Embo J，2016，35（7）：724-742.

[14] Wang Y，Hekimi S. Mitochondrial dysfunction and longevity in animals：untangling the knot. Science，2015，350（6265）：1204-1207.

[15] Sun N，Youle RJ，Finkel T. The mitochondrial basis of aging. Mol Cell，2016，61（5）：654-666.

[16] Kauppila T，Kauppila J，Larsson NG. Mammalian mitochondria and aging：an update. Cell Metab，2017，25（1）：57-71.

[17] Aunan JR，Watson MM，Hagland HR，et al. Molecular and biological hallmarks of ageing. Br J Surg，2016，103（2）：e29-e46.

[18] Xie K，Ryan DP，Pearson BL，et al. Epigenetic alterations in longevity regulators，reduced life span，and exacerbated aging-related pathology in old father offspring mice. Proc Natl Acad Sci USA，2018，115（10）：E2348-E2357.

[19] 蒋国，高郡茹，杨柳．衰老分子机制及相关疾病的研究进展．实用医学杂志，2019，35（20）：3248-3252.

[20] Cardelli M. The epigenetic alterations of endogenous retroelements in aging. Mech Ageing Dev，2018，174：30-46.

[21] Zhu J，Lin FH，Zhang J，et al. The signaling pathways by which the Fas/FasL system accelerates oocyte aging. Aging（Albany NY），2016，8（2）：291-303.

[22] Fu J，Yu W，Jiang D. Acidic pH promotes nucleus pulposus cell senescence through activating the p38 MAPK pathway. Biosci Rep，2018，38（6）：BSR20181451.

[23] Song S，Wu S，Wang Y，et al. 17 beta-estradiol inhibits human umbilical vascular endothelial cell senescence by regulating autophagy via p53. Exp Gerontol，2018，114：57-66.

[24] Ke Y，Li D，Zhao M，et al. Gut flora-dependent metabolite Trimethylamine-N-oxide accelerates endothelial cell senescence and vascular aging through oxidative stress. Free Radic Biol Med，2018，116：88-100.

[25] Villeponteau B，Cockrell R，Feng J. Nutraceutical interventions may delay aging and the age-related diseases. Exp Gerontol，2000，35（9-10）：1405-1417.

[26] Ashok BT，Ali R. The aging paradox：free radical theory of aging. Exp Gerontol，1999，34（3）：293-303.

[27] Mates JM，Perez-Gomez C，Nunez DCI. Antioxidant enzymes and human diseases. Clin Biochem，1999，32（8）：595-603.

[28] Ames BN，Shigenaga MK，Hagen TM. Oxidants，antioxidants，and the degenerative diseases of aging. Proc Natl Acad Sci USA，1993，90（17）：7915-7922.

[29] Porta EA，Nitta RT，Kia L，et al. Effects of the type of dietary fat at two levels of vitamin E in Wistar male rats during development and aging II Biochemical and morphometric parameters of the brain. Mech Ageing Dev，1980，13（4）：319-355.

[30] Harman D. Extending functional life span. Exp Gerontol，1998，33（1-2）：95-112.

[31] Liang J，Pei X，Wang N，et al. Marine collagen peptides prepared from chum salmon（Oncorhynchus keta）skin extend the life span and inhibit spontaneous tumor incidence in Sprague-Dawley rats. J Med Food，2010，13（4）：757-770.

[32] Anisimov VN. Life span extension and cancer risk：myths and reality. Exp Gerontol，2001，36（7）：1101-1136.

[33] Flurkey K，Papaconstantinou J，Miller RA，et al. Lifespan extension and delayed immune and collagen aging in mutant mice with defects in growth hormone production. Proc Natl Acad Sci USA，2001，98（12）：6736-6741.

[34] Anisimov VN，Mylnikov SV，Khavinson VK. Pineal peptide preparation epithalamin increases the lifespan of fruit flies，mice and rats. Mech Ageing Dev，1998，103（2）：123-132.

[35] Chai TT，Law YC，Wong FC，et al. Enzyme-assisted discovery of antioxidant peptides from edible marine invertebrates：a review. Mar Drugs，2017，15（2）：42.

[36] 张志慧，苏秀兰．生物活性肽在医药领域的研究进展．中国医药导报，2019，16（10）：37-40.

[37] 崔琪，陈敬蕊，姜秀云，等．海洋生物活性肽药物应用的研究进展．中国海洋药物，2019，38（2）：54-60.

[38] Zhong Q，Wei B，Wang S，et al. The antioxidant activity of polysaccharides derived from marine organisms：an overview. Mar Drugs，2019，17（12）：674.

[39] Wang W，Wang SX，Guan HS. The antiviral activities and mechanisms of marine polysaccharides：an overview. Mar Drugs，2012，10（12）：2795-2816.

[40] 安晓羽，杨慧娣．N-3 多不饱和脂肪酸对非酒精性脂肪肝病的治疗作用．生理科学进展，2020，51（2）：157-161.

[41] 陈翠娥．具有抗衰老活性的海洋天然产物的发现研究．浙江：浙江工业大学，2016.

[42] Salminen A，Kaarniranta K. AMP-activated protein kinase（AMPK）controls the aging process via an integrated signaling network. Ageing Res Rev，2012，11（2）：230-241.

[43] Mihaylova MM，Shaw RJ. The AMPK signalling pathway coordinates cell growth，autophagy and metabolism. Nat Cell Biol，2011，13（9）：1016-1023.

[44] Mizushima N. The role of the Atg1/ULK1 complex in autophagy regulation. Curr Opin Cell Biol，2010，22（2）：132-139.

[45] 房其军，刘建璟，万毅刚，等．基于自噬信号通路探究褐藻多糖硫酸酯改善人近端肾小管上皮细胞衰老的分子机制．中国中药杂志，2020，45（24）：6003-6011.

[46] Blackburn EH，Epel ES，Lin J. Human telomere biology：a contributory and interactive factor in aging，disease risks，and protection. Science，2015，350（6265）：1193-1198.

[47] Erusalimsky JD. Oxidative stress，telomeres and cellular senescence：what non-drug interventions might break the link？ Free Radic Biol Med，2020，150：87-95.

[48] Shammas MA. Telomeres，lifestyle，cancer，and aging. Curr Opin Clin Nutr Metab Care，2011，14（1）：28-34.

[49] Farzaneh-Far R，Lin J，Epel ES，et al. Association of marine omega-3 fatty acid levels with telomeric aging in patients with coronary heart disease. JAMA，2010，303（3）：250-257.

[50] 张亚．羊栖菜多糖 SFPS 组分抗衰老机制初步研究．温州：温州大学，2017.

[51] Li DD，Li WJ，Kong SZ，et al. Protective effects of collagen polypeptide from tilapia skin against injuries to the liver and kidneys of mice induced by D-galactose. Biomed Pharmacother，2019，117：109204.

[52] Wang ZJ，Xie JH，Nie SP，et al. Review on cell models to evaluate the potential antioxidant activity of polysaccharides. Food Funct，2017，8（3）：915-926.

[53] 徐晓珍．海带多糖对自然衰老小鼠皮肤胶原蛋白影响的实验．广西：广西医科大学，2016.

[54] O'Toole PW，Jeffery IB. Gut microbiota and aging. Science，2015，350：6265.

[55] 兰兴成，杨擎，陈锡俊，等．肠道菌群与衰老相关疾病研究进展．吉林中医药，2020，40（3）：410-413.

[56] Zolotarev I，Badmaeva KE，Bakaeva ZV，et al. Short peptide fragments with antiulcer activity from a

collagen hydrolysate. Bioorg Khim，2006，32（2）：192-197.

[57] 裴新荣，杨睿悦，张召锋，等．海洋胶原肽抗皮肤老化作用的实验研究．中华预防医学杂志，2008，2008（4）：235-238.

[58] Liang J，Pei XR，Wang N，et al. Marine collagen peptides prepared from chum salmon（Oncorhynchus keta）skin extend the life span and inhibit spontaneous tumor incidence in Sprague-Dawley rats. J Med Food，2010，13（4）：757-770.

[59] 海春旭．抗氧化剂、抗衰老与疾病控制的研究进展．疾病控制杂志，2002，6（4）：289-293.

[60] Dirx MJ，Zeegers MP，Dagnelie PC，et al. Energy restriction and the risk of spontaneous mammary tumors in mice：a meta-analysis. Int J Cancer，2003，106（5）：766-770.

[61] Lopez-Torres M，Gredilla R，Sanz A，et al. Influence of aging and long-term caloric restriction on oxygen radical generation and oxidative DNA damage in rat liver mitochondria. Free Radic Biol Med，2002，32（9）：882-889.

[62] Niedernhofer LJ，Daniels JS，Rouzer CA，et al. Malondialdehyde，a product of lipid peroxidation，is mutagenic in human cells. J Biol Chem，2003，278（33）：31426-31433.

[63] Ames BN，Shigenaga MK，Hagen TM. Oxidants，antioxidants，and the degenerative diseases of aging. Proc Natl Acad Sci USA，1993，90（17）：7915-7922.

[64] 李旭，张雪燕，杨世培，等．中药多糖抗衰老作用机制研究进展．中国实验方剂学杂志，2022，28（4）：271-282.

[65] Van Remmen H，Ikeno Y，Hamilton M，et al. Life-long reduction in MnSOD activity results in increased DNA damage and higher incidence of cancer but does not accelerate aging. Physiol Genomics，2003，16（1）：29-37.

[66] Melov S，Ravenscroft J，Malik S，et al. Extension of life-span with superoxide dismutase/catalase mimetics. Science，2000，289（5484）：1567-1569.

[67] De Haan JB，Bladier C，Griffiths P，et al. Mice with a homozygous null mutation for the most abundant glutathione peroxidase，Gpx1，show increased susceptibility to the oxidative stress-inducing agents paraquat and hydrogen peroxide. J Biol Chem，1998，273（35）：22528-22536.

[68] De Haan JB，Bladier C，Lotfi-Miri M，et al. Fibroblasts derived from Gpx1 knockout mice display senescent-like features and are susceptible to H2O2-mediated cell death. Free Radic Biol Med，2004，36（1）：53-64.

[69] Soerensen M，Christensen K，Stevnsner T，et al. The Mn-superoxide dismutase single nucleotide polymorphism rs4880 and the glutathione peroxidase 1 single nucleotide polymorphism rs1050450 are associated with aging and longevity in the oldest old. Mech Ageing Dev，2009，130（5）：308-314.

[70] Pei X，Yang R，Zhang Z，et al. Marine collagen peptide isolated from Chum Salmon（Oncorhynchus keta）skin facilitates learning and memory in aged C57BL/6J mice. Food Chem，2010，118（2）：333-340.

[71] Emanuel NM，Obukhova LK. Types of experimental delay in aging patterns. Exp Gerontol，1978，13（1-2）：25-29.

第二十四章 鱼胶原肽与肿瘤
Fish collagen peptides and tumor

肿瘤营养学是应用营养学的方法和理论，预防及治疗肿瘤的一门新学科。肿瘤是一种常见疾病，严重威胁人类健康和生命。由于缺少有效的治疗手段，恶性肿瘤已成为当今医学界最棘手的疾病之一，是全世界公认的医学难题。饮食因素与肿瘤关系非常密切，良好的饮食营养不仅具有潜在的预防肿瘤的效果，某些营养素还有抗氧化、增强机体免疫力、抑制肿瘤细胞的增生和刺激人体产生干扰素等功能，在一定程度上也起到了积极的治疗作用[1]。同时，目前放疗和化疗是肿瘤治疗的重要手段，但其诸多副作用直接影响肿瘤患者对治疗的耐受性和治疗效果，因此寻找高效、低毒的抗肿瘤活性物质也是目前的研究热点之一。

地球上水资源丰富，地球表面有 71% 被水覆盖，其中绝大部分是海水。水生生物资源丰富、种类繁多、数量庞大。海洋环境包括高压、低温、无光照、局部低温、高盐等生命极限环境以及营养分布不均等，生态环境非常复杂多样。因此生活在这种恶劣环境下的海洋生物，在适应这种极端特殊环境的同时，在长期的进化中形成了自己独特的代谢和生理功能，并能产生陆地生物所没有的代谢产物。肿瘤是现代社会威胁人类健康的重要疾病，从海洋、淡水生物及其代谢产物中筛选和提取具有特异化学结构的天然活性物质成为了抗肿瘤药物开发的重要来源。近年来，水生生物抗肿瘤研究渐成热点，发现独各种各样的生物具有强大的抗肿瘤活性。鱼胶原肽是由三文鱼鱼皮中提取而得。FCPs 可通过人工方法合成，由于其具有水溶性好、黏度低和易吸收的特点，并有较强的抗氧化活性、较低的毒性特点，在肿瘤的预防和临床治疗上有重要的潜在应用价值。

Oncology nutrition is a new subject that applies the methods and theories of nutrition to the prevention and treatment of tumors. Tumor is a common disease，which is a serious threat to human health and life. Due to the lack of effective treatment，malignant tumor has become one of the most intractable diseases in the medical field，and it is recognized as a medical problem all over the world. There is a very close relationship between dietary factors and tumor. Good dietary nutrition not only has the potential effect of preventing tumor，but also has the functions of anti-oxidation，enhancing immunity，inhibiting the proliferation of tumor cells and stimulating the production of interferon. To a certain extent，it also plays a positive role in the treatment[1]. At the same time，radiotherapy and chemotherapy are important means of tumor treatment at present，but many of their side effects directly affect the tolerance of tumor patients to treatment and treatment effect，so it is one of the hot spots at present to find high efficiency and low toxicity anti-tumor active substance.

The earth is rich in water, 71% of the earth's surface is covered by water, the vast majority of which is seawater. Aquatic biological resources are abundant, diverse and large. Marine environment includes life limit environment such as high pressure, low temperature, no light, local low temperature, high salt and uneven nutrition distribution. The ecological environment is very complex and diverse. Therefore, Marine organisms living in this harsh environment have formed their own unique metabolic and physiological functions in the long-term evolution while adapting to this extremely special environment, and can produce metabolic products that are not found in terrestrial organisms. Cancer is an important disease threatening human health in modern society. Screening and extraction of natural active substances with specific chemical structure from marine and freshwater organisms and their metabolites have become an important source for the development of anti-tumor drugs. In recent years, anti-tumor research of aquatic organisms has become a hot topic, and various organisms from unique sources have been found to have strong anti-tumor activities. Fish collagen peptide is extracted from salmon skin. Fish collagen peptide can be synthesized by artificial methods. It has the characteristics of good water solubility, low viscosity and easy absorption, strong antioxidant activity and low toxicity, so it has important potential application value in the clinical treatment of tumors.

第一节 概述 Introduction

肿瘤是指机体中成熟的或正在发展中的正常细胞在有关因素的作用下，呈现过度增生或异常分化而形成的新生物。根据世界卫生组织国际癌症研究机构（International Agency for Research on Cancer，IARC）发布的 2020 年全球癌症数据 [2] 显示，2020 年全球新发癌症病例 1929 万例，其中男性 1006 万例，女性 923 万例；2020 年全球癌症死亡病例 996 万例，其中男性 553 万例，女性 443 万例。在许多发达国家，恶性肿瘤死亡率仅次于心脏病，处于死因顺位前列。在我国，恶性肿瘤是导致死亡的主要病因，也是我国重大的公共卫生问题之一。

一、肿瘤的病因与影响因素

肿瘤的发生与年龄有密切的关系。研究表明，年龄在 40 岁左右人群，肿瘤的发生率在 2% 左右。但是年龄到了 80 岁，肿瘤发生率上升到 50% 左右。临床中常见的恶性肿瘤，其高发年龄段在 60 ~ 80 岁 [3]。随着人体的衰老，机体会产生一些可能与肿瘤发生相关的代谢产物，如最近发现的一种丙酸盐代谢副产物甲基丙二酸（mehtylmaronic acid），它会随着年龄增长在血液中逐渐积累，并增强癌细胞的侵袭性，促进恶性肿瘤的远处转移。有报道 [4] 指出，衰老细胞在肿瘤微环境的积累很大程度上会导致肿瘤复发、侵袭和转移。衰老细胞产生的促炎衰老相关分泌表型（senes-cence-associated secretory phenotype，SASP），极大地促进了残存肿瘤细胞的增殖及迁移。

肿瘤的病因非常复杂，其发生是环境（外因）和遗传（内因）等多种因素共同作用的结果。肿瘤的发生和发展与机体免疫系统密切相关。肿瘤细胞只有在逃避了免疫系统监视的条件下，才能在机体内生存与发展。当机体免疫功能对肿瘤细胞的识别与清除功能增强时，肿瘤细胞的生长就会受到限制或被消灭。因此，调节机体免疫功能很可能成为从根本上治疗肿瘤的关键[5]。此外，饮食因素也具有非常重要的作用。癌症的发生发展主要为三个时期，启动期、促癌期和恶变进展期。前两个时期为肿瘤生长的良性阶段，处在这两个时期的病变是可逆的，而膳食营养不当对肿瘤产生影响主要是这两个时期，因此良好的膳食即可避免向第三阶段发展。良好的膳食营养不仅具有潜在的预防肿瘤作用，某些营养素还有抗氧化、增强机体免疫力、抑制肿瘤细胞增生、刺激人体产生干扰素等功能，因此在一定程度上也起到了积极的治疗作用。目前已有一些生物活性物质用于肿瘤的免疫营养治疗。

二、肿瘤的免疫营养治疗

一些特定的营养物质不仅提供能量和营养底物、维持机体氮平衡和组织器官结构与功能，还具有调控应激状态下的机体代谢过程、炎症介质的产生和释放过程，以及刺激免疫细胞、增强免疫应答能力、维持肠道屏障功能和抗氧化及直接抗肿瘤作用，从而改善患者的临床结局。

（一）概述

肿瘤是一种慢性消耗性疾病，大多数肿瘤患者都存在营养不良和免疫抑制等症状，可以有进行性消瘦、骨骼肌和内脏蛋白质含量下降、低蛋白血症等表现。肿瘤导致的营养不良，与肿瘤本身消耗过多以及手术、放疗、化疗这些治疗的副作用有关，这些治疗手段不可避免地引起机体其他组织器官的损伤，导致机体代谢紊乱，免疫力低下，产生各种并发症。研究发现，一些特定的营养物质不仅能使患者的营养状况得到改善，还能对机体的免疫及炎性反应发挥调节的作用[6]。这种营养物质可以根据自身特性独立发挥作用，改善患者营养不良症状，增强免疫力，增加患者对抗肿瘤治疗的耐受性及敏感性，改善患者的预后，被称为营养药理学（nutritional pharmacology），通常表述为免疫营养（nutritional immunology）。研究表明，免疫营养支持应用于肿瘤患者，能促进蛋白质合成和酶表达，促进免疫细胞和肠上皮细胞的增殖，既达到了改善营养、免疫及生活质量的目的，又达到使肿瘤患者生存时间延长的作用[7]。

（二）免疫营养素

随着研究的进展，越来越多具有增强免疫功能的营养素被发现，目前在临床中研究或应用的免疫营养素主要包括氨基酸、脂肪酸、核苷酸、生物活性肽、维生素、微量元素、膳食纤维、益生菌及益生元等。谷氨酰胺是肠道上皮细胞、淋巴细胞、巨噬细胞和成纤维细胞的重要代谢底物，充足的谷氨酰胺对于维持机体肠黏膜屏障功能、促进淋巴细胞增殖分化、增强巨噬细胞吞噬能力、减少机体炎症反应至关重要[8-9]。研究表明[10-11]，补充足够的谷氨酰胺有利于改善高应激状态下的免疫应答，降低肿瘤患者感染的发生率，缩短住院时间，减少住院费用。Ensor 等的研究表明，精氨酸可以抑制人类肝癌细胞、黑色素瘤等多种肿瘤细胞的生长[12]。支链氨基酸在促进机体蛋白质合成中发挥重要作用，在恶液质的肿瘤患者中补充支链氨基酸（branched chain amino acid，BCAA）可以促进机体蛋白质的合成，减轻并纠正肿瘤对内脏、肌肉蛋白分解所造成的负氮平衡。Hagiwara 等发现支链氨基酸可以通过 mTORC1 和 mTORC2 通路促进肝癌细胞的凋亡，抑制肿瘤的生长和转移。n-3 不饱和脂肪酸（n-3 polyunsaturated fatty acids，n-3PUFAs）包括 α 亚麻酸、二十二碳六烯酸（docosahexaenoic acid，DHA）和二十碳五烯酸（eicosapentaenoic acid，EPA），属于必需脂肪酸类。研究提示[13]，n-3PUFA 有明确的抗肿瘤活性，对抑制恶性肿瘤的发生、增殖和促凋亡有着重要作用。恶性肿瘤的生长、侵袭及转移都需要新生血管来获得营养和能量，在肿瘤治疗过程中，血供的改变是影响肿瘤大小能否被控制和缩小的关键因素。研究发现，n-3PUFA 可抑制肿瘤细胞新生血管的形成，Colas 等[14]在小鼠乳腺癌模型中发现化疗前给予富含二十二碳六烯酸（docosahexaenoic acid，DHA）饲养的小鼠，其瘤体的血管密度较对照组降低 43%，完成化疗后血管密度降低更加明显。北京大学李勇教授课题组发现核苷酸对 Balb/C 小鼠进行四周干预后，与对照组相比，小鼠体内和细胞免疫能力均有显著性提高，有效调整和改善了机体免疫功能的紊乱状态，提高人体的细胞免疫功能而防止肿瘤的发生。对全生命周期的干预结果也显示，核苷酸减低由于免疫系统的衰老性功能失调可引起对感染性疾病的抵抗力下降，而使肿瘤和自身免疫性疾病的发生率增加[15]。此外，北京大学李勇教授课题组还发现鱼胶原肽也具有较好的抗肿瘤作用[16]。

三、生物活性肽与肿瘤

当今社会，恶性肿瘤是危害人类健康的重大疾病之一。目前临床上常用的治疗手段包括手术、放疗、化疗等，然而大部分这种治疗都存在严重的副作用，并且多数虽然在一定程度上能延长寿命，但会出现复发频率高、转移等问题，因此寻找安全、高效、低毒的抗肿瘤药物成为目前首要的研究项目之一。近年来研究表明，生物活性肽在抗肿瘤方面，尤其在提高患者生存质量方面，具有独特性[17]。生物活性肽来源的广泛性以及结构的特殊性决定了其在抗肿瘤方面具有广阔的应用前景。

近些年来，海洋及淡水生物一直是国内外研究的热点领域之一。我国水资源丰富，使得海洋等水资源成为开发天然活性食品资源的新领域。我国水资源丰富，海洋中生物多样性远远超过陆地。由于海洋环境的特殊性，使得海洋生物自成一体，其中大约 75% 的生物为人类提供了丰富的天然产物来源，具有潜在的研究应用价值。与其他来源的肽比较，海洋肽种类的多样化导致在海洋生物中发现了更多的环状肽或缩酚酸肽。已有研究显示，海洋肽对人类的几种肿瘤细胞系（HeLa、AGS 和 DLD-1）具有抗氧化活性和细胞毒性作用[18]。所以，海洋肽为生物医学研究及新药设计提供了丰富的资源与研究思路。

目前抗肿瘤药物作用机制主要包括干扰核酸的生成和合成、破坏 DNA 的结构和功能、嵌入 DNA 内干扰 DNA 的转录、影响蛋白质合成及体内激素平衡等。目前研究发现，生物活性肽主要通过诱导细胞凋亡、破坏细胞膜结构、抑制肿瘤细胞增殖等发挥抗肿瘤作用[19]，具体体现在以下几个方面。

（一）生物活性肽诱导细胞凋亡

生物活性肽在诱导细胞凋亡过程中，多数是通过激活 caspase 途径或改变 Bcl-2 家族蛋白表达途径达到抗肿瘤目的。玉米肽通过影响抗凋亡因子 Livin、存活蛋白、cIAP、XIAP 和 HIF-1a 的表达来诱导 HepG2 人肝肿瘤细胞的凋亡。Vgly-cin 作为一种从豌豆种子中分离出来的生物活性肽，不仅可以诱导人结肠腺肿瘤细胞分化，还能明显降低 CT-26、SW480 和 NCL-H716 结肠肿瘤细胞的生长、存活和集落形成，同时下调增殖细胞核抗原的表达。体外研究也证实，Vgly-cin 处理的 3 种结肠肿瘤细胞中，CDK2 和 Cyclin D1 的表达均下调，凋亡相关蛋白 Bax、Bcl-2 和 Mcl-1 的表达水平发生改变，caspase-3 活性增加 [20]。这些研究表明，生物活性肽主要通过激活 caspase 途径及改变凋亡调节蛋白或因子表达诱导细胞凋亡，从而发挥抗肿瘤作用。

（二）生物活性肽破坏细胞膜

哺乳动物的细胞膜是磷脂双分子层结构，其中磷脂酰丝氨酸、磷脂酰乙醇胺、磷脂酰肌醇主要分布在细胞膜近胞质的内层，而磷脂酰胆碱的大部分和糖脂都分布在膜的外层，所以细胞膜表面的净电荷呈中性。而肿瘤细胞膜外层带负电荷的磷脂酰丝氨酸和 O- 糖基化黏蛋白过度表达，导致肿瘤细胞膜带负电荷。诱导坏死的肽是一类细胞膜裂解肽，作为一类新型抗癌剂成为 21 世纪肿瘤学研究的热点之一。坏死肽对肿瘤细胞的选择性比传统化疗药物高，而且能通过膜裂解杀死具有耐药性的癌细胞。天然抗菌肽是诱导坏死肽大家族中的一类，多为 5 ～ 40 个氨基酸残基组成，其多为带正电荷的残基 [21]。当天然抗菌肽与肿瘤细胞膜外层相结合，肿瘤细胞表面阴离子电荷与天然抗菌肽阳离子电荷相互吸引，进而天然抗菌肽插入到肿瘤细胞膜双层的脂质中，最终破坏膜结构的完整性，导致肿瘤细胞死亡。有研究发现有些坏死肽（来源于青蛙和蟾蜍皮肤腺）对多种人类恶性肿瘤，包括白血病、黑素瘤和肺癌、结肠癌、中枢神经系统肿瘤、卵巢癌、肾癌、前列腺癌和乳腺癌，都具有抗癌特性，成为治疗癌症更具吸引力的候选药物 [22]。

（三）生物活性肽抑制肿瘤细胞增殖

恶性肿瘤的一个基本特点是细胞周期调控紊乱，其能使肿瘤细胞增殖活力增强，使肿瘤的恶性程度不断加重。因此在细胞周期以及相关调控基因方面进行深入研究，对肿瘤发生发展的分子机制的阐明有很好的帮助，这对早期有效控制筛查和诊断肿瘤并找到相关的分子标记物有很大的帮助，为临床上治疗肿瘤疾病提供证据支持。目前的研究表明，细胞通过 G1/S 和 G2/M 两个关键点来调控细胞周期的顺利进行。G1 期是细胞唯一能够接受外界信号的时期，G1 期是细胞开始进入细胞周期的关键时期。目前大多数的抗肿瘤药物具有抑制肿瘤细胞增殖的作用，其通过将肿瘤细胞阻滞在 G1/S 和 G2/M 期来达到目的 [23]。有研究显示，从文蛤中提取的一种多肽，能使肺癌细胞 A549 增殖得到抑制 [24]。李灿等从鱼皮中提取的多肽采用 Sephadex G-50、Sephadex LH-20 凝胶柱等分离手段，利用蛋白质分析仪分段接收单一峰，得到纯品多肽，采用 MTT 法计算肿瘤细胞的抑制率来反映被测样品对肿瘤细胞抑制作用的效果，结果显示多肽具有较好的抗肿瘤功效 [25]。也有研究显示，蝎毒多肽能使 Cycline 蛋白阳性表达细胞数量减少，P27 蛋白阳性表达数量增加，表明蝎毒多肽可能是通过阻止细胞 G/S 期转换从而干扰细胞周期进程，进而抑制前列腺癌的细胞增殖。唐智佳等的研究发现，鹿角盘蛋白多肽对人乳腺癌细胞株 MCF-7 的增殖有较好的抑制效果 [26]。

第二节 鱼胶原肽抗肿瘤作用的研究进展
Advance in anti-tumor effects of fish collagen peptides

具有肿瘤抑制作用的肽类物质，称为肿瘤抑制肽（tumor suppressing peptides），目前部分肿瘤抑制肽不仅限于是具有肿瘤抑制作用的营养物质，它已经发展为抗肿瘤药物，成为寻找抗癌药物的研究热点，如用于治疗消化系统、内分泌肿瘤的生长抑素就是一种肽类药物。

近年来，随着海洋养殖、远洋捕捞及鱼产品产业的迅猛发展，产生了大量的鱼皮、鱼鳞和鱼骨等废弃物，其中含有丰富的胶原蛋白资源。胶原蛋白作为理想的生物材料在医学领域有着广泛的应用。源自海水鱼类的生物活性蛋白包含各种生物活性肽序列，这些肽经水解或酶解后释放出来，表现出广泛的生物活性，包括抗氧化、抗微生物、抗衰老、免疫调节等活性。水生生物是肿瘤抑制肽的一大来源，已经发现鲨鱼、海鞘、海绵、海兔、贝类、海参、鲎等多种水生生物活性肽均具有抗肿瘤活性。研究发现，鱼胶原肽具有抗肿瘤的作用[27]，本节将主要就 FCPs 在此领域的研究进展和应用进行介绍。

Peptides with tumor inhibitory effects, called tumor suppressing peptides. At present, some tumor suppression peptides are not only nutrients with tumor suppression, but also have been developed into anti-tumor drugs and become a research hotspot for anticancer drugs. For example, somatostatin, which is used to treat digestive system and endocrine tumors, is a peptide drug.

In recent years, with the rapid development of marine aquaculture, ocean fishing and fish product industry, a large number of fish skin, fish scale and fish bone wastes are produced, which are rich in collagen resources. As an ideal biomaterial, collagen has been widely used in the medical field. Bioactive proteins derived from marine fishes contain a variety of bioactive peptide sequences, which are released after hydrolysis or enzymatic hydrolysis and show a wide range of biological activities, including antioxidant, anti-microbial, anti-aging, immune regulation and other activities. Aquatic organisms are one of the major sources of tumor suppressor peptides. It has been found that shark, sea squirt, sponge, sea hare, shellfish, sea cucumber, horseshoe crab and other aquatic bioactive peptides have anti-tumor activity. Studies have found that fish collagen peptides have anti-tumor effects. This section will mainly introduce the research progress and application of FCPs in this field.

一、鱼胶原肽在抗肿瘤领域的研究进展

（一）FCPs 长期干预对大鼠自发肿瘤性病变的影响

北京大学李勇教授课题组通过研究 FCPs 终生干预对大鼠自发肿瘤性病变的影响发现[14]，在 FCPs 的长期干预下，雌雄大鼠自发肿瘤率有一定程度的下降。表 24-1 和表 24-2 为各组 SD 大鼠自发肿瘤的情况。与对照组相比，4.5% 和 9% FCPs 雄性干预组（Fisher 精确检验，

$\chi^2 = 8.874$，$P = 0.031$；4.5% 和 9% FCPs 与对照组相比 $P < 0.05$）及 9%FCPs 雌性干预组（Fisher 精确检验，$\chi^2 = 9.220$，$P = 0.023$；9% FCPs 与对照组相比，$P < 0.05$）的自发肿瘤率呈显著下降。良性及恶性肿瘤的发生率与对照组相比还体现出一定程度的下降趋势。将两种性别进行合并分析的情况下，对照组恶性肿瘤的发生率分别为 2.25%、4.5%、9% FCPs 干预组的 2.7、2.7、8 倍（Fischer 精确检验，$\chi^2 = 7.759$，$P = 0.052$）。乳腺肿瘤在 SD 雌性大鼠最常见的自发肿瘤之一，雌性对照组乳腺肿瘤发生率为 45%。2.25%、4.5%、9%FCPs 干预组乳腺肿瘤发生率分别为 40%、35%、20%，呈现出一定的下降趋势。FCPs 干预组乳腺肿瘤的潜伏期与对照组相比没有明显的差异，而 FCPs 干预组平均生存时间要明显长于对照组，提示乳腺肿瘤平均生长时间与对照组相比有所延长。2.25% 和 4.5% FCPs 干预组荷有乳腺肿瘤的动物在终末处置时，乳腺肿瘤的体积显著低于对照组（$P < 0.05$）。上述结果提示 FCPs 干预组乳腺肿瘤的生长速度要低于对照组。与乳腺肿瘤的结果类似，FCPs 干预组皮肤及皮下肿瘤的体积与对照组相比有所减小，而肿瘤的生长时间有所延长，但是由于样本量较小，统计结果的显著性有所下降。垂体肿瘤在对照组雌雄 SD 大鼠均有较高的自发肿瘤率。该实验结果显示，垂体瘤的发生率在雌雄对照组中为分别为 30% 和 20%。雌性对照组的垂体瘤发生率分别为 2.25%、4.5%、9% FCPs 干预组的 1.5、6 和 6 倍，与 4.5% 和 9% FCPs 干预组的差异具有显著性（Fischer 精确检验，$P < 0.05$）。与对照组相比，FCPs 干预组垂体瘤的体积没有明显差异。

表 24-1 FCPs 长期干预各组雌性 SD 大鼠肿瘤性病变的影响（Mean ± SD）

发生部位	肿瘤发生情况	FCPs（%）			
		0（$n = 20$）	2.25（$n = 20$）	4.5（$n = 20$）	9（$n = 20$）
乳腺	腺瘤（B）	5（8）[a]	4（6）	3（4）	2
	纤维腺瘤（B）	3（6）	3（7）	4（6）	2
	腺癌（M）	1	1	0	0
	出现时间（天）	534.1 ± 77.4	561.4 ± 80.5	542.9 ± 56.3	549.9 ± 98.8
	生长时间（天）	267.7 ± 77.2	268.1 ± 80.0	272.4 ± 93.6	304.1 ± 84.1
皮肤、皮下组织	腺瘤（B）	1	0	0	1
	纤维瘤（B）	3	2	2	2
	脂肪瘤（B）	1	0	0	0
	出现时间（天）	522.8 ± 83.5	644.0 ± 59.4	579.0 ± 52.3	643.7 ± 205.7
	生长时间（天）	214.0 ± 54.1	232.0 ± 113.1	211.5 ± 12.0	237.0 ± 52.7
垂体	腺瘤（B）	6	4	$1^{\#}$	$1^{\#}$
良性肿瘤数		28	22	15	10
荷有良性肿瘤的动物数		13	13	9	7
恶性肿瘤数		10	5	3	2
荷有恶性肿瘤的动物数		4	2	2	1
肿瘤数		38	27	18	12
荷瘤动物数		16	15	10	8^{*}
每只荷瘤动物的肿瘤数		2.4	1.8	1.8	1.5
荷瘤动物的平均生存时间（天）		748.7 ± 32.7	793.3 ± 46.9	800.8 ± 59.4	$878.6 \pm 55.2^{*}$

B 代表良性肿瘤，M 代表恶性肿瘤。a 表示在肿瘤病变的大鼠数量。() 表示至少 1 只大鼠发生多个病变。与对照组比较有显著性，$^{*}P < 0.05$；与对照组比较差异具有显著性，$^{\#}P < 0.05$（Fisher 精确检验）

表 24-2 FCP 长期干预各组雄性 SD 大鼠肿瘤性病变的影响（Mean ± SD）

发生部位	肿瘤发生情况	FCPs（%）			
		0（$n=20$）	2.25（$n=20$）	4.5（$n=20$）	9（$n=20$）
皮肤 / 皮下组织	腺瘤（B）	1	1	0	1
	纤维瘤（B）	1	2	3（4）	2
	脂肪瘤（B）	2	1	0	0
	出现时间（天）	580.0 ± 62.0	627.3 ± 98.3	690.7 ± 77.1	639.3 ± 56.6
	生长时间（天）	232.5 ± 46.5	274.0 ± 62.4	258.0 ± 75.0	260.3 ± 56.1
垂体	腺瘤（B）	4	3	3	2
良性肿瘤数		12	8	9	8
荷有良性肿瘤的动物数		11	8	4	5
恶性肿瘤数		8	6	1	0
荷有恶性肿瘤的动物数		4	2	1	0
肿瘤数		20	14	10	8
荷瘤动物数		13	9	5*	5*
每只荷瘤动物的肿瘤数		1.5	1.6	2	1.6

B 代表良性肿瘤，M 代表恶性肿瘤。与对照组比较差异有显著性，*$P < 0.05$

研究发现，FCPs 通过直接抑制肿瘤发生、抑制肿瘤生长速度与抑制肿瘤转移等方面发挥抗肿瘤作用。

1．直接抑制肿瘤发生

研究发现，在 FCPs 各干预组中，随着 FCPs 的剂量增加，SD 大鼠自发肿瘤率在雌雄大鼠中均呈现明显的下降趋势，提示 FCPs 对 SD 大鼠自发肿瘤的发生有一定的抑制作用。

2．抑制肿瘤生长速度

雌性乳腺肿瘤与雌雄皮下肿瘤为可触摸肿瘤，通过对可触摸肿瘤的潜伏期、生长时间和肿瘤大小的分析可间接反映肿瘤的生长速度。研究发现，皮下可触摸肿瘤的潜伏期均呈现一定程度的延长趋势，而且 FCPs 组荷瘤大鼠的平均生存时间长于对照组，提示肿瘤的生长时间长于对照组，但肿瘤的平均体积并没有大于对照组，提示这些可触摸肿瘤的生长速度低于对照组。那么 FCPs 对肿瘤的抑制作用除了体现在其对肿瘤发生的抑制，还包括对已经发生肿瘤的生长速度的抑制作用。

3．抑制肿瘤转移

研究表明，胶原肽与纤维粘连蛋白具有很高的亲和性，而后者在肿瘤细胞转移与肿瘤新生血管的形成过程中起着非常重要的作用。纤维粘连蛋白是基质中一种重要的糖蛋白，存在于胶原纤维和许多结缔组织细胞周围。纤维粘连蛋白呈原纤维状，由两条多肽链组成，两条肽链的一端由若干二硫键连接，每一肽链上均有若干特定的功能区，能分别与细胞、胶原、肝素和纤维素等结合。在肿瘤细胞转移过程中，纤维粘连蛋白起着非常重要的作用。

一般认为，肿瘤细胞转移的抑制作用与其抑制肿瘤细胞附着和浸润基底膜的纤维粘连蛋白和层粘连蛋白有关，也就是与抑制肿瘤组织新生血管的形成有关[28]。胶原肽与纤维粘连蛋白具有很高的亲和性，所以胶原肽对肿瘤细胞转移具有一定的作用。Gao 等利用胰蛋白酶水解酸洗明胶所得到的组分，用纤维粘连蛋白 -Sepharose 亲和色谱分离活性肽，再进一步用凝胶过滤高效液相色谱和反相高效液相色谱，纯化得到两个与纤维粘连蛋白具有很高的亲和性肽，其序列分别为 Thr-Leu-Gln-Pro-Val-Tyr-Glu-Tyr-Met-（Val）-Gly-Val（肽 I）和 Thr-Gly-Leu-Pro-Val-Gly-Val-Gly-Tyr-Val-Val-Thr-Val-Leu-Thr（肽 II）。研究结果表明这两种肽与纤维粘连蛋白的亲和性显著高于明胶。

4．抗氧化与抗辐射损伤

金振涛等以三文鱼来源的 FCPs 进行的清除 DPPH 自由基、抑制亚油酸自氧化的体外抗氧化活性的实验结果表明，FCPs 具有清除自由基和抑制脂质过氧化产物生成的作用[28-29]。北京大学李勇教授课题组前期的研究也发现 0.22%、0.44% 和 1.32%FCPs 干预 3 个月能显著提高 C57BL/6J 小鼠血清 SOD 和 GSH-Px 的活性，并降低 MDA 的水平[30]。因此，FCPs 对大鼠自发肿瘤的抑制作用可能与其所具有的抗氧化能力有关。此外也有研究发现，鱼胶原肽可通过提高抗氧化酶的活性，清除细胞内过多的自由基，减轻活性自由基对免疫系统的损伤或保护 DNA、蛋白质、脂类等生物大分子免受自由基的直接攻击而防止癌变[31]。许多研究表明，鳕鱼蛋白的酶解多肽抗氧化活性与其分子量有关，分子量为 5000 的生物活性肽抗氧化损伤效果最显著[32]。

北京大学李勇教授课题组的研究发现[33]，FCPs 能够提高辐射小鼠的 30 天存活率并延长存活时间，并对辐射引起的免疫功能抑制具有缓解作用，ConA、LPS 诱导的 T、B 淋巴细胞增殖能力均显著提高。而其主要的作用机制可能是提高辐射小鼠脾淋巴细胞中 CD3+ 以及 $CD4^+$ T 细胞百分比，提高辐射小鼠脾细胞免疫刺激因子 IL-12 的分泌水平，降低辐射小鼠血清炎症因子 IL-1α 和免疫抑制因子 IL-10 的水平，抑制 NF-κB 的激活，降低脾细胞凋亡率及促凋亡蛋白 Bax 的水平，并显著增加抗凋亡蛋白 Bcl-2 的水平。刺激骨髓造血机能以及提高抗氧化酶活力并抑制自由基产生，可能也是其改善辐射引起的免疫功能抑制的重要机制之一。

（二）FCPs 长期干预对大鼠皮下可触摸肿瘤的影响

表 24-3 和表 24-4 的结果显示，FCPs 干预组乳腺肿瘤的潜伏期与对照组相比无明显差异，FCPs 干预组的乳腺肿瘤平均生长时间与对照组相比有所延长，但差异尚无统计学意义。2.25% 和 4.5% FCPs 干预组荷有乳腺肿瘤的大鼠在终末处置时乳腺肿瘤的体积显著低于对照组（$P < 0.05$）。与乳腺肿瘤的结果类似，FCPs 干预组的皮肤及皮下肿瘤的体积与对照组相比有明显减小，而肿瘤的生长时间有明显延长的趋势，但差异不具有显著性。

表 24-3 FCPs 长期干预各组雌性 SD 大鼠可触摸肿瘤病变的影响（Mean ± SD）

部位	病变	FCP（%）			
		0（$n = 20$）	2.25（$n = 20$）	4.5（$n = 20$）	9（$n = 20$）
乳腺	良性腺瘤体积 / 每只大鼠 / 立方厘米	187 ± 55.97	87.21 ± 64.68*	116.55 ± 74.34*	137.15 ± 48.15
	恶性腺瘤体积 / 每只大鼠 / 立方厘米	287.60	204.44	—	—
	全部肿瘤体积 / 每只大鼠 / 立方厘米	198.73 ± 62.06	101.87 ± 72.83*	116.55 ± 74.34*	137.15 ± 48.15
	出现时间（天）	534.1 ± 77.4	561.4 ± 80.5	542.9 ± 56.3	549.9 ± 98.8
	生长时间（天）	267.7 ± 77.2	268.1 ± 80.0	272.4 ± 93.6	304.1 ± 84.1
皮肤、皮下组织	全部肿瘤体积 / 每只大鼠 / 立方厘米	84.50 ± 39.45	69.44 ± 36.22	74.47 ± 87.24	47.04 ± 56.91
	出现时间（天）	522.8 ± 83.5	644.0 ± 59.4	579.0 ± 52.3	643.7 ± 205.7
	生长时间（天）	214.0 ± 54.1	232.0 ± 113.1	211.5 ± 12.0	237.0 ± 52.7

与对照组比较差异有显著性，*$P < 0.05$

表 24-4 FCPs 长期干预各组雄性 SD 大鼠可触摸肿瘤病变的影响（Mean ± SD）

部位	病变	FCP（%）			
		0（$n = 20$）	2.25（$n = 20$）	4.5（$n = 20$）	9（$n = 20$）
皮肤、皮下组织	全部肿瘤体积 / 每只大鼠 / 立方厘米	69.30 ± 45.76	53.98 ± 34.39	37.19 ± 50.71	40.74 ± 64.25
	出现时间（天）	580.0 ± 62.0	627.3 ± 98.3	690.7 ± 77.1	639.3 ± 56.6
	生长时间（天）	232.5 ± 46.5	274.0 ± 62.4	258.0 ± 75.0	260.3 ± 56.1

（三）FCPs 长期干预对荷瘤大鼠生存时间的影响

对于荷瘤大鼠而言，雄性平均生存时间为（725.1 ± 45.8）天，雌性为（748.7 ± 32.7）天。各组荷瘤大鼠的生存曲线如图 24-1 所示。FCPs 长期干预对雌雄荷瘤大鼠的生存时间均产生了明显影响。与对照组相比，干预组荷瘤大鼠的生存曲线随着剂量的增加而有不同程度的右移，其中雌雄 9% FCPs 干预组与对照组之间的差异均具有统计意义（对数秩检验，$P < 0.05$）。

（四）FCPs 长期干预对 SD 大鼠主要死因构成的影响

以肿瘤性病变作为主要死因的大鼠，在雄性对照组与 FCPs 干预组中分别占 50%、30%、5% 和 15%。在雌性对照组与 FCPs 干预组中分别为 5%、45%、35% 和 15%。在对照组 SD 大鼠中，良性肿瘤死因占全部肿瘤死因的 68%，主要为垂体瘤、乳腺瘤和皮肤及皮下腺瘤。与对照组相比，以恶性肿瘤和体液肿瘤作为死因所占的比例在 FCPs 干预组中也呈明显下降趋势。对于一些荷瘤大鼠，当其肿瘤的性质或其发展阶段为非致死性时，一些非肿

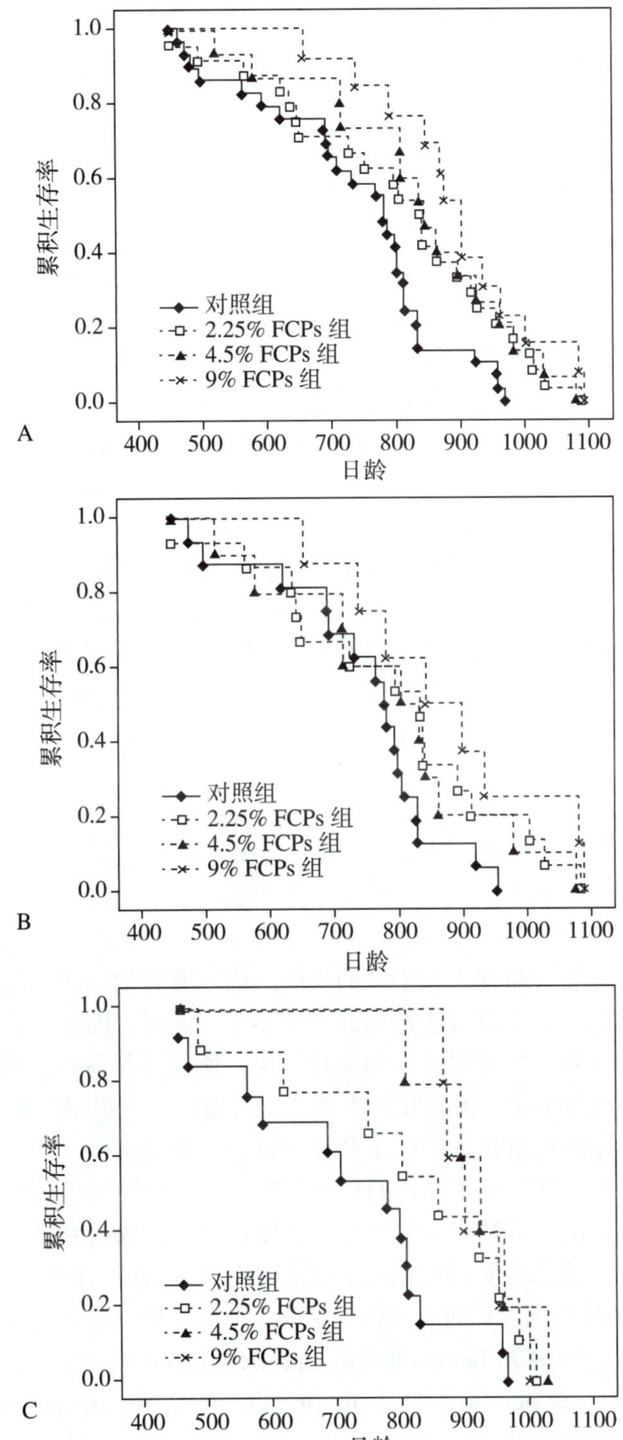

图 24-1 FCP 长期干预对各组荷瘤 SD 大鼠生存曲线的影响

A．雌鼠和雄鼠；B．雌鼠；C．雄鼠。应用 Kaplan-Meier 生存分析进行数值分析

瘤性病变（如慢性肾病、肝硬化和肺气肿等）则可能成为其主要的死因。结果显示，FCPs 干预组荷有非致死性肿瘤的大鼠及非荷瘤大鼠由非肿瘤性病变所引起的死因比明显高于对照组。

二、鱼胶原肽在抗肿瘤领域的应用前景和展望

20 世纪 50 年代以来，世界各国逐渐重视海洋等水生生物活性物质的开发和利用。近十年来，已从不同的海洋或水生生物中分离到许多新型抗肿瘤活性物质，发现其可通过抑制细胞的增殖分裂或诱导细胞凋亡的机制发挥抗肿瘤的作用。目前已有十几种抗肿瘤疗效高、毒性低的海洋生物天然药物或其结构改造化合物进入临床试验，显现出诱人的前景。随着分子生物技术的发展，活性肽类化合物在肿瘤治疗方面受到国内外研究人员的广泛关注。与其他抗肿瘤活性物质相比，肽类具有分子量小、体积小、毒副作用小、靶向性强等独特优势，因此在肿瘤的预防和治疗方面具有广阔的应用前景。

FCPs 具有分子量小、毒副作用低、安全性强、肿瘤靶向性强、生物相容性与低抗原性、高营养价值等特点。因此，FCPs 不但可以作为日常食品、健康食品长期服用。还可作为特殊的医学用途配方食品原料，提升肿瘤患者基础营养状态，提高肿瘤药物靶向递送效率，在肿瘤治疗及其联合应用领域大展身手。但目前有关 FCPs 的抗肿瘤研究还处于起步阶段，在基础和应用两方面仍有很长的路要走，例如核心序列的筛选与鉴定，针对特定肿瘤病人的安全性、有效性的开发与验证，给药形式与剂型的开发与试用等。

小结

肿瘤是一种严重威胁人类健康和生命的疾病。筛选有效的一级预防物质，减少肿瘤的发生，延缓肿瘤的发展，是生命科学领域的研究热点。同时，因放疗和化疗产生的诸多副作用直接影响肿瘤患者对治疗的耐受性和治疗效果，所以寻找高效、低毒的抗肿瘤药物和临床营养辅助支持对挽救生命，提高肿瘤患者的生活质量至关重要。研究发现，FCPs 可能通过抑制衰老过程中脂质过氧化物的产生和提高抗氧化酶的活性、提高机体的免疫调节功能、抑制肿瘤的生长和转移，具有良好的抗肿瘤发生、延缓肿瘤进展的作用。加之，FCPs 可通过人工方法合成，由于其具有水溶性好、黏度低和易吸收的特点，并有较强的抗氧化活性、低毒性的特点，使其在肿瘤的前期预防、临床营养辅助治疗上有重要的应用潜力。但尽管 FCPs 抗肿瘤的作用通过动物实验得到了广泛证实，仍需在大规模人群研究验证。

Tumor is a serious threat to human health and life. Screening effective primary prevention interventions to reduce the occurrence of tumors and delay the development of tumors is a research hotspot in the field of life science. At the same time，many side effects of radiotherapy and chemotherapy directly affect the tolerance and therapeutic effect of tumor patients，so it is very important to find high-efficient and low-toxic antineoplastic drugs and clinical nutritional supporting elements to save lives and improve the quality of life of tumor patients. It has been found that FCPs may have a good effect on anti-tumorigenesis and delaying tumor progression by inhibiting the production of lipid peroxides and increasing the activity of antioxidant enzymes, improving the immune regulation function of the body, and inhibiting tumor growth and metastasis. In addition, FCPs can be synthesized by artificial methods. Because of its good water solubility, low viscosity and easy absorption, strong antioxidant activity and low toxicity, it has important application potential in pre-tumor prevention and clinical nutritional therapy. However, although the anti-tumor effect of FCPs has been widely confirmed by animal experiments, it still needs to be verified in large-scale population studies.

参考文献

[1] 李勇．营养与食品卫生学．北京：北京大学医学出版社，2005.

[2] World Health Organization. Latest global cancer data：cancer burden rises to 19.3 million new cases and 10.0 million cancer deaths in 2020.［2020-12-15］.

[3] 程书钧．衰老和肿瘤．肝癌电子杂志，2020，7（4）：59-61.

[4] Childs BG，Baker DJ，Kirkland JL，et al. Enescence and apopto-sis：dueling or complementary cell fates？ EMBO Reports，2014，15（11）：1139-1153.

[5] Kobayashi H，Choyke PL. Near-infrared photoimmunotherapy of cancer. Acc Chem Res，2019，52（8）：2332-2339.

[6] 成乐．维生素 D 与老年人认知相关性及抗炎机制研究．山西：山西医科大学，2021.

[7] 吴国豪．免疫营养在胃肠道肿瘤患者中的应用．中华胃肠外科杂志，2013，16（11）：1021-1024.

[8] 中国抗癌协会肿瘤营养与支持治疗委员会．中国肿瘤营养治疗指南．北京：人民卫生出版社，2015.

[9] 施鑫，黎介寿．谷氨酰胺与巨噬细胞的代谢及免疫调节作用．肠内与肠外营养，2000，7（3）：166-170.

[10] Szczepanik AM，Scislo L，Walewska E，et al. The effect of immunomodulating enteral nutrition on postoperative cytokine profile in gastric cancerpatients.Pol Merkur Lekarski，2010，29（172）：235-240.

[11] Gul K，Muge A，Taner A，et al. Oral glutamine supplementation reduces radiotherapy-induced esophagitis in lung cancer patients. Asian Pac J Cancer Prev，2015，16（1）：53-58.

[12] Ensor CM，Holtsberg FW，Bomalaski JS，et al. Pegylated arginine deiminase（ADI-SS PEG20，000 mw）inhibits human melanomas and hepato-cellular carcinomas in vitro and invivo. Cancer Res，2002，62（19）：5443-5450.

[13] Ford NA，Rossi EL，Barnett K，et al. Omega-3-acid ethyl esters block the protumorigenic effects of obesity in mouse models of postmenopausal basal-like and claudin-low breast cancer. Cancer Prev Res，2015，8（9）：796-806.

[14] Colas，Maheo K，Denis F，et al. Sensitization by dietary docosahexaenoic acid of rat mammary carcinoma to anthracycline：a role for tumor vascularization. Clin Cancer Res，2006，12（9）：5879-5886.

[15] Xu M，Liang R，Guo Q，et al. Dietary nucleotides extend the life span in Sprague-Dawley rats. J Nutr Health Aging，2013，17（3）：223-229.

[16] Liang J，Pei XR，Wang N，et al. Marine collagen peptides prepared from chum salmon（oncorhynchus keta）skin extend the life span and inhibit spontaneous tumor incidence in sprague-dawley rat. J Med Food，2010，13（4）：1-14.

[17] Su X，Dong C，Zhang J，et al. Combination therapy of anti-cancer bioactive peptide with Cislatin decreases chemotherapy dosing and toxicity to improve the quality of life in xenograft nude mice bearing human gastric cancer. Cell Biosci，2014，4（1）：7-22.

[18] 高辉，欧阳晓晖，苏秀兰．生物活性肽抗肿瘤机制研究进展．医学研究杂志，2019，48（3）：5-8.

[19] 李宁，石爱民，刘红芝，等．生物活性肽抗癌活性及其作用机制研究进展．中国食品学报，2019，19（11）：261-269.

[20] Gao C，Sun R，Xie YR，et al. The soy-derived peptide Vglycin inhibits the growth of colon cancer cells in vitro and in vivo. Exp Biol Med，2017，242（10）：1034-1039.

[21] Roudi R，Syn NI，Roudbary M. Antimicrobial peptides as biologic and immunotherapeutic agents against cancer：a comprehensive overview. Front Immunol，2017，8（8）；1320-1329.

[22] Apponyi MA，Pukala TL，Brinkworth CS，et al. Host-defence peptides of Australian anurans：structure，mechanism of action and evolutionary significance. Peptides，2004，25（6）：1035-1054.

[23] Powlest，Eder JP，Fine GD，et al. MPDL3280A（anti-PD-L1）treatment leads to clinical activity in metastatic blad-der cancer. Nature，2014，515（7528）：558-562.

[24] 杜正彩，侯小涛，邓家刚，等．文蛤粗多肽对免疫抑制小鼠 TNF-a，IL-2 及 IFN-γ 的影响．广西中医药，2014，37（5）：71-74.

[25] 李灿．多种生物多肽的体外抗肿瘤筛选及鱼皮多肽的纯化与鉴定．山东：山东中医药大学，2013.

[26] 王兆明，张维东，武利存，等．蝎毒多肽提取物抑制肝癌 H22 细胞化疗期间再增殖实验研究．中国中药杂志，2010，35（1）：108-113.

[27] 闫昌誉，李晓敏，余宗盛，等．鱼类胶原蛋白肽的研究现状与产业化应用．今日药学，2021，31（4）：241-250.

[28] 金振涛，任玮，陈亮，等．离子交换色谱分离海洋胶原肽及其抗氧化活性研究．食品与发酵工业，2009，35（2）：71-75.

[29] 任玮，金振涛，陈亮，等．食源性低聚肽体外抗氧化活性研究．食品与发酵工业，2008，34（12）：44-46.

[30] Pei X，Yang R，Zhang Z，et al. Marine collagen peptide isolated from Chum Salmon（Oncorhynchus keta）skin facilitates learning and memory in aged C57BL/6J mice. Food Chem，2009（118）：333-340.

[31] 张延坤，张东祥．生物活性肽的抗肿瘤作用及其机理研究进展．中国生化药物杂志，2006，2006（6）：379-382.

[32] 林善婷，胡晓，李来好，等．水产蛋白源生物活性肽研究进展．大连海洋大学学报，2020，35（5）：775-785.

[33] Yang RY，Pei XR，Wang JB，et al. Protective effect of a marine oligopeptide preparation from Chum Salmon（Oncorhynchus keta）on radiation-induced immune suppression in mice. J Sci Food Agric，2010，90（13）：2241-2248.

第二十五章 鱼胶原肽与皮肤美容 Fish collagen peptides and skin beauty

皮肤是机体最大的器官，是机体抵御外界病原微生物入侵和保持机体水分的主要屏障。皮肤美容通常指改变原有的不良行为和疾病（面部或皮肤），使之成为文明、高素质、可以被人接受的外观形象的活动和过程，或为达到此目的而使用的产品和方法。而延缓皮肤功能衰老性损伤、提高皮肤保护功能，是皮肤美容的重要组成部分。皮肤老化作为整体衰老的一个部分具有特殊意义，其不仅给人们带来外观上的困扰，损害皮肤毛囊、皮脂腺等的正常生理功能，甚至可能导致一些皮肤疾病的发生，比如日光角化病、鳞状细胞癌、恶性黑色素瘤等。护肤美容是自古就有的话题。胶原蛋白作为皮肤的主要组成成分之一，已成为改善和延缓皮肤衰老、护肤美容的研究热点，并在食品、化妆品及医药等领域表现出巨大的潜力和开发价值。

鱼类加工后会产生大量的废弃物，比如鱼皮、鱼鳞、鱼骨和鱼鳍等鱼类组织，这些废弃物中含有丰富的胶原蛋白可供开发和利用，其酶解产物胶原蛋白肽已被证实具有广泛的生理活性和功能。北京大学李勇教授课题组对鱼胶原肽的研究表明其对于预防皮肤老化具有显著作用，在皮肤美容方面具有很强的研究意义和应用价值。

A large number of by-products are generated after the fish is processed, such as fish tissues including fish skin, scales, bones and fins. These by-products are rich in collagen for development and utilization, and its enzymatic hydrolysis product collagen peptides have been proven to have a wide range of physiological activities and functions. Research on fish collagen peptides by Professor Li Yong from Peking University has shown that fish collagen peptides have a significant effect on preventing skin aging, and has strong research significance and application value in skin beauty.

第一节 概述 Introduction

一、皮肤与胶原

皮肤主要由表皮层、真皮层和皮下组织三层结构以及皮肤附属物毛囊、皮脂腺和汗腺等组成，这些结构充当化学和物理屏障，保护人体免受有害外来污染物的侵害。皮肤在维持体内平衡方面也起着重要作用，包括防止水分流失和调节体温。表皮层是主要由角质细胞和黑色素生成细胞构成的最外面的薄层。真皮层位于表皮层之下，是皮肤的主要组成部分，其主要组成成分之一为胶原，胶原主要由结缔组织中的成纤维细胞产生。胶原纤维独特的物理特性赋予皮肤结构以完整性，胶原纤维在真皮中形成致密的网络，其主要功能是为皮肤内血管、神经及皮肤附属物提供结构支撑[1]。此外，胶原蛋白和弹性蛋白一起形成细胞外基质，使皮肤具有结构性、弹性和紧致性。

The skin is mainly composed of epidermis，dermis and subcutaneous tissue，as well as skin appendages，such as hair follicles，sebaceous glands and sweat glands. The skin acts as a barrier to protect the human body from harmful pollutants outside. Skin also plays an important role in maintaining homeostasis，including preventing water loss and regulating body temperature. The epidermis is the outermost thin layer mainly composed of keratinocytes and melanocytes. The dermis is located below the epidermis and its main component is collagen，which is mainly produced by fibroblasts in connective tissue. Collagen fibers form a dense network in the dermis. Their main function is to provide structural support for blood vessels，nerves and skin appendages in the skin. In addition，collagen and elastin together form an extracellular matrix，giving the skin structure，elasticity and firmness.

（一）皮肤胶原蛋白的分型

皮肤真皮层基质主要由Ⅰ型胶原构成，占皮肤胶原的 85% ~ 90%[2]，其余为Ⅲ型、Ⅴ型及Ⅶ型胶原，另外还有少量弹性蛋白、蛋白多糖、纤维素和其他一些基质蛋白[3]。皮肤胶原蛋白含有丰富的甘氨酸（33%）、脯氨酸（13%）和羟脯氨酸（10%）。羟化的残基是在胶原多肽链合成后由甘氨酸和赖氨酸在脯氨酰羟化酶（prolyl hydroxylase）或赖氨酰羟化酶（lysyl hydroxylase）的催化下修饰而成。胶原蛋白在体内以胶原原纤维（collagen fibril）的形式存在又称胶原纤维（collagen fiber）。胶原原纤维以原胶原（protocollagen）的形式由成纤维细胞合成和分泌[4]。Ⅰ型原胶原蛋白是异源三聚体的结构，即由 2 条 α_1 链与 1 条 α_2 链交互缠绕形成。胶原三聚体有很高的抗拉强度。Ⅰ型胶原蛋白由 2 条相同的标为 α_1（Ⅰ）的肽链和 1 条不同的标为 α_2（Ⅰ）的肽链构成，即［α_1（Ⅰ）］2α_2（Ⅰ）。Ⅲ型胶原分子是 α_1（Ⅲ）链的同三体（homotrimer），由 3 条相同的肽链组成，即［α_1（Ⅲ）］[3,5]。胶原纤维由成纤维细胞产生，与皮肤表面平行排列，使皮肤具有较高的强度和张力。与之相比，弹力纤维约占真皮层的 5%，可为皮肤提供弹性和回复力[6]。Ⅰ型胶原纤维直径较粗，为皮肤提供硬度，起到维持真皮层结构的作用。相比而言，Ⅲ型胶原纤维较为纤细，与皮肤的弹性有关[7]。

（二）胶原的代谢

TGF-β/Smad 信号通路与金属蛋白酶家族在皮肤胶原的合成与分解过程中起重要作用，使皮肤胶原的合成与分解在正常的状态下维持动态平衡。

1．TGF-β/Smad 信号途径与胶原的合成

胶原纤维由前胶原组成，因此前胶原基因的表达水平可以反映胶原的合成水平，而前胶原基因的表达受以下因素影响。TGF-β 是调控细胞分化、增殖的细胞因子，对于诱导与合

成外基质蛋白有着重要的作用。TGF-β 可以抑制皮肤表皮角化细胞的生长并刺激真皮成纤维细胞的生长[8]，对于细胞外基质胶原和弹性蛋白的合成和分泌也起着重要的作用。TGF-β 通过与细胞表面的受体复合物结合而激活下游的信号途径。受体复合物由三种类型的 TGF-β 受体组成，TβRⅠ 和 TβRⅡ 具有内源性的丝氨酸、苏氨酸激酶活性。一个 TGF-β 分子可与两个 TβRⅠ 和 TβRⅡ 结合形成 TGF-β- 受体复合物，在这个复合物中，TβRⅡ 首先将 TβRⅠ 磷酸化，磷酸化后的 TβRⅠ 可进一步使 Smad 蛋白磷酸化而进行信号的传导。在此过程中，TβRⅠ 可以特异性识别并磷酸化 R-Smad 蛋白（Smad2 和 Smad3），磷酸化后的 R-Smad 蛋白可进一步与 Smad4（Co-Smad）结合形成复合物，该复合物可转移入核发挥靶基因转录调节的作用。与此同时，抑制型 Smad（Smad6 与 Smad7）可抑制 R-Smad 蛋白磷酸化，干扰 TGF-β 信号途径。同时，TGF-β 也抑制分解胶原的一些酶类的活性，包括 MMP-1 和 MMP-3[9-11]。

2．金属蛋白酶家族与胶原的分解

金属蛋白酶（metalloproteinase，MMPs）是一类含锌的内源性蛋白酶家族，具有降解细胞外基质蛋白的作用。MMPs 以非活性的形式从细胞中产生，蛋白水解酶将其结构功能域进行水解而催发其酶活性。MMPs 的活性在三个水平进行调节：合成（原始的转录），酶活性的激活，以及由内源性蛋白抑制因子 TIMPs 对酶活性进行抑制。MMP-1 是细胞间质胶原酶，可以降解Ⅰ型与Ⅲ型胶原蛋白，MMP-9（明胶酶 B）可以对胶原片段进行进一步降解。MMP-3（基质溶解素）对于基底膜Ⅳ型胶原进行降解并激活 MMP-1 前体[12-13]。

二、皮肤衰老及其机制

皮肤衰老受以下几个因素的影响，包括基因、环境暴露（紫外线、有害物质、机械压力）、激素变化和代谢产物（氧自由基、糖和醛等活性代谢化学物质）。其中，与年龄有关的自然老化和阳光中紫外线照射所诱导的光老化是皮肤老化的主要诱因[6]。

（一）皮肤的自然老化与光老化

1．皮肤的自然老化

皮肤自然老化又称内源性衰老，主要由机体内不可抗因素（如新陈代谢能力、内分泌和免疫功能等的改变）及遗传因素共同影响，是皮肤衰老的决定性因素[14]。皮肤自然老化的特征为皮肤变薄、光滑、干燥、没有斑点、同时弹性有所下降。在组织学水平，自然衰老皮肤的真皮层细胞外基质表现出广泛性的萎缩，与成纤维细胞数目的下降有关。胶原纤维和弹力纤维的水平下降且降解增加。与青年皮肤相比，自然老化的皮肤在组织结构上表现为一定程度与年龄相关的不规则变化[15]。

2．皮肤的外源性衰老

皮肤长久暴露于外界环境中，因此外在的环境因素，如太阳辐射（紫外线、可见光和红外线）、空气污染等有害或刺激性物质、吸烟、温度、湿度、持续机械力量刺激等均在不同程度上加速皮肤衰老的进程[16]。此外，严重的生理和心理压力、营养不良、失眠等因素也会加剧皮肤衰老[17]。其中紫外线是目前公认的导致皮肤衰老最主要的外界因素，通常所提到的外源性皮肤衰老是指紫外线导致的光老化。流行病学研究表明，约 80% 的皮肤相关疾病病因均为紫外线照射[18-19]。在对紫外线暴露与非紫外线暴露的老化皮肤的比较中，可以看出紫外照射对皮肤外观的影响。光老化的皮肤看上去有更多的皱纹，更加松弛、粗糙，并有不均一的色素沉着和褐色斑点[20]。组织学和超微结构研究发现，光老化的皮肤表现为真皮层厚度增加和结缔组织的改变。对光老化的皮肤而言，胶原和弹性纤维的损害程度比避光的老化皮肤更为严重。光老化皮肤损伤的严重程度与光暴露的时间成正比，而与皮肤的色素沉着成反比。也就是说，皮肤色素少的个体对紫外线诱导的皮肤损伤更为敏感[21]。

尽管自然老化与光老化皮肤有着不同的外观表现，但是大量证据显示二者在分子机制上也有一些共有的改变。

（二）皮肤衰老的机制

1．氧化应激的增加

活性氧（ROS）自由基是自然界中的一类由氧和含氧物质组成的活性物质的统称，人体中常见的 ROS 主要有超氧阴离子、单线态氧、过氧化氢、高度活跃的羟基自由基等。根据衰老的自由基学说，自由基可以引起细胞膜、多不饱和脂肪酸、蛋白质和 DNA 的结构与功能发生改变。细胞中抗氧化系统包括抗氧化酶（如 SOD、谷胱甘肽过氧化物酶和过氧化氢酶）、维生素 E 和谷胱甘肽等[7]。在衰老过程中，抗氧化物质（如谷胱甘肽）的水平逐渐下降而脂质过氧化产物则呈增加的趋势[22]。在皮肤的自然衰老过程中或者紫外线照射等因素的作用下，氧化应激被认为对皮肤的衰老过程起着重要的作用，过氧化应激可导致细胞 DNA 的突变以及细胞蛋白的结构和功能改变而引起细胞内外稳态的改变。在过氧化状态下，大量的过氧化氢及其他自由基的产生激活了细胞表面受体或与配体结合启动下游的信号传导途径[23-24]。

2．胶原代谢的改变

（1）胶原合成减少：真皮结构的改变是皮肤老化的主要原因。衰老时皮肤厚度变薄，光老化早期皮肤厚度轻度增厚，但总的趋势是变薄。成纤维细胞数量逐渐减少，合成胶原蛋白和弹性蛋白的能力下降。胞外间质中氨基多糖含量下降，同时蛋白水解酶表达增加，使胶原及细胞外基质成分降解增多。胶原对维持皮肤张力起重要作用，胶原减少使老年人皮肤易受损，因此胶原蛋白含量减少被认为是皮肤衰老的重要指标之一。衰老真皮乳头的弹力纤维网消失，弹力纤维降解变性、数目减少、变细甚至片段化，导致皮肤松弛，形成细小皱纹。光老化中此种改变更明显[6]。皮肤中最主要的胶原是Ⅰ型胶原，其次为Ⅲ型胶原。胶原由成纤维细胞合成的前胶原经一系列翻译修饰后具有更好的稳定性和弹性。在青年人中，非阳光暴露的真皮层胶原表现为纤细、波浪状的不规则的纤维单位。而随着年龄的增长，皮肤变薄且结构和功能随着年龄增长而产生变化。在老年人当中，皮肤中含有增粗聚集成团的胶原样物质，标志着胶原的降解。胶原萎缩是皮肤衰老的一个主要原因，研究表明随着年龄的增长，真皮层的胶原含量显著下降[20,25]。

自然衰老与光老化皮肤的一个重要特征就是Ⅰ型与Ⅲ型前胶原的合成减少，胶原合成的减少会直接导致皮肤变薄和脆性增加。同时，Ⅰ型与Ⅲ型前胶原的 mRNA 和蛋白表达水平在老化的皮肤中也减少[15]。尽管其中的机制尚不明确，但是体内和体外的研究均发现 TGF-β1、TGF-βRⅠ和 TGF-βRⅡ在体外培养的成纤维细胞中也呈下调趋势[21]。其中，TGF-βRⅡ的减少尤为重要，因为该受体的下调表达直接抑制了 TGF-β 的反应性。此外，在衰老皮肤中，结缔组织生长因子（connective tissue growth factor，CTGF）的表达也呈下降趋势，与 TGF-β 的反应性下降共同抑制了Ⅰ型胶原的合成[26]。

（2）胶原分解增强：在皮肤衰老进程中，MMPs 是重要的影响因素。除了胶原合成受抑制，MMPs 家族中，MMP-1、MMP-2（明胶酶）、MMP-3 和 MMP-9 在老化皮肤中的表达增强。MMP-1、MMP-3、MMP-9 基因的转录水平在紫外线照射 8 小时后即得到诱导增强。而基因的诱导则与 MMPs 的合成增加与其蛋白水平合成以及酶活性的增加有关[26-27]。

体外培养的老化成纤维细胞中，除了 MMP-2，在紫外线照射诱导下，MMPs 的表达上调，同时受 AP-1 调节[24]。在人老化皮肤中，与青年皮肤相比，c-Jun 蛋白的 mRNA 表达增加两倍，但是 c-Fos 蛋白的 mRNA 表达不改变[28]。同时，胶原片段的增多也可促进成纤维细胞氧化应激和 MMP-1 的活性，二者加速胶原分解[29]。

3．胶原的交联

胶原的老化会导致胶原分子的交联。胶原分子大量交联使胶原难以降解，也就是说，随着年龄的增长，未成熟胶原及可降解胶原的数量在下降。研究发现，糖基化羟赖氨酸残基随着年龄的增长而增长。非酶糖化（nonenzymic glycation，NEG）是指在无酶催化的条件下，还原性糖的醛基或酮基与蛋白质等大分子中的游离氨基发生反应，生成不可逆的晚期糖基化终末产物（advanced glycation end product，AGE）的过程。随生物体的增龄，AGE 在体内不断积累，使相邻的蛋白质等物质发生交联。交联的形成不仅影响这些物质的结构，也可造成生物学功能的改变。胶原代谢缓慢，其分子中含有较多赖氨酸和羟赖氨酸，二者游离的 ε 2 氨基易于和细胞外液中的葡萄糖发生非酶糖化反应，其产物 AGE 的蓄积引起胶原纤维形成分子间交联，从而改变其物理性质及生物学特性。一方面，胶原纤维的过度交联降低了结缔组织的通透性，致使营养、气体及废物的扩散性能减弱，组织硬度增加；另一方面难以被胶原酶水解，降低其可溶性和韧性。这些变化会造成皮肤弹性下降，皱纹不易平复并不断加深，从而促进了皮肤的衰老过程[30]。在衰老的过程中，与胶原后修饰相关的酶数量呈下降趋势。其中，Ⅰ型胶原的羟脯氨酸和糖基化羟赖氨酸的数量随着年龄增长而下降。同时，合成皮肤胶原及血管成纤维细胞的数量也呈下降趋势。这样会导致皮肤的松弛度增加而产生皱纹。

三、皮肤美容、抗衰的措施

（一）营养物质

1．胶原肽

胶原和明胶目前在食品、化妆品和生物制药方面被广泛应用。明胶是从胶原中提取的高分子多肽物质，有着很好的消化吸收利用率。胶原肽是明胶的进一步高分子水解产物，分子量为 3000 ~ 6000。

胶原中蕴藏着多种生物活性肽，如抑制血管紧张素转化酶活性、抑制血小板凝结活性、抗氧化活性、抗肿瘤活性等。研究表明，口服 0.2 g/（kg · d）胶原肽可以抑制 UVB 引起的皮肤可溶性Ⅰ型胶原减少及表皮增厚[31]。Torita 等发现，扇贝胶原提取物能够提高人皮肤成纤维细胞Ⅰ型胶原、MMP-1 和 TIMP-1 的 mRNA 表达水平，表明扇贝胶原提取物能够激活人皮肤成纤维细胞胶原代谢，提高胶原含量[32]。Zhuang 的研究发现，海蜇胶原肽对 UV 损伤的小鼠皮肤具有一定的保护性作用。海蜇胶原肽能够缓解 UV 所引起的过氧化状态，能提高 SOD、GSH-Px、GSH 和 CAT 酶的活性，并降低 MDA 水平[33]。摄入胶原肽可以增加成纤维细胞的密度并以蛋白特异的方式促进真皮胶原纤维的形成，但是其具体机制尚不清楚。胶原肽经消化后的外周血代谢产物脯氨酰羟脯氨酸能刺激小鼠皮肤成纤维细胞的分化和生长[34]。

2．抗氧化物质

自由基学说让人们认识到自由基在皮肤衰老方面的重要作用，因此自由基清除剂可用来预防或清除由于皮肤氧化损伤而产生的过多氧自由基。

局部施用辅酶 Q10（泛醌）可以渗透表皮的活性层，局部应用可提高表皮的抗氧化能力[35]，还可有效抑制紫外线对角朊细胞中巯基的氧化作用，激活磷酸酪氨酸激酶，防止氧化性 DNA 损伤，并可显著促进真皮成纤维细胞受紫外线照射后的胶原酶表达。因此辅酶 Q10 可有效防止皮肤光老化和减轻皱纹深度。

酚化合物是植物的次级代谢产物，如肉桂酸、槲皮素、花青素、香豆素及类黄酮等。多酚类在体外有着较强的抗氧化特性，可以有效抑制由 UV 引起的皮肤过氧化状态，对皮肤的光老化具有一定的保护作用。动物经皮或经口给予茶多酚后，可以有效缓解 UV 对皮肤的影响，如皮肤的损伤、皮肤红斑及脂质过氧化过程，在 UV 暴露前局部给予绿茶多酚能够缓解由 UV 暴露所引起的皮肤组织内免疫抑制及炎性细胞浸润。研究发现，绿茶多酚的主要成分之一——儿茶素在皮肤局部应用可以抑制 UV 所导致的脂质及蛋白过氧化反应[36-37]，并降低 MAPK 家族的蛋白（如 ERK1/2、JNK 和 p38）的磷酸化。

抗氧化营养素维生素 C、维生素 E、番茄红素、β- 胡萝卜素、迷迭香酚、鼠尾草酸能抑制紫外线作用下人真皮成纤维细胞 MMP-1 mRNA 的表达增加[38-40]。Kitazawa 等发现某些氨基酸（如甘氨酸、丝氨酸与水杨醛缩合产物）可与铁形成 2∶1 的复合物，通过此反应可抑制与铁有关的羟自由基产生，并能抑制脂质过氧化，预防皮肤衰老[41]。

3．视黄酸与维 A 酸

研究发现，视黄酸可以延缓皮肤皱纹的生成，可以修复紫外线导致的弹性纤维和胶原纤维的损伤，使真皮增厚，弹性增强，可用于皮肤衰老的预防与治疗，其机制与视黄酸对细胞的生长、分化、增殖、凋亡及免疫调节的影响有关[42]。

全反式维 A 酸可以刺激角朊细胞和成纤维细胞增生，促进真皮层新生胶原的生成，并抑制由紫外线引起的胶原裂解，还能形成新的血管，新的弹力纤维并使表皮色素的重新分布[43]。预防性给予 0.1% 维 A 酸可以抑制光老化皮肤胶原间质酶和明胶酶的合成，起到抑制胶原降解的作用，从而预防皮肤皱纹生成。同时维 A 酸对于 UV 引起的核转录因子 AP、NF-κB 及金属蛋白酶的活化也有显著的抑制作用。

4．脂肪酸

研究发现十二碳五烯酸（EPA）能抑制 UV 引起的真皮成纤维细胞中 MMP-1 和 MMP-9 的表达增强，其机制与抑制 MEK1/ERK/c-Fos 和 SEK1/JNK/c-Jun 途径有关[44]。

5．药食同源物

中药含有蛋白质和各种氨基酸、脂类、多糖类、果胶、维生素、微量元素、有机酸、生物碱、皂苷等多种营养物质，具有清除体内自由基，提高超氧化物歧化酶活性，增强机体抗氧化能力，改善皮肤微循环，提高皮肤胶原纤维及胶原蛋白含量，调节免疫功能等作用。近年来的相关研究有力地论证了中药在美容抗衰方面的一系列作用。

研究发现，人参提取物外用有抗皮肤衰老、抑制皮肤皱纹形成的作用。其机制与通过促进 Smad2 磷酸化而促进人真皮成纤维细胞 I 型前胶原 COL1A2 的合成有关[45]。

有研究表明，红景天素和鹿血清的混合制剂能够使成纤维细胞合成较多的胶原纤维，同时增强胶原酶活性，使皮肤中胶原含量增加，老化性架桥数量相对减少，从而起到抗皮肤衰老的作用。同时，研究还发现红景天素能使小鼠皮肤中羟脯氨酸含量和成纤维细胞数量均明显增多，表明红景天素能增加胶原含量而延缓皮肤衰老。丹参、香附均含有类雌激素样物质，可以明显改善皮肤的代谢和微循环，使真皮胶原纤维及结缔组织增加，达到延缓皮肤衰老的作用[46]。

黄芪能增强表皮细胞内自身氧化酶系的活力，提高 SOD 活性达 50%，并抑制脂褐质的产生。黄芪还能加速离体表皮细胞的分裂生长，延长表皮细胞的寿命。研究表明，黄芪多糖，黄芪总黄酮，甘草次酸以及阿魏酸对羟自由基以及超氧阴离子自由基均有较强的清除作用[47-48]。除黄芪外，还有许多天然植物也具有提高 SOD 酶活性的作用。

（二）非营养物质

1．遮光剂

遮光剂分为物理性遮光剂和化学性遮光剂，可以防止或减轻紫外线对皮肤的损伤。物理性遮光剂通过反射或吸收紫外线来达到防护的目的，对长波紫外线（ultraviolet A，UVA）和中波紫外线（ultraviolet B，UVB）均有防护作用，如二氧化钛、氧化铬、氧化钴等；化学性遮光剂通过吸收 UVA、UVB 以达到防护作用，如对氨基苯甲酸（PABA）衍生物、二苯甲酮衍生物等[49]。日光防护系数（sun protect factor，SPF）指遮光剂的 UVB 防护效果，在同样剂量、时间的紫外线照射下，遮光剂 SPF 值越高其防晒效果越强，研究表明，正确且规律地使用遮光剂可以有效减缓皮肤光老化的进程[50]。

2．激光

近年来，激光在治疗皮肤光老化方面取得了一定进展。激光主要作用于皮肤的真皮及表皮，通过诱发胶原蛋白重组及再生达到修复皮肤屏障、恢复皮肤弹性及厚度、延缓皮肤光老化的作用。目前常用于光老化皮肤治疗的激光有 CO_2 激光、点阵激光、强脉冲光等。

3．化学剥脱术

化学剥脱术是利用各种酸、碱物质腐蚀表皮及真皮后，促进皮肤再生的一种美容方法，其可以改善皮肤黑色素沉着、减少皱纹及角化细胞数量，通过角质层的剥脱作用使表皮变薄，刺激胶原增生从而增加真皮胶原层的厚度。常用的化学物质有水杨酸（salicylic acid，SA）、羟基乙酸（glycolic acid，GA）、乳酸（lactic acid，LA）等，可用于治疗或改善光老化引起的皮肤问题，如黄褐斑、毛孔粗大、皱纹等。

四、生物活性肽与皮肤美容

生物活性肽是蛋白质中 20 种天然氨基酸以不同组成和排列方式构成的从二肽到复杂的

线性、环形结构的不同肽类的总称，是源于蛋白质的多功能化合物。生物活性肽具有多种人体代谢和生理调节功能，易消化吸收，有促进免疫、激素调节、抗菌、抗病毒、降血压、降血脂等作用，是当前国际食品界最热门的研究课题和极具发展前景的功能因子。

随着生物技术的不断发展，已有研究发现植物或其他天然物质中的活性物质可以促进细胞生长、去除细胞内过剩自由基、保护和修复氧化损伤细胞、延缓皮肤细胞衰老。细胞表皮生长因子（epidermal growth factor，EGF）与皮肤衰老密切相关，目前临床上已证明了生长因子的抗衰功能，研究表明 EGF 可以促进皮肤再生[51]。另外，一种 6 kDa 的多肽生长因子——人表皮生长因子（human epidermal growth factor，hEGF）在局部施用时，具有促进皮肤修复的功能[52]。但是，由于生长因子往往分子量过大，进入真皮层的能力下降，因此生物利用度较低。同样具有皮肤抗衰作用，且分子量小、容易吸收、毒性低、活性高的小分子多肽成为了研究热点。史楠楠[53]通过小鼠皮肤宏观形态照片、弹性和厚度实验数据证明一种抗皮肤衰老短肽 PSN 对衰老皮肤有预防和修复作用，并且可以促进胶原蛋白的合成。在细胞实验中，PSN 可通过保护线粒体功能和降低促炎因子的表达，进而减缓氧化应激和抑制皮肤成纤维细胞衰老。近年来，研究人员发现一种由 ECM 大分子蛋白水解产生的短肽分子具有调节细胞增殖、迁移和凋亡的功能，并将其统称为细胞外基质活化素（Matrikine）[54]。临床研究表明，Matrikine 肽可以促进胶原蛋白的合成，增强皮肤弹性，对抗皮肤衰老[55]。在化妆品中，三肽甘氨酸 - 组氨酸 - 赖氨酸（GHK）也可以促进胶原蛋白的合成。KTTKS 是一种源自胶原蛋白水解的一段小肽，在体外能够促进 ECM 的产生和纤连蛋白以及Ⅰ型和Ⅲ型胶原的表达[56]。李冬冬[57]采用木瓜蛋白酶和中性蛋白酶混合酶解法制备的罗非鱼皮多肽不仅可以提高小鼠皮肤内 SOD、GSH-Px、CAT 的酶活力及 MDA 含量，还可以促进小鼠皮肤内胶原纤维、弹性纤维的生成。采用类似注射、微针或激光换肤等手段，将一种现有分子送入到角质层下部乃至真皮层，也同样具有较好的效果。针对一些分子量较小的活性肽，可以通过采用亲脂性分子进行化学修饰来改善分子已有的理化性质，以达到较好的透皮效果。

第二节　鱼胶原肽对皮肤美容作用的研究进展
Advances in effects of fish collagen peptides on skin beauty

海洋胶原肽以其易于得到、价格低廉、生物活性多样等特点成为目前的研究热点之一。而鱼胶原肽作为海洋胶原肽的一个重要组成部分，在许多领域发挥着重要作用。国内外研究表明，鱼胶原肽对于改善皮肤状态有着显著作用，且其中的小分子短肽容易被吸收，生物利用率高。

北京大学李勇教授课题组对鱼胶原肽在皮肤衰老方面的作用进行了深入探索，通过皮肤真皮层厚度与胶原形态、胶原表达、皮肤抗氧化能力等指标证实了鱼胶原肽改善皮肤衰老的作用，并在分子层面探讨了作用机制，为抗皮肤衰老食物的开发提供了实验室研究的基础。

一、鱼胶原肽对皮肤衰老改善作用的研究方法

近年来，抗皮肤衰老的物质及其作用机制的研究备受关注，随着现代科技的发展，抗皮肤衰老的实验研究从整体到组织再到细胞，甚至到分子水平，不断深入。

（一）皮肤衰老研究模型

研究皮肤衰老的动物模型主要有以下几种：自然衰老模型、D- 半乳糖致亚急性衰老模型、光老化模型。自然衰老模型不经过任何药物老化处理，随着年龄增长而自然衰老，该模型制备时间长、费用高。D- 半乳糖致亚急性衰老模型的原理是 D- 半乳糖在体内可转变为葡萄糖，并参与其代谢，但如果其在体内含量过多会引起代谢紊乱，降低抗氧化酶活性，损害细胞，使机体器官衰竭，引发衰老[58]。紫外线因为具有很强的穿透能力，如果照射到皮肤会深至真皮层，损害皮肤结构和细胞，从而改变皮肤弹性，增加皱纹，使皮肤松弛，在表观上与衰老皮肤一致[59]。

通常用于研究皮肤衰老的体外细胞模型根据刺激因素不同，主要分为紫外线照射诱导的光老化模型和亚毒性氧化应激诱导的细胞衰老模型，其中，H_2O_2 是细胞应激性衰老中最广泛使用的应激因素。此外，还可以通过体外皮肤组织的 3D 模型和模式生物（如秀丽隐杆线虫）来研究皮肤衰老。

（二）皮肤衰老检测指标

针对不同的皮肤衰老模型，有许多常用的检测指标。

1．形态学指标

形态学指标是较为普遍的观测指标，采用 HE 染色或特殊染色等来观察皮肤形态学结构，通过计算机图像处理还可以进行定量分析。一般针对整体水平的实验模型，分析皮肤组织形态和纤维的变化，并对皮肤表面的皱纹进行定性和定量检测。

2．氧化应激

人体内的自由基处于动态平衡，由氧化还原系统进行调控。但是随着年龄的增长，组成氧化还原系统的物质含量在降低，机体内过剩自由基无法被及时清除，因此平衡被打破，导致自由基的累积。针对衰老的细胞或动物模型，通过检测过氧化产物（如 ROS、MDA）以及抗氧化剂（如 GSH、CAT、SOD 等）的含量反映物质的抗氧化作用。

3．细胞增殖

位于皮肤内部的真皮层细胞随着年龄的增长，其理化性质、结构同样发生变化。人皮肤成纤维细胞是真皮层的主要组成细胞，该细胞与细胞外基质共同作用而分泌合成的弹性蛋白、胶原蛋白、细胞因子等对于延缓皮肤衰老非常重要。但是，当皮肤老化时成纤维细胞表现为数目减少、增殖能力衰退、代谢功能下降，同时分泌的胶原蛋白以及弹性蛋白含量减少、弹性纤维以及胶原纤维排列杂乱等。因此，在细胞模型中检测受试物作用一段时间后细胞的存活率，可以反映受试物对衰老皮肤细胞增殖能力的作用，细胞增殖能力在一定程度上影响衰老进程[60]。

4．胶原代谢

胶原代谢指标几乎是抗皮肤衰老实验研究中的必需指标，主要包括胶原合成（如胶原

基因的转录、前胶原蛋白的含量）与胶原降解代谢（如 MMPs 及其抑制剂 TIMPs 的活性和基因表达）两个方面。

5．细胞衰老

衰老相关 β- 半乳糖苷酶是最常用的细胞衰老检测指标，还可以通过检测衰老相关分泌表型（SASP）细胞周期、线粒体 DNA 损伤、衰老相关异染色质聚集（SAHF）形成等指标探索细胞衰老状态。另外，还可以检测 *p53*、*p21* 等基因的表达来反映细胞衰老程度。

二、鱼胶原肽对皮肤的美容作用机理

（一）口服胶原肽的吸收情况

Koji 等分析了口服胶原肽后人体里血液中组成变化，发现口服胶原肽后，人体血液中分子量在 200 ～ 500 的肽含量明显上升，游离氨基酸的数量也明显上升，在 2 小时到达峰值，4 小时后降到峰值的一半，这说明口服胶原肽是以小分子量的寡肽和游离氨基酸的形式进入人体血液中 [61]。Ohara 等研究发现口服胶原肽后，人体血液中检测到含量最高的二肽是脯氨酸 - 羟脯氨酸（Pro-Hyp）[62]。Shigemura 等采用体外实验，研究 Pro-Hyp 对小鼠皮肤中成纤维细胞生长的影响。结果发现 Pro-Hyp 能够刺激皮肤纤维细胞的生长，从而增加皮肤中纤维细胞的数量 [63]。

Watanabe-Kamiyama 等用低分子量（平均分子量为 800）的胶原肽饲喂小鼠，并采用放射性标记的方式检测其吸收情况。结果发现，口服胶原肽后，小鼠的肝、肾、脾、关节、股骨、胫骨、脑、肌肉和皮肤中都有放射性物质存在，但 14 天后，在肝、肾、脾、脑中已检测不到放射性，在关节、股骨、胫骨和肌肉中有少量的放射性存在，在皮肤中的放射性最高，为峰值的 70%。这充分说明了小分子胶原肽参与了皮肤的合成 [64]。

（二）外用胶原肽的皮肤美容作用

Chai 等以罗非鱼鱼鳞为原料提取胶原肽，并分析外用罗非鱼鱼鳞胶原肽改善皮肤效果和渗透性。62 名年龄为 23 ～ 60 岁的女性志愿者参与研究，每天在面部涂抹胶原肽 2 次，时间 30 天。结果发现，罗非鱼鱼鳞胶原肽能够显著提高皮肤的含水量和皮肤弹性（$P < 0.05$）。体外实验还发现，罗非鱼鱼鳞胶原肽能够刺激成纤维细胞的生长，加速原胶原纤维的合成，且呈一定的时间和剂量相关性。角质层是阻挡胶原肽渗透的关键因素，在小鼠皮肤上涂抹鱼鳞胶原肽，并采用荧光免疫印迹法进行标记，发现鱼胶原肽可以通过角质层渗透到真皮层，从而起到改善皮肤的作用 [65]。

马慧敏等通过人体试验评价鱼胶原肽外用的保湿抗皱功效，并对其机制进行初步探讨。实验采用随机、双盲、对照的方法，对含有胶原肽成分的眼霜的保湿、抗皱效果进行临床效果评价，并用体外实确定胶原肽对成纤维细胞增殖活性的影响。研究结果发现，与基础值相比，含有胶原肽成分的眼霜在第 1、4 周，可以显著地增加皮肤角质层的含水量，改善眼周皱纹。此外体外实验也证实，胶原蛋白肽处理细胞后第 96、120 小时，成纤维细胞增殖活性显著增加，1.00 mg/mL 组作用最显著。因此在细胞水平上，胶原肽可以促进成纤维细胞增殖。胶原肽作为化妆品的添加成分能够提高化妆品的保湿抗皱效果 [66]。

研究发现，含有鲑鱼鱼皮胶原肽的护肤品能提高皮肤水分含量，降低表皮水分损失

(transepidermal waterloss，TEWL)，具有较好的保湿效果[67]。李继城等用罗非鱼鱼皮制备鱼胶原肽，得到分子量小于1000、含量为82.27%的产品，其平均分子量为614。研究发现，添加罗非鱼胶原肽的润肤霜能够抗紫外线，且随着鱼胶原肽比重增加，抗紫外线能力增强，防晒效果更好。参考国家防晒霜评价标准，罗非鱼胶原肽润肤霜适用于紫外线中等偏弱的户外活动[68]。

（三）鱼胶原肽延缓皮肤衰老的作用机制

1．促进皮肤成纤维细胞增殖

皮肤萎缩、变薄、皱纹增多等老化现象的组织学表现主要体现在真皮结缔组织的改变，真皮结缔组织的主要组成成分为成纤维细胞合成的胶原蛋白。因此，成纤维细胞在皮肤衰老过程中起着重要作用。皮肤成纤维细胞能够合成胶原蛋白、弹性蛋白、糖胺聚糖等胞外基质，释放IL-1β、TNF-α、COX-2等促炎因子，分泌基质金属蛋白酶及其抑制剂，介导间质与血管双向交流，对皮肤正常结构和功能的维持与修复具有重要作用。苏威[69]研究了狭鳕鱼皮胶原肽对体外培养人皮肤成纤维细胞生物学特性的影响，发现其不仅能够增加成纤维细胞的增殖速度，并且还能降低其凋亡速度，并呈现剂量依赖性。吴松青[70]通过细胞实验研究了胶原蛋白对人皮肤成纤维细胞生长状态的影响，发现鱼皮胶原蛋白对成纤维细胞生长具有促进作用。Matsuda等[71]按照胶原肽0.2 g/kg的剂量饲喂猪62天后，分析口服胶原肽对成纤维细胞的作用，发现饲喂胶原肽的实验组中成纤维细胞密度明显大于饲喂乳清蛋白组和蒸馏水组。Ohara等[72]的研究发现，Pro-Hyp在200 nmol/ml的浓度下，能够将细胞增殖的速度提高1.5倍，将透明质酸合成速度提高3.8倍。以上研究均表明鱼胶原肽能够通过促进皮肤成纤维细胞增殖来延缓皮肤衰老。

2．促进细胞外基质的合成

胶原蛋白是细胞外基质的重要组成成分，而鱼胶原肽能够促进细胞外基质的合成。梁江[73]在动物实验中证实了海洋胶原多肽能够促进自然衰老大鼠皮肤胶原蛋白的合成。吴松青[70]通过培养成纤维细胞，发现经鱼皮胶原肽作用后能够增加培养液中胶原蛋白的含量。宋芹[74]研究得到罗非鱼鱼鳞胶原蛋白寡肽对人皮肤成纤维细胞透明质酸分泌以及小鼠真皮中胶原蛋白合成具有促进作用。Zague等[75]分析了口服胶原肽对大鼠皮肤细胞基质蛋白的影响。实验选用四周龄的Wistar雄性大鼠，对照组为含量12%酪蛋白，实验组为12%胶原肽，空白组为正常AIN-93饲料，分析这三组中Ⅰ和Ⅳ型胶原蛋白，以及MMP-2和MMP-9。结果显示，与对照组（饲喂酪蛋白）相比，实验组（饲喂胶原蛋白肽）中Ⅰ和Ⅳ型胶原蛋白含量明显提高（$P < 0.05$），同时，实验组中MMP-2含量和活性较对照组都有明显下降（$P < 0.05$），但对MMP-9无明显影响。因此作者认为小分子胶原肽能够通过MMPs进一步抑制胶原蛋白的降解，刺激受损皮肤中胶原蛋白的合成；或者小分子胶原肽可能有助于细胞间基质和成纤维细胞的相互作用，有利于胶原蛋白的生成。2018年，该学者又探讨了胶原肽对人皮肤成纤维细胞的细胞外基质代谢和增殖的影响。结果发现胶原肽对细胞的增殖无影响，但可以显著调节细胞代谢。与对照组相比，胶原肽可以提高1.5倍胶原蛋白产量，且胶原肽与VC共同作用，可以将胶原蛋白产量提高到1.8倍。此外胶原肽还可以抑制金属蛋白酶MMP-1的活性，且呈剂量相关性。这说明胶原肽能够增加真皮层细胞外基质的主要蛋白Ⅰ型前胶原和Ⅰ型胶原的含量，其机理是通过抑制金属蛋白酶MMP-1、

MMP-2 的活性，从而降低胶原Ⅰ型代谢和刺激胶原合成。

3．促进胶原纤维的生成

Matsuda[71] 等的研究发现，胶原肽实验组中胶原纤维的直径和密度都明显大于对照组，真皮层的黏多糖、透明质酸和硫酸软骨素含量在三组中无明显差异，但是胶原肽组中硫酸软骨素的比例最高。该研究证实胶原肽对成纤维细胞有趋化性，可以作为合成和重组新胶原纤维的信号肽和启动剂。此外研究还表明，胶原肽能以特异性蛋白的形式增加真皮层中纤维细胞的密度和胶原纤维的直径，能通过增加蛋白多糖的比例来改变皮肤的机械强度。

4．提高抗氧化酶活性

紫外线诱导或者机体代谢过程中都会产生活性氧，对机体造成过氧化损伤，而抗氧化酶可以保护机体免受活性氧损伤。户业丽[76] 等研究得到，鲍腹足胶原蛋白能够增加 D- 半乳糖致衰老小鼠皮肤抗氧化酶活性，包括总抗氧化酶（T-AOC）和谷胱甘肽过氧化物酶等。李振飞[77] 的研究证明，胶原肽能够使 D- 半乳糖诱导小鼠肝组织中 CAT、GSH-Px 及 SOD 抗氧化酶活性显著增强。此外胶原肽能够提高小鼠抗氧化酶活性，抗氧化酶建立了皮肤的防御系统，能够减轻皮肤的氧化应激。

5．改变细胞基因表达

有研究发现长期口服鱼胶原肽，能够调节与皮肤产生和维持的相关基因，从而改善皮肤功能障碍[78]。研究者给雌性裸鼠喂食对照饲料或含有鱼鳞胶原肽的饲料 12 周，随年龄增长，对照组小鼠角质层含水量和皮肤弹性逐渐降低，而实验组因为摄入鱼鳞胶原肽显著抑制了上述现象。使用 DNA 芯片来分析实验组裸鼠皮肤的基因表达，发现开始摄入胶原蛋白 12 周后，基因表达谱图与对照组相比无显著差异。然而给药后 1 周，胶原组有 135 个基因上调，448 个基因下调。这说明基因的改变先于屏障功能和弹性的改变。在上调基因中，与表皮细胞形成相关的基因语义注释（Gene Ontology terms）显著增加。这些与皮肤功能相关的基因能够促进表皮生成和分化，同时抑制真皮降解。研究结果表明，摄入鱼胶原肽会改变早期基因表达，从而影响皮肤屏障功能和力学性能。

Min[79] 等采用 UVB 照射裸鼠建立光老化模型并饲喂罗非鱼鱼鳞胶原肽，来探讨鱼胶原肽对光老化皮肤改善的效果与作用机理。实验结果显示，与对照组相比，口服鱼胶原肽可增加皮肤水合作用，减少皱纹的形成。实验组透明质酸合成酶（HAS-1 和 HAS-2）的 mRNA 和蛋白表达均增加，从而增加了皮肤组织中透明质酸的生成，而透明质酸酶（HYAL-1 和 HYAL-2）的 mRNA 表达下调。此外，通过饲喂鱼胶原肽，皮肤水合因子丝聚合蛋白和外皮蛋白的表达上调。总之，这些结果表明口服鱼胶原肽能够增加透明质酸水平，从而改善 UVB 光老化导致的皮肤水分降低和皱纹产生。其作用机理是鱼胶原肽能够调节参与透明质酸合成和降解过程中酶的 mRNA 表达。因此，胶原肽可能通过在分子水平上影响皮肤相关的 DNA、mRNA 表达从而影响皮肤衰老进程。

6．调节细胞信号通路

胶原蛋白可能通过调节相关细胞通路和细胞信号因子来调节成纤维细胞对胞外基质的合成等，从而延缓皮肤衰老。梁江等[73] 的实验推测，海洋胶原蛋白肽可能通过上调 TβR Ⅱ 的表达水平而激活 TGF-β/Smads 信号通路，从而促进Ⅰ、Ⅲ型胶原蛋白的合成。Fisher 等[24] 进一步报道该通路对胶原蛋白合成、胞外基质表达及成纤维细胞增殖具有潜在的刺激作用。

三、鱼胶原肽对皮肤衰老改善作用的研究进展

北京大学李勇教授课题组采用自然衰老大鼠模型研究鱼胶原肽对皮肤衰老的改善作用及其机制。具体方法如下。四周龄雄性 SD 大鼠经一周适应性喂养后随机分入四组中，对照组给予普通标准大鼠饲料，其余三组在普通标准饲料的基础上分别添加 2.25%、4.5% 和 9%（wt/wt）的 FCPs，同时分别替换等量的粗蛋白。取各组 6 ～ 8 只 24 ～ 26 月龄雄性大鼠的脊柱两侧皮肤进行研究，另取 10 只给予对照组饲料的 12 月龄大鼠相同位置的皮肤作为中年对照组。检测指标为：皮肤组织病理学检查，包括对胶原纤维的染色、真皮厚度测量、Ⅰ型与Ⅲ型胶原表达的定性分析；检测皮肤匀浆和 24 月龄尿液羟脯氨酸；皮肤匀浆中 SOD、GSH-Px 及 MDA；利用 PCR 检测Ⅰ型和Ⅲ型前胶原基因转录水平；利用免疫印迹法检测Ⅰ型和Ⅲ型胶原蛋白及胶原代谢相关蛋白表达量。研究表明，来源于三文鱼皮的 FCPs 长期干预对预防 SD 大鼠的皮肤自然老化过程有着显著的作用，其对衰老皮肤的作用可能通过对细胞外基质胶原代谢平衡、细胞信号通路和抗氧化能力的影响而实现。

（一）FCPs 对大鼠自然衰老皮肤厚度与胶原纤维形态的影响

1．FCPs 长期干预对皮肤胶原形态的影响

如 Masson 染色扩大 200 倍的皮肤组织切片所示（图 25-1，彩图 25-1），老年对照组的胶原纤维比中年对照组更加稀疏，且胶原的断裂和交联增加、走行紊乱。而中年对照组皮肤胶原排列整齐，染色较深。与老年对照组相比，FCPs 干预组皮肤的胶原纤维的排列更加有序和紧密，且老化断裂的胶原比例有所减少。

2．FCPs 长期干预对皮肤厚度的影响

皮肤真皮层厚度是对 Masson 染色的皮肤组织切片在 40 倍下进行测量，结果如图 25-2 所示。中年对照组真皮层厚度约为老年对照组的 2 倍［中年对照组（6501.10 ± 582.98）μm，老年对照组（3340.52 ± 448.35）μm，$P < 0.001$］，差异具有显著性。与老年对照组相比，FCPs 的长期干预可以在一定程度上增加真皮的厚度，且增加的程度具有剂量依赖性，4.5% 和 9% FCPs 干预组的真皮层厚度显著大于老年对照组［4.5% FCPs（4108.23 ± 314.48）μm，$P < 0.05$；9% FCPs（4177.85 ± 499.61）μm，$P < 0.05$］。

总体而言，FCPs 长期干预使自然衰老皮肤的真皮层厚度及总胶原含量增加，说明 FCPs 有促进皮肤胶原合成及沉积的作用。

（二）FCPs 长期干预对胶原羟脯氨酸水平的影响

1．FCPs 长期干预对皮肤羟脯氨酸水平的影响

由于羟脯氨酸的水平可以间接反映胶原的水平，因此该研究对羟脯氨酸的水平进行了检测，结果如图 25-3 所示。羟脯氨酸在皮肤中的水平与年龄呈负相关关系，即在老年对照组皮肤羟脯氨酸的水平显著低于中年对照组［中年对照组（17.98 ± 3.08）μg/mg，老年对照组（12.02 ± 2.20）μg/mg，$P < 0.001$］。4.5% 和 9% FCPs 干预组的皮肤羟脯氨酸水平为老年对照组的 1.26 倍和 1.24 倍［4.5% FCPs（15.14 ± 2.09）μg/mg，$P < 0.05$；9% FCPs（14.94 ± 2.38）μg/mg，$P < 0.05$］，差异具有显著性。

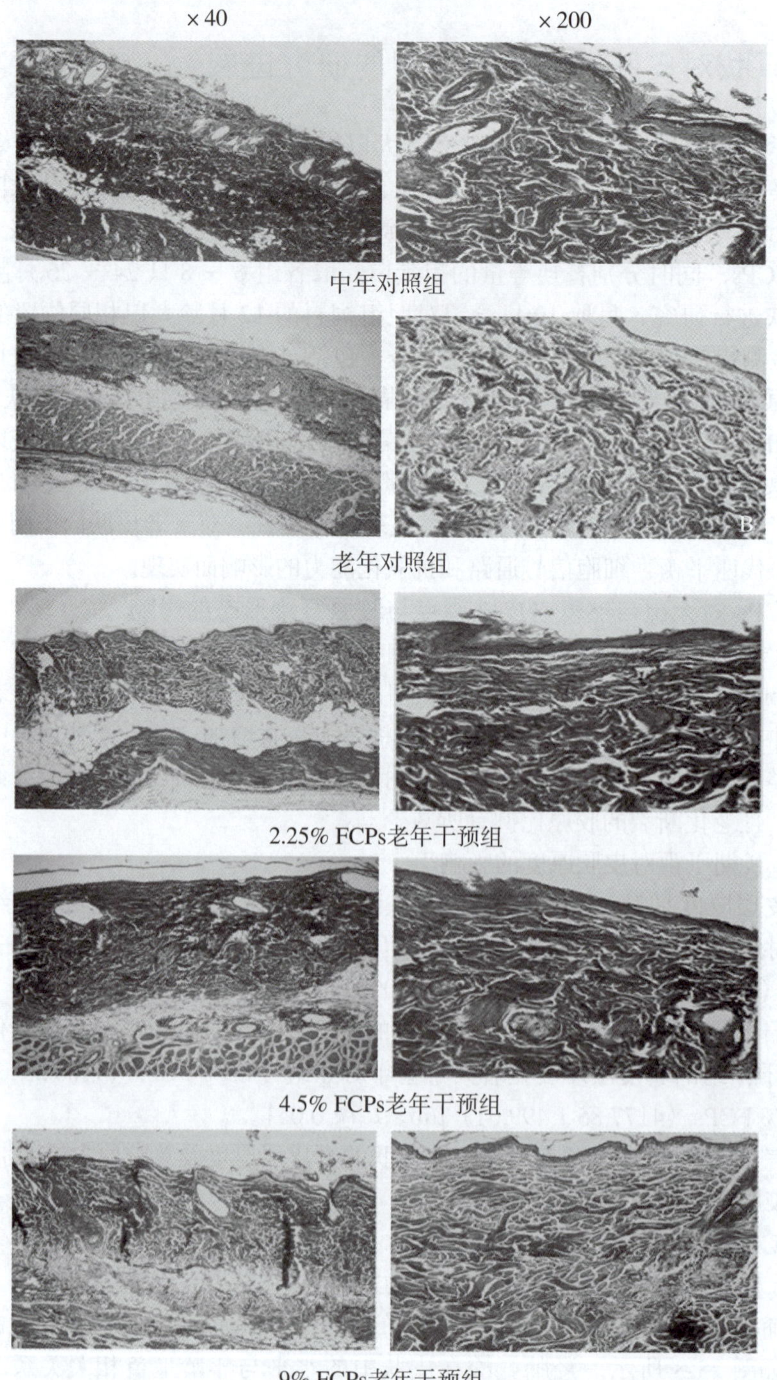

图 25-1 FCPs 长期干预对雄性 SD 大鼠自然衰老皮肤真皮层厚度及胶原形态的影响

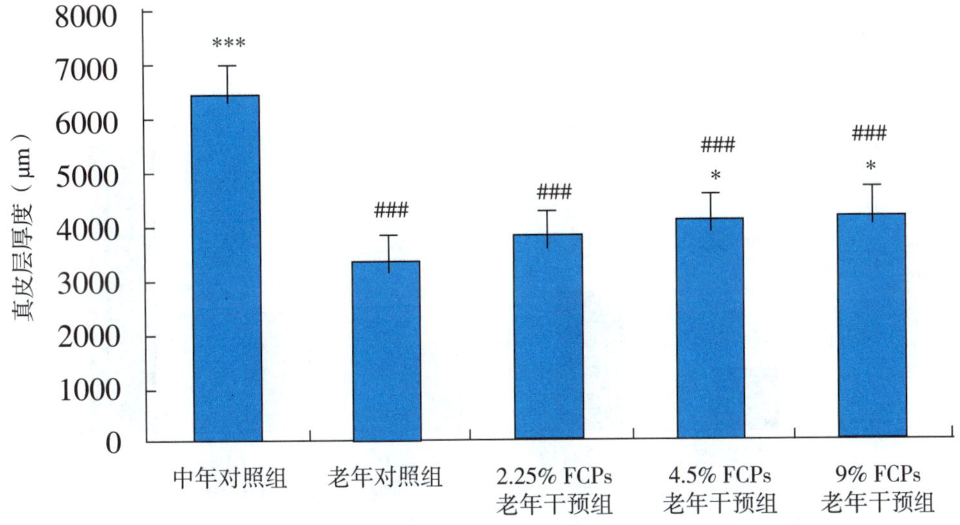

图 25-2　FCPs 长期干预对雄性 SD 大鼠自然衰老皮肤真皮层厚度的影响

与老年对照组比较差异有显著性，$^{*}P < 0.05$，$^{***}P < 0.001$；与中年对照组比较差异有显著性，$^{\#\#\#}P < 0.001$

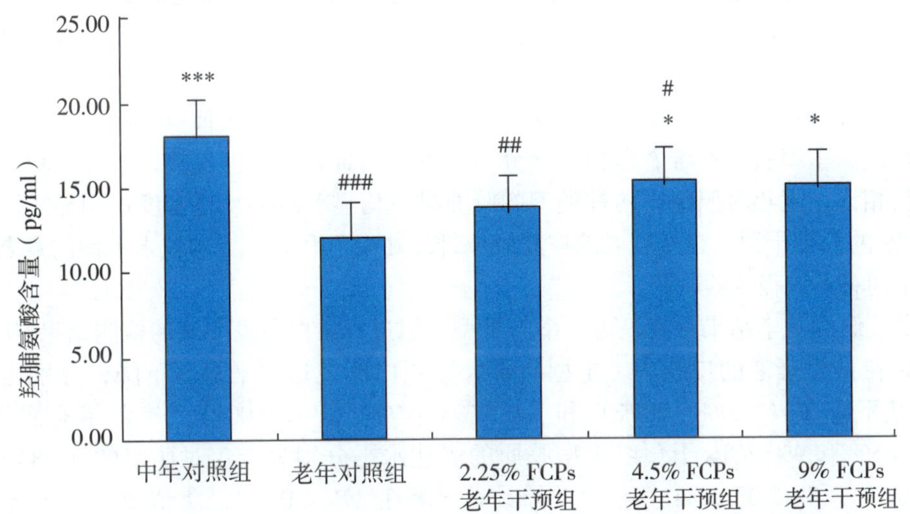

图 25-3　FCPs 长期干预对雄性 SD 大鼠自然衰老皮肤中羟脯氨酸含量的影响

与老年对照组比较差异有显著性，$^{*}P < 0.05$，$^{***}P < 0.001$；与中年对照组比较差异有显著性，$^{\#}P < 0.05$，$^{\#\#}P < 0.01$，$^{\#\#\#}P < 0.001$

2．FCPs 长期干预对尿羟脯氨酸水平的影响

如图 25-4 所示，12 月龄中年对照组 SD 大鼠的尿羟脯氨酸水平显著低于老年对照组 $P < 0.01$。与老年对照组相比，2.25% FCPs 干预组的尿羟脯氨酸水平则与中年对照组接近，但是却显著低于老年对照组 $P < 0.05$。随着 FCPs 干预剂量的增加，尿羟脯氨酸的水平呈显著的上升趋势，4.5% FCPs 干预组的尿羟脯氨酸水平与对照组无显著性差异，而 9% FCPs 干预组的尿羟脯氨酸水平则显著高于对照组 $P < 0.01$。

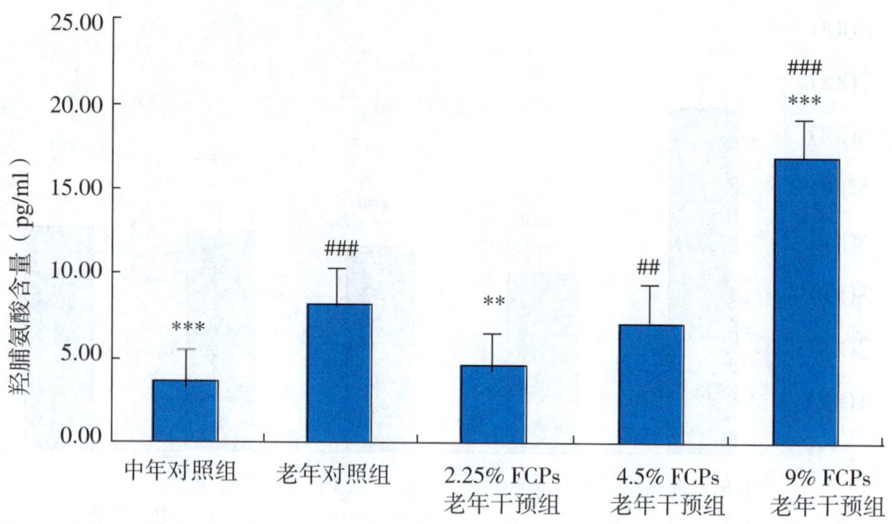

图 25-4　FCPs 长期干预 24 月对雄性 SD 大鼠尿羟脯氨酸水平的影响

与老年对照组比较差异有显著性，$^{**}P < 0.01$，$^{***}P < 0.001$；与中年对照组比较差异有显著性，$^{\#\#}P < 0.01$，$^{\#\#\#}P < 0.001$

（三）FCPs 长期摄入对大鼠自然衰老皮肤Ⅰ型与Ⅲ型胶原表达的影响

该研究利用免疫组织化学、免疫印迹和 RT-PCR 对 FCPs 对Ⅰ型与Ⅲ型胶原表达的影响进行了系列研究。

如图 25-5（彩图 25-5）所示，皮肤组织真皮层与抗Ⅰ型与抗Ⅲ型胶原抗体进行免疫组织化学反应。Ⅰ型胶原纤维着深棕色，分布致密，而Ⅲ胶原染色较浅，且分布稀疏。与中年对照组相比，老年对照组中两种类型的胶原染色均显著减弱，且密度也明显下降。然而经过 FCPs 的长期干预，自然衰老的皮肤胶原纤维在染色和分布上均较未干预的衰老皮肤随剂量的不同有不同程度的改善。

与免疫组织化学结果一致，对Ⅰ型与Ⅲ型胶原进行蛋白免疫印迹的检测结果（图 25-6）也表明，在自然衰老的皮肤中，Ⅰ型与Ⅲ胶原蛋白的表达水平显著下降，分别比中年对照组皮肤下降了（37.9%±7.5%）和（42.2%±8.5%）（$P < 0.001$）。与老年对照组相比，2.25%、4.5% 和 9% FCPs 干预组Ⅰ型胶原的表达水平分别为老年对照组的（1.84±0.36）、（1.96±0.31）和（2.03±0.41）倍，差异具有显著性（$P < 0.01$）。类似地，FCPs 干预同样对Ⅲ型胶原的表达也有明显的促进作用，具体而言，在 2.25%、4.5% 和 9% FCPs 的干预组，Ⅲ型胶原的表达水平为老年对照组的（1.38±0.27）、（1.92±0.22）和（1.81±0.18）倍（$P < 0.05$）。因此，该实验的结果表明，FCPs 长期干预对促进自然衰老皮肤中Ⅰ型与Ⅲ型胶原的表达水平有着显著的促进作用。

进而对 FCPs 干预对于Ⅰ型与Ⅲ型前胶原基因（*COL1A2* 和 *COL3A1*）转录水平的影响进行了研究。图 25-6 结果表明，*COL1A2* 与 *COL3A1* 的 mRNA 转录水平随着年龄的增加而呈下降趋势，在自然衰老的老年对照组皮肤中，*COL1A2* 与 *COL3A1* 的 mRNA 转录水平分别为中年对照组的（41.0%±10.1%）和（47.8%±8.5%）（$P < 0.001$）。2.25%、4.5% 和 9% FCPs 干预可促进这两种前胶原基因的表达，且效果呈剂量依赖性。在 2.25%、4.5% 和 9% FCPs 干预组，COL1A2 的基因转录水平比老年对照组升高了（1.38±0.2）、（1.68±0.29）和

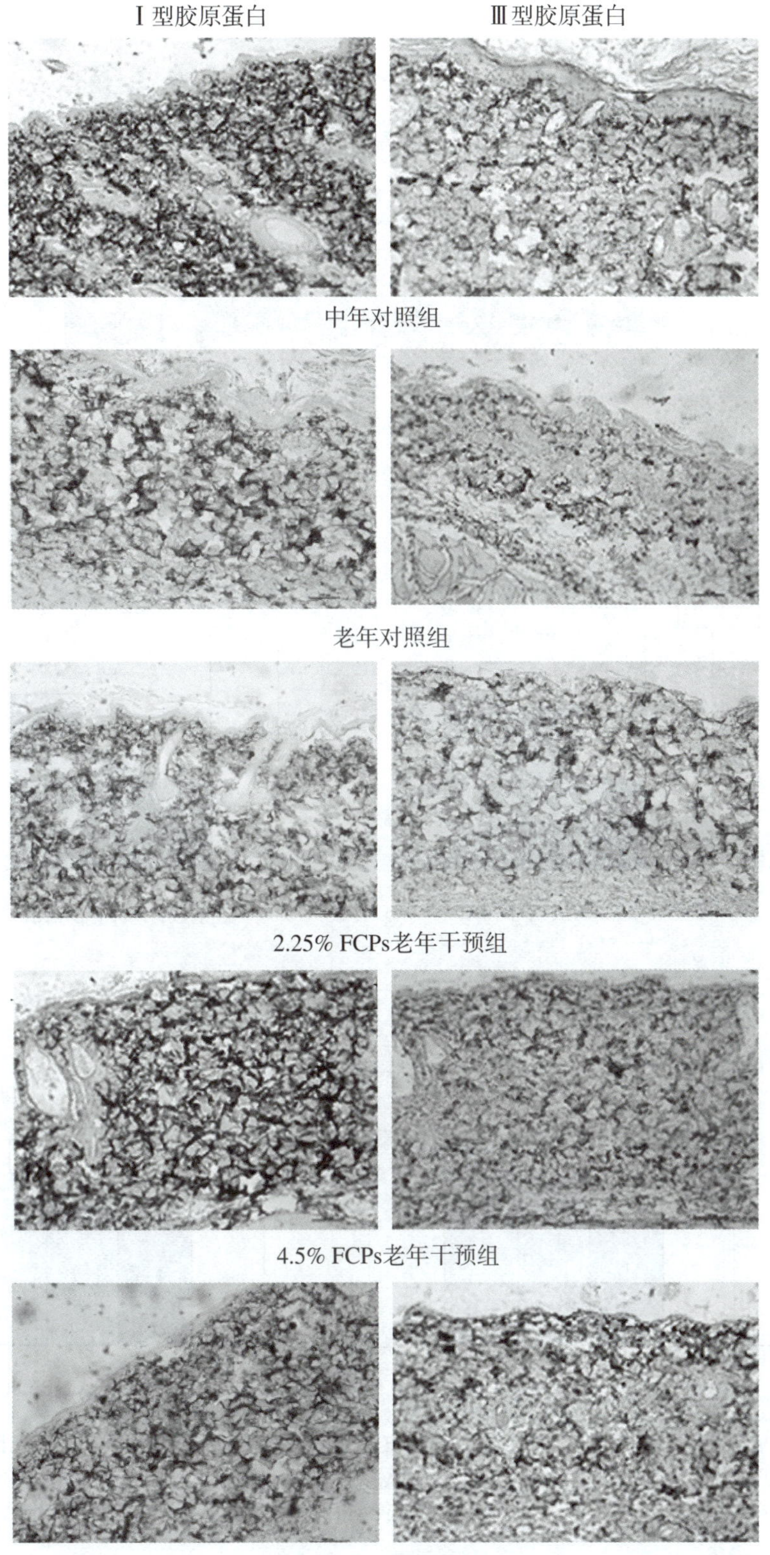

图 25-5　FCPs 长期干预对雄性 SD 大鼠自然衰老皮肤中Ⅰ型与Ⅲ型胶原蛋白表达的影响

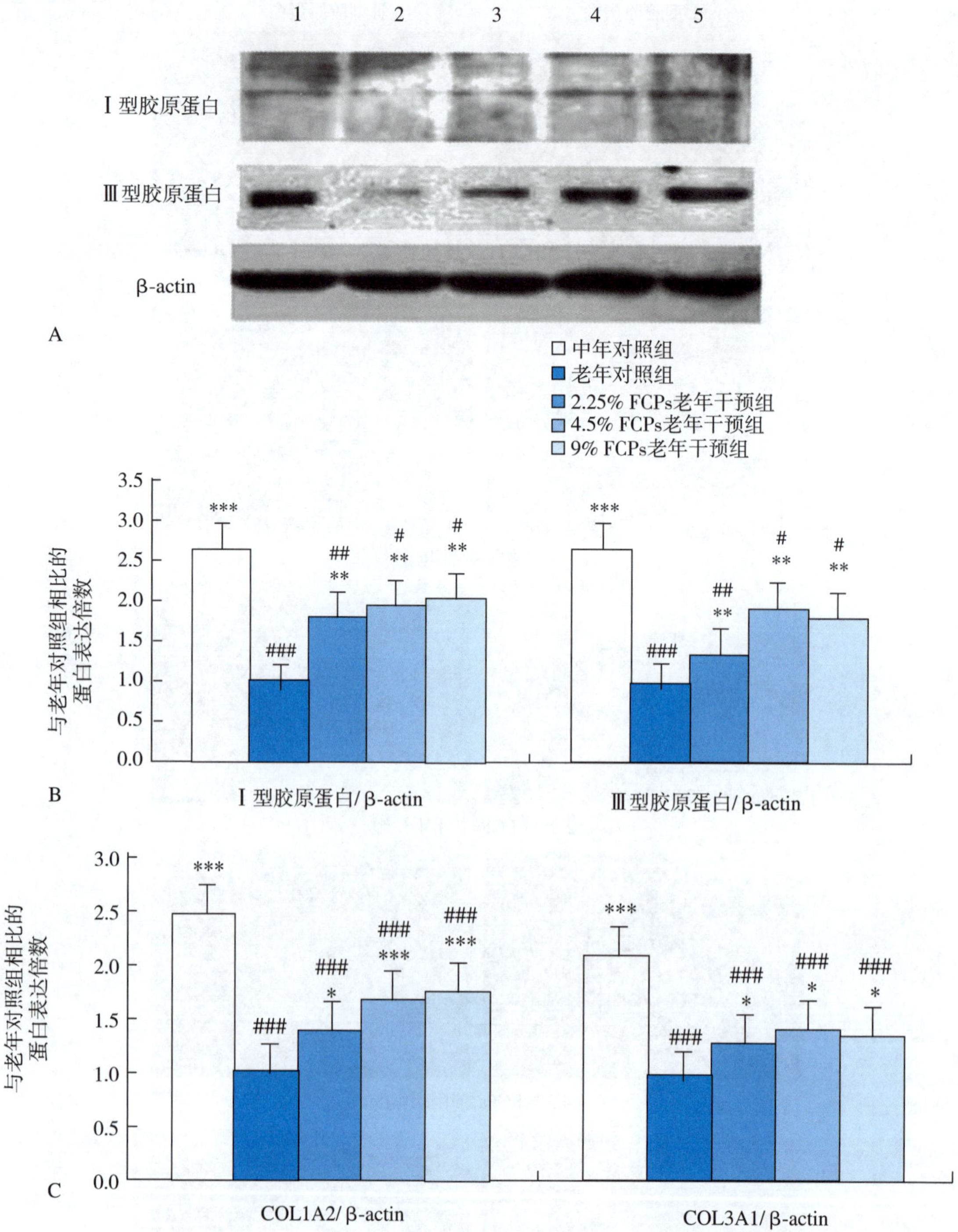

图 25-6 FCPs 长期干预对雄性 SD 大鼠自然衰老皮肤中Ⅰ型与Ⅲ型胶原蛋白及前胶原基因表达的影响

A．蛋白条带；B．Ⅰ、Ⅲ型胶原蛋白表达情况；C．COL1A2 和 COL3A1 蛋白表达情况。与老年对照组比较差异有显著性，$^{*}P < 0.05$，$^{**}P < 0.01$，$^{***}P < 0.001$；与中年对照组比较差异有显著性，$^{\#}P < 0.05$，$^{\#\#}P < 0.01$，$^{\#\#\#}P < 0.001$

（1.73±0.32）倍（$P < 0.05$），*COL3A1* 基因的转录水平也分别为老年对照组的（1.29±0.23）（$P < 0.05$）、（1.38±0.17）和（1.35±0.25）倍（$P < 0.01$）。

以上研究表明，FCPs 长期干预可以有效从基因与蛋白水平上促进Ⅰ型与Ⅲ型胶原的表达。

（四）FCPs 长期摄入对大鼠自然衰老皮肤 TβRII 与 Smad 蛋白表达水平的影响

TGF-β 与其Ⅱ型受体形成的复合物是 TGF-β/Smad 信号通路的第一步，继而 TGF-β/Smad 才可发挥对前胶原合成和细胞外基质合成进行的调节作用。图 25-7 结果显示，老年对照组的 TβRⅡ水平显著低于中年对照组［老年对照组为中年对照组的（50.7%±5.8%），$P < 0.001$］。FCPs 干预组的 TβRⅡ水平随着干预剂量不同而有不同程度的升高［2.25%、4.5% 和 9% FCPs 的 TβRⅡ水平分别为老年对照组（1.42±0.20）、（1.35±0.27）和（1.48±0.31）倍，$P < 0.05$］。

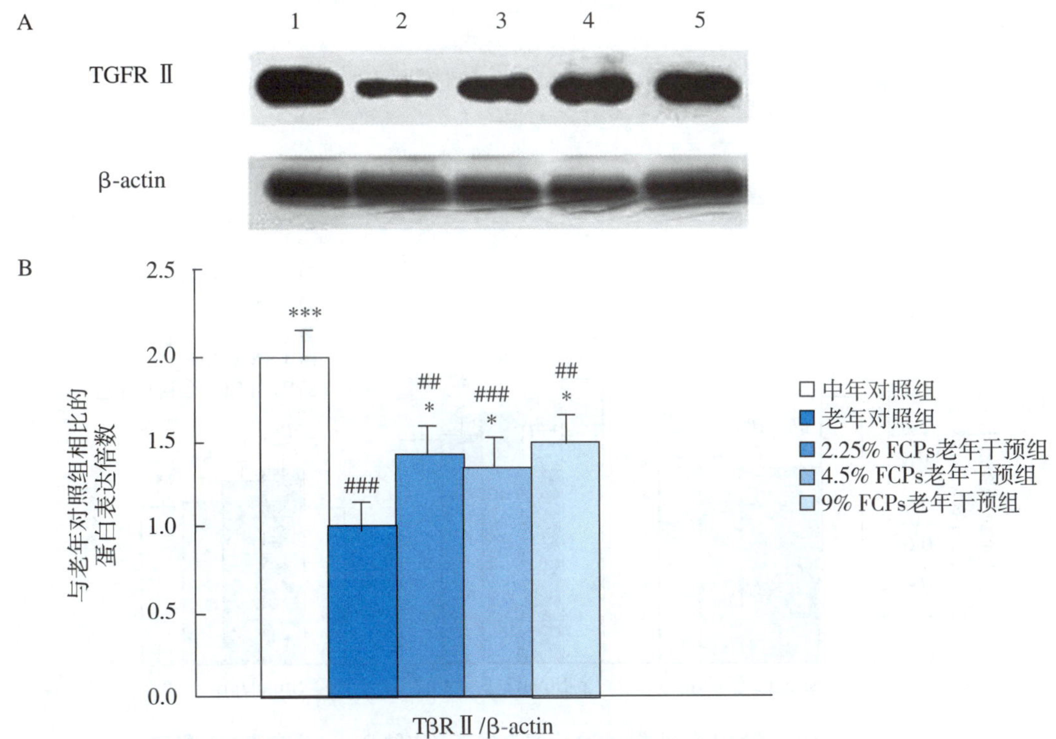

图 25-7 FCPs 长期干预对雄性 SD 大鼠自然衰老皮肤中 TβRⅡ蛋白表达的影响

A．蛋白条带；B．TβRⅡ蛋白表达情况。与老年对照组比较差异有显著性，$^{*}P < 0.05$，$^{***}P < 0.001$；与中年对照组比较差异有显著性，$^{\#\#}P < 0.01$，$^{\#\#\#}P < 0.001$

另外，Smad2 作为受体调节激活的因子，在其被磷酸化后可以介导 TGF-β 信号途径。如图 25-8 所示，与中年对照组相比，Smad2 的表达水平有随着年龄增长而下降的趋势。其中，老年对照组的 Smad2 为中年对照组的 1.36±0.15 倍。尽管 FCPs 干预组的 Smad2 水平与老年对照组相比没有显著差异，但是 FCPs 对 Smad2 蛋白的磷酸化过程却显示出显著作用。在 2.25%、4.5% 和 9% FCPs 干预组中，p-Smad2/Smad2 的比例分别为老年对照组的 1.28、1.16 和 1.13 倍（$P < 0.05$）。

Smad7 作为抑制型 Smad 蛋白，对被受体激活的 Smad 蛋白功能进行抑制而干扰 TGF-β/Smad 信号途径。图 25-8 显示，Smad7 蛋白的表达在老年对照组中为中年对照组的（1.25±0.10）倍（$P < 0.01$）。Smad7 蛋白在 4.5% 和 9% FCPs 干预组中，其表达与老年对照组相比显著下降［4.5% 和 9% FCPs 干预组的 Smad7 蛋白表达水平分别为老年对照组的（82.6%±9.3%）和（81.2±8.1%），$P < 0.05$］。

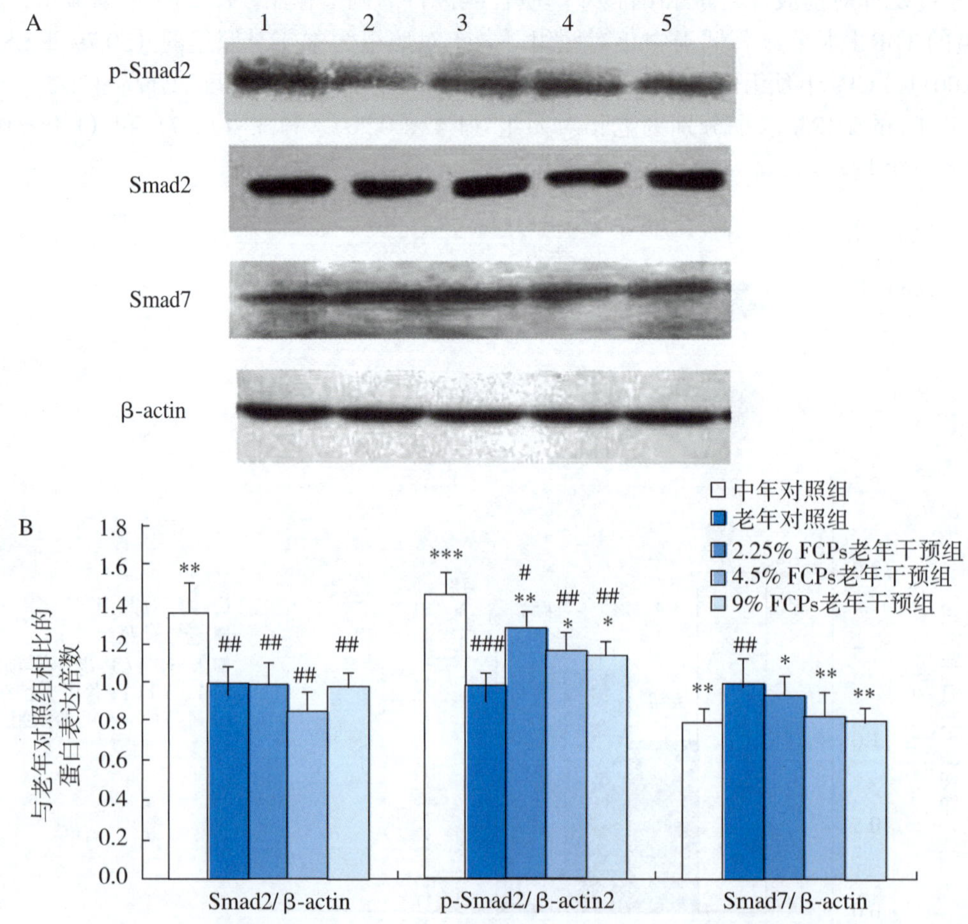

图 25-8 FCPs 长期干预对雄性 SD 大鼠自然衰老皮肤 Smad 蛋白表达的影响

A．蛋白条带；B．Smad2、p-Smad2、Smad7 蛋白表达情况。与老年对照组比较差异有显著性，$^{*}P < 0.05$，$^{**}P < 0.01$，$^{***}P < 0.001$；与中年对照组比较差异有显著性，$^{\#}P < 0.05$，$^{\#\#}P < 0.01$，$^{\#\#\#}P < 0.001$

（五）FCPs 长期摄入对大鼠自然衰老皮肤 MMP-1 和 TIMP-1 蛋白表达水平的影响

Ⅰ型与Ⅲ型胶原可首先被Ⅰ型金属蛋白酶（MMP-1）分解，该酶的活性受到Ⅰ型组织金属蛋白酶抑制因子（TIMP-1）的抑制。如图 25-9 所示，MMP-1 在老年对照组中的表达水平为中年对照组 2 倍，其差异具有显著性（$P < 0.001$）。FCPs 的长期干预可以显著地抑制 MMP-1 在自然衰老皮肤中的表达［4.5% 和 9% FCPs 干预组的 MMP-1 的表达水平分别为老年对照组的（67.4%±9.4%）和（59.0%±5.0%），$P < 0.001$］。作为特异性 MMP-1 的抑制因子，TIMP-1 的水平在该研究中未显示出与年龄相关的显著性差异。但是 4.5% FCPs 干预

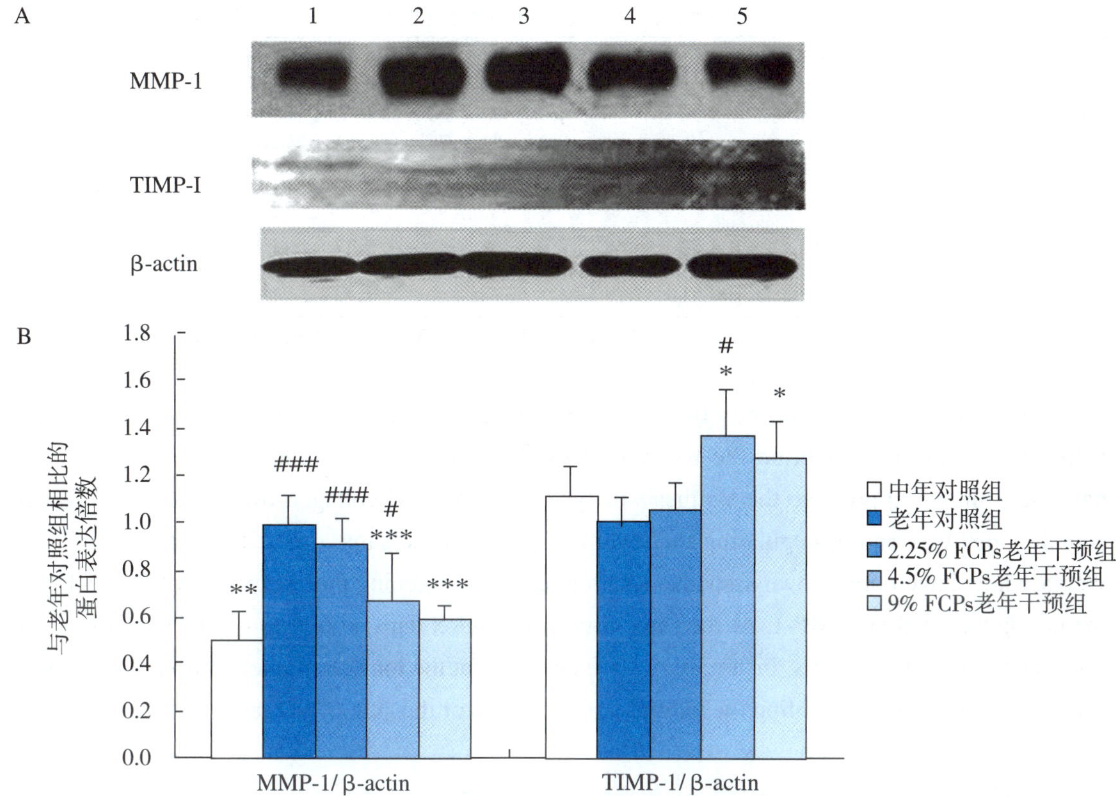

图 25-9　FCPs 长期干预对 SD 大鼠自然衰老皮肤 MMP-1 和 TIMP-1 蛋白表达水平的影响

A．蛋白条带；B．MMP-1、TIMP-1 蛋白表达情况。与老年对照组比较差异有显著性，$^{*}P<0.05$，$^{**}P<0.01$，$^{***}P<0.001$；与中年对照组比较差异有显著性，$^{\#}P<0.05$，$^{\#\#\#}P<0.001$

组自然衰老皮肤中的 TIMP-1 水平显著提高［4.5% 和 9% FCPs 干预组的 TIMP-1 水平为老年对照组的（1.37±0.19）倍和（1.27±0.17）倍，$P<0.05$］。

（六）FCPs 长期摄入对大鼠自然衰老皮肤过氧化状态的影响

大鼠自然衰老皮肤的过氧化状态通过对皮肤匀浆 SOD 与脂质过氧化产物 MDA 的水平来反映。如表 25-1 所示，与中年对照组相比，老年对照组皮肤匀浆中 SOD 活性显著下降，而 MDA 水平则明显升高（$P<0.01$）。在 FCPs 干预组中，自然衰老皮肤匀浆的 MDA 水平有一定程度的下降，其下降程度与剂量呈现一定的依赖性，4.5% 和 9% FCPs 干预组与对照组的差异具有显著性（$P<0.05$）。同样，FCPs 的长期干预使自然衰老皮肤的 SOD 活性也有一定程度的提高，但是差异不具有统计意义。

该研究证实 FCPs 长期干预对衰老皮肤的作用可能通过对细胞外基质胶原代谢平衡的影响而实现。已证明 FCPs 可以通过激活 Smad 信号途径和上调 TβR Ⅱ 的水平促进Ⅰ型与Ⅲ型胶原的合成。同时，FCPs 可通过削弱 MMP-1 的表达与提高 TIMP-1 的水平抑制与衰老相关的胶原分解。同时，FCPs 的抗氧化特性在此过程中可能发挥着重要作用。综上所述，笔者认为 FCPs 的长期干预对预防 SD 大鼠的皮肤自然老化进程有显著作用。

表 25-1 FCPs 长期喂养对雄性 SD 自然衰老大鼠 SOD 活性和 MDA 水平的影响（Mean ± SD）

组别	n	SOD（U/mg）	MDA（nmol/mg）
中年对照组	10	128.83 ± 12.05**	1.76 ± 1.07**
老年对照组	8	96.13 ± 24.93##	3.75 ± 1.57##
FCPs 2.25%	6	102.77 ± 21.50#	2.60 ± 1.17
FCPs 4.5%	8	104.50 ± 15.58#	2.27 ± 1.11*
FCPs 9%	6	100.51 ± 17.78##	1.92 ± 1.21*

与老年对照组比较差异有显著性，*$P < 0.05$，**$P < 0.01$；与中年对照组比较差异有显著性，#$P < 0.05$，##$P < 0.01$

This study confirms that the effect of FCPs' long-term intervention on aging skin may be achieved through the effect on the balance of extracellular matrix collagen metabolism. FCPs have been shown to promote the synthesis of type I and type III collagen by activating the Smad signaling pathway and up-regulating the level of TβRII. At the same time，FCPs can inhibit the increase in collagen breakdown associated with aging by weakening the expression of MMP-1 and increasing the level of TIMP-1. At the same time，the antioxidant properties of FCPs may play an important role in this process. In summary，we believe that the long-term intervention of FCPs has a significant effect on preventing the natural aging process of the skin of SD rats.

四、鱼胶原肽在皮肤保湿方面的研究进展

Matsumoto 等对鱼胶原肽改善皮肤的作用做了前瞻性研究。研究选用 25 名皮肤干燥和粗糙的志愿者，每天服用 5 g 鱼胶原肽，6 周后发现，脸颊部位的皮肤水分普遍提高，前臂和颈部背面的水分也显著提高，脸颊部皮肤的柔韧性、弹性、光滑度、皱纹和坚实度都有明显改善，且皮脂下降。结果表明服用鱼胶原肽对皮肤的改善程度能达到 60% ~ 100%[80]。Asserin 等研究了胶原肽对女性的皮肤水分和真皮层胶原网络的影响，结果显示，口服胶原肽能够增加皮肤水分。补充 4 周后，真皮中的胶原密度显著增加，真皮胶原网络的碎片显著减少。其机制可能是胶原肽诱导胶原以及糖胺聚糖的产生[81]。余宙等以 30 ~ 50 岁女性为研究对象，采用双盲法，按 3 g/d 服用鱼胶原肽粉或者安慰剂，连续 40 d。结果发现，试食组和对照组组间对照、试食组食用前后自身对照的皮肤水分均有显著差异（$P < 0.05$），这说明服用鱼胶原肽具有显著改善皮肤水分作用。同时体重、血压、心率、尿常规、大便常规、血常规及生化指标未见明显异常变化，也未观察到明显过敏及其他不良反应，说明服用鱼胶原肽粉是安全有效的[82]。徐君等研究了年龄在 30 ~ 50 岁的女性，每天服用 1.5 g 鱼胶原肽，服用 30 天后面部水分的情况。结果发现，试食鱼胶原肽的志愿者面部水分从（8.42% ± 1.45%）提高到了（10.89% ± 1.89%），统计学差异显著（$P < 0.05$），而对照组研究前后面部皮肤水分无统计学差异。说明口服鱼胶原肽具有改善面部水分的作用[83]。

马慧敏等[84]对年龄在 29 ~ 45 岁的 33 名健康女性志愿者进行为期 1 个月的随机、双盲、对照试验。采用同一受试者左右两侧眼部自身对照的方法，于眼眦外侧分别涂抹含有

胶原寡肽成分的眼霜和不含胶原寡聚肽成分的基质，基质主要成分为封闭剂和湿润剂。在研究第 0、1、4 周对眼霜进行称重，测定皮肤角质层水含量、皮肤颜色，并由两名医生参照由 Roland Bazin 提出的皮肤皱纹分级标准[85]进行眼部皱纹主观分级。测定各项指标时，房间温度为 20℃ ~ 25℃，湿度为 35% ~ 70%，并要求受试者提前 30 min 进入测试环境，休息后进行各指标的测量，对其保湿、抗皱效果进行临床效果评价。同时采用体外实验方法确定胶原寡肽对成纤维细胞增殖活性的影响。

（一）胶原寡肽对皮肤角质层含水量的影响

研究结果发现，使用受试品前，受试者左右两侧眼周含水量没有统计学差异。试验第 1 周与试验前的基础值相比，对照组与试验组角质层含水量均有所增加，且有统计学差异；试验组角质层含水量增高幅度高于对照组，但没有统计学差异；试验第 4 周，两组角质层含水量仍然比基础值高，但低于第 1 周，且两组间差异变小（表 25-2）。

表 25-2　胶原寡肽对皮肤角质层含水量的影响（Mean ± SD）

组别	角质层含水量		
	第 0 周	第 1 周	第 4 周
对照组	61.22 ± 12.31	68.82 ± 14.83*	64.77 ± 15.29
试验组	61.44 ± 13.33	71.74 ± 13.03*	64.95 ± 14.72

与基础值比较差异有显著性，$^{*}P < 0.05$

（二）胶原寡肽对皮肤颜色的影响

研究结果显示，试验第 1 周及第 4 周两组的皮肤颜色与基础值相比没有统计学差异，但是有改善趋势（表 25-3）。

表 25-3　胶原寡肽对皮肤颜色的影响（Mean ± SD）

组别	皮肤颜色		
	第 0 周	第 1 周	第 4 周
对照组	60.53 ± 3.80	62.57 ± 3.03	62.09 ± 2.32
试验组	60.82 ± 2.65	62.08 ± 2.43	61.77 ± 2.21

（三）胶原寡肽对眼周皱纹的影响

眼周皱纹的主观评价结果显示，试验第 1 周及第 4 周，对照组与试验组眼周皱纹情况较基础值都有显著改善，但是两组之间比较没有统计学差异（表 25-4）。

表 25-4 胶原寡肽眼周皱纹的影响（Mean±SD）

组别	时间	眼周皱纹等级				
		0	1	2	3	4
对照组	0	0	8	15	9	1
	1	5	9	12	6	1
	4	4	16	10	10	0
实验组	0	0	10	12	10	1
	1	4	12	11	5	1
	4	5	16	9	9	0

（四）胶原寡聚肽对人成纤维细胞增殖活性的影响

胶原寡聚肽对人成纤维细胞增殖活性的影响结果显示，72 h 时，处理组与对照组相比差异无统计学意义；96、120 h 时，处理组与对照组相比有统计学意义，以 96 h 时差异最显著（$P < 0.001$），表明胶原寡肽在这两个时间点可以显著增加成纤维的增殖活性。进一步统计分析显示，96 h 时，0.05、1.00、2.00 mg/ml 干预组组与对照组相比，可以显著增加成纤维细胞的增殖活性，以 1.00 mg/ml 干预组组作用最为显著（$P < 0.01$）；120 h 时，仅 1.00 mg/ml 组与对照组相比差异有统计学意义（表 25-5）。

表 25-5 不同浓度胶原寡肽对成纤维细胞增殖活性的影响（OD 值 Mean±SD）

胶原寡肽浓度（mg/mL）	时间（h）		
	72	96	120
0	0.292±0.029	0.391±0.029	0.430±0.001
0.500	0.316±0.030	0.428±0.018*	0.433±0.019
1.000	0.319±0.022	0.447±0.018**	0.460±0.010*
2.000	0.315±0.013	0.430±0.016*	0.452±0.025
8.000	0.285±0.025	0.403±0.018	0.414±0.012

与 0 mg/mL 比较差异有显著性，*$P < 0.05$，**$P < 0.01$

五、鱼胶原肽在修复光损伤皮肤方面的研究进展

Tanaka 等研究发现，口服胶原肽能够抑制 UVB 导致的皮肤中水分含量、表皮细胞增生的下降，减少可溶性胶原蛋白。结果显示胶原肽可以作为膳食补充剂，改善由 UVB 导致的受损皮肤和光老化皮肤 [86]。

Jimbo 等研究了修复光损伤的胶原肽最适作用剂量。实验采用平均分子量为 3000 的胶原肽饲喂裸鼠，剂量分别为 20、200、2000 mg/kg 体重。实验 7 周后，实验组的水分含量明显高于对照组（$P < 0.01$）。分析皮肤中氨基酸组成发现，实验组 4-Hyp 和 5-Hyp 含量明显

高于对照组，且呈剂量相关性，这说明饲喂裸鼠胶原肽时，其含有的 Hyp 可以在体内吸收并于皮肤中检测到。研究认为实验组剂量内都可以修复光损伤皮肤，低剂量实验组性价比最好，换算成人体剂量为 1.2 g/60kg 体重 [87]。

Song 等发现不同分子量的白鲢鱼皮胶原肽对光老化小鼠的皮肤修复作用不同。鱼胶原肽可以增加皮肤中的水分、羟脯氨酸、透明质酸含量，且呈剂量相关性。摄入低分子量（低分子量的鲢鱼皮胶原肽，200 ~ 1000，65%）和高分子量（高分量的鲢鱼皮胶原肽，> 1000，72%）的鱼胶原肽都能能显著增加皮肤组成成分，提高血清和皮肤抗氧化酶活性（$P < 0.05$）；且低分子量的鲢鱼皮胶原肽的表现优于低分子量的鲢鱼皮胶原肽，明胶（> 120 000）的实验结果与对照组无显著差异。这说明分子量低的鱼胶原肽修复光老化的皮肤效果更好 [87]。

徐德峰等研究了 4 种食源性肽（鳕鱼胶原肽、弹性蛋白肽、鲣鱼动脉球弹性蛋白肽、核桃肽），均能改善 SD 光老化大鼠的皮肤弹性，提高透明质酸含量 [89]。初鑫等饲喂皮肤光老化小鼠鳕鱼皮胶原肽果汁饮料，发现胶原肽可以显著抑制光老化小鼠皮肤中水分的流失（$P < 0.05$）及胶原含量的降低（$P < 0.01$），显著提高小鼠皮肤组织和血清中 T-SOD、GSH-Px、CAT 的活力（$P < 0.05$），显著降低 MDA 的含量（$P < 0.05$）。研究表明，鱼胶原肽饮料对紫外线引起的皮肤光老化有保护作用，能够有效预防和延缓光老化 [90]。

艾丽奇以深海鳕鱼皮为原料，以光损伤的成纤维细胞为模型，考察不同条件下酶解制备的胶原肽的抗皮肤光老化活性差异，并结合肽组学和 peptide ranker 等分析软件，快速筛选出 7 条具有潜在抗光老化活性的鱼胶原肽序列，它们分别为 GPA、GPL、GX（X 表示羟脯氨酸）、GL、GPPGPTGA、AGPAGPR 和 GY。并发现鱼胶原肽能显著提升光损伤成纤维细胞的存活率（$P < 0.5$），其中 GPPGPTGA 活性最好。这些鱼胶原肽序列均能不同程度地抑制 ROS 产生、提升 SOD 活性、抑制胶原酶产生、降低胶原蛋白含量、抑制 Ca^{2+} 离子内流和改善线粒体膜电位流失 [91]。

六、鱼胶原肽在抑制黑色素合成方面的研究进展

皮肤光老化的表征之一为黑色素沉着，酪氨酸酶是机体内合成黑色素的关键因素。研究表明，胶原肽可通过抑制酪氨酸酶活力来减少黑色素合成。肖枫研究发现黄河鲤鱼鱼鳞胶原肽组分能够减少小鼠黑素瘤细胞中黑色素的产生，降低小鼠黑素瘤细胞中酪氨酸酶的活力，增加小鼠黑素瘤细胞中的含量，降低 GSH 和 GSSG 的含量，降低小鼠黑素瘤细胞中 cAPM 的含量 [92]。尹曼等研究发现 800 μg/ml 胶原肽对鼠黑色素瘤细胞 B16-F10 酪氨酸酶活性有显著的抑制作用（$P < 0.05$），与大米肽按照 2 ∶ 1 比例混合后，可以显著抑制酪氨酸酶活性，清除细胞胞内 ROS，并在一定程度上减少胞内黑色素含量，说明胶原肽和大米肽复配具有一定美白功效 [93]。

七、鱼胶原肽在皮肤美容方面的应用前景

胶原蛋白作为皮肤的主要组成成分之一，在皮肤的衰老进程中至关重要，大量关于胶

原蛋白的研究证实其具有延缓皮肤衰老的作用。由于分子量小且呈线性结构，胶原肽在人体内易吸收，且具有良好的保湿性、溶解性和低过敏性，使其在化妆品、保健食品、生物医药以及食品加工等领域被广泛应用。随着近年来鱼类年产量的增加以及鱼类加工产业的快速发展，在鱼类加工过程中产生了大量鱼皮、鱼鳞和鱼骨等废弃料，研究表明这些废弃料中含有丰富的胶原蛋白。因此，利用鱼皮、鱼骨等水产加工副产物制备胶原肽逐渐成为国内外研究的热点之一。

鱼胶原肽作为胶原肽中一种性价比很高的肽类，正在逐步被人们认识和利用，其在延缓皮肤衰老方面的作用也被广泛关注。未来鱼胶原肽在皮肤衰老方面的发展可以关注以下几点。①目前多数抗皮肤衰老的研究是针对光老化性皮肤进行治疗的，而对于自然性皮肤老化的有效干预方法还需进一步研究，而鱼胶原肽对自然性皮肤老化的干预也需更多研究支持；②优化鱼胶原肽的制备工艺，进一步研究小分子鱼胶原肽的提取与利用，遴选出适用于抗衰老、易于吸收、生物作用显著的肽段；③进行相关人群研究，明确鱼胶原肽对抗皮肤衰老的安全性、有效性及作用范围，为来源于鱼胶原肽的营养食品的研发提供理论依据。

小结

随着经济社会的发展，人们越来越关注皮肤衰老带来的外观改变和对皮肤功能的影响，对于皮肤美容的探索也从未止步。目前较为流行的治疗措施或效果不显著，或副作用较强、耗费钱力，因此需要寻找一种副作用小、经济实用的物质应用于抗皮肤衰老，以实现皮肤美容的效果。已有大量研究表明，肽类对于延缓皮肤衰老等美容方面具有显著作用。来源于鱼类副加工产物的鱼胶原肽是目前研究的热门物质之一，对鱼类副加工产物加以利用可以提高其使用价值，获得价格低廉、成分天然的鱼胶原肽，具有重要意义和经济价值。鱼胶原肽在未来医疗与保健食品市场上的巨大潜力已逐渐被人们所认识，研究和开发鱼胶原肽将不仅在人体皮肤美容方面有所成果，也将为人类健康做出贡献。

With the development of economy and society，people pay more attention to the appearance changes of skin aging and the impact on skin function，and the exploration of promoting skin beauty has never stopped. At present，the effects of popular treatment are not significant，or the side effects are strong and costly，so it is necessary to find a substance with small side effects，as well as economical and practical，to be used in skin beauty，such as anti-aging of skin. A large number of studies have shown that peptides have a significant effect on delaying skin aging. Fish collagen peptides derived from fish by-processing products are one of the most popular substances in current research. The use of fish by-processing products can increase its value. The huge potential of fish collagen peptides in the future medical and health food market has been gradually recognized. Research and development of fish collagen peptides will not only achieve results in skin beauty，but also contribute to human health.

参考文献

[1] Masters B，So P，Gratton E. Multiphoton excitation fluorescence microscopy and spectroscopy of in vivo human skin. Biophy J，1997，72（6）：2405-2412.

[2] Chung J，Seo J，Choi H，et al. Modulation of skin collagen metabolism in aged and photoaged human skin in vivo. J Invest Dermatol，2001，117（5）：1218-1224.

[3] Brown J，Timpl R. The collagen superfamily. Int Arch Allergy Immunol，1995，107（4）：484-490.

[4] Varga J，Rosenbloom J，Jimenez S. Transforming growth factor beta（TGF beta）causes a persistent increase in steady-state amounts of type Ⅰ and type Ⅲ collagen and fibronectin mRNAs in normal human dermal fibroblasts. Biophy J，1987，247（3）：597.

[5] Babraj J，Cuthbertson D，Smith K，et al. Collagen synthesis in human musculoskeletal tissues and skin. AM J Physiol Endocrinol Metab，2005，289（5）：E864.

[6] Calleja-Agius J，Muscat-Baron Y，Brincat M. Skin ageing. Menopause Int，2007，13（2）：60.

[7] Tayebjee M，MacFadyen R，Lip G. Extracellular matrix biology：a new frontier in linking the pathology and therapy of hypertension？ J Hypertens，2003，21（12）：2211.

[8] Massague J. TGF-β signal transduction. Annu Rev Biochem，1998，67（1）：753-791.

[9] Massagué J. How cells read TGF-β signals. Nat Rev Mol Cell Biol，2000，1（3）：169-178.

[10] Moustakas A，Souchelnytskyi S，Heldin C. Smad regulation in TGF-β signal transduction. J Cell Sci，2001，114（24）：4359-4369.

[11] Schiller M，Javelaud D，Mauviel A. TGF-β-induced SMAD signaling and gene regulation：consequences for extracellular matrix remodeling and wound healing. J Dermatol Sci，2004，35（2）：83-92.

[12] Visse R，Nagase H. Matrix metalloproteinases and tissue inhibitors of metalloproteinases：structure，function，and biochemistry. Circ Res，2003，92（8）：827-839.

[13] Nagase H，Woessner JrJ. Matrix metalloproteinases. J Biol Chem，1999，274（31）：21491.

[14] 王红丽，吴铁. 皮肤衰老分子生物学机制的研究进展. 国外医学（皮肤性病学分册），2003（2）：114-117.

[15] Varani J，Spearman D，Perone P，et al. Inhibition of type I procollagen synthesis by damaged collagen in photoaged skin and by collagenase-degraded collagen in vitro. Am J Pathol，2001，158（3）：931.

[16] Fussell JC，Kelly FJ. Oxidative contribution of air pollution to extrinsic skin ageing. Free Radic Biol Med，2019，151.

[17] Landau M. Exogenous factors in skin aging. Curr Probl Dermatol，2007，35：1.

[18] Gu Y，Han J，Jiang C，et al. Biomarkers，oxidative stress and autophagy in skin aging. Ageing Res Rev，2020，59：101036.

[19] Uraiwan P，Gunya S，Natwarath R，et al. Ultraviolet radiation-induced skin aging：the role of dna damage and oxidative stress in epidermal stem cell damage mediated skin aging. Stem Cells Int，2016，2016：1-14.

[20] Fisher G，Wang Z，Datta S，et al. Pathophysiology of premature skin aging induced by ultraviolet light. N Engl J Med，1997，337（20）：1419.

[21] Seddon J，Egan K，Zhang Y，et al. Evaluation of skin microtopography as a measure of ultraviolet exposure. Invest Ophthalmol Visual Sci，1992，33（6）：1903.

[22] Tahara S，Matsuo M，Kaneko T. Age-related changes in oxidative damage to lipids and DNA in rat skin. Mech Ageing Dev，2001，122（4）：415-426.

[23] Yamamoto Y. Role of active oxygen species and antioxidants in photoaging. J Dermatol Sci，2001，27：1-4.

[24] Fisher GJ，Kang SW，Varani J，et al. Mechanisms of photoaging and chronological skin aging. Arch Dermatol，2002，138（11）：1462-1470.

[25] Varani J，Dame MK，Rittie L，et al. Decreased collagen production in chronologically aged skin—roles of age-dependent alteration in fibroblast function and defective mechanical stimulation. Am J Pathol，2006，168（6）：1861-1868.

[26] Rittie L，Fisher GJ. UV-light-induced signal cascades and skin aging. Ageing Res Rev，2002，1（4）：705-720.

[27] Brennan M，Bhatti H，Nerusu K，et al. Matrix metalloproteinase-1 is the major collagenolytic enzyme responsible for collagen damage in uv-irradiated human skin. Photochem Photobiol，2003，78（1）：43-48.

[28] Scharffetter KK，Brenneisen P，Wenk J，et al. Photoaging of the skin from phenotype to mechanisms. Exp Gerontol，2000，35（3）：307-316.

[29] Fisher G，Quan T，Purohit T，et al. Collagen fragmentation promotes oxidative stress and elevates matrix metalloproteinase-1 in fibroblasts in aged human skin. Am J Pathol，2009，174（1）：101-114.

[30] Eyre D，Paz M，Gallop P. Cross-linking in collagen and elastin. Annu Rev Biochem，1984，53（1）：717-748.

[31] Tanaka M，Koyama Y，Nomura Y. Effects of collagen peptide ingestion on UV-B-induced skin damage. Biosci Biotechnol Biochem，2009，73（4）：930-932.

[32] Torita A，Miyamoto A，Hasegawa Y. The effects of scallop shell extract on collagen synthesis. Fish Sci，2007，73（6）：1388-1394.

[33] Zhuang Y，Hou H，Zhao X，et al. Effects of collagen and collagen hydrolysate from Jellyfish（Rhopilema esculentum）on mice skin photoaging induced by UV irradiation. J Food Sci，2009，74（6）：183-188.

[34] Shigemura Y，Iwai K，Morimatsu F，et al. Effect of Prolyl-hydroxyproline（Pro-Hyp），a food-derived collagen peptide in human blood，on growth of fibroblasts from mouse skin. J Agric Food Chem，2009，57（2）：444-449.

[35] Hoppea U，Bergemanna J，Diembecka W，et al. Coenzyme Q10，a cutaneous antioxidant and energizer. Biofactors，1999，9（2）：371-378.

[36] Katiyar S，Afaq F，Perez A，et al. Green tea polyphenol（-）-epigallocatechin-3-gallate treatment of human skin inhibits ultraviolet radiation-induced oxidative stress. Carcinogenesis，2001，22（2）：287.

[37] Vayalil P，Mittal A，Hara Y，et al. Green tea polyphenols prevent ultraviolet light-induced oxidative damage and matrix metalloproteinases expression in mouse skin. J Invest Dermatol，2004，122（6）：1480-1487.

[38] Offord E，Gautier J，Avanti O，et al. Photoprotective potential of lycopene，β-carotene，vitamin E，vitamin C and carnosic acid in UVA-irradiated human skin fibroblasts. Free Radic Biol Med，2002，32

（12）：1293-1303.

[39] Karlic H，Schuster D，Varga F，et al. Vegetarian diet affects genes of oxidative metabolism and collagen synthesis. Ann Nutr Metab，2008，53（1）：29-32.

[40] Nusgens BV，Humbert P，Rougier A，et al. Topically applied vitamin C enhances the mRNA level of collagens I and III，their processing enzymes and tissue inhibitor of matrix metalloproteinase 1 in the human dermis. J Invest Dermatol，2001，116（6）：853-859.

[41] Kitazawa M，Iwasaki K. Reduction of ultraviolet light-induced oxidative stress by amino acid-based iron chelators. Biochim Biophys Acta，1999，1473（2-3）：400-408.

[42] Mukherjee S，Date A，Patravale V，et al. Retinoids in the treatment of skin aging：an overview of clinical efficacy and safety. Clin Interv Aging，2006；1（4）：327-348.

[43] 吴和岩，周华．光老化的预防与治疗．国外医学（卫生学分册），2003，30（3）：166-169.

[44] Kim H，Cho S，Lee S，et al. Photoprotective and anti-skin-aging effects of eicosapentaenoic acid in human skin in vivo. J Lipid Res，2006，47（5）：921.

[45] Lee J，Jung E，Huh S，et al. Panax ginseng induces human Type I collagen synthesis through activation of Smad signaling. J Ethnopharmacol，2007，109（1）：29-34.

[46] 宫玉柱，段华燕，张兰桐．抗衰老以及抗衰老中药的研究现状．中华医学实践杂志，2004，3（8）：1.

[47] 王曦，石钰，Viennet C，等．黄芪甲苷对人皮肤成纤维细胞增殖和凋亡的影响．中华医学美学美容杂志，2006，12（002）：93-97.

[48] 李娟，李静．黄芪抗皮肤衰老作用实验研究．日用化学工业，2000，30（1）：61-62.

[49] 张学军．现代皮肤病学基础．北京：人民卫生出版社，2001.

[50] Hughes M，Williams GM，Baker P，et al. Sunscreen and prevention of skin aging：a randomized trial. Ann Intern Med，2013，158（11）：781.

[51] Fitzpatrick RE. Endogenous growth factors as cosmeceuticals. Dermatol Surg，2005，31（7 pt 2）：827-831.

[52] Masaki H，Atsumi T，Sakurai H. Detection of hydrogen peroxide and hydroxyl radicals in murine skin fibroblasts under UVB irradiation. Biochem Biophys Res Commun，1995，206（2）：474.

[53] 史楠楠．抗皮肤衰老短肽 PSN 的分子设计及作用机制．大连：大连理工大学，2019.

[54] Maquart FX，Pasco S，Ramont L，et al. An introduction to matrikines：extracellular matrix-derived peptides which regulate cell activity. Implication in tumor invasion. Crit Rev Oncol Hematol，2004，49（3）：199-202.

[55] Aldag C，Teixeira DN，Leventhal PS. Skin rejuvenation using cosmetic products containing growth factors，cytokines，and matrikines：A review of the literature. Clin Cosmet Invest Dermatol，2016，9：411-419.

[56] Samah N，Heard CM. Topically applied KTTKS：a review. Int j cosmet Sci，2011，33（6）：483-490.

[57] 李东东．罗非鱼皮多肽抗皮肤光老化作用研究．广东：广东海洋大学，2018.

[58] 朱亚珍，朱虹光．D- 半乳糖致衰老动物模型的建立及其检测方法．复旦学报（医学版），2007，34（4）：617-619.

[59] 郭鲁义，李春雨，张宁，等．实用光老化动物模型建立方法的探讨．中国美容医学，2008，17（2）：235-237.

[60] Gruber F，Kremslehner C，Eckhart L，et al. Cell aging and cellular senescence in skin aging—recent advances in fibroblast and keratinocyte biology. Exp Gerontol，2019，130：110780.

[61] Iwai T，Hasegawa T，Taguchi Y，et al. Identification of food-derived collagen peptides in human blood after oral ingestion of gelatin hydrolysates. J Agric Food Chem，2005，53（16）：6531-6536.

[62] Ohara H，Matsumoto H，Ito K，et al. Comparison of quantity and structures of hydroxyproline-containing peptides in human blood after oral ingestion of gelatin hydrolysates from different sources. J Agric Food Chem，2007，55（4）：1532-1535.

[63] Shigemura Y，Iwai K，Morimatsu F，et al. Effect of prolyl-hydroxyproline（Pro-Hyp），a food-derived collagen peptide in human blood，on growth of fibroblasts from mouse skin. J Agric Food Chem，2009，57（2）：444-449.

[64] Watanabe-Kamiyama M，Shimizu M，Kamiyama S，et al. Absorption and effectiveness of orally administered low molecular weight collagen hydrolysate in rats. J Agric Food Chem，2010，58（2）：835-841.

[65] Chai HJ，Li JH，Huang HN，et al. Effects of sizes and conformations of fish-scale collagen peptides on facial skin qualities and transdermal penetration efficiency. J Biomed Biotechnol，2010，2010：757301.

[66] 马慧敏，刘爱青，王海燕，等. 胶原寡聚肽保湿抗皱功效评价及其机制的初步探讨. 中国美容医学，2008，17（11）：1625-1627.

[67] 孔惠，邢晓平，孙安琪，等. 鲑鱼皮胶原蛋白肽的保湿性研究. 日用化学工业，2017，47（7）：389-393.

[68] 李继城，孔松芝，李东东，等. 罗非鱼皮胶原蛋白肽在润肤霜中的应用及性能评价. 食品工业科技，2018，39（5）：23-29.

[69] 苏威，施春英，李脉超，等. 胶原蛋白肽对人皮肤成纤维细胞生物学特性的影响青岛大学医学院学报，2016，52（5）：558-560.

[70] 吴松青，荆琛峰，卢炼钢，等. 胶原蛋白及复方抗氧化美白补水功效研究. 今日药学，2010，20（12）：30-32.

[71] Matsuda N，Koyama YI，Hosaka Y，et al. Effects of ingestion of collagen peptide on collagen fibrils and glycosaminoglycans in the dermis. J Nutr Sci Vitaminol，2006，52（3）：211-215.

[72] Ohara H，Ichikawa S，Matsumoto H，et al. Collagen-derived dipeptide，proline-hydroxyproline，stimulates cell proliferation and hyaluronic acid synthesis in cultured human dermal fibroblasts. J Dermatol，2010，37（4）：330-338.

[73] 梁江，裴新荣，王楠，等. 海洋胶原肽对SD大鼠自然衰老皮肤胶原合成的促进作用研究. 现代预防医学，2012，39（17）：4378-4381.

[74] 宋芹，陈封政，颜军，等. 一种胶原蛋白寡肽促进皮肤胶原蛋白与透明质酸合成的研究. 食品工业科技，2013，34（1）：105-107.

[75] Zague V，De Freitas V，Rosa M，et al. Collagen hydrolysate intake increases skin collagen expression and suppresses matrix metalloproteinase 2 activity. J Med Food，2011，14（6）：618-624.

[76] 户业丽，吴洁，张瑞，等. 酸法提取人工养殖鲟鱼皮中胶原蛋白工艺的研究. 食品科技，2008，33（2）：209-212.

[77] 李振飞．羊软骨中胶原蛋白肽的提取及其抗氧化性研究．内蒙古：内蒙古农业大学，2013.

[78] Oba C，Ito K，Ichikawa S，et al. Effect of orally administered collagen hydrolysate on gene expression profiles in mouse skin：a DNA microarray analysis. Physiol Genomics，2015，47（8）：355-363.

[79] Min CK，Yumnam S，Sun YK. Oral Intake of collagen peptide attenuates ultraviolet b irradiation-induced skin dehydration in vivo by regulating hyaluronic acid synthesis. Int J Mol Sci，2018，19（11）：3551

[80] Matsumoto H，Ohara H，Itoh K，et al. Clinical effects of fish type I collagen hydrolysate on skin properties. Ite Lett，2006，7：386-390.

[81] Asserin J，Lati E，Shioya T，et al. The effect of oral collagen peptide supplementation on skin moisture and the dermal collagen network：evidence from an ex vivo model and randomized，placebo-controlled clinical trials. J Cosmet Dermatol，2015，14（4）：291-301.

[82] 余宙，范青生．鱼胶原蛋白粉的制备及其对人体皮肤水分调节作用的安全有效性．食品工业科技，2010，31（5）：339-342.

[83] 徐君 . 柴发永．口服胶原蛋白对女性面部皮肤水分维持的效果观察．医学食疗与健康，2020，18（19）：19-21.

[84] 马慧敏，刘爱青，王海燕，等．胶原寡聚肽保湿抗皱功效评价及其机制的初步探讨．中国美容医学 . 2008，11（17）：1625-1627.

[85] Bazin R，Doublet E. Skin aging atlas. Paris：MEDCOM，2007.

[86] Tanaka M，Koyama YI，Nomura Y. Effects of collagen peptide ingestion on UV-B-induced skin damage. Biosci Biotechnol Biochem，2009，73（4）：930-932.

[87] Jimbo N，Kawada C，Nomura Y. Optimization of dose of collagen hydrolysate to prevent UVB-irradiated skin damage. Biosci Biotechnol Biochem，2015，80（2）：1-4.

[88] Song H，Meng M，Cheng X，et al. The effect of collagen hydrolysates from silver carp（hypophthalmichthys molitrix）skin on UV-induced photoaging in mice：molecular weight affects skin repair. Food Funct，2017，8（4）：1538-1546.

[89] 徐德峰，马忠华，赵谋明，等．4 种食源性肽改善 SD 大鼠光老化皮肤弹性及机理的比较分析．食品科学，2018，39（15）：152-158.

[90] 初鑫，宋韶乾，司磊磊，等．鳕鱼皮胶原蛋白肽果汁饮料抗紫外线照射引起的皮肤光老化．食品工业科技，2018，39（22）：293-298.

[91] 艾丽奇．鳕鱼皮胶原蛋白肽的抗皮肤光老化功效及其作用机制研究．广州：华南理工大学，2020.

[92] 肖枫．黄河鲤鱼鳞胶原蛋白的性质及胶原肽活性研究．江苏：江苏大学，2014.

[93] 尹曼，魏颖，马勇，等．胶原肽和大米肽对黑色素生成的影响．食品科技，2017，42（10）：244-247.

第二十六章 鱼胶原肽与食物活性成分的配伍作用

Compatibility of fish collagen peptides with food active ingredients

“辨证施治”“阴阳平衡”“因地制宜”是中医食疗的精髓，与现代基于大数据处理预测的精准营养有着异曲同工之妙。多种原料合理配伍与组方，亦是中医食疗实践时的常见手段。鱼胶原肽具有安全性高、分子量小、具有螯合性、易于吸收和功能多样等特点。目前，FCPs 不仅可作为一种新原料和新材料，还已经在医药、食品领域中被广泛应用。近年来的研究发现，FCPs 是科学配伍、食疗创新的良好组件候选物。本章将主要就 FCPs 在配伍方面的研究与应用进展进行介绍。

“Syndrome differentiation and treatment”，“Yin and Yang balance”，“according to local conditions” are the essence of traditional Chinese food therapy，and modern precision nutrition based on big data processing and prediction has the same effects. Reasonable combination and formulation of various raw materials is also a common method in the practice of food therapy in traditional Chinese medicine. Fish collagen peptides have been widely used in medicine and food as a new raw material，because of their high safety，small molecular weight，chelating property，easy absorption and various functions. In recent years，studies have found that FCPs are good component candidate for scientific compatibility and dietary therapy innovation. This chapter mainly introduces the research and application progress of FCPs in compatibility.

第一节 概述 Introduction

在生活和临床中，常常是将几种食物混合在一起搭配使用，单独应用一种食物食养或食疗的情况比较少。将两种以上的食物调配在一起称为配伍。《神农本草经》将各种配伍关系归纳为“有单行者，有相须者，有相使者，有相畏者，有相反者，有相杀者，凡此七情，合和视之”。这“七情”之中，除单行者（为单味使用）外，都是谈配伍关系。

我国的功能食品（保健食品）具有浓厚的“中国特色”，与祖国医药一脉相承。一方面，因为许多功能组分与配方都是取材于某个中药方剂；另一方面，预防保健重于治疗也脱胎于“未病先防”的中医理念。随着科学技术的进步，祖国医药与时俱进，新成果层出不穷，实践性和科学性也得以进一步提升，这给功能食品的研发提供了广阔的素材与土壤。

一、中医食养食疗的配伍原则

中医讲究的是总体把控，配伍用药，从根源上扶正固本，调节阴阳平衡，启动自我修复能力。方剂的配伍是在中医基本理论的指导下进行的。不论是阴阳学说、五行学说、气血经络学说、脏象学说，还是“补气生血”“肺与大肠相表里”“气行则血行”等理论无不在指导方剂配伍中起到重要的作用。

中医复方的药理作用尽管与组成该方药物的作用有关，但也并非只取决于药物的作用，药物配伍的整体疗效尤为重要。因此，中医复方配伍理论的科学性是不可否认的事实，也是一个非常庞大而复杂的工程。在配伍用药方面，讲究君、臣、佐、使，如此不仅可使药性发挥到极致、对症准确有效，还避免了有些药物的不良反应[1-2]。

（一）君臣佐使

“君臣佐使”一词作为描述中医药方面最早见于《神农本草经》[1-2]。方剂“君臣佐使”的概念，是古代医学家总结方剂组成规律的产物，借用当时封建王朝君、臣、佐、使之间相互统驭的关系来说明各种药物在方剂中所起的作用。它代表了方剂中的主导药、辅助药和调和药，即上药 120 种为君，主养命以应天，无毒，多服久服不伤人，欲轻身益气不老延年者，本上经；中药 120 种为臣，主养性以应人，无毒有毒斟酌其宜，欲遏病补虚羸者，本中经；下药 125 种为佐使，主治病以应地，多毒，不可久服，欲除寒热邪气，破积聚，愈疾者，本下经。但有关“君臣佐使”的概念及这种组方原则最早见于《内经》，其《素问·至真要大论》提到“主病之谓君，佐君之谓臣，应臣之谓使”。“君一臣二，制之小也。君二臣三佐五，制之中也。君一臣三佐九，制之大也”。这段记述明确地提出了方中药物主次的从属地位，也奠定了“君臣佐使”在中药配伍原则中的地位。唐朝王冰《素问》中提到“上药为君，中药为臣，下药为佐使，所以异善恶之名位，服饵之道，当从此为法，治病之道，不必皆然，以主病者为君，佐君者为臣，应臣之用者为使，皆所以赞成方用也”。元朝李杲认为“君药，分量最多，臣药次之，使药又次之，不可令臣过于君，君臣有序，相与宣摄，则可以御邪除病矣”。清朝吴仪洛则将此理论发展阐述为“主病者，对证之要药也，故谓之君，君者，味数少而分量重，赖之以为主也。佐君者谓之臣，味数稍多，而分量稍轻，所以匡君之不迨也。应臣者谓之使，数可出入，而分量更轻，所以备通行向导之使也。此则君臣佐使之义也”。

“君臣佐使”含义论述均以《内经》理论为法，从多元用药角度论述各药在方中的地位及配伍后性效。其“君臣佐使”的基本原则为中医方剂之间主从和相须相制的配伍关系提出了理论依据。君药是指在处方中对主证或主病起关键治疗作用的药物，药力居方剂组分之首，是不可或缺药物；臣药是指辅助君药可有效强化主病和主证治疗效果的药物；佐助药是指治疗次要兼证的药物；而佐制药是指消除或减缓君臣药毒性、烈性程度的药物；反佐药是指与君药药性相反且可发挥一定治疗作用的药物；而使药主要作用在引组方药物直达病所或调和诸药作用。

这种处方法则的创立，对后来方剂的创制和发展，起到了积极的指导和推动作用，使互不相干的单味药物，分工协作地组合在一起，成为从多方面对抗疾病、纠正偏差的有机整体。纵观历代各大医家名方，即使药味很多，也能够具备层次井然、有条不紊的特点。关于君臣佐使，现代研究结果充分也给予了肯定。

（二）食药有别

食药同源，皆由同一理论指导，因而二者在性能上有相通之处。食物也具有类似药物的四气五味、升降浮沉、归经、功效等属性。如宋代《养老奉亲书》所述“水陆之物为饮食者，不管千百品，其四气五味，冷刃补泻之性，亦皆禀于阴阳五行，与药无殊”。食药相同是食物具有养生保健、防病治病功能的理论基础。

尽管食药同源，食药相通，但食物与药物还是有区别，主要体现在以下几方面。①对常人来说，药物只是日常生活的备用品，而食物确是必需品。食物含有营养精微物质，是维持人体健康的基础，须天天补充。有水谷则生，无水谷则死。②药物作用比较烈，有一定的毒副作用，容易伤人。正如孙思邈所言“药性刚烈，犹若御兵”。食物比较平和，作用和缓，无毒副作用，孙思邈在《千金药方・食治》中提到“食能排邪而安脏腑，悦神爽志，以资气血”。③药物作用强，起效快；食物作用若，起效慢，需要经常使用。因此，也常说“若能用食平疴，适性遣疾者，可谓良工”[1-3]。

（三）选料组方原则

选料应是运用中医辨证论治和立法方药的理论，密切联系保健的实际需要，力争所选方剂具有科学性、先进性和可行性。

鉴于我国素有“药食同源、药食同理、药食同用”的客观情况，2002 年 3 月 1 日，原卫生部公布了新的《既是食品又是药品的物品名单》和《可用于保健食品的物品名单》以及《保健食品禁用物品名单》(《关于进一步规范保健食品原料管理的通知》卫法监发〔2002〕51 号）[3]。

在配伍和组方时，应充分以中医药理论为指导，注意调护脾胃、预防为主，注意饮食宜忌、符合市场需要、突出产品特点、严格遵照法规的要求，同时注意提高生产效率。

二、生物活性肽在中国食疗领域具有很高应用价值

生物活性肽是“新型食疗”活性物筛选、开发与革新的最优候选物，在与食物活性成分配伍、食疗应用中具有重要开发潜力[4]。主要体现在以下几个方面。

（一）独特的食疗药用价值

不同分子量的肽类物质的具体生理学功效千差万别，因为生物活性肽富于变化，可以是结构最为简单的二肽，也可以是带有复杂环状结构的多肽，还可以是通过糖苷化、酰基化或磷酸化等修饰后的肽类衍生物。生物活性肽因其具有多种生物学效能，能在不同疾病状态、全生命周期中发挥多靶向、动态调节的生物学功能，是中医“辨证施治”、个性化精准营养的良好候选物。可作为一种重要的食品基料，同时也是医药、食品中的一种新原料、新材料。

（二）与中医药复配的多重角色

生命代谢过程中，肽是机体的重要氮源、抗体，是诸多细胞信号传导过程中的重要信使，也是体内多种营养物质的代谢调节因子，其功能不可替代。肽在生物体内不断地进行着合成和降解的过程，其主要来源有两种：一是存在于人体内的内源性生物活性肽；二是通过酶解法等技术合成的外源性生物活性肽。在医药领域，生物活性肽及其类似物作为重要的功能因子，作为良好的“生物佐剂”已被广泛应用，如作为免疫佐剂时，可显著增强机体免疫应答活性，与中医药联合干预可充分促进药食吸收利用的效能。而且生物活性肽作为低分子化合物，分子粒径属纳米级，具有极强的纳米螯合特性，可作为“君臣佐使”中的“使”，成为高效能的靶向递送载体。生物活性肽在“君臣佐使”中的重要作用将为中草药、食疗方剂的改良与合理配伍提供重要思路。

（三）针对不同体质的动态投放与剂型研发

整合基因检测等多组学数据、生物信息技术等多学科优势，通过构建多维模型，形成不同体质、不同疾病、不同年龄、不同状态、分级靶向、动态平衡的精准营养预测、干预智能平台系统，实现综合智慧投放，仍是食疗创新领域的重要发展方向。而生物活性肽是生物信息传递和表达的物质基础，在精准识别、解析疗养需求、药食靶向递送等多方面具有重要优势，应用创新前景更为广阔。

第二节　鱼胶原肽与食物活性成分配伍作用的研究进展
Advances in compatibility of fish collagen peptides with food active ingredients

鱼胶原肽酶解自鱼类，具有生物活性肽的典型特点，由此可以预判其在“君臣佐使”中可多扮演多种角色。为进一步探索解析 FCPs 在与食物活性成分中的作用和可应用途径，选择合适的配伍成分、按照科学规范的配伍原则进行实验研究至关重要。本节将主要就配伍研究方法与目前已发表的探索性研究进行介绍。

一、鱼胶原肽与食物活性成分配伍作用的研究方法

复方配伍是我国中医药食研究的重要部分，是中医博大精深的关键所在。中国的食物活性物质筛选、复配与功能食品的开发深受中医药文化的影响，在现代，基于实验研究的解析与探索方面也一脉相承。一般来说，复方配伍的实验研究方法主要有以下四种，即正交实验法、均匀设计法、拆方研究法和整方加味法。

（一）正交实验法

正交实验法是按正交设计表，将一个复方中的药物（因素）和剂量（水平）按一定规律设置，以最少的实验次数，得出最佳的实验结果，是目前药理、食品营养实验中常用的一种设计方法。

（二）均匀设计法

均匀设计法是将数论和多元统计相结合的一种实验设计方法，适用于多因素、多水平的实验研究。因该方法舍弃了正交实验“整齐可比”的特点。而让实验点在实验范围内充分“均匀分布”，所以需安排的实验次数仅与水平数相等（而正交实验次数是水平数平方的整数倍），大大减少了实验次数，节省了大量的时间和经费。也是目前药理、食品营养实验中常用的一种设计方法。

（三）拆方研究法

1．药（成分）味增减

在中医理论的指导下，通过对药（成分）味的增减，按药物（成分）性味功效拆方研究，以探讨原方的组方原理、配伍规律。

2．药（成分）量增减

同样在中医理论的指导下，按“君臣佐使”的配伍理论，通过对不同药（成分）性、药（成分）效的药物分组用量的对比，探讨复方的配伍规律和机制。

3．药（成分）量、药（成分）味同时变化

在中医理论的指导下，把药（成分）量与药（成分）味的变化相结合，同时探讨二者对原复方的影响，以更加全面的揭示其配伍规律、治法、治则。

4．整方加味法

立足于中医证的病机与治疗该证同类方剂中药物（成分）配伍高度统一的规律，在原方基础上加入不同类型药（成分），从而改善、改变原方的功用主治以适应病情的变化、发展，并从药理角度给予科学验证。

二、鱼胶原肽与食物活性成分配伍作用的研究进展

既往研究表明，核苷酸具有良好的免疫调节作用，灵芝多糖具有良好的抗辐射功能，而人参皂苷和绿茶多酚具备良好的改善记忆衰退的作用[5]。因此，北京大学李勇教授课题组采用核苷酸、灵芝多糖、人参皂苷和绿茶多酚分别与 FCPs 进行配伍，以评价 FCPs 配伍对如上几种食物活性物质的明星功效作用是否存在影响，并就其可能机制进行解析与探讨。

（一）FCPs 与核苷酸的配伍作用研究

核苷酸（nucleotides，NTs）是机体重要的遗传、能量代谢、信号转导等的重要物质基础，在生命全周期与健康过程中，核苷酸的作用不可替代，是当之无愧的“生命本源物质”。近年来，外源性补充核苷酸的多种生物功效被相继报道[5]，如调节免疫力、促进生长发育、调节肠道菌群、抗氧化、缓解体力疲劳、辅助降血脂、保护酒精性肝损伤、辅助改善记忆，延缓衰老等。因此，核苷酸也被认为是机体重要的营养素之一，目前已作为国家标准允许的食品强化剂、保健食品原料广泛应用于婴儿配方奶粉、保健食品和特殊医学用途配方食品等多个营养健康领域[5-7]。在核苷酸众多的作用中，其免疫调节作用是最先被揭示，也是研究最为透彻的明星作用。因此，北京大学李勇教授课题组对 FCPs 和 NTs 配伍对免疫功能增强进行了系统性的评价实验。研究所采用的核苷酸成分如下，5′AMP：5′CMP：$5'GMPNa_2$：$5'UMPNa_2$ = 22.8：25.8：30.2：20.4。选用 18 ～ 22 g 雌性

BALB/c 小鼠，按体重随机分为 5 个组。剂量配伍按照 2 个受试物单独作用的最佳剂量，即 FCPs 剂量 0.045 g/kg (bw)；NTs 剂量 0.020 g/kg (bw) 为配伍中剂量组，另设配伍低剂量组、配伍高低剂量组和空白对照组。具体如下。

对照组：给予普通饲料

低剂量组：0.075 g/kg（bw）FCPs + 0.013 g/kg（bw）NTs，即每 100 g 普通饲料含 FCPs 和 NTs 各 0.075 g 和 0.013 g

中剂量组：0.045 g/kg（bw）FCPs + 0.020 g/kg（bw）NTs，即每 100 g 普通饲料含 FCPs 和 NTs 各 0.045 g 和 0.020 g

高剂量组：0.675 g/kg（bw）FCPs + 0.120 g/kg（bw）NTs，即每 100 g 普通饲料含 FCPs 和 NTs 各 0.675 g 和 0.120 g

1．FCPs 和 NTs 配伍剂对小鼠各项免疫功能指标的影响

由表 26-1 可见，经口给予小鼠不同剂量的混合物 4 周后，与对照组比较，混合物低剂量组能明显增强 ConA 诱导的小鼠淋巴细胞转化能力（$P < 0.05$），中、低剂量组能明显增强小鼠迟发型变态反应能力（$P < 0.05$），能明显提高小鼠抗体生成细胞数（$P < 0.05$）。

表 26-1　FCPs 和 NTs 配伍剂对小鼠各项免疫功能指标的影响（Mean ± SD，$n = 10$）

组别	淋巴细胞增殖力（A 差值）	足趾肿胀度（mm）	溶血空斑数（5×10^6 个细胞）	半数溶血值	碳廓清指数（α）	NK 细胞活性（%）
对照组	0.18 ± 0.06	0.24 ± 0.07	1.76 ± 0.52	142.17 ± 18.17	7.22 ± 1.43	21.71 ± 9.07
高剂量组	0.20 ± 0.08	0.25 ± 0.07	1.82 ± 0.14	147.42 ± 17.98	7.19 ± 0.58	22.88 ± 7.60
中剂量组	0.21 ± 0.04	0.34 ± 0.08*	2.00 ± 0.10*	147.98 ± 12.85	6.74 ± 0.56	25.49 ± 11.04
低剂量组	0.25 ± 0.03*	0.34 ± 0.04*	2.08 ± 0.11*	148.00 ± 7.93	6.85 ± 0.51	29.15 ± 8.91

与对照组比较差异有显著性，$^*P < 0.05$

2．FCPs 和 NTs 配伍剂对小鼠血清免疫球蛋白分泌的影响

由表 26-2 可见，经口给予小鼠不同剂量的混合物 4 周后，与对照组比较，低剂量组的血清免疫球蛋白 IgG、IgM 和 IgA 水平均明显升高（$P < 0.05$），即二者配伍具有增加抗体生成作用。

表 26-2　FCPs 和 NTs 配伍剂对小鼠免疫球蛋白分泌的影响（Mean ± SD，$n = 10$，mg/g）

组别	IgG	IgM	IgA
对照组	97.88 ± 7.96	40.22 ± 3.64	10.73 ± 2.16
高剂量组	103.90 ± 5.84	38.50 ± 2.07	11.53 ± 1.05
中剂量组	102.68 ± 19.20	44.33 ± 2.88	11.28 ± 1.78
低剂量组	115.82 ± 11.06*	45.91 ± 6.32*	12.49 ± 0.75*

与对照组比较差异有显著性，$^*P < 0.05$

3．FCPs 和 NTs 配伍剂对小鼠脾 T 细胞亚群百分比的影响

由表 26-3 可见，给予不同剂量混合物 4 周后，与对照组比较，低剂量组的小鼠脾 $CD4^+$ T 细胞亚群百分比明显增加（$P < 0.05$）；3 个剂量组的脾细胞 $CD4^+/CD8^+$ 的比值均明显增加（$P < 0.05$）；高剂量组的脾 $CD8^+$ T 细胞亚群百分比明显降低（$P < 0.05$）。提示混合物可能通过增强 $CD4^+$ T 辅助细胞（Th 细胞）功能以及抑制 $CD8^+$T 抑制细胞（Ts 细胞）功能而实现增强免疫功能的作用。

表 26-3 FCPs 和 NTs 配伍剂对小鼠脾淋巴细胞群百分比的影响（Mean ± SD，$n = 10$，mg/g）

组别	$CD3^+$（%）	$CD4^+$（%）	$CD8^+$（%）	$CD4^+/CD8^+$
对照组	43.65 ± 9.02	24.43 ± 7.45	17.92 ± 1.33	1.35 ± 0.33
高剂量组	46.76 ± 0.18	31.10 ± 0.40	14.94 ± 0.23*	2.10 ± 0.06*
中剂量组	49.52 ± 2.38	32.54 ± 2.17	16.35 ± 0.35	1.99 ± 0.18*
低剂量组	51.93 ± 0.21	35.45 ± 0.97*	16.15 ± 0.88	2.20 ± 0.18*

与对照组比较差异有显著性，$^*P < 0.05$

通过该研究结果可以发现，配伍剂低剂量组 ConA 诱导的小鼠淋巴细胞增殖能力和足跖肿胀度明显高于对照组。低、中剂量组溶血空斑数明显高于对照组。低剂量组 $CD4^+$ T 百分比和 $CD4^+/CD8^+$ 比值明显高于对照组。低剂量组血清免疫球蛋白 IgG、IgM 和 IgA 明显高于对照组。因此，可以发现配伍剂具有增强小鼠免疫功能的作用，可作为配伍配方使用。

（二）FCPs 与灵芝多糖的配伍作用研究

在癌症患者的治疗中，70% ~ 80% 的患者需要放射治疗和化学治疗，而放化疗在杀死癌细胞的同时，也大量损伤人体的正常细胞和组织，使患者免疫功能下降，白细胞大量减少，胃肠功能紊乱及产生活性氧（ROS）和自由基等副作用。

既往研究表明，灵芝多糖（ganoderma lucidum polysaccharide，GLP）灵芝提取物中最关键的药效成分之一，具有调节免疫、抗肿瘤、抗氧化、降血糖、抗糖尿病及其并发症、抗炎抗菌等药理作用。已在药用资源和保健食品添加物方面广泛应用[8-9]。其中 GLP 的免疫调节、抗肿瘤和抗氧化作用更是公认的核心作用，也是研究最为透彻的功能。因此，北京大学李勇教授课题组就 FCPs 和 GLP 配伍对辐射的防护作用进行了系统性的评价实验。选用 18 ~ 22 g ICR 健康雌性小鼠，按体重随机分为 5 个组。剂量配伍按照 2 个受试物单独作用的最佳剂量，即 FCPs 剂量 0.045 g/kg（bw），GLP 剂量 0.025 g/kg（bw）为配伍组。具体如下。

空白对照组：给予普通饲料

辐射对照组：给予普通饲料

FCPs 组：1.350 g/kg（bw）FCPs，即每 100 g 普通饲料含 FCPs 1.350 g

GLP 组：0.025 g/kg（bw）GLP，即每 100 g 普通饲料含 GLP 0.025 g

FCPs 和 GLP 配伍组：0.450 g/kg（bw）FCPs +0.025 g/kg（bw）GLP，即每 100 g 普通饲料含 FCPs 和 NTs 各 0.450 g 和 0.025 g

1．FCPs、GLP 及其配伍物对辐射小鼠 30 d 存活率和存活时间的影响

由表 26-4 可见，全身一次性照射 ^{60}Co γ 射线（8 Gy）后，与辐射对照组比较，FCPs 组、GLP 组和配伍组的 30 d 存活率均有显著提高，而且 3 个干预组的平均存活时间与辐射对照组比较差异具有显著性（$P < 0.05$）。

表 26-4 FCPs、GLP 及其配伍物对辐射小鼠 30 d 存活率和存活时间的影响（Mean ± SD，$n = 10$）

组别	存活只数	存活率（%）	存活时间（d）
空白对照组	10	100	30.00 ± 0.00^{b}
辐射对照组	2	20	13.90 ± 8.91^{a}
FCPs 组	5	50	22.80 ± 8.22^{ab}
GLP 组	6	60	25.50 ± 6.31^{b}
FCPs+GLP 组	8	80	27.50 ± 5.52^{b}

与空白对照组比较差异有显著性，$^{a}P < 0.05$；与辐射对照组比较差异有显著性，$^{b}P < 0.05$

2．FCPs、GLP 及其配伍物对辐射小鼠外周血白细胞的影响

由表 26-5 可见，空白对照组以外小鼠全身一次性照射 ^{60}Co γ 射线（4.5 Gy）后 3 d，各辐射组小鼠白细胞数均显著低于空白对照组，表明辐射损伤模型成立。与辐射对照组比较，FCPs 组、GLP 组和配伍组的外周血白细胞数有显著提高（$P < 0.05$）。照射后 14 d，3 个干预组与辐射对照组比较，外周血白细胞数均显著提高（$P < 0.05$）。

表 26-5 FCPs、GLP 及其配伍物对辐射小鼠外周血白细胞的影响（Mean ± SD，$n = 10$）

组别	白细胞数（$\times 10^9$/L）		
	辐照前	辐照后第 3 天	辐照后第 14 天
空白对照组	8.40 ± 0.96	7.68 ± 1.71^{b}	4.05 ± 1.25^{b}
辐射对照组	8.50 ± 0.71	0.77 ± 0.12^{a}	0.83 ± 0.16^{a}
FCPs 组	8.28 ± 1.15	1.30 ± 0.34^{ab}	2.05 ± 0.60^{ab}
GLP 组	7.58 ± 0.92	1.66 ± 0.31^{ab}	1.94 ± 0.68^{b}
FCPs 组 +GLP 组	8.41 ± 0.74	1.81 ± 0.28^{ab}	2.15 ± 1.16^{b}

与空白对照组比较差异有显著性，$^{a}P < 0.05$；与辐射对照组比较差异有显著性，$^{b}P < 0.05$

3．FCPs、GLP 及其配伍物对辐射小鼠骨髓细胞 DNA 的影响

由表 25-6 可见，空白对照组以外小鼠全身一次性照射 ^{60}Coγ 射线（4.5 Gy）后 3 d，各辐射组小鼠骨髓细胞 DNA 均显著低于空白对照组。与辐射对照组比较，FCPs 组、GLP 组和配伍组的骨髓细胞 DNA 有显著提高（$P < 0.05$）。

表 25-6 FCPs、GLP 及其配伍物对辐射小鼠骨髓细胞 DNA 含量的影响（Mean ± SD，$n = 10$）

组别	骨髓细胞 DNA 含量（A 值）
空白对照组	1.16 ± 0.23^{b}
辐射对照组	0.31 ± 0.10^{a}
FCPs 组	0.40 ± 0.08^{ab}
GLP 组	0.40 ± 0.07^{ab}
FCPs 组 + GLP 组	0.42 ± 0.09^{ab}

与空白对照组比较差异有显著性，$^{a}P < 0.05$；与辐射对照组比较差异有显著性，$^{b}P < 0.05$

4．FCPs、GLP 及其配伍物对辐射小鼠血清超氧化物歧化酶（SOD）活性的影响

由表 26-7 可见，空白对照组以外小鼠全身一次性照射 ^{60}Co γ 射线（4.5 Gy）后 14 d，与辐射对照组比较，FCPs 组、GLP 组和配伍组小鼠血清中的 SOD 含量有显著提高（$P < 0.05$）。且混合物组效果最好，并已恢复至空白对照组水平（二者之间无统计学差异）。

表 26-7 FCPs、GLP 及其配伍物对辐射小鼠血清超氧化物歧化酶（SOD）的影响（Mean ± SD，$n = 10$）

组别	SOD/（U × mL^{-1}）
空白对照组	455.00 ± 11.64^{b}
辐射对照组	398.38 ± 20.89^{a}
FCPs 组	423.52 ± 17.07^{ab}
GLP 组	430.70 ± 15.29^{ab}
FCPs 组 + GLP 组	438.17 ± 8.15^{b}

与空白对照组比较差异有显著性，$^{a}P < 0.05$；与辐射对照组比较差异有显著性，$^{b}P < 0.05$

5．FCPs、GLP 及其配伍物对辐射小鼠淋巴细胞增殖能力的影响

由表 26-8 可见，全身一次性照射 ^{60}Co γ 射线（6 Gy）后 24 h，与空白对照组比较，各辐射组 T、B 淋巴细胞增殖能力均显著降低（$P < 0.05$）。与辐射对照组比较，3 个干预组的 T、B 淋巴细胞增殖能力均显著提高（$P < 0.05$）。

表 26-8 FCPs、GLP 及其配伍物对辐射小鼠淋巴细胞增殖能力的影响（Mean ± SD，$n = 10$）

组别	ConA 诱导的 T 淋巴细胞增殖能力（OD 差值）	LPS 诱导的 B 淋巴细胞增殖能力（OD 差值）
空白对照组	0.24 ± 0.05^{b}	0.19 ± 0.07^{b}
辐射对照组	0.10 ± 0.01^{a}	0.05 ± 0.01^{a}
FCPs 组	0.14 ± 0.03^{ab}	0.09 ± 0.02^{ab}
GLP 组	0.14 ± 0.02^{ab}	0.08 ± 0.01^{ab}
FCPs+GLP 组	0.16 ± 0.05^{ab}	0.10 ± 0.02^{ab}

与空白对照组比较差异有显著性，$^{a}P < 0.05$；与辐射对照组比较差异有显著性，$^{b}P < 0.05$

6．FCPs、GLP 及其配伍物对辐射小鼠血清细胞因子水平的影响

全身一次性照射 ^{60}Coγ 射线（6 Gy）后 24 h，由图 26-1A 和图 26-1B 可见，与空白对照组比较，辐射对照组和 FCPs 组的炎症因子 IL-1α 和免疫因子 IL-10 水平显著降低（$P < 0.05$）。而与辐射对照组比较，GLP 和配伍组的炎症因子 IL-1α 和免疫因子 IL-10 水平显著降低（$P < 0.05$），并已恢复至空白对照组水平（与空白对照组比较无统计学差异）。由图 26-1C 和图 26-1D 可见，与两个对照组比较，配伍组的免疫刺激因子 IL-2 和 IFN-γ 水平均显著提高（$P < 0.05$）。

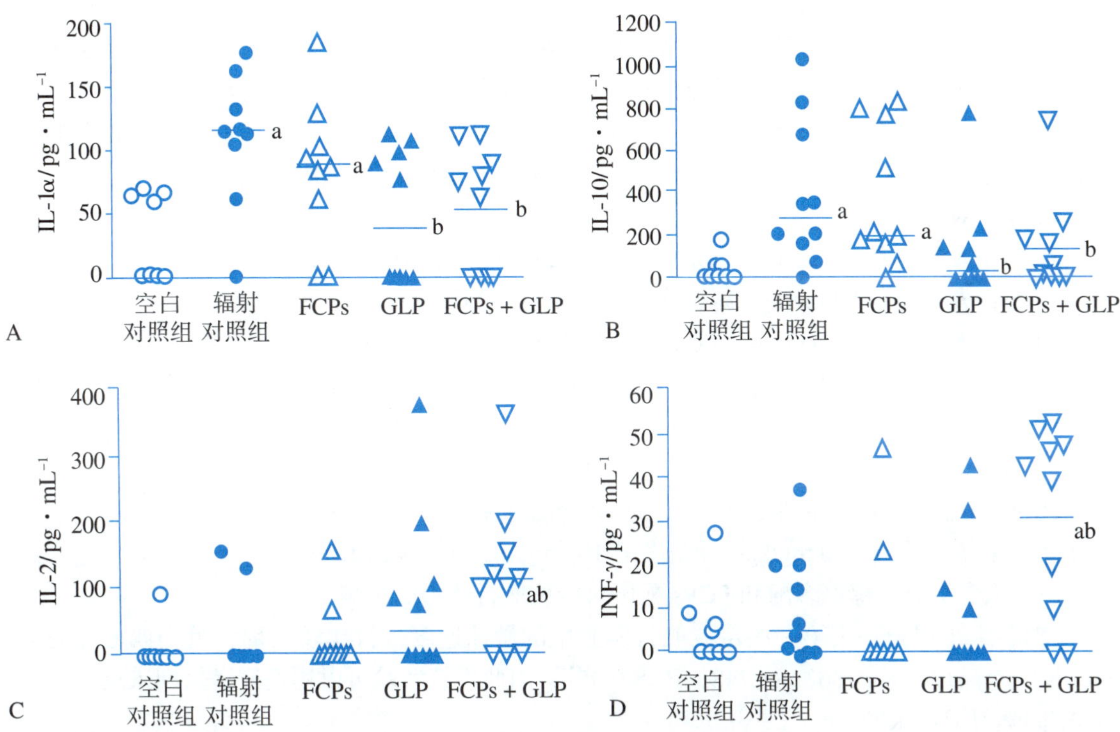

图 26-1　FCPs、GLP 及其配伍物对辐射小鼠血清细胞因子水平的影响

A．IL-1α；B．IL-10；C．IL-2；D．INF-γ。○，空白对照组；●，辐射对照组，△，FCPs 组；▲，GLP 组；▽，FCPs+GLP。图中横线表示各组细胞因子水平的中位数。与空白对照组比较差异有显著性，[a]$P < 0.05$；与辐射对照组比较差异有显著性，[b]$P < 0.05$

通过研究结果可以发现，经口给予小鼠 FCPs、GLP 及二者配伍物后，可显著提高辐射小鼠的 30 天存活率和存活时间，促进外周血白细胞和 DNA 损伤的恢复，提高血清抗氧化酶 SOD 的活性。并改善辐射引起的受抑制的 T、B 淋巴细胞增殖能力，提示 FCPs、GLP 及二者配伍物对细胞免疫和体液免疫功能均有一定的恢复作用，可能通过减少炎症因子 IL-1α 和免疫抑制因子 IL-10 的分泌，以及促进免疫刺激因子 IL-2 和 IFN-γ 的分泌而实现。因此可知，FCPs 及其与 GLP 配伍剂对辐射危害有辅助保护的作用，可作为配伍配方使用。

（三）FCPs 与绿茶多酚和人参皂苷的配伍作用研究

认知障碍是伴随增龄老年患者常见的一种神经退行性症状，在临床上多表现为学习记忆能力、语言、执行力、注意力等功能的衰退。认知障碍可随其症状的加重发展为脑退行

性疾病，严重威胁着老年人群的健康及生命质量。认知障碍的改善将成为提升老年人生活福祉必不可少的一环。绿茶多酚是绿茶中所含的多羟基酚类化合物的总称，其中儿茶素尤为丰富。绿茶多酚由于其酚类结构成为超氧阴离子自由基和羟自由基很强的捕获剂，是一种天然的、活性极强的抗氧化功能因子。人参是我国“药食同源”的名片，如今五年期以下的园参已可作为新食品原料在食品领域广泛市售，极大扩大了其应用范畴。而人参皂苷是公认的人参有效成分之一。人参皂苷具有调节机体免疫功能和神经养护的作用。既往研究表明，绿茶多酚和人参皂苷具有显著改善老年认知障碍的作用[10-11]。因此，北京大学李勇教授课题组就 FCPs 与绿茶多酚和人参皂苷配伍对改善老年学习和记忆功能的作用进行了系统性的评价实验。研究采用 14 月龄 SPF 级雌性 C57BL/6J 小鼠。以人参皂苷、绿茶多酚和 FCPs 各两个剂量组进行不同的配伍，将功能物质掺入小鼠饲料中，持续干预 45 天，干预结束后，应用 Morris 水迷宫实验、跳台实验和穿梭箱实验进行学习和记忆功能相关的行为学检测。实验共设 9 个组，每组动物数为 15 只。具体的分组情况如下。

1 组：对照组

2 组：人参皂苷 50 mg/kg+ 绿茶多酚 50 mg/kg +FCPs 220 mg/kg

3 组：人参皂苷 50 mg/kg+ 绿茶多酚 50 mg/kg + FCPs 440 mg/kg

4 组：人参皂苷 50 mg/kg+ 绿茶多酚 100 mg/kg + FCPs 220 mg/kg

5 组：人参皂苷 100 mg/kg+ 绿茶多酚 100 mg/kg + FCPs 440 mg/kg

6 组：人参皂苷 100 mg/kg+ 绿茶多酚 50 mg/kg + FCPs 440 mg/kg

7 组：人参皂苷 100 mg/kg+ 绿茶多酚 50 mg/kg + FCPs 220 mg/kg

8 组：人参皂苷 50 mg/kg+ 绿茶多酚 100 mg/kg + FCPs 440 mg/kg

9 组：人参皂苷 100 mg/kg+ 绿茶多酚 100 mg/kg + FCPs 220 mg/kg

1．人参皂苷、绿茶多酚和 FCPs 配伍对定位航行能力的影响

对各组小鼠第一天第一次定位航行实验中的游泳速度进行比较发现各组小鼠之间均无统计学差异 [F（8，126）= 1.248，$P > 0.05$]，因此后续实验可以用逃避潜伏期来反映小鼠的空间学习记忆水平。

两因素重复测量的方差分析结果表明，与对照组相比，所有的人参皂苷、绿茶多酚和 FCPs 配伍组小鼠的逃避潜伏期均明显下降。对 8 个配伍组数据进行析因分析，结果表明人参皂苷、绿茶多酚和 FCPs 三个干预因素的主效应均有统计学意义，各干预因素之间无交互效应，所有 8 个配伍组中，人参皂苷 100 mg/kg（bw）+ 绿茶多酚 100 mg/kg（bw）+ FCPs 440 mg/kg（bw）配伍组的逃避潜伏期最低（表 26-9）。

表 26-9　人参皂苷、绿茶多酚和 FCPs 配伍对小鼠逃避潜伏期的影响（Mean ± SE）

组别	1	2	3	4	5	6
1	59.61 ± 0.09	49.99 ± 2.84	47.77 ± 2.17	42.87 ± 2.77	46.35 ± 2.50	42.76 ± 2.94
2	45.37 ± 3.12*	51.98 ± 3.86	45.88 ± 2.59	33.86 ± 3.77	35.49 ± 4.00	28.12 ± 2.23*
3	45.16 ± 2.88**	43.76 ± 3.68	45.13 ± 3.47	44.43 ± 4.19	33.53 ± 4.51	25.66 ± 3.72*
4	53.18 ± 1.77	43.43 ± 2.61	41.99 ± 3.77	36.60 ± 4.37	34.18 ± 4.87*	29.19 ± 3.26

续表

组别	1	2	3	4	5	6
5	44.27±2.68**	35.49±3.41	28.46±1.94**	24.56±2.33**	20.16±2.47**	15.94±1.18**
6	45.30±2.33**	44.29±1.43	30.89±2.12**	24.06±1.93**	25.79±3.11**	24.74±2.16**
7	46.68±3.05*	39.70±4.04	30.64±4.18	30.71±5.59	38.60±4.44	28.44±4.07
8	51.73±2.27	40.20±2.45	35.60±2.62*	29.63±3.17	22.75±2.58*	18.00±1.69**
9	43.09±3.89*	42.20±4.61	36.43±3.80	27.46±4.42	27.84±4.68	25.51±2.46**

与对照组比较差异有显著性，*$P < 0.05$，**$P < 0.01$。析因分析结果：g1，$P = 0.001$；g2，$P = 0.037$；g3，$P = 0.012$；g1×g2，$P = 0.929$；g2×g3，$P = 0.178$；g1×g3，$P = 0.800$，g1×g2×g3，$P = 0.535$

2．人参皂苷、绿茶多酚和 FCPs 配伍对空间探索能力的影响

与对照组相比，所有配伍均能增加小鼠目标象限持续时间和穿越平台区次数。对 8 个配伍组数据进行析因分析，结果表明 FCPs 的主效应有统计学意义，所有配伍组中，人参皂苷 100 mg/kg（bw）+ 绿茶多酚 100 mg/kg（bw）+ FCPs 440 mg/kg（bw）配伍组的目标象限持续时间最长，穿越次数最多（表 26-10）。

表 26-10　人参皂苷、绿茶多酚和 FCPs 配伍对小鼠空间探索实验的影响（Mean ± SE）

组别	目标象限停留时间（s）	平台穿越次数
1	14.97±0.85	1.53±0.36
2	20.77±2.80*	3.27±0.93
3	21.84±2.44*	2.67±0.59
4	20.38±2.20*	2.40±0.42
5	28.47±1.82**	4.53±0.76**
6	26.76±1.56**	4.27±0.56**
7	17.65±1.11	2.00±0.53
8	25.04±1.87**	4.07±0.75**
9	20.09±2.39	2.40±0.59

与对照组比较差异有显著性，*$P < 0.05$，**$P < 0.01$。析因分析结果：目标象限停留时间 g1，$P = 0.405$；g2，$P = 0.240$；g3，$P = 0.000$；g1×g2，$P = 0.821$；g2×g3，$P = 0.628$；g1×g3，$P = 0.049$；g1×g2×g3，$P = 0.467$；平台穿越次数 g1，$P = 0.668$；g2，$P = 0.521$；g3，$P = 0.004$；g1×g2，$P = 0.943$；g2×g3，$P = 0.255$；g1×g3，$P = 0.076$；g1×g2×g3，$P = 0.200$

3．人参皂苷、绿茶多酚和 FCPs 配伍对被动回避反应能力的影响

由表 26-11 可见，与对照组相比，所有的人参皂苷、绿茶多酚和 FCPs 配伍均具有改善 C57BL/6J 小鼠跳台实验被动回避反应能力作用。同时采用析因分析方法对 8 个配伍组结果进行分析，结果表明人参皂苷、绿茶多酚和 FCPs 三个干预因素的主效应均具有统计

学意义，FCPs 同人参皂苷和绿茶多酚之间可能具有交互作用，所有配伍组中，人参皂苷 100 mg/kg（bw）+ 绿茶多酚 100 mg/kg（bw）+ FCPs 440 mg/kg（bw）配伍组的潜伏期最长，错误次数最低。

表 26-11 人参皂苷、绿茶多酚和 FCPs 配伍对小鼠跳台实验的影响（Mean ± SE）

组别	潜伏期（s）	错误数
1	101.47±17.73	1.53±0.24
2	146.13±15.43	1.40±0.19
3	250.33±22.03**	0.27±0.11**
4	192.07±35.89	0.40±0.13*
5	275.73±13.96**	0.20±0.11**
6	239.63±13.78**	0.44±0.12*
7	235.75±18.51**	0.56±0.12
8	259.00±7.49**	0.43±0.21
9	246.00±18.49**	0.40±0.13*

与对照组比较差异有显著性，*$P<0.05$，**$P<0.01$。

析因分析结果：潜伏期 g1，$P=0.035$；g2，$P=0.022$；g3，$P=0.000$；g1×g2，$P=0.497$；g2×g3，$P=0.741$；g1×g3，$P=0.004$；g1×g2×g3，$P=0.557$；错误数 g1，p = 0.050；g2，$P=0.007$；g3，$P=0.002$；g1×g2，$P=0.334$；g2×g3，$P=0.018$；g1×g3，$P=0.087$；g1×g2×g3，$P=0.007$

4．人参皂苷、绿茶多酚和 FCPs 配伍对主动回避反应能力的影响

两因素重复测量的方差分析结果表明，与对照组相比，所有的人参皂苷、绿茶多酚和 FCPs 配伍均具有改善 C57BL/6J 小鼠穿梭箱实验中主动回避反应能力的作用。采用析因分析方法对 8 个配伍组数据进行分析，结果表明三个干预因素的主效应均具有统计学意义，人参皂苷和 FCPs 可能具有交互作用，所有配伍组中人参皂苷 100 mg/kg（bw）+ 绿茶多酚 100 mg/kg（bw）+ FCPs 440 mg/kg（bw）配伍组的主动回避次数最高（表 26-12）。

表 26-12 人参皂苷、绿茶多酚和 FCPs 配伍对穿梭箱实验主动回避次数的影响（Mean ± SE）

组别	有效躲避次数					
	1	**2**	**3**	**4**	**5**	**6**
1	3.67±0.37	3.67±0.39	3.53±0.49	4.33±0.43	4.07±0.54	4.27±0.70
2	4.40±0.49	3.67±0.73	4.53±0.55	5.40±0.70	5.33±0.62	6.07±0.63*
3	3.20±0.69	3.40±0.38	4.33±0.50	4.33±0.71	4.27±0.60	4.93±0.73
4	3.93±0.67	5.33±0.64	5.40±0.74	4.80±0.60	6.00±0.52*	5.47±0.53

续表

组别	有效躲避次数					
	1	**2**	**3**	**4**	**5**	**6**
5	5.27±0.33	6.07±0.71	5.80±0.48	6.13±0.57**	6.67±0.498**	8.27±0.42**
6	3.87±0.50	5.73±0.44	6.87±0.46**	6.00±0.50**	6.60±0.40**	7.53±0.35**
7	4.40±0.50	3.47±0.62	4.80±0.53	3.67±0.65	4.27±0.73	6.20±0.59*
8	4.40±0.56	4.87±0.53	5.20±0.75	4.53±0.64	4.87±0.59	6.33±0.65*
9	4.20±0.52	4.67±0.37	4.67±0.49	5.40±0.57	5.60±0.86	6.07±0.66*

与对照组比较差异有显著性，$^{*}P<0.05$，$^{**}P<0.01$。析因分析结果：g1，$P=0.004$；g2，$P=0.033$；g3，$P=0.048$；g1×g2，$P=0.751$；g2×g3，$P=0.734$；g1×g3，$P=0.000$；g1×g2×g3，$P=0.277$

结果发现，所有的人参皂苷、绿茶多酚和FCPs配伍组均能提高C57BL/6J小鼠在水迷宫中的空间学习和记忆能力，跳台实验中的被动回避反应能力和穿梭箱实验中主动回避反应能力。说明人参皂苷、绿茶多酚和FCPs配伍具有改善老年学习和记忆能力的作用。同时，采用析因分析方法分析8个配伍组发现，人参皂苷100 mg/kg（bw）+绿茶多酚100mg/kg（bw）+FCPs 440 mg/kg配伍组的小鼠在Morris水迷宫、跳台实验和穿梭箱实验中的学习和记忆水平均显著高于其他配伍组，表明该组剂量为最佳配伍剂量。

三、鱼胶原肽与食物活性成分配伍作用的应用前景

FCPs酶解自水产鱼类，是生物活性肽的典型代表，亦是“新型食疗”活性物筛选、开发与革新的最优候选物。应用中医药配伍理论，与食物活性成分合理复配，是FCPs在不同食疗场景应用，更好地发挥其健康功效，实现其重要价值的有效路径。

未来，应抓住FCPs发展的黄金机遇期，在保障食品安全的基础上，最大限度发挥FCPs营养功效优势，深入落实科学发展与创新融合才是FCPs全产业发展的必经之路。而如何切实落地践行FCPs营养理论科研成果的转化，贯穿于FCPs全产业链的上下游所有环节。例如上游的理论研究与探索，下游的鱼类资源开发，渔业的增养、捕捞、初加工和深加工、产品开发、营销推广等，任重道远。

小结

FCPs作为生物活性肽的典型代表，具有安全、有效、功能多样等特点，是“新型食疗”活性物筛选、开发与革新的最优候选物。近年来，FCPs的多种生物功效被相继报道，如增强免疫、抗辐射、抗氧化、辅助降血糖、改善酒精性肝损伤等。在食疗养生领域，FCPs作为多靶向活性物，在与中医药联合配伍、递送药食靶向、传递与识别生物信息等多个方面的应用前景逐渐引起关注。北京大学李勇教授课题组采用核苷酸、灵芝多糖、人参皂苷和绿茶多酚分别与FCPs进行组合配伍，综合评价FCPs配伍组合与如上几种食物活性物质明

星功效的配伍作用，为 FCPs 的深度综合应用提供了有力的理论依据。

As a typical representative of bioactive peptides，fish collagen peptides（FCPs）are safe，effective and functional，and are the best candidates for screening，development and innovation of active compounds for "new diet therapy". In recent years，a variety of biological effects of FCPs have been reported successively，such as enhancing immunity，anti-radiation，anti-oxidation，assisting in hypoglycemia，improving alcoholic liver injury and so on. In the field of food therapy and health preservation，the application prospect of FCPs as multi-targeted active substance，cooperative development/combination with traditional Chinese medicine，drug and food targeting delivery，biological information transmission and recognition has attracted increasing attention. Peking University Professor Li Yong's research group used nucleotide，ganoderma lucidum polysaccharide，ginsenosides and green tea polyphenols respectively to make a comprehensive evaluation of the compatibility of FCPs combination with the star effect of the above several food active substances，which provided a strong theoretical basis for the in-depth comprehensive application of FCPs.

参考文献

[1] 陈金水．中医学．北京：人民卫生出版社，2018.

[2] 周俭．中医营养学．北京：中国中医药出版社，2012.

[3] 党毅，刘勇．保健食品研制与开发．北京：人民卫生出版社，2019.

[4] 中华人民共和国国家发展和改革委员会．关于促进食品工业健康发展的指导意见（发改产业〔2017〕19 号）．http：//www.ndrc.gov.cn/zcfb/zcfbtz/201701/t20170111_834845.html.

[5] 李勇，徐美虹．核苷酸营养学．北京：北京大学医学出版社，2016.

[6] Xu M，Zhao M，Yang R，et al. Effect of dietary nucleotides on immune function in Balb/C mice. Int Immunopharmacol，2013，17（1）：50-56.

[7] 杨睿悦，张佳丽，王楠，等．海洋蛋白肽和核苷酸配伍对小鼠免疫调节作用．中国公共卫生，2010，1：89-91.

[8] Zhang J，Yu Y，Zhang Z，et al. Effect of polysaccharide from cultured Cordyceps sinensis on immune function and anti-oxidation activity of mice exposed to ^{60}Co. Int Immunopharmacol，2011，11（12）：2251-2257.

[9] 杨睿悦，裴新荣，张召锋，等．海洋蛋白肽及其与灵芝多糖配伍的防辐射作用实验研究．食品与发酵工业，2008，34（5）：1-5.

[10] Li Q，Zhao H，Zhao M，et al. Chronic green tea catechins administration prevents oxidative stress-related brain aging in C57BL/6J mice. Brain Res，2010，1353：28-35.

[11] Zhao H，Li Q，Pei X，et al. Long-term ginsenoside administration prevents memory impairment in aged C57BL/6J mice by up-regulating the synaptic plasticity-related proteins in hippocampus. Behav Brain Res，2009，201（2）：311-317.

第二十七章 鱼胶原肽的市场、产业分析
Market and industry analysis of fish collagen peptides

胶原蛋白来源于希腊语“kola”和“gen”，意思是“胶”和“生产”[1]。人类使用胶原经历了一个漫长且辉煌的历史。在古代，它被用作“生物黏合剂”，并被广泛应用。早在8000年前，位于现中东地区的穴居人，已经可以从动物组织中提取黏胶。约公元前2000年，古埃及人就已经开始从含胶物质中制得皮胶，在埃及壁画中有表示皮胶制造技术及其应用的记载，在金字塔中甚至找到过皮胶的样品。19世纪拿破仑征战时，将胶原作为蛋白的来源。胶原作为一种产品进行工业规模化生产源于法国。1818年，里昂兽医学校Cojgnet教授开设了胶原的衍生物——明胶工厂，开始发展明胶的工业生产[2-3]。

胶原蛋白肽作为胶原的另一种衍生产品，起步较晚。目前有据可查的第一款胶原蛋白肽产品出自1988年日本朝日公司推出的胶原蛋白肽饮料[4]。1999年，美国食品药品监督管理局（Food and Drug Administration，FDA）批准胶原蛋白肽为大众安全健康食品（generally recognized as safe，GRAS）。2005年欧盟欧洲食品安全局批准胶原蛋白肽为安全性食品。2017年，加拿大卫生部天然和非处方健康产品局批准胶原蛋白肽可改善肌肤生理机能的临床功效。但在中国，2011年以前尚没有相关的法律法规明确胶原蛋白肽是否能在食品中应用，因此北京盛美诺生物技术有限公司以及其他几家胶原蛋白生产商和代理商于2008年申报胶原蛋白肽为新资源食品。2011年1月，卫生部对申报单位进行了意见回复，认定申报企业的胶原蛋白肽为普通食品。2013年5月24日，中华人民共和国国家卫生和计划生育委员会发布2013年第3号公告，认定“以可食用的动物或植物蛋白质为原料，经《食品添加剂使用标准》（GB 2760—2011）规定允许使用的食品用酶制剂酶解制成的物质作为普通食品管理”。自此，胶原蛋白肽在中国可以按照普通食品进行生产管理。

目前国内胶原蛋白肽的执行相关标准共有5个，分别是《QB 2732—2005 水解胶原蛋白》《QB/T 2879—2007 海洋鱼低聚肽粉》《GB/T 22729—2008 海洋鱼低聚肽粉》《SB/T 10634—2011 淡水鱼胶原蛋白肽粉》《GB 31645—2018 食品安全国家标准胶原蛋白肽》。

随着胶原蛋白肽的需求量越来越大及食品安全、宗教信仰等因素，传统的从牛、猪、禽类等陆生动物获取的胶原蛋白肽已经不能满足人们的需要。近年来，对水产动物胶原的研究引起了人们的关注。根据粮食及农业组织发布的最新《2018年世界渔业和水产养殖状况》报告预计，到2030年，捕捞和养殖的鱼类总产量将会增加到2.01亿吨[5]。鱼类的皮、骨、鳞等部位含有丰富的胶原，而在鱼产品加工生产过程中会产生大量的皮、骨及鳞等副产物，从这些副产物中提取胶原蛋白肽加以利用，既可以提高鱼产品加工业的经济效益，

延长产业链，又可以减少加工副产物造成的环境污染。

胶原蛋白肽很大程度上推动了全球营养美容产品市场的增长，主要产品形式有粉剂、片剂、胶囊、饮料或口服液、糖果、乳制品等。根据 Innova 提供的报告预测，到 2020 年，营养美容品市场将达 74 亿美元，而胶原蛋白肽是推动营养美容品发展的最主要原料之一。美国福布斯发布的数据显示，全球胶原肽市场规模预计 2028 年将达到 167 亿美元。胶原蛋白肽的来源有鱼、牛、鸡、猪等。根据一项市场分析报告，因其高吸收率和低疾病传播率，鱼胶原蛋白肽预计增长最快，平均年复合增长率可达 7.8%。据 Innova 统计，2019 年全球发布含胶原肽的皮肤健康新产品，美国数量最高达到 43%，其次是英国和日本，都在 9% 左右。产品形式为粉剂 43%，胶囊 22%，片剂 15%，口服液 11%。有数据显示，全球胶原蛋白肽的年销售量已经达到 25 000 吨，销售领域包括美容、关节和骨骼健康、运动保健以及外用品等多个应用领域。在中国台湾、韩国和东盟国家，胶原蛋白肽的市场规模已经达到 16 600 吨，主要用于皮肤美容和其他保健功能。印度的胶原蛋白肽销量也很高，主要用于骨和关节保健[6]。

北美地区被认为是最大的胶原蛋白肽市场。胶原蛋白肽的年销量已经超过 6000 吨[6]。美国被认为是世界上医药和功能性食品最大的市场，2021 年美国胶原肽产品增长达 93.8%，可以看出胶原肽市场的热度持续升温，且从美容方面扩展到其他方面，比如关节健康和运动健康，各个年龄段的消费者都对胶原肽感兴趣。中老年消费者主要用于维持关节健康，年轻消费者选择胶原肽主要是保护皮肤。此外，宠物食品中使用胶原蛋白肽的发展迅速。胶原蛋白肽是宠物食品的重要营养补充剂，快速发展的宠物食品工业有利于胶原蛋白肽市场的发展。根据营养商业杂志（Nutrition Business Journal，NBJ）数据显示，2020 年美国消费者在胶原蛋白补充剂上花费 2.93 亿美元。2020 年 6 月全球第一大食品公司雀巢在其官网发布声明，美国胶原蛋白品牌“Vital proteins”的多数股权。该品牌成立于 2012 年，旗下胶原蛋白产品包括蛋白粉、营养棒、即饮饮料等多种形式。

日本是胶原蛋白肽发展最为成熟的市场。根据联合企业媒体（United Business Media，UBM）数据统计，2012 年和 2013 年，胶原蛋白肽高居日本功能性食品配料销售额榜首。日本明胶协会数据显示，2008—2013 年，胶原蛋白肽的销售量在 4500 ~ 5000 吨。2015 年，日本的胶原蛋白肽销量为 4886 吨，与 2014 年相比增长 11.9%，其中食用胶原蛋白肽销量为 4256 吨，同比增长了 9.8%。2014 年，胶原蛋白肽的出口量为 371 吨，2015 年达到 510 吨，增长率为 37.4%，显著增长。2020 年，日本的口服美容产品销售额约为 2385 亿日元，其中胶原蛋白肽产品销售额为 520 亿日元，约占口服美容市场的 1/4。在日本，胶原蛋白肽主要用于美容抗衰老产品，但近年来关于骨关节健康、血管健康、预防褥疮以及脑机能的功能性研究以及市场化产品也不断出现。而且日本终端产品越来越趋向添加低分子量、高剂量、低异味的胶原蛋白肽原料，而鱼胶原肽因其原料能够满足上述要求，需求量增加。

在南美洲，胶原蛋白肽的发展呈快速上升趋势。巴西将胶原蛋白肽作为美容产品，增长迅速，在过去的 5 ~ 6 年，巴西美容营养剂的年复合增长率达 30% 以上。

中国胶原蛋白肽行业发展呈曲折上行的态势。本世纪初期，日本胶原品牌 Fancel 进入中国。至 2012 年，中国胶原蛋白肽市场快速增长。2013 年，由于“胶原蛋白事件”，胶原蛋白肽备受质疑，销售数量急剧下滑。但胶原蛋白肽美容抗衰老、有助于骨骼和关节健康等功能经过多家科研机构论证，并得到全球消费者的认可，2014 年下半年国内市场回暖。2019 年 8 月，天猫国际与天猫超级品类日联合第一财经商业数据中心发布《2019 口服美容消费趋势报告》，指出目前国内口服美容市场规模已突破百亿元，预计 2022 年我国口服美容市场将会达到 238 亿元。该报告显示胶原蛋白肽 2017—2019 年连续三年位居口服美容原料成分榜首。

胶原蛋白肽产品的应用形式也有了很多变化。从之前的粉剂、口服液、片剂等传统膳食补充剂，扩展到软糖、口香糖、奶茶、咖啡等多种普通食品中，其中软糖发展速度最为迅猛。

小结

近年来，随着胶原蛋白肽的需求量越来越大及食品安全、宗教信仰等因素，水产动物胶原的研究越来越引起人们的关注。关于鱼胶原肽对骨关节健康、血管健康、预防褥疮以及脑机能的功能性研究以及市场化产品也不断出现。这很大程度上推动了全球营养美容产品市场的增长，而中国鱼胶原肽的行业发展呈曲折上行的态势。

In recent years，with the increasing demand of collagen peptide，food safety，religious belief and other factors，the research on aquatic animal collagen has attracted more and more attention. Functional research and market products on the effect of fish collagen peptide on bone and joint health，blood vessel health，prevention of decubitus and brain function also continue to appear. This largely promotes the growth of the global nutrition and beauty products market，while the development of the collagen peptide industry in China shows a zigzag upward trend.

参考文献

[1] Raman M，Gopakumar K. Fish collagen and its applications in food and pharmaceutical industry：a review. EC Nutrition，2018，13（12）：752-767.

[2] 周雅婷译. 明胶史. 明胶科学与技术，2011，31（2）：84-91.

[3] 罗塞洛. 您真的了解明胶吗? 食品安全导刊，2017，19（15）：52-53.

[4] 斯黛拉. 胶原蛋白肽——没落贵族的光复. 食品与生活，2012，9：37.

[5] 农业农村部农业贸易促进中心研究所 / 中国农业. 全球鱼类产量到 2030 年将增长近两成. 世界农业，2018，473（9）：242-243.

[6] 刘海英. 胶原肽及其产业发展. 食品工业科技，2016，37（12）：391-394，399.

第二十八章 鱼胶原肽营养学所面临的挑战与机遇

Prospects and challenges of fish collagen peptides nutrition

自20世纪初肽科学诞生以来，有关肽的研究经历了长足发展。以鱼及鱼类副产物为主要原料制备出的鱼胶原肽是生物活性肽的典型代表。鱼胶原肽因具有吸收快、耗能低、不易饱和、活性强度高及活性多样等优势，使其逐渐成为临床医学、营养学、药学等多学科研究的热点，在新型营养品领域的发展前景广阔。由此可见，FCPs是当之无愧的高新转化代表。尽管目前对FCPs活性的研究进展十分迅速，但在FCPs产、学、研的全产业供应链条中，科研成果与应用之间的转化仍然处于薄弱阶段。目前，鱼胶原肽营养学仍面临诸多挑战。

一、以健康为核心导向，FCPs的精准制备

当前我国正处于人口老龄化飞速发展的时期，截至2019年底，全国60岁及以上人口达到2.54亿，占总人口的18.1%，老龄化进程远超经济社会的发展。此外，二胎政策的开放及转型发展问题使得我国人口的营养健康面临着重大的挑战。我国老年人群中有超过1.8亿人患有一种及以上的慢性病，慢性病是我国老年人群的主要死因，其中内分泌营养代谢类疾病位列第五位。有大量研究显示，85%的老年人慢性健康问题可以通过合理的营养干预得到改善。因此国务院在2017年发布了《国民营养计划（2017—2030）》，旨在大力普及营养健康知识，完善营养健康制度，发展营养健康产业。FCPs来源水生鱼类，具有安全性高、资源广泛、平价易得、营养丰富且功能多样等特征。作为新兴的食源性营养活性物质，是实现精准营养的有效工具之一。但是，如何落地实现针对不同年龄人群、不同疾病状态的主要健康问题的FCPs精准制备？这是健康科技产业迫切需要攻克的技术瓶颈。

（一）安全、高效的定向制备

随着制备技术的进步，FCPs的制备方法也愈发成熟。根据制备目的不同可以选用不同的方法。其中，酶解法由于具有生产条件温和、可定向酶切、制备的肽类产品溶解性好等优点，是FCPs制备最常用的方法。近20年来，国内外的研究人员对蛋白酶的选择、酶解条件参数、脱盐、脱苦等方面进行了大量的探索，并在提高FCPs制备效率方面取得了极大的进展。未来在提升酶解法制备FCPs效率的研究可以进行集中突破，如①使用固化酶，将

蛋白酶进行固定化，可以实现连续化生产，从而提高制备 FCPs 的效率；②利用复合酶进行水解，不同种类蛋白酶复合使用制备的肽类物质的活性要普遍优于单酶法，但由于不同酶类达到最高活力所需的条件不同，因此如何协调不同蛋白酶之间的加入顺序及酶解条件是未来研究的重点；③利用辅助强化技术，在酶解过程中可以采用超声、微波等辅助技术对酶解效果进行强化，对酶解速度及效率都会有显著的提升效果。

微生物发酵法则是一种新兴的制备 FCPs 的方法，其主要通过微生物菌体发酵产生大量的蛋白酶，直接作用于食物蛋白。相比于蛋白酶解法，此法具有酶产量高、生产周期短、生产成本低等优点，具有较好的发展前景[1]。但微生物代谢产生的酶系统较为复杂，水解副产物较多，而且受到菌种使用安全的限制，微生物发酵法的推广应用仍然面临着诸多挑战。今后的研究要集中在发酵菌种、原料筛选和发酵工艺革新方面，进一步提升 FCPs 的制备效率及安全性。

控制酶解条件、优化后续分离纯化技术可以制得纯度和活性更高的 FCPs。高活性 FCPs 肽段的氨基酸数目一般小于 20，分子量小，分离难度较大，因此需要一些新型分离技术。凝胶过滤色谱和反向高效液相色谱，从鱼胶原蛋白酶解物中分离纯化出了 ACE 抑制肽，并利用超高效液相色谱 - 质谱鉴定出两种 ACE 抑制肽的氨基酸序列。此外，除了利用分子量的差异，还可以根据其肽段性质的不同进行分离纯化，例如铁离子螯合亲和层析法。发展分离纯化技术及新型技术可为今后制备纯度更高、活性更好的靶向 FCPs 药物及功能食品提供研究方向。

（二）合理、高效、环保、综合地提高鱼类水产原料资源

尽管我国的水产资源丰富，产量居世界首位，但目前我国许多水产鱼类加工企业的加工技术和设备落后，存在水产鱼类产业链较短和创新性差等问题，加工技术和综合利用仍然与世界水平存在很大差距。主要表现为：①加工量偏低，对于水产品的利用，我国还是以传统的新鲜全鱼烹饪为主要的消费方式，大量副产品被丢弃，造成大量资源浪费，同时带来巨大的环保负担；②加工技术落后，在水产品的加工过程中，基本以粗加工为主，例如，鱼类的加工成品基本以鱼片为主，没有高新技术和高附加值产品；③水产品加工后的下脚料综合利用水平不高。因此，如何提高水产鱼类产品及深加工制品质量，建立和完善市场体系，进一步促进我国水产鱼类产业的可持续发展，是亟待解决的重要问题。

二、FCPs 的多维应用

FCPs 作为比蛋白质和氨基酸更易吸收的氮源营养素，更加适合消化功能减弱或对蛋白质和氨基酸有特定代谢需求的临床患者。此外，FCPs 与游离氨基酸的吸收机制相互独立，有助于减轻游离氨基酸相互竞争吸收点位而引起的吸收抑制，从而促进 FCPs 中的氨基酸吸收。FCPs 中部分小分子低聚肽还可以直接参与组织蛋白质的合成，有利于患者伤口的愈合及恢复。其次，FCPs 具有抑制肿瘤细胞增殖、降血压、调节免疫、抗菌、辐射保护等功效，其氨基酸组成中富含色氨酸、天冬氨酸、谷氨酸、酪氨酸和组氨酸，这些氨基酸残基也表明 FCPs 具有较好的抗氧化活性，在功能食品领域具有很大的研发价值[2]。近年来，FCPs 被作为食品添加剂广泛应用于乳制品、饮料、肉制品等行业的加工中，可以起到增强

风味、提高营养价值的作用。FCPs 的多种特性使其在促进人类健康方面具有得天独厚的优势。FCPs 展现出在新型营养产品、功能食品的开发及精准营养干预方面的巨大潜力，是有效实现防治一体化的良好营养对策。

需要注意的是，解决给药途径的限制仍是 FCPs 产品实现多样化发展的前提。多肽类物质作用的发挥与给药途径密切相关，多肽类药物主要通过注射给予，而多肽类功能食品多为口服给予。静脉注射是多肽类药物主要的注射方式，但存在诸多副作用，例如清除速率快、半衰期短、易出现过敏甚至会造成休克，因此不适宜长期给药，口服成为首选的给药方式。但胃肠环境的多变性及不确定性给多肽类功能食品及药物的研发带来了巨大的挑战。多肽类物质具有高亲水性、不稳定性及酶敏感性，在胃部易受到胃酸及胃蛋白酶的降解，口服的生物利用度极低。其次，多肽类蛋白在小肠的渗透性较低，不利于其跨细胞转运[3]。近年来，还有报道指出某些多肽药物经口服具有明显的首过效应[4]。目前解决该问题主要策略有吸收促进剂、酶抑制剂、化学修饰法、载体转运、结肠定位给药系统等。以纳米载体和结肠定位给药系统为代表的新型口服给药系统目前已经成功取得应用，并有产品成功上市，但仍需要更加深入的研究。

更为重要的是，因小分子肽段具有鲜明的特征结构、纳米螯合性和受体特异亲和性等特点，是“君臣佐使”的最优代言。FCPs 的如上特点可以使其实现在特殊年龄、状态和条件下，精准识别、靶向递送、多重显效、立体调节的优势作用。因此，FCPs 是日常营养补充、健康（功能）食品、特医食品、肠内肠外营养制剂等多样营养干预技术的优秀组件，可以在居家、社区、机构、院内等全方位多场景中得以应用。但如何应用、如何更好地落地实践，是全健康领域都会面临的挑战。

综上所述，作为食源性活性肽，FCPs 的安全性及各种生理活性已经得到大量基础研究和初步的临床试验证实。未来，如何充分利用我国优势资源，就 FCPs 进行“以人为本”的针对性研发、创制与应用，将是 FCPs 科研重大突破与科技迭代更新中的关键点。这需要我们用多学科视角、全球视野，采用全新的思维方式去重点发力突破。在构建人类命运共同体的指引下，我们应该有信心，也有能力，为全球健康做出中国贡献。

小结

近年来，人们对 FCPs 做了大量的基础研究及初步的临床试验，证实了 FCPs 可作为一种新兴营养活性物质，在防治疾病、改善机体健康状态方面发挥作用。相信随着研究的深入及分离纯化技术的进步，FCPs 必将会通过功能食品及临床营养干预的途径为全民营养健康做出贡献。

In recent years，people have done a lot of basic research and preliminary clinical trials on FCPs，which confirmed the role of FCPs as an emerging nutritional active substance in preventing and treating diseases and improving the health of the body. It is believed that with in-depth research and advancement in separation and purification technology，FCPs will definitely contribute to the nutrition and health of the whole people through functional foods and clinical nutrition interventions.

参考文献

[1] 刘秋．生物工程．大连：大连理工大学出版社，2008.

[2] 李勇，蔡木易．肽营养学．北京：北京大学医学出版社，2007.

[3] Brayden DJ，Maher S，Bahar B，et al. Sodium caprate-induced increases in intestinal permeability and epithelial damage are prevented by misoprostol. Eur J Pharm Biopharm，2015，94：194-206.

[4] Yin L，Ding J，He C，et al. Drug permeability and mucoadhesion properties of thiolated trimethyl chitosan nanoparticles in oral insulin delivery. Biomaterials，2009，30（29）：5691-5700.

缩略词中英文对照表

4HNE	4-hydroxynonenal	4- 羟基壬烯醛
5-HT	5-hydroxytryptamine	5- 羟色胺
A		
AA	ascorbic acid	抗坏血酸
ABTS	2,2′azino-bis（3-ethylbenzothiazoline-6-sulfonic acid）	2,2- 联氮 - 二（3- 乙基 - 苯并噻唑 -6-磺酸）二铵盐
ACE	angiotensin converting enzyme	血管紧张素转化酶
ACh	acetylcholine	乙酰胆碱
AD	alzheimer’s disease	阿尔茨海默病
ADA	American Diabetes Association	美国糖尿病学会
ADCC	antibody-dependent cell-mediated cytotoxicity	抗体依赖的细胞介导的细胞毒作用
ADH	alcohol dehydrogenase	乙醇脱氢酶
ADH	antidiuretic hormone	抗利尿激素
ADR	adverse drug reaction	药物不良反应
ADSCs	adipose derived stem cells	脂肪组织来源的干细胞
AGEs	advanced glycation end-products	晚期糖基化终产物
AH	alcoholic hepatitis	酒精性肝炎
AHL	N-acyl-L-homoserine lactone	高丝氨酸内酯
AI-2	autoinducer-2	AI-2 型信号分子
AID	anti-inflammatory diet	抗炎饮食
AIPs	autoinducing peptides	自诱导肽
AIs	autoinducers	自诱导物
AKP	Antarctic krill peptide	南极磷虾肽
ALB	albumin	白蛋白
ALD	alcoholic liver disease	酒精性肝病
ALDH	aldehyde dehydrogenase	乙醛脱氢酶
ALP	alkaline phosphatase	碱性磷酸酶
ALS	amyotrophic lateral sclerosis	肌萎缩侧索硬化
ALT	alanine aminotransferase	谷丙转移酶
ALX	alloxan	四氧嘧啶

AMI	antibody-mediated-immunity	抗体介导免疫
AMP	antibacterial peptide,	抗菌肽
apoB	apolipoprotein B	载脂蛋白 B
ARA	arachidonic acid	花生四烯酸
AS	atherosclerosis	动脉粥样硬化
AST	acute systemic toxicity	急性全身毒性
AST	aspartate aminotransferase	谷草转氨酶
ATP	adenosine triphosphate	三磷腺苷

B

BAP	bioactive peptides	生物活性肽
BAPE	blood active peptide extract	牛血活性肽
BCR	B cell receptor	B 细胞受体
BDNF	brain derived neurotrophic factor	脑源性神经营养因子
BMI	body mass index	体重指数
BSLB	brine shrimp lethality bioassay	卤虫杀灭力生物测定
BUN	blood urea nitrogen	血尿素氮

C

CAG	chronic atrophic gastritis	慢性萎缩性胃炎
CAMK II	calcium calmodulin-dependent protein kinases II	钙 - 钙调蛋白依赖性激酶 Ⅱ
CAT	catalase	过氧化氢酶
CCL	cholecystokinin	缩胆囊素
CCO	cytochrome oxidase	细胞色素氧化酶
CD	Crohn's disease	克罗恩病
CETP	cholesteryl ester transfer protein	胆固醇酯转运蛋白
CGMP	casein glycamacropeptide	酪蛋白糖巨肽
cGMP	cyclic guanylate nomophosphate	环单磷酸鸟苷
CK	creatine kinase	肌酸激酶
CK	cytokine	细胞因子
CLSM	confocal laser scanning microscope	激光共聚焦显微镜
CM	chylomicron	乳糜微粒
CMDI	colonic mucosa damage index	结肠黏膜指数
CMI	cell-mediated immunity	细胞介导的免疫
CNS	central nervous system	中枢神经系统
CO	carbon monoxide	一氧化碳
ConA	concanavalin A	刀豆蛋白 A
COPs	corn oligopeptides	玉米低聚肽
COX	cyclooxygenase	环氧合酶
CP	creatine phosphate	磷酸肌酸

CR	creatinine	肌酐
CRP	C-reactive protein	C- 反应蛋白
CYP2E1	cytochrome P450 2E1	细胞色素 P450 2E1
D		
D-gal	D-galactose	D 半乳糖
DA	dopamine	多巴胺
DALYs	disability-adjusted life-years	伤残调整寿命年
DAO	diamine oxidase	二胺氧化酶
DBP	diastolic blood pressure	舒张压
DEP	duck embryo peptides	鸭胚蛋多肽
DHA	docosahexaenoic acid	二十二碳六烯酸
DM	diabetes mellitus	糖尿病
DNA	deoxyribonucleic acid	脱氧核糖核酸
DOP	polysaccharides from dendrobium officinale	铁皮石斛多糖
DPPH	1,1-diphenyl-2-picrylhydrazyl	1,1- 二苯基 -2- 苦基肼
DSF	diffusible signal factor	扩散信号因子
DSFI	Derogatis Sexual Functioning Inventory	克罗提斯性功能量表
DSS	dextran sulfate solution	葡聚糖硫酸钠溶液
DTH	delayed type hypersensitivity	迟发型变态反应
E		
EAA	essential amino acid	必需氨基酸
EAP	epinephelus awoara polypeptide	青斑鱼多肽
EBD	endoscopic balloon dilatation	内镜球囊扩张术
ECs	endothelial cells	内皮细胞
ED	erection dysfunction	勃起功能障碍
EGCs	enteric glial cells	肠神经胶质细胞
EGF	epidermal growth factor	表皮生长因子
EGFR	epidermal growth factor receptor	表皮生长因子受体
ELISA	enzyme-linkedimmunobsorbent assay	酶联免疫吸附检测
eNOS	endothelial nitric oxide synthase	内皮型氧化亚氮合酶
ENS	enteric nervous system	肠神经系统
EPA	eicosapentaenoic acid	二十碳五烯酸
EPCs	endothelial progenitor cells	内皮祖细胞
EPO	erythropoietin	促红细胞生成素
EPS	extracellular polymeric substances	胞外聚合物
ER	endoplasmic reticulum	内质网
ET-1	endothelin-1	内皮素 -1

F

FAO	Food and Agriculture Organization of United Nations	联合国粮食及农业组织
FD	functional dyspepsia	功能性消化不良
FDA	Food and Drug Administration	食品药品监督管理局
FLD	frontal lobe dementia	额叶性痴呆
FRAP	ferric ion reducing antioxidant power	铁离子抗氧化能力法
FSC	forward scatter	前向角散射光
FSH	follicle-stimulating hormone	卵泡刺激素

G

GABA	γ-aminobutyric acid	γ- 氨基丁酸
GAP43	growth-associated protein 43	生长相关蛋白 -43
GAS	gastrin	胃泌素
GC	guanosine cyclase	鸟苷酸环化酶
GCs	glucocorticoids	糖皮质激素
GDM	gestational diabetes mellitus	妊娠糖尿病
GH	gastrointestinal hormone	胃肠激素
GLP-1	glucagon-like peptide-1	胰高血糖素样肽 -1
Glu	glutamate	谷氨酸
GLUT4	glucose transporter 4	葡萄糖转运体 4
Gly	glycine	甘氨酸
GOPs	ginseng oligopeptides	人参低聚肽
GRISS	The Golombok Rust Inventory of Sexual Satisfaction	Golombok-Rust 性满意量表
GSH	glutathione	谷胱甘肽
GSH	reduced glutathione	还原型谷胱甘肽
GSH-Px	glutathione peroxidase	谷胱甘肽过氧化物酶
GSK-3	glycogen synthase kinase-3	糖原合酶激酶 -3
GTP	guanosine triphosphate	鸟嘌呤三磷腺苷
GU	gastric ulcer	胃溃疡
GWAS	genome-wide association studies	全基因组关联研究

H

HbAlc	glycosylated hemoglobin	糖化血红蛋白
HC_{50}	half hemolysis value	半数溶血值
HCC	hepatocellular carcinoma	肝细胞癌
HCV	hepatitis C virus	丙型肝炎病毒
HDL-C	high density lipoprotein cholesterol	高密度脂蛋白胆固醇
HE	hematoxylin/eosin	苏木精 - 伊红
HI	humoral immunity	体液免疫
HIV	human immunodeficiency virus	人类免疫缺陷病毒

HO	hemeoxygenase	血红素氧合酶
Hp	helicopter pylori	幽门螺杆菌
HRP	hypothalamic regulatory peptides	下丘脑调节肽
HSC	hepatic stellate cells	肝星状细胞
HSP70	heat shock protein 70	热休克蛋白 70
I		
IBD	inflammatory bowel disease	炎症性肠病
ICH	International council for harmonization	人用药品注册技术要求国际协调会议
ICP	intracavernosal press	海绵体内压
IDF	International Diabetes Federation	国际糖尿病联盟
Ig	immunoglobulins	免疫球蛋白
IGF	insulin-like growth factor	类胰岛素生长因子
IgM-PFC	ntibody-forming cell	抗体生成细胞
IL	interleukin	白介素
INF-γ	interferon	干扰素 -γ
iNOS	inducible nitric oxide synthase	诱导型一氧化氮合酶
INT	iodonitrotrtrazolium chloride	碘硝基氯化四氮唑
IR	insulin resistance	胰岛素抵抗
IRS	insulin receptor substrate	胰岛素受体底物
IκB	inhibitor of nuclear factor-κB	核因子 κB 抑制因子
K		
KA	kainate	红藻氨酸
KCs	Kupffer cells	库普弗细胞
L		
L-Cys	L-cysteine	左旋半胱氨酸
L-LTP	late LTP	晚期相 LTP
LCAT	lecithin-cholesterolacyltransferase	卵磷脂胆固醇酰基转移酶
LD50	median lethal dose	半数致死量
LDH	lactate dehydrogenase	乳酸脱氢酶
LDL	low density lipoprotein	低密度脂蛋白
LDL-C	low density lipoprotein chesterol	低密度脂蛋白胆固醇
LDL-R	low-density lipoprotein receptor	低密度脂蛋白受体
LGM	last glacial maximum	末次盛冰期
LH	luteinizing hormone	促黄体生成素
LOX	lipoxygenase	脂加氧酶
LPL	lipoprotein lipase	脂蛋白脂酶
LPO	lipid peroxidation	脂质过氧化物
LPS	lipopolysaccharide	脂多糖

LTB4	leukotriene B4	白三烯 B4
LTD	long-term depression	长时程抑制
LTP	long-term potentiation	长时程增强
M		
MAO-B	monoamine oxidase-B	单胺氧化酶 -B
MAPK	mitogen-activated protein kinase	丝裂原激活的蛋白激酶
MBPP	mung bean protein peptide	绿豆蛋白多肽
MC	mixed constipation	混合型便秘
MCN	micronucleus	微核
MCP-1	monocyte chemo-attractant protein-1	单核细胞趋化蛋白 -1
MCPs	marine collagen peptides	海洋胶原肽
MDA	malondialdehyde	丙二醛
MDBPs	milk-derived bioactive peptides	乳源性生物活性肽
MEOS	microsome ethanol oxidation system	微粒体乙醇氧化系统
Mf	mononuclear phagocyte system	单核巨噬细胞
MHC	major histocompatibility complex	主要组织相容性复合体
MMPs	matrix metalloproteinases	基质金属蛋白酶
MNT	medical Nutrition Therapy	医学营养干预
MNT	micronucleus test	微核试验
MODY	maturity-onset diabetes of the young	青少年发病型糖尿病
MPO	myeloperoxidase	髓过氧化物酶
MS	mass spectrometry	质谱技术
MT	metallothionein	金属硫蛋白
MTD	maximal tolerable dose	最大耐受剂量
mtDNA	mitochondrial DNA	线粒体 DNA
MTL	motilin	胃动素
MUC	mucin	黏蛋白
MUFA	monounsaturated fatty acid	单不饱和脂肪酸
MyD88	myeloid differentiation factor 88	包含髓样分化因子 88
N		
NA	noradrenaline	去甲肾上腺素
NAD	nicotinamide adenine dinucleotide	氧化型辅酶 I
NADH	nicotinamide adenine dinucleotide	还原型烟酰胺腺嘌呤二核苷酸
NAFLD	nonalcoholic fatty liver disease	非酒精性脂肪肝病
NANC	non-adrenergic non-cholinergic	非肾上腺素能 - 非胆碱能
NCSMP	north cordyceps small molecule peptide	北虫草小分子肽
NF-κB	nuclear factor kappa-B	核因子 κB
NFT	neurofibrillary tangle	神经纤维缠结

NGF	nerve growth factor	神经生长因子
NK	natural killer cell	自然杀伤细胞
NMDAR	N-methyl-D-aspartatereceptor	N- 甲基 -D- 天冬氨酸受体
nNOS	neuronal nitric oxide synthase	神经元型氧化亚氮合酶
NO	nitric oxide	氧化亚氮
NOAEL	no observed adverse effect level	未观察到有害作用剂量
NOS	nitric oxide synthase	氧化亚氮合酶
NPY	neuropeptide Y	神经肽 Y
NREM	non-rapid eye movement	非快速动眼
NRF-1	nuclear respiratory factor 1	核呼吸因子 1
NSAIDs	nonsteroidal anti-inflammatory drugs	非甾体抗炎药
NT-3	neurotrophin-3	神经营养素 -3
O		
OD	optical density	光密度值
OIC	Opioid-induced constipation	阿片类物质诱导的便秘
OOC	outlet obstruction constipation	出口梗阻型便秘
OOPs	oat oligopeptides	燕麦低聚肽
ORAC	oxygen radical absorbance capacity	氧化自由基吸收能力
OS	oxidative stress	氧化应激
ox-LDL	oxidized low density lipoprotein	氧化低密度脂蛋白
OXZ	oxazolone	口恶唑酮
P		
PA	prealbumin	前白蛋白
PAME	3-hydroxylpalmitic acid methyl ester	3- 羟基 - 棕榈酸甲酯
PAP	pilose antler polypeptide	鹿茸多肽
PCE	polychromatic erythrocytes	多染红细胞
PD	Parkinson's Disease	帕金森病
PDE5	phosphodiesterases	磷酸二酯酶 5
PG	pepsinogen	胃蛋白酶
PGE2	prostaglandin E2	前列腺素 E2
PGs	prostaglandins	前列腺素
PIKK	phosphatidylinositol kinase-related kinase	激活磷脂酰肌醇激酶相关激酶
PK	pyruvate kinase	丙酮酸激酶
PKB	protein kinase B	蛋白激酶 B
PKC	protein kinase C	蛋白激酶 C
PKG	protein kinase G	蛋白激酶 G
PMS	5-methylphenazinium methyl sulfate	吩嗪二甲酯硫酸盐
PO_2	partial pressure of oxygen	血氧分压

PPAR-α	peroxisome proliferator activated receptor alpha	过氧化物酶体增殖物激活受体 α
PQS	pseudomonas quinolone signal	喹诺酮类信号分子
PSD95	postsynaptic density protein 95	突触后致密蛋白 -95
PTK	protein tyrosine kinase	酪氨酸蛋白激酶
PTP	posttetanic potentiation	强直后增强
PUFA	polyunsaturated fatty acid	多不饱和脂肪酸
PWV	pulse wave velocity	脉搏波速度
Q		
QoL	quality of life	生活质量
QS	quorum sensing	群体感应
QSAR	quantitative structure activity relationship	定量构效关系
R		
REM	rapid eye movement	快速动眼
RNS	reactive nitrogen species	活性氮
ROI	reactive oxygen intermediate	活性氧中间产物
ROS	reactive oxygen species	活性氧
RTK	receptor tyrosine kinase	酪氨酸激酶
S		
SaO_2	oxygen saturation	血氧饱和度
SBM	spontaneous bowel movement	自发排粪
SBP	systolic blood pressure	收缩压
SCD	specific carbohydrate diet	特定碳水化合物饮食
SDH	succinate dehydrogenase	琥珀酸脱氢酶
SDLT	single digit learning test	简单数字学习
SDST	symbol digit substitution test	符号数字替换
SEM	scanning electron microscope	扫描电子显微镜
SFA	saturated fatty acid	饱和脂肪酸
SH2	sre homology domain 2	SH2 结构域
SLD	sublaterodorsal nucleus	背外侧下核
SOD	superoxide dismutase	超氧化物歧化酶
SP	substance P	P 物质
SPF	specific pathogen free	无特定病原体
SRBC	sheep red blood cell	绵羊红细胞
SREBP-1c	sterol regulatory element binding protein-1c	甾醇调节元件结合蛋白 -1c
SRT	story recall test	故事回忆试验
SRTT	simple reaction time	简单反应时间
SST	somatostatin	生长抑素
STC	slow transit constipation	慢性传输型便秘

STZ	streptozotocin	链脲佐菌素
SUR-1	sulfonylurea receptor-1	磺酰脲受体
SWS	slow wave sleep	慢波睡眠
T		
T-SOD	total superoxide dismutase	总超氧化物歧化酶
T2DM	type 2 diabetes mellitus	2 型糖尿病
TAA	total amino acid	氨基酸总含量
TBA	2-thiobarbituric acid	硫代巴比妥酸
TC	total cholesterol	总胆固醇
TCR	T cell receptor	T 细胞受体
TFAM	tmitochondrial transcription factor A	线粒体转录因子 A
TFF	trifoliate factor	三叶因子
TFT	trifluorothymidine	三氟胸苷
TG	triglyceride	甘油三酯
TGF-β1	transforming growth factor-β1	转化生长因子 -β1
TLR	Toll-like receptors	Toll 样受体
TNF-α	tumor necrosis factor-α	肿瘤坏死因子 -α
TP	total proteins	总蛋白
TP53	tumor suppressor p53	肿瘤抑制因子 p53
TRAMP	transgenic adenocarcinoma of mouse prostate	转基因前列腺癌小鼠模型
Treg	T regulatory cell	调节性 T 细胞
TRF	transferrin	转铁蛋白
TSH	thyroid-stimulating hormone	甲状腺刺激素
TXA2	thromboxane A2	血栓素 A2
U		
UC	ulcerative colitis	溃疡性结肠炎
UFAs	unsaturated fatty acids	不饱和脂肪酸
V		
VDd	vitamin D deficiency	维生素 D 缺乏
VEGF	vascular endothelial growth factor	血管内皮生长因子
VIP	vasoactive intestinal peptide	血管活性肠肽
VLDL	very low density lipoprotein	极低密度脂蛋白
VLPO	ventral lateral preoptic area	腹侧视前区
W		
WBCs	white blood cells	白细胞
WGP	wheat germ polypeptide	小麦胚芽多肽
WHO	World Health Organization	世界卫生组织
WOPs	walnut oligopeptides	核桃低聚肽

X

XOD	xanthine oxidase	黄嘌呤氧化酶

Y

YLDs	years lived with disability	伤残损失寿命
YLLs	years of life lost	死亡损失生命年

彩 图

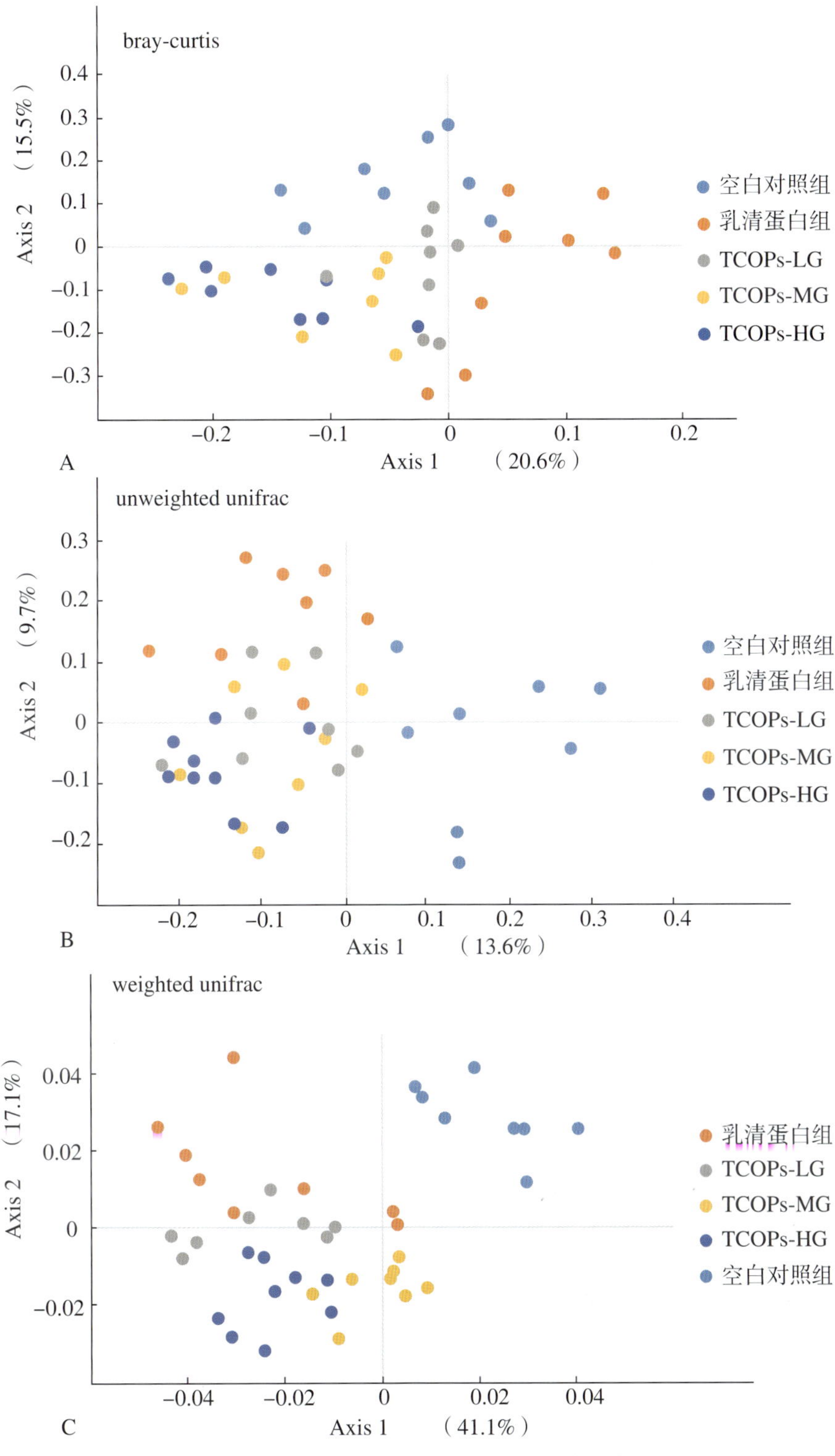

彩图 5-4 **FCPs 对 Beta 多样性指数的影响**

横坐标（Axis 1）表示第一主成分，百分比则表示第一主成分对样品差异的贡献值；纵坐标（Axis 2）表示第二主成分，百分比表示第二主成分对样品差异的贡献值

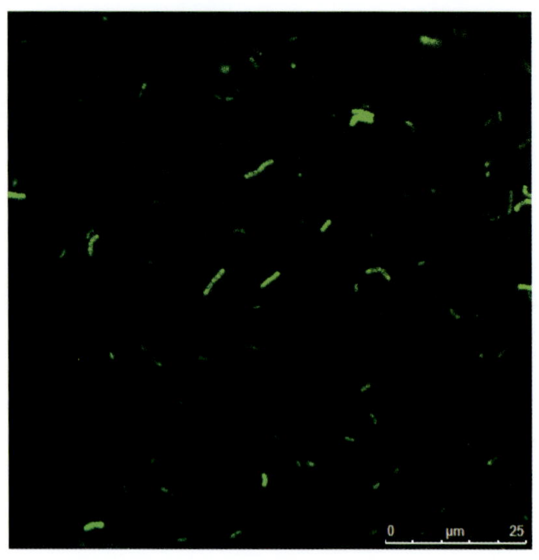

彩图 5-6　激光共聚焦显微镜观察嗜酸乳杆菌对 FCPs 的利用情况

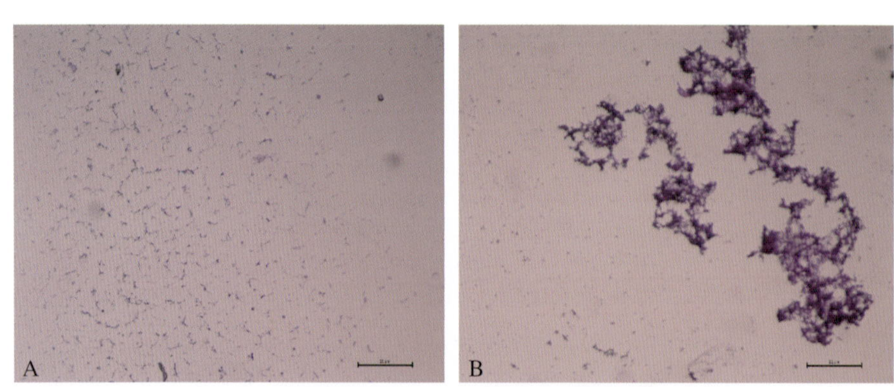

彩图 5-8　显微镜观测 FCPs 对嗜酸乳杆菌生物被膜的影响

A．空白对照；B．添加 2.0%FCPs 后

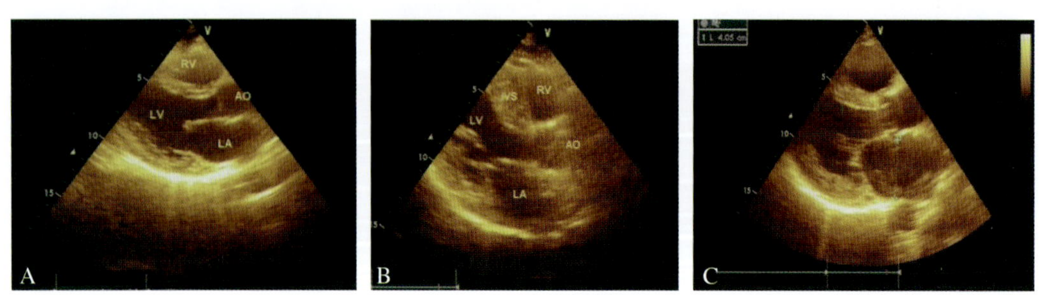

彩图 10-2　心脏声像

A．正常人心脏；B．高血压心脏声像，以室间隔增厚为主；C．高血压心脏声像图改变，室壁对称性增厚、左房增大

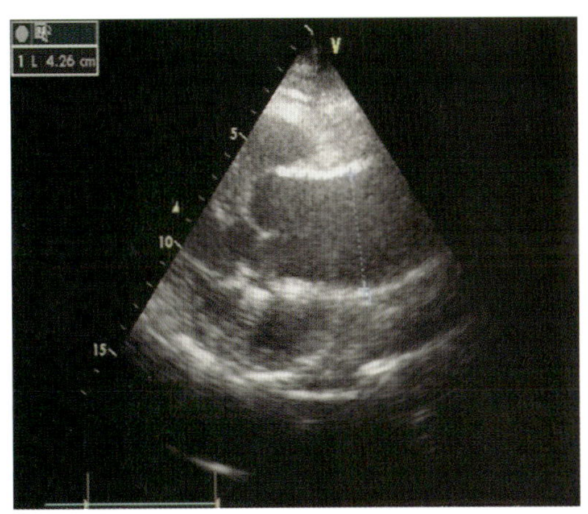

彩图 10-3　高血压患者主动脉声像

内径增宽、壁回声增强

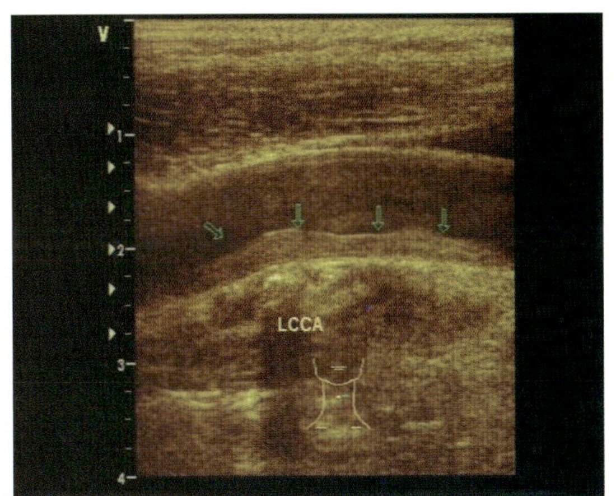

彩图 10-4　高血压患者颈动脉声像

内膜不均匀增厚

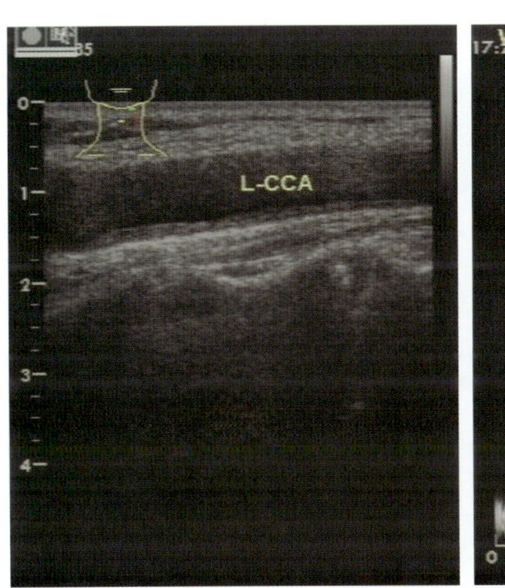

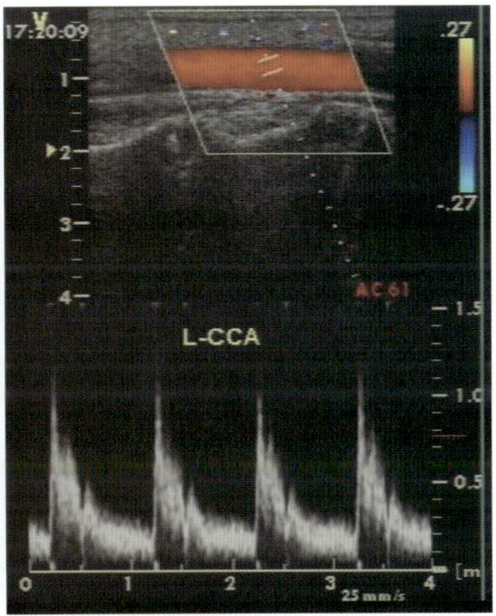

彩图 10-5　高血压患者左侧颈总动脉声像

内膜不均匀增厚，血流速度稍快同时血流阻力指数增高

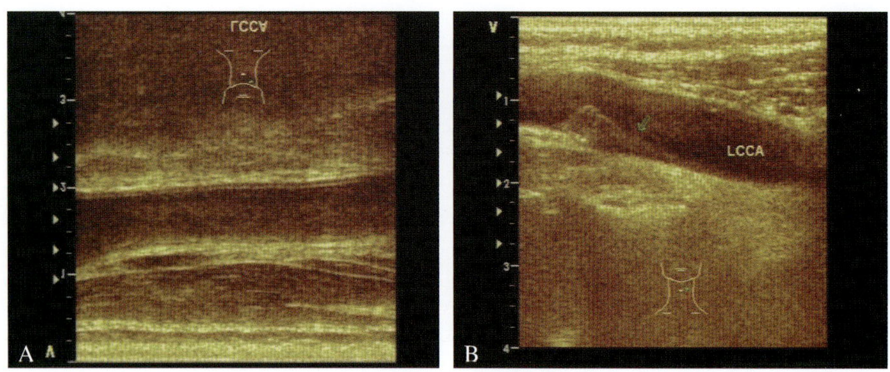

彩图 10-6　颈动脉声像

A．正常颈动脉声像；B．高血压患者左侧颈总动脉分叉后壁软斑形成

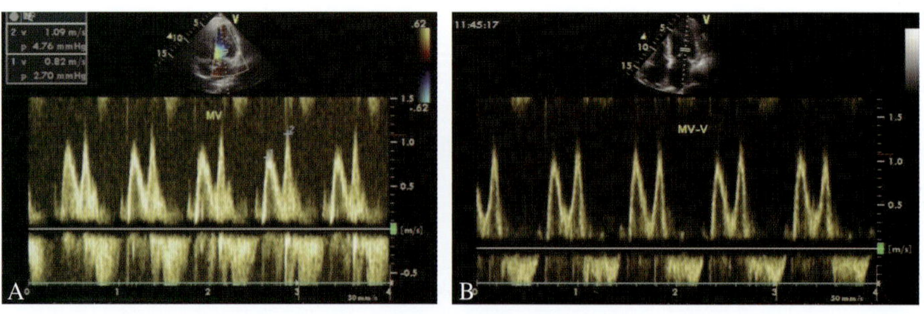

彩图 10-7　二尖瓣口舒张期血流频谱 E/A 值

A．干预前；B．干预后

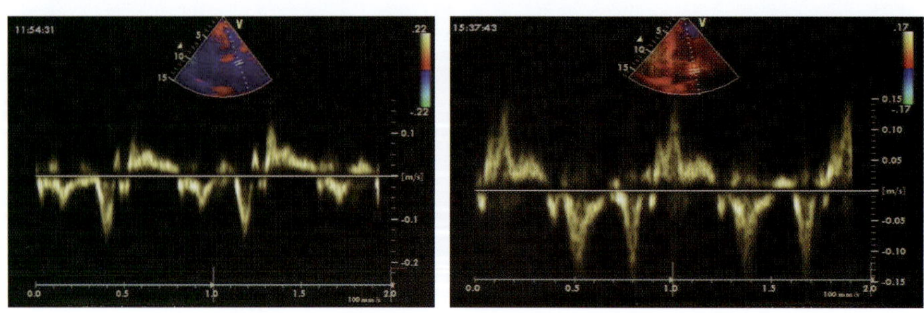

彩图 10-8　个别病例干预前后二尖瓣口舒张期血流频谱 E/A 值有所增高

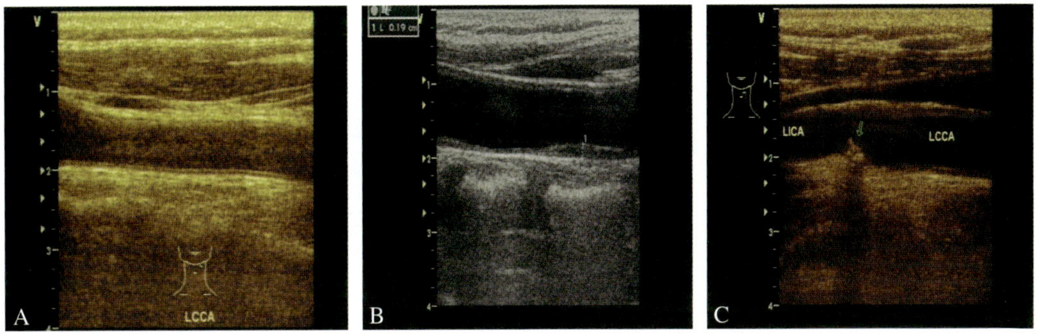

彩图 10-9　**颈动脉声像图**

A．正常情况；B．高血压患者颈动脉内膜增厚；C．高血压患者颈动脉硬化斑形成

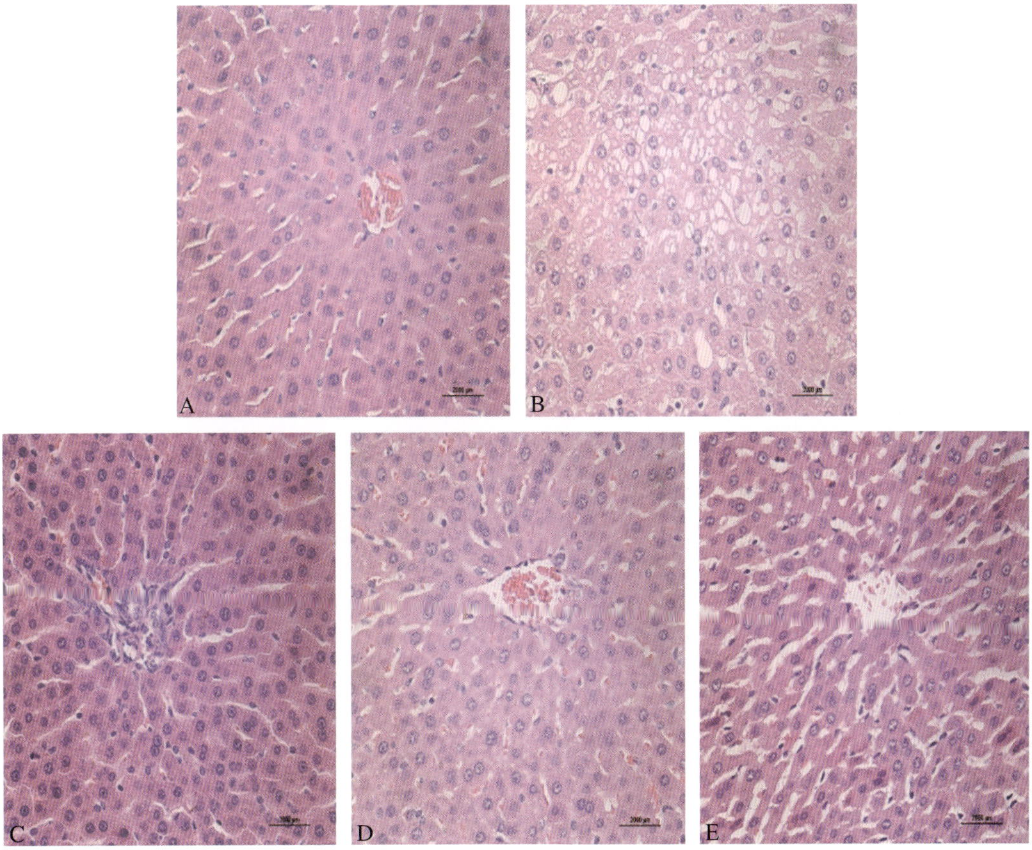

彩图 13-1　**FCPs 干预对酒精性肝损伤大鼠肝组织病理的典型改变**

A．阴性对照组；B．阳性对照组；C．FCPs 低剂量；D．FCPs 中剂量组；E．FCPs 高剂量组。各组大鼠肝组织 HE 染色后 400× 光镜下观察

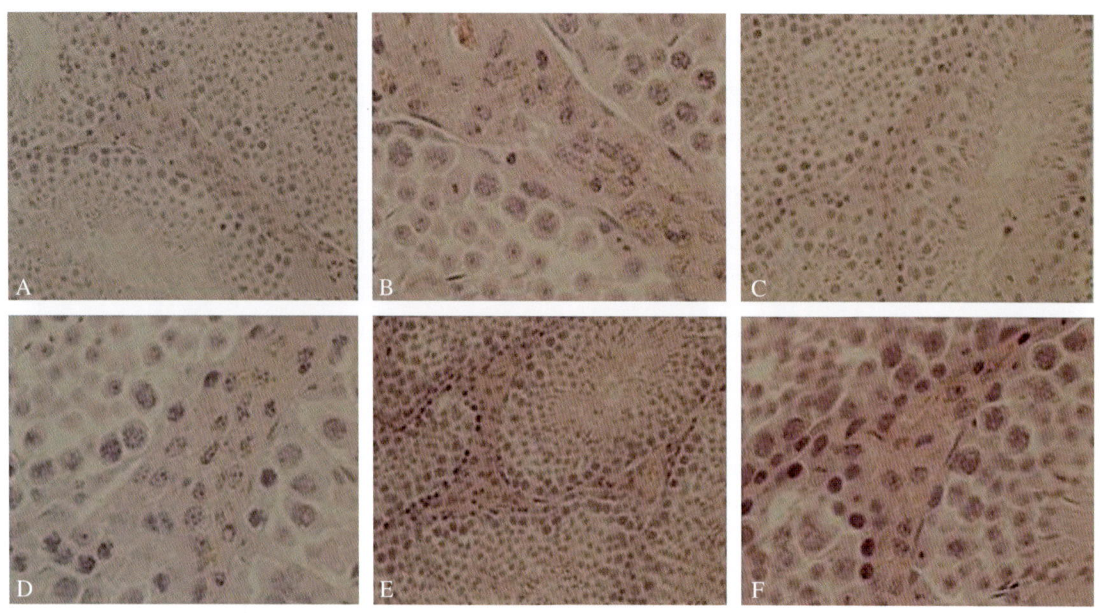

彩图 15-8 SAM-P8 小鼠睾丸组织 HE 染色图

A、B．老年对照组；C、D．1.350% FCPs；E、F．成年对照组。A、C、E：×40；B、D、F：×100

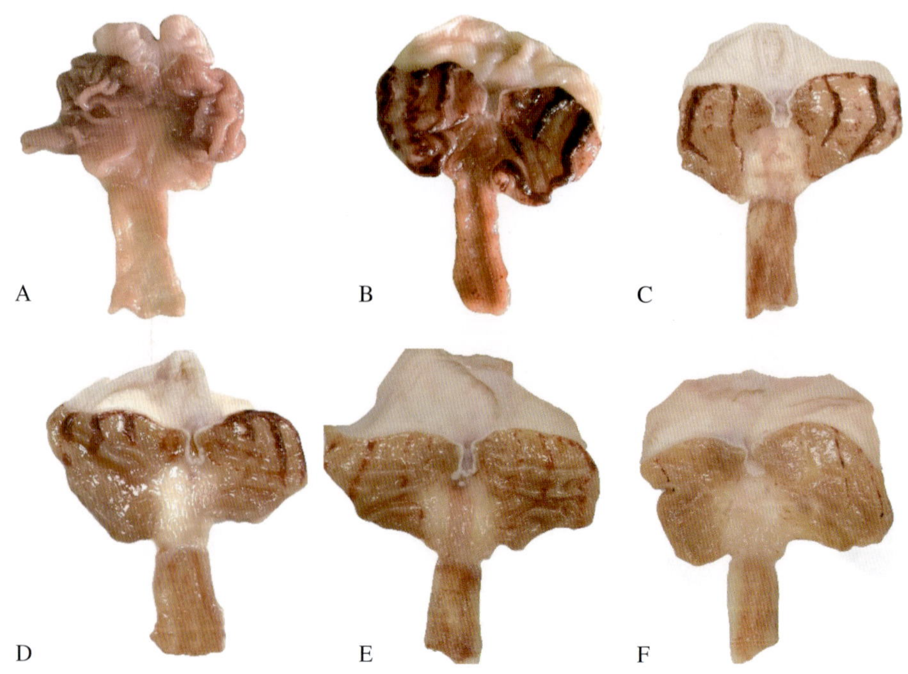

彩图 17-2 FCPs 对大鼠胃十二指肠黏膜损伤程度的影响

A．空白对照组；B．模型对照组；C．乳清蛋白组；D．FCPs 低剂量组；E．FCPs 中剂量组；F．FCPs 高剂量组

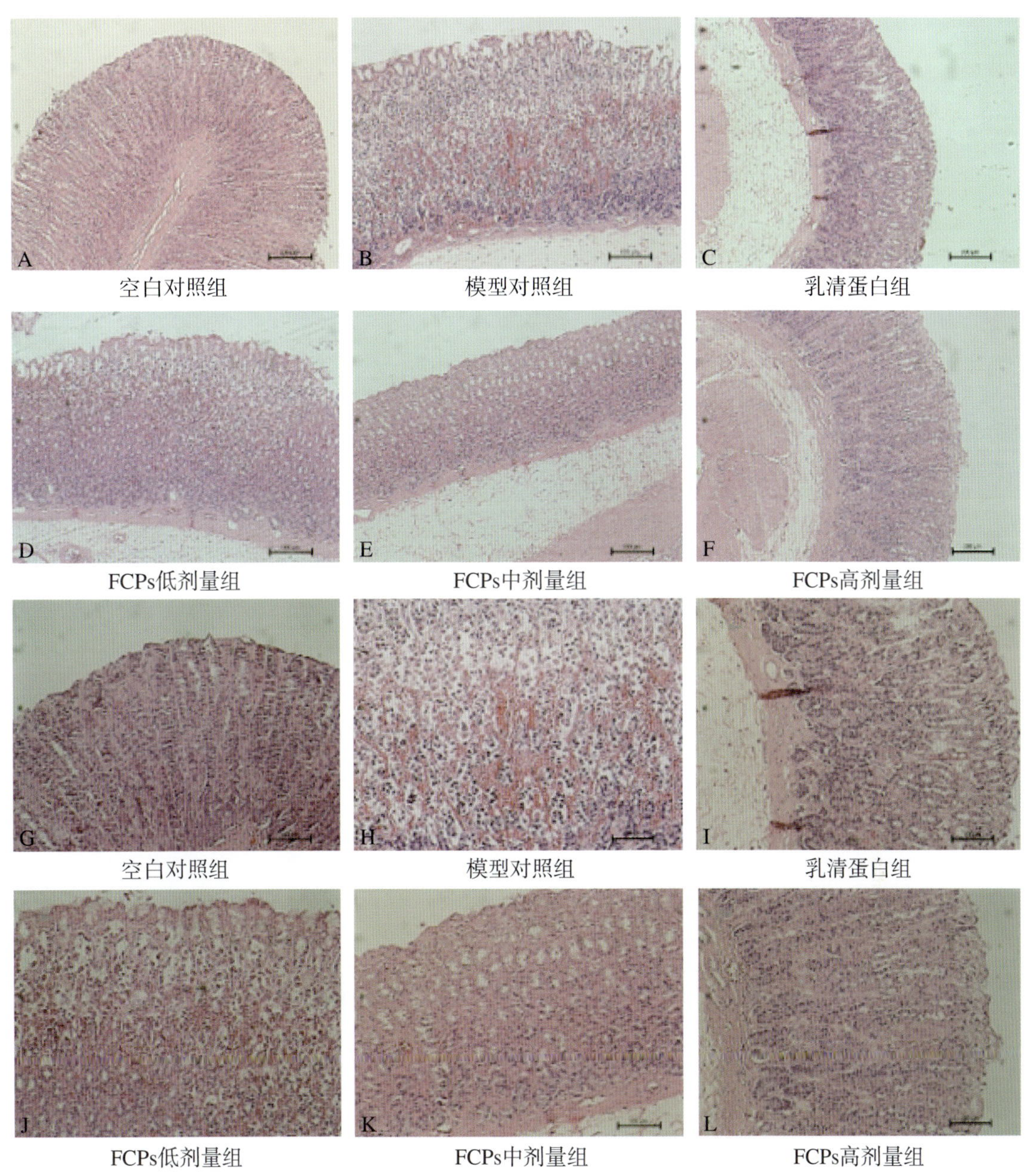

彩图 17-3　**FCPs 对无水乙醇诱导的大鼠胃、十二指肠黏膜损伤情况观察**

A ~ F．显示各组胃的组织学结构（×10）；G ~ L．显示各组胃的组织学结构（×20）

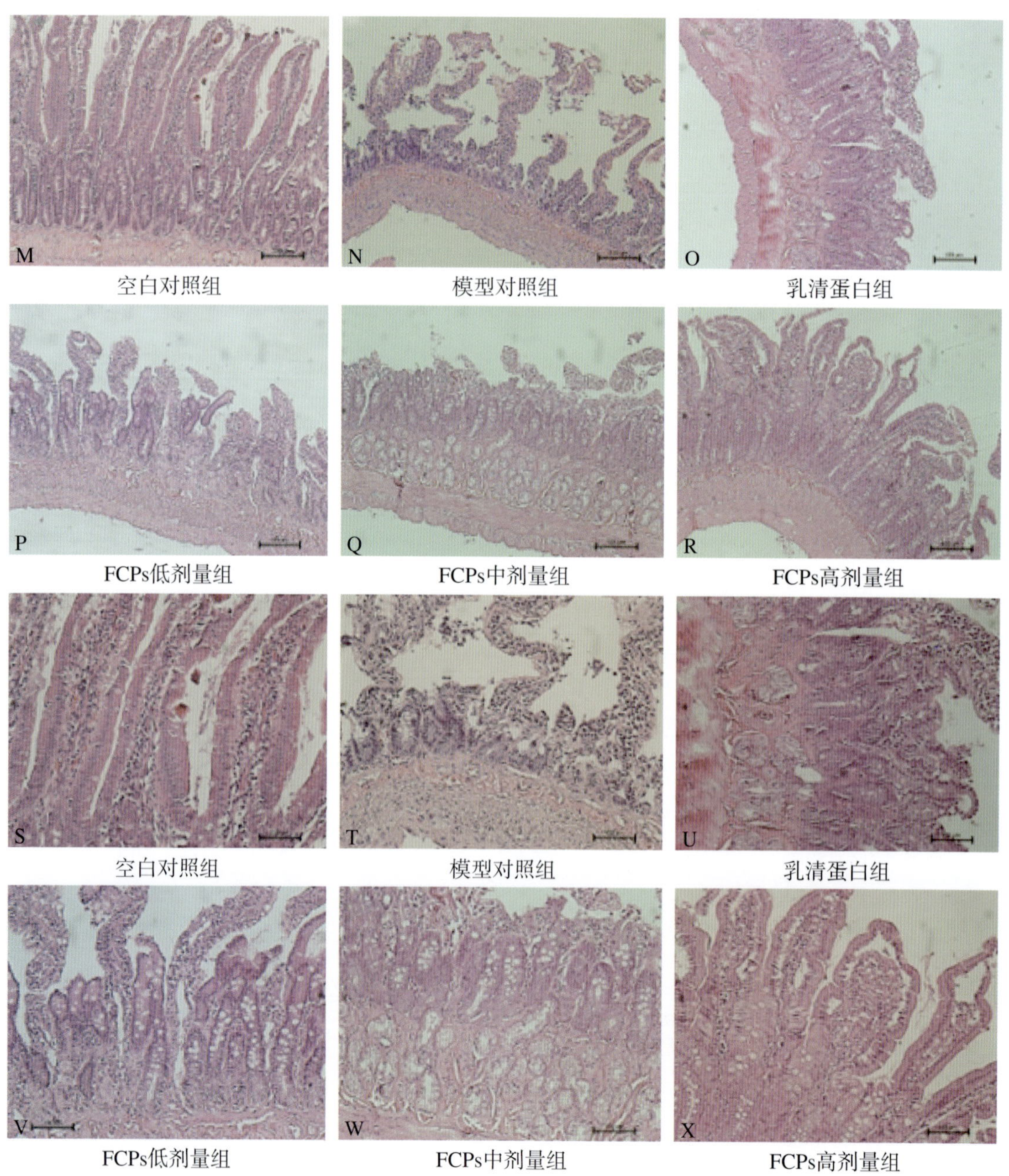

空白对照组　模型对照组　乳清蛋白组
FCPs低剂量组　FCPs中剂量组　FCPs高剂量组
空白对照组　模型对照组　乳清蛋白组
FCPs低剂量组　FCPs中剂量组　FCPs高剂量组

彩图 17-3（续）　FCPs 对无水乙醇诱导的大鼠胃、十二指肠黏膜损伤情况观察

M ~ R．显示各组十二指肠的组织学结构（×10）；S ~ X．显示各组十二指肠的组织学结构（×20）

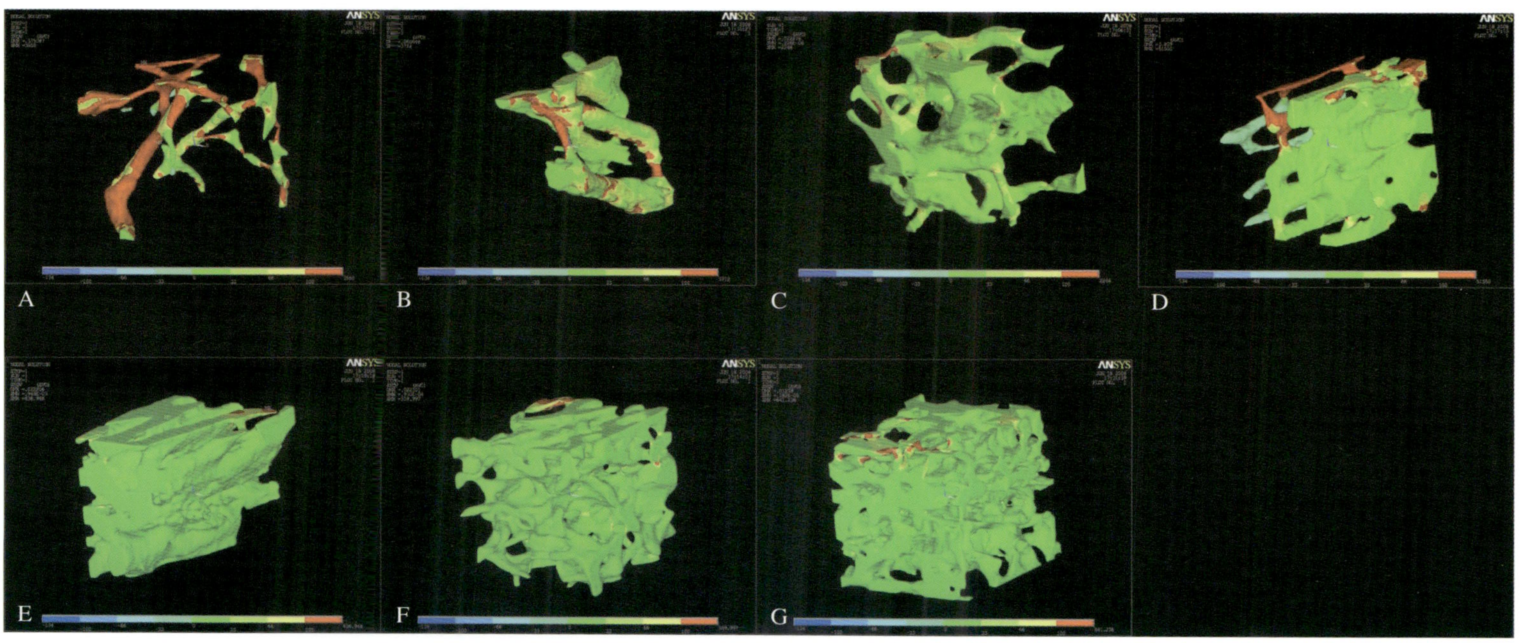

彩图 19-5　**Von Mises 应力的分布图**

A．去卵巢组；B．0.375 g/kg（bw）FCPs 组；C．0.750 g/kg（bw）FCPs 组；D．1.500 g/kg（bw）FCPs 组；E．3.000 g/kg（bw）FCPs 组；F．6.000 g/kg（bw）FCPs 组；G．假手术组

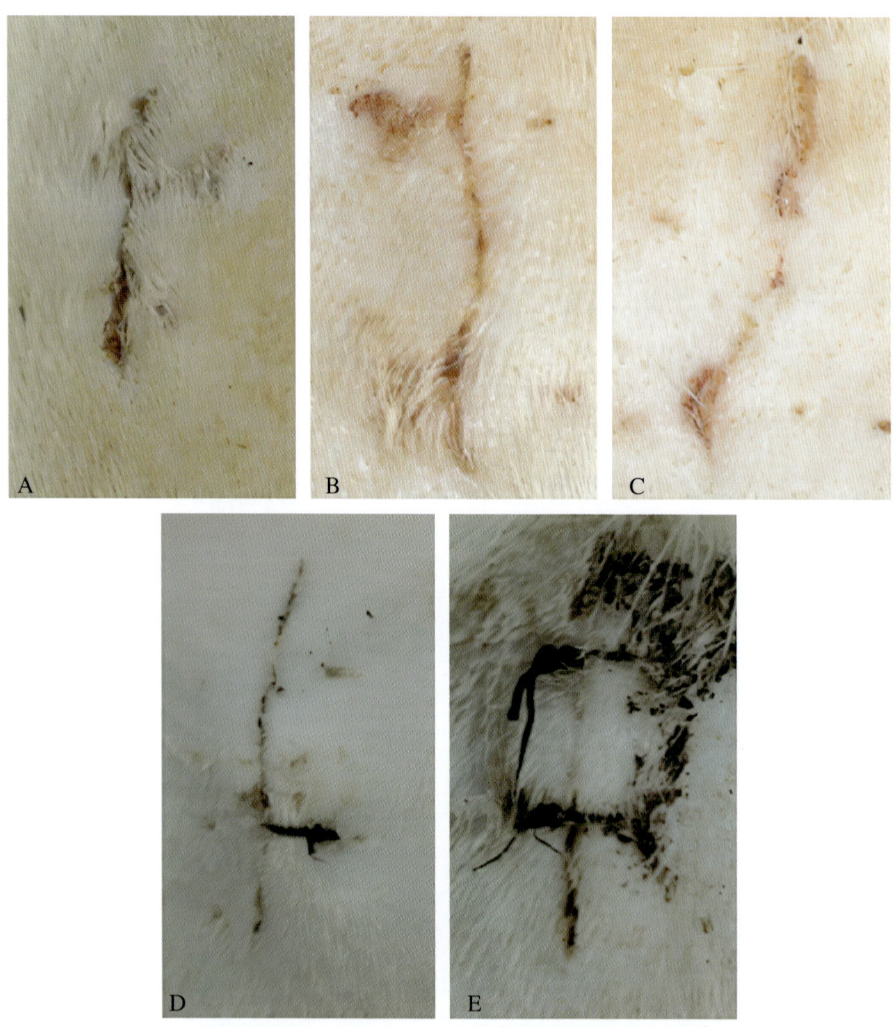

彩图 20-2　术后第 3 天大鼠伤口愈合肉眼观察情况

A．对照组；B．0.667 g/kg（bw）FCPs；C．2.0 g/kg（bw）FCPs；D．6.0 g/kg（bw）FCPs；E．12 g/kg（bw）FCPs

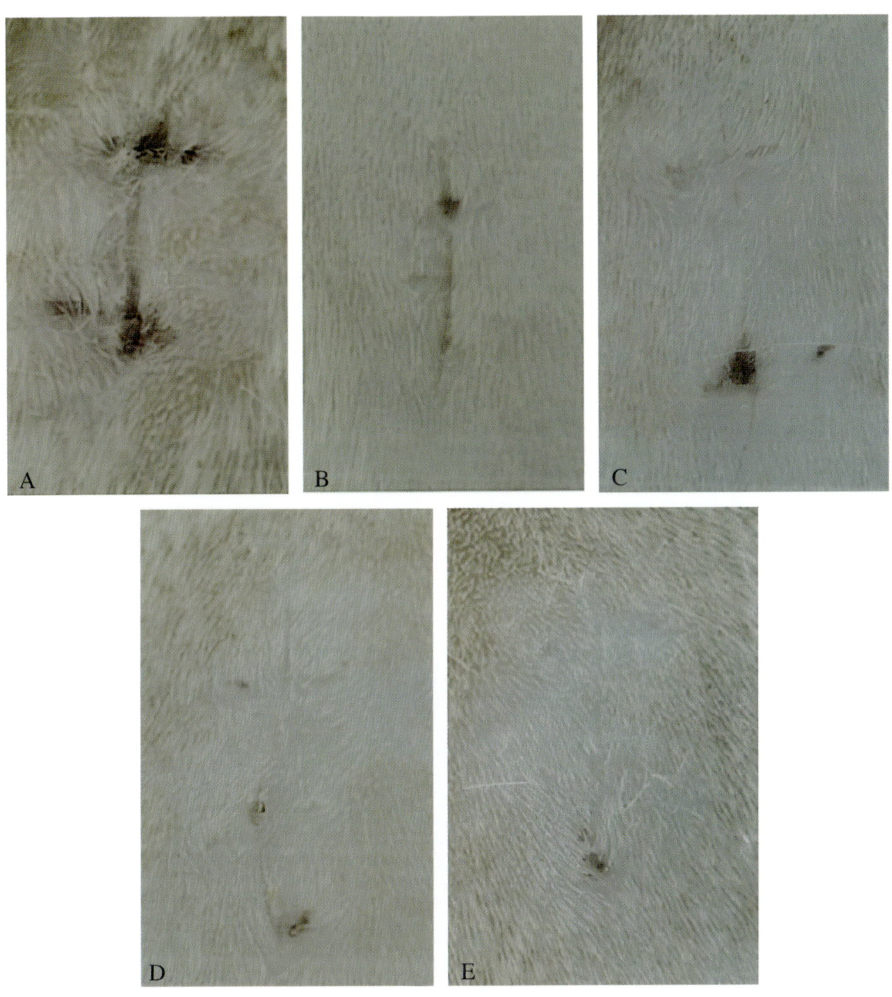

彩图 20-3 术后第 7 天大鼠伤口愈合肉眼观察情况

A．对照组；B．0.667 g/kg（bw）FCPs；C．2.0 g/kg（bw）FCPs；D．6.0 g/kg（bw）FCPs；E．12 g/kg（bw）FCPs

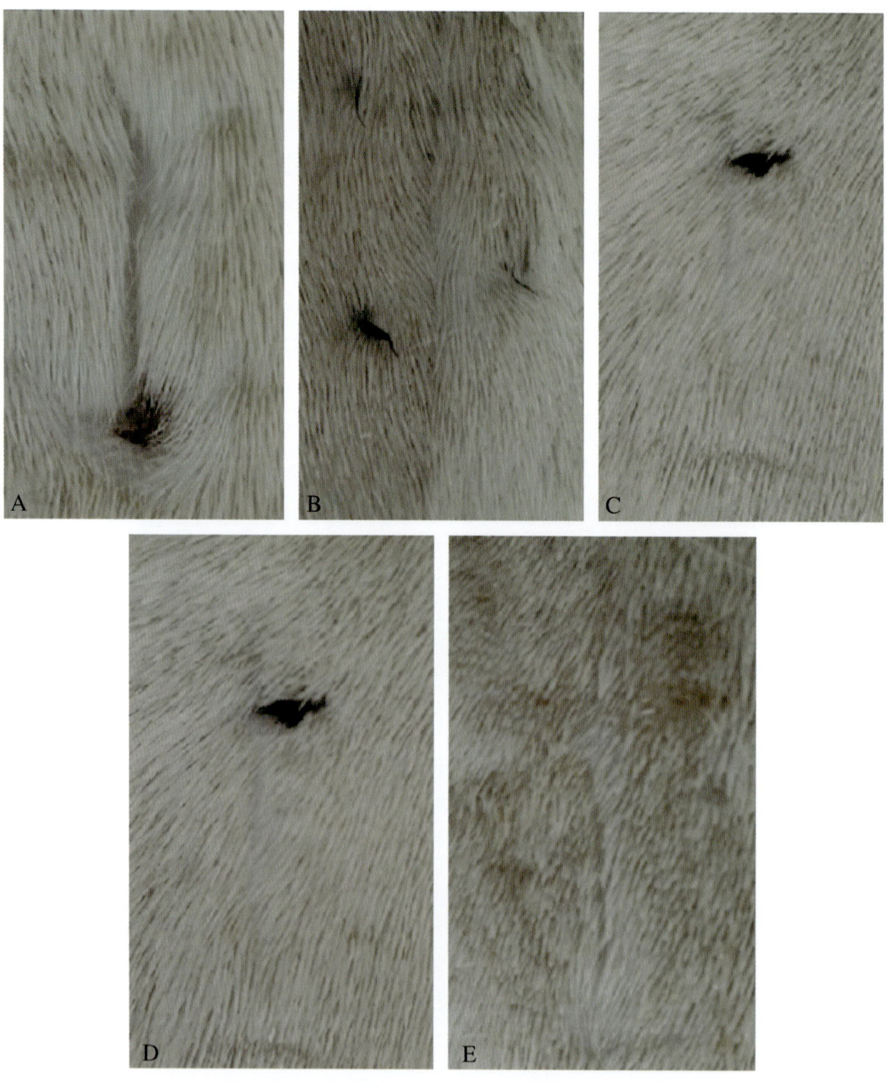

彩图 20-4 **术后第 14 天大鼠伤口愈合肉眼观察情况**

A．对照组；B．0.667 g/kg（bw）FCPs；C．2.0 g/kg（bw）FCPs；D．6.0 g/kg（bw）FCPs；E．12 g/kg（bw）FCPs

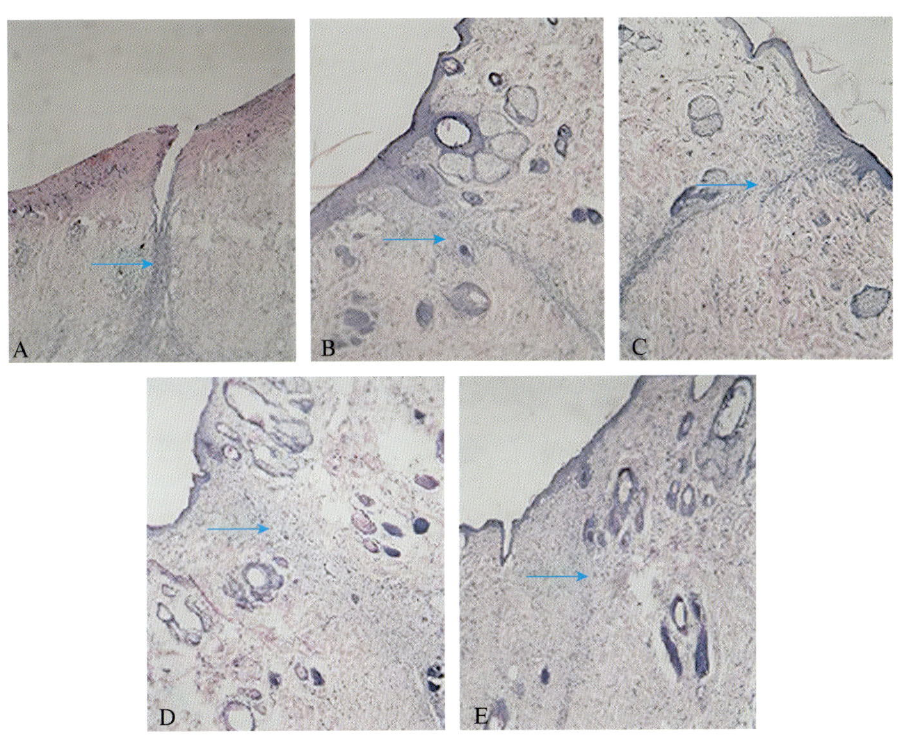

彩图 20-5　术后第 7 天大鼠伤口愈合组织学观察情况

A．对照组；B．0.667 g/kg（bw）FCPs；C．2.0 g/kg（bw）FCPs；D．6.0 g/kg（bw）FCPs；E．12 g/kg（bw）FCPs

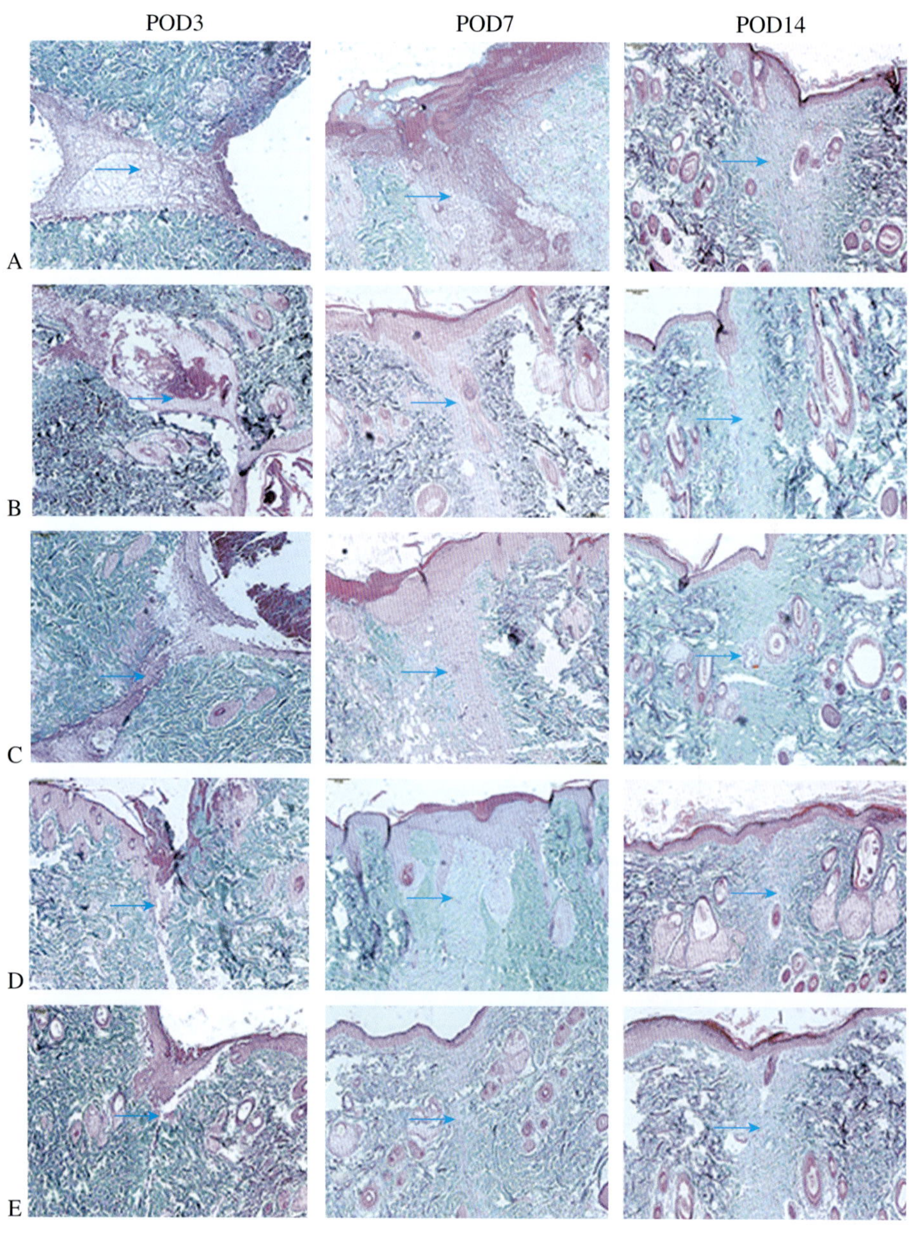

彩图 20-6 术后第 3、7、14 天大鼠伤口愈合胶原纤维表达情况

A．对照组；B．0.667 g/kg（bw）FCPs；C．2.0 g/kg（bw）FCPs；D．6.0 g/kg（bw）FCPs；E．12 g/kg（bw）FCPs

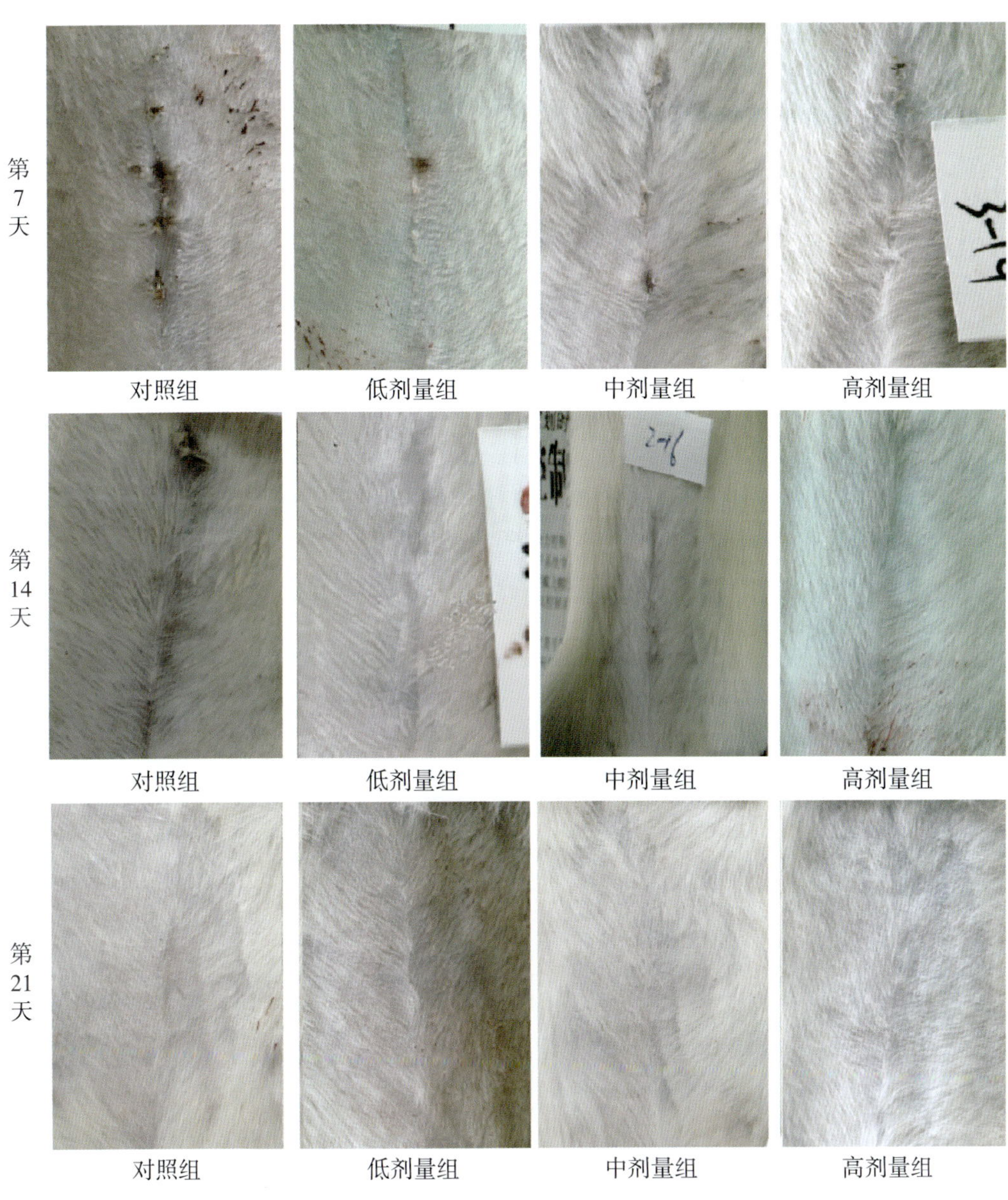

彩图 21-3 大鼠伤口愈合肉眼观察情况

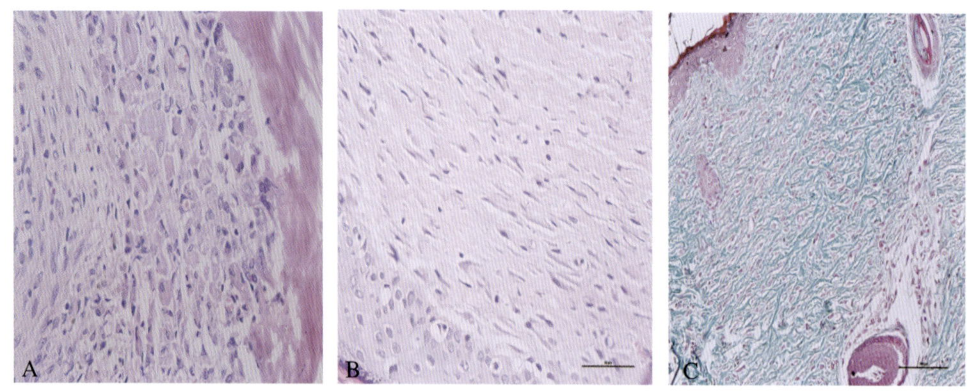

彩图 21-4　**术后第 21 天对照组皮肤病理图**

A、B．HE 染色；C．胶原染色

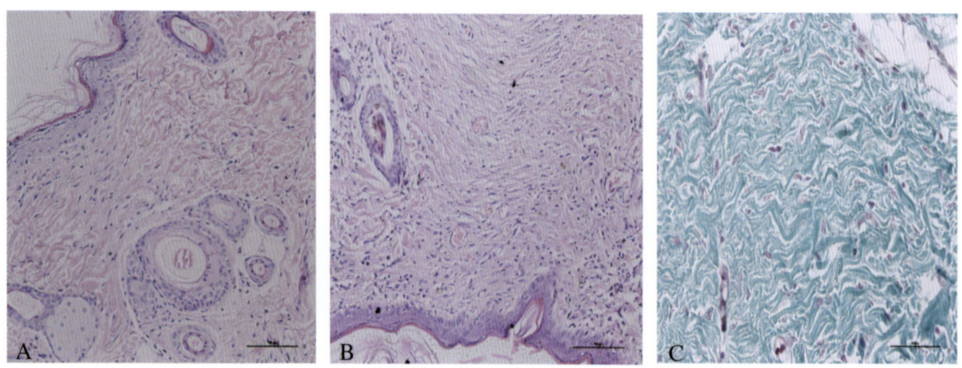

彩图 21-5　**术后第 21 天高剂量组皮肤病理图**

A、B．HE 染色；C．胶原染色

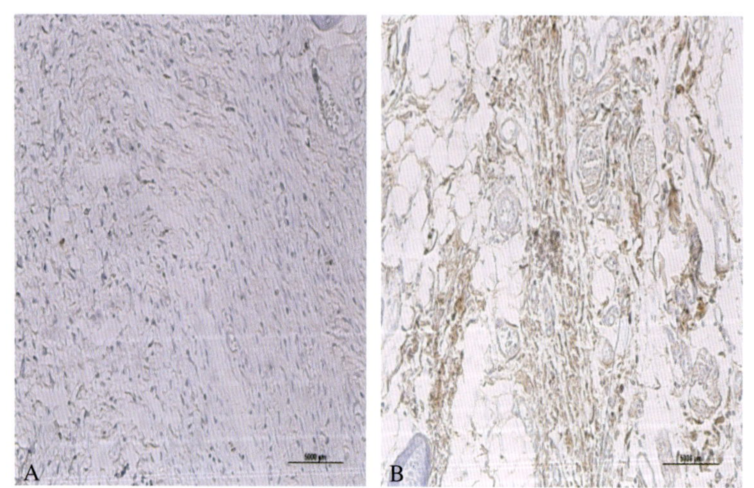

彩图 21-6　**术后第 14 天 TGF-β1 的表达**

A．对照组；B．FCPs 高剂量组

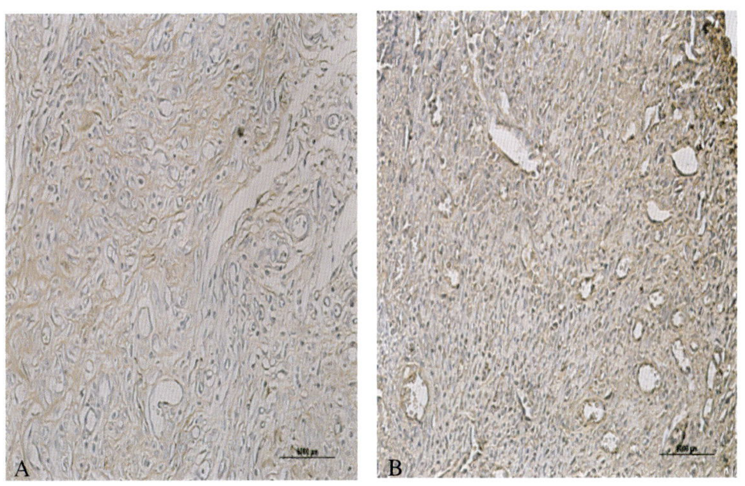

彩图 21-7　**术后第 14 天 bFGF 的表达水平**

A．对照组；B．FCPs 高剂量组

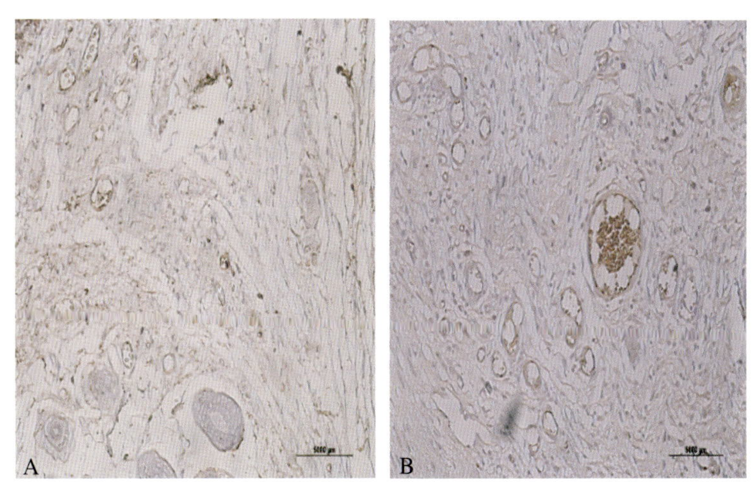

彩图 21-8　**术后第 7 天 CD31 的表达水平**

A．对照组；B．FCPs 高剂量组

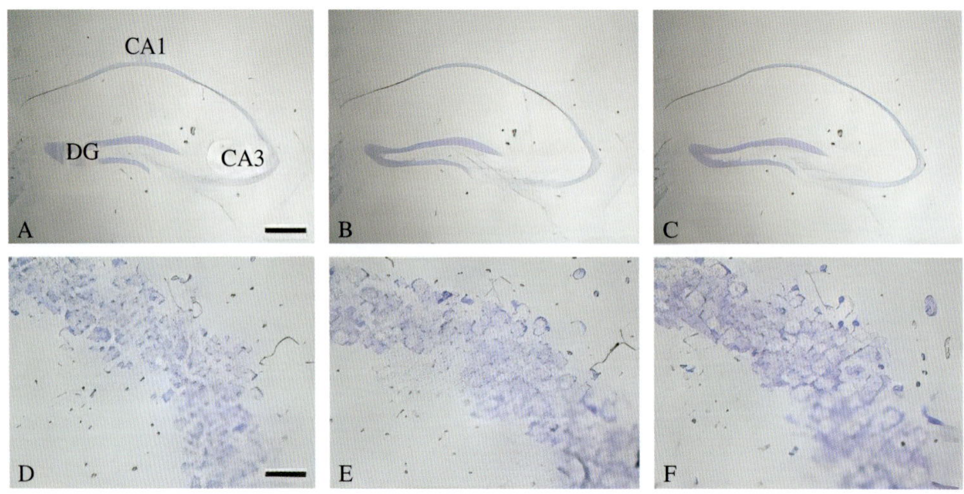

彩图 22-4　**海马锥体细胞尼氏染色图**

A、D．老年对照组；B、E．0.44% FCPs 干预组；C、F．青年对照组。A、B、C：x10；D、E、F：×400

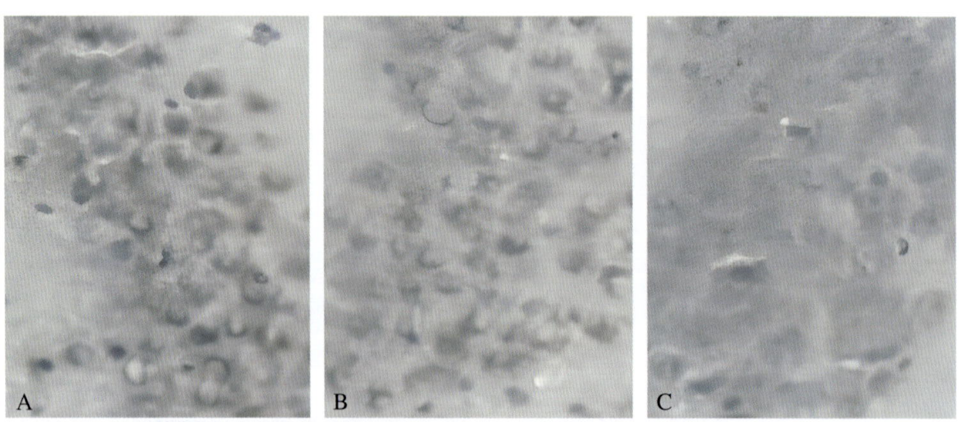

彩图 22-5　**FCPs 对老龄小鼠海马 CA3 区细胞凋亡的影响（×400）**

A．老龄对照组；B．0.44% FCPs 干预组；C．青年对照组

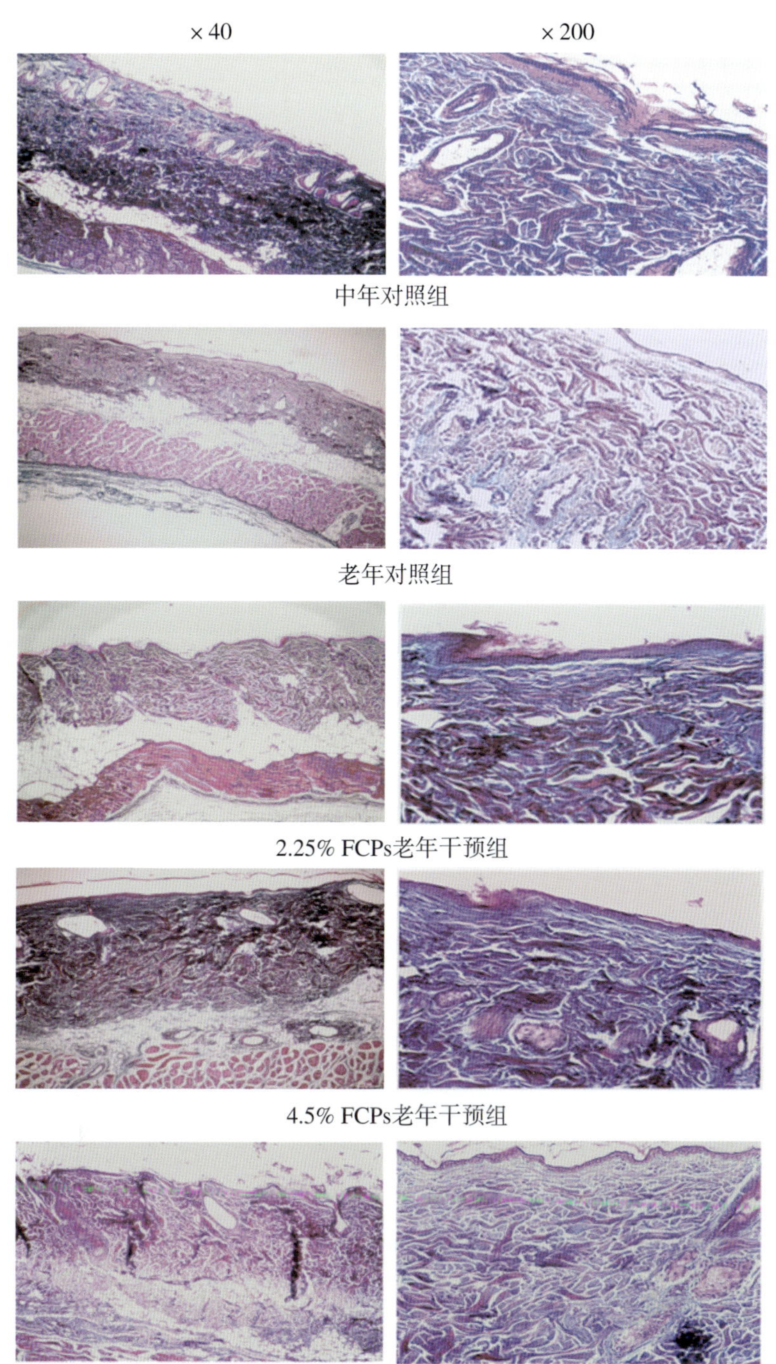

彩图 25-1　**FCPs 长期干预对雄性 SD 大鼠自然衰老皮肤真皮层厚度及胶原形态的影响**

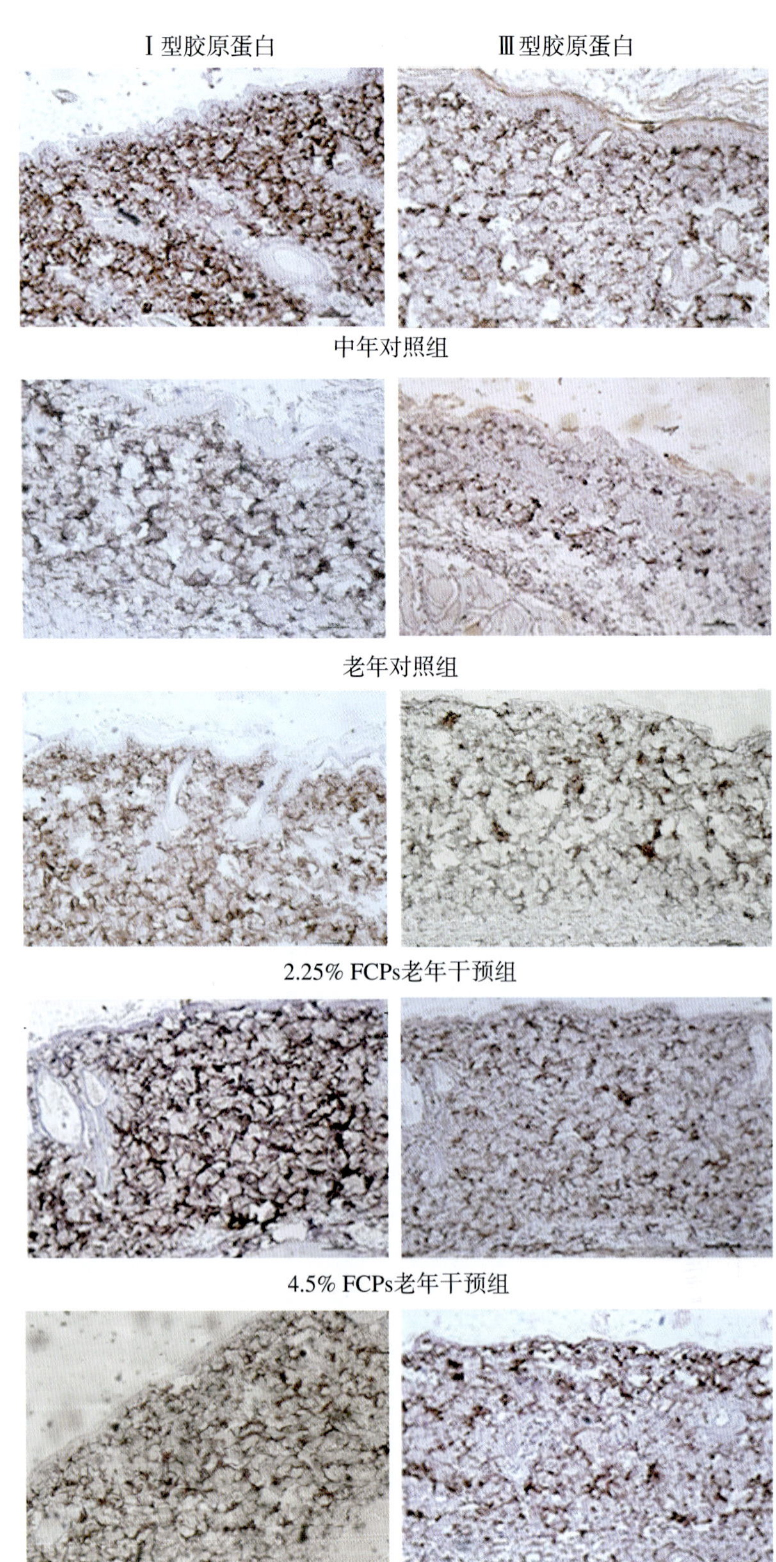

彩图 25-5　FCPs 长期干预对雄性 SD 大鼠自然衰老皮肤中Ⅰ型与Ⅲ型胶原蛋白表达的影响